T0331835

Die Gesellschaft Deutscher Neurologen und Psychiater
im Nationalsozialismus

Zum Titelbild:

Auf der Gründungsversammlung der Gesellschaft Deutscher Neurologen und Psychiater am 4. September 1935 im Zeuner-Bau der Technischen Hochschule in Dresden. Am Rednerpult beraten sich der »Reichsleiter« der neuen Fachgesellschaft, Prof. Dr. Ernst Rüdin (links, mit dem Gesicht zur Kamera), und ihr »Reichsgeschäftsführer«, Prof. Dr. Paul Nitsche (rechts, im Profil). An der Tafel im Hintergrund sieht man auf der linken Seite ein Schaubild zur Illustration eines neuen Anlage-Umwelt-Konzepts, das Dr. Hans Luxenburger in seinem Vortrag über »Zwillingspathologische Untersuchungen im schizophrenen Kreis« am Nachmittag des 4. September erläutert hatte. Auf der rechten Tafelseite wird die Abfahrtzeit einer gemeinsamen Autobusfahrt zum Jagdschloss Moritzburg, zur Albrechtsburg und zur Porzellanmanufaktur in Meißen angegeben, mit der die Gründungsversammlung der Gesellschaft Deutscher Neurologen und Psychiater am 5. September 1935 ausklang.

Bildnachweis: Archiv zur Geschichte der Max-Planck-Gesellschaft, Berlin-Dahlem, Bild Nr. II/22.

Hans-Walter Schmuhl

Die Gesellschaft Deutscher Neurologen und Psychiater im Nationalsozialismus

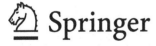 Springer

Hans-Walter Schmuhl

Diese Publikation wurde unterstützt durch die Deutsche Gesellschaft
für Psychiatrie und Psychotherapie, Psychosomatik und Nervenheilkunde (DGPPN)

ISBN 978-3-662-48743-3   978-3-662-48744-0 (eBook)
DOI 10.1007/978-3-662-48744-0

Umschlaggestaltung: deblik Berlin
Fotonachweis Umschlag: Archiv zur Geschichte der Max-Planck-Gesellschaft, Berlin-Dahlem, Bild Nr. II/22

Gedruckt auf säurefreiem und chlorfrei gebleichtem Papier

Springer-Verlag ist Teil der Fachverlagsgruppe Springer Science+Business Media
www.springer.com

Geleitwort von Prof. Dr. Dr. Frank Schneider und Dr. Iris Hauth

Die Deutsche Gesellschaft für Psychiatrie und Psychotherapie, Psychosomatik und Nervenheilkunde (DGPPN) hat lange gebraucht, sich in angemessener Form mit der eigenen Geschichte auseinanderzusetzen. Sie ist eine der ältesten wissenschaftlichen Fachgesellschaften und ihre heute gut 8.000 Mitglieder sind stolz darauf, dass die DGPPN im wissenschaftlichen, politischen und versorgungsbezogenen Kontext eine wesentliche Rolle spielt.

Nach dem Zweiten Weltkrieg herrschte über lange Zeit Verleugnung der eigenen Geschichte wie der Verantwortung für die Verbrechen an Menschen mit psychischen Erkrankungen und geistigen Behinderungen im »Dritten Reich« mit erneuter Demütigung der Opfer. Zwar gab es in den 1960er und 1970er Jahren erste Versuche, die Geschehnisse darzustellen, jedoch wurde die Psychiatrie in den meisten erschienenen Publikationen als Opfer dargestellt. Anlässlich der 130-jährigen Geschichte der Deutschen Gesellschaft für Psychiatrie und Nervenheilkunde wurde 1972 von dem seinerzeitigen Schriftführer Helmut Ehrhardt ein Buch veröffentlicht, in welchem noch zu lesen steht, dass die damalige Vertretung der Psychiater, trotz ihrer scheinbar weitreichenden Befugnisse, ex officio niemals Aktionen wie die »Euthanasie« gedeckt, befürwortet oder gefördert habe. Auch deswegen, so Ehrhardt, seien die wiederholten Versuche, das Fehlverhalten oder die Verbrechen einzelner Psychiater dieser Zeit »der deutschen Psychiatrie« anzulasten, als objektiv unbegründet zurückzuweisen. Eine absichtlich falsche Darstellung der Geschehnisse.

Seitens der Psychiater begann erst in den 1980er Jahren allmählich eine ernsthafte und umfassendere Aufarbeitung der Geschichte. Einzelne Psychiater wie zum Beispiel Gerhard Schmidt direkt nach dem Kriegsende oder Klaus Dörner in den 1960er Jahren und später Michael von Cranach oder Asmus Finzen versuchten, das Geschehene aufzuarbeiten und bekannt zu machen. Diese Ansätze wurden aber in der Fachgesellschaft oft nicht nachhaltig gehört. Eine Ausnahme bildete das Jahr 1986, als die Deutsche Gesellschaft für Psychiatrie und Nervenheilkunde Gerhard Schmidt mit der Wilhelm-Griesinger-Medaille ehrte.

Im Jahr 1999 wurde in Hamburg auf dem Kongress der World Psychiatric Association (WPA) erstmals die Ausstellung von Michael von Cranach »In Memoriam« über die Verbrechen an Patientinnen und Patienten im Nationalsozialismus einem breiten internationalen Publikum zugänglich gemacht, die seitdem immer wieder gezeigt wurde.

Im Rahmen des Jubiläumskongresses der psychiatrischen Fachgesellschaft im Jahr 1992 unter Uwe Henrik Peters wurde eine Resolution verabschiedet, in der die Gesellschaft »ihren Abscheu und ihre Trauer im Rückblick auf den Holocaust an Geisteskranken, Juden und anderen verfolgten Menschen« bekräftigte. Dies waren sehr deutliche, aber auch notwendige Worte, auch wenn es hier noch nicht um persönliche oder institutionelle Schuld von Psychiatern oder deren Fachgesellschaft ging.

Im Jahr 2009 begann die DGPPN, sich sehr systematisch mit der eigenen Geschichte auseinanderzusetzen. Auf einer Mitgliederversammlung in diesem Jahr wurde der erste Paragraph der Satzung um folgenden Abschnitt ergänzt:

»Die DGPPN ist sich ihrer besonderen Verantwortung um die Würde und Rechte der psychisch Kranken bewusst, die ihr aus der Beteiligung ihrer Vorläuferorganisationen an den Verbrechen des Nationalsozialismus, an massenhaften Krankenmorden und Zwangssterilisationen erwachsen«.

Da die DGPPN zur Aufarbeitung der eigenen Geschichte aus verschiedenen Gründen selbst nicht geeignet ist, hat der seinerzeitige Vorstand 2009 eine internationale Kommission von Historikern zur Aufarbeitung der Geschichte der Vorläufergesellschaften zur Zeit des Nationalsozialismus eingerichtet. Die Kommission unter der Leitung von Volker Roelke (Gießen) war mit Frau Carola Sachse (Wien), Heinz-Peter Schmiedebach (Hamburg) und Paul Weindling (Oxford) besetzt. Die Kommission war in ihren Entscheidungen immer unabhängig von der DGPPN, um vollständige Transparenz zu gewährleisten. Sie begleitete die von der Fachgesellschaft initiierten und finanzierten Forschungsprojekte, die klären sollten, inwieweit die Vorläuferorganisationen der DGPPN und deren Repräsentanten an dem »Euthanasie«-Programm, an der Zwangssterilisierung psychisch Kranker, an der Vertreibung jüdischer und politisch missliebiger Psychiater und an anderen Verbrechen in der Zeit zwischen 1933 bis 1945 beteiligt waren.

Es war ein Glücksfall für die DGPPN, dass die Kommission Hans-Walter Schmuhl (Bielefeld) mit dem Forschungsauftrag zur Geschichte des Deutschen Vereins für Psychiatrie bzw. der Gesellschaft Deutscher Neurologen und Psychiater in der Zeit des Nationalsozialismus betraut hat. Ihm danken wir in besonderer Weise für seine Tätigkeit. Seit der Zeit der Beauftragung hat Prof. Schmuhl immer wieder auf den jährlichen DGPPN-Kongressen über seine Forschungsergebnisse referiert. Er legt nun den Abschlussbericht vor, der von der Kommission, der wir für ihre Tätigkeit außerordentlich dankbar sind, nun der Öffentlichkeit übergeben wird. Auf dem Hintergrund dieses Wissens wird die DGPPN auch zukünftig im Sinne ihrer Satzungserweiterung ihre besondere Verantwortung wahrnehmen.

Prof. Dr. Dr. Frank Schneider   **Dr. Iris Hauth**
Präsident der DGPPN 2009-2010   Präsidentin der DGPPN 2015-2016

Geleitwort von Prof. Dr. Volker Roelcke

Über viele Jahrzehnte nach Kriegsende haben allenfalls einzelne Psychiater das massive Unrecht in der Psychiatrie zur Zeit des Nationalsozialismus direkt benannt und eine systematische Klärung der Ursachen und Implikationen gefordert. Die zur Debatte stehenden Themen waren der erzwungene Ausschluss von Kollegen, die vom Regime als »jüdisch« oder »politisch unzuverlässig« klassifiziert worden waren, die Zwangssterilisation von Menschen, die von Ärzten als »erbkrank« diagnostiziert worden waren, die erzwungene Forschung an Psychiatriepatienten und schließlich die massenhafte Tötung von psychisch kranken und behinderten Menschen. Zu den wenigen Psychiatern, die sich entsprechend geäußert haben, gehörten Werner Leibbrand und Gerhard Schmidt bereits in den 1940er Jahren, Manfred in der Beek in den 1950ern oder Klaus Dörner in den 1960ern.

In den seltenen Situationen, in denen Repräsentanten der psychiatrischen Fachgesellschaft die nationalsozialistische Vergangenheit thematisierten, hatte das einen stark apologetischen Charakter: Die Gründe für das begangene Unrecht wurden außerhalb des Fachs gesucht, bei politischen Instanzen oder »der NS-Ideologie«, die Psychiatrie als Disziplin und die Psychiater selbst dagegen als Opfer der Geschehnisse dargestellt. Konkrete Namen von involvierten Psychiatern, die in der Nachkriegspsychiatrie z.T. prominente Positionen einnahmen, wurden nicht genannt, allenfalls diejenigen bereits lange Verstorbener. Ein Interesse an der Identifizierung der von den Unrechtstaten betroffenen Patienten oder ihrer Angehörigen, eine Bitte um Entschuldigung oder auch ein systematisches Unterfangen zur Unterstützung von überlebenden Opfern bei medizinischen Folgen des Unrechts oder etwa bei Entschädigungsfragen – mithin Anzeichen für ein Bewusstsein von Mitverantwortung – lassen sich über Jahrzehnte nicht finden. Noch 1992 spricht eine Resolution der Mitgliederversammlung der Deutschen Gesellschaft für Psychiatrie und Nervenheilkunde zwar von der Abscheu und der Trauer über »den Holocaust an Geisteskranken, Juden und anderen verfolgten Menschen«. Die zentrale Rolle von Psychiatern (inklusive Ordinarien und Repräsentanten der Fachgesellschaft) bei der gedanklichen Vorbereitung, der Planung und Durchführung der Patiententötungen und damit deren wesentliche Mitverantwortung am begangenen Unrecht wurde jedoch mit keinem Wort erwähnt. Vielmehr wurde durch die Einreihung der Patiententötungen unter die Rubrik »Holocaust« nahegelegt, dass ebenso wie bei der Vernichtung der europäischen Juden die alleinige Ursache beim nationalsozialistischen Regime zu suchen sei.

Erst 2009 ergriff der Vorstand der Deutschen Gesellschaft für Psychiatrie, Psychotherapie und Nervenheilkunde (DGPPN) unter dem Vorsitz von Frank Schneider die Initiative, diese Situation grundlegend zu ändern. Die Mitgliederversammlung der Gesellschaft fügte im Paragraph 1 der Satzung einen neuen Absatz ein, der explizit das von Psychiatern begangene Unrecht benennt und daraus eine besondere Verantwortung im Umgang mit den psychisch Kranken ableitet. Nach Einholen medizinhistorischen Rats setzte der Vorstand eine unabhängige »Kommission zur Aufarbeitung der Geschichte der DGPPN« ein, in die neben dem Unterzeichnenden Carola Sachse (Wien), Heinz-Peter Schmiedebach (Hamburg) und Paul Weindling (Oxford) berufen wurden. Der Forschungsauftrag war mit dem ausdrücklichen Anliegen verbunden, die Ergebnisse der historischen Arbeit den Mitgliedern der Fachgesellschaft und der interessierten breiteren Öffentlichkeit verfügbar zu machen und einen nachhaltigen Prozess der Erinnerung und Selbstreflexion in der Gesellschaft in Gang zu setzen.

Der Kommission wurden Mittel für ein zweijähriges Forschungsprojekt übertragen, und auf der vereinbarten Grundlage konnte sie autonom die Stelle eines wissenschaftlichen Mitarbeiters ausschreiben und besetzen. Daneben wurden in großzügiger Weise Gelder für Tagungen und Publikationen verfügbar gemacht sowie ab 2010 den Projektmitarbeitern und den Kommissionsmitgliedern kontinuierlich Gelegenheit für Vorträge und ganze thematische Sektionen bei den jährlichen DGPPN-Kongressen eingeräumt. Die ausgeschriebenen Mittel wurden an Hans-Walter Schmuhl (80%) zur Rekonstruktion der Geschichte der psychiatrischen Fachgesellschaft(en) sowie an Rakefet Zalashik (20%) zur Anschubfinanzierung eines Langfrist-Projekts zur erzwungenen Emigration jüdischer Psychiater vergeben. In enger Abstimmung zwischen Vorstand der Gesellschaft, Kommission und Projektmitarbeitern wurde eine Gedenkfeier im Rahmen des DGPPN-Kongresses 2010 geplant, bei welcher Frank Schneider als Präsident erstmals in umfassender Weise und auf dem Stand der aktuellen historischen Forschung das geschehene Unrecht und die wesentliche Mitverantwortung der Psychiater anerkannte sowie eine Bitte um Entschuldigung an eingeladene Repräsentanten der verschiedenen Opfergruppen aussprach.

Das vorliegende Buch von Hans-Walter Schmuhl verkörpert den zentralen Ertrag des Forschungsprojekts (daneben ist eine Serie von Aufsätzen und ein Sammelband zu psychiatrischen Therapien im Kontext der Kommissionsarbeit entstanden). Die Monografie basiert auf umfassenden und äußerst gründlichen Recherchen in einer Vielzahl von Archiven und zeitgenössischen Publikationen, einer sorgfältigen und kritischen Interpretation der Quellen und einer extrem kenntnisreichen Einordnung in den breiteren Forschungsstand. Aufgrund dieser Qualitäten wird das Buch über viele Jahre hin ein Referenzwerk zur Geschichte der Psychiatrie nicht nur im Nationalsozialismus, sondern im gesamten 20. Jahrhundert sein. Die Inhalte sind erschreckend: Sie zeigen, in welch großem Umfang und mit welcher Zielstrebigkeit fast alle Repräsentanten der Fachgesellschaft, wenngleich in unterschiedlicher Weise und Intensität an den eingangs benannten Formen des Unrechts beteiligt waren – und dass dies keineswegs einfach aus äußerem Zwang geschah. Die Ideen für eine eugenisch-rassenhygienisch motivierte »Erbgesundheitspolitik« waren ebenso wie diejenigen zur »Vernichtung lebensunwerten Lebens« schon lange vor 1933 in psychiatrischen Kreisen weit verbreitet, und bei der radikalen Umsetzung der entsprechenden Programmatiken ab 1933 waren zahlreiche Psychiater bis in die Spitze der Fachgesellschaft aus eigener Überzeugung und in enger Kooperation mit staatlichen Instanzen maßgeblich involviert.

Möge das Buch eine breite Leserschaft finden und beitragen zu einem anhaltenden Prozess des Nachdenkens über die der Psychiatrie inhärenten ambivalenten Potentiale und die Gefahren, die entstehen, wenn Wertsetzungen wie das Wohl der Gesamtgesellschaft, die biologische Optimierung des Menschen oder der Fortschritt der Wissenschaft wichtiger werden als das Wohlergehen des einzelnen leidenden Menschen.

Prof. Dr. Volker Roelcke, M. Phil.
für die Kommission zur Aufarbeitung der Geschichte der DGPPN

Dank

Die vorliegende Studie geht auf einen Forschungsauftrag der Deutschen Gesellschaft für Psychiatrie und Psychotherapie, Psychosomatik und Nervenheilkunde (DGPPN) zurück. Ich danke dem Vorstand und dem Beirat der DGPPN, insbesondere Herrn Prof. Dr. Dr. Frank Schneider, Herrn Prof. Dr. Peter Falkai, Herrn Prof. Dr. Wolfgang Maier und Frau Dr. Iris Hauth, für ihr Vertrauen und ihre unermüdliche und rückhaltlose Unterstützung.

Ein ganz besonderer Dank gilt den Mitgliedern der Kommission zur Aufarbeitung der Geschichte der DGPPN, die das Projekt in allen Phasen mit Rat und Tat begleitet haben: dem Vorsitzenden der Kommission, Herrn Prof. Dr. Volker Roelcke, Frau Prof. Dr. Carola Sachse, Herrn Prof. Dr. Heinz-Peter Schmiedebach sowie Herrn Prof. Dr. Paul Weindling. Zudem danke ich Frau Dr. Rakefet Zalashik, die im Rahmen des Forschungsprojekts zum Ausschluss »jüdischer« und »politisch unzuverlässiger« Mitglieder der psychiatrisch-neurologischen Fachgesellschaften, zur erzwungenen Emigration und zu den weiteren Lebenswegen der Emigrierten geforscht hat, für die vorzügliche Zusammenarbeit.

Zu tiefem Dank bin ich Herrn PD Dr. Gerrit Hohendorf für die Überlassung von Kopien aus den National Archives Washington verpflichtet. Zahlreiche Kolleginnen und Kollegen sowie Angehörige historischer Persönlichkeiten haben mir mit Anregungen und kritischen Anmerkungen, mit Auskünften und der Überlassung von Quellenmaterial aus Privatbesitz geholfen. Namentlich seien in diesem Zusammenhang genannt: Andrea Brinckmann, Dr. Rolf Creutz, PD Dr. Ulrike Eisenberg, Prof. Dr. Wolfgang Ewald, Prof. Dr. Heiner Fangerau, Prof. Dr. Wolfgang Firnhaber, Prof. Dr. Mustafa Gençer, Prof. Dr. Hanfried Helmchen, Dr. Rainer Herrn, Prof. Dr. med. Hanns Hippius, apl. Prof. Dr. Franz-Werner Kersting, PD Dr. med. Ekkehardt Kumbier, Dr. des. Sascha Lang, Prof. Dr. Wilhelm Mann, Prof. Dr. med. Dirk Pette, Dr. des. Philipp Rauh, Dr. med. Lara Rzesnitzek, Klaus Schepker M.A., Dr. Gudrun Silberzahn-Jandt, Dr. Rainer Stommer, Hideharu Umehara sowie Hermann und Ute Villinger.

Ich danke Dr. Katrin Minner, die mir bei der Auswertung der neurologisch-psychiatrischen Fachzeitschriften behilflich war. Schließlich sei auch den Mitarbeiterinnen und Mitarbeitern der von mir besuchten Archive und der Geschäftsstelle der DGPPN gedankt.

Hans-Walter Schmuhl
Bielefeld, Juli 2015

Inhaltsverzeichnis

Einleitung

Forschungsstand: Wissenschaftliche Fachgesellschaften im Nationalsozialismus

Lange Zeit haben sich wissenschaftliche Fachgesellschaften in Deutschland schwer getan, sich der eigenen Geschichte oder Vorgeschichte zur Zeit des »Dritten Reiches« zu stellen. Erst in den letzten Jahren haben verschiedene Gesellschaften verstärkte Anstrengungen unternommen, um die Forschung zur Geschichte des eigenen Fachs unter der Herrschaft des Nationalsozialismus voranzubringen, wobei die Verfolgung, Vertreibung und Vernichtung rassisch und politisch missliebiger Fachkollegen und -kolleginnen, die Rolle prominenter Fachvertreter im »Dritten Reich« und die Verstrickung des eigenen Fachs in die Verbrechen des nationalsozialistischen Staates im Mittelpunkt des Interesses stehen. Spezialstudien zur Geschichte wissenschaftlicher Fachgesellschaften im Nationalsozialismus sind dagegen immer noch dünn gesät.[1]

Im Bereich der Medizin sind etwa zu nennen:

- die Studie von *Sven Eppinger* zum Schicksal der deutsch-jüdischen Dermatologen im Nationalsozialismus (2001);[2]
- mehrere Veröffentlichungen aus dem Umfeld der Deutschen Gesellschaft für Kinderheilkunde und Jugendmedizin, insbesondere das von *Eduard Seidler* erarbeitete Kompendium zum Schicksal der verfolgten, vertriebenen und ermordeten jüdischen Kinderärzte und -ärztinnen im nationalsozialistischen Deutschland (2007);[3]
- zahlreiche Veröffentlichungen von *Jens Martin Rohrbach* zur Geschichte der Augenheilkunde und zur Deutschen Ophthalmologischen Gesellschaft im Nationalsozialismus;[4]

---

1 Zu wissenschaftlichen Fachgesellschaften außerhalb der Medizin vgl. z.B. Dieter Hoffmann/Mark Walker (Hg.), Physiker zwischen Autonomie und Anpassung. Die Deutsche Physikalische Gesellschaft im Dritten Reich, Weinheim 2008 (mit Beiträgen auch zur Deutschen Mathematiker-Vereinigung und zum Verein deutscher Chemiker). Zum Bereich der Geisteswissenschaften allgemein: Frank-Rutger Hausmann/Elisabeth Müller-Luckner (Hg.), Die Rolle der Geisteswissenschaften im Dritten Reich, 1933-1945, München 2002; Frank-Rutger Hausmann, Die Geisteswissenschaften im »Dritten Reich«, Frankfurt/Main 2011.

2 Sven Eppinger, Das Schicksal der jüdischen Dermatologen Deutschlands in der Zeit des Nationalsozialismus, Frankfurt/Main 2001. Dazu auch: ders./Albrecht Scholz, Der Einfluss emigrierter jüdischer Dermatologen aus Deutschland auf die Dermatologie in ihren Gastländern, in: Albrecht Scholz (Hg.), Emigrantenschicksale. Einfluss der Emigranten auf Sozialpolitik und Wissenschaft in den Aufnahmeländern, Frankfurt/Main 2004, S. 257-261.

3 Eduard Seidler, Jüdische Kinderärzte 1933-1945. Entrechtet – geflohen – ermordet, erweiterte Neuauflage, Basel u.a. 2007. Dazu auch: Thomas Lennert, Fritz Demuth (1892 Berlin – 1944 Auschwitz). Kinderarzt, Wissenschaftler, Künstler, Berlin 2009. Zur Geschichte der Fachgesellschaft: Adolf Windorfer/Rolf Schlenk, Die Deutsche Gesellschaft für Kinderheilkunde. Ihre Entstehung und historische Entwicklung, Berlin u.a. 1978; Ute Jahnke-Nückles, Die Deutsche Gesellschaft für Kinderheilkunde in der Zeit der Weimarer Republik und des Nationalsozialismus, Diss. Freiburg 1992; 125 Jahre Deutsche Gesellschaft für Kinder- und Jugendmedizin e.V. 1883-2008, Berlin 2008. Die »Erklärung der Deutschen Gesellschaft für Kinder- und Jugendmedizin e.V. (DGKJ) anlässlich der Gedenkveranstaltung am 18. September 2010 in Potsdam« in: Monatsschrift für Kinderheilkunde 159 (2011), Suppl. 1, S. 4 f. Dazu auch das Buch zur Ausstellung: Thomas Beddies (Hg.), Im Gedenken der Kinder. Die Kinderärzte und die Verbrechen an Kindern in der NS-Zeit/In Memory of the Children: Pediatricians and Crimes against Children in the Nazi Period, Berlin 2012.

4 Jens Martin Rohrbach, Augenheilkunde im Nationalsozialismus, Stuttgart 2007. Dazu auch: ders., Die Deutsche Ophthalmologische Gesellschaft (DOG) im Nationalsozialismus, in: Klinische Monatsblätter für Augenheilkunde 223 (2006), S. 869-876; ders., Die DOG im »Dritten Reich« (1933-1945), in: Visus und Visionen. 150 Jahre DOG, Köln 2007, S. 33-62; ders., Deutsche Augenärzteschaft und NSDAP, in: Sudhoffs Archiv 92 (2008), S. 1-19; ders./D. Süsskind/U. Henninghausen, Jüdische Augenärzte im Nationalsozialismus. Eine Gedenkliste, in: Klinische Monatsblätter für Augenheilkunde 228 (2011), S. 70-83; ders., Die Augen Hitlers, in: ebd., S. 644-650; ders., Das Ende der »demokratischen Augenheilkunde« (1928-1933), in: ebd. 229 (2012), S. 735-744; ders., Augenärzte im Umfeld Adolf Hitlers, in: ebd., S. 1036-1044; ders./U. Henninghausen/P. Gass, Jüdische Augenärzte im Nationalsozialismus – Aktualisierung der »Gedenkliste«, in: ebd., S. 1235-1237; ders./C. Thies, Zum 75. Jahrestag des Approbationsentzugs und der »Reichspogromnacht« – jüdische Augenärzte im Nationalsozialismus, in: ebd. 230 (2013), S. 939-941.

- der im Auftrag der Deutschen Gesellschaft für Urologie von *Matthis Krischel, Friedrich Moll, Julia Bellmann, Albrecht Scholz* und *Dirk Schultheiss* herausgegebene zweibändige Sammelband »Urologen im Nationalsozialismus« (2011), der auch mehrere Beiträge und zahlreiche Dokumente zu den urologischen Fachgesellschaften in Deutschland und Österreich im Nationalsozialismus enthält,[5]

- der von *Michael Sachs, Heinz-Peter Schmiedebach, Rebecca Schwoch* und *Hans-Ulrich Steinau* besorgte Sammelband über die Präsidenten der Deutschen Gesellschaft für Chirurgie zwischen 1933 und 1945 (2011);[6]

- die Arbeiten von *Peter Voswinckel* aus der 2012 eingerichteten Forschungsstelle zur Dokumentation der Geschichte der Deutschen Gesellschaft für Hämatologie und Onkologie;[7]

- der von *Wolfgang Frobenius* und anderen veröffentlichte Sammelband zur Geschichte der Bayerischen Gesellschaft für Geburtshilfe und Frauenheilkunde (2012);[8]

- neue Forschungen insbesondere von *Sabine Hildebrandt* und *Andreas Winkelmann* zur Anatomischen Gesellschaft (2012),[9]

- die von der Deutschen Gesellschaft für Arbeitsmedizin und Umweltmedizin in Auftrag gegebene, kürzlich erschienene Monographie von *Philipp Rauh* und *Karl-Heinz Leven* über *Ernst Wilhelm Baader* (1892-1962) und die Arbeitsmedizin im Nationalsozialismus;[10]

---

5 Matthis Krischel/Friedrich Moll/Julia Bellmann/Albrecht Scholz/Dirk Schultheiss (Hg.), Urologen im Nationalsozialismus. Zwischen Anpassung und Vertreibung, 2 Bde., Berlin 2011 (darin vor allem: Heiner Fangerau, Urologie im Nationalsozialismus – Eine medizinische Fachgesellschaft zwischen Professionalisierung und Vertreibung, Bd. 1, S. 13-21; Matthis Krischel, Gleichschaltung und Selbstgleichschaltung der deutschen Urologie im Nationalsozialismus, Bd. 1, S. 23-39; Michael Hubenstorf, Urologie und Nationalsozialismus in Österreich, Bd. 1, S. 139-172; dazu die Dokumente in Bd. 2, S. 147-263). Konventionelle Darstellung: Fritz Schultze-Seemann, Geschichte der Deutschen Gesellschaft für Urologie, Berlin u.a. 1986, S. 91-115.

6 Michael Sachs/Heinz-Peter Schmiedebach/Rebecca Schwoch/Hans-Ulrich Steinau/H. Bauer (Hg.), Deutsche Gesellschaft für Chirurgie 1933-1945. Die Präsidenten, Heidelberg 2011. Vgl. auch Hans-Jürgen Peiper, Das Langenbeck-Virchow-Haus im Spiegel der Geschichte der Deutschen Gesellschaft für Chirurgie, Reinbek 2001, S. 73-76.

7 Peter Voswinckel, 1937 – 2012. Die Geschichte der Deutschen Gesellschaft für Hämatologie und Onkologie im Spiegel ihrer Ehrenmitglieder/ »Verweigerte Ehre«. Dokumentation zu Hans Hirschfeld, Berlin 2012; ders. Erinnerungsort Krebsbaracke. Klarstellungen um das erste interdisziplinäre Krebsforschungsinstitut in Deutschland (Berlin, Charité), Berlin 2014. Voswinckel verfasste auch schon die erste monographische Darstellung zur Geschichte dieser Fachgesellschaft anlässlich ihres fünfzigjährigen Bestehens: Peter Voswinckel, 50 Jahre Deutsche Gesellschaft für Hämatologie und Onkologie, Herzogenrath 1987.

8 Christoph Anthuber/Matthias Wilhelm Beckmann/Johannes Dietl/Fritz Dross/Wolfgang Frobenius/Florian Bruns (Hg.), Herausforderungen. 100 Jahre Bayerische Gesellschaft für Geburtshilfe und Frauenheilkunde, Stuttgart 2012 (vor allem die Beiträge von Wolfgang U. Eckart, Frau und Frauenheilkunde im Nationalsozialismus. Anmerkungen zum Themenfeld, offene Fragen, S. 87-94; Fritz Dross, »Von den Juden, die nicht mehr in der Gesellschaft sein dürfen...« – »Gleichschaltung« und »Arisierung« am Beispiel der BGGF, S. 95-114; Wolfgang Frobenius, BGGF-Ehrenmitglieder und das »Dritte Reich«, S. 115-137; Gabriele Czarnowski, Österreichs »Anschluss« an Nazi-Deutschland und die österreichische Gynäkologie, S. 138-148). Konventionelle Darstellungen: Manfred Straube, Gynäkologie im Nationalsozialismus, in: Archiv für Gynäkologie 257 (1995), S. 751-771; Rolf Kreienberg/Hans Ludwig, 125 Jahre Deutsche Gesellschaft für Gynäkologie und Geburtshilfe. Werte, Wissen, Wandel, Berlin u.a. 2011.

9 Sabine Hildebrandt/Christoph Redies (Hg.), Anatomy in the Third Reich, in: Annals of Anatomy 194 (2012), H. 3, S. 225-314 (darin besonders: Andreas Winkelmann, The Anatomische Gesellschaft and National Socialism. A Preliminary Analysis Based on the Society Proceedings, S. 243-250; Sabine Hildebrandt, Anatomy in the Third Reich: Careers Disrupted by National Socialist Policies, S. 251-266).

10 Philipp Rauh/Karl-Heinz Leven, Ernst Wilhelm Baader (1892-1962) und die Arbeitsmedizin im Nationalsozialismus, Frankfurt/Main u.a. 2013. Ernst Wilhelm Baader war Gründungspräsident der 1962 ins Leben gerufenen Deutschen Gesellschaft für Arbeitsmedizin und Umweltmedizin.

▬ die ersten Ergebnisse des Projekts zur Deutschen Röntgengesellschaft von *Gabriele Moser* (2014)[11] sowie

▬ der von *Ralf Forsbach* und *Hans-Georg Hofer* erarbeitete Katalog über »Die Deutsche Gesellschaft für Innere Medizin in der NS-Zeit« (2015).[12]

Projekte zu anderen medizinisch-wissenschaftlichen Fachgesellschaften laufen derzeit noch.[13]

Auch die Deutsche Gesellschaft für Psychiatrie und Psychotherapie, Psychosomatik und Nervenheilkunde (DGPPN) – so der aktuelle Name der Fachgesellschaft – tat sich lange Zeit schwer mit der Auseinandersetzung mit der Geschichte des eigenen Fachs im Nationalsozialismus.[14] Nach ersten Ansätzen in den 1990er Jahren[15] setzte die von *Michael v. Cranach* konzipierte, 1999 auf dem Kongress der *World Psychiatric Association* in Hamburg erstmals gezeigte Ausstellung »In Memoriam« ein erstes Zeichen, auch wenn die Geschichte der Gesellschaft Deutscher Neurologen und Psychiater hier noch nicht explizit thematisiert wurde.[16] 2009 beschloss die Mitgliederversammlung eine Satzungsänderung, mit der sich die DGPPN zu ihrer »besonderen Verantwortung« bekennt, »die ihr aus der Beteiligung ihrer Vorläuferorganisationen an den Verbrechen des Nationalsozialismus, an massenhaften Krankenmorden und Zwangssterilisationen erwachsen.«[17] Daraufhin wurde eine internationale Historiker-

---

11 Gabriele Moser, Radiology in the Nazi Era: Part 1. The State, Citizens, and Marginalization: Normality in the Nazi State, in: Strahlentherapie und Onkologie 190 (2014), S. 502-508; dies., Radiology in the Nazi Era: Part 2. Professionalization, Preservation of Status, and Service to »National Health«, in: ebd., S. 508-512.

12 Ralf Forsbach/Hans-Georg Hofer, Die Deutsche Gesellschaft für Innere Medizin in der NS-Zeit. Ausstellung aus Anlass des 121. Kongresses der Deutschen Gesellschaft für Innere Medizin, 18.-21. April 2015 in Mannheim, Wiesbaden 2015.

13 So etwa zur Deutschen Gesellschaft für Herz- und Kreislaufforschung (Timo Baumann, Düsseldorf) oder – im Auftrag des Bundesverbandes Deutscher Pathologen e.V. – zur Geschichte der Pathologie im 20. Jahrhundert (Nils M. Franke, Leipzig). – Im Bereich der Inneren Medizin liegt bisher vor: Alexander Schulz, Für die Einheit der Inneren Medizin. 125 Jahre Deutsche Gesellschaft für Innere Medizin e.V., Wiesbaden o.J. [2007] (zur NS-Zeit: S. 93-102). Derzeit läuft am Medizinhistorischen Institut der Rheinischen Friedrich-Wilhelms-Universität Bonn ein von der Deutschen Gesellschaft für Innere Medizin gefördertes Projekt zur Geschichte dieser Fachgesellschaft im Nationalsozialismus (Hans-Georg Hofer/Ralf Forsbach). – Im Bereich der Orthopädie: Klaus-Dieter Thomann/M. Rauschmann, Orthopäden und Patienten unter der nationalsozialistischen Diktatur, in: Der Orthopäde 30 (2001), S. 696-711; dies./M.C. Heine, Die Deutsche Orthopädische Gesellschaft von 1918-1932. Entwicklungen und Strömungen, in: ebd., S. 685-695. Für den Bereich der Mund-, Kiefer- und Gesichtschirurgie: Volker Thieme, Gedemütigt, entwürdigt, verstümmelt – die »rassenhygienische Ausmerze« der Lippen-Kiefer-Gaumen-Spalten. Studie zur Situation der Betroffenen und zur Position der Ärzte im Dritten Reich; Teil I und II, in: Der MKG-Chirurg 5 (2012), S. 52-61, 62-69. – Als Überblick demnächst: Dominik Groß/Matthis Krischel/Matthias Schmidt, Medizinische Fachgesellschaften im Nationalsozialismus – Bestandsaufnahme und Perspektiven.

14 Zum Folgenden ausführlich: Frank Schneider, Psychiatrie im Nationalsozialismus: Gedenken und Verantwortung, in: ders./Petra Lutz, erfasst, verfolgt, vernichtet. Kranke und behinderte Menschen im Nationalsozialismus. Ausstellungskatalog/registered, persecuted, annihilated. The Sick and the Disabled under National Socialism: Exhibition Catalogue, Berlin u.a. 2014, S. 203-212.

15 In einem Vortrag, den *Johannes Meyer-Lindenberg*, der Präsident der Fachgesellschaft, auf dem Psychiatrischen Weltkongress 1990 in Athen und noch einmal vor der *American Psychiatric Association* 1991 hielt, wurde bereits die Bildung einer Kommission zur Aufarbeitung der Geschichte der Gesellschaft Deutscher Neurologen und Psychiater angekündigt (Johannes Meyer-Lindenberg, The Holocaust and German Psychiatry, in: British Journal of Psychiatry 159 (1991), S. 7-12). Auf dem Jubiläumskongress im Jahre 1992 in Köln unter der Präsidentschaft von *Uwe Henrik Peters* verabschiedete die Mitgliederversammlung eine Resolution, in der die Gesellschaft »ihren Abscheu und ihre Trauer im Rückblick auf den Holocaust an Geisteskranken, Juden und anderen verfolgten Menschen« (zit. n. Schneider, Psychiatrie, S. 206) zum Ausdruck brachte. Als frühes Beispiel für eine Initiative aus der Fachgesellschaft, Lehren aus der Vergangenheit zu ziehen: Hanfried Helmchen, Research with Incompetent Patients. A Current Problem in Light of German History, in: European Psychiatry 13 (1998), S. 93s-100s.

16 Die Ausstellung wurde mittlerweile in Zusammenarbeit mit dem Institut für Zeitgeschichte München erweitert und auf dem Kongress der DGPPN 2010 gezeigt. Michael v. Cranach/Frank Schneider, In Memoriam. Erinnerung und Verantwortung. Ausstellungskatalog/Remembrance and Responsibility: Exhibition Catalogue, Berlin u.a. 2011.

17 Zit. n. Schneider, Psychiatrie, S. 207.

kommission zur Aufarbeitung der Geschichte der Vorläufergesellschaften zur Zeit des Nationalsozialismus eingesetzt. Mit der Durchführung wurden *Rakefet Zalashik* (Haifa) – sie befasst sich mit der Emigration jüdischer Psychiater aus dem nationalsozialistischen Deutschland[18] – und Hans-Walter Schmuhl (Bielefeld) betraut. Die vorliegende Studie präsentiert die Befunde des Projekts zur Geschichte der Vorläufergesellschaften der DGPPN im Nationalsozialismus.[19]

Auf den jährlichen Kongressen der DGPPN finden seither regelmäßig wissenschaftliche Symposien statt, um Themen aus dem Umfeld des Projektes zu diskutieren – daraus entstanden 2012 und 2013 zwei Schwerpunkthefte der Fachzeitschrift »Der Nervenarzt« zu den Themen »Psychiater im Nationalsozialismus: Täterbiographien«[20] sowie »Beispiele für Zivilcourage«.[21] 2012 fand zudem in Aachen ein Symposium zum »therapeutischen Aufbruch« in der Psychiatrie der Zwischenkriegszeit im internationalen Vergleich statt, aus dem ein Sammelband hervorgegangen ist.[22] Parallel zu der geschichtswissenschaftlichen Aufarbeitung setzte die DGPPN wichtige Zeichen in der Öffentlichkeit. Der damalige Präsident der DGPPN, Prof. Dr. *Frank Schneider*, bat anlässlich einer sehr gut besuchten Gedenkveranstaltung im Rahmen des Kongresses 2010 die Opfer und ihre Angehörigen »um Verzeihung für das Leid und das Unrecht, das Ihnen in der Zeit des Nationalsozialismus im Namen der deutschen Psychiatrie und von deutschen Psychiaterinnen und Psychiatern angetan wurde, und für das viel zu

18 Rakefet Zalashik, Psychiater als Flüchtlinge in Palästina (1933 bis 1945), in: Der Nervenarzt 84 (2013), S. 869-873; dies., Das unselige Erbe. Die Geschichte der Psychiatrie in Palästina, 1920-1960, Frankfurt/Main 2012.
19 Außer den in den Anmerkungen 18, 20, 21 und 22 genannten Titeln sind im Umfeld des Forschungsprojektes entstanden: Volker Roelcke, Psychiatrie im Nationalsozialismus: Historische Kenntnisse, Implikationen für aktuelle ethische Debatten, in: Der Nervenarzt 81 (2010), S. 1317-1325; Paul J. Weindling, »Jeder Mensch hat einen Namen«: Psychiatric Victims of Human Experiments under National Socialism, in: Die Psychiatrie 7 (2010), S. 255-60; Heinz-Peter Schmiedebach, The Reputation of Psychiatry in the First Half of the Twentieth Century, in: European Archives of Psychiatry and Clinical Neuroscience 261 (2011), Suppl. 2, S. 192-196; Hans-Walter Schmuhl, »Resources for each other.« The Society of German Neurologists and Psychiatrists and the Nazi »Health Leadership«, in: ebd., S. 197-201; Carola Sachse, Apology, Responsibility, Memory. Coming to Terms with Nazi Medical Crimes: The Example of the Max Planck Society, in: ebd., S. 202-206; Paul J. Weindling, Menschenversuche und »Euthanasie«. Das Zitieren von Namen, historische Aufarbeitung und Gedenken, in: Arbeitskreis zur Erforschung der nationalsozialistischen »Euthanasie« und Zwangssterilisation (Hg.), Den Opfern ihre Namen geben. NS-»Euthanasie«-Verbrechen, historisch-politische Verantwortung und Erinnerungskultur, Bad Irsee 2011, S. 115-132; Volker Roelcke, Die Etablierung der psychiatrischen Genetik, ca. 1900-1960: Wechselbeziehungen zwischen Psychiatrie, Eugenik und Humangenetik, in: Brigitte Lohff/Christine Wolters/Christoph Beyer (Hg.), Abweichung und Normalität: Psychiatrie in Deutschland vom Kaiserreich bis zur Deutschen Einheit, Münster 2012, S. 107-131; Hans-Walter Schmuhl, Psychiatrie und Politik. Die Gesellschaft Deutscher Neurologen und Psychiater im Nationalsozialismus, in: ebd., S. 137-157; Paul J. Weindling, Die Opfer von Menschenversuchen und gewaltsamer Forschung im Nationalsozialismus mit Fokus auf Geschlecht und Rasse. Ergebnisse eines Forschungsprojekts, in: Insa Eschebach/Astrid Ley (Hg.), Geschlecht und »Rasse« in der NS-Medizin, Berlin 2012, S. 81-99.
20 Der Nervenarzt 83 (2012), S. 291-336 (darin: Volker Roelcke/Frank Schneider, Psychiatrie im Nationalsozialismus. Täterbiographien, S. 291 f.; Boris Böhm, Paul Nitsche – Reformpsychiater und Hauptakteur des NS-»Euthanasie«, S. 293-302; Volker Roelcke, Ernst Rüdin – renommierter Wissenschaftler, radikaler Rassenhygieniker, S. 303-310; Maike Rotzoll/Gerrit Hohendorf, Krankenmord im Dienst des Fortschritts? Der Heidelberger Psychiater Carl Schneider als Gehirnforscher und »therapeutischer Idealist«, S. 311-320; Gudrun Silberzahn-Jandt/Hans-Walter Schmuhl, Friedrich Mauz – T4-Gutachter und Militärpsychiater, S. 321-328; Ralf Forsbach, Friedrich Panse – etabliert in allen Systemen. Psychiater in der Weimarer Republik, im »Dritten Reich« und in der Bundesrepublik, S. 329-336).
21 Der Nervenarzt 84 (2013), S. 1041-1074 (darin: Frank Schneider/Volker Roelcke, Psychiatrie im Nationalsozialismus, S. 1041 f.; Ralf Seidel, Werner Leibbrand als psychiatrischer Gegner des Nationalsozialismus, S. 1043-1048; Christoph Beyer, Gottfried Ewald und die »Aktion T4« in Göttingen, S. 1049-1055; Christine Teller, Hier brennt doch die Welt. 70. Todestag des Nervenarztes Dr. John Rittmeister, S. 1056-1063; Volker Roelcke, Hans Roemer (1878-1947). Überzeugter Eugeniker, Kritiker der Krankentötungen, S. 1064-1068; Hans-Walter Schmuhl, Walter Creutz und die »Euthanasie« in der Rheinprovinz. Zwischen Resistenz und Kollaboration, S. 1069-1074. – Vgl. auch: Der Nervenarzt 73 (2002), Heft 11 mit einem Themenschwerpunkt zur Psychiatrie im Nationalsozialismus.
22 Hans-Walter Schmuhl/Volker Roelcke (Hg.), »Heroische Therapien«. Die deutsche Psychiatrie im internationalen Vergleich 1918-1945, Göttingen 2013.

lange Schweigen, Verharmlosen und Verdrängen der deutschen Psychiatrie in der Zeit danach.«[23] 2011 beschloss die Mitgliederversammlung der DGPPN, den beiden früheren Präsidenten der Gesellschaft *Friedrich Mauz* (1900-1979) und *Friedrich Panse* (1899-1973) posthum die Ehrenmitgliedschaft abzuerkennen, da sie als Gutachter der »Aktion T4« aktiv an dem Massenmord an psychisch erkrankten und geistig behinderten Menschen im »Dritten Reich« beteiligt waren. Die DGPPN förderte ferner die Neuauflage des wichtigen Buches »Selektion in der Heilanstalt 1939-1945« von *Gerhard Schmidt* (1904-1991).[24] Schließlich entstand auf Initiative der DGPPN die Ausstellung »erfasst, verfolgt, vernichtet. Kranke und behinderte Menschen im Nationalsozialismus«.[25]

Die Geschichte der psychiatrisch-neurologischen Fachgesellschaften unter den Bedingungen nationalsozialistischer Herrschaft – des Deutschen Vereins für Psychiatrie, des Deutschen Verbandes für psychische Hygiene, der Gesellschaft Deutscher Nervenärzte und schließlich der Gesellschaft Deutscher Neurologen und Psychiater, die 1935 aus dem Zusammenschluss dieser drei Gesellschaften hervorging – ist in der umfangreichen Literatur zur Geschichte der Psychiatrie im Nationalsozialismus bislang eher beiläufig behandelt worden. In seiner 1972 veröffentlichten Jubiläumsschrift »130 Jahre Deutsche Gesellschaft für Psychiatrie und Nervenheilkunde« hat *Helmut E. Ehrhardt* (1914-1997) der Zeit von 1933 bis 1945 ganze drei Seiten eingeräumt, deren apologetische Tendenz unverkennbar ist.[26]

Die Studien »Psychotherapy in the Third Reich« von *Geoffrey Cocks* und »Erinnern und Durcharbeiten« von *Regine Lockot* behandeln eingehend die Konflikte zwischen Psychotherapie und Psychiatrie im »Dritten Reich«, die sich nicht zuletzt in einem Ringen zwischen den Fachgesellschaften – der (Deutschen) Allgemeinen Ärztlichen Gesellschaft für Psychotherapie und der Gesellschaft Deutscher Neurologen und Psychiater – niederschlugen. Doch nehmen die Darstellungen Cocks und Lockots einseitig die Perspektive der Psychotherapeuten in den Blick, was zu manchen Verzerrungen führt.[27] *Matthias M. Weber* hat in seiner Biographie über *Ernst Rüdin* (1874–1952) – in erster Linie gestützt auf die Quellen des Historischen Archivs des Max-Planck-Instituts für Psychiatrie in München – die Entstehung und Entwicklung der Gesellschaft Deutscher Neurologen und Psychiater von 1933 bis 1939 aus der Perspektive ihres »Reichsleiters« Ernst Rüdin in einem eigenen Unterkapitel behandelt.[28] Es ist dies die bis dahin quellenreichste Darstellung, erlaubt sie doch, indem sie auf Aktenmaterial zurückgreift, einen Blick hinter

23 Frank Schneider (Hg.), Psychiatrie im Nationalsozialismus. Erinnerung und Verantwortung. Gedenkveranstaltung 26. November 2010/Psychiatry under National Socialism. Remembrance and Responsibility. Commemorative Event, Berlin u.a. 2011, Zitat: S. 37.
24 Gerhard Schmidt, Selektion in der Heilanstalt 1939-1945. Neuausgabe mit ergänzenden Texten, hg. v. Frank Schneider, Berlin u.a. 2012. Dieses Buch wurde 1945 geschrieben, 1965 erstmals veröffentlicht. – Frank Schneider war auch beteiligt an der Veröffentlichung des Buches von: Sigrid Falkenstein (unter Mitarbeit von Frank Schneider), Annas Spuren. Ein Opfer der NS-»Euthanasie«, München 2012.
25 Schneider/Lutz, erfasst, verfolgt, vernichtet. Dazu auch: Menschen mit Behinderungen oder mit Nerven-Krankheiten in der Nazi-Zeit. Leicht verständliches Begleit-Heft zur Ausstellung erfasst, verfolgt, vernichtet, Berlin 2014.
26 Helmut E. Ehrhardt, 130 Jahre Deutsche Gesellschaft für Psychiatrie und Nervenheilkunde, Wiesbaden 1972, S. 12-15. Helmut E. Ehrhardt promovierte nach einem Studium der Medizin, Psychologie, Literaturwissenschaft und Kunstgeschichte 1939 zum Dr. phil., 1941 zum Dr. med. Ab 1940 war er an der medizinischen Poliklinik, am Physiologischen Institut und an der Universitätsnervenklinik unter Werner Villinger beschäftigt. Der NSDAP gehörte er seit 1937 an. Er war ärztlicher Beisitzer am Erbgesundheitsgericht in Breslau. 1949 wurde er wissenschaftlicher Assistent an der Universität Marburg, wo er 1950 im Fach Psychiatrie und Neurologie habilitierte. 1956 wurde er zum außerplanmäßigen Professor ernannt, 1964 auf den neu geschaffenen Lehrstuhl für Forensik und Sozialpsychiatrie berufen, den er bis zu seiner Emeritierung im Jahre 1982 innehatte. Von 1969 bis 1971 amtierte Ehrhardt als Präsident der Deutschen Gesellschaft für Psychiatrie und Nervenheilkunde. Zur Biographie: Ernst Klee, Das Personenlexikon zum Dritten Reich. Wer war was vor und nach 1945, Frankfurt/Main 2003, S. 127.
27 Geoffrey Cocks, Psychotherapy in the Third Reich: The Göring Institute (1985), 2. Aufl. New Brunswick/London 1997; Regine Lockot, Erinnern und Durcharbeiten. Zur Geschichte der Psychoanalyse und Psychotherapie im Nationalsozialismus, Frankfurt/Main 1985.
28 Matthias M. Weber, Ernst Rüdin. Eine kritische Biographie, Berlin u.a. 1993, S. 223-236.

die Kulissen der in den gedruckten Quellen dargebotenen offiziellen Organisationsgeschichte – allerdings kann sie, da Rüdins Tätigkeit in der Fachgesellschaft nur einen Aspekt seiner Biographie ausmacht, nur einen Bruchteil des in München zur Verfügung stehenden Materials im Detail auswerten. Das Gegenstück zu der Darstellung Webers bildet ein Abschnitt in der Monographie über *Karl* und *Dietrich Bonhoeffer* (1868-1948, 1906-1945) und ihre Stellung zur Zwangssterilisation und »Euthanasie« von *Uwe Gerrens*, der den Machtkampf um die Vorherrschaft im Deutschen Verein für Psychiatrie zwischen Karl Bonhoeffer und Ernst Rüdin in den Jahren 1933/34 aus der Sicht Bonhoeffers und gestützt auf dessen Nachlass schildert.[29] Da diese Darstellungen das Thema aber nur am Rande behandeln und jeweils nur einen Ausschnitt des zur Verfügung stehenden, dichten archivalischen Materials berücksichtigen, stellen sie manches verkürzt dar und sind im Hinblick auf einzelne Details auch ungenau oder falsch.

In ihrer medizinhistorischen Dissertation aus dem Jahre 2000 hat *Sabine Fellmann* erstmals *alle* neurologisch-psychiatrischen Fachgesellschaften in Deutschland zwischen 1933 und 1945 – den Deutschen Verein für Psychiatrie, den Deutschen Verband für psychische Hygiene, die Gesellschaft Deutscher Nervenärzte, die Gesellschaft Deutscher Neurologen und Psychiater, die Deutsche Allgemeine Ärztliche Gesellschaft für Psychotherapie und auch die Deutsche Gesellschaft für Kinderpsychiatrie und Heilpädagogik – zum Gegenstand einer einzigen umfassenden Darstellung gemacht.[30] Leider stützt sich diese rein positivistisch angelegte Arbeit fast ausschließlich auf die veröffentlichten Tagungs- und Versammlungsberichte, so dass sie über weite Strecken der Selbstdarstellung der Gesellschaften aufsitzt und diese Oberfläche kaum einmal zu durchdringen vermag. In den letzten Jahren ist die Geschichte des Deutschen Verbandes für psychische Hygiene im Übergang von der Weimarer Republik zum Nationalsozialismus im Zusammenhang mit einzelnen Protagonisten – Robert Sommer, Hermann Simon, Hans Roemer – thematisiert worden.[31] 2003 legten *Rolf Castell*, *Jan Nedoschill*, *Madeleine Rupps* und *Dagmar Bussiek* eine umfangreiche Studie zur »Geschichte der Kinder- und Jugendpsychiatrie in Deutschland in den Jahren 1937 bis 1961« vor, die ausführlich auch auf die Zeit des »Dritten Reiches« eingeht und die Verbindungen der 1940 gegründeten Deutschen Gesellschaft für Kinderpsychiatrie und Heilpädagogik zur Gesellschaft Deutscher Neurologen und Psychiater untersucht.[32] Darüber hinaus hat die Deutsche Gesellschaft für Kinder- und Jugendpsychiatrie jüngst ein Forschungsprojekt zur Entstehungs- und Frühgeschichte der Deutschen Gesellschaft für Kinderpsychiatrie und Heilpädagogik von 1940 bis 1955 auf den Weg gebracht, das von *Heiner Fangerau*, *Klaus Schepker* und *Sascha Topp* durchgeführt wird.

In der umfangreichen Literatur über das Verhältnis von Wissenschaft und Politik im Nationalsozialismus zeichnen sich mehrere äußerst wirkmächtige Interpretationsfiguren ab. Viele, gerade ältere Darstellungen unterstellen – einem Narrativ folgend, das durch die »Persilscheinkultur«[33] nach

---

29 Uwe Gerrens, Medizinisches Ethos und theologische Ethik. Karl und Dietrich Bonhoeffer in der Auseinandersetzung um Zwangssterilisation und »Euthanasie« im Nationalsozialismus, München 1996, S. 63-74.

30 Sabine Fellmann, Die Tätigkeit der medizinisch-wissenschaftlichen Gesellschaften und Vereine im Bereich der Neurologie und Psychiatrie in Deutschland zwischen 1933 und 1945, med. Diss. Leipzig 2000.

31 Bernd Walter, Psychiatrie und Gesellschaft in der Moderne. Geisteskrankenfürsorge in der Provinz Westfalen zwischen Kaiserreich und NS-Regime, Paderborn 1996, S. 286-296; Volker Roelcke, »Prävention« in Hygiene und Psychiatrie zu Beginn des 20. Jahrhunderts: Krankheit, Gesellschaft, Vererbung und Eugenik bei Robert Sommer und Emil Gotschlich, in: Ulrich Enke (Hg.), Die Medizinische Fakultät der Universität Gießen: Institutionen, Akteure und Ereignisse von der Gründung 1607 bis ins 20. Jahrhundert, Stuttgart 2007, S. 395-416; Anna Plezko, Handlungsspielräume und Zwänge in der Medizin im Nationalsozialismus. Das Leben und Werk des Psychiaters Dr. Hans-Roemer (1878-1947), med. Diss. Gießen 2011, S. 22-35.

32 Rolf Castell/Jan Nedoschill/Madeleine Rupps/Dagmar Bussik, Geschichte der Kinder- und Jugendpsychiatrie in Deutschland in den Jahren 1937 bis 1961, Göttingen 2003, S. 34-87.

33 Dazu etwa: Carola Sachse, »Persilscheinkultur«. Zum Umgang mit der NS-Vergangenheit in der Kaiser-Wilhelm/Max-Planck-Gesellschaft, in: Bernd Weisbrod (Hg.), Akademische Vergangenheitspolitik. Beiträge zur Wissenschaftskultur der Nachkriegszeit, Göttingen 2002, S. 223-252; dies., »Whitewash Culture«: How the Kaiser Wilhelm/Max Planck Society Dealt with the Nazi Past, in: Susanne Heim/Carola Sachse/Mark Walker (Hg.), The Kaiser Wilhelm Society under National Socialism, Cambridge 2009, S. 373-399.

1945 einen kräftigen Auftrieb bekam – einen gewaltsamen »Einbruch« der Politik in die Sphäre der Wissenschaft. Demnach wurden die Wissenschaften im Nationalsozialismus von oben »gleichgeschaltet« und für die verbrecherischen Ziele des Regimes »in Dienst genommen« und »missbraucht«. Andere Darstellungen gehen hingegen von einer »Selbstgleichschaltung« und »Selbstmobilisierung« der Wissenschaften aus. Solche Deutungen machen mitunter eine besondere Affinität einzelner wissenschaftlicher Disziplinen oder Subdisziplinen oder bestimmter Forschungsansätze zur nationalsozialistischen Ideologie aus. Weit verbreitet ist eine Sichtweise, die auf die besondere Rolle einzelner Wissenschaftler abhebt, die sich – sei es aus ideologischer Verblendung, politischem Opportunismus oder persönlichem Ehrgeiz – »in den Dienst des Regimes stellten«.[34] Dabei wird häufig unterstellt, dass diese »schwarzen Schafe« eine »schlechte Wissenschaft« betrieben hätten – nicht nur in dem Sinn, dass ihre Forschungen moralisch verwerflich und ethisch unzulässig waren, sondern darüber hinaus auch in dem Sinn, dass sie den methodischen Standards »guter Wissenschaft« nicht entsprochen hätten. Nicht selten werden solche Forschungen sogar als »Pseudowissenschaft«[35] eingestuft. Auf diese Weise werden einzelne Wissenschaftsfelder, die eng mit den Staatsverbrechen des nationalsozialistischen Deutschlands verbunden waren, gleichsam aus der Sphäre der Wissenschaft herausdefiniert – im Umkehrschluss kann daraus gefolgert werden, dass der *Mainstream* der Wissenschaft, etwa im Bereich der vermeintlich anwendungsfernen »Grundlagenforschung«[36] – auch unter nationalsozialistischer Herrschaft das wissenschaftliche Ethos wahren und die methodischen Standards halten konnte.

Allen diesen Interpretationsfiguren ist gemeinsam, dass das Zusammengehen von Wissenschaft und Politik »häufig in einem Diskurs abgehandelt [wird], der dem des biblischen Sündenfalls ähnelt.«[37] Hier wird eine starke normative Aufladung sichtbar – die immer noch äußerst wirkmächtige »Idealvorstellung«, dass Wissenschaft sich nicht auf die Sphäre des Politischen einlassen dürfe. Je tiefer die historische Analyse vordringt, umso deutlicher zeichnet sich indessen ab, dass Wissenschaft und Politik in allen gesellschaftlichen Systemen in einem komplexen Wechselwirkungsverhältnis stehen. Diesem Denkansatz, der sich als äußerst fruchtbar erwiesen hat, weiß sich auch die vorliegende Studie verpflichtet.[38]

---

34 Volker Roelcke spricht im Zusammenhang mit diesem – in der Psychiatrie in den frühen 1960er Jahren aufkommenden – Interpretationsmuster von einem »Isolation Paradigm«, dem nach dem gesellschaftlichen Um- und Aufbruch von 1968 ein »Continuity Paradigm« entgegengesetzt wurde, das die Medizinverbrechen des Nationalsozialismus als äußerste Zuspitzung von Tendenzen deutet, die dem kapitalistischen Wirtschafts- und Gesellschaftssystem inhärent seien. Seit Mitte der 1990er Jahre – so Roelcke – setzt sich eine differenzierte, mikrohistorisch ausgerichtete Sichtweise durch, die er als »Complex-Localizing Paradigm« bezeichnet. Volker Roelcke, Trauma or Responsibility? Memories and Historiographies of Nazi Psychiatry in Postwar Germany, in: Austin Sarat/Nadav Davidovich/Michal Alberstein (Hg.), Trauma and Memory. Reading, Healing, and Making Law, Stanford 2007, S. 225-242.

35 Diese Sichtweise wurde schon durch das von *Robert K. Merton* (1910-2003) zur Zeit des Nationalsozialismus aufgestellte CUDOS-Prinzip (*communitarianism, universalism, disinterestedness, organized scepticism* als Merkmale »echter« Wissenschaft) eröffnet. Vgl. Robert K. Merton, Social Theory and Social Structure. Toward the Codification of Theory and Research, Glencoe 1949. – Zum Konzept der »Pseudowissenschaft«: Veronika Lipphardt/Dirk Rupnow/Jens Thiel u.a. (Hg.), Pseudowissenschaft. Konzeptionen von Nicht-Wissenschaftlichkeit in der Wissenschaftsgeschichte, Frankfurt/Main 2008 (darin vor allem auch: Sabine Schleiermacher/Udo Schagen, Medizinische Forschung als Pseudowissenschaft. Selbstreinigungsrituale der Medizin nach dem Nürnberger Ärzteprozess, S. 251-278).

36 Carola Sachse, Grundlagenforschung. Zur Historisierung eines wissenschaftspolitischen Ordnungsprinzips am Beispiel der Max-Planck-Gesellschaft (1945-1970), in: Dieter Hoffmann/Birgit Kolboske/Jürgen Renn (Hg.), Dimensionen einer Geschichte der Kaiser-Wilhelm/Max-Planck-Gesellschaft, Berlin 2014, S. 215-235.

37 Mitchell G. Ash, Wissenschaft und Politik. Eine Beziehungsgeschichte im 20. Jahrhundert, in: Archiv für Sozialgeschichte 50 (2010), S. 11-46, Zitat: S. 11. Vgl. ebd., S. 17 f.

38 Die folgenden konzeptuellen Überlegungen knüpfen an mehrere grundlegende Arbeiten zu diesem Themenkomplex an: Peter Weingart, Verwissenschaftlichung der Gesellschaft – Politisierung der Wissenschaft, in: Zeitschrift für Soziologie 12 (1983), S. 225-241; ders., Stunde der Wahrheit. Zum Verhältnis der Wissenschaft zu Politik, Wirtschaft und Medien in der Wissensgesellschaft, Weilerswist 2001; Lutz Raphael, Die Verwissenschaftlichung des Sozialen als methodische und konzeptionelle Herausforderung für eine Sozialgeschichte des 20. Jahrhunderts, in: Geschichte und Gesellschaft 22 (1996), S. 165-193; Mitchel G. Ash, Wissenschaft und Politik als Ressourcen für einander, in: Rüdiger

Konzeptionelle Vorüberlegungen: Wissenschaft und Politik

Die Vorstellung, dass »Wissenschaft« und »Politik« zwei in sich geschlossene, voneinander getrennte gesellschaftliche Subsysteme seien, von denen das eine, die Wissenschaft, der Generierung von methodisch reflektiertem Wissen, das andere, die Politik, der Errichtung und Aufrechterhaltung legitimer Herrschaft diene,[39] ist mehr Wunsch als Wirklichkeit, auch wenn die Autonomie der Wissensproduktion, also die Freiheit der Forschung von politischen Vorgaben und Beschränkungen, für das Selbstverständnis moderner Wissenschaft von grundlegender Bedeutung ist. Die Wissenschaft erhebt den Anspruch, über ihre Gegenstände, Fragestellungen, Paradigmen und Methoden frei zu entscheiden. Indem jedoch die Wissenschaft von ihrer Binnenlogik her keine Grenze der Wissensproduktion anerkennen kann, dehnt sie sich früher oder später in Bereiche hinein aus, die andere gesellschaftliche Subsysteme und die in ihnen herrschenden Ordnungen im Kern berühren. Dies gilt in hohem Maße für die »Humanwissenschaften«, die »den Menschen in seinen gegenwärtigen Lebenszusammenhängen«[40] erforschen, und insbesondere für die hier interessierenden »Psychowissenschaften«,[41] die den Menschen in seinen *biopsychosozialen* Bezügen untersuchen – etwa die Psychiatrie, Psychotherapie, Psychosomatik, Psychologie, Psychagogik, Neurologie, Hirnforschung oder Kriminologie. Kommt die Forschung auf diesen Gebieten zu wissenschaftlich »gesicherten« Befunden, aus denen sich schlussfolgern lässt, dass bestehende soziale Institutionen im Hinblick auf allgemein anerkannte Ziele und Zwecke der Gesellschaft dysfunktional sind – dass etwa »psychische Gesundheit« durch das überkommene Ehe- und Familienrecht, die Organisation des Bildungswesens, Stressfaktoren der industriellen Arbeitswelt oder der modernen Großstadt, die Fehlallokation von Sozialleistungen oder eine einseitige Ausrichtung des Gesundheitswesens beeinträchtigt wird (um nur wenige Beispiele zu nennen, die Reihe ließe sich nahezu beliebig fortsetzen) –, so geraten diese Institutionen und die ihnen zugrunde liegenden Normen und Werte, Regeln und Praktiken, die Gesetzgebung und Rechtsprechung, Verwaltung und Politik unter einen wissenschaftlich legitimierten Rationalisierungsdruck.

Die Folge ist eine *Verwissenschaftlichung der Politik* in dem Sinne, dass die Erwartung der Öffentlichkeit zunehmend dahin geht, dass politisches Handeln sich auf »wissenschaftlich gesichertes« Wissen gründen müsse. Im Hintergrund steht ein stetig wachsendes Vertrauen in die Möglichkeiten der Wissenschaft über die reine Wissensproduktion hinaus, die Vorstellung, dass es möglich sei, soziale Probleme rational zu analysieren, gesellschaftliche Entwicklungen auf der Grundlage dieser Analyse vorherzusehen und mit Hilfe eines wissenschaftlich entwickelten Instrumentariums prospektiv planend zu steuern – im Extremfall läuft dies auf eine wissenschaftlich angeleitete Technokratie hinaus, die politische Entscheidungen in lauter »Sachzwänge« auflöst, die »vernünftig« zu lösen sind.[42] Die

vom Bruch/Brigitte Kaderas (Hg.), Wissenschaften und Wissenschaftspolitik. Bestandsaufnahmen zu Formationen, Brüchen und Kontinuitäten im Deutschland des 20. Jahrhunderts, Stuttgart 2002, S. 32-51; Volker Roelcke, Auf der Suche nach der Politik in der Wissensproduktion: Plädoyer für eine historisch-politische Epistemologie, in: Berichte zur Wissenschaftsgeschichte 33 (2010), S. 176-192.

39 Niklas Luhmann, Die Wissenschaft der Gesellschaft, Frankfurt/Main 1992. Sehr dezidiert gegen eine künstliche Trennung der beiden Sphären z.B. Roelcke, Suche.

40 So die Definition bei Raphael, Verwissenschaftlichung, S. 166.

41 So der Sammelbegriff bei Volker Roelcke, Rivalisierende »Verwissenschaftlichungen des Sozialen«. Psychiatrie, Psychologie und Psychotherapie im 20. Jahrhundert, in: Jürgen Reulecke/Volker Roelcke (Hg.), Wissenschaften im 20. Jahrhundert: Universitäten in der modernen Wissenschaftsgesellschaft, Wiesbaden 2008, S. 131-148.

42 Jürgen Habermas, Verwissenschaftlichte Politik und öffentliche Meinung (1963), in: ders., Technik und Wissenschaft als »Ideologie«, Frankfurt/Main 1968, S. 120-145 (zur Unterscheidung von technokratischer, pragmatischer und dezisionistischer Politikberatung). Dazu auch: Wilfried Rudloff, Politikberatung als Gegenstand historischer Betrachtung. Forschungsstand, neue Befunde, übergreifende Fragestellungen, in: Stefan Fisch/Wilfried Rudloff (Hg.), Experten und Politik. Wissenschaftliche Politikberatung in historischer Perspektive, Berlin 2004, S. 13-57; Peter Weingart/Justus Lentsch, Wissen – Beraten – Entscheiden. Form und Funktion wissenschaftlicher Politikberatung in Deutschland,

Legitimität von Herrschaft stützt sich immer stärker auf eine wissenschaftliche Zweckrationalität, die auf das größte Glück der größten Zahl ausgerichtet ist, auf die »allgemeine Wohlfahrt«[43] – andere Quellen der Legitimität wie »Tradition«, »Gerechtigkeit« oder »Freiheit« treten dagegen in den Hintergrund.

Im Falle der Humanwissenschaften führt dies im Übergang zur Neuzeit zu einer völlig neuen Form der Ausübung von Macht und Herrschaft, die *Michel Foucault* (1926-1984) mit dem Begriff der »Biopolitik« zu fassen versucht hat: »Es war nichts geringeres als der Eintritt des Lebens in die Geschichte – der Eintritt der Phänomene, die dem Leben der menschlichen Gattung eigen sind, in die Ordnung des Wissens und der Macht, in das Feld der politischen Techniken.«[44] Konkret: Durch die Einführung statistischer Verfahren in die Demographie wurde der Mensch als »Gattungswesen« erkennbar. Dem Objekt dieser neuen Disziplin, »der Bevölkerung« oder auch »dem Volk«, wurde eine Geburtenrate zugeordnet, an der man ablesen konnte, ob es »fruchtbar« oder »unfruchtbar« war, »sich vermehrte« oder aber »vom Aussterben bedroht« war. Die Zahlen zur Morbidität, zum Altersaufbau, zur durchschnittlichen Lebenserwartung und zur Mortalität zeigten an, wie »gesund« oder »krank« eine Bevölkerung war, ob sie »alterte« oder »sich verjüngte«. Mit der Zeit wurde das Instrumentarium immer diffiziler: Die Bevölkerungsdichte konnte errechnet, Wanderungsbewegungen nachvollzogen werden, die sozialräumliche Segregation wurde sichtbar – und zwischen all diesen und vielen anderen Parametern konnten Korrelationen hergestellt werden. Biologische Prozesse wurden *durchschaubar* – und in zunehmendem Maße schienen sie auch *beherrschbar* zu werden. Das Spektrum politischer Maßnahmen, um dies zu bewerkstelligen, war weit: So konnte man durch die Sanierung der ungesunden Elendsviertel der Großstädte, die Anlage einer Kanalisation, die Sicherstellung einer Versorgung mit sauberem Trinkwasser und ausreichender und ausgewogener Ernährung, die Verbesserung der medizinischen Versorgung oder die Einübung hygienischer Praktiken Einfluss auf die »Volksgesundheit« nehmen. Mit der *Eugenik* – oder wie man im deutschsprachigen Raum sagte: der *Rassenhygiene* – ging die Biopolitik in doppelter Hinsicht einen Schritt weiter. Zum einen durchdrang sie endgültig die Körperoberfläche, blieb nicht mehr beim *Erscheinungs*bild des Menschen stehen, sondern befasste sich mit seinem *Erb*bild. Zum anderen – und damit untrennbar verschränkt – richtete sie den Blick über die gegenwärtige Generation hinaus und eröffnete eine neue Perspektive weit in die Zukunft hinein. Biopolitik wurde zu einem auf Jahrzehnte, ja Jahrhunderte angelegten Projekt. Durch die gezielte Steuerung von gesellschaftlichen Selektionsbedingungen sollte der Genpool der Bevölkerung dergestalt manipuliert werden, dass erblich bedingte Krankheiten und Behinderungen oder ganz allgemein unerwünschte Erbanlagen in der Generationenfolge zum Verschwinden gebracht und umgekehrt die Weitergabe von erwünschten Erbanlagen gefördert und unterstützt werden. Die Gestaltung optimaler Umweltbedingungen für das Gattungswesen Mensch wurde ergänzt durch den – vorerst indirekten – Zugriff auf das Genom. Ziel war nichts Geringeres als die »Selbststeuerung der menschlichen Evolution«.[45] Aus diesem Ziel schöpft die Biopolitik ihre Legitimation. Es greift freilich zu kurz, Bio-

Weilerswist 2008. Hier gibt es Berührungspunkte zum Konzept des »Social Engineering«. Vgl. Thomas Etzemüller, Social engineering als Verhaltenslehre des kühlen Kopfes. Eine einleitende Skizze, in: ders. (Hg.), Die Ordnung der Moderne. Social Engineering im 20. Jahrhundert, Bielefeld 2009, S. 11-39.

43 Die zumeist völlig unreflektierte Zugrundelegung utilitaristischer Maßstäbe bei der Bestimmung der Zwecke »wissenschaftlichen Regierens« wäre eine eigene Untersuchung wert. Zu Recht bemerkt Mitchell G. Ash dazu: »hinter alledem steht die Hoffnung einer alles umfassenden, rationalen Ordnung der Gesellschaft, wie sie im 18. Jahrhundert unter dem Namen ›Policey‹ […] firmierte.« Ash, Wissenschaft und Politik. Eine Beziehungsgeschichte, S. 15.

44 Michel Foucault, Der Wille zum Wissen (= Sexualität und Wahrheit, Bd. 1), Frankfurt/Main 1977, S. 169. Aus der umfangreichen Literatur: Philipp Sarasin, Michel Foucault zur Einführung, Hamburg 2006, S. 166-171; Martin Stingelin (Hg.), Biopolitik und Rassismus, Frankfurt/Main 2003; Thomas Lemke, Biopolitik zur Einführung, Hamburg 2007; Andreas Folkers/Thomas Lemke (Hg.), Biopolitik. Ein Reader, Berlin 2014.

45 »Eugenics is the Self Direction of Human Evolution«, heißt es auf dem Plakat des *Third International Eugenics Congress*, der im August 1932 in New York stattfand. Faksimile in: Medizinhistorisches Journal 15 (1980), S. 337 ff.

politik als die Macht zu definieren, die sich der »Steigerung des Lebens« verschrieben hat. Es wohnt ihr zugleich eine Tendenz zur Selektion und Segregation, Exklusion und Extinktion inne. War die Macht des absoluten Herrschers in der feudalen Gesellschaft die Macht, »sterben zu *machen* oder leben zu *lassen*«, so ist die Macht der modernen Biopolitik eine, »leben zu *machen* oder in den Tod zu *stoßen*.«[46]

Die beschriebene Verwissenschaftlichung der Politik – bis hin zur Biopolitik – hat wiederum eine *Politisierung der Wissenschaft*[47] zur Folge, indem sich immer größere Hoffnungen mit den Wissenschaften verknüpfen, sich immer höhere Erwartungen an ihre Problemlösungskapazität richten. So sehen sich die Wissenschaften zusehends mit Forderungen konfrontiert, ihr Wissen so zu operationalisieren, dass es eine Orientierung für politisches Handeln bietet, sich womöglich sogar in konkrete politische Handlungsanweisungen umsetzen lässt. Dadurch jedoch werden die Grenzen zwischen den gesellschaftlichen Subsystemen Wissenschaft und Politik zunehmend fließender, an der Schnittstelle dieser beiden Subsysteme bilden sich hybride Strukturen heraus. So führt paradoxerweise die Autonomie der Wissensproduktion in der Wissenschaft, angewandt auf den Menschen, seinen Körper, seine Psyche und seine soziale Umwelt, zu einer »Verwissenschaftlichung des Sozialen« (*Lutz Raphael*),[48] die wiederum eine neuartige Verschränkung von Wissenschaft und Politik zur Folge hat.

Man kann diese Verschränkung mit *Mitchell G. Ash* als einen immer wieder neu auszuhandelnden Austausch von Ressourcen auffassen, wobei der Begriff der »Ressource« bewusst weit gefasst wird.[49] Die Politik kann der Wissenschaft zwei fundamental wichtige Ressourcen anbieten: Macht und Geld. Macht, ausgeübt in den Bahnen legitimer Herrschaft, kann genutzt werden, um etwa die rechtlichen Rahmenbedingungen von Wissenschaft zu gestalten – so kann durch eine restriktive Studien- und Prüfungsordnung und die Bindung der Zulassung zu bestimmten beruflichen Positionen an wissenschaftliche Qualifikationen der Zugang zu einer *scientific community* so reguliert werden, dass diese den Status einer *Profession* mit exklusivem Expertenwissen erhält. Die Bedeutung öffentlicher Mittel, investiert in die Qualifizierung von wissenschaftlichem Nachwuchs, neue Lehrstühle, die Förderung spezifischer Forschungsprojekte und -programme, den Bau und die Ausstattung von Forschungsstätten, liegt auf der Hand. Was die Wissenschaft der Politik zu bieten hat, wirkt auf den ersten Blick

---

46 Foucault, Wille, S. 165.

47 So Weingart, Verwissenschaftlichung; ders., Stunde, S. 141-151.

48 Raphael grenzt vier Phasen der »Verwissenschaftlichung des Sozialen« voneinander ab. Die vierte Phase, deren Beginn Raphael auf die erste Ölpreiskrise 1973/74 datiert und die von einer Fragmentierung wissenschaftlicher Expertise und einer »Kultur der Gutachten und Gegengutachten« (ebd., S. 178), einem erschütterten Vertrauen in sozialwissenschaftliche Expertise, überhaupt von einer immer größeren Skepsis im Hinblick auf die Planbarkeit gesellschaftlicher Prozesse geprägt ist, bleibt an dieser Stelle außen vor. Die Ära des Nationalsozialismus fällt noch in die dritte Phase, die Raphael in den 1930er Jahren beginnen lässt und in der das Vertrauen in eine sozialwissenschaftlich angeleitete Politik seinen Höhepunkt erreichte. – In der vierten Phase entfaltete schließlich auch die »Öffentlichkeit« als kritische Instanz sowohl gegenüber der Politik als auch gegenüber der Wissenschaft ihre volle Wirksamkeit, wenngleich Öffentlichkeit auch zuvor schon an der »Abgrenzung dessen, was und was nicht als Wissenschaft gelten durfte«, beteiligt war. Vgl. dazu vor allem: Sybilla Nikolow/Arne Schirmacher (Hg.), Wissenschaft und Öffentlichkeit als Ressourcen füreinander. Studien zur Wissenschaftsgeschichte im 20. Jahrhundert, Frankfurt/New York, 2007 (darin: dies., Das Verhältnis von Wissenschaftlichkeit und Öffentlichkeit als Beziehungsgeschichte. Historiographische und systematische Perspektiven, S. 11-36, Zitat: S. 11; Mitchell G. Ash, Wissenschaft(en) und Öffentlichkeit(en) als Ressourcen füreinander. Weiterführende Bemerkungen zur Beziehungsgeschichte, S. 349-362).

49 Ash, Wissenschaft und Politik, S. 32, plädiert für »eine Erweiterung des Ressourcenbegriffs über dessen gängige, ökonomische Bedeutung hinaus«. Danach können Ressourcen »auch kognitiver, apparativer, personeller, institutioneller und rhetorischer Art sein«. Volker Roelcke spricht im Zusammenhang mit Ernst Rüdin und der Deutschen Forschungsanstalt für Psychiatrie von »carreer resources«. Darunter versteht er ein »ensemble of institutional infrastructures, job opportunities, publication possibilities, intellectual plausibilies, and public attention availible for actors in view of a specific program of scientific activity«. Volker Roelcke, Funding the Scientific Foundations of Race Policies: Ernst Rüdin and the Impact of Carreer Resources on Psychiatric Genetics, ca 1910-1945, in: Wolfgang U. Eckart (Hg.), Man, Medicine, and the State. The Human Body as an Object of Government Sponsored Medical Research in the 20th Century, Stuttgart 2006, S. 73-87, Zitate: S. 74.

weniger handfest, ist aber gleichwohl von grundlegender Bedeutung: Wissenschaft stellt – vermittelt über Beiräte, Gutachten, Anhörungen – Expertenwissen bereit, um politisches Handeln anzuleiten, zu begründen, zu rechtfertigen, zu begleiten und zu evaluieren. Sie akkumuliert kulturelles Kapital, das nicht nur ganz konkret der Wirtschaft und Gesellschaft zugute kommt, sondern auch eine symbolische Dimension entfaltet: Wissenschaft stellt sich als wichtiger Baustein in der Selbstwahrnehmung und Selbstdarstellung einer »Kulturnation« dar – ein Faktor, der in der Konkurrenz der nationalen Staaten und Gesellschaften eine nicht zu unterschätzende Rolle spielt. Vor allem aber fungiert Wissenschaft als Quelle der *Legitimität* politischen Handelns. Tatsächlich bieten die Wissenschaften in einer säkularisierten Gesellschaft die wirkmächtigste Form der Legitimation politischen Handelns dar: Eine Politik, die sich überzeugend auf eine wissenschaftliche Grundlage berufen kann, erscheint als wertneutral und überparteilich, unbedingt sinnvoll, ja notwendig und ohne Alternative, mit hoher Wahrscheinlichkeit zielführend und erfolgversprechend. Als Quelle einer derart starken Legitimation löst die Wissenschaft in säkularisierten Gesellschaften in gewisser Weise die Religion ab.

Vereinfacht gesagt, tauschen Politik und Wissenschaft also Macht und Geld gegen Herrschafts- und Verwaltungswissen, Prestige und Legitimität. Wissenschaft handelt hierbei – dies sei ausdrücklich betont – keineswegs rein opportunistisch, nur ihren institutionellen Eigeninteressen folgend. Es geht vielmehr darum, die praktischen Schlussfolgerungen aus wissenschaftlich gewonnenem Wissen auf dem Wege der Politikberatung in der Öffentlichkeit, im politischen Diskurs und im Staatshandeln zu implementieren – der Anspruch der Wissenschaft auf Deutungs- und Gestaltungsmacht fällt mit den Erwartungen zusammen, die von außen an sie herangetragen werden.[50] Anders ausgedrückt: Autonome Wissenschaft lässt sich nicht einfach für *beliebige* politische Projekte instrumentalisieren, sondern entwickelt, indem sie den Menschen in seinen Lebenszusammenhängen in den Blick nimmt, eigene politische Konzepte, die als wissenschaftlich reflektiert, rein sachorientiert und rational gelten – für diese Projekte suchen Akteure aus der Wissenschaft nach Partnern in der Sphäre der Politik, die wiederum auf der Suche nach eben solchen Konzepten zur Legitimierung ihres Handelns sind. Auf diese Weise kommt es zu strukturellen Rückkopplungen zwischen Wissenschaft und Politik.

An der Schnittstelle von Wissenschaft und Politik bilden sich Netzwerke von Akteuren, die – je eigene Interessen und Motive verfolgend – »Ressourcenensembles« (Mitchell G. Ash) gruppieren und je nach situativem Kontext immer wieder umgruppieren. Die Rede von »Wissenschaft« und »Politik« im Kollektivsingular darf in diesem Zusammenhang den Blick darauf nicht verstellen, dass wir es hier mit einer Vielzahl von Akteuren in unterschiedlichen Rollen mit je eigenen Interessen zu tun haben. *Die* Wissenschaft zerfällt in viele Disziplinen und Subdisziplinen, die ihre epistemischen Felder in Konkurrenz zueinander abstecken und dabei in heftige Konflikte geraten können – die Psychowissenschaften sind ein gutes Beispiel für »rivalisierende Verwissenschaftlichungen des Sozialen«.[51] Innerhalb einer Disziplin oder Subdisziplin konkurrieren verschiedene Schulen miteinander; die Lehrstühle, Fakultäten, Institute und außeruniversitären Forschungseinrichtungen stehen in einem harten Wettbewerb untereinander. Und auch *die* Politik bildet keinen monolithischen Block. Politik spielt sich auf verschiedenen Ebenen ab (z.B. Kommunen, Länder und Provinzen, Reich), ergibt sich aus dem Zusammenspiel der verschiedenen politischen Gewalten (Exekutive, Legislative, Jurisdiktion) und Organe (z.B. Parteien und Interessenverbände, Parlamente und Parlamentsausschüsse, Regierungen, Ministerien und ihre Abteilungen, staatliche und Sonderverwaltungen). Kurz: In beiden gesellschaftlichen Subsystemen, in der Wissenschaft wie in der Politik, agiert eine Vielzahl von Akteuren, die Verbindungen innerhalb der eigenen Sphäre, aber auch über deren Grenze hinweg in die jeweils andere Sphäre hinein zu knüpfen versuchen.

---

50 In diesem Sinne dezidiert: Peter Weingart/Jürgen Kroll/Kurt Bayertz, Rasse, Blut und Gene. Geschichte der Eugenik und Rassenhygiene in Deutschland, Frankfurt/Main 1988, S. 395; Rüdiger Hachtmann, Wissenschaftsgeschichte in der ersten Hälfte des 20. Jahrhunderts, in: Archiv für Sozialgeschichte 48 (2008), S. 539-606, hier: S. 541.
51 Roelcke, Verwissenschaftlichungen.

Zu den hybriden Strukturen im Grenzbereich von Wissenschaft und Politik gehören – neben den Foren der Hochschulpolitik, den Verbünden außeruniversitärer Forschungseinrichtungen, dem System der Forschungsförderung – auch *wissenschaftliche Fachgesellschaften*. Sie haben keineswegs nur Funktionen nach innen – als Foren des fachlichen Diskurses, der Information über laufende Forschungen, neue Erkenntnisse, Paradigmen und Methoden und der Verständigung über Forschungsdesiderata und einzuschlagende Forschungsstrategien oder als Instanzen zur Ausbildung einer je eigenen Wissenskultur, zur Stiftung und Stärkung der gemeinsamen Identität einer *scientific community* und zur Artikulierung gemeinsamer standespolitischer Interessen.[52] Darüber hinaus bilden sie immer auch eine Brücke zwischen Wissenschaft, Gesellschaft und Staat. Sie sind eine Anlaufstelle für die Fragen, Erwartungen und Forderungen der Gesellschaft und des Staates an eine wissenschaftliche Disziplin und speisen diese außerwissenschaftlichen Impulse in den Fachdiskurs ein – sie übersetzen gleichsam politische Interessen in wissenschaftliche Fragestellungen. Umgekehrt artikulieren wissenschaftliche Fachgesellschaften die Anregungen, Handlungsempfehlungen und Forderungen der betreffenden Disziplin an die Adresse des Staates und der Gesellschaft und fungieren auf diese Weise als Sprachrohr der Wissenschaft im öffentlichen Raum – sie bilden eine Plattform für die Repräsentation wissenschaftlich generierten Wissens und übersetzen wissenschaftliche Expertise in die Sprache der Politik, der Medien und des Alltagswissens. Fasst man das Verhältnis von Wissenschaft und Politik als fortgesetzte Umgruppierung von Ressourcenensembles auf, so bieten wissenschaftliche Fachgesellschaften ein Forum dar, auf dem strategische Allianzen zwischen Wissenschaft und Politik angebahnt, Korridore für den Austausch von Ressourcen abgesteckt und Agenden von beiderseitigem Interesse ausgehandelt werden. Auf der Ebene der wissenschaftlichen Fachgesellschaft geht es zumeist nicht um konkrete Entscheidungen über Fördermittel, Stellen, Forschungsstätten oder Apparaturen – vielmehr werden hier die Weichen gestellt, um die Allokation von Ressourcen langfristig zu steuern, wird der Entwicklung des Faches unter dem Gesichtspunkt der Anwendung wissenschaftlich generierten Wissens Richtung und Ziel gegeben.

Kann das hier skizzierte Konzept mit Gewinn auch auf das Verhältnis von Wissenschaft und Politik im Nationalsozialismus angewandt werden? Stellt sich das nationalsozialistische Deutschland nicht als ein Machtstaat dar, in dem das herrschende Regime, gestützt auf Zwang und offene Gewalt, in allen gesellschaftlichen Subsystemen, so auch in der Wissenschaft, von oben nach unten »durchregierte« und seine Ideologie – ohne Rücksicht auf »wissenschaftliche Wahrheit« – oktroyierte? Die zeitgeschichtliche Forschung der letzten Jahrzehnte hat indessen gezeigt, dass sich der nationalsozialistische Staat, *erstens*, keineswegs nur auf Zwang und Gewalt stützte, sondern eine spezifische Form *legitimer* Herrschaft errichtete, in der sich – wenn man die drei reinen Typen legitimer Herrschaft nach *Max Weber* (1864-1920) zugrunde legt – Elemente einer *charismatischen* mit Elementen einer *rationalen* Herrschaft mischten.[53] Gerade auf dem Feld der Bevölkerungs-, Sozial- und Gesundheitspolitik erhob das nationalsozialistische Regime den Anspruch auf wissenschaftlich begründete Rationalität – es war daher auf die Zuarbeit der Human- und insbesondere der Psychowissenschaften dringend angewiesen. Man kann den Nationalsozialismus mit guten Gründen als eine »biopolitische Entwicklungsdiktatur« auffassen, die darauf abzielte, die Kontrolle über Geburt und Tod, Sexualität und Fortpflanzung, Körper und Keimbahn, Variabilität und Evolution an sich zu bringen, den Genpool der Bevölkerung von allen unerwünschten »Beimischungen« zu »reinigen« und auf diese Weise einen homogenen »Volkskörper« zu schaffen. Erbgesundheits- und Rassenpolitik wurden als Voraussetzungen für die Schaffung einer neuen, nach dem Erbwert geschichteten Gesellschaft gesehen, an deren Spitze eine sozial tendenziell

---

52 Heiner Fangerau fasst diese Funktionen nach innen mit den Kategorien »Selbstkonstitution, Anerkennung, Verantwortung und Kollegialität«. Fangerau, Urologie, S. 18.
53 Dazu vor allem: Max Weber, Die drei reinen Typen der legitimen Herrschaft, in: ders., Gesammelte Aufsätze zur Wissenschaftslehre, hg. v. Johannes Winkelmann, Tübingen 1982, S. 582-613.   .

egalitäre, biologisch homogene »Volksgemeinschaft« stehen sollte, in der die überkommenen Klassen-, Schichten- und Milieugrenzen überwunden sein würden. Vor dem Hintergrund dieses gesellschafts-politischen Großprojekts stellte sich der nationalsozialistische Staat keineswegs als »wissenschafts-feindlich« dar, sondern förderte im Gegenteil gerade die Human- und Psychowissenschaften, die zur Fundierung und Legitimierung seiner politischen Handlungen beitragen konnten.

Das nationalsozialistische Deutschland kann, *zweitens*, mit *Ernst Fraenkel* (1898-1975) als »Doppel-staat« beschrieben werden, der durch das Ineinandergreifen von Normen- und Maßnahmenstaat gekennzeichnet ist. Der »Normenstaat« – verstanden als »das Regierungssystem, das mit weitgehenden Herrschaftsbefugnissen zwecks Aufrechterhaltung der Rechtsordnung ausgestattet ist, wie sie in Ge-setzen, Gerichtsentscheidungen und Verwaltungsakten [...] zum Ausdruck gelangen«[54] – wurde von innen her durch den »Maßnahmenstaat« – »das Herrschaftssystem der unbeschränkten Willkür und Gewalt, das durch keinerlei rechtliche Garantien eingeschränkt ist« – durchdrungen, aber keineswegs völlig zerstört. Das Ergebnis war ein »halbierte[r] Rechtsstaat«.[55] Zwar verblieben weite Gebiete des Rechts und der Verwaltung im Kompetenzbereich des Normenstaates, die »politische« Sphäre jedoch wurde dem Maßnahmenstaat unterstellt, wobei – im Gegensatz zur Gewaltenteilung im Rechtsstaat – »das Politische‹ nicht einen abgegrenzten Sektor der Staatstätigkeit darstellt, sondern zum mindesten potentiell das gesamte öffentliche und private Leben umfasst«.[56] Mit anderen Worten: Der Maßnah-menstaat konnte seinen Zuständigkeitsbereich beliebig ausweiten unter der Maxime: »Politisch ist, was die politischen Instanzen für politisch erklären.«[57] Daraus folgt, »dass die Kompetenzvermutung beim Normenstaat liegt, während die Kompetenzkompetenz beim Maßnahmenstaat liegt.«[58]

Diese Darlegungen gelten auch für die nationalsozialistische Politik gegenüber den Wissenschaften: Sie griff durchaus zu Willkür-, Zwangs- und Gewaltmaßnahmen – etwa bei der Verhängung von Be-rufsverboten, der Verfolgung und Vertreibung von rassisch oder politisch missliebigen Wissen-schaftlern,[59] bei der Schließung von Instituten, der Verwüstung von Bibliotheken und dem Verbrennen von Büchern, der Berufung von Professoren an den von den Universitäten aufgestellten Berufungslisten vorbei usw. Über weite Strecken bediente sich der nationalsozialistische Staat jedoch konventioneller Instrumente der Wissenschaftspolitik wie der Förderung bestimmter Forschungsschwerpunkte oder der Privilegierung bestimmter Forschergruppen bei der Mittelvergabe; der wissenschaftliche Betrieb lief in weiten Bereichen weiter wie bisher. Nur im Ausnahmefall mischte sich das Regime in den Fach-diskurs ein[60] – eine »Ideologisierung« der Wissenschaft, wie etwa im Falle des Lyssenkoismus oder Pawlowismus in der spätstalinistischen Sowjetunion,[61] ist für das nationalsozialistische Deutschland

---

54 Ernst Fraenkel, Der Doppelstaat, Frankfurt/Main 1984, S. 21. Danach auch das folgende Zitat.

55 So Bernhard Blanke, Der deutsche Faschismus als Doppelstaat, in: Kritische Justiz 8 (1975), S. 219-243, Zitat: S. 224.

56 Fraenkel, Doppelstaat, S. 98.

57 Ebd., S. 72.

58 Ebd., S. 88.

59 Dies war, wie Mitchell G. Ash klarstellt, keine Maßnahme der Wissenschaftspolitik, sondern der nationalsozialistischen Beamtenpolitik, die gravierende Folgen im Wissenschaftsbetrieb hatte. Ash, Wissenschaft und Politik. Eine Beziehungs-geschichte, S. 22.

60 Einen solchen Fall stellen die biologische Bewertung von »jüdischen Rassenmischlingen« – und die daraus zu ziehenden Schlussfolgerungen für die Rassenpolitik – dar. Hier reagierten Staat und Partei mit massivem Druck, wenn sich Wissenschaftler unter Berufung auf die Erkenntnisse der Humangenetik für die Integration dieser Menschen in die »Volksgemeinschaft« aussprachen.

61 Vgl. z.B. Niels Roll-Hansen, Wishful Science: The Persistence of T.D. Lysenko's Agrobiology in the Politics of Science, in: Michael D. Gordin/Karl Hall/Alexei Kojevnikov (Hg.), Intelligentsia Science: The Russian Century, 1860-1960, Chicago 2008, S. 166-188; Torsten Rüing, Pawlow und der neue Mensch. Diskurse über Disziplinierung im Sowjetrussland, München 2002. Darauf, dass auch hier durchaus Interaktionsprozesse zwischen Wissenschaft und Politik im Spiel waren, verweist: Alexei B. Kojevnikov, Dialoge über Macht und Wissen, in: Dietrich Beyrau (Hg.), Im Dschungel der Macht. Intellektuelle Professionen unter Stalin und Hitler, Göttingen 2000, S. 45-64. In vergleichender Perspektive: Mark Walker (Hg.), Science and Ideology: A Comparative History, New York 2003.

nicht nachweisbar. Selbst Begriffe wie »Rasse« und »Vererbung«, die für die nationalsozialistische Biopolitik von grundlegender Bedeutung waren, wurden unter nationalsozialistischer Herrschaft im Fachdiskurs durchaus differenziert und kontrovers diskutiert.[62]

Zu berücksichtigen ist, *drittens*, die polykratische Herrschaftsstruktur des nationalsozialistischen Staates.[63] Er war – entgegen der Selbstdarstellung als »Führerdiktatur« – kein monolithischer Block, keine straffe Hierarchie mit klaren Über- und Unterordnungsverhältnissen, in der die Machtströme ungehindert von oben nach unten flossen, sondern ein komplexes und kompliziertes Herrschaftsgefüge mit einem Neben- und Gegeneinander relativ autonomer Machtzentren mit unklaren Aufgabengebieten und Zuständigkeitsbereichen, die in heftigen Diadochenkämpfen um Kompetenz- und Funktionskomplexe konkurrierten. Dabei verlief zunächst eine einigermaßen nachvollziehbare Frontlinie zwischen dem nationalsozialistischen *Staat* einerseits, der *Partei*, ihren Gliederungen und angeschlossenen Verbänden andererseits. Doch löste sich dieser klare Dualismus mit der Zeit immer weiter auf, es entstanden als Folge von führerunmittelbaren Befehlswegen und Sonderbevollmächtigungen immer neue außerordentliche Exekutivgewalten, die sich keiner der beiden Seiten mehr eindeutig zuordnen ließen und sich sowohl der Kontrolle durch die reguläre Bürokratie wie auch durch die Partei entzogen.[64]

Für Akteure aus der Sphäre der Wissenschaft, die an der Schnittstelle zur Sphäre der Politik agierten, bedeutete dies einerseits, dass das soziale Feld, auf dem sie sich bewegten, immer unübersichtlicher wurde, dass immer mehr Akteure aus der Sphäre der Politik – und damit auch die Spannungen und Konflikte zwischen ihnen – bei den strategischen Überlegungen der Wissenschaftler berücksichtigt werden mussten. Andererseits hieß es aber auch, dass sich das Spektrum der Optionen ausweitete, verschiedene Allianzen zwischen »Wissenschaft« und »Politik« möglich wurden. Und da sich die überkommenen Strukturen politischer Entscheidungsbildung zunehmend auflösten, war für Akteure aus der Wissenschaft, wenn sie in der Interaktion mit Akteuren aus der Politik geschickt taktierten, der Weg zur Macht viel kürzer als unter den Bedingungen einer Demokratie. Mehr noch: Die mit der Zeit neu entstehenden Machtgebilde jenseits der staatlichen Bürokratie und der Parteistrukturen banden zusehends auch wissenschaftliche Expertenstäbe mit ein, nicht mehr nur als assoziierte Beratergremien, sondern als »planende Intelligenz« mit Entscheidungskompetenzen. Die Folge war, dass manche Akteure aus der Sphäre der Wissenschaft sich eine Machtposition auch in der Sphäre der Politik aufbauen konnten und nach beiden Seiten hin agierten – sie waren damit keiner der beiden Sphären mehr eindeutig zuzuordnen.

Für die wechselseitige Instrumentalisierung von Wissenschaft und Politik unter nationalsozialistischer Herrschaft waren auch die wissenschaftlichen Fachgesellschaften von erheblicher Bedeutung, boten sie doch Foren, auf denen Akteure aus beiden Sphären strategische Bündnisse schließen, den Austausch von Ressourcen organisieren, Kooperationsverhältnisse anbahnen konnten. Fachgesellschaften boten die Möglichkeit, eine *scientific community* den Interessen eines solchen Bündnisses entsprechend neu auszurichten, ein neues Paradigma zu etablieren, epistemische Felder neu abzustecken.

---

62 Vgl. z.B. Hans-Walter Schmuhl, Rasse, Rassenforschung, Rassenpolitik. Annäherungen an das Thema, in: ders. (Hg.), Rassenforschung an Kaiser-Wilhelm-Instituten vor und nach 1933, Göttingen 2003, S. 7–37, hier: S. 22–29.

63 Dazu klassisch: Peter Hüttenberger, Nationalsozialistische Polykratie, in: Geschichte und Gesellschaft 2 (1976), S. 417–442.

64 Dazu auch die anregenden Überlegungen bei: Rüdiger Hachtmann, »Neue Staatlichkeit« im NS-System – Überlegungen zu einer systematischen Theorie des NS-Herrschaftssystems und ihrer Anwendung auf die mittlere Ebene der Gaue, in: Jürgen John/Horst Möller (Hg.), Die NS-Gaue – regionale Mittelinstanzen im zentralistischen »Führerstaat«?, München 2007, S. 56–79.

Methodologische Vorüberlegungen: Organisationen, Netzwerke, Ressourcen, Akteure und ihre Rollen

Einem Forschungsprojekt zur Geschichte einer wissenschaftlichen Fachgesellschaft haftet – selbst wenn es um die spannende Ära des Nationalsozialismus geht – unter methodologischen Gesichtspunkten etwas leicht Altbackenes an. Nach dem Vorangegangenen dürfte bereits klar geworden sein, dass eine im klassischen Sinne organisationsgeschichtliche Perspektive zu kurz greift: Eine wissenschaftliche Fachgesellschaft ist mehr als ein Verein, dessen durch die Satzung bestimmte Zwecke, Organe und Regularien, seine Versammlungen, Veranstaltungen und Veröffentlichungen.[65] All das ist nicht unwichtig, konstituiert es doch eine wissenschaftliche Fachgesellschaft als juristische Person und legt damit ihre formale Position im Staat und in der bürgerlichen Gesellschaft fest. Sie ist aber zugleich viel mehr als das, denn es existiert – so der methodische Ausgangspunkt der vorliegenden Studie – jenseits dieser *formellen* noch eine *informelle* Ebene, ein dichtes Gewebe aus Beziehungen zwischen einzelnen Wissenschaftlern, zwischen universitären und außeruniversitären Forschungseinrichtungen, zwischen Akteuren aus Wissenschaft, Politik und Verwaltung.

Neben die klassische organisationsgeschichtliche Analyse sollte daher ein *netzwerkanalytischer* Zugriff treten, der eine wissenschaftliche Fachgesellschaft zunächst einmal als eine Verdichtung in einem weitgespannten und engmaschigen Beziehungsgeflecht innerhalb eines epistemischen Feldes versteht. Aus soziologischer Perspektive stellen sich »Organisationen«[66] und »Netzwerke« als sehr unterschiedliche Formen der Vergesellschaftung oder Vergemeinschaftung dar.[67] Im Vergleich zu Organisationen sind Netzwerke flüchtige und wandelbare Gebilde, sie weisen keine scharf umrissenen Außengrenzen und Binnenstrukturen auf, kennen keine gesatzte Ordnung, der Zugang zu ihnen ist nicht formal reguliert, die Zugehörigkeit nicht klar definiert. Für den Umgang der Akteure innerhalb eines Netzwerkes gibt es kein spezielles Regelwerk, vielmehr gelten hier die Regeln der »Freundschaft«, »Kollegialität« oder »Kumpanei«. Es herrscht eine relative Gleichheit der Akteure, es überwiegen horizontale Beziehungen, die Interaktion beruht auf der Erwartung der Gegenseitigkeit. Der primäre Zweck von Netzwerken besteht in der Akkumulation und Allokation von sozialen Ressourcen im weitesten Sinn zum Nutzen der beteiligten Akteure.

---

65 Von ihrer Rechtsform her sind wissenschaftliche Fachgesellschaften Vereine. Nach soziologischen Kriterien sind sie in den Grenzbereich zwischen »Verein« und (Interessen-)»Verband« einzuordnen. Vgl. dazu die anregenden Bemerkungen bei: Walther Müller-Jentsch, Der Verein – ein blinder Fleck der Organisationssoziologie, in: Berliner Journal für Soziologie 18 (2008), S. 476-502. – Zu neueren Tendenzen in der Institutionengeschichte: Bernhard Löffler, Moderne Institutionengeschichte in kulturhistorischer Erweiterung. Thesen und Beispiele aus der Geschichte der Bundesrepublik Deutschland, in: Hans-Christof Kraus/Thomas Nicklas (Hg.), Geschichte der Politik. Alte und Neue Wege, München 2007, S. 155-180.

66 Es wird hier ein institutioneller Organisationsbegriff zugrunde gelegt. Zum Verhältnis von Organisation und Netzwerk im Sinne der Systemtheorie vgl. Boris Holzer, Netzwerke, Bielefeld 2006, S. 94-98.

67 Das Begriffspaar geht zurück auf Ferdinand Tönnies, Gemeinschaft und Gesellschaft. Grundbegriffe der reinen Soziologie, Darmstadt 2005. Zur Diskussion z.B. Frank Osterkamp, Gemeinschaft und Gesellschaft. Über die Schwierigkeit, einen Unterschied zu machen. Zur Rekonstruktion des primären Theorieentwurfs von Ferdinand Tönnies, Berlin 2006. – Im »Verein« steht – im Vergleich mit dem »Verband« – das Moment der Vergemeinschaftung im Vordergrund. In diesem Sinne sind wissenschaftliche Fachgesellschaften eher »Verbände«, auch wenn sie zur Stärkung des sozialen Zusammenhalts einer *scientific community* durchaus beitragen.

Organisation	Netzwerk
Primär eine Form von Vergesellschaftung	Eine Mischform von Vergesellschaftung und Vergemeinschaftung
Formalisierter Umgang der Mitglieder nach einem eigenen Regelsatz	Formloser Umgang der Mitglieder nach den Regeln der »Freundschaft«, »Kollegialität« oder »Kumpanei«; Erwartung der Gegenseitigkeit (*do ut des*)
Zugehörigkeit formal definiert; fest umrissene Zahl von Mitgliedern; genau bestimmbare Außengrenzen; relativ statische soziale Gebilde	Zugehörigkeit nicht definiert; kein fest umrissener und genau bestimmbarer Kreis von Akteuren; Bedeutung von *weak ties* an der Peripherie des Netzwerks;[68] keine feste Außengrenze; relativ flüchtige und rasch wandelbare soziale Gebilde
Klare Zugangsregeln (Anstellung, Ernennung, Beitritt, Kooptation, Entsendung usw.)	Keine Zugangsregeln; Zugang erfolgt durch das Anknüpfen von sozialen Kontakten zu Akteuren des Netzwerks.
Eigener Rechtsstatus (Behörde, Körperschaft des öffentlichen Rechts, Verein, Verband, Wirtschaftsunternehmen usw.)	Keine Rechtspersönlichkeit
Gesatzte Ordnung schafft Binnenstrukturen mit definierten Organen; klare Rollenverteilung	Unstrukturierte relationale Ordnung; unklare Rollenverteilung
Formale Kompetenzverteilung	Keine klaren Kompetenzen innerhalb des Netzwerks; Aufgaben und Zuständigkeiten werden *ad hoc* ausgehandelt.
Klare Definition vertikaler und horizontaler Relationen	Unklare, eher verdeckte Hierarchien[69]
Offizielle Zwecke und Ziele	Primärer Zweck ist die Akkumulation und Allokation von sozialen Ressourcen im Interesse der Mitglieder.

Eine Übertragung der in den Sozialwissenschaften angewandten quantifizierenden Methoden der Netzwerkanalyse ist nur sehr bedingt möglich[70] – Netzwerke vergangener Zeiten können nur aufgrund der auf uns gekommenen Quellen rekonstruiert werden, die niemals lückenlos überliefert sind. Mit anderen Worten: Es kann nicht mit Sicherheit gesagt werden, ob alle Akteure und vor allem alle Relationen zwischen ihnen erfasst sind, ebenso wenig können exakte Angaben zur Intensität der Beziehungen gemacht werden – da in der Regel nicht alle Kontakte zwischen den Akteuren dokumentiert sind. Mehr als grobe Näherungen sind in der geschichtswissenschaftlichen Forschung nur selten möglich. Dennoch lohnt es sich, Begriffe und Konzepte der Netzwerkanalyse – gleichsam als heuristische Instrumente – zu benutzen, um eine Interpretationsfolie zur Auswertung der empirischen Befunde zu gewinnen.

Die Akteure, die innerhalb eines Netzwerks interagieren, unterscheiden sich im Hinblick auf ihre Position, ihre Ressourcen und ihre Interessen. Die *Position* eines bestimmten Akteurs innerhalb eines Netzwerks ergibt sich aus der Quantität und Qualität seiner Beziehungen, ausgedrückt in den Maßzahlen zur *Zentralität*: Mit wie vielen anderen Akteuren des Netzwerks steht er in unmittelbarer Ver-

---

68 Dazu grundlegend. Mark S. Granovetter, The Strength of Weak Ties, in: American Journal of Sociology 78 (1973), S. 1360-1380. Vgl. Holzer, Netzwerke, S. 16-20.

69 Hartmut Böhme spricht in diesem Zusammenhang sogar von »Heterarchie«. Hartmut Böhme, Netzwerke. Zur Theorie und Geschichte einer Konstruktion, in: Jürgen Barkhoff/Hartmut Böhme/Jeanne Riou (Hg.), Netzwerke. Eine Kulturtechnik der Moderne, Köln u.a. 2004, S. 17-36, hier: S. 32 f.

70 Gelungene Beispiele in: Barkhoff/Böhme/Riou (Hg.), Netzwerke; Jan Broch/Markus Rassiller/Daniel Scholl (Hg.), Netzwerke der Moderne. Erkundungen und Strategien, Würzburg 2007; Heiner Fangerau/Thorsten Halling (Hg.), Netzwerke. Allgemeine Theorie oder Universalmetapher in den Wissenschaften? Ein transdisziplinärer Überblick, Bielefeld 2009.

bindung?[71] Wie viele indirekte Verbindungen zwischen anderen Akteuren des Netzwerks, die nicht unmittelbar verbunden sind, laufen über ihn? Wie würde sich sein Wegfall auf die Dichte des Netzwerks auswirken? Würde das Netzwerk gar in unverbundene Teile zerfallen?[72] Über wie viele Stationen ist ein Akteur durchschnittlich mit allen anderen Akteuren des Netzwerks verbunden?[73] Je dichter ein Akteur vernetzt ist, je mehr indirekte Verbindungen er zwischen anderen, nicht unmittelbar miteinander verbundenen Akteuren herstellt, je kürzer sein Weg zu den anderen Akteuren des Netzwerks, umso zentraler ist seine Position. Die *Ressourcen*, die ein Akteur in ein Netzwerk im Grenzbereich von Wissenschaft und Politik einbringen kann, sind vielfältig: Macht, Geld, Wissen, fachliche Reputation, Zeit, Arbeitskraft, Beziehungen, soziales Prestige, politische Loyalität.[74] Ebenso vielfältig können die *Interessen* sein, die ein Akteur innerhalb eines Netzwerks verfolgt – man kann diese Vielfalt jedoch auf den einfachen Nenner bringen, dass jeder Akteur Ressourcen bestimmter Art in das Netzwerk einbringt mit dem Ziel, diese gegen Ressourcen anderer Art zu tauschen und unter dem Strich die ihm zur Verfügung stehenden Ressourcen zu vermehren.

Aus spezifischen Konstellationen von Positionen, Ressourcen und Interessen ergeben sich typische *Rollen* von Akteuren im Grenzbereich zwischen Wissenschaft und Politik unter den Bedingungen nationalsozialistischer Herrschaft. Auf der Seite der Wissenschaft seien fünf solcher idealtypischen Rollenmuster vorgeschlagen:

- Der *Mandarin*[75] nimmt eine zentrale Position in der Sphäre der Wissenschaft ein. In der Regel leitet er eine wichtige Forschungseinrichtung und hat damit Zugriff auf beträchtliche materielle Mittel, Personal, Arbeitsräume und apparative Ausstattung und das mit Hilfe dieser Ressourcen generierte Wissen. Er ist bestens vernetzt, kann sowohl als offizieller Gutachter oder inoffizieller Ratgeber erheblichen Einfluss etwa auf Berufungsverhandlungen oder die Vergabe öffentlicher Fördermittel ausüben, verfügt über sehr hohe wissenschaftliche Reputation und hohes soziales Prestige. Sein Interesse geht dahin, auf dem eigenen epistemischen Feld die Deutungshoheit zu erringen, dem von ihm vertretenen Paradigma Geltung zu verschaffen, die zentralen Organisationen des Feldes zu kontrollieren, konkurrierende Cliquen zu marginalisieren, die Beziehungen des Fachs zur Politik zu monopolisieren, die Standesinteressen der eigenen Zunft (und der eigenen Institution) zu fördern.

---

71 Die Zahl der Verbindungen (»Kanten«, engl. edges) pro Akteur (»Knoten«, engl. node) wird in der Netzwerkanalyse als Grad (engl. degree) ausgedrückt. Die »Degree-Zentralität« erfasst also die direkten Kontakte. Zu den verschiedenen Formen der Zentralität anschaulich: Holzer, Netzwerke, S. 34-53.

72 Dies wird in der Netzwerkanalyse als *Betweeness*-Zentralität bezeichnet. Die Dichte (engl. *density*) eines Netzwerks ist definiert als die Zahl der vorhandenen Beziehungen in einem Netzwerk im Verhältnis zur Zahl der möglichen Beziehungen. Sie kann einen Wert zwischen 0 (jeder Akteur ist innerhalb des Netzwerks lediglich mit einem anderen Akteur verbunden) und 1 (alle Akteure sind mit allen anderen verbunden) annehmen.

73 Die *Closeness*-Zentralität gibt Aufschluss darüber, wie viele Kanten benötigt werden, um möglichst viele Knoten des Netzwerks miteinander zu verbinden.

74 Vgl. auch die Überlegungen von Thorsten Halling/Heiner Fangerau, Netzwerke – Eine allgemeine Theorie oder die Anwendung einer Universalmetapher in den Wissenschaften?, in: Fangerau/Halling (Hg.), Netzwerke, S. 267-285, hier: S. 271 f.

75 In der Netzwerkanalyse kursieren verschiedene Bezeichnungen für Akteure in typischen Positionen, insbesondere solchen mit hoher *Betweeness*-Zentralität. So werden Akteure, die ein »strukturelles Loch« in einem Netzwerk überbrücken, häufig als »Makler« oder »Broker« bezeichnet – wobei man z.B. noch zwischen »Gatekeepern«, »Koordinatoren«, »Kosmopoliten« und »Repräsentanten« unterscheiden kann. Vgl. Ronald Burt, Structural Holes. The Social Structure of Competition, Cambridge/Mass. 1992; Roger V. Gould/Roberto M. Fernandez, Structures in Mediation: A Formal Approach to Brokerage in Transaction Networks, in: Sociological Methodology 19 (1989), S. 89-126. Dazu auch: Holzer, Netzwerke, S. 46 f. – Die Benennungen sind häufig anderen Bereichen entlehnt und setzen entsprechende Assoziationsketten in Gang. Die Bezeichnung des Mandarins knüpft an den Klassiker von Fritz K. Ringer, Die Gelehrten. Der Niedergang der deutschen Mandarine 1890-1933, Stuttgart 1983, an.

- Der *Socius*[76] verfügt ebenfalls über eine relativ zentrale Position, ist gut vernetzt und genießt hohes fachliches Prestige. Er schließt ein Bündnis mit einem Mandarin, wobei er dessen Primat nicht in Frage stellt. Der Socius bündelt seine Ressourcen mit denen des Mandarins, dessen Interessen sich mehr oder weniger mit den seinen decken. Im Windschatten des zentralen Akteurs mehrt er seine Ressourcen, fördert er seine Interessen, wertet seine eigene Position weiter auf.
- Der *Adlatus* ist hingegen innerhalb seiner Wissenschaft deutlich schwächer vernetzt, genießt eine deutlich geringere wissenschaftliche Reputation, nicht selten ist seine Stellung in der *scientific community* prekär. Auch er verbündet sich mit einem Mandarin, wobei er in erster Linie seine Zeit und seine Arbeitskraft in das Bündnis einbringt. Der Adlatus ist durch die Protektion des Mandarins geschützt, von diesem aber auch in hohem Maße abhängig. Gegenüber dem Mandarin stellt er sich als loyaler Erfüllungsgehilfe dar, er kann aber durchaus auch eigene Interessen in das Netzwerk einbringen, indem er Zuarbeiten für den Mandarin leistet, etwa Korrespondenzen vorformuliert, Entwürfe erstellt, im Namen des Mandarins Verhandlungen führt usw.
- Der *Legatus* ist in einem spezifischen Segment des Netzwerks gut vernetzt und wissenschaftlich anerkannt. Er fungiert gleichsam als Beauftragter des Mandarins, um dieses Segment fester in das Gesamtnetzwerk einzubinden und den Interessen des Mandarins entsprechend auszurichten. Dadurch wertet der Legatus seinen eigenen Status in dem betreffenden Segment des Netzwerks wie auch innerhalb des Gesamtnetzwerks auf.
- Der *Konspirateur* arbeitet in verdeckter Form gegen die zentralen Akteure des eigenen Netzwerks. Er stellt eine vertrauliche Verbindung zu dem Mandarin eines benachbarten Netzwerkes her und versorgt diesen mit sensiblen Informationen, in der Hoffnung, dass es dem verbündeten Mandarin gelingen möge, die beiden Netze »gleichzuschalten«.

Im Subsystem der Politik des nationalsozialistischen Deutschlands tauchen im Grenzbereich zur Wissenschaft vor allem zwei typische Rollenmuster immer wieder auf:
- Der *Warlord*[77] ist ein Machthaber, der in Konkurrenz mit anderen Machthabern das Bündnis mit Akteuren aus der Wissenschaft sucht, um wissenschaftliches Expertenwissen und wissenschaftliche Legitimität zur Grundlegung eigener Politik zu akquirieren. Im Gegenzug ist er bereit, seinen Bündnispartnern aus der Sphäre der Wissenschaft politische Protektion zu gewähren, Machtmittel zu ihren Gunsten einzusetzen und ihnen materielle Ressourcen zur Verfügung zu stellen. Aus der Verbindung zwischen einem Mandarin und einem Warlord, die wechselseitig als Türöffner zum jeweils anderen Subsystem fungieren, ergibt sich die Zentralachse eines hybriden Netzwerks zur wechselseitigen Instrumentalisierung von Wissenschaft und Politik. Als Folge des Dualismus von Normenstaat und Maßnahmenstaat im nationalsozialistischen Herrschaftssystem ergibt sich regelmäßig eine Konkurrenz von zentralen Akteuren aus der Sphäre der Politik, die je eigene hybride Netzwerke in die Sphäre der Wissenschaft hinein aufbauen.
- Der *Politruk* ist ein Funktionär aus dem Bereich der NSDAP, ihrer Gliederungen und angeschlossenen Verbände. Oft lässt er sich, wie etwa im Falle der Funktionäre des Nationalsozialistischen Deutschen Ärztebundes, nicht eindeutig im Subsystem der Politik oder der Wissenschaft verorten. Die mit Abstand wichtigste Ressource, über die er verfügt, ist seine allseits anerkannte ideologische Linientreue – ausgewiesen etwa durch eine frühe Mitgliedschaft in der NSDAP oder gar den Status eines »Alten Kämpfers« oder aber durch eine Ämterhäufung in der Partei, deren

---

76 Die Bezeichnung des Socius spielt auf das System der *socii* im Römischen Reich an, Verbündete, die aber *per definitionem* nicht als gleichrangig anerkannt werden.
77 Die schillernde Bezeichnung wurde gewählt, um auf die polykratische Struktur des nationalsozialistischen Herrschaftssystems anzuspielen, in dem Machthaber mit unklaren Befugnissen und Zuständigkeiten, gestützt auf ihre eigene Hausmacht, unter einer lockeren Oberherrschaft um Macht und Einfluss rangen.

Gliederungen und angeschlossenen Verbänden –, die es ihm erlaubt, sich als Hüter der *political correctness* zu inszenieren. Er erhebt – häufig in ultimativer Form – den Anspruch, verbindliche Stellungnahmen zur »politischen Zuverlässigkeit« von Akteuren aus dem Bereich der Wissenschaft abzugeben und bei der Besetzung von Posten und Positionen ein Vetorecht auszuüben. Die oft kaum verhüllte Drohung des Politruks, seine Obstruktionsmacht auszuspielen, hat zur Folge, dass sein Urteil beim Netzwerken tunlichst zu berücksichtigen ist. Mit jedem neuen Fall, in dem er um Rat gefragt wird, wertet der Politruk seine eigene Bedeutung auf. Inhaltliche Interessen verfolgt er nicht, er kann anderen Akteuren lediglich den Zugang zu einem Netzwerk versperren oder ihren Ausschluss aus einem Netzwerk erzwingen.

Zu berücksichtigen ist, dass kein Akteur auf eines dieser Rollenmuster festgelegt ist. Manche Akteure spielen eine Rolle, die Elemente mehrerer der skizzierten Idealtypen aufweisen. Jeder Akteur kann – je nach Kontext – verschiedene Rollen einnehmen. Auch kann ein Akteur in einem gegebenen Kontext seine Rolle wechseln, wenn sich seine Position und damit das Tableau der ihm zur Verfügung stehenden Ressourcen verändert. Die Typisierung von Rollen soll lediglich dazu beitragen, die vielschichtigen Beziehungsgeflechte innerhalb eines Netzwerks zu entwirren.

Wo liegen die Vorteile eines netzwerkanalytischen Zugriffs? *Erstens* vermeidet er ganz allgemein die Engführung der klassischen Organisationsgeschichte auf *regelhafte* Formen der Kommunikation. Zählt für konventionelle organisationsgeschichtliche Studien nur, was die Akteure innerhalb des formalen Rahmens der Organisation tun, so dass sie unsichtbar werden, sobald sie einen anderen Briefkopf benutzen, so leuchtet der netzwerkanalytische Zugriff gerade die Grauzonen aus, die hinter den Kulissen formaler Strukturen liegen. Auf diese Weise kommen die unterschiedlichen Ebenen, Zusammenhänge und Rollen, in denen die Akteure tätig sind, ins Blickfeld. Dadurch werden, *zweitens*, die Motive und Interessen der einzelnen Akteure, die mit den offiziellen Zwecken und Zielen der Organisation keineswegs kongruent sein müssen, in das Blickfeld gerückt. *Drittens* werden die Aushandlungsprozesse sichtbar, die den formalen Entscheidungsprozeduren vorgelagert waren und sich in Protokollen und Berichten nicht widerspiegeln. Die klassische Organisationsgeschichte neigt ihres spezifischen Blickwinkels, ihres methodischen Vorgehens und der von ihr vorrangig verwendeten Quellen dazu, eine »Gleichschaltung« der Wissenschaft durch die Politik im »Dritten Reich« anzunehmen – weil sie eben die komplexen Prozesse der Aushandlung von Interessen im Vorfeld einer staatlichen »Zwangsmaßnahme« nicht im Blick hat. Mit Hilfe des netzwerkanalytischen Zugriffs kann gezeigt werden, wie Wissenschaft und Politik als »Ressourcen für einander« (Mitchell G. Ash) fungierten. Dies erlaubt es, *viertens*, die Handlungsspielräume der beteiligten Akteure unter den Bedingungen nationalsozialistischer Herrschaft auszuloten.

Erkenntnisleitende Fragestellungen

Auf der Basis dieser theoretisch-methodologischen Vorüberlegungen sollen in der vorliegenden Studie die psychiatrisch-neurologischen Fachgesellschaften unter den Bedingungen nationalsozialistischer Herrschaft untersucht werden. Im Fokus des Interesses stehen dabei die Schnittstellen zwischen Wissenschaft und Politik. Wie gestaltete sich der Ressourcenaustausch zwischen Akteuren aus den beiden Sphären? Welche Allianzen wurden geschlossen? Welche Folgen hatten solche Allianzen?

Wie wirkten sie sich einerseits *in der Sphäre der Wissenschaft* aus – etwa im Hinblick auf die Abgrenzung der epistemischen Felder Psychiatrie, psychische Hygiene, Psychotherapie und Neurologie, auf die Formulierung von Paradigmen, die Ausprägung von Wissenskulturen und die Formierung von *scientific communities* im Bereich der Psychowissenschaften? Konkret ist zu fragen, inwieweit der Ressourcenaustausch zwischen Wissenschaft und Politik unter den Bedingungen nationalsozialistischer

Herrschaft dazu beitrug, die *erbpsychiatrisch-eugenische* Betrachtungsweise in den Psychowissenschaften als erkenntnisleitendes Paradigma durchzusetzen – und welche Rolle den wissenschaftlichen Fachgesellschaften dabei zufiel. Welcher Stellenwert wurde in dem auf psychiatrische Genetik und Eugenik fokussierten epistemischen Feld noch den *individual*therapeutischen Behandlungsansätzen – den Psychotherapien, der »Aktiveren Krankenbehandlung«, der offenen Fürsorge, den neuen Somatotherapien – eingeräumt? Wurden sie marginalisiert oder als komplementäre Elemente zu einer eugenischen Prophylaxe in ein ganzheitliches Behandlungskonzept integriert? Und inwieweit stellten die wissenschaftlichen Fachgesellschaften ein Forum dar, um solche Fragen zu diskutieren?

Wie wirkten sich umgekehrt Allianzen zwischen Akteuren aus Wissenschaft und Politik *in der Sphäre der Politik* aus? In welchem Umfang und auf welchen Wegen fanden die Forderungen und Empfehlungen, Warnungen und kritischen Einwände aus den Psychowissenschaften ihren Niederschlag in der nationalsozialistischen Biopolitik? Dienten die psychiatrisch-neurologischen Fachgesellschaften als Foren der wissenschaftlichen Politikberatung? Im Mittelpunkt des Interesses steht in diesem Zusammenhang das Sterilisationsprogramm nach dem »Gesetz zur Verhütung erbkranken Nachwuchses«. Auf welchen Wegen gelangte das nationalsozialistische Regime an das in den wissenschaftlichen Fachgesellschaften konzentrierte Expertenwissen zur psychiatrischen Genetik und Eugenik, wie wurde es von der Politik abgerufen, von der Wissenschaft bereitgestellt? Welche konkreten Anregungen und Bedenken kamen aus der Sphäre der Wissenschaft – und inwieweit wurden sie in der Sphäre der Politik aufgegriffen? Welche Rückkopplungseffekte ergaben sich daraus? Ließ sich das nationalsozialistische Herrschaftssystem bei der Fortschreibung seiner Biopolitik von der kritischen Evaluation der Psychowissenschaften beeinflussen?

Zu fragen ist schließlich auch nach den Rückwirkungen nationalsozialistischer Biopolitik auf die Praxis der psychiatrischen Versorgung – von der Abschottung der Heil- und Pflegeanstalten im Zeichen eugenischer Prävention über die Einschränkung der offenen Fürsorge bis hin zur Einweisung vermindert zurechnungsfähiger Straftäter in die Psychiatrie. Wie gingen die wissenschaftlichen Fachgesellschaften mit diesen Nebenwirkungen einer neuen Gesundheits- und Sozialpolitik unter eugenischen Vorzeichen um? Wie kommunizierten sie die neu entstehenden Problemlagen mit den politischen Entscheidungsträgern? Fanden sie Gehör oder wurde Kritik aus der Sphäre der Wissenschaften an konkreten politischen Maßnahmen unterdrückt?

Welche Haltung nahm die Gesellschaft Deutscher Neurologen und Psychiater – genauer gesagt: das Netzwerk, das die Schnittstelle zwischen dieser Fachgesellschaft und dem nationalsozialistischen Herrschaftssystem monopolisiert hatte – zu dem unter dem Deckmantel der »Euthanasie« durchgeführten Massenmord an Menschen mit geistigen Behinderungen oder psychischen Erkrankungen ein? Welche Rolle spielten Akteure aus dem Umfeld der Gesellschaft Deutscher Neurologen und Psychiater bei der Planung, Durchführung und wissenschaftlichen Auswertung dieses Massenmordes? Wie ordneten sie die »Euthanasie« in ihr Behandlungskonzept ein? Welche Verhaltensmuster von Ärzten aus den Universitäten, den Heil- und Pflegeanstalten und der Medizinalverwaltung angesichts der Vernichtungsaktion lassen sich erkennen? Abschließend ist nach der Mitverantwortung der Gesellschaft Deutscher Neurologen und Psychiater an diesem Verbrechen zu fragen.

Zum Aufbau der Arbeit

Der Aufbau der Arbeit folgt einem chronologisch-systematischen Gliederungsschema, wobei die Chronologie an mehreren Stellen durchbrochen wird, um übergreifende inhaltliche Zusammenhänge nicht auseinander zu reißen.

Der erste Hauptteil (Kapitel B) behandelt die Vor- und Gründungsgeschichte der Gesellschaft Deutscher Neurologen und Psychiater bis zu ihrer Gründungsversammlung am 1.-4. September 1935.

Hier geht es in erster Linie um eine detaillierte Organisationsgeschichte und Netzwerkanalyse – die bereits im Laufe des Jahres 1933 beginnende Kooperation zwischen der im Entstehen begriffenen vereinigten Fachgesellschaft für Psychiatrie, psychische Hygiene und Neurologie und dem nationalsozialistischen Staat auf dem Feld der Erbgesundheitspolitik, insbesondere im Hinblick auf die praktische Umsetzung des am 1. Januar 1934 in Kraft tretenden »Gesetzes zur Verhütung erbkranken Nachwuchses«, bleibt hier zunächst ausgeklammert.

Der zweite Hauptteil (Kapitel C) widmet sich den vier Jahren zwischen der Gründungsversammlung der Gesellschaft Deutscher Neurologen und Psychiater und dem Beginn des Zweiten Weltkriegs, dem Zeitraum, in dem sich die neue Fachgesellschaft konsolidierte und ihre größte Wirksamkeit nach innen (bei der Neuordnung und Neuausrichtung des epistemischen Feldes) wie auch nach außen (bei der Konzeption, Planung, Durchführung, Legitimierung und Evaluation der nationalsozialistischen Biopolitik) entfaltete. Im Zusammenhang mit der Rolle der Gesellschaft Deutscher Neurologen und Psychiater bei der Umsetzung des »Gesetzes zur Verhütung erbkranken Nachwuchses« geht die Darstellung noch einmal zurück in die Gründungsphase der neuen Fachgesellschaft, die schon zu dieser frühen Zeit eine wichtige Plattform an der Schnittstelle zwischen Wissenschaft und Politik bildete, um Probleme bei der praktischen Umsetzung des Sterilisationsprogramms zu lösen.

Im dritten Hauptteil (Kapitel D) geht es schließlich um die Zeit des Zweiten Weltkriegs, als die Organisationsstrukturen der Gesellschaft Deutscher Neurologen und Psychiater nur noch eingeschränkt funktionierten, während die Netzwerkstrukturen, die das Organisationsgefüge der Fachgesellschaft überspannten, intakt blieben und es an der Schnittstelle von Wissenschaft und Politik zu neuen Konstellationen und Kooperationen kam. Im Mittelpunkt dieses Kapitels stehen die Verflechtungen der Gesellschaft Deutscher Neurologen und Psychiater mit dem Machtapparat, der den Massenmord an Menschen mit geistigen Behinderungen und psychischen Erkrankungen ins Werk setzte. Dabei gilt das besondere Augenmerk den Planungen zu einer Sechsten Jahresversammlung der Gesellschaft Deutscher Neurologen und Psychiater, die 1941 stattfinden sollte, wegen des Kriegsverlaufs jedoch kurzfristig abgesagt werden musste – sollten doch die hier versammelten Psychiater und Neurologen unter Verweis auf die Fortschritte bei der Behandlung der Psychosen auf das »Euthanasie«-Programm eingestimmt werden. Behandelt werden ferner die Versuche in den Jahren 1942/43, durch Denkschriften an politische Entscheidungsträger die psychiatrische Forschung auf die Biopolitik des nationalsozialistischen Staates auszurichten und eine Reorganisation der psychiatrischen Praxis auf der Basis der »Euthanasie« anzustoßen.

Redaktionelle Hinweise

Die Namen von Personen sind zur leichteren Orientierung bei der ersten Nennung kursiv gesetzt. Nach Möglichkeit sind Vor- und Nachnamen sowie Geburts- und Sterbejahr angegeben – die Datensätze sind jedoch in manchen Fällen unvollständig. Die verfügbaren Angaben sind im Personenregister am Ende des Buches noch einmal aufgeführt. Rechtschreibung und Zeichensetzung in den Quellenzitaten wurden – soweit nicht anders angegeben – behutsam den heute geltenden Regeln angepasst.

Die Vor- und Gründungs-
geschichte der Gesellschaft
Deutscher Psychiater
und Neurologen

Die Gesellschaft Deutscher Neurologen und Psychiater entstand im Jahre 1935 aus dem Zusammenschluss des Deutschen Vereins für Psychiatrie, des Deutschen Verbandes für psychische Hygiene und der Gesellschaft Deutscher Nervenärzte. Zunächst soll die Geschichte dieser drei Fachgesellschaften – dazu auch der Allgemeinen Ärztlichen Gesellschaft für Psychotherapie, die ab 1935 in einem konfliktgeladenen Spannungsverhältnis zur Gesellschaft Deutscher Neurologen und Psychiater stehen sollte – in groben Strichen skizziert werden. Im Mittelpunkt steht der Deutsche Verein für Psychiatrie, dessen Anfänge bis in die erste Hälfte des 19. Jahrhunderts zurückreichen. Im Rahmen dieser Studie können nur die großen Linien der Organisationsgeschichte nachgezeichnet werden – erst zum Ende der 1920er Jahre hin verdichtet sich die Darstellung, um die Konfliktfelder an der Schnittstelle von Wissenschaft und Politik, mit denen sich die psychiatrische Fachgesellschaft ausgangs der Weimarer Republik befasste, auszuleuchten.

Daran schließt sich eine detaillierte Analyse der unmittelbaren Entstehungsgeschichte der Gesellschaft Deutscher Neurologen und Psychiater an, die nach der Machtübernahme der Nationalsozialisten begann und mit der Gründungsversammlung der neuen Fachgesellschaft am 1.-4. September 1935 endete. Diese Zeitspanne wird zu analytischen Zwecken in fünf Abschnitte eingeteilt, um die Etappen der Neuordnung im Detail herauszuarbeiten. Es geht in diesem Kapitel um eine klassische Organisationsgeschichte – etwa um die Aushandlung der Satzung oder die Besetzung des Vorstands und Beirats der neuen Fachgesellschaft –, vor allem aber sollen die im Prozess der Organisationsbildung wirksamen Netzwerke, ihre Interessen, Zielsetzungen und Strategien rekonstruiert werden. Das besondere Augenmerk gilt dabei der Schnittstelle zwischen Wissenschaft und Politik, der Bildung von Allianzen und der Umgruppierung von Ressourcenensembles durch Akteure aus den beiden Sphären. Die konkrete Politikberatung bei der Etablierung der nationalsozialistischen Erbgesundheitspolitik in den Jahren 1933/34 bleibt, wie bereits erwähnt, zunächst ausgeklammert.

1. Psychiatrisch-neurologische Fachgesellschaften in Deutschland bis 1933

Vom Deutschen Verein der Irrenärzte zum Deutschen Verein für Psychiatrie

Psychiatrie, Neurologie, psychische Hygiene und Psychotherapie – vier wissenschaftliche Felder, die sich um einen Gegenstand, die Psyche des Menschen, gruppieren. Die Grenzen sind fließend, die Felder gehen ineinander über. Sie stehen in einem Komplementär-, häufig auch in einem latenten Konkurrenzverhältnis. Die Gründung wissenschaftlicher Fachgesellschaften spiegelt zunächst die Emanzipation einer eigenen Wissenschaft von der Psyche aus der Hegemonie der Philosophie und dann die Ausdifferenzierung dieser neuen Wissenschaft zu verschiedenen Spezialdisziplinen mit je eigenen Paradigmen und Praktiken, Milieus, Netzwerken und Institutionen wider.

Die Anfänge der psychiatrischen Fachgesellschaft reichen zurück bis in die Zeit des Vormärz. 1841 veröffentlichte *Heinrich Damerow* (1798-1866), Direktor der »Irrenanstalt« in Halle/Saale, sein »Pro Memoria an Deutschlands Irrenärzte«, in dem zur Gründung einer Zeitschrift aufgerufen wurde, die »von einem Vereine der Irrenärzte Deutschlands herauszugeben«[1] sei, um das Fach aus der »Bevor-

---

1 Dieses »Pro Memoria« ist wiederabgedruckt in: Ehrhardt, 130 Jahre, S. 81-100, Zitat: S. 89. Dazu auch: Fellmann, Tätigkeit, S. 16-19; Eric J. Engstrom, Clinical Psychiatry in Imperial Germany. A History of Psychiatric Practice, Ithaca u.a. 2003, S. 35-38. Schon 1827 hatten *Joseph Ennemoser* (1787-1854), Professor der Medizin an der Universität Bonn, und *Julius Wilhelm Ruer* (1785-1864), Direktor der »Provinzialirrenanstalt« Marsberg/Westfalen, eine »Aufforderung zu einem Verein für Verbesserung der praktischen Seelen-Heilkunde« veröffentlicht (abgedruckt in: ebd., S. 78 ff.), die jedoch kaum Resonanz gefunden hatte. Zu den früheren Zeitschriften im Bereich der »Seelenkunde«: Doris Kaufmann, Aufklärung, bürgerliche Selbsterfahrung und die »Erfindung« der Psychiatrie in Deutschland, 1770-1850, Göttingen 1995, S. 283-289.

mundung«[2] durch Philosophie, Anthropologie und Pädagogik herauszulösen und als Teildisziplin der Medizin zu etablieren. Ziel der neuen Zeitschrift sollte es sein, »Bestrebungen zu einer Einigung unter den Irrenärzten in Betreff auf Klassifikation, Terminologie und Nomenklatur der Formen der Seelenkrankheiten«[3] zu fördern, Beiträge zu einer wissenschaftlich vergleichenden »Irrenstatistik« zu leisten, die wiederum als Grundlage »einer allgemeinen Ätiologie und Prophylaxis«[4] dienen sollte, einen fachlichen Austausch über den Bau, die Organisation und das therapeutische Regime der »Irrenanstalten«, über die »psychiatrische Polizei«,[5] die forensische Psychiatrie sowie den psychiatrischen Unterricht zu ermöglichen. 1844 erschien der erste Band dieser »Allgemeinen Zeitschrift für Psychiatrie und psychisch-gerichtliche Medizin« mit dem Zusatz »herausgegeben von Deutschlands Irrenärzten«.[6] Die im ersten Band aufgelisteten 69 Herausgeber und Mitarbeiter verstanden sich als Mitglieder einer »Gesellschaft von Deutschlands Irrenärzten«, die sich jedoch einstweilen als loser Zusammenschluss ohne feste Rechtsform darstellte.[7]

Die an der Psychiatrie interessierten Ärzte hatten sich zunächst in der medizinischen Sektion der 1822 gegründeten »Gesellschaft Deutscher Naturforscher und Ärzte« getroffen. Bei deren Versammlung 1846 in Kiel kam es erstmals zur Bildung einer eigenen psychiatrischen Sektion.[8] 1854 wurde in Braunschweig die »Deutsche Gesellschaft für Psychiatrie und gerichtliche Psychologie« gegründet, die unter dem Dach der Versammlungen der Naturforscher und Ärzte tagte und – unabhängig von der »Allgemeinen Zeitschrift für Psychiatrie« – ein eigenes »Correspondenzblatt« herausgab. Um diesem Konkurrenzunternehmen das Wasser abzugraben, lud der Redaktionsstab der »Allgemeinen Zeitschrift« im Jahre 1860 parallel zu der Versammlung der »Deutschen Gesellschaft für Psychiatrie und gerichtliche Psychologie«, die am Rande der Versammlung der »Gesellschaft Deutscher Naturforscher und Ärzte« im entlegenen Königsberg tagte, zu einer eigenen Tagung auf die Wartburg bei Eisenach ein.[9] Das Kalkül ging auf, und diese Tagungen wurden zu einer ständigen Einrichtung.[10] Auf der vierten Tagung, die 1864 in Frankfurt/Main stattfand, wurden schließlich die Statuten des »Deutschen Vereins der Irrenärzte« verabschiedet. Dies markierte den Übergang »von der bisherigen offenen zu einer geschlossenen Organisationsform«[11] und damit – in einem streng organisationsgeschichtlichen Sinn – die Gründung einer wissenschaftlichen Fachgesellschaft auf dem Feld der Psychiatrie in Deutschland. Unter netzwerkanalytischen Gesichtspunkten macht es hingegen durchaus Sinn, den Anfang der wissenschaftlichen Fachgesellschaft auf 1860 (erste selbstständige Tagung in Eisenach),[12] 1844

---

2 Zit. n. Ehrhardt, 130 Jahre, S. 81.

3 Zit. n. ebd., S. 89.

4 Zit. n. ebd., S. 90.

5 Zit. n. ebd., S. 93. Dabei suchte die »Allgemeine Zeitschrift für Psychiatrie« den engen Schulterschluss mit dem Staat. Vgl. Engstrom, Psychiatry, S. 36.

6 Die Redaktion hatten Heinrich Damerow, *Christian Friedrich Wilhelm Roller* (1802-1878) und *Karl Friedrich Flemming* (1799-1880). 1858 übernahm ein Schüler Damerows, *Heinrich Laehr* (1820-1905), Leiter der privaten Nervenheilanstalt Schweizerhof in Zehlendorf, die Hauptredaktion der »Allgemeinen Zeitschrift für Psychiatrie«; nach der Satzung von 1864 wurde er in dieser Eigenschaft zugleich ständiger Sekretär des Deutschen Vereins der Irrenärzte. Nach seinem Tod im Jahre 1905 übernahm sein Sohn *Hans Laehr* (1856-1929) diese Ämter, die er bis 1923 ausübte. 1924 wurde Georg Ilberg, Direktor der Heil- und Pflegeanstalt Sonnenstein bei Pirna, Hauptschriftleiter der »Allgemeinen Zeitschrift für Psychiatrie« und Schriftführer des Deutschen Vereins für Psychiatrie. Ehrhardt, 130 Jahre, S. 10, 12.

7 Dieses »Mitgliederverzeichnis« ist abgedruckt in: ebd., S. 101 ff.

8 Engstrom, Psychiatry, S. 40 f.

9 Ebd., S. 42.

10 1861 traf man sich in Landau, 1862 in Dresden, 1863 in Berlin.

11 Ehrhardt, 130 Jahre, S. 9.

12 So etwa Hans-Heinz Eulner, Die Entwicklung der medizinischen Spezialfächer an den Universitäten des deutschen Sprachgebietes, Stuttgart 1970, S. 281. Das entspricht der Zählung der Jahrestagungen des Deutschen Vereins für Psychiatrie. So begrüßte Karl Bonhoeffer die 1929 in Danzig versammelten Kollegen zur »62. Jahressitzung« des Deutschen Vereins für Psychiatrie – was bedeutete, dass er die Zählung mit der Sitzung in Eisenach im Jahre 1860 beginnen ließ. Georg Ilberg, Jahresversammlung des Deutschen Vereins für Psychiatrie in Danzig am 23. und 24. Mai 1929, in: Allg. Zschr. Psychiatr. 93 (1930), S. 1-52, hier: S. 2.

(Gründung der »Allgemeinen Zeitschrift für Psychiatrie« und Konstituierung des Herausgeber- und Mitarbeiterkreises)[13] oder 1842 (erste Vernetzung in Reaktion auf das »Pro Memoria«)[14] zu datieren, wie es gelegentlich, vor allem in den Selbstdarstellungen, geschah und geschieht.

Zu Beginn des 20. Jahrhunderts wurden Begriffe wie »Irre«, »Irrenanstalt«, »Irrenarzt« oder »Irrenheilkunde« als nicht mehr zeitgemäß empfunden. Die Mitgliederversammlung des »Deutschen Vereins der Irrenärzte« – der sich gelegentlich auch »Verein der deutschen Irrenärzte« nannte – beschloss daher bei ihrem Treffen in Jena im Jahre 1903 einstimmig, den Namen der Fachgesellschaft in »Deutscher Verein für Psychiatrie« abzuändern.[15] Seit den 1920er Jahren waren dem Deutschen Verein für Psychiatrie der »Reichsverband beamteter deutscher Psychiater«[16] und der »Verband der Hilfsvereine für Geisteskranke«[17] lose angegliedert.

Längst hatte sich die Fachgesellschaft zu einer zentralen Instanz innerhalb des wissenschaftlichen Feldes entwickelt. Der Wandel der Psychiatrie zu einer empirischen Wissenschaft und deren Etablierung als Teildisziplin der Medizin[18] im Zeichen der von *Emil Kraepelin* (1856-1926) entworfenen Krankheitslehre[19] wurden von der psychiatrischen Fachgesellschaft nach Kräften gefördert. Doch entwickelten sich ihre Jahrestagungen schon bald auch zu einem Forum einer offenen Diskussion um die theoretisch-methodischen Grundlagen des Fachs. Als *Alfred E. Hoche* (1865-1943), Ordinarius für Psychiatrie an der Universität Freiburg, in der Jahresversammlung des Deutschen Vereins für Psychiatrie in München im Jahre 1906 grundlegend »Kritisches zur psychiatrischen Formenlehre«[20] vortrug, stieß er noch auf fast einhellige Ablehnung. Sechs Jahre später, auf der Jahresversammlung in Kiel im Jahre 1912, wiederholte Hoche – nunmehr auf Einladung der Veranstalter – seine Kritik an der Nosologie Kraepelins, ein Indiz dafür, dass sich die Psychiatrie mittlerweile so weit konsolidiert hatte, dass – wie Hoche es pointiert ausführte – »ein konzentriertes Besinnen auf die Grundlagen unserer Wissenschaft, auf die Möglichkeiten der Erkenntnis, auf die Aussichten und Ziele«[21] möglich war, ohne dass sofort die Existenz der Disziplin in Frage gestellt war.

---

13 Georg Ilberg, Bericht über die Jahresversammlung des Deutschen Vereins für Psychiatrie am 24. und 25. Mai 1934 in Münster i. W., in: Allg. Zschr. Psychiatr. 102 (1934), S. 388-438. Der Vorsitzende Karl Bonhoeffer weist an dieser Stelle darauf hin, dass der Deutsche Verein für Psychiatrie in diesem Jahr auf sein neunzigjähriges Bestehen zurückblicken könne.

14 So Ehrhardt, 130 Jahre, S. 7, unter Verweis auf Allg. Zschr. Psychiatr. 1 (1844), S. 1; 11 (1854), S. 358; 18 (1861), S. 799. So steht es auch auf der Homepage der DGPPN.

15 Allg. Zschr. Psychiatr. 60 (1903), S. 906. 1905 bekam der Deutsche Verein für Psychiatrie eine neue Satzung (abgedruckt in: Ehrhardt, 130 Jahre, S. 106 ff.).

16 Schmidt, Zehn Jahre Reichsverband, in: Psychiatr.-Neurol. Wschr. 32 (1930), S. 343 ff. Als Verbandsorgan diente die »Psychiatrisch-Neurologische Wochenschrift«.

17 Curt Georg Ackermann/Max Fischer/Johannes Herting/Hans Roemer, Die Deutschen Hilfsvereine für Geisteskranke, ihre Entstehung und ihr gegenwärtiger Stand, Berlin/Leipzig 1930. Auf seiner Sitzung am 18. Mai 1932 diskutierte der Verband der deutschen Hilfsvereine, ob er nicht besser seinen Namen ändern sollte. Man kam aber zu keinem Ergebnis, die Vorschläge »Hilfsverein für Nervenkranke« oder »Hilfsverein der Heil- und Pflegeanstalten« fanden keine Zustimmung. Psychiatr.-Neurol. Wschr. 34 (1932), S. 287.

18 1906 – mit dem Inkrafttreten der Approbationsordnung für Ärzte von 1901 – wurde das Fachgebiet Psychiatrie erstmals zu einem eigenen Pflicht- und Prüfungsfach. Eulner, Entwicklung, S. 261 f.

19 Vgl. Volker Roelcke, Laborwissenschaft und Psychiatrie. Prämissen und Implikationen bei Emil Kraepelins Neuformulierung der psychiatrischen Krankheitslehre, in: Christoph Gradmann/Thomas Schlich (Hg.), Strategien der Kausalität. Konzepte der Krankheitsverursachung im 19. und 20. Jahrhundert, Pfaffenweiler 1999, S. 93-116; ders., Quantifizierung, Klassifikation, Epidemiologie: Normierungsversuche des Psychischen bei Emil Kraepelin, in: Werner Sohn/Herbert Mehrtens (Hg.), Normalität und Abweichung. Studien zur Theorie und Geschichte der Normalisierungswissenschaft, Opladen 1999, S. 183-200.

20 Alfred Hoche, Kritisches zur psychiatrischen Formenlehre, in: Allg. Zschr. Psychiatr. 63 (1906), S. 559-563.

21 Alfred Hoche, Die Bedeutung der Symptomenkomplexe in der Psychiatrie, in: Zschr. Neurol. Psychiatr. 12 (1912), S. 540-551, Zitat: S. 540. Vgl. Volker Roelcke, Die Entwicklung der Psychiatrie zwischen 1880 und 1932. Theoriebildung, Institutionen, Interaktionen mit zeitgenössischer Wissenschafts- und Sozialpolitik, in: Rüdiger vom Bruch/Brigitte Kaderas (Hg.), Wissenschaften und Wissenschaftspolitik. Bestandsaufnahmen zu Formationen, Brüchen und Kontinuitäten im Deutschland des 20. Jahrhunderts, Wiesbaden 2002, S. 109-124, hier: S. 112 f.

Die psychiatrische Fachgesellschaft agierte aber auch immer wieder an der Schnittstelle zwischen Wissenschaft, Gesellschaft und Staat. Dazu nur drei Beispiele aus der Zeit des wilhelminischen Deutschlands: In der Jahresversammlung in Frankfurt/Main im Jahre 1893 übte der Deutsche Verein der Irrenärzte scharfe Kritik an einem von dem Hofprediger *Adolf Stoecker* (1835-1909) im Jahre 1892 in der christlich-konservativen »Kreuzeitung« lancierten Aufruf, in dem die Entmündigungs-, Einweisungs- und Entlassungspraxis in der Psychiatrie öffentlich angeprangert wurde,[22] und an einem Referat, in dem Stoeckers enger Freund, Pastor *Friedrich v. Bodelschwingh d. Ä.* (1831-1910), 1889 auf der ersten »Konferenz deutscher evangelischer Irrenseelsorger« gefordert hatte, die Rolle der Ärzte in Einrichtungen für »Gemütskranke«, »Blöde« und »Epileptiker« auf die allgemeinmedizinische Grundversorgung zu beschränken.[23] Die heftige Reaktion der psychiatrischen Fachgesellschaft zeigte durchaus Wirkung – Preußen und in der Folge auch andere deutsche Staaten verfügten, dass konfessionelle Anstalten für geistig behinderte und psychisch erkrankte Menschen psychiatrisch vorgebildete Ärzte einstellen und ein medizinisches Regime einführen mussten.[24]

1912 setzte der Deutsche Verein für Psychiatrie die Gründung eines zentralen Forschungsinstituts für Psychiatrie auf die Tagesordnung seiner Jahresversammlung, wobei die Diskrepanz zwischen der großen öffentlichen Bedeutung der Psychiatrie, die sich aus dem rasanten Ausbau des Anstaltswesens in den Jahrzehnten seit der Reichsgründung ergab,[25] und den immer noch geringen Kenntnissen über die Ursachen psychischer Störungen als zentrales Motiv herausgestellt wurde. Große Hoffnungen setzte man dabei auf die Erbforschung. Emil Kraepelin hatte bereits 1908 umfassende und langfristige Forschungen zu den Erbverhältnissen in der Bevölkerung unter besonderer Berücksichtigung psychischer Störungen gefordert, und sein Schüler, der gebürtige Schweizer Ernst Rüdin, der schon zu den Mitbegründern des »Archivs für Rassen- und Gesellschaftsbiologie« im Jahre 1904 und der »Berliner Gesellschaft für Rassenhygiene« im Jahre 1905 gehört hatte und sich seit seiner Habilitation und der Ernennung zum Oberarzt in Kraepelins Münchner Klinik im Jahre 1909 ganz der psychiatrischen Genetik zuwandte, unterstützte ihn darin nachdrücklich. Mit einer 1916 veröffentlichten statistischen Studie über die Vererbung der Schizophrenie führte Rüdin die Methode der »Empirischen Erbprognose« ein, die in den nächsten drei Jahrzehnten wegweisend für die psychiatrische Genetik werden und Rüdins Ruf als einer der weltweit führenden Experten auf diesem Gebiet begründen sollte.[26]

---

22 Aufruf in der Neuen Preußischen Zeitung (Kreuzeitung) vom 9.7.1892, in: Klemens Dieckhöfer, Frühe Formen der Antipsychiatrie und die Reaktion der Psychiatrie, in: Medizinhistorisches Journal 19 (1984), S. 100-111, hier: S. 110 f. Vgl. Thomas-Peter Schindler, Psychiatrie im Wilhelminischen Deutschland im Spiegel der Verhandlungen des »Vereins der deutschen Irrenärzte« (ab 1903: »Deutscher Verein für Psychiatrie«) von 1891-1914, med. Diss. Berlin 1990, S. 141; Engstrom, Psychiatry, S. 180-182.

23 [Fritz] Siemens/[August] Zinn, Psychiatrie und Seelsorge, in: Bericht über die von dem Verein der deutschen Irrenärzte in der Jahressitzung vom 25. Mai 1893 zu Frankfurt a./M. gepflogenen Verhandlungen und gefassten Beschlüsse, hg. vom Verein der deutschen Irrenärzte, München 1893, S. 1-17. Vgl. Stefanie Aperdannier, Psychiatrie in Bethel. Geisteskrankenfürsorge im Spannungsfeld »christlicher Liebesthätigkeit«, staatlicher Interessen und ärztlicher Professionalisierungsbestrebungen (1886-1914), Magisterarbeit Aachen 2008, hier: S. 33-47 (gekürzte Fassung unter dem Titel »Die Anfänge der Psychiatrie in Bethel« in: Ravensberger Blätter 2006, H. 2, S. 1-19); Benjamin Kocherscheidt, Deutsche Irrenärzte und Irrenseelsorger. Ein Beitrag zur Geschichte von Psychiatrie und Anstaltsseelsorge im 19. Jahrhundert, med. Diss. Hamburg 2010.

24 Exemplarisch: Hans-Walter Schmuhl, Ärzte in der Anstalt Bethel 1870-1945, Bielefeld 1998, S. 10-17; ders./Ulrike Winkler, »Der das Schreien der jungen Raben nicht überhört.« Der Wittekindshof – eine Einrichtung für Menschen mit geistiger Behinderung, 1887 bis 2012, Bielefeld 2012, S. 142-151.

25 Reinhard Schmidt, Die Entwicklung der Anstaltspsychiatrie im Deutschen Reich (1871-1914), med. Diss. Köln 1988; Walter, Psychiatrie, S. 27-154; Cornelia Brink, Grenzen der Anstalt. Psychiatrie und Gesellschaft in Deutschland 1860-1980, Göttingen 2010, S. 109-116. Vgl. allg. Edward Shorter, Geschichte der Psychiatrie, Berlin 1999, S. 106-112.

26 Weber, Ernst Rüdin; Volker Roelcke, Psychiatrische Wissenschaft im Kontext nationalsozialistischer Politik und »Euthanasie«: Zur Rolle von Ernst Rüdin und der Deutschen Forschungsanstalt/Kaiser-Wilhelm-Institut für Psychiatrie, in: Doris Kaufmann (Hg.), Die Kaiser-Wilhelm-Gesellschaft im Nationalsozialismus, Bd. 1, Göttingen 2000, S. 112-150;

In dem Projekt, psychische Erkrankungen und ihre genetischen Grundlagen großräumig und flächendeckend zu untersuchen und daraus Leitlinien einer rationalen, wissenschaftlich fundierten Bevölkerungs-, Gesundheits- und Sozialpolitik zu entwickeln, spiegelte sich – den geringen Fortschritten in der Ätiologie und Diagnostik und dem weitgehenden Stillstand in der Therapeutik zum Trotz – ein neues Selbstverständnis und ein gestiegenes Selbstbewusstsein wider. Die (Universitäts-)Psychiatrie beanspruchte – gerade auch durch ihre Fachgesellschaft – mittlerweile nicht nur die Kompetenz für individuelle psychische Störungen für sich, sondern darüber hinaus auch die Deutungshoheit »für weiterreichende gesundheits- und sozialpolitische Problemstellungen bis hin zu den zeitgenössisch weit diskutierten Fragen nach der ›Nervosität‹ der Epoche«.[27] Man kann darin einen der Versuche der »Verwissenschaftlichung des Sozialen«[28] erkennen, die um die Wende vom 19. zum 20. Jahrhundert Gestalt annahmen. Der ehrgeizige Anspruch der Psychiatrie wurde in Staat und Gesellschaft zunehmend anerkannt. Nicht nur entstanden an den Universitäten neue Lehrstühle für Psychiatrie, wurden bestehende Ordinariate aufgewertet und neue Universitätskliniken erbaut.[29] 1917, mitten im Ersten Weltkrieg, wurde, der Forderung des Deutschen Vereins für Psychiatrie entsprechend, die Deutsche Forschungsanstalt für Psychiatrie in München unter der Leitung Emil Kraepelins gegründet – mit einer Genealogisch-Demographischen Abteilung, deren Leitung Ernst Rüdin übernahm. Sie war die weltweit erste Forschungseinrichtung im Bereich der psychiatrischen Genetik.[30]

Im Jahr zuvor, auf der ersten »Kriegstagung« des Deutschen Vereins für Psychiatrie (und der »Gesellschaft Deutscher Nervenärzte«) im September 1916 in München, hatten die »Psychogeniker« um *Max Nonne* (1861-1959), Karl Bonhoeffer, *Robert Gaupp* (1870-1953) und Alfred Hoche ein neues Konzept zur Ätiologie und Therapie der »Kriegsneurosen« gegen die von *Hermann Oppenheim* (1858-1919) entwickelte, bis dahin vorherrschende Theorie der traumatischen Neurosen durchgesetzt. Indem es die »Kriegsneurose« letztlich auf »Willensschwäche« zurückführte, verwies dieses neue Konzept auf »minderwertige Erbanlagen« und damit auf die psychiatrische Genetik und Eugenik. Es eröffnete jedoch auch ungeahnte neue Behandlungsmöglichkeiten zur Stärkung des »schwachen Willens«. Damit war in Deutschland, wie auch in anderen Staaten, das Zeitalter der »heroischen Therapien« angebrochen.[31]

---

   ders., Programm und Praxis der psychiatrischen Genetik an der Deutschen Forschungsanstalt für Psychiatrie unter Ernst Rüdin. Zum Verhältnis von Wissenschaft, Politik und Rasse-Begriff vor und nach 1933, in: Hans-Walter Schmuhl (Hg.), Rassenforschung an Kaiser-Wilhelm-Instituten vor und nach 1933, Göttingen 2003, S. 38-67; ders., Wissenschaft im Dienste des Reiches. Ernst Rüdin und die Deutsche Forschungsanstalt für Psychiatrie, in: Stefanie Hajak/Jürgen Zarusky (Hg.), München und der Nationalsozialismus. Menschen, Orte, Strukturen, Berlin 2008, S. 313-331; ders., Ernst Rüdin.

27 Roelcke, Entwicklung, S. 117. Vgl. ders., Krankheit und Kulturkritik. Psychiatrische Gesellschaftsdeutungen im bürgerlichen Zeitalter (1790-1914), Frankfurt/New York 1999, S. 122-179. Vgl. allg. Joachim Radkau, Das Zeitalter der Nervosität. Deutschland zwischen Bismarck und Hitler, München/Wien 1998.

28 Roelcke, »Verwissenschaftlichungen«.

29 Eulner, Entwicklung, S. 280; Roelcke, Entwicklung, S. 117 f.

30 Vgl. Matthias M. Weber, »Ein Forschungsinstitut für Psychiatrie …«. Die Entwicklung der Deutschen Forschungsanstalt für Psychiatrie in München zwischen 1917 und 1945, in: Sudhoffs Archiv 75 (1991), S. 74-89; ders., Psychiatrie als Rassenhygiene. Ernst Rüdin und die Deutsche Forschungsanstalt für Psychiatrie in München, in: Medizin, Gesellschaft und Geschichte 10 (1991), S. 149-169; ders., Ernst Rüdin; ders., Rassenhygienische und genetische Forschungen an der Deutschen Forschungsanstalt für Psychiatrie/Kaiser-Wilhelm-Institut in München vor und nach 1933, in: Kaufmann (Hg.), Geschichte, S. 95-111; ders., Harnack-Prinzip oder Führerprinzip? Erbbiologie unter Ernst Rüdin an der Deutschen Forschungsanstalt für Psychiatrie in München, in: Bernhard vom Brocke/Hubert Laitko (Hg.), Die Kaiser-Wilhelm-/Max-Planck-Gesellschaft und ihre Institute. Studien zu ihrer Geschichte: Das Harnack-Prinzip, Berlin 1996, S. 411-422. Als notwendiges Korrektiv zu den Arbeiten Webers vgl. die Beiträge von Roelcke in Anm. 26. Dazu auch: ders., Zeitgeist und Erbgesundheitsgesetzgebung in Europa der 1930er Jahre. Eugenik, Genetik und Politik im historischen Kontext, in: Der Nervenarzt 73 (2002), S. 1019-1030.

31 Schmuhl/Roelcke (Hg.), »Therapien«.

Das Spannungsfeld zwischen Psychiatrie und Neurologie und die Gründung der Gesellschaft Deutscher Nervenärzte

Seit den 1880er Jahren begann sich die Neurologie als eigenständige Disziplin im Grenzbereich von Innerer Medizin und Psychiatrie zu etablieren. Die Grenzziehung zwischen den Disziplinen war alles andere als klar. Gemäß der von *Wilhelm Griesinger* (1817-1868) ausgegebenen Parole »Geisteskrankheiten sind Gehirnkrankheiten« betrachteten viele Psychiater die im Entstehen begriffenen Disziplinen Psychiatrie und Neurologie als *ein* wissenschaftliches Feld, was von den Internisten, die sich in Richtung auf die Neurologie spezialisierten, energisch bestritten wurde.[32] Umgekehrt beschränkten sich die internistischen Neurologen keineswegs nur auf die organischen Erkrankungen des Gehirns sowie des zentralen und peripheren Nervensystems, sondern beanspruchten auch das Krankheitsbild der »Neurasthenie« für sich, das Übergangszustände zwischen Krankheit und Gesundheit zu fassen versuchte. Für die internistischen Neurologen war die Neurasthenie auf ein pathologisches Geschehen im Nervensystem zurückzuführen. Seit den 1890er Jahren überkreuzte sich diese Deutung mit zwei anderen: Die eine ging davon aus, dass die Neurasthenie als Manifestation vererbbarer Degenerationszustände, allenfalls ausgelöst durch Umwelteinflüsse, zu verstehen sei – diese Deutung wurde in der Psychiatrie dominant –, die andere fasste Neurasthenie als ein psychisches Geschehen auf – daraus entwickelte sich die psychoanalytisch ausgerichtete Psychotherapie, in Deutschland weit außerhalb der institutionalisierten Psychiatrie.[33]

Das Verhältnis zwischen Neurologie und Psychiatrie war, wie das Beispiel der Neurasthenie noch einmal belegt, nicht frei von Konkurrenz und Konflikt. Das gilt auch für die Ebene der wissenschaftlichen Fachgesellschaften. Die »Gesellschaft Deutscher Nervenärzte« wurde auf Initiative von Hermann Oppenheim 1906 in Stuttgart gegründet, die konstituierende Sitzung fand erst 1907 in Dresden statt. Die neue Fachgesellschaft, die neben den eigentlichen Neurologen auch Universitäts- und Anstaltspsychiater, Ophtalmologen, Hals-, Nasen- und Ohrenärzte, Neurochirurgen und vor allem auch Internisten gewinnen wollte, versuchte, sich zwischen dem Deutschen Verein für Psychiatrie und dem »Congress für innere Medizin« zu etablieren. Auf der nationalen Ebene gelang es der neurologischen Fachgesellschaft auf längere Sicht, sich neben dem Deutschen Verein für Psychiatrie zu behaupten. Mit der »Deutschen Zeitschrift für Nervenheilkunde« hatte sie ihr eigenes Publikationsorgan, sie hielt ihre eigenen Jahresversammlungen ab und vergab mit der Wilhelm-Erb-Gedenkmünze eine allseits hoch geschätzte Auszeichnung. Auf der regionalen Ebene schlossen sich Psychiater und Neurologen hingegen häufig zu *vereinigten* Fachgesellschaften zusammen.[34]

Das Verhältnis zwischen Neurologie und Psychiatrie blieb bis zum Ende der Weimarer Republik ungeklärt. Auch auf dem Ersten Internationalen Neurologenkongress, der 1931 in Bern stattfand, wurde die Frage kontrovers diskutiert.[35] An den meisten medizinischen Fakultäten Deutschlands waren bis dahin Ordinariate für das Gesamtgebiet der Neurologie und Psychiatrie und vereinigte Kliniken entstanden. Auf der Jahresversammlung am 22.-24. September 1932 in Wiesbaden forderte der Vorsitzen-

---

32 Jutta Drobner, Aspekte der Entwicklungsgeschichte der Neurologie – der Beitrag Wilhelm Erbs, med. Diss. Leipzig 1989. Zum Folgenden auch: Fellmann, Tätigkeit, S. 7-15, 49-52.

33 Dazu grundlegend: Roelcke, Krankheit, S. 101-198; ders., Electrified Nerves, Degenerated Bodies: Medical Discourses on Neurasthenia in Germany, ca. 1880-1914, in: Marijke Gijswijt-Hofstra/Roy Porter (Hg.), Cultures of Neurasthenia: From Beard to the First World War, Rotterdam 2001, S. 177-197.

34 So etwa in der Berliner Gesellschaft für Psychiatrie und Nervenkrankheiten, in der Vereinigung mitteldeutscher Psychiater und Neurologen, im Nordostdeutschen Verein für Psychiatrie und Neurologie oder im Verein norddeutscher Psychiater und Neurologen.

35 Ernst Roeper, Internationaler Neurologischer Kongress 1931 vom 31.8. bis 4.9. in Bern, in: Dtsch. Zschr. Nervenhk. 124 (1932), S. 1-10. Dazu auch: Karl Schaffer, Frage des Verhältnisses zwischen Neurologie und Psychiatrie, in: Psychiatr.-Neurol. Wschr. 34 (1932), S. 488 f. Vgl. Drobner, Aspekte, S. 86.

de der Gesellschaft Deutscher Nervenärzte, *Otfrid Foerster* (1873-1941), dass die Neurologie an den Universitäten systematisch gelehrt und zum Prüfungsfach erhoben werden sollte und an den größeren deutschen Universitäten eigene neurologische Forschungsstätten und an größeren Allgemeinkrankenhäusern neurologische Abteilungen eingerichtet werden müssten.[36]

Trotz des hier zum Ausdruck kommenden Selbstbehauptungswillens gab es auf beiden Seiten, sowohl bei den Neurologen als auch bei den Psychiatern, Stimmen, die für eine engere Zusammenarbeit plädierten – was wiederum die Frage aufwarf, ob zwei wissenschaftliche Fachgesellschaften nebeneinander existieren sollten. 1928 hatte der wirtschaftliche Ausschuss der Deutschen Nervenärzte gar vorgeschlagen, eine einheitliche Organisation für Neurologie, Psychiatrie und Psychotherapie zu schaffen und gemeinsame Kongresse durchzuführen.[37] Dieser Vorstoß verlief jedoch im Sande.

Das Spannungsfeld zwischen Psychiatrie und psychischer Hygiene und die Gründung des Deutschen Verbandes für psychische Hygiene

Der Verband für psychische Hygiene wurde im Jahre 1925 als Dachorganisation für alle deutschen Vereine, die sich der internationalen, 1908 von dem US-Amerikaner *Clifford Wittingham Beers* (1876-1943) begründeten *Mental Health*-Bewegung[38] zugehörig fühlten, von dem Gießener Ordinarius für Psychiatrie *Robert Sommer* (1864-1937) ins Leben gerufen, der schon vor dem Ersten Weltkrieg mit Schriften über die »nervöse Übermüdung« des modernen Menschen und die Möglichkeit der Abhilfe durch öffentliche Schlaf- und Ruhehallen hervorgetreten war.[39] Der Anstoß zur Gründung des Deutschen Verbandes für psychische Hygiene war 1923 von Clifford Beers ausgegangen, der das Unternehmen auch finanziell unterstützte. Die Neugründung fand zwar mit offizieller Billigung des Deutschen Vereins für Psychiatrie statt, doch war es ein offenes Geheimnis, dass sich Sommer zur Gründung einer eigenen Organisation genötigt gesehen hatte, weil das Konzept der psychischen Hygiene im Verein für Psychiatrie, insbesondere in dessen Vorstandsetage, kaum Resonanz gefunden hatte.

Nach der Satzung der neuen Organisation umfasste der Begriff der »psychischen Hygiene«, auch »Mental-Hygiene« genannt, *erstens*, »die Bestrebungen zur zeitgemäßen Gestaltung der offenen und geschlossenen Fürsorge für Geisteskranke und Psychopathen nach psychohygienischen Grundsätzen (Arbeitstherapie, Familienpflege, offene Fürsorge, Nervenheilstätten, Hilfsvereine u.a.)« – hier gab es, wie noch zu zeigen sein wird, deutliche Überschneidungen mit den Bestrebungen des Deutschen Vereins für Psychiatrie –, *zweitens* »die psychische Hygiene und Prophylaxe im eigentlichen Sinne« und

36 Kurt Mendel, Einundzwanzigste Jahresversammlung der Gesellschaft Deutscher Nervenärzte in Wiesbaden vom 22. bis 24. September 1932, in: Dtsch. Zschr. Nervenhk. 129 (1932/33), S. 173-312.

37 Anon., Tagesgeschichte, in: Der Nervenarzt 1 (1928), S. 549.

38 Vgl. Norman Dain, Clifford W. Beers: Advocate for the Insane, Pittsburgh 1980; Gerald N. Grob, Mental Illness and American Society, 1875-1940, Princeton 1983; Mathew Thomson, Mental Hygiene as an International Movement, in: Paul Weindling (Hg.), International Health Organisations and Movements: 1918-1939, Cambridge u.a. 2007, S. 283-304; Ian Dowbiggin, The Quest for Mental Health: A Tale of Science, Medicine, Scandal, Sorrow, and Mass Society, Cambridge/Mass. 2011, S. 93 ff.

39 Robert Sommer, Die Einrichtung von öffentlichen Schlaf- und Ruhehallen, in: Die Krankenpflege 2 (1902/03), S. 528-530. Zur Biographie Sommers: Michael Meyer zum Wischen, »Der Seele Tiefen zu ergründen …«. Robert Sommer (1864-1937) und das Konzept der ganzheitlichen, erweiterten Psychiatrie, Gießen 1988 (zur Gründung des Deutschen Verbandes für psychische Hygiene: S. 48 ff.); Ulrich Enke, Die ersten Jahre der Psychiatrischen Universitätsklinik Gießen unter ihrem Direktor Robert Sommer, in: Uta George (Hg.), Psychiatrie in Gießen. Facetten ihrer Geschichte zwischen Fürsorge und Ausgrenzung, Forschung und Heilung, Gießen 2003, S. 59-92; Roelcke, »Prävention«, S. 396-407. – Zum Folgenden auch: Hans Roemer, Psychische Hygiene, in: Oswald Bumke/Gustav Kolb/Hans Roemer/Eugen Kahn (Hg.), Handwörterbuch der psychischen Hygiene und psychiatrischen Fürsorge, Berlin/Leipzig 1931, S. 296-313; Walter, Psychiatrie, S. 286-296; Fellmann, Tätigkeit, S. 29-36; Plezko, Handlungsspielräume, S. 22-26.

drittens »die Verbreitung psychohygienischen Wissens in allen Bevölkerungsschichten und besonders in dem mit der psychischen Hygiene beruflich befassten Personenkreise«. Die psychische Hygiene solle daher nicht nur »im Rahmen der Psychiatrie, sondern in allen Gebieten des sozialen Lebens gefördert werden.«[40] Die neue Gesellschaft überschritt damit die Grenzen der Wissenschaft und siedelte sich im Grenzbereich von praktischer Psychiatrie, politischer Lobbyarbeit, »hygienischer Volksbelehrung«[41] und »Lebensreform« an.

Dementsprechend wandte sich die Vereinigung auch nicht nur an die Psychiater und ihre Fachverbände, sondern an ein breites gesellschaftliches Spektrum: Zur ersten Deutschen Tagung für psychische Hygiene am 28. September 1928 erschienen etwa 200 Teilnehmer, darunter Vertreter des Reichs, der Länder und Provinzen, der Kommunen, der Fürsorgebehörden und Verbände der freien Wohlfahrtspflege, verschiedener Universitätsinstitute für Hygiene sowie Organisationen für »geistige Hygiene« aus Österreich, Ungarn, Frankreich, den Niederlanden, Dänemark und Norwegen, vor allem aber Vertreter der einschlägigen deutschen ärztlichen und nichtärztlichen Fachvereinigungen. Der Deutsche Verband für psychische Hygiene verstand sich als »Mantelorganisation«[42] für alle gesellschaftlichen Kräfte, die mit »psychisch Abnormen« zu tun hatten. Institutionelle Verbindungen bestanden zu folgenden Behörden, Verbänden und Vereinen:

- Reichsministerium des Innern;
- Reichsgesundheitsamt;
- Deutscher Verein für Psychiatrie;[43]
- Reichsverband beamteter deutscher Psychiater;
- Verband Deutscher Hilfsvereine für Geisteskranke;
- Gesellschaft Deutscher Nervenärzte;
- Allgemeine Ärztliche Gesellschaft für Psychotherapie;
- Vereinigung deutscher Kommunal-, Schul- und Fürsorgeärzte;
- Deutsche Gesellschaft für gerichtliche und soziale Medizin;
- Deutsches Hygienemuseum Dresden;[44]
- Verein für die Pflege und Erziehung Geistesschwacher;
- Deutscher Verein zur Fürsorge für jugendliche Psychopathen;
- Deutsche Gesellschaft für Rassenhygiene;
- Deutsche Gesellschaft zur Bekämpfung der Geschlechtskrankheiten;
- Deutscher Verein gegen den Alkoholismus;
- Deutsches Rotes Kreuz;
- Deutsche Gesellschaft für Gewerbehygiene sowie
- den österreichischen psychohygienischen Organisationen.[45]

---

40 Hans Roemer, Bericht über die Erste Deutsche Tagung für psychische Hygiene in Hamburg am 28. September 1928, Berlin/Leipzig 1929, S. 147. Die Satzung ist auch abgedruckt in: Zschr. psych. Hyg. 1 (1928), S. 137-140.

41 1929 erhielt der Verband durch den Präsidenten des Reichsgesundheitsamtes, Geheimrat *Carl Hamel* (1870-1949), Sitz und Stimme im »Reichsausschuss für hygienische Volksbelehrung«. Roemer, Psychische Hygiene, S. 309.

42 Ilberg, Jahresversammlung des Deutschen Vereins für Psychiatrie 1929, S. 10. Die folgenden Angaben nach ebd.

43 Vertreten durch Georg Ilberg, den Schriftführer des Deutschen Vereins für Psychiatrie und Herausgeber der »Allgemeinen Zeitschrift für Psychiatrie«. Plezko, Handlungsspielräume, S. 24.

44 *Martin Vogel* (1887-1947), der Direktor des Deutschen Hygiene-Museums Dresden, gehörte dem weiteren Vorstand des Verbandes für Psychische Hygiene an. Plezko, Handlungsspielräume, S. 24. Vgl. auch: Ludwig Stephan, Das Dresdner Hygiene-Museum in der Zeit des deutschen Faschismus (1933-1945), med. Diss. Dresden 1986, S. 440-444; Thomas Steller, Volksbildungsinstitut und Museumskonzern. Das Deutsche Hygiene-Museum 1912-1930, phil. Diss. Bielefeld 2014, S. 272-283.

45 Vgl. auch das Mitgliederverzeichnis des Deutschen Verbandes für psychische Hygiene vom 1. Juni 1933 im Anhang.

Trotz dieses weit gespannten Netzes blieb es bei einer engen Verzahnung des Verbandes für psychische Hygiene mit dem Deutschen Verein für Psychiatrie. So fanden die Jahrestagungen des Verbandes in unmittelbarem Anschluss an die Jahresversammlungen des Vereins statt, »um den engen Zusammenhang der psychischen Hygiene mit dem Mutterboden der Psychiatrie auszudrücken«.[46] Die Verantwortlichen auf Seiten des Verbandes für psychische Hygiene strebten über kurz oder lang eine Verschmelzung an, sofern die Führung der psychiatrischen Fachgesellschaft die Belange der psychischen Hygiene stärker zur Geltung brächte, während maßgebliche Kreise innerhalb des Deutschen Vereins für Psychiatrie starke Vorbehalte hatten, die nicht zuletzt mit der Führung des Verbandes für psychische Hygiene – dem Vorsitzenden Robert Sommer, dem stellvertretenden Vorsitzenden *Wilhelm Weygandt* (1870-1939),[47] Direktor der Psychiatrischen Universitätsklinik Hamburg-Friedrichsberg, und dem Geschäftsführer *Hans Roemer* (1878-1947), seit 1926 Obermedizinalrat im badischen Innenministerium und seit 1929 Direktor der Heil- und Pflegeanstalt Illenau bei Achern in Baden[48] – zu tun hatten. Dazu später mehr.

Die neue Fachgesellschaft für psychische Hygiene war international dicht vernetzt. Im Rahmen der Zweiten Internationalen Hygieneausstellung in Dresden 1930/31 gestaltete sie in der Abteilung »Gesundes Seelenleben« den Abschnitt »Seelische Hygiene«. In fünf Haupträumen wurden »die Anlage-Veredelung, seelisch-geistige Erziehung im Kindesalter, die seelische Hygiene des Erwachsenen, die Suchten als Fehlentwicklungen der Lebensgestaltung sowie die Pflege und Befürsorgung Nerven- und Gemütskranker«[49] behandelt. Auf dem Ersten Internationalen Kongress für psychische Hygiene in Washington 1930 und dem Kongress der Europäischen Organisationen für psychische Hygiene 1932 in Paris repräsentierte sie das Deutsche Reich.[50] Ab 1928 trat der Verband für psychische Hygiene mit eigenen nationalen Tagungen an die Öffentlichkeit und verfügte mit der »Zeitschrift für psychische Hygiene«, die als Beiblatt zur »Allgemeinen Zeitschrift für Psychiatrie« erschien, über ein eigenes Publikationsorgan.

Gegen Ende der Weimarer Republik wandte sich der Verband zunehmend der Rassenhygiene zu[51] – die Jahresversammlung 1932 in Bonn stand unter dem Thema »Die eugenischen Aufgaben der psychischen Hygiene«. Ernst Rüdin referierte über »Die Ergebnisse der psychiatrischen Erbbiologie für die eugenische Praxis«, sein Mitarbeiter *Hans Luxenburger* (1894-1976) über »Die Sterilisierung aus

46 Hans Roemer, Die Zweite Tagung für psychische Hygiene in Bonn am 21. Mai 1932, in: Zschr. psych. Hyg. 5 (1932), S. 65-80, Zitat: S. 66.

47 Wilhelm Weygandt war an sich vom Deutschen Verein für Psychiatrie in den Vorstand des Deutschen Verbandes für psychische Hygiene entsandt worden. Roelcke, »Prävention«, S. 400. Gleichwohl hatte auch er, wie noch zu zeigen sein wird, mit Vorbehalten innerhalb der psychiatrischen Fachgesellschaft zu kämpfen.

48 Zur Biographie: Plezko, Handlungsspielräume; Roelcke, Hans Roemer. Vgl. auch Gerhard Lötsch, Von der Menschenwürde zum Lebensunwert. Die Geschichte der Illenau von 1842 bis 1940, Kappelrodeck 2000.

49 Erläutert wurde diese Ausstellungsabteilung durch einen von Hermann Paul Nitsche und Carl Schneider verfassten Einführungstext, Robert Gaupp hielt »fachärztliche Führungsvorträge«. Hans Roemer, Die Deutsche Organisation für psychische Hygiene in den Jahren 1930-1936, in: Zschr. psych. Hyg. 10 (1937), S. 33-39, hier: S. 36. Vgl. auch: Robert Sommer, Die Internationale Hygieneausstellung in Dresden 1930, besonders vom Standpunkt der psychischen Hygiene, in: Psychiatr.-Neurol. Wschr. 32 (1930), S. 387-392. Ein Teil des Materials dieser Ausstellung – einige Tafeln über die Entwicklung des kindlichen Seelenlebens, die Familienpflege u.ä., auch über Rassenhygiene, ging anschließend an Hans Roemer in die badische Anstalt Illenau, ein anderer – »hauptsächlich historische Dinge, Briefe von und an Clifford W. Beers und ähnliches« – wurde zu Robert Sommer in die Universität Gießen verbracht. Roemer an Rüdin, 31.10.1935, Max-Planck-Institut für Psychiatrie, Historisches Archiv (MPIP-HA): GDA 129.

50 Wilhelm Weygandt, Bericht über den I. Internationalen Kongress für psychische Hygiene in Washington, 5. bis 10. Mai 1930, in: Psychiatr.-Neurol. Wschr. 32 (1930), S. 275-278; Robert Sommer, Die Verhandlungen über psychische Hygiene in Paris vom 29. bis 31. Mai 1932, in: Zschr. psych. Hyg. 5 (1932), S. 156-160; Plezko, Handlungsspielräume, S. 32 f.

51 Literaturüberblick: Hans-Walter Schmuhl, Eugenik und Rassenanthropologie, in: Robert Jütte/Wolfgang U. Eckart/Hans-Walter Schmuhl/Winfried Süß, Medizin und Nationalsozialismus. Bilanz und Perspektiven der Forschung, 2. Aufl. Göttingen 2011, S. 24-38.

psychiatrisch-eugenischer Indikation«. Beide forderten eine Änderung des Strafrechts – die Sterilisierung galt, unabhängig davon, ob sie freiwillig oder unter Zwang geschah, nach dem damals geltenden Recht als schwere Körperverletzung. Rüdin fügte an dieser Stelle hinzu, er persönlich wolle von »Zwangsmaßnahmen [...] lieber absehen«, denn er glaube, »dass auch die schlimmsten, erbuntüchtigen Elemente bei gediegener Belehrung zu eugenischem Handeln bestimmt werden können.«[52] Der Sozialhygieniker und Eugeniker *Rainer Fetscher* (1895-1945), Dozent für Hygiene an der Technischen Hochschule Dresden und seit 1926 Leiter der neuartigen Ehe- und Sexualberatungsstelle der Dresdner Allgemeinen Ortskrankenkasse, berichtete ganz unbefangen, dass bei den bis dahin durchgeführten 5.231 Beratungen in 53 Fällen eine eugenische Sterilisierung vermittelt worden sei[53] – wohlgemerkt, gegen geltendes Recht. *Hans Harmsen* (1899-1989), Leiter des Referats Gesundheitsfürsorge im Central-Ausschuss für Innere Mission und Geschäftsführer des Gesamtverbandes der deutschen evangelischen Kranken- und Pflegeanstalten, erläuterte die Leitsätze der evangelischen »Fachkonferenz für Eugenik«, wonach die eugenische Sterilisierung »in bestimmten Fällen nicht nur als Recht, sondern als sittliche Pflicht, aus Nächstenliebe und Verantwortung gegenüber der kommenden Generation«[54] zu werten sei. Für die katholische Seite musste der Moraltheologe *Joseph Mayer* (1886-1967), Professor an der Philosophisch-Theologischen Hochschule Paderborn, zwar einräumen, dass nach der päpstlichen Enzyklika *Casti Conubii* vom 31. Dezember 1930 die eugenische Zwangssterilisierung als »Übergriff des Staates« abzulehnen sei, er betonte aber zugleich, dass die katholische Kirche dort, wo eine Sterilisierungsgesetzgebung eingeführt worden war – in einigen Bundestaaten der USA, Dänemark und im Schweizer Kanton Waadt –, keinen »aktiven Widerstand«[55] geleistet habe. Ungleich zurückhaltender als die anderen Referenten äußerte sich der ehemalige Reichsanwalt *Ludwig Ebermayer* (1858-1933), der die Zwangssterilisierung als »unerträglichen Eingriff in die Persönlichkeit und die Willensfreiheit des Betroffenen«[56] rundweg ablehnte – sehr zum Missfallen einiger Beteiligter, wie noch zu zeigen sein wird. Gleichwohl hielt Hans Roemer rückblickend fest, die rassenhygienische Sterilisierung

---

52 Roemer, Tagung für psychische Hygiene 1932, S. 69. Zu diesem Thema hatte Rüdin auch schon auf dem Ersten Internationalen Kongress für Psychische Hygiene in Washington am 6. Mai 1930 gesprochen: Ernst Rüdin, Die Bedeutung der Eugenik und Genetik für die psychische Hygiene, in: Zschr. psych. Hyg. 3 (1930), S. 133-146.

53 Roemer, Tagung für psychische Hygiene 1932, S. 74. An anderer Stelle gab Fetscher an, er habe bei der Beratung in 88 von 3.186 Fällen eine freiwillige Sterilisierung vorgeschlagen, und diese sei in 65 Fällen zur Ausführung gelangt. Vgl. Marina Lienert/Caris-Petra Heidel, Rainer Fetscher (1895-1945), in: Ärzteblatt Sachsen 21 (2010), H. 1, S. 27-29, hier: S. 28 f. – 1930/31 hatte Fetscher eine Anfrage bezüglich der Sterilisationspraxis an 95 deutsche Städte mit mehr als 50.000 Einwohnern gerichtet: 17 Städte gaben an, dass Sterilisierungen praktiziert würden – insgesamt wurde von 112 Fällen von Sterilisation berichtet, von denen 83 aus medizinischen, die übrigen aus sozialer und eugenischer Indikation erfolgt waren. Vgl. Eugenik, Erblehre, Erbpflege 1 (1931), S. 164 f. Der *Zwangs*sterilisierung stand Fetscher skeptisch gegenüber, auch wenn er das »Gesetz zur Verhütung erbkranken Nachwuchses« zunächst begrüßte. Vgl. ders., Zur gesetzlichen Regelung der Sterilisierung, in: Eugenik, Erblehre, Erbpflege 3 (1933), S. 110 ff. – Zur Biographie auch: Albrecht Scholz, Rainer Fetscher (1895-1945), in: Volkmar Sigusch/Günter Grau (Hg.), Personenlexikon der Sexualforschung, Frankfurt/ New York 2009, S. 160-165.

54 Roemer, Tagung für psychische Hygiene 1932, S. 75. Zu Harmsen grundlegend: Sabine Schleiermacher, Sozialethik im Spannungsfeld von Sozial- und Rassenhygiene. Der Mediziner Hans Harmsen im Centralausschuss für Innere Mission, Husum 1998. Dazu auch: Florian Mildenberger, Hans Harmsen (1899-1989), in: Sigusch/Grau (Hg.), Personenlexikon, S. 260-263. Zur Fachkonferenz für Eugenik: Jochen-Christoph Kaiser, Innere Mission und Rassenhygiene. Zur Diskussion im Centralausschuss für Innere Mission 1930-1938, in: Lippische Mitteilungen aus Geschichte und Landeskunde 55 (1986), S. 197-217. Literaturüberblick: Hans-Walter Schmuhl, Konfessionell gebundene Krankenversorgung, in: Jütte/Eckart/Schmuhl/Süß, Medizin, S. 63-74.

55 Roemer, Tagung für psychische Hygiene 1932, S. 75. Grundlegend: Ingrid Richter, Katholizismus und Eugenik in der Weimarer Republik und im Dritten Reich. Zwischen Sittlichkeitsreform und Rassenhygiene, Paderborn 2001, S. 207-230 (Joseph Mayer), 257-287 (Enzyklika). Literaturüberblick zur internationalen Sterilisierungsgesetzgebung: Hans-Walter Schmuhl, Zwangssterilisation, in: Jütte/Eckart/Schmuhl/Süß, Medizin, S. 201-213.

56 Roemer, Tagung für psychische Hygiene 1932, S. 71.

sei in der Runde »bei aller Verschiedenheit der Weltanschauungen einmütig und dringend empfohlen«[57] worden.

Das Spannungsfeld zwischen Psychiatrie, Psychologie und Psychotherapie und die Gründung der Allgemeinen Ärztlichen Gesellschaft für Psychotherapie

Auch Psychiatrie, Psychotherapie und Psychologie standen als »rivalisierende ›Verwissenschaftlichungen des Sozialen‹«[58] in einem latenten Spannungsverhältnis. Dabei stellte sich das Verhältnis zwischen der Psychiatrie, die sich, wie eben ausgeführt, zu Beginn des 20. Jahrhunderts endgültig im Spektrum der medizinischen Disziplinen etablieren konnte, und der Psychologie, die sich etwa zur selben Zeit als eigenes Fach von der Philosophie zu emanzipieren begann, bis in das »Dritte Reich« hinein relativ unproblematisch dar, verstanden sich die beiden Fächer doch als komplementär: Befasste sich die Psychiatrie mit der Behandlung des *psychisch kranken* Menschen und ihren wissenschaftlichen Grundlagen, so war das Erkenntnisinteresse der Psychologie auf das »Denken, Erleben und Verhalten des *gesunden Menschen*«[59] gerichtet. Indessen zeichneten sich unter den Bedingungen des Weimarer Wohlfahrtsstaates erste Konfliktlinien ab, etwa im Hinblick auf Beratungsstellen zur Prävention psychischer Erkrankungen und zur »Bewältigung von Lebenskrisen«,[60] auf die pädagogische Diagnostik, um die Grenzen der Erziehbarkeit und Bildbarkeit von Kindern und Jugendlichen auszuloten, oder auf die Feststellung der Zurechnungsfähigkeit und die Überprüfung von Simulationsvorwürfen vor Gericht. In dem Maße, wie die Psychiatrie eine umfassende gesellschaftliche Deutungskompetenz für sich beanspruchte, sich der psychischen Hygiene, der Prophylaxe psychischer Erkrankungen und der nachgehenden Außenfürsorge zuwandte, in die Grenzgebiete zwischen psychischer Krankheit und Gesundheit vordrang und sich für Neurasthenie, sexuelle Normabweichungen oder Psychopathie zu interessieren begann, brachen die Psychiater in das Gehege der Psychologen ein. Der Geltungsanspruch psychiatrischer Expertise wurde nun »auf die gesamte gesunde Bevölkerung, [...] von der Wiege bis zum Grab«,[61] ausgeweitet. Nur der Bereich der »Psychotechnik«, etwa die psychologische Analyse von Betriebsabläufen in der Industrie oder Eignungstests in der Wirtschaft, Arbeitsverwaltung, Reichsbahn und Reichspost und nicht zuletzt beim Militär, blieb einstweilen »eine weitgehend unbestrittene Domäne der Psychologen«.[62]

Ungleich problematischer stellte sich das Verhältnis zwischen der Psychiatrie und der Psychotherapie dar.[63] Diese rückte in den 1920er Jahren ein gutes Stück von der Psychiatrie ab, ein Prozess, den man, *erstens*, als Reaktion auf die dezidiert naturwissenschaftliche Ausrichtung der universitären Psychiatrie und deren scharfe Abgrenzung gegenüber der Psychoanalyse verstehen kann. Die Verselbstständigung der Psychotherapie hing aber auch, *zweitens*, mit dem Diskurs um eine »Krise der Medizin« in der Weimarer Republik zusammen, in dem es um die vermeintlich einseitige naturwissenschaftliche Ausrichtung der Medizin auf den Körper des Kranken und die Vernachlässigung seiner Psyche und möglicher psychosomatischer Wechselwirkungen ging. *Drittens* schließlich spielte die steigende »Nachfrage nach professioneller Expertise im Zusammenhang mit den Folgeerscheinungen des Ersten Weltkriegs, den wirtschaftlichen Krisen der Weimarer Republik und dem Ausbau von breiten Versor-

---

57 Roemer, Organisation, S. 37.
58 Roelcke, »Verwissenschaftlichungen«.
59 Ebd., S. 146.
60 Ebd.
61 Ebd., S. 135.
62 Ebd., S. 146.
63 Zum Folgenden: ebd., S. 142.

gungs- und Beratungsangeboten im sich ausdehnenden Wohlfahrtsstaat«[64] eine Rolle. Dieser stetig anwachsende Anwendungsbereich war für Psychiater, Psychologen und Psychotherapeuten gleichermaßen interessant.

Die Spannungen zwischen Psychiatrie und Psychotherapie führten schließlich auf der Ebene der Fachgesellschaften zum Bruch. Die ärztlichen Psychotherapeuten, unzufrieden mit dem mangelnden Rückhalt im Deutschen Verein für Psychiatrie, hatten Mitte der 1920er Jahre versucht, Anschluss an die im Entstehen begriffene Bewegung für psychische Hygiene zu finden, und schon bei der Gründung des Deutschen Verbandes für psychische Hygiene im Jahre 1925 hatte Robert Sommer, der gegenüber Psychologie und Psychotherapie stets aufgeschlossen gewesen war,[65] darauf gedrängt, psychische Hygiene und Psychotherapie langfristig miteinander zu verbinden. Er hatte aber für diese Position keine Mehrheit gefunden, da die im Verband für psychische Hygiene zusammengeschlossenen Psychiater überwiegend auf einer dezidiert psychiatrischen Orientierung der neuen Fachgesellschaft beharrten.

Daraufhin fand 1926 unter dem Vorsitz Sommers der Erste Allgemeine Ärztliche Kongress für Psychotherapie in Baden-Baden statt. Daraus entstand die »Allgemeine Ärztliche Gesellschaft für Psychotherapie« als ein internationaler Zusammenschluss mit deutschen Ortsgruppen in Leipzig, Berlin und München. Kristallisationskern dieser eher lockeren Struktur waren die sechs psychotherapeutischen Kongresse zwischen 1926 und 1931, deren Erträge in dem seit 1929 erscheinenden »Zentralblatt für Psychotherapie und ihre Grenzgebiete einschließlich der medizinischen Psychologie und psychischen Hygiene« veröffentlicht wurden. Seit 1929 war *Ernst Kretschmer* (1888-1964), Professor für Psychiatrie an der Universität Marburg, der mit seiner Konstitutionslehre bei Psychiatern wie bei Psychotherapeuten gleichermaßen eine hohe Reputation besaß und an seinem Lehrstuhl der Psychotherapie breiten Raum gab, Vorsitzender der Allgemeinen Ärztlichen Gesellschaft. Robert Sommer amtierte bis 1930 als stellvertretender Vorsitzender und Kongressvorsitzender, ehe er von dem Schweizer Tiefenpsychologen *Carl Gustav Jung* (1875-1961) abgelöst wurde.

Psychiatrie zwischen Reform und Krise. Der Deutsche Verein für Psychiatrie in der ausgehenden Weimarer Republik

Am Ende der »Goldenen Zwanziger«, dem Jahrfünft relativer Stabilität der Weimarer Republik zwischen 1924 und 1929, fiel die Bilanz der deutschen Psychiatrie ambivalent aus. Auf der einen Seite schien der immer wieder beklagte »therapeutische Nihilismus«[66] der Psychiatrie nach dem vermeintlichen »Durchbruch« in der Behandlung der »Kriegsneurotiker« endgültig überwunden. Die von *Hermann Simon* (1867-1947) in der westfälischen Provinzialheilanstalt Gütersloh entwickelte »Aktivere Krankenbehandlung«, die konsequente Ausrichtung des gesamten Anstaltsbetriebs auf ein ausgeklügeltes System abgestufter Arbeits- und Beschäftigungstherapie, das nach Möglichkeit alle Patienten und Patientinnen, auch und gerade die unruhigen, leicht erregbaren und gewalttätigen und die apathischen, »austherapierten« und kaum noch ansprechbaren mit einbezog, hatte geradezu eine Revolution im Anstaltsalltag nach sich gezogen: Die Aktivere Krankenbehandlung befreite zahlreiche Patienten und Patientinnen von der durch die bis dahin vorherrschende Bettbehandlung erzwungenen Untätigkeit, sie wirkte der durch dauernden Anstaltsaufenthalt verursachten seelischen Abstumpfung entgegen, machte eine beträchtliche Senkung der Medikamentengaben möglich und führte oftmals zu einer

---

64 Ebd.

65 So gehörte Sommer im Jahre 1904 zu den Mitbegründern der Gesellschaft für experimentelle Psychologie. Zum Folgenden: Meyer zum Wischen, »Seele«, S. 52-56; Fellmann, Tätigkeit, S. 36-39.

66 Zur langen Geschichte des Topos vom »therapeutische Nihilismus« vgl. Erna Lesky, Von den Ursprüngen des therapeutischen Nihilismus, in: Sudhoffs Archiv für Geschichte der Medizin und Naturwissenschaften 44 (1960), S. 1-20.

entscheidenden Verbesserung der menschenunwürdigen Verhältnisse in den geschlossenen Abteilungen.[67]

Das von *Gustav Kolb* (1870-1938) in der bayerischen Landesheilanstalt Erlangen entwickelte Modell einer von den Anstalten ausgehenden offenen Fürsorge und das von *Emil Bratz* (1868-1934) kreierte »Wittenauer Staffelsystem«, das einen stufenweisen Übergang aus der Anstaltsbehandlung in teilstationäre Einrichtungen bis hin zur Entlassung ermöglichte, waren darauf ausgerichtet, die Anstalten in ein umfassendes System von Prophylaxe, Therapie und Rehabilitation einzuordnen und so in die Gesellschaft einzubetten.[68] Dies eröffnete ganz neue Handlungsfelder. Nicht nur sicherte es der Anstaltspsychiatrie den Primat in der offenen Fürsorge für psychisch erkrankte Menschen, sondern erschloss ihr zugleich zahlreiche Grenzgebiete: »Über die offene Fürsorge sollte sich die Psychiatrie als Leitwissenschaft gegenüber der Nervenkranken-, Psychopathen-, Gefährdeten-, Trinker- und Gefangenenfürsorge etablieren, die ›nicht *als* Psychiatrie, so doch nur *mit* Psychiatrie‹ sachgemäß betrieben werden könnten.«[69] Die offene Fürsorge führte die Psychiatrie in die Gesellschaft hinein, wertete ihren sozialen Status auf und gab ihren Ambitionen in Richtung auf ein umfassendes *social engineering* Auftrieb.

Diese Gesichtspunkte trafen sich mit einer gewandelten psychiatrischen Konzeption. Die Verfechter der offenen Fürsorge, allen voran Hans Roemer, Gustav Kolb und dessen Oberarzt *Valentin Faltlhauser* (1876-1961), die mit ihrem Buch »Die offene Fürsorge in der Psychiatrie und ihren Grenzgebieten«[70] entscheidend zur Durchsetzung des neuen Konzepts beitrugen, betonten – parallel zu Hermann Simon – die Bedeutung des psychischen und des sozialen Faktors bei der Entstehung und Entwicklung psychischer Krankheiten und rückten damit das familiäre Umfeld, die Wohnsituation, den Arbeitsplatz usw. in den Mittelpunkt der Betrachtung. Sie beschritten damit einen dritten Weg zwischen der in der psychiatrischen Wissenschaft unter dem Einfluss der Deutschen Forschungsanstalt für Psychiatrie immer stärker zur Geltung kommenden erbbiologisch-konstitutionellen Betrachtungsweise und der psychotherapeutischen, insbesondere der psychoanalytischen Richtung.

Tatsächlich war die Entwicklung der Psychiatrie in den 1920er Jahren auch in Deutschland durch eine reiche Vielfalt therapeutischer Ansätze gekennzeichnet. Die Aktive Krankenbehandlung und die offene Fürsorge verbanden sich mit eugenischen Konzepten zur Prophylaxe psychischer Erkrankungen, mit den neuen Somatotherapien – vor allem der 1917 von *Julius Wagner-Jauregg* (1857-1940)

---

67 Hermann Simon, Aktivere Krankenbehandlung in der Irrenanstalt (1929), ND Bonn 1986 (darin auch der Anhang von Christine Teller, »Ich muss wirken, solange es Tag ist«. Biographische Anmerkungen zu Hermann Simon). Dazu Angela-Maria Grütter, Hermann Simon. Die Entwicklung der Arbeits- und Beschäftigungstherapie in der Anstaltspsychiatrie. Eine biographische Betrachtung, Herzogenrath 1995. Die »Aktivere Krankenbehandlung« hatte allerdings auch ihre Kehrseiten: Sie machte das »Volk« als Lebens- und Arbeitsgemeinschaft zum Bezugspunkt psychiatrischen Handelns und erklärte »Gemeinschaftsfähigkeit« zum obersten Behandlungsziel. Sie maß den Therapieerfolg vor allem an der Wiederherstellung der Arbeitsfähigkeit. Und sie warf die Frage auf, was mit den Menschen geschehen sollte, die so schwach und siech waren, dass sie sich nicht mehr in den (anstaltsinternen) Arbeitsprozess integrieren ließen. Eine noch größere Herausforderung stellten die Menschen dar, die sich hartnäckig gegen das therapeutische Regime der Aktiveren Krankenbehandlung auflehnten. Eine Folge des neuen Behandlungskonzepts war die rigorose Exklusion der »Psychopathen« aus den Heil- und Pflegeanstalten. Vgl. dazu Hans-Walter Schmuhl, Die Tücken der Reformpsychiatrie. Das Beispiel Westfalen, 1920-1960, in: Michael Prinz (Hg.), Gesellschaftlicher Wandel im Jahrhundert der Politik. Nordwestdeutschland im internationalen Vergleich 1920-1960, Paderborn 2007, S. 261-286.
68 Zum Erlanger Modell: Hans Ludwig Siemen, Menschen blieben auf der Strecke ... Psychiatrie zwischen Reform und Nationalsozialismus, Gütersloh 1987, S. 34-37, 52-57, 80-85. Zum Wittenauer Staffelsystem: Sabine Damm/Norbert Emmerich, Die Irrenanstalt Dalldorf-Wittenau bis 1933, in: Totgeschwiegen 1933-1945. Zur Geschichte der Wittenauer Heilstätten, seit 1957 Karl-Bonhoeffer-Nervenklinik, hg. von der Arbeitsgruppe zur Erforschung der Geschichte der Karl-Bonhoeffer-Nervenklinik, 2. Aufl., Berlin 1989, S. 11-47, hier: S. 40 f.
69 Walter, Psychiatrie, S. 285 (Zitat im Zitat von Hans Roemer).
70 Hans Roemer/Gustav Kolb/Valentin Faltlhauser (Hg.), Die offene Fürsorge in der Psychiatrie und ihren Grenzgebieten, Berlin 1927.

entwickelten Malariatherapie der Progressiven Paralyse und anderen in der Folgezeit ersonnenen »Fieberkuren«[71] –, mit überkommenen Methoden wie der Hydro- und Heliotherapie und sogar mit psychotherapeutischen Methoden: Abseits des demonstrativen »Säbelgerassels« auf der Bühne der Fachdiskurse gab es in der klinischen Praxis keine undurchdringliche Blockade gegen die Psychotherapie, und gegen Ende der 1920er Jahre wurden selbst psychoanalytisch geprägte Behandlungsansätze stillschweigend geduldet.[72] Alles in allem stellten sich die »Goldenen Zwanziger« als eine Zeit des therapeutischen Aufbruchs dar, der Hoffnungen auf weitere Durchbrüche in der Therapie psychischer Erkrankungen weckte.

Bei der Einführung der Aktiveren Krankenbehandlung und der offenen Fürsorge hatten der Elan der Reformpsychiatrie, die veränderten sozialpolitischen Rahmenbedingungen im Weimarer Wohlfahrtsstaat, professionspolitische Gesichtspunkte *und* der Druck der leeren Kassen zusammengewirkt. Gegenüber der Verwaltung wurde »die Sparpolitik« zum »Vehikel der Reformer«:[73] Sollte es gelingen, die durchschnittliche Verweildauer in den Anstalten durch Frühentlassungen und -beurlaubungen zu verkürzen, wozu freilich der Aufbau einer nachgehenden Fürsorge unumgänglich war, so konnte mit den vorhandenen begrenzten Ressourcen eine steigende Zahl psychisch erkrankter Menschen stationär versorgt werden. Und wenn es darüber hinaus gelang, im Rahmen offener Fürsorgestrukturen die Aufnahme von psychisch und sozial auffälligen Menschen in Anstaltsbehandlung von vornherein zu vermeiden, so wurde das Anstaltswesen auch von dieser Seite her entlastet.

Die Weimarer Republik war von Anfang an ein »überlasteter Wohlfahrtsstaat«.[74] Selbst in den »guten Jahren« zwischen 1924 bis 1929 waren die finanziellen Verteilungsspielräume, die man benötigte, um die Systeme sozialer Sicherung weiter aus- und umzubauen, überaus eng – vorerst erwies sich dies als ein starker Impuls zur Veränderung, da die neuen Behandlungsformen Kosten sparten. In der Endphase der Weimarer Republik von 1929 bis 1933, als die moderne Marktwirtschaft und -gesellschaft in ihre bislang tiefste Krise stürzte, gab es jedoch keinerlei Spielräume mehr, um sozialpolitische Reformen voranzutreiben. Vor diesem Hintergrund blieb auch die Psychiatriereform auf halbem Wege stecken, mehr noch: Das in den vorangegangenen Jahren Erreichte drohte unter dem allgemeinen Spardiktat dem Rotstift zum Opfer zu fallen.

Es war von daher sicherlich kein Zufall, dass die Jahresversammlung des Deutschen Vereins für Psychiatrie in Danzig am 23./24. Mai 1929 mit einem Referat von Gustav Kolb über »Die künftige Gestaltung der Irrenanstalten unter besonderer Berücksichtigung der offenen Fürsorge, der offenen Nervenabteilungen und der Abteilungen für Süchtige«[75] begann, nachdem dieses Thema bereits tags

---

71 Vgl. Schmuhl/Roelcke (Hg.), »Therapien« (insbesondere den Beitrag von Jesper Vaczy Kragh, »Fumbling in the Dark«. Malaria, Sulfosin and Metallosal in the Treatment of Mental Disorders in Denmark, 1917-1937, S. 100-113). Auf der Versammlung des Deutschen Vereins für Psychiatrie am 23./24. Mai 1929 referierte Georg Stiefler (Linz) »Über die Sulfosinbehandlung bei Nerven- und Geisteskranken« (Ilberg, Jahresversammlung des Deutschen Vereins für Psychiatrie 1929, S. 24-27). Auf der Jahresversammlung am 9./10. April 1931 in Breslau bildete die »Reiztherapie bei progressiver Paralyse« mit einer großen Zahl von Referaten und Vorträgen (auch aus Österreich, Litauen und der Tschechoslowakei) über die Anwendung der Malariatherapie nach Julius Wagner-Jauregg und andere Fieberkuren (Recurrensfieber, Pyrifer, Sulfosin, Benzinol, Besredka-Typhusvaccine) das Schwerpunktthema. Georg Ilberg, Jahresversammlung des Deutschen Vereins für Psychiatrie am 9. und 10. April 1931 in Breslau, in: Allg. Zschr. Psychiatr. 96 (1932), S. 157-240; ders., Jahresversammlung des Deutschen Vereins für Psychiatrie, Breslau, in: Zbl. Neurol. Psychiatr. 60 (1931), S. 125-144.

72 Vgl. Rainer Herrn, Wie die Traumdeutung durch die Türritze einer geschlossenen Anstalt sickert. Zum Umgang mit der Psychoanalyse an der Psychiatrischen und Nervenklinik der Charité, in: Schmuhl/Roelcke (Hg.), »Therapien«, S. 69-99, Zitat: S. 69.

73 Siemen, Menschen, S. 48.

74 Werner Abelshauser, Die Weimarer Republik – Ein Wohlfahrtsstaat?, in: ders. (Hg.), Die Weimarer Republik als Wohlfahrtsstaat. Zum Verhältnis von Wirtschafts- und Sozialpolitik in der Industriegesellschaft, Stuttgart 1987, S. 9-31, hier: S. 31.

75 Ilberg, Jahresversammlung des Deutschen Vereins für Psychiatrie 1929, S. 4-7.

zuvor in der »Direktorenkonferenz« besprochen worden war.[76] Die immer höhere Belegung der Heil- und Pflegeanstalten mache es notwendig, so Kolb, über die künftige Gestaltung des Anstaltswesens nachzudenken, wobei angesichts der wirtschaftlichen Lage Deutschlands »finanzielle und nationalökonomische Gesichtspunkte«[77] besonders berücksichtigt werden müssten. Bedenklich sei indessen der Versuch, der »drohende[n] Überfüllung« der Anstalten durch eine »Beschränkung der Zugänge« gegenzusteuern; zu fordern sei – ganz im Gegenteil – die »tunlichste Erleichterung der Aufnahmen«. Dies sei allerdings für die Allgemeinheit nur tragbar, wenn als »oberstes Gesetz jeder Irrenanstalt« gelte, dass »die den Kranken einengenden und kostspieligen Formen der Unterbringung [...] nur so weit und so lang angewendet werden [dürften] als fachärztlich unerlässlich ist.« Um dies zu gewährleisten, sei die »Aktivere Krankenbehandlung« nach Hermann Simon konsequent umzusetzen; auch die von *Otto Mönkemöller* (1867-1930) in der »Irrenanstalt« Hildesheim eingeführten »pflegerlosen Abteilungen« für »beruhigte Kranke« könnten von Nutzen sein, wenn eine Entlassung in offene Fürsorge oder eine Unterbringung in Familienpflege nicht in Frage kämen; das »Wittenauer Staffelsystem« nach Emil Bratz sei geeignet, »jeden Kranken tunlichst rasch der jeweils möglichen ›normalsten‹ und billigsten Versorgung zuzuführen.« Dreh- und Angelpunkt der Argumentation war jedoch die offene Fürsorge. Die Heil- und Pflegeanstalt sollte »der natürliche Mittelpunkt für die praktische Psychiatrie« in einem fest umrissenen Aufnahmebezirk sein, in enger Zusammenarbeit mit der nächsten Universitätsklinik als »Mittelpunkt der wissenschaftlichen Psychiatrie«. Neue Anstalten sollten deshalb in räumlicher Nähe zur wichtigsten Stadt im Aufnahmebezirk liegen und zu zentralen Knotenpunkten in einem Netz von Sonderabteilungen und -einrichtungen für bestimmte Gruppen von Patienten und Patientinnen sowie ambulanten Diensten werden. Abschließend fasste Kolb diese Konzeption noch einmal zusammen, wobei das seit dem 19. Jahrhundert gewachsene Selbstverständnis der Psychiatrie als zentrale Kontroll- und Steuerungsinstanz in Sachen der »geistigen Volksgesundheit«[78] deutlich zum Ausdruck kommt:

> »Nach diesen Gedankengängen würde durchschnittlich auf etwa 500.000 Menschen eine öffent-
> liche Irrenanstalt treffen, der jeweils Einrichtungen für Familienpflege und offene Fürsorge, im
> Bedarf Sonderabteilungen für Süchtige, Kinderabteilungen mit Schule, Nervenheilstätte, Altersheim
> anzugliedern wären und die unter Aufsicht der vorgesetzten Stelle mit den örtlichen öffentlichen
> und privaten Anstalten, Schulen, Einrichtungen für Geisteskranke, für Schwachbegabte, für Grenz-
> fälle, für Süchtige, für Nervenkranke, für Alterssieche, mit dem Hilfsverein für Geisteskranke, mit den
> Verbänden und Einrichtungen zur Bekämpfung der Trunksucht, mit den Gesundheits- und Wohl-
> fahrtsämtern, mit den Gerichten usw. durch die offene Fürsorge in Fühlung stehen und im engsten
> Benehmen mit der örtlichen psychiatrischen Klinik, Poliklinik, Durchgangsstation, mit den Amts-
> ärzten und praktischen Ärzten usw. arbeiten sollte.«[79]

---

76 Ebd., S. 7. Die »Direktorenkonferenz« trat am Rande jeder Jahresversammlung des Deutschen Vereins für Psychiatrie zusammen, um wichtige Fragen der praktischen Psychiatrie zu besprechen.

77 Ebd., S. 5. Danach auch die folgenden Zitate. – Valentin Faltlhauser, mittlerweile Direktor der Heil- und Pflegeanstalt Kaufbeuren, forderte auf der Sitzung des Verbandes der deutschen Hilfsvereine am 18. Mai 1932 noch einmal, dass bei der Werbung für die offene Fürsorge »die finanziellen Gesichtspunkte [...] mehr herausgestellt werden« müssten. Psychiatr.-Neurol. Wschr. 34 (1932), S. 287.

78 Diesen Begriff hatte Karl Bonhoeffer in seiner Eröffnungsansprache benutzt. Ilberg, Jahresversammlung des Deutschen Vereins für Psychiatrie 1929, S. 3. Vgl. Brink, Grenzen, S. 224-230.

79 Ilberg, Jahresversammlung des Deutschen Vereins für Psychiatrie 1929, S. 7. Auf Anregung von Emil Bratz wurde auf eine Diskussion verzichtet. Die Anwesenden wurden gebeten, Kritik und Anregungen an Roemer weiterzugeben, damit dieser sie bei der Veröffentlichung des Referats berücksichtigen könne. Daraufhin wurden Anmerkungen zu folgenden Themenbereichen angekündigt: »Erweiterung bestehender Anstalten; großstädtische Durchgangssta-tionen; Privatanstalten; Pflegeanstalten, psychiatrische Abteilungen an Gefängnissen und Arbeitshäusern; Unterbringung der Psychopathen; Unterbringung der zurechnungsunfähigen oder vermindert zurechnungsfähigen Rechtsbrecher.«

Ergänzt wurde das Referat Kolbs durch Referate von *Hans W. Maier* (1882-1945), dem Direktor der Anstalt Burghölzli in Zürich, und Hans Roemer über die Erfahrungen mit der »Frühentlassung der Schizophrenen« in der Schweiz und in Deutschland. Vor allem Roemer setzte sich mit Nachdruck für die Frühentlassung ein. »Die anfänglich durch die allgemeine wirtschaftliche Notlage und den Platzmangel in den Anstalten erzwungene Maßnahme«[80] habe sich »immer mehr zu einer psychotherapeutischen Methode, namentlich zur vorbeugenden Bekämpfung des Autismus« entwickelt. Sie liege »im gesundheitlichen, menschlich-rechtlichen und wirtschaftlichen Interesse des Kranken, im betriebstechnischen und moralischen Interesse der Heilanstalt und nicht zuletzt im wirtschaftlichen Interesse der Träger des Heilanstaltswesens und des Fürsorgewesens.« Die Frühentlassung erfordere allerdings den Ausbau der nachgehenden offenen Fürsorge nach dem Erlanger Modell. »Den rassenhygienischen Bedenken« sei »durch prophylaktische Volksbelehrung, psychiatrische Eheberatung und in besonders gelagerten Fällen durch vorhergehende Sterilisation Rechnung zu tragen, wobei für letztere nur die individual-therapeutische und nicht etwa die soziale oder eugenische Indikation maßgebend sein« dürfe.

Eugenik und Rassenhygiene tauchten in den Referaten und Vorträgen auf den Jahresversammlungen des Deutschen Vereins für Psychiatrie – so wie an dieser Stelle – bis 1934 allenfalls am Rande auf. Auch die psychiatrische Genetik war in den letzten Jahren der Weimarer Republik nur ein einziges Mal Gegenstand eines Hauptreferats: Nachdem ein Appell Ernst Rüdins an die Heil- und Pflegeanstalten, an erbbiologischen Forschungen mitzuwirken, 1929 zustimmend verlesen worden war,[81] warb Hans Luxenburger von der Deutschen Forschungsanstalt für Psychiatrie auf der Jahresversammlung am 24./25. April 1930 um »Die praktische Mitarbeit der Heil- und Pflegeanstalten in der psychiatrischen Erblichkeitsforschung.« Sie sollten Hilfskräfte und Hilfsmittel zur Verfügung stellen und den zuständigen Arzt an einem psychiatrisch-erbbiologischen Institut fortbilden lassen. Es gebe Problemstellungen, die überhaupt nur sinnvoll auf der Ebene der Heil- und Pflegeanstalten bearbeitet werden könnten, so die »Frage der Paravariabilität erblicher Merkmale, […] der Trennung sekundärer klinischer Symptome von den primären, der Sonderung des psychogenen und neurotischen Überbaus von der endogenen Grundstörung«.[82] »Große statistische Serienuntersuchungen, Enquêten, Sammelforschungen usw.«[83] seien ohne aktive Mitwirkung der Anstalten gar nicht möglich.

Mit scharfer Kritik reagierten die Anstaltspsychiater auf Gutachten über Einsparpotentiale in den Heil- und Pflegeanstalten, die ab 1929 im Auftrag des Reichssparkommissars von Verwaltungsfachleuten angefertigt wurden.[84] Um Alternativkonzepte zu entwickeln, schrieb der Deutsche Verein für Psychiatrie 1931 unter der Überschrift »Kann die Versorgung der Geisteskranken billiger gestaltet werden und wie?« eine Preisarbeit aus.[85] Die ausgezeichneten Arbeiten spiegelten unterschiedlich akzentuierte Strategien wider, wie die Anstalten mit der Wirtschaftskrise umgehen sollten. Den ersten Preis, dotiert mit 600 Reichsmark, erhielt Emil Bratz, der Direktor der Wittenauer Heilstätten. Er plädierte – nach dem Motto »durch Wissenschaft zur Wirtschaft«[86] – entschieden für eine Fortsetzung des Reform-

---

80　Ebd., S. 9. Danach auch die folgenden Zitate.

81　Ilberg, Jahresversammlung des Deutschen Vereins für Psychiatrie 1929, S. 51.

82　Georg Ilberg, Jahresversammlung des Deutschen Vereins für Psychiatrie am 24. und 25. April 1930 in Stuttgart, in: Allg. Zschr. Psychiatr. 93 (1930), S. 329-389, hier: S. 349-352, Zitat: S. 350.

83　Ebd., S. 352.

84　Friedrich Ernst Moritz Saemisch, Gutachten des Reichssparkommissars über die Staatsverwaltung des Volksstaates Hessen, Darmstadt 1929; Hermann Sabath, Heil- und Pflegeanstalten, in: Die Vorschläge des Reichssparkommissars zur Verwaltungsreform deutscher Länder. Dargestellt von seinen Mitarbeitern, Stuttgart 1931, S. 111-116. Dazu: Erich Friedländer, Eine Gefahr für die deutsche Irrenfürsorge, in: Allg. Zschr. Psychiatr. 93 (1930), S. 194-205. Vgl. Walter, Psychiatrie, S. 339, Anm. 327; Brink, Grenzen, S. 214-220.

85　Zum Folgenden: Walter, Psychiatrie, S. 339-346; Brink, Grenzen, S. 220-224.

86　In dieser Formel fasste Friedrich Ast, der Direktor der Anstalt Eglfing-Haar, in einem Referat auf der Direktorenkonferenz am 19. April 1933 die von Bratz entfaltete Argumentation zusammen. Friedrich Ast, Die Problematik der Sparmaßnahmen in der Geisteskrankenfürsorge, in: Allg. Zschr. Psychiatr. 100 (1933), S. 235-244, Zitat: S. 241.

kurses, wollte ein erschwertes Aufnahmeverfahren nur unter der Regie der Anstaltsärzte zugestehen, setzte auf die Frühentlassung in die eigene Familie oder in die Familienpflege – wobei er zugleich aus prophylaktischen Gründen für die eugenische Sterilisierung eintrat – und auf die Abschiebung der pflege-, aber nicht anstaltsbedürftigen Schizophreniepatienten in besondere Pflegeheime.[87]

Erich Friedländer (1883-1958), Direktor der lippischen Heil- und Pflegeanstalt Lindenhaus, der einen der beiden zweiten, mit 300 Reichsmark dotierten Preise erhielt, fuhr einen konservativeren Kurs. Er hielt daran fest, dass die geschlossene Anstaltsfürsorge in absehbarer Zeit das Kernstück der Geisteskrankenfürsorge bleiben müsse, und wandte sich entschieden gegen alle Sparkonzepte, die auf eine Entleerung der Anstalten hinausliefen, indem er – zu Recht – darauf verwies, dass bei geringerer Belegung die relativen Kosten stiegen und mit einer zu starken Öffnung der Anstalten das schwierigste »Krankenmaterial« in den Anstalten verbleiben würde. Reinen Pflegeanstalten stand er skeptisch gegenüber. Er plädierte für eine äußerst sparsame Haushaltsführung, die Einführung der doppelten Buchführung und die Aufstellung eines festen Etats in den Anstalten sowie für die Einsparung von Personal durch ineinander übergehende Wach- und Schlafsäle oder pflegerlose Abteilungen.[88]

Die Aufnahme und Entlassung der Patienten und Patientinnen bildete den Dreh- und Angelpunkt der Kontroversen um Möglichkeiten und Grenzen der Sparpolitik.[89] Stein des Anstoßes war der auf dem preußischen Polizeiverwaltungsgesetz vom 1. Juni 1931 beruhende Runderlass der Preußischen Ministerien für Volkswohlfahrt und des Innern zur Polizeilichen Unterbringung Geisteskranker in öffentlichen Heil- und Pflegeanstalten vom 21. Januar 1932.[90] Dieser Erlass ermächtigte die Polizei, »gemeingefährliche« Geisteskranke – in dringenden Fällen auch ohne Anhörung eines Arztes und ohne schriftliche Anordnung – in eine Anstalt zu verbringen. Darüber hinaus verpflichtete er die Träger der öffentlichen Heil- und Pflegeanstalten, solche »gemeingefährlichen«, von der Polizei eingewiesenen Kranken aufzunehmen, und untersagte ihnen, sie ohne Zustimmung der Polizei zu entlassen. Umgekehrt schrieb der Erlass vor, dass ein »nicht gemeingefährlicher« Geisteskranker, der sich nicht aufgrund polizeilicher Anordnung in der Anstalt befand, entlassen werden musste, wenn er selbst oder einer seiner Vertreter dies beantragte. Von Seiten der Anstaltspsychiater kam vehemente Kritik: Die Aufnahme und Entlassung von Patienten solle nach einem starren Schema auf der Grundlage des Kriteriums der »Gemeingefährlichkeit« – weder ein juristischer noch ein medizinischer, sondern ein Begriff aus der Polizeipraxis – erfolgen, ohne dass ärztliche Gesichtspunkte ausreichend berücksichtigt würden. Bei der Einweisung und Entlassung von Patienten rückte eine kleine Gruppe beamteter Ärzte in eine Schlüsselposition vor, wodurch die Kompetenzen der Anstaltsärzte eingeengt wurden. Die Frage der Kostenträgerschaft bei der polizeilichen Unterbringung »gemeingefährlicher« Kranker blieb ungeklärt. Ganz allgemein wurde bemängelt, dass die Anstalten wieder als reine Verwahreinrichtungen betrachtet würden. In der Praxis gingen manche Kommunen dazu über, Kranke nur noch polizeilich einweisen zu lassen und damit dem Landesfürsorgeverband und den Anstalten jede Möglichkeit zu nehmen, die Anstaltspflegebedürftigkeit zu überprüfen. Auf der Jahresversammlung des Deutschen Vereins für Psychiatrie in Bonn am 19./20. Mai 1932 stellten *Ernst Schultze* (1865-1938), Ordinarius für Psychiatrie und Neurologie an der Universität Göttingen und Direktor der dortigen Heil- und Pflegeanstalt,[91] und *Gustav Aschaffenburg* (1866-1944), Ordinarius für Psychiatrie an der Universität

---

87 Emil Bratz, Kann die Versorgung der Geisteskranken billiger gestaltet werden und wie?, in: Allg. Zschr. Psychiatr. 98 (1932), S. 1-40.

88 Erich Friedländer, Kann die Versorgung der Geisteskranken billiger gestaltet werden und wie?, in: Psychiatr.-Neurol. Wschr. 34 (1932), S. 373-381, wiederabgedruckt in: Franz-Werner Kersting/Hans-Walter Schmuhl (Hg.) Quellen zur Geschichte der Anstaltspsychiatrie in Westfalen, Bd. 2: 1914-1955, Paderborn 2004, S. 239-253 (Nr. 53).

89 Zum Folgenden: Brink, Grenzen, S. 255-266; Fellmann, Tätigkeit, S. 21-24.

90 Abgedruckt in Kersting/Schmuhl (Hg.), Quellen, S. 258 ff. (Nr. 57).

91 Georg Ilberg, Jahresversammlung des Deutschen Vereins für Psychiatrie in Bonn vom 19. bis 20. Mai 1932, in: Allg. Zschr. Psychiatr. 99 (1933), S. 146-268, hier: S. 184. Vgl. ders., Psychiatrische Kritik des Preußischen Runderlasses be-

Köln,[92] eine Resolution gegen den Erlass vom 21. Januar 1932 vor, der von der Versammlung einstimmig angenommen wurde und der tatsächlich eine Modifizierung der Einweisungspraxis bewirkte.[93]

Die Jahresversammlung 1932 stand überhaupt im Zeichen der Krise. Karl Bonhoeffer, Ordinarius an der Universität Berlin, Direktor der Universitätsnervenklinik der Charité, von 1920 bis 1934 – mit zwei kurzen Unterbrechungen in den Jahren 1923/24 und 1930/31 – Vorsitzender des Deutschen Vereins für Psychiatrie, wies in seiner Eröffnungsansprache darauf hin, dass von verschiedenen Seiten angeregt worden sei, die Versammlung ausfallen zu lassen. Der Vorstand, so Bonhoeffer, halte es aber für wichtig, gerade in der Zeit wirtschaftlicher Not die Tradition der jährlichen wissenschaftlichen Zusammenkunft aufrechtzuerhalten, auch, um »die durch den Zeitwandel angeregten Fragen in Vorträgen und Diskussionen wie in persönlicher Fühlungnahme zu besprechen«.[94] Bonhoeffer nannte noch einmal die Probleme, mit denen sich die Psychiatrie damals konfrontiert sah: »Streichung der Etatsmittel, Abbau der Ärztezahl, des Personals, Verschlechterung der Geisteskrankenstatistik und vor allem die Erschwerung der Aufnahmen in die Krankenhäuser und Anstalten von Seiten der öffentlichen Hand«. Der im Publikum vorherrschenden Meinung, dass es sich bei der Arbeit in den Anstalten um eine »unproduktive Verwahrungstätigkeit« handele, müsse unbedingt entgegengetreten werden, zumal sich die Stimmen mehrten, »dass in einem Volk, das Mühe hat, seiner gesunden Bevölkerung das Leben zu fristen, kein Platz ist für Ausgaben, deren produktiver Charakter nicht klar liegt.« Vor diesem Hintergrund hatte der Vorstand des Deutschen Vereins für Psychiatrie den Auf- und Ausbau psychiatrisch-neurologischer Abteilungen an den großen Allgemeinkrankenhäusern zu einem der Schwerpunktthemen der kommenden Jahresversammlung erklärt.

Zufällig ergab es sich, dass die Versammlung am 20. April 1933, dem Geburtstag *Adolf Hitlers* (1889-1945), begann.[95] Karl Bonhoeffer nahm in seiner Eröffnungsrede auf diesen Umstand Bezug, indem er im Namen des Deutschen Vereins für Psychiatrie den Wunsch aussprach, es möge dem neuen Reichskanzler »vergönnt sein [...], seine große Aufgabe zum Segen des deutschen Volkes durchzuführen.«[96] Als symbolische Geste, die man als ein, wenn auch nicht sonderlich enthusiastisches Bekenntnis zum neuen Deutschland verstehen konnte, spendete der Verein 500 Reichsmark für die Erwerbslosen der Stadt Würzburg, wo man zur Jahresversammlung zusammengekommen war. Ansonsten schlug sich die Umwälzung der politischen Lage in den Referaten, Vorträgen und Diskussionen noch nicht nieder.

Johannes Lange (1891-1938), Ordinarius für Psychiatrie und Direktor der Universitätsnervenklinik Breslau, stellte sechs Leitsätze zur »Errichtung psychiatrisch-neurologischer Abteilungen an allgemei-

---

treffend die polizeiliche Unterbringung Geisteskranker in öffentlichen Heil- und Pflegeanstalten. Ein Beitrag zu einer künftigen Irrengesetzgebung, in: Archiv für Psychiatrie und Neurologie 97 (1932), S. 468-532. – Auf der Jahresversammlung 1930 hatte Ernst Schultze bereits »Über den amtlichen Entwurf eines Einführungsgesetzes zum Allgemeinen Deutschen Strafgesetzbuch« berichtet und eine Resolution für die Strafrechtskommission des Reichstages eingebracht, wonach als Sachverständiger bei einer Einweisung in eine Heil- und Pflegeanstalt nur ein Arzt in Frage komme. Schultze war im Jahr zuvor in eine Kommission entsandt worden, die über die neue staatliche Gesetzgebung beraten sollte. Ilberg, Jahresversammlung des Deutschen Vereins für Psychiatrie 1930, S. 349.

92 Ilberg, Jahresversammlung des Deutschen Vereins für Psychiatrie 1932, S. 184 f. Vgl. auch Walter Creutz, Gemeingefährlichkeit und polizeiliche Mitwirkung bei der Anstaltsunterbringung Geisteskranker auf Grund der bisherigen und der neuerdings veränderten verwaltungsrechtlichen Lage, in: Psychiatr.-Neurol. Wschr. 34 (1932), S. 141-155; Hermann Grimme, Die Änderung im Aufnahmeverfahren, in: Psychiatr.-Neurol. Wschr. 14 (1932), S. 171-178; Max Fischer, Das Aufnahmeverfahren für Geisteskranke, in: Allg. Zschr. Psychiatr. 99 (1933), S. 120-130.

93 Ilberg, Jahresversammlung des Deutschen Vereins für Psychiatrie 1932, S. 184 f. Der Vorstand des Reichsverbandes beamteter deutscher Psychiater trat der Resolution einstimmig bei.

94 Ilberg, Jahresversammlung des Deutschen Vereins für Psychiatrie 1932, S. 148. Danach auch die folgenden Zitate.

95 Der Termin stand bereits im Jahre 1932 fest. Vgl. Psychiatr.-Neurol. Wschr. 34 (1932), S. 577 (Nr. 47, 19.11.1932).

96 Georg Ilberg, Bericht über die Jahresversammlung des Deutschen Vereins für Psychiatrie am 20. und 21. April 1933 in Würzburg, in: Allg. Zschr. Psychiatr. 101 (1933/34), S. 1-58, Zitat: S. 2.

nen Krankenhäusern« vor.[97] Hier wurde noch einmal der enge Zusammenhang zwischen Psychiatrie und Neurologie hervorgehoben: Psychiater müssten neurologisch, Neurologen psychiatrisch ausgebildet sein, da »eine Abgrenzung spezieller psychiatrischer und spezieller neurologischer Fragen gar nicht möglich«[98] sei. Vor allem aber erzwinge »die gegenwärtige Not der Nerven- und Geisteskranken im Allgemeinen Krankenhaus den Kampf in gemeinsamer Front.« Es kam zu einer lebhaften Aussprache mit überwiegend positivem Tenor. Bedenken aus der Sicht der Heil- und Pflegeanstalten wurden von *Friedrich (Fritz) Ast* (1872-1956), dem Direktor der Heil- und Pflegeanstalt Eglfing-Haar bei München,[99] hervorgebracht, offener Widerspruch kam lediglich von *Alfred Schmidt* (1874-1937), dem Direktor der westfälischen Provinzialheilanstalt Lengerich, der als Vorstandsmitglied des Reichsverbandes beamteter deutscher Psychiater insbesondere gegen den fünften Leitsatz Protest einlegte, demzufolge den psychiatrisch-neurologischen Krankenhausabteilungen Polikliniken angegliedert werden sollten, die »der nachgehenden Fürsorge zu dienen und die gesamten Aufgaben der sozialen Psychiatrie zu organisieren und durchzuführen« hätten.[100] Dies widersprach dem von den Anstaltsärzten favorisierten Erlanger Modell, in dem die Heil- und Pflegeanstalten als zentrale Schaltstellen der offenen Fürsorge vorgesehen waren. Es fällt auf, dass sowohl Karl Bonhoeffer als Vorsitzender des Deutschen Vereins für Psychiatrie als auch *Oswald Bumke* (1877-1950), Ordinarius für Psychiatrie in München, als amtierender Vorsitzender der Gesellschaft Deutscher Nervenärzte sehr um Ausgleich bemüht waren,[101] auch mit Blick auf die Internisten, nachdem eine kurz zuvor verabschiedete Resolution der »Deutschen Gesellschaft für innere Medizin« verlesen worden war. Darin war Bestrebungen, die Neurologie auf der Universität grundsätzlich im Rahmen der psychiatrisch-neurologischen Klinik zu lehren und an Allgemeinkrankenhäusern neurologisch-psychiatrische Abteilungen einzurichten, »aus geschichtlichen, sachlich-wissenschaftlichen und pädagogischen Gründen«[102] eine klare Absage erteilt worden. Vielmehr sollten in viel stärkerem Maße als bisher in internistischen Kliniken und Krankenhäusern besondere neurologische Abteilungen geschaffen werden.

In dieser Diskussion ging es im Kern um die alten Konfliktlinien zwischen Psychiatrie, Neurologie und Innerer Medizin, auch zwischen den Heil- und Pflegeanstalten und den Universitätskliniken und Allgemeinkrankenhäusern – vor dem Hintergrund der akuten Krise des Weimarer Wohlfahrtsstaates wurde das Thema mit Blick auf Einsparpotentiale wieder auf die Tagesordnung gesetzt. Die wirtschaftliche Not führte auch in einem anderen Punkt zu einer Reaktion der psychiatrischen Fachgesellschaft: Da die Reichsbehörden die amtliche Statistik der psychischen Erkrankungen aus Kostengründen eingestellt hatten, beschloss der Deutsche Verein für Psychiatrie, sie, unter Rückgriff auf Mittel der Heinrich-Laehr-Stiftung,[103] in eigener Regie weiterzuführen. Schon 1929 hatte man eine Kommission

---

97 Ebd., S. 27 f. Ergänzt wurden die Ausführungen Langes durch ein Koreferat von Prof. W. Hoffmann vom Hauptgesundheitsamt in Berlin sowie Vorträge von Stiefler (Linz) und Jürg Zutt (Berlin). Ebd., S. 28-34.

98 Ebd., S. 28. Danach auch die folgenden Zitate.

99 Zur Biographie: Bernhard Richarz, Heilen, Pflegen, Töten. Zur Alltagsgeschichte einer Heil- und Pflegeanstalt bis zum Ende des Nationalsozialismus, Göttingen 1987, S. 46 f.

100 Ilberg, Jahresversammlung des Deutschen Vereins für Psychiatrie 1933, S. 35 f. (Ast), 42 f. (Schmidt).

101 Ebd., S. 37 f.

102 Ebd., S. 36.

103 Diese war 1906 von Heinrich Laehr anlässlich seines sechzigjährigen Doktorjubiläums und des fünfzigjährigen Bestehens seiner Nervenheilanstalt Schweizerhof mit einem Anfangskapital von 50.000 Mark errichtet worden. Die Stiftung sollte der Förderung der wissenschaftlichen und praktischen Psychiatrie durch Preisaufgaben, Studienaufenthalte, Forschungsprojekte und Publikationen dienen. Sie war eng mit dem Deutschen Verein für Psychiatrie verzahnt, der Stiftungsvorstand hatte dem Vorstand der Fachgesellschaft Rechnung zu legen. Nachdem das Vermögen der Stiftung in der Hyperinflation von 1923 weitgehend vernichtet worden war, besserte sich die finanzielle Lage wieder, so dass das Stiftungsvermögen, das zum größten Teil in Wertpapieren angelegt war, 1931 wieder bei etwa 27.000 Reichsmark lag. Ein regelmäßiger Zuschuss aus Stiftungsmitteln floss der Deutschen Forschungsanstalt für Psychiatrie zu. Ehrhardt, 130 Jahre, S. 10.

eingesetzt, um die diagnostische Nomenklatur der Statistik einer Revision zu unterziehen,[104] und *Karl Wilmanns* (1883-1945), Ordinarius an der Universität Heidelberg, hatte auf der Jahresversammlung 1930 den Entwurf einer neuen Diagnosetabelle zur Diskussion gestellt.[105] Nun wurde *Hermann Paul Nitsche* (1876-1948), Direktor der Heil- und Pflegeanstalt Sonnenstein bei Pirna in Sachsen,[106] mit der Organisation dieser Statistik nach dem neuen »Würzburger Schlüssel« betraut.[107] Es fällt ins Auge, dass die Pläne der neuen Regierung zu einer eugenisch angeleiteten Erbgesundheitspolitik in der Würzburger Tagung noch keinen Niederschlag fanden. Allerdings wurde beschlossen, dass eines der Hauptreferate der nächsten Jahresversammlung, die in der Pfingstwoche 1934 in Greifswald oder Stralsund stattfinden sollte, sich dem Thema »Eugenik und Psychiatrie« widmen sollte.[108]

2. Von der »Gleichschaltung« der Deutschen Gesellschaft für Rassenhygiene bis zum Eintritt Ernst Rüdins in den Vorstand des Deutschen Vereins für Psychiatrie, Mai bis Juli 1933

Die zentrale Achse: Arthur Gütt und Ernst Rüdin

Die »Gleichschaltung« der psychiatrisch-neurologischen Fachgesellschaften im Nationalsozialismus wurde von einem Netzwerk in die Wege geleitet, dessen Zentralachse die Verbindung zwischen dem Reichsministerium des Innern in Berlin und der Deutschen Forschungsanstalt für Psychiatrie in München, zwischen *Arthur Gütt* (1891-1949)[109] und Ernst Rüdin, bildete. Arthur Gütt, vor der Machtübernahme der Nationalsozialisten Kreisarzt in Wandsbek, wurde am 1. Mai 1933 zum Leiter der Abteilung Volksgesundheit im Reichsinnenministerium berufen. Im August 1933 zum Ministerialrat, 1934 zum Ministerialdirektor ernannt, war Gütt bis 1938 der starke Mann in der staatlichen »Gesundheitsführung«. Seine Stellung war freilich nie völlig unangefochten, musste er sich doch in ständigen Kompetenzkonflikten mit der parteiamtlichen »Gesundheitsführung« unter dem »Reichsärzteführer« *Gerhard Wagner* (1888-1939) auseinandersetzen.[110] Besonders prekär war Gütts Stellung zu Beginn seiner Amtszeit, im Zeitfenster von Mai bis Juli 1933. Er hatte sich mit einer umfassenden Denkschrift zur Neuordnung der Bevölkerungspolitik für seinen neuen Posten empfohlen und sah sich sofort mit einer großen Herausforderung konfrontiert, denn es wurde von ihm erwartet, dass er der Regierung in kürzester Frist einen Gesetzentwurf zur zwangsweisen Sterilisierung aus rassenhygienischer Indikation vorlegte. Gütt bewältigte diese Aufgabe innerhalb von zwei Monaten – der Entwurf

---

104 Ilberg, Jahresversammlung des Deutschen Vereins für Psychiatrie 1929, S. 51.

105 Ders., Jahresversammlung des Deutschen Vereins für Psychiatrie 1930, S. 362.

106 Kathrin Mäckel, Prof. Dr. med. Hermann Paul Nitsche. Sein Weg als Reformpsychiater zum Mittäter an der Ermordung chronisch-psychisch Kranker zur Zeit des Nationalsozialismus in Deutschland, med. Diss. Leipzig 1993; Boris Böhm/ Hagen Markwardt, Hermann Paul Nitsche (1876-1948). Zur Biografie eines Reformpsychiaters und Hauptakteurs der NS-»Euthanasie«, in: Boris Böhm (Bearb.), Nationalsozialistische Euthanasieverbrechen. Beiträge zur Aufarbeitung ihrer Geschichte in Sachsen, Dresden 2004, S. 71-104; Böhm, Paul Nitsche.

107 Ilberg, Jahresversammlung des Deutschen Vereins für Psychiatrie 1933, S. 58. Vgl. Andrea Dörries, Der Würzburger Schlüssel von 1933. Diskussionen um die Entwicklung einer Klassifikation psychischer Störungen, in: Thomas Beddies/ Andrea Dörries (Hg.), Die Patienten der Wittenauer Heilstätten in Berlin, 1919-1960, Husum 1999, S. 188-201.

108 Ilberg, Jahresversammlung des Deutschen Vereins für Psychiatrie 1933, S. 57. Als Referenten waren Oswald Bumke oder Kurt Beringer vorgesehen.

109 Zur Biographie: Alfons Labisch/Florian Tennstedt, Der Weg zum »Gesetz über die Vereinheitlichung des Gesundheitswesens« vom 3. Juli 1934. Entwicklungslinien und -momente des staatlichen und kommunalen Gesundheitswesens in Deutschland, Bd. 2, Düsseldorf 1985, S. 423 f.; Udo Benzenhöfer, Zur Genese des Gesetzes zur Verhütung erbkranken Nachwuchses, Münster 2006, S. 62-67.

110 Zur Biographie Wagners: Klee, Personenlexikon, S. 649; Michael Grüttner, Biographisches Lexikon zur nationalsozialistischen Wissenschaftspolitik, Heidelberg 2004, S. 179.

des »Gesetzes zur Verhütung erbkranken Nachwuchses« lag dem Kabinett schon am 14. Juli 1933 zur Beratung vor.[111] Zwar baute das Gesetz über weite Strecken auf den Entwurf eines Gesetzes zur freiwilligen Sterilisierung aus eugenischer Indikation auf, der aus den Beratungen des Preußischen Landesgesundheitsrates im Juli 1932 hervorgegangen war,[112] dennoch entstand der Entwurf, da es Abstimmungsbedarf mit anderen Ressorts gab, unter immensem Zeitdruck. Prekäre Fragen – etwa im Hinblick auf die endgültige Festlegung des Indikationenkatalogs oder die Einbeziehung der »Anlageträger« sowie der »Psychopathen« und »Triebverbrecher« – waren deshalb vorläufig ausgeklammert worden. Es war klar, dass das Gesetz nur ein Anfang sein sollte. Zu seiner praktischen Umsetzung, Evaluation und Fortentwicklung wie auch zu seiner öffentlichen Legitimierung war Gütt auf wissenschaftliche Expertise auf dem Feld der Psychiatrie und insbesondere der psychiatrischen Genetik dringend angewiesen.

Hier trafen sich Gütts Interessen mit denen Ernst Rüdins, der seit 1917 die Genealogisch-Demographische Abteilung der Deutschen Forschungsanstalt für Psychiatrie in München aufgebaut hatte und – nach einem Zwischenspiel als Professor für Psychiatrie in Basel von 1925 bis 1928 – im Jahre 1931 zum Geschäftsführenden Direktor der gesamten Forschungsanstalt aufgestiegen war. Wie sehr die Bedeutung der psychiatrischen Genetik in Deutschland mittlerweile gestiegen war, kann man daran ablesen, dass Rüdin bei den Verhandlungen um seine Rückberufung nach München eine Verdreifachung des Etats der Genealogisch-Demographischen Abteilung erreicht hatte. Die Deutsche Forschungsanstalt, die 1924 als Kaiser-Wilhelm-Institut anerkannt worden war, erhielt für ihre Forschungen im Bereich der psychiatrischen Genetik mittlerweile auch Fördermittel von der Notgemeinschaft der Deutschen Wissenschaften und von der *Rockefeller Foundation*.[113] Paradoxerweise war jedoch Rüdins Einfluss auf die deutsche rassenhygienische Bewegung und die von dieser geleistete wissenschaftliche Politikberatung in der ausgehenden Weimarer Republik deutlich zurückgegangen. Die »Berliner Richtung« der Rassenhygiene unter Führung des Direktors des Kaiser-Wilhelm-Instituts für Anthropologie, menschliche Erblehre und Eugenik, *Eugen Fischer* (1874-1967), eines Erzrivalen Rüdins, hatte bestimmenden Einfluss auf die von Zentrum und Sozialdemokratie getragene »Weimarer Eugenik« gewonnen, die »Münchner Richtung« unter Rüdin war ins Hintertreffen geraten. Bezeichnend war, dass bei den Beratungen des Gesetzentwurfs zur freiwilligen Sterilisierung im Juli 1932 Fischer die beherrschende Gestalt war, während Rüdin und seine Mitarbeiter völlig ausgebootet waren.[114]

Mit der »Machtergreifung« der Nationalsozialisten kam es indessen zu einer dramatischen Verschiebung der Machtverhältnisse. Während Fischer unter starken politischen Druck geriet und Mühe hatte, sich im Amt zu halten, hatte Rüdin Aufwind. Als Geschäftsführender Direktor der Deutschen Forschungsanstalt hatte er Zugriff auf umfangreiche wissenschaftliche Ressourcen – Finanzmittel, Arbeitsplätze, Personal, neuestes wissenschaftliches Wissen aus laufenden Projekten, Zugang zu Publikationsorganen, Einfluss auf Konferenzprogramme, Informationen über schwebende Berufungsverfahren etc. Innerhalb der Netzwerke der wissenschaftlichen Fachgesellschaften hatte er dagegen bis zum Mai 1933 *keine* zentrale Position inne. Gewiss: Seit 1932 amtierte er als Präsident der *International Federation of Eugenic Organisations* (IFEO). Auf den Vorstand der *Deutschen* Gesellschaft für Rassenhygiene und Eugenik hatte er hingegen keinen Einfluss, er fungierte lediglich als zweiter Vorsitzender der Münchener Ortsgruppe. Im Deutschen Verband für psychische Hygiene gehörte er dem *weiteren*

---

111 Auszug aus der Niederschrift über die Sitzung des Reichskabinetts vom 14. Juli 1933, Bundesarchiv (BArch.) Berlin, R 43 II/720, Bl. 11 f. Zur Entstehung des Entwurfs: Benzenhöfer, Genese, S. 68-72, 81-89.

112 Die Eugenik im Dienste der Volkswohlfahrt (= Veröffentlichungen aus dem Gebiete der Medizinalverwaltung, Bd. 38, H. 5), Berlin 1932.

113 Weber, Ernst Rüdin, S. 152-156.

114 Hans-Walter Schmuhl, Grenzüberschreitungen. Das Kaiser-Wilhelm-Institut für Anthropologie, menschliche Erblehre und Eugenik, 1927-1945, Göttingen 2005, S. 141-148.

Vorstand an, im Vorstand des Deutschen Vereins für Psychiatrie war er *nicht* vertreten. Doch gelang es Rüdin innerhalb von nur zwei Jahren, alle diese Fachgesellschaften – und dazu noch die Gesellschaft Deutscher Nervenärzte – unter seine Kontrolle zu bringen. Ausschlaggebend war hierbei sein Bündnis mit Arthur Gütt. Im entscheidenden Augenblick holte sich Rüdin die Rückendeckung Gütts und setzte seine Linie durch. Bei genauerem Hinsehen zeigt sich indes, dass Rüdin viel weniger zielstrebig handelte, als es auf den ersten Blick den Anschein haben mag, dass vielmehr eine ganze Reihe anderer Akteure mit je eigenen Interessenlagen auf die Entwicklung Einfluss nahm, dass sich im Zuge eines komplexen Prozesses der Aushandlung von Interessen und der Verteilung von Ressourcen ein informelles Netzwerk bildete, das institutionelle Strukturen überformte.

Die »Gleichschaltung« der Deutschen Gesellschaft für Rassenhygiene und Eugenik

Den Anfang des Fusionsprozesses der Fachgesellschaften markierten die »Gleichschaltung« der Deutschen Gesellschaft für Rassenhygiene und Eugenik und die Installierung Rüdins als »Reichskommissar für Rassenhygiene«. Initialzündung war ein Abwahlantrag der Münchener Ortsgruppe der Deutschen Gesellschaft für Rassenhygiene und Eugenik am 29. Mai 1933 gegen den Vorstand um Eugen Fischer, wobei sich die Fraktion aus dem Umfeld der Deutschen Forschungsanstalt für Psychiatrie – neben Ernst Rüdin waren dies *Bruno Schulz* (1890-1958), *Adele Juda* (1888-1949), Hans Luxenburger, *Hugo Spatz* (1888-1969), *Friedrich Stumpfl* (1902-1994) und *Heinz Riedel* (* 1904) – bezeichnenderweise im Hintergrund hielt. Die Initiative ging vielmehr von zwei Rassenhygienikern der jüngeren Generation aus, die bereits vor 1933 in das nationalsozialistische Lager abgedriftet waren: *Karl Astel* (1898-1945), zu dieser Zeit als Rassenhygieniker an der Reichsführerschule der SA sowie im Rasse- und Siedlungsamt der SS (ab 1935: Rasse- und Siedlungshauptamt, RuSHA), und *Bruno K. Schultz* (1901-1997), als »Fachbearbeiter für Rassenkunde« ebenfalls im Rasse- und Siedlungsamt tätig. Am 29. Mai 1933 beschloss die Münchner Ortsgruppe auf Antrag Astels und Schultz', die Abwahl des Vorstandes der Deutschen Gesellschaft für Rassenhygiene und Eugenik zu fordern. Ihren Antrag begründeten Astel und Schultz folgendermaßen: »Die Münchner Gesellschaft für Rassenhygiene […] hält es in Anbetracht der ungeheuren Wichtigkeit, die der Rassenhygiene im neuen unter Adolf Hitler geeinten nationalen Staate zukommt, für unerlässlich, dass der Vorstand der Gesellschaft aus Männern besteht, über deren positive Einstellung zur Rassenhygiene und Bejahung des Staates Adolf Hitlers kein Zweifel besteht. Für den bisherigen Vorstand trifft das nicht zu. Die Münchner Gesellschaft für Rassenhygiene fordert daher eine entsprechende Änderung des Vorstandes«.[115]

Weiter beschloss die Münchner Ortsgruppe, als Delegierten zur nächsten Hauptversammlung, die am 10. Juni 1933 in Berlin stattfinden sollte, nicht, wie ursprünglich vorgesehen, *Fritz Lenz* (1887-1976) zu entsenden, sondern eine Delegation mit dem greisen *Alfred Ploetz* (1860-1940) an der Spitze, der von Astel und Schultz begleitet würde. Diese Delegation sollte alle Stimmen der Münchner Ortsgruppe bündeln und diesen Stimmenblock zur Abwahl des bisherigen Vorstandes einsetzen. Einem weiteren Antrag Astels und Schultz' folgend, sollte sich die Delegation entschieden dafür einsetzen, dass Ernst Rüdin zum Ersten Vorsitzenden bestellt würde. Die Sitzung der Münchner Ortsgruppe nahm wohl einen turbulenten Verlauf, und es hat den Anschein, dass Astel und Schultz massiven Druck ausübten, um die einstimmige Annahme ihrer Anträge durchzusetzen – es dürften vor allem Fritz Lenz und *Theodor Mollison* (1874-1952) gezögert haben, sich gegen Eugen Fischer zu stellen. Jedenfalls betonten Astel und Schultz in ihrem Bericht an Reichsinnenminister *Wilhelm Frick* (1877-1946), »dass, wenn nicht von uns beiden entsprechende Vorbereitungen getroffen worden

---

115 Zit. n. Niels C. Lösch, Rasse als Konstrukt. Leben und Werk Eugen Fischers, Frankfurt/Main 1997, S. 234.

wären, die gesamten Beschlüsse ebenso einstimmig in entgegengesetzter Richtung gefasst worden wären«.[116]

Zu der beabsichtigten Kampfabstimmung auf der Hauptversammlung der Deutschen Gesellschaft für Rassenhygiene und Eugenik am 10. Juni 1933 kam es indessen nicht mehr. Die Gesellschaft wurde von oben her »gleichgeschaltet«. Der alte Vorstand sah sich gezwungen, geschlossen zurückzutreten, und Reichsinnenminister Frick stellte Rüdin als »Reichskommissar« an die Spitze der Gesellschaft. Das energische Vorgehen Fricks dürfte wohl auch auf ein Denunziationsschreiben zurückzuführen sein, das Astel und Schultz am 29. Mai 1933 an den Innenminister geschickt hatten. Darin machten sich die beiden Renegaten aus München den Umstand zunutze, dass Fischer am 2. Mai 1933 überraschend – und sehr zum Unwillen der nationalsozialistischen Hochschullehrer – zum Rektor der Berliner Friedrich-Wilhelms-Universität gewählt worden war, nachdem der bisherige Amtsinhaber, der Jurist *Eduard Kohlrausch* (1874-1948), bei der vom Reichskommissar für das Preußische Kultusministerium, *Bernhard Rust* (1883-1945), angesetzten Neuwahl auf eine erneute Kandidatur verzichtet hatte.[117] Astel und Schultz behaupteten nun, in rassenhygienischen Kreisen kursiere das Gerücht, Fischer beabsichtige, in seiner Eigenschaft als Universitätsrektor bei Hitler vorzusprechen und sich als Chef eines neu zu gründenden »Ministeriums für Rassenhygiene« zu empfehlen. Obwohl dieses Gerücht wahrscheinlich jeder Grundlage entbehrte – in keiner anderen Quelle findet sich ein entsprechender Hinweis –, verfehlte die Denunziation ihre Wirkung nicht. Frick, der eine Beschneidung seines Kompetenzbereichs fürchtete, folgte den Empfehlungen Astels und Schultz'.

Parallel zu diesem Vorgang bildete Frick den Reichsausschuss für Bevölkerungsfragen am 2. Juni 1933 in einen »Sachverständigenbeirat für Bevölkerungs- und Rassenpolitik« um, der am 28. Juni 1933 mit einer programmatischen Rede Fricks zu seiner ersten Sitzung zusammenkam.[118] Ernst Rüdin war in seiner Eigenschaft als »Beauftragter der Deutschen Gesellschaft für Rassenhygiene« in den Beirat berufen worden und fungierte dort als »Obmann« der zentralen Arbeitsgruppe II »Rassenhygiene und Rassenpolitik«.[119] Damit sah sich Rüdin unversehens in den Mittelpunkt wissenschaftlicher Politikberatung auf dem so wichtigen Feld der Erbgesundheits- und Rassenpolitik gestellt. Hierdurch gewann er eine unter den Bedingungen des »Dritten Reiches« eminent wichtige Ressource: den unmittelbaren Zugang zu Arthur Gütt und den zumindest mittelbaren Zugang zu Reichsinnenminister Wilhelm Frick.

Um die Zukunft des Deutschen Verbandes für psychische Hygiene

Zudem hatte er jetzt einen Hebel, um den Deutschen Verband für psychische Hygiene unter seinen Einfluss zu bringen. Dessen Vorstand bestand 1933 aus Robert Sommer als Vorsitzendem, Wilhelm Weygandt, Direktor der Psychiatrischen Universitätsklinik Hamburg-Friedrichsberg, als stellvertretendem Vorsitzenden – er war gleichzeitig Vertreter des Deutschen Vereins für Psychiatrie im Vorstand – sowie Hans Roemer als Geschäftsführer. Hinzu kamen Hermann Simon sowie Paul Nitsche, der 1932

---

116 Zit. nach ebd., S. 235. Vgl. auch Sheila Faith Weiss, The Nazi Symbiosis: Human Genetics and Politics in the Third Reich, Chicago/London 2010, S. 136-138.

117 Dazu ausführlich: Lösch, Rasse, S. 253-266. Zur Biographie Kohlrauschs: Grüttner, Lexikon, S. 96 f.

118 H. Müller, Der Sachverständigenbeirat für Bevölkerungs- und Rassenpolitik des Reichsministers des Innern, in: Karl Astel (Hg.), Rassekurs in Egendorf, München 1935, S. 183-188; Reiner Pommerin, »Sterilisierung der Rheinlandbastarde«. Das Schicksal einer farbigen deutschen Minderheit 1918-1937, Düsseldorf 1979, S. 49-52; Christian Ganssmüller, Die Erbgesundheitspolitik des Dritten Reiches. Planung, Durchführung und Durchsetzung, Köln/Wien 1987, S. 34-42; Günter Neliba, Wilhelm Frick. Der Legalist des Unrechtsstaates. Eine politische Biographie, Paderborn 1992, S. 178 f; Weingart/Kroll/Bayertz, Rasse, S. 460-464; Weiss, Nazi Symbiosis, S. 138 f.; Benzenhöfer, Genese, S. 72-76.

119 Zur Rolle Rüdins bei der Formulierung des »Gesetzes zur Verhütung erbkranken Nachwuchses« abwägend: Benzenhöfer, Genese, S. 77-81.

anstelle von Gustav Kolb in den Vorstand gewählt worden war. Nitsches Zuwahl erfolgte nach der Kooperation bei der II. Internationalen Hygieneausstellung und geschah in der erklärten Absicht, dem Verband für psychische Hygiene einen Zugriff auf die Ressourcen des Deutschen Hygiene-Museums in Dresden zu verschaffen, das in der »hygienischen Volksbelehrung« eine führende Stellung einnahm.[120]

Ernst Rüdin war dagegen lediglich Mitglied des – wohl nur auf dem Papier bestehenden – weiteren Vorstandes des Verbandes. Durch die Ereignisse im Mai/Juni 1933 rückte er jedoch in eine Schlüsselposition, was den Fortbestand des Verbandes für psychische Hygiene anging. Als »Reichskommissar für Rassenhygiene« sollte er nämlich gegenüber dem Reichsinnenministerium eine Empfehlung abgeben, ob die Deutsche Gesellschaft für Rassenhygiene – wie sie jetzt wieder hieß – und der Verband für psychische Hygiene fusionieren sollten. Aus der Sicht der neuen Regierung stellte sich die Frage, ob man zwei Fachgesellschaften auf dem Feld der Rassenhygiene überhaupt brauchte und ob man die nicht unbeträchtlichen Reichszuschüsse, die bis dahin dem Verband für psychische Hygiene zugeflossen waren, nicht besser anderweitig einsetzte, zumal der Verband sich in der Frage der eugenischen Zwangssterilisierung nicht eindeutig positioniert hatte.

Die Strategie des Vorsitzenden des Deutschen Verbandes für psychische Hygiene, Robert Sommer, zielte darauf ab, unter Umgehung seines eigenen Geschäftsführers direkt mit dem Reichsinnenministerium zu verhandeln und den Vorsitz Wilhelm Weygandt zu übertragen – denn Sommer war sich völlig darüber im klaren, dass er sich unter der neuen Regierung nicht als Vorsitzender würde halten können.[121] Für diesen Kurs fand er jedoch im eigenen Vorstand keinerlei Unterstützung, so dass – mit Ausnahme Sommers – *alle* Vorstandsmitglieder des Deutschen Verbandes für psychische Hygiene im Mai/Juni 1933 aus eigener Initiative den Schulterschluss mit Ernst Rüdin suchten – allen voran der Geschäftsführer Hans Roemer, dessen Verhältnis zu Sommer zu diesem Zeitpunkt bereits völlig zerrüttet war. Im Mai hatte es innerhalb des Vorstandes eine Auseinandersetzung um ein neues Merkblatt »zur Verhütung der erblichen Geistes- und Nervenkrankheiten« gegeben, in dem die Einführung der eugenischen Sterilisierung in Deutschland »auf dem Wege der Freiwilligkeit«[122] empfohlen wurde – also zu einem Zeitpunkt, da die Spatzen bereits von den Dächern pfiffen, dass die neue Regierung an einem Gesetzentwurf zur *Zwangs*sterilisierung arbeitete. Vor allem Weygandt übte Kritik an dieser

---

120 Nitsche an Rüdin, 29.6.1933, MPIP-HA: GDA 127: »Ich selbst bin dadurch in den Vorstand im vorigen Jahre gekommen, dass ich für die Dresdner Hygieneausstellung vom sächsischen Ministerium für die Gruppe Seelische Hygiene designiert worden war, eine Gruppe, an der vor allen Dingen auch der Verband mitarbeitete. Unsere Arbeit an dieser Ausstellung – mein Bestreben ging dabei vor allem darauf hinaus, die seelische Hygiene, soweit das heute möglich ist, analog der körperlichen Hygiene zu erfassen, während der Verband, namentlich Roemer, das rein Psychiatrische in den Vordergrund stellen wollte – wurde durch politische Quertreibereien in Dresden (einflussreicher sozialistischer Stadtverordneter, der vor allem in Individualpsychologie machte und dessen Bestrebungen uns zwischen die Beine geworfen wurden) sehr erschwert, so dass die Gruppe in sehr unvollkommener Weise in Erscheinung trat. Bei dieser Arbeit kam ich in näheren Kontakt mit den Vorstandsmitgliedern des Verbandes und nahm auf deren Bitte im vorigen Jahr die Wahl in den engeren Vorstand an, weil dem Verband sehr daran lag, in das Hygienemuseum in Dresden zu kommen, und ich als Verbindungsmann hierfür besonders geeignet erschien.« Ganz ähnlich: Nitsche an Bonhoeffer, 17.7.1933, Archiv der Humboldt-Universität Berlin (HUB), NL Karl Bonhoeffer, 10.

121 Roemer an Rüdin, 19.6.1933, MPIP-HA: GDA 127. Danach versuchte Sommer, einen Termin bei Ministerialrat *Max Taute* (1878-1934) im Reichsinnenministerium zu bekommen, um mit diesem über die Zukunft des Deutschen Verbandes für psychische Hygiene zu verhandeln. Dabei wollte er Wilhelm Weygandt hinzuziehen, dem er ab dem 1. Juli 1933 den Vorsitz übertragen wollte. Eine Beteiligung Roemers an einem Treffen mit Taute habe Sommer, wie Roemer schrieb, ausdrücklich abgelehnt. Demgegenüber habe Taute ein Treffen unter Beteiligung Roemers angeregt, um die »Eingliederung« des Verbandes für psychische Hygiene in die »rassenhygienischen Bestrebungen« unter dem »Reichskommissar« Ernst Rüdin vorzubesprechen.

122 Merkblatt des Deutschen Verbandes für psychische Hygiene zur Verhütung der erblichen Geistes- und Nervenkrankheiten, hg. von der Geschäftsstelle des Deutschen Verbandes für psychische Hygiene, Illenau b. Achern (Baden), o. D. [Mai 1933], MPIP-HA: GDA 127.

Positionierung[123] und wandte sich in dieser Sache an Rüdin, der aber wohl an dem – auch von ihm gebilligten – Merkblatt festhielt und Roemer von seinem Briefwechsel mit Weygandt unterrichtete. Roemer, der offenbar die in dieser Konstellation verborgene Chance zum Erhalt des Verbandes – und seines Geschäftsführerpostens – sah, legte Rüdin umgehend seine Position in der Frage des Merkblattes dar: Der Verband habe sich auf »eugenische Aufklärung, Betreuung und Eheberatung« zu konzentrieren, er solle das eugenische »Verantwortungsgefühl«[124] des einzelnen steigern, eine öffentliche Befürwortung der *Zwangs*sterilisierung – die Roemer keineswegs ablehnte[125] – sei unter diesem Gesichtspunkt kontraproduktiv.

In den folgenden Wochen bemühte sich Roemer nachdrücklich darum, seine persönliche Beziehung zu Rüdin auszubauen. Am 19. Juni gab er seiner Hoffnung Ausdruck, dass er Rüdin bei der Ausführung seines Auftrages »und damit unserer gemeinsamen Sache nützlich sein«[126] könne. Der Bitte Rüdins, möglichst bald nach München zu kommen, um die Neuordnung des Verbandes zu besprechen, wollte Roemer gerne nachkommen, da er der Auffassung war, dass der Verband für psychische Hygiene »infolge der Neuordnung der Dinge jetzt in ein kritisches Stadium« getreten sei. Roemer mochte aber nicht von sich aus bei Sommer um die Bereitstellung der Mittel für eine solche Reise nachsuchen, damit der Vorsitzende nicht auf die »Idee« käme, er – Roemer – »hätte etwas gegen ihn angezettelt«. Roemer bat daher Rüdin, in seiner Eigenschaft als »Kommissar für die rassenhygienischen Fragen« bei Sommer um die Bereitstellung der Mittel nachzusuchen oder aber die Reise kurzerhand anzuordnen. Rüdin mochte weder das eine noch das andere tun, sondern wandte sich umgehend – am 20. Juni 1933 – an Arthur Gütt mit der Bitte, die Reise Roemers, den Rüdin hier schon als seinen »Vertrauensmann«[127] im Vorstand des Verbandes für psychische Hygiene bezeichnete, zu veranlassen. Auch Gütt reagierte wohl sofort, denn schon am 26. Juni erklärte sich Sommer mit der Reise Roemers nach München einverstanden, ja er ging noch weiter und sprach sich dafür aus, Rüdin baldmöglichst in den engeren Vorstand zu kooptieren, ihm bei der nächsten Vorstandssitzung, die am 16. Juli 1933 in Kassel stattfinden sollte, den Vorsitz des Verbandes zu übertragen und Paul Nitsche – als Mitglied der NSDAP – zum stellvertretenden Vorsitzenden zu ernennen.[128] Gleichzeitig verschickte Sommer Einladungen zu dieser Vorstandssitzung, aus denen der geplante Wechsel an der Spitze hervorging.[129] Am

---

123 Vgl. Weygandt an Rüdin, 27.6.1933, MPIP-HA: GDA 127: »Meines Erachtens muss sich der Deutsche Verband für psychische Hygiene einem aktiveren Vorgehen durchaus anschließen. Er darf mit den Bedenken, wie sie [Ludwig] Ebermayer in Bonn 1932 gegen die Zwangssterilisation als unvereinbar mit dem ›Selbstbestimmungsrecht‹ vorbrachte, nicht mehr kommen. Wenn Simon meint, dass uns die Zwangsfrage überhaupt nichts angehe, da sie politisch und nicht ärztlich sei, so ist das eine übertriebene Zurückhaltung; mindestens können wir doch vom psychologischen Standpunkt sagen, dass die Erwartung eines größeren Erfolges bei der Freiwilligkeit der Sterilisation fehl geht und daher Zwang unumgänglich sein wird. Ich möchte noch weitergehen und auch Kastration nicht nur für Geschlechtsverbrecher, sondern auch für degenerative Gewalttätigkeitsverbrecher, auch rückfällige Affektverbrecher, vorschlagen.«

124 Roemer an Rüdin, 1.6.1933, MPIP-HA: GDA 127.

125 Roemer an Rüdin, 1.6.1933, MPIP-HA: GDA 127: »Ich bin keineswegs ein grundsätzlicher Gegner der Zwangssterilisierung. Die Forderung derselben habe ich bisher aus taktischen Gründen zurückgestellt zugunsten der freiwilligen Sterilisierung.«

126 Roemer an Rüdin, 19.6.1933, MPIP-HA: GDA 127. Danach auch die folgenden Zitate.

127 Rüdin an Gütt, 20.6.1933, MPIP-HA: GDA 127. Zwischen Sommer und Roemer, so erläuterte Rüdin, bestünden »augenscheinlich starke Spannungen«. Er – Rüdin – wolle nicht bei Sommer wegen der Fahrtkosten vorsprechen, »wenn ich weiß, dass er der Sache, die wir mit dem Verband für psychische Hygiene vorhaben, von vornherein unsympathisch gegenübersteht. Sind Sie nicht auch dieser Ansicht? Habe ich dann einmal mit Roemer gesprochen, so kann man dann ja immer noch, in der Form, wie Sie das für notwendig halten, mit dem ganzen Vorsitz des Verbandes offiziell in Fühlung treten.«

128 Sommer an Roemer, 26.6.1933 (Durchschlag an Rüdin), MPIP-HA: GDA 127. Hans Roemer kommentierte diesen Schritt gegenüber Ernst Rüdin mit einer gewissen Erleichterung: Er zeige, dass Sommer »die Lage doch besser übersieht, als ich befürchtet hatte«. Roemer an Rüdin, 27.6.1933, MPIP-HA: GDA 127.

129 Sommer an den engeren Vorstand des Deutschen Verbandes für psychische Hygiene (Durchschlag an Rüdin), 27.6.1933, MPIP-HA: GDA 127.

27. Juni 1933 wandte sich Wilhelm Weygandt an Ernst Rüdin und signalisierte seine Zustimmung zu einer »Gleichschaltung« des Verbandes unter der Führung Rüdins.[130] Am 29. Juni meldeten sich dann Paul Nitsche und sein Vorgänger im engeren Vorstand, Gustav Kolb,[131] am 7. Juli auch Hermann Simon.[132] Sie alle versicherten Rüdin, dass sie ihn als neuen Vorsitzenden des Verbandes für psychische Hygiene unterstützen wollten. Sie alle äußerten auch die Hoffnung, Rüdin werde in seiner Eigenschaft als »Reichskommissar für Rassenhygiene« den Verband auf einen konsequent rassenhygienischen Kurs bringen und in die Erbgesundheitspolitik der neuen Regierung einbringen. Der Vorstand des Verbandes verfolgte auch ein ganz konkretes Interesse: Er plante Fortbildungskurse für Psychiater, um sie mit der Erbgesundheitspolitik des neuen Deutschlands vertraut zu machen – der zentrale Kurs sollte nunmehr unter der Schirmherrschaft Ernst Rüdins an der Deutschen Forschungsanstalt für Psychiatrie in München stattfinden. Dieser Kurs fand dann, wie weiter unten ausführlich dargestellt werden soll, im Januar 1934 wirklich statt und war im Hinblick auf die Umsetzung des »Gesetzes zur Verhütung erbkranken Nachwuchses« in den Heil- und Pflegeanstalten von überragender Bedeutung.[133]

Von ganz besonderem Interesse ist das streng vertrauliche Schreiben Nitsches an Rüdin vom 29. Juni 1933.[134] Nitsche sprach sich nachdrücklich dafür aus, den Verband für psychische Hygiene in den Deutschen Verein für Psychiatrie zu inkorporieren und diesen dadurch stärker auf die praktischen Aufgaben der psychischen Hygiene auszurichten. Dieser nach Meinung Nitsches längst überfällige Schritt sei bisher an der »weltfremden« Einstellung der im Vorstand des Vereines vorherrschenden Richtung«[135] gescheitert. Ziemlich unverhohlen plädierte Nitsche dafür, seinen akademischen Lehrer Karl Bonhoeffer – mit dem er zur selben Zeit im Hinblick auf die »Reichsirrenstatistik« auf das engste zusammenarbeitete – aus dessen Position als Vorsitzender des Vereins für Psychiatrie zu verdrängen und auch dessen

---

130 Weygandt an Rüdin, 27.6.1933, MPIP-HA: GDA 127: »Mit Interesse las ich, dass Sie zum Kommissar für rassenhygienische Bestrebungen ernannt sind, was ja die wissenschaftlich beste Grundlage gewährleistet. Hinsichtlich des Deutschen Verbandes für psychische Hygiene erfuhr ich, dass Sie sich mit Roemer aussprechen wollen. Ich hätte es noch mehr begrüßt, wenn Sommer als Vorsitzender und Gründer des Deutschen Verbandes mit Ihnen unmittelbar verhandeln würde. [...] Ich halte es nun für nötig, dass der Verband für psychische Hygiene, um nicht seine Existenzberechtigung zu verlieren, was schon durch Entziehung jeder Subvention sehr leicht geschehen kann, sich mit den verwandten Bestrebungen gleichschalten muss, in erster Linie also auch mit den Bestrebungen der Rassenhygiene.«

131 Kolb an Rüdin, 29.6.1933, MPIP-HA: GDA 127: »Einem Briefe von Herrn Roemer entnehme ich mit Genugtuung, dass Sie nach einer Vorstandssitzung in Kassel die Leitung des Verbandes übernehmen und dass Herr Sommer sich dieser schon durch sein Alter notwendig gewordenen Umstellung unterzieht; seine Absicht auch weiterhin im Vorstand zu bleiben, wird wohl für den neuen Vorsitzenden ganz belehrend sein. Da Herr Professor Weygandt in dem Briefe als Vorsitzender nicht erwähnt ist, so nehme ich an, dass er vielleicht seine mir vor Monaten angedeutete Absicht, sich in Rücksicht auf seinen Gesundheitszustand von einem Teil seiner Arbeiten zurückzuziehen, ausgeführt hat.«

132 Simon an Rüdin, 7.7.1933, MPIP-HA: GDA 127. Simon gab sich hier als entschiedener Verfechter einer zwangsweisen Rassenhygiene zu erkennen und sprach sich auch für eine schärfere Fassung des Merkblatts aus. Vgl. auch seinen Entwurf einer solchen Fassung und seine Denkschrift »Eugenische Maßnahmen als Vorbeugung gegen die Zunahme geistiger und nervöser Krankheiten und Unzulänglichkeiten«, MPIP-HA: GDA 127.

133 Vgl. S. 210-218.

134 Nitsche und Rüdin kannten sich bereits aus der Zeit vor 1910, als beide – zunächst an der Heidelberger, dann an der Münchener Universitätsklinik unter Emil Kraepelin gearbeitet hatten. Beide gehörten zu den frühen Mitgliedern der Deutschen Gesellschaft für Rassenhygiene. Als Ernst Rüdin im Jahre 1911 zusammen mit dem Münchener Ordinarius für Hygiene Max v. Gruber (1853-1927) die Abteilung für Rassenhygiene bei der I. Internationalen Hygiene-Ausstellung in Dresden gestaltete, war auch Paul Nitsche beteiligt. Obwohl beide auch im Deutschen Verband für psychische Hygiene engagiert waren, lässt der Beginn des Briefwechsels im Jahre 1933 erkennen, dass die Verbindung zwischen Rüdin und Nitsche bis dahin eher locker gewesen war. Zur Zeit des »Dritten Reiches« entwickelte sich dann aber ein sehr dichter Briefwechsel zwischen Rüdin und Nitsche. man kann wohl sagen, dass Nitsche »der wichtigste von Rüdins Korrespondenzpartnern« wurde. Volker Roelcke/Gerrit Hohendorf/Maike Rotzoll, Psychiatrische Genetik und »Erbgesundheitspolitik« im Nationalsozialismus. Zur Zusammenarbeit zwischen Ernst Rüdin, Carl Schneider und Paul Nitsche, in: Schriftenreihe der Deutschen Gesellschaft für Geschichte der Nervenheilkunde 6 (2000), S. 59-73, hier: S. 61 f. (Zitat: S. 62); Roelcke, Wissenschaft, S. 124 f. (Zitat: S. 125).

135 Nitsche an Rüdin, 29.6.1933, MPIP-HA: GDA 127.

designierten Nachfolger Oswald Bumke auszubooten. Gleichzeitig ließ Nitsche keinen Zweifel daran, dass er Robert Sommer als Vorsitzenden des Verbandes für psychische Hygiene für untragbar hielt – deshalb begrüßte er die Mitteilung Sommers, er werde den Vorsitz niederlegen, nachdrücklich.[136]

Rüdin, soeben von der ersten Sitzung des Sachverständigenbeirats für Bevölkerungs- und Rassenpolitik aus Berlin zurückgekehrt, antwortete postwendend: Es sei interessant, dass man unabhängig voneinander zu ganz ähnlichen Anschauungen gelangt sei. Bevor er konkrete Schritte unternehme, wolle er wissen, »in welcher Form und unter welchen Personalveränderungen eine Fusion zu verwirklichen wäre, so dass sie dann auch wirklich den neuen Geist atmet, den wir wünschen.«[137] Rüdin bat daher Nitsche »unter dem Siegel absoluter Verschwiegenheit« um Vorschläge, wie man bei einer Fusion den Vorstand des Vereins für Psychiatrie umbesetzen solle. Unverblümt fragte er nach, ob Nitsche selber Ambitionen auf den Posten des Vorsitzenden habe. Noch gab sich Rüdin zögerlich: »Ich gehe da nur schrittweise vor und wenn ich nichts Besseres an die Stelle des Bestehenden setzen kann, dann mache ich lieber gar nichts.«

Wiederum postwendend, am 1. Juli 1933, antwortete Nitsche. Im »neuen Staate« sei »vor allem nötig Bekämpfung der Neurotisierung und Hysterisierung im Gegensatz zur bisherigen [...] Verweichlichung des Volkes, Erziehung zur Weltanschauung auf der Basis der Opferwilligkeit, der heroischen Einstellung auf überindividuelle Ziele, zu strenger weltanschaulicher und religiöser Bindung, Schärfung des Gesundheitsgewissens und -willens im Gegensatz zur bisherigen Verhätschelung der Psychopathen, richtige Einschätzung des Minderwertigen, Bekämpfung des Fürsorgefimmels, allgemeine seelische Roborierung [sic] usw.«[138] Für diese Ziele stehe der Deutsche Verband für psychische Hygiene – Nitsche plädierte nachdrücklich dafür, sie auch in den Verein für Psychiatrie zu tragen. Von Seiten des Verbandes für psychische Hygiene stehe einer Fusion mit dem Verein für Psychiatrie nichts mehr im Wege, da alle Mitglieder des engeren Vorstandes – Sommer, Weygandt, Roemer, Simon und Nitsche – von der Notwendigkeit einer Neuordnung überzeugt seien und »Sommer als Haupthemmnis für alle Wandlungen auch den Vorsitz niederlegen will.« Ganz anders lägen die Dinge auf Seiten des Deutschen Vereins für Psychiatrie. Die Abspaltung des Verbandes für psychische Hygiene sei auf die »dünkelhafte Einstellung« des Vorstandes des Vereins für Psychiatrie »im Sinne der so genannten reinen Wissenschaft« zurückzuführen. Solange Bonhoeffer den Vorsitz habe, sei »hier nichts zu ändern«. Der neue Staat solle den Vorstand auflösen und einen Kommissar bestellen, der für »Gleichschaltung« sorge. Diese Rolle, so Nitsche weiter, müsse Rüdin übernehmen, der doch »Psychiater, zugleich aber führender Rassenhygieniker«[139] sei. Er selbst erhebe keinerlei Ansprüche, jedoch bot er sich an, eine

---

136 Ebd.: »In der ablehnenden Haltung [gegenüber der psychischen Hygiene] wurde der Verein [für Psychiatrie] – vor allem wohl auch Bonhoeffer – sicherlich und verständlicherweise wesentlich bestärkt durch die eigenartige, schwierige Persönlichkeit Sommers, der – obwohl sehr gescheit und mit guten Ideen begabt – bekanntlich eben merkwürdige Fimmel hat usw. Dazu kommt die allzu sehr auf persönliche Geltung gerichtete Betriebsamkeit eines anderen Herrn [Wilhelm Weygandt].« An anderer Stelle führte Nitsche aus, die psychische Hygiene müsse sich des »Sommerisch-Fimmelhaften (Ruhehallen usw.)« entledigen. Sommer, so Nitsches Einschätzung, wäre »bestimmt« gegen eine Fusion der beiden Verbände, Roemer dafür. Weygandts Haltung sei ihm – Nitsche – nicht ganz klar.

137 Rüdin an Nitsche, 30.6.1933, MPIP-HA: GDA 127. Danach auch die folgenden Zitate.

138 Nitsche an Rüdin, 1.7.1933, MPIP-HA: GDA 127. Danach auch die folgenden Zitate.

139 Nitsche brachte ferner mehrere Persönlichkeiten zur Sprache, die in »zweiter Linie« in Frage kämen: Johannes Lange, »dessen sachliche Eignung sicher ist, von dem ich aber nicht weiß, wie er sich in organisatorischer Beziehung eignet«, Oswald Bumke (»sehr geschickt, klug, doch hat er m.E. den Grundfehler einer – wie soll ich mich ausdrücken? – Abneigung, praktische und nach umgestaltender Anwendung der Wissenschaft drängende Folgerungen zu ziehen«), Wilhelm Weygandt (»obwohl eitel und von einer unangenehmen Betriebsamkeit, ist doch ein sehr guter Organisator, kann viel, bringt viel fertig, arbeitet sehr schnell. Wie mag es aber mit seiner arischen Abstammung stehen?«) und Hans Roemer (»geschickt, rührig; das auch ihn stark beherrschende Motiv des Ehrgeizes tritt hinter seinen Fähigkeiten nicht so sehr hervor; letztere bestehen aber doch mehr in einer freilich nicht zu unterschätzenden Rührigkeit, ein Geschick, seine Fühler auszustrecken, Verbindungen aufzunehmen; eigene Ideen scheint er mir aber nicht viel zu haben«).

Kommission zu leiten, die über die »notwendige weitestmögliche Herabsetzung der Kosten für das Irrenwesen« beraten sollte – offenkundig dachte Nitsche bereits zu diesem Zeitpunkt über Sparkonzepte nach, die wenig später in seinem engeren Wirkungskreis in den sächsischen Heil- und Pflegeanstalten zur Einführung einer »Hungerkost« führten, die kaum ausreichte, die Bewohnerinnen und Bewohner am Leben zu erhalten.[140]

So war zwischen dem 19. Juni und dem 1. Juli 1933 eine völlig neue Konstellation entstanden: Ging es zunächst nur um die Frage, ob der Verband für psychische Hygiene als eigenständige Fachgesellschaft fortbestehen oder aber mit der Gesellschaft für Rassenhygiene fusioniert werden sollte, so war nun der Plan herangereift, den Verband für psychische Hygiene in den Verein für Psychiatrie zu inkorporieren und zwar gleichsam als Trojanisches Pferd, um die Sache der Rassenhygiene in der psychiatrischen Fachgesellschaft zu stärken und zugleich den Vorstand des Vereins für Psychiatrie um Karl Bonhoeffer abzusetzen und Ernst Rüdin als neuen Vorsitzenden mit den Vollmachten eines Reichskommissars zu installieren. Als Impulsgeber tritt aus der Korrespondenz Paul Nitsche hervor, der *beiden* Vorständen angehörte. Rüdin befand sich, einem Zeugnis Gustav Kolbs zufolge, in diesen Tagen in gehobener Stimmung »durch die Hoffnung, sein Lebensziel, für das er mit solcher Hingabe und mit solchem Erfolg gearbeitet hat, nun in Bälde wirksam in Angriff genommen zu sehen«.[141] Zunächst wirkte Rüdin allerdings unschlüssig, wie er vorgehen sollte. Nach Nitsches Initiative handelte er jedoch entschlossen und zielstrebig. Sein Plan hatte Gestalt angenommen.

Am 3. Juli 1933 traf sich Rüdin in der Deutschen Forschungsanstalt in München mit Roemer – zeitweilig nahmen an diesem Gespräch auch Fritz Ast, Direktor der Heil- und Pflegeanstalt Eglfing-Haar, und *Walther Spielmeyer* (1879-1935), Leiter der Histopathologischen Abteilung an der Deutschen Forschungsanstalt, teil, wohl in ihrer Eigenschaft als Vorstandsmitglieder des Deutschen Vereins für Psychiatrie. Rüdin stellte klar, dass er die von der Reichsregierung in Erwägung gezogene Fusion des Deutschen Verbandes für psychische Hygiene mit der Deutschen Gesellschaft für Rassenhygiene nicht befürworten, sondern für ein Fortbestehen des Verbandes eintreten würde. Er erklärte sich bereit, den Vorsitz des Verbandes zu übernehmen, stellte in Aussicht, dass der Verband weiterhin Mittel von der Regierung erhalten würde, sofern er garantiere, diese für die »psychiatrische Eugenik«[142] zu verwenden, und erklärte seine Absicht, den Verband für psychische Hygiene und den Verein für Psychiatrie in »eine nähere organisatorische Verbindung« bringen zu wollen, um »die Psychiater für die Rassenhygiene im Sinne der Regierung zu gewinnen«. Eine »gewisse Umschaltung bezüglich der Führung«[143] des Vereins für Psychiatrie – im Klartext: der Sturz Bonhoeffers – wurde hierbei ausdrücklich ins Kalkül gezogen, aber als »Akt der Loyalität« dem Verein gegenüber gerechtfertigt, der dadurch die Gelegenheit erhalte, »sich in einer taktisch zweckmäßigen und vorteilhaften Weise der neuen Zeit und den Wünschen der neuen Regierung anzupassen«. Nebenbei erwähnte Rüdin bei dieser Zusammenkunft erstmals seine Absicht, auch die Psychotherapie »in ein näheres Verhältnis«[144] zum Verein für Psychiatrie bringen zu wollen. Roemer erklärte sich seitens des Verbandes für psychische Hygiene »unter der Voraussetzung der Erhaltung einer gewissen relativen Selbstständigkeit namentlich dem Ausland gegenüber« mit der geplanten Fusion einverstanden. Rüdin kündigte an, er werde sich demnächst mit Bonhoeffer in Verbindung setzen, um den gesamten Fragenkomplex zu beraten.

Roemer unterrichtete umgehend den Verbandsvorsitzenden Sommer, der sich wohl vor ein *fait accompli* gestellt sah und ebenso umgehend seine prinzipielle Zustimmung – trotz einzelner Nachfragen und Vorbehalte – signalisierte. Indirekt machte Sommer seine Zustimmung vom Sturz Bonhoeffers

---

140 Vgl. S. 288.

141 Kolb an Roemer, 21.6.1933, MPIP-HA: GDA 127.

142 Roemer an Weygandt, Simon und Nitsche, 6.7.1933, MPIP-HA: GDA 127. Danach auch die folgenden Zitate.

143 Roemer an Sommer, 4.7.1933, MPIP-HA: GDA 127. Danach auch die folgenden Zitate. So deutlich wurde Roemer nur gegenüber Sommer, nicht aber gegenüber Weygandt, Simon und Nitsche.

144 Roemer an Weygandt, Simon und Nitsche, 6.7.1933, MPIP-HA: GDA 127.

abhängig, der »als Führer ganz ungeeignet«[145] sei. Auch sprach sich Sommer gegen ein »völliges Aufgehen« des Verbandes für psychische Hygiene im Verein für Psychiatrie aus. Roemer beeilte sich, Sommer in dieser Hinsicht zu beruhigen: »Die Verbindung mit dem Verein sollte es ermöglichen, dass unser Verband, etwa als Unterausschuss des Deutschen Vereines, seinen Namen, seine Geldwirtschaft und auch sein Mitgliederverzeichnis separat behält, denn manche unserer Mitglieder werden sich für unsere Bestrebungen aktiv interessieren, ohne deshalb zugleich auch Mitglieder des Deutschen Vereines werden zu wollen. Es gehört ja gerade zu unseren Aufgaben, die tätige Verbindung mit Nichtpsychiatern zu pflegen.«[146] Die übrigen Vorstandsmitglieder des Deutschen Verbandes für psychische Hygiene waren mit dem eingeschlagenen Kurs vorbehaltlos einverstanden.

Ernst Rüdin, Ernst Kretschmer und die Psychotherapie

Rüdin wiederum wandte sich am 4. Juli 1933 mit einem längeren Schreiben an Ernst Kretschmer, den Direktor der Universitätsnervenklinik Marburg, und regte an, bei Gelegenheit der bevorstehenden Neuordnung auch die »moderne Psychotherapie«[147] unter das Dach der psychiatrischen Fachgesellschaft zu bringen.

Mit der Machtübernahme der Nationalsozialisten war die deutsche Sektion der Allgemeinen Ärztlichen Gesellschaft für Psychotherapie in schweres Fahrwasser geraten. Innerhalb der Gesellschaft hatten die orthodoxen Psychoanalytiker, darunter nicht wenige jüdische Ärzte und Ärztinnen, bis 1933 neben den Neopsychoanalytikern, den Adlerianern, den Jungianern und einer Gruppe um den Psychiater *Johannes Heinrich Schultz* (1884-1970), den Schöpfer des »autogenen Trainings«, ein erhebliches Gewicht gehabt. Im »neuen Deutschland« war die Psychoanalyse als »jüdische Wissenschaft« verfemt,[148] ja die gesamte Tiefen- und Individualpsychologie hatte einen schweren Stand: Sie versuchte, in einer Art Mimikry zu überdauern. Aufgrund des politischen Außendrucks kam es innerhalb der psychotherapeutischen Fachgesellschaft zu erheblichen Spannungen und Konflikten, in deren Folge sich Ernst Kretschmer am 6. April 1933 genötigt sah, seine Ämter als Vorsitzender und Herausgeber des Zentralblatts niederzulegen. Ob dafür wirklich, wie Kretschmer in seinen 1963 veröffentlichten Lebenserinnerungen darlegte und wie es seither immer wieder kolportiert worden ist,[149] politischer Druck ausschlaggebend war, darf mit guten Gründen bezweifelt werden. Kretschmer war zwar kein »Parteigenosse«, er galt aber, soweit man dies den Primärquellen entnehmen kann, den braunen Machthabern keineswegs als *persona non grata*. Wahrscheinlicher ist, dass er auf Distanz zu der psychotherapeutischen Fachgesellschaft ging, weil diese dem nationalsozialistischen Regime aus verschiedenen Gründen – wegen ihrer Nähe zur Psychoanalyse, ihres vergleichsweise hohen Anteils jüdischer Mit-

145 Sommer an Roemer, 5.7.1933, MPIP-HA: GDA 127. Danach auch das folgende Zitat. – Sommer befürwortete sogar ein Zusammengehen der Fachgesellschaften für psychische Hygiene und Psychotherapie – dies entspräche seinem »alten Programm«. Die Aufwandsentschädigung des Geschäftsführers werde man wohl zukünftig nicht aus Reichsmitteln bestreiten können, meinte Sommer – eine Spitze gegen Roemer.
146 Roemer an Sommer, 6.7.1933, MPIP-HA: GDA 127.
147 Rüdin an Kretschmer, 4.7.1933, MPIP-HA: GDA 127. Danach auch die folgenden Zitate. – Zur Biographie Kretschmers vgl. Hans Heimann, Ernst Kretschmer (1888-1964), in: Hans Schliack/Hanns Hippius (Hg.), Nervenärzte. Biographien, Stuttgart/New York 1998, S. 102-110; Reinhard J. Boerner, Ernst Kretschmers »Körperbau und Charakter« 1921. Eine kritische Würdigung nach 90 Jahren, in: Schriftenreihe der Deutschen Gesellschaft für Geschichte der Nervenheilkunde 19 (2013), S. 183-204, hier: S. 184 f.
148 So sank die Zahl der Mitglieder der Deutschen Psychoanalytischen Gesellschaft von 56 (1932) auf 14 (1935) noch in Deutschland lebende Psychotherapeuten ab. Vgl. Regine Lockot, Die Reinigung der Psychoanalyse. Die Deutsche Psychoanalytische Gesellschaft im Spiegel von Dokumenten und Zeitzeugen (1933-1951), Tübingen 1994, S. 9.
149 Ernst Kretschmer, Gestalten und Gedanken (1963), 2. Auflage, Stuttgart 1971, S. 150-167.

glieder[150] und ihrer internationalen Vernetzung – suspekt war. In dieser Situation suchte Kretschmer wieder die Nähe der psychiatrischen *scientific community*. Ein weiterer Grund dafür, dass Kretschmer das Handtuch warf, dürften die ständigen Machtkämpfe innerhalb der Fachgesellschaft gewesen sein. Während C.G. Jung am 21. Juni 1933 an Kretschmers Stelle rückte, brachten sich hinter den Kulissen bereits die Thronprätendenten in Stellung.

Rüdin wandte sich also an Kretschmer, kurz nachdem dieser aus der Leitung der Allgemeinen Ärztlichen Gesellschaft ausgeschieden war. Kretschmer sollte als Gallionsfigur dienen, um die ärztlichen Psychotherapeuten unter das Dach des Vereins für Psychiatrie zu führen. In seinem Schreiben entwarf Rüdin ein Modell der künftigen psychiatrischen Fachgesellschaft mit vier Unterausschüssen: Einer sollte die bisherigen »Hauptgebiete« des Vereins – klinische Psychiatrie, Anatomie, Serologie – behandeln, eine anderer »das Anstaltswesen und die soziale Psychiatrie [sic]«, ein dritter die »psychische Hygiene und Prophylaxe samt der psychiatrischen Rassenhygiene«, ein vierter schließlich die »Psychotherapie«. Rüdin trug nun den Vorsitz dieses letzten Unterausschusses Kretschmer an. Da er noch nicht wisse, wie seine Anregungen »bei weiteren Kollegen und im Reichsinnenministerium aufgenommen« würden, bat Rüdin, »die ganze Sache zunächst vertraulich zu behandeln.« Kretschmer antwortete sofort und erklärte sich mit dem Plan einverstanden. »Natürlich«, fügte er hinzu, »müsste ich erst mit einigen führenden Mitgliedern der seitherigen Gesellschaft für Psychotherapie Fühlung nehmen, die für eine gesunde klinisch-psychiatrische Basierung und für ein Arbeiten im Geist der Zeit Interesse haben.«[151] Rüdin bat nun Roemer, als Kontaktmann zu Kretschmer zu fungieren, um alle Initiativen zu bündeln.[152]

Die Position Kretschmers war durch das mit Rüdin geschlossene Bündnis deutlich aufgewertet – keineswegs war seine Position die eines an den Rand der *scientific community* gedrängten, politisch gefährdeten Außenseiters, wie es die vorliegenden Studien zur Entwicklung der Psychotherapie im »Dritten Reich« nahelegen.[153]

Die Umbildung des Vorstands des Deutschen Vereins für Psychiatrie

Am 11. Juli bat Rüdin in einem knappen Schreiben an Karl Bonhoeffer um einen kurzfristigen Gesprächstermin.[154] Es war Rüdin daran gelegen, in Berlin mit Bonhoeffer zu sprechen, noch bevor am 16. Juli der Vorstand des Verbandes für psychische Hygiene in Kassel zusammentrat. Über die Ergebnisse der Unterredung mit Bonhoeffer wollte er dann einen »Drahtbericht«[155] nach Kassel schicken. Bonhoeffer ließ sich aber nicht auf einen so kurzfristigen Termin ein, und so tagte der Vorstand des Verbandes für psychische Hygiene – nun doch unter Beteiligung Rüdins – am 16. Juli, ohne dass eine Vorabsprache mit Bonhoeffer erfolgt war. Der Vorstand wählte Rüdin zum neuen Vorsitzenden und formulierte die Bedingungen für eine Fusion mit dem Verein für Psychiatrie.

---

150 Dem Vorstand der Allgemeinen Ärztlichen Gesellschaft für Psychotherapie hatte auch *Arthur Kronfeld* (1886-1941) angehört, der 1933, ebenso wie Wladimir Eliasberg, aus der Gesellschaft austrat. Beiden blieb letztlich nur der Weg in die Emigration. Lockot, Erinnern, S. 60; Cocks, Psychotherapy, S. 101.

151 Kretschmer an Rüdin, 6.7.1933, MPIP-HA: GDA 127.

152 Rüdin an Roemer, 11.7.1933, MPIP-HA: GDA 127.

153 Vgl. Lockot, Erinnern, S. 74-79, 248-261; Cocks, Psychotherapy, S. 101; Fellmann, Tätigkeit, S. 36-49, 63-69, 84-91, 98-101; Weber, Ernst Rüdin, S. 229 f.

154 Rüdin an Bonhoeffer, 11.7.1933, MPIP-HA: GDA 127.

155 Rüdin an Roemer, 11.7.1933, MPIP-HA: GDA 127. Dazu auch: Roemer an Rüdin, 12.7.1933, MPIP-HA: GDA 127: »Herr Sommer lässt sich von dieser Sitzung nicht abhalten, obwohl sie erst durch Ihre Teilnahme und Ihren Bericht über das Verhandlungsergebnis mit Bonhoeffer ihren richtigen Sinn bekommen würde.«

Jetzt war der Boden für den entscheidenden Vorstoß bereitet. Unmittelbar nach der Vorstandssitzung des Deutschen Verbandes für psychische Hygiene am 16. Juli 1933 – noch aus dem Hotel in
Kassel – schickte Rüdin einen weiteren Brief an Bonhoeffer, in dem er fast schon ultimativ die Einberufung des Vorstandes des Deutschen Vereins für Psychiatrie zum 22. oder 23. Juli forderte, wobei
er selbst, Kretschmer, Roemer und Weygandt hinzuzuziehen seien. Die Eile begründete er damit, dass
das Reichsinnenministerium »sehr auf eine baldige Bereinigung der Beziehungen zwischen Psychiatrie
und Rassenhygiene« dränge und von ihm erwarte, dass er seine »Aufgaben als Beauftragter möglichst
schnell und gründlich löse«.[156] Nitsche unterstützte die Forderung Rüdins in einem Schreiben an
Bonhoeffer vom 17. Juli in einem sehr viel konzilianteren Tonfall. Er – Nitsche – sei immer der Meinung
gewesen, dass die Ausgründung des Deutschen Verbandes für psychische Hygiene aus dem Deutschen
Verein für Psychiatrie »unzweckmäßig« gewesen sei und die beiden Verbände nach Möglichkeit wieder
zusammengeführt werden sollten. Tatsächlich habe er die Wahl in den Vorstand des Verbandes für
psychische Hygiene seinerzeit vor allem deshalb angenommen, um einem »Aufgehen« dieser Fachgesellschaft im Verein für Psychiatrie den Weg zu ebnen. Nun, da die »Entwicklung der allgemeinen
Verhältnisse« sich »in dieser Richtung« auswirke, dürfe die »in Aussicht genommene Vorstandssitzung
des Deutschen Vereins zur Regelung dieser Angelegenheit nicht hinausgeschoben werden«, da »sich
doch sonst vielleicht unerwünschte Komplikationen ergeben«[157] könnten. Der Mahnung Nitsches
hatte es aber gar nicht bedurft. Am 17. Juli, unmittelbar nach dem Eingang des Schreibens Rüdins, lud
Bonhoeffer zunächst Kretschmer, Roemer und Weygandt für den 29. Juli 1933 als Gäste zu einer
Sitzung des Vorstandes des Deutschen Vereins für Psychiatrie in die Charité ein und bat um eine telegraphische Bestätigung des Termins, um in einem zweiten Schritt auch die regulären Vorstandsmitglieder einladen zu können.[158] Zugleich telephonierte er mit dem Schriftführer des Deutschen Vereins
für Psychiatrie, *Georg Ilberg* (1862-1942), bis 1928 Direktor der Heil- und Pflegeanstalt Sonnenstein bei
Pirna, der ihm noch am selben Tag eine aktuelle Liste der Vorstandsmitglieder schickte.[159]

Am selben Tag, dem 17. Juli 1933, wandte sich Ernst Rüdin in einem ausführlichen Schreiben an
Arthur Gütt. Explizit sprach er sich *gegen* eine Auflösung des Verbandes für psychische Hygiene unter
gleichzeitiger »Einverleibung«[160] in die Gesellschaft für Rassenhygiene aus und *für* die Inkorporierung
als eigenständige »Sektion« in den Verein für Psychiatrie. Diese Sektion sollte eine eigene Vertretung
im Vorstand des Vereins erhalten – und zwar durch ihn, Rüdin. Als entscheidendes Argument für
diesen Plan führte Rüdin an, dass dadurch »der Deutsche Verein für Psychiatrie für die neuen Ideen
und Bestrebungen bearbeitet, etwas elektrifiziert und allmählich gewonnen werden« könnte. Zugleich
regte Rüdin die Bildung einer weiteren Sektion für Psychotherapie unter der Leitung Kretschmers an,
der ebenfalls in den Vorstand des Vereins einrücken sollte. »Die guten Elemente der Gesellschaft für
Psycho-Therapie, an deren Auflösung, glaube ich, auch schon gedacht wurde, könnten dann von
Kretschmer angezogen und in den Schoß des Deutschen Vereins für Psychiatrie, wo sie ja eigentlich
hingehören, wieder zurückgeführt werden, und der total verjudete zurückbleibende Rest der Gesellschaft für Psycho-Therapie könnte dann ruhig seinem Schicksal und eventuell seiner Selbstauflösung
überlassen werden.«

Ziemlich unverblümt denunzierte Rüdin den Vorstand des Vereins unter Karl Bonhoeffer, der
erbbiologisch-rassenhygienischen Ausrichtung der Psychiatrie »in ablehnender, zumindest passiver
Weise« gegenüberzustehen. Rüdins Brief endete mit der Bitte, Gütt möge seinen Plan energisch unter-

---

156 Rüdin an Bonhoeffer, undatiert [16.7.1933], HUB, NL Karl Bonhoeffer, 10. Vgl. Rüdin an Bonhoeffer, 17.7.1933,
     MPIP-HA: GDA 127.
157 Nitsche an Bonhoeffer, 17.7.1933, HUB, NL Karl Bonhoeffer, 10.
158 Bonhoeffer an Weygandt, Kretschmer und Roemer, 17.7.1933, HUB, NL Karl Bonhoeffer, 10. Das von Rüdin vor-
     geschlagene Wochenende vom 22./23. Juli 1933, hieß es hier, sei leider »nicht möglich«.
159 Ilberg an Bonhoeffer, 17.7. 1933, HUB, NL Karl Bonhoeffer, 10.
160 Rüdin an Gütt, 17.7.1933, MPIP-HA: GDA 127. Danach auch die folgenden Zitate.

stützen, falls sich Mitglieder des Vorstandes des Vereins für Psychiatrie an das Ministerium wenden
sollten.»Tatsache ist, dass der Deutsche Verein für Psychiatrie nicht den Hoffnungen entsprochen hat
und ihnen auch heute noch nicht entspricht, die der neue Geist der Erbbiologie und Rassenhygiene auf
ihn setzen muss. Das soll nun eben anders kommen.«

Rüdin bekam ganz offenkundig das gewünschte politische Signal Gütts, und so waren die Würfel
praktisch schon gefallen, als am 29. Juli 1933 der Vorstand des Deutschen Vereins für Psychiatrie in
Berlin mit Rüdin, Kretschmer, Roemer und Weygandt zusammentraf. Rüdin nahm an dieser Sitzung
laut Protokoll »in seiner Eigenschaft als Kommissar« teil, Kretschmer »für den ›Verein für Psychotherapie‹«, Roemer und Weygandt für den Deutschen Verband für psychische Hygiene. Die vier hatten
nicht nur das Plazet des Reichsinnenministeriums im Gepäck, sie konnten darüber hinaus auf mindestens zwei Verbündete im Vorstand des Vereins zählen, mit denen ihre Pläne abgesprochen waren: Paul
Nitsche und Friedrich Ast. Die Gruppe um Karl Bonhoeffer und Oswald Bumke – zu der auch noch
der Kassenführer *Fritz Eichelberg* (1881-1935), Besitzer und leitender Arzt des Sanatoriums Hedemün-
den in Oberrode, *Georg Stertz* (1878-1959),[161] Ordinarius für Psychiatrie in Kiel, und *Fritz Koester*,
Oberarzt an der Provinzial-Heil- und Pflegeanstalt Bonn, zu rechnen waren – stand von vornherein auf
verlorenem Posten.[162]

Zum Auftakt der Sitzung schlug Rüdin vor, den Verband für psychische Hygiene und die Allgemeine Ärztliche Gesellschaft für Psychotherapie in den Deutschen Verein für Psychiatrie zu inkorporieren.
Zur Begründung führte er an: »Der deutsche Verein für Psychiatrie könne dann seine neuen Aufgaben
besser lösen. Neben der Förderung der psychiatrischen Wissenschaft müsse der Verein für Psychiatrie
auch die praktisch wichtigen Fragen mehr an das Volk heranbringen. Natürlich sei es auch jetzt die
Aufgabe, die rassenhygienischen Fragen aktuell zu unterstützen.« Der Vorschlag wurde laut Protokoll
»von verschiedenen Rednern«, insbesondere auch von Bonhoeffer, »nach jeder Richtung unterstützt«.
Geteilte Meinungen gab es nur im Hinblick auf eine Anregung Weygandts, »der Abteilung für psychische Hygiene eine besondere Kasse zu belassen, damit Zuschüsse vom Reich oder anderen Körperschaften, die an den Verband für psychische Hygiene gewährt worden seien, auch weiterhin von diesem
verwaltet werden könnten.«[163] Dies stieß in der Runde auf Widerspruch, vor allem wohl – so darf man
annehmen – aus der Gruppe um Bonhoeffer. Zweckgebundene Zuschüsse könnten auch aus einer gemeinsamen Kasse zu eben diesen Zwecken verausgabt werden.

Schließlich beschloss der Vorstand, Rüdin als Vorsitzenden einer neu einzurichtenden Abteilung
für psychische Hygiene und stellvertretenden Vorsitzenden des Deutschen Vereins für Psychiatrie,
Kretschmer als Vorsitzenden einer zukünftigen Abteilung für Psychotherapie zu kooptieren. Gleich-
zeitig wurde den beiden das Recht eingeräumt, zur Leitung der Ausschüsse einen Beirat mit bis zu vier
Mitgliedern zu bestimmen. Uwe Gerrens hat die Zuwahl Kretschmers als geschickten Schachzug
Bonhoeffers interpretiert, durch den »Rüdin im Vorstand jederzeit überstimmt werden« konnte: »Die

---

161 Stertz wurde 1937 zwangsemeritiert, da er als »jüdisch versippt« galt – er war mit einer Tochter *Alois Alzheimers*
     (1864-1915) verheiratet.
162 Protokoll über die Vorstandssitzung des »Deutschen Vereins für Psychiatrie« am Sonnabend, den 29. Juli 1933 vor-
     mittags 11 Uhr [in] der Nervenklinik der Charité, HUB, NL Karl Bonhoeffer, 10. – Georg Ilberg hatte sich entschuldigen
     müssen, da er zur Kur war. Ilberg an Bonhoeffer, 19.7.1933, HUB, NL Karl Bonhoeffer, 10. Walther Spielmeyer war ohne
     Angabe von Gründen nicht erschienen. Dem Vorstand gehörte ferner Otto Pötzl, Ordinarius für Psychiatrie in Wien,
     an, den man zu dieser Sitzung bewusst nicht eingeladen hatte. »Prof. Pötzl – Wien brauchen wir zu dieser Sitzung ja
     wohl nicht einzuladen«, hatte Ilberg in seinem Schreiben vom 17. Juli empfohlen. Wie aus den Notizen und Rand-
     glossen auf diesem Schreiben hervorgeht, folgte Bonhoeffer diesem Rat. Offenbar wollte man vermeiden, dass der
     Österreicher Pötzl von dem Machtkampf innerhalb des Vereins für Psychiatrie erfuhr. Ilberg an Bonhoeffer, 17.7.1933,
     HUB, NL Karl Bonhoeffer, 10.
163 Protokoll über die Vorstandssitzung des »Deutschen Vereins für Psychiatrie« am Sonnabend, den 29. Juli 1933 vor-
     mittags 11 Uhr [in] der Nervenklinik der Charité, HUB, NL Karl Bonhoeffer, 10.

Zuwahl Kretschmers verstärkte eine Mehrheit gegen Rüdin«.[164] Diese Interpretation ist angesichts des eindeutigen Quellenbefundes nicht haltbar – Rüdin und Kretschmer waren Verbündete, die neu zu gründende Abteilung für Psychotherapie war ein gemeinsames Projekt dieser beiden, und es war Rüdin, der die Kooptation Kretschmers erzwang.

Schließlich wurde in der Sitzung am 29. Juli 1933 eine Kommission, bestehend aus Rüdin, Roemer, Kretschmer, Bumke und Eichelberg, eingesetzt, um die »näheren Einzelheiten (Satzungsänderungen, Kassenverhältnisse usw.) vorzubereiten.«[165] Das praktische Verfahren sollte, wie sich aus der späteren Korrespondenz ergibt, so aussehen, dass Eichelberg einen Satzungsentwurf ausarbeiten und mit Roemer abstimmen und der abgestimmte Entwurf dann der gesamten Kommission vorgelegt werden sollte.[166] Schließlich wurde im Hinblick auf die nächste Jahrestagung des Deutschen Vereins, die damals noch zu Pfingsten 1934 in Greifswald stattfinden sollte, festgelegt, dass die Hauptreferate von Rüdin über »Psychiatrie und Rassenhygiene«, Bumke über »Klinische Psychiatrie und Eugenik«, Kretschmer zu einem psychotherapeutischen Thema sowie *Walter Jacobi* (1889-1938), Magdeburg, zum Thema Enzephalographie gehalten werden sollten.[167]

Innerhalb eines Monats war es Ernst Rüdin gelungen, den Vorsitz des Deutschen Verbandes für psychische Hygiene und den stellvertretenden Vorsitz des Deutschen Vereins für Psychiatrie an sich zu bringen – in der erklärten Absicht, die beiden Fachgesellschaften zu vereinigen und im Sinne der nationalsozialistischen Erbgesundheitspolitik »gleichzuschalten«. Dabei hatte Rüdin nicht nur die politische Rückendeckung Arthur Gütts und des Reichsinnenministeriums, er wurde darüber hinaus von einem Netzwerk von Psychiatern aktiv unterstützt, die eine stärkere Ausrichtung ihres Faches auf die psychische und die Rassenhygiene anstrebten. Als nächstes Etappenziel strebte dieses Netzwerk nun den Sturz Karl Bonhoeffers an.

3. »… die Sache absichtlich etwas hinausgezogen«. Die Verschleppungstaktik des Netzwerks um Karl Bonhoeffer, August 1933 bis Mai 1934

Die Zuwahl Hans Roemers in den Vorstand des Deutschen Vereins für Psychiatrie

Nach Vorlage des Protokolls der Sitzung vom 29. Juli stellte Rüdin in einem Schreiben an Karl Bonhoeffer am 24. August 1933 den Antrag, mit Hans Roemer einen weiteren seiner Vertrauten in den Vorstand zu wählen. Zur Begründung führte Rüdin an, er brauche Roemer dringend als Vertreter der psychischen Hygiene »im engeren Sinne« im Vorstand des Deutschen Vereins für Psychiatrie, da er selbst durch die »Vertretung des rassenhygienischen Tätigkeitskreises« vor dem Hintergrund seiner »sonstigen Verpflichtungen«[168] bereits stark in Anspruch genommen sei. Bonhoeffer gab sich nach außen hin konziliant. Auch ihm sei bei der Durchsicht des Protokolls aufgefallen, dass kein Vertreter des Verbandes für psychische Hygiene in den Vorstand des Deutschen Vereins für Psychiatrie kooptiert worden sei, schrieb er an Rüdin, und er habe sich schon vorgenommen gehabt, dies in der nächsten Sitzung »in Ordnung [zu] bringen«. Er erklärte sich aber zur »Beschleunigung«[169] des Verfahrens ohne

164 Gerrens, Ethos, S. 69.
165 Protokoll über die Vorstandssitzung des »Deutschen Vereins für Psychiatrie« am Sonnabend, den 29. Juli 1933 vormittags 11 Uhr [in] der Nervenklinik der Charité, HUB, NL Karl Bonhoeffer, 10.
166 Vgl. Roemer an Ilberg, 12.11.1933, MPIP-HA: GDA 127.
167 Enzephalographie und Arteriographie waren das Spezialgebiet Jacobis. Arne Pfau, Die Entwicklung der Universitäts-Nervenklinik (UNK) Greifswald in den Jahren 1933 bis 1955, Husum 2008, S. 35.
168 Rüdin an Bonhoeffer, 24.8.1933, MPIP-HA: GDA 127.
169 Bonhoeffer an Rüdin, 30.8.1933, MPIP-HA: GDA 127.

weiteres bereit, einzeln an die Vorstandsmitglieder zu schreiben und sie um ihre Zustimmung zu einer Zuwahl Roemers zu bitten – das gehe noch schneller als das schriftliche Umlaufverfahren, das Rüdin angeregt hatte.

Von seinen engsten Vertrauten erhielt Bonhoeffer eindringliche Warnungen: Der Kassenführer Fritz Eichelberg hatte schon bei der Übersendung des von ihm verfassten Protokolls der Sitzung vom 29. Juli 1933 besorgt darauf hingewiesen, dass Roemer »sehr aktiv zu sein« scheine. Bonhoeffer versah diesen Hinweis mit der Randglosse: »Das Antlitz Roemers zeigte schon bei der Sitzung und bei Eichelbergs Antrag Mangel an Sättigung.«[170] Zu diesem Zeitpunkt sahen Bonhoeffer und seine Vertrauten in Hans Roemer die größte Gefahr – es hat den Anschein, dass Bonhoeffer und Eichelberg in der Sitzung am 29. Juli absichtlich »vergessen« hatten, Roemer in den Vorstand zu kooptieren. Eichelberg wies nun in seiner Stellungnahme zu Bonhoeffers Umfrage darauf hin, dass der Verband für psychische Hygiene »umgetauft«[171] worden sei, sich nunmehr Deutscher Verband für psychische Hygiene *und Rassenhygiene* nenne und dass er vom 23. bis zum 28. Oktober an der Deutschen Forschungsanstalt für Psychiatrie in München einen Fortbildungskurs für Psychiater zur Umsetzung des »Gesetzes zur Verhütung erbkranken Nachwuchses« plane.[172] Die Ankündigung dieses Kurses im »Deutschen Ärzteblatt«, so Eichelberg, zeige deutlich, »dass der Verband für psychische Hygiene die feste Absicht besitzt, selbst die Hauptrolle zu spielen und den Deutschen Verein für Psychiatrie mehr oder weniger unterzuordnen.« Eichelberg sah dies extrem kritisch: »Ich kann mir, wenn ich ehrlich sein soll, gar nicht denken, dass ernste wissenschaftliche Arbeit in einem solchen Verband geleistet werden kann, der doch in der Hauptsache nichts anderes will, als die augenblicklichen Fragen in Bezug auf Eugenik und dgl. zu behandeln.« Eichelberg machte gar kein Hehl daraus, dass er Roemer noch immer keine Vorschläge zur Änderung der Satzung des Deutschen Vereins für Psychiatrie unterbreitet, vielmehr »die Sache absichtlich etwas hinausgezogen« hatte. Auch machte er gegen die Zuwahl Roemers »große Bedenken« geltend. Zum einen hielt er sie für unnötig, da der Verband für psychische Hygiene im Vorstand des Deutschen Vereins für Psychiatrie bereits prominent vertreten sei. Zum anderen warf Eichelberg die Frage auf, wer aus dem Vorstand ausscheiden sollte, um Roemer Platz zu machen – eine Aufstockung der Vorstandssitze zog er nicht in Betracht.[173]

Die Wahlperiode Bonhoeffers und Bumkes lief 1934 ab und Eichelberg fürchtete wohl, Bonhoeffer könnte seinen Posten räumen. Schließlich hatte dieser schon 1932 seine Absicht durchblicken lassen, sich mit dem Erreichen des 65. Lebensjahres 1933 emeritieren zu lassen und bei dieser Gelegenheit auch den Vereinsvorsitz niederzulegen. Eichelberg beschwor den Nestor der deutschen Psychiatrie: »Um dem Deutschen Verein für Psychiatrie über die jetzigen schwierigen Zeiten hinüber zu bringen, halte ich es für unbedingt notwendig, dass Sie selbst in den nächsten Jahren unter keinen Umständen Ihr Amt niederlegen. Wenn ich Sie dringend bitte, das Amt des 1. Vorsitzenden beizubehalten, auch wenn Sie es schon so lange Jahre innehaben, so weiß ich bestimmt, dass ich diese Bitte im Namen der allergrößten Anzahl der deutschen Psychiater, und zwar sowohl der klinischen als auch der Anstaltspsychiater ausspreche.« Sollte Roemer kooptiert werden, so wollte Eichelberg weichen und sein Amt

---

170 Eichelberg an Bonhoeffer, 9.8.1933 (mit Randglossen Bonhoeffers), HUB, NL Karl Bonhoeffer, 10. Eichelberg wies in diesem Schreiben auch darauf hin, dass man Spielmeyer, dem bisherigen stellvertretenden Vorsitzenden des Deutschen Vereins für Psychiatrie, »einige Worte« schreiben müsse. Spielmeyer war aber, wie oben ausgeführt, über Rüdins Initiative durchaus im Bilde.

171 Eichelberg an Bonhoeffer, 4.9.1933, HUB, NL Karl Bonhoeffer 10. Danach auch die folgenden Zitate.

172 Gemeint ist der Kurs, der schließlich im Januar 1934 stattfand. Er wurde verschoben, weil sich der Erlass der Ausführungsbestimmungen zum »Gesetz zur Verhütung erbkranken Nachwuchses« verzögerte. Die Ankündigung war im Deutschen Ärzteblatt Nr. 10, 2.9.1933, erfolgt. Vgl. S. S. 210-218.

173 Tatsächlich bezogen sich die Bestimmungen der Vereinssatzung über die Kooptation von Vorstandsmitgliedern wohl auf die *Nach*wahl ausscheidender Vorstandsmitglieder, nicht auf die beliebige Vermehrung der Vorstandssitze. Vgl. Gerrens, Ethos, S. 69, Anm. 69.

als Kassenführer auf Roemer übertragen. Tatsächlich mochte sich Karl Bonhoeffer »den taktischen Gründen von Eichelberg, dass ich wenigstens noch ein Jahr bleiben soll, nicht ganz verschließen.«[174]

Der Schriftführer des Deutschen Vereins für Psychiatrie und Herausgeber der »Allgemeinen Zeitschrift für Psychiatrie«, Georg Ilberg, äußerte sich ebenfalls skeptisch. Er fasste seine Position dahingehend zusammen, dass er »große Sorge« hege, »dass Roemer zu Gunsten seiner psychischen Hygiene nach zu viel Einfluss über unseren Verein streben würde, dass er aber dies ebenso gut als Adlatus von Rüdin tun würde, wie als Vorstandsmitglied, dass aber unter den gegebenen Verhältnissen es wohl kaum zu umgehen sein würde, dem Antrag Rüdins zuzustimmen.«[175] Bonhoeffer teilte diese resignative Perspektive. Nachdem die anderen Vorstandsmitglieder ihre Zustimmung signalisiert hatten, teilte er Rüdin am 3. Oktober 1933 kurz und bündig mit, dass »die Umfrage bei den Vorstandsmitgliedern [...] die Zuwahl von Herrn Roemer in den Vorstand unseres Deutschen Vereins für Psychiatrie ergeben«[176] habe.

Karl Bonhoeffer stand dem Übernahmeversuch Rüdins und Roemers – deutlich erkennbar – kritisch-reserviert gegenüber, ohne sich indessen zu aktiver Gegenwehr aufraffen zu können. Fritz Eichelberg und Georg Ilberg dagegen verfolgten – offenbar in konzertierter Aktion, auch mit Wissen und Billigung Bonhoeffers – einen konsequenten Obstruktionskurs. Die Motive, die diesem Kurs zugrunde lagen, gehen aus den Korrespondenzen nicht eindeutig hervor: Klar ist, dass Eichelberg und Ilberg verhindern wollten, dass Hans Roemer und der Deutsche Verband für psychische Hygiene einen bestimmenden Einfluss auf den Deutschen Verein für Psychiatrie ausübten. Zu vermuten steht ferner, dass sie einer allzu starken Politisierung der Psychiatrie entgegenwirken und von daher auch der Erbpsychiatrie, der Rassenhygiene und der Erbgesundheitspolitik des neuen Staates keinen allzu weiten Raum innerhalb der Fachgesellschaft geben wollten. Und es ging – über persönliche Animositäten hinaus – sicher auch um die Selbstbehauptung eines etablierten Netzwerkes an der Spitze der psychiatrischen Fachgesellschaft gegenüber einem neu geknüpften konkurrierenden Beziehungsgeflecht.

In den Monaten nach dem 29. Juli 1933 taten Eichelberg und Ilberg alles, um die Dinge zu verschleppen. Eichelberg ließ, wie bereits erwähnt, den Auftrag ruhen, eine neue Satzung zu entwerfen und eine Kommission einzuberufen, die den Fusionsvertrag aufsetzen sollte.[177] Wilhelm Weygandt machte Rüdin schon im August 1933 auf Eichelbergs dilatorischen Kurs aufmerksam, doch sah Rüdin vorerst keine Gefahr: »Wenn Sie positive Anhaltspunkte dafür haben sollten, dass Eichelberg Sabotage treiben will oder treibt, so bitte ich, mir diese Anhaltspunkte anzugeben. Ich besitze hier keine.«[178]

Am 5. November 1933 wandte sich Hans Roemer an Eichelberg und mahnte erneut die Übersendung des versprochenen Satzungsentwurfs an, »damit wir unserer Kommission den geplanten Vorschlag machen können«.[179] Roemer unterstrich die Dringlichkeit der Angelegenheit mit dem Hinweis, Reichsinnenminister Wilhelm Frick erwarte von Rüdin in »nächster Zeit [...] einen Bericht

---

174 Bonhoeffer an Ilberg, 4.12.1933, HUB, NL Karl Bonhoeffer, 10.

175 Ilberg an Bonhoeffer, 8.9.1933, HUB, NL Karl Bonhoeffer 10. »Vertraulich« fügte er hinzu, »dass sich Roemer in Baden ziemlich unbeliebt gemacht hatte, weshalb ihm das Referat im Ministerium auch genommen wurde und er Direktor in Illenau ward. Jedenfalls muss man wohl etwas vorsichtig mit ihm sein.« Ganz ähnlich hatte sich Ilberg bereits in einem Schreiben an Bonhoeffer am 31.8.1933 geäußert. HUB, NL Karl Bonhoeffer, 10.

176 Bonhoeffer an Rüdin, 3.10.1933, MPIP-HA: GDA 127. Rüdin teilte Roemer dessen Zuwahl am 5. Oktober 1933 mit. Rüdin an Roemer, 5.10.1933, MPIP-HA: GDA 127.

177 Eichelberg an Bonhoeffer, 4.9.1933, HUB, NL Karl Bonhoeffer 10. Vgl. Roemer an Eichelberg, 3.8.1933: »Da das Reichsministerium des Innern lebhaft an einer baldigen Klärung der besprochenen Organisationsfrage interessiert ist, ist es Herrn Professor Rüdin außerordentlich erwünscht, dass unsere Kommission ihre Aufgabe in Bälde löst. Ich darf Sie daher bitten, mir den bei der Sitzung in Berlin festgelegten Wortlaut des vorläufigen Abkommens und Ihre weiteren Vorschläge bald gefälligst zugehen zu lassen.« Roemer an Rüdin, 26.8.1933, MPIP-HA: GDA 127: »Herr Eichelberg hat immer noch nichts von sich hören lassen, dagegen sandte Ilberg eine Abschrift der Statuten des Deutschen Vereins.«

178 Rüdin an Weygandt, 1.9.1933, MPIP-HA: GDA 127.

179 Roemer an Eichelberg, 5.11.1933, MPIP-HA: GDA 127. Danach auch das folgende Zitat.

über die Durchführung der organisatorischen Verbindung unserer beiden Korporationen«. Um das Verfahren zu beschleunigen, unterbreitete Roemer nun einen eigenen Vorschlag, der – wie er behauptete – auf eine Äußerung Eichelbergs in der Vorstandssitzung am 29. Juli zurückgehe.

Die Beitrags- und Zeitschriftenfrage

Bei der Fusion des Deutschen Vereins für Psychiatrie und des Deutschen Verbandes für psychische Hygiene gab es zwei praktische Fragen zu regeln: die Zeitschriften- und, damit eng verknüpft, die Beitragsfrage. Der Verband für psychische Hygiene erhob einen Jahresbeitrag von fünf Reichsmark und verschickte dafür die »Zeitschrift für psychische Hygiene« – jährlich sechs Hefte zu je zwei Druckbögen – unentgeltlich an seine Mitglieder. Der Verein für Psychiatrie verlangte von seinen Mitgliedern ebenfalls einen Jahresbeitrag von fünf Reichsmark,[180] stellte ihnen im Gegenzug aber lediglich den (von Georg Ilberg zusammengestellten) gedruckten Bericht der Jahresversammlung zur Verfügung, nicht aber die »Allgemeine Zeitschrift für Psychiatrie« (die als Beilage auch die »Zeitschrift für psychische Hygiene« mit einschloss). Die Mehrheit der Psychiater, die Mitglied der Fachgesellschaft waren, begnügte sich offenbar damit, die »Allgemeine Zeitschrift für Psychiatrie« an ihrem Arbeitsplatz – in den Bibliotheken der Universitäten und Anstalten – zu konsultieren. Es gab aber sicher auch eine Minderheit, die die »Allgemeine Zeitschrift für Psychiatrie« – und damit auch die »Zeitschrift für psychische Hygiene« – auf eigene Kosten (die *zusätzlich* zu ihrem Vereinsbeitrag aufgebracht werden mussten) abonniert hatte. Es war klar, dass die »Zusammenschaltung« der beiden Verbände eine Neuordnung dieser Verhältnisse notwendig machte. Hans Roemer hatte bereits im Vorfeld der Sitzung am 29. Juli 1933 die Meinung vertreten, dass die »Zeitschrift für psychische Hygiene« »das beste Bindemittel abgeben« würde. Ihr Schwerpunkt sollte konsequent auf die Rassenhygiene verlagert werden. Mit dieser neuen Ausrichtung sollte sie *allen* Mitgliedern der fusionierten Fachgesellschaft – also auch denen, die nicht dem Verband für psychische Hygiene angehört und sie nicht als Abonnenten der »Allgemeinen Zeitschrift für Psychiatrie« erhalten hatten – zum Vorzugspreis angeboten werden, wofür der Verband für psychische Hygiene aus der Kasse des Vereins für Psychiatrie eine Ausgleichszahlung erhalten sollte.[181]

Auf dieser Linie lag auch der Vorschlag, den Roemer am 5. November 1933 Eichelberg unterbreitete: die Beiträge des Vereins für Psychiatrie und des Verbandes für psychische Hygiene »zusammenzulegen«[182] und auf sieben bis acht Reichsmark »zu ermäßigen« (also für alle, die nicht *beiden* Gesellschaften angehörten, um zwei bis drei Reichsmark zu *erhöhen*), »wofür dann jedem Mitglied regelmäßig die Zeitschrift für psychische Hygiene geliefert würde«. Um die Kosten für Herstellung und Vertrieb der solcherart gesteigerten Auflage der »Zeitschrift für psychische Hygiene« zu bestreiten, sollte künftig die Hälfte der Mitgliedsbeiträge der fusionierten Fachgesellschaft »an die Kasse des Sonderausschusses für psychische Hygiene« abgeführt werden.[183]

---

180 Der Beitrag war 1932 von acht auf fünf Reichsmark herabgesetzt worden, 1933 hatte man es dabei belassen.

181 Roemer an Rüdin, 26.7.1933, MPIP-HA: GDA 127. Würde die Zeitschriftenfrage in diesem Sinne geregelt, »so könnte man, ohne die Statuten der beiden Körperschaften zu ändern, sich mit der Forderung bzw. Änderung begnügen, dass der Vorstand des Vereines durch zwei oder drei Vertreter im Vorstand des Verbandes repräsentiert ist, dass der Verband bei dem Programm der Tagungen des Vereines regelmäßig berücksichtigt und bei jeder Jahresversammlung über seine Tätigkeit, seine Finanzen und seine Leistungen gehört wird.«

182 Roemer an Eichelberg, 5.11.1933, MPIP-HA: GDA 127.

183 Diese Kasse des »Sonderausschusses« sollte weitere Einnahmen aus den Beiträgen der »nichtpsychiatrischen Mitglieder« sowie aus Zuschüssen »des Vereins und des Reiches« erzielen und der Rechnungsprüfung des Vorstands und Mitgliederversammlung der fusionierten Fachgesellschaft unterliegen.

Bei einer solchen Regelung, so Roemer, müsste die »Zeitschrift für psychische Hygiene« selbstständig erscheinen und von der »Allgemeinen Zeitschrift für Psychiatrie« abgetrennt werden. Der Verlag habe sich »vorläufig« mit einer solchen Trennung der Zeitschriften »einverstanden erklärt« – tatsächlich hatte Roemer wohl im August 1933 Verhandlungen mit dem Verlag Walter de Gruyter & Co. geführt. Georg Ilberg, so versuchte Roemer den Vorstand des Deutschen Vereins für Psychiatrie zu locken, dürfte die angestrebte Regelung »nicht unerwünscht« sein, gewänne er doch dadurch künftig zwölf Druckbögen im Jahr für die »Allgemeine Zeitschrift für Psychiatrie« – oder er könne, wenn er die gewonnenen Bögen nicht nutze, den Verkaufspreis senken. Abschließend drängte Roemer auf eine schnelle Entscheidung, denn »aus technischen Gründen« müsste die Regelung der Zeitschriftenfrage »noch im Verlauf dieses Jahres in die Wege geleitet werden«.

Diesmal reagierte Fritz Eichelberg umgehend. Seiner Meinung nach, so teilte er Roemer kurz und bündig mit, sei es »nicht möglich, den Jahresbeitrag für den Deutschen Verein für Psychiatrie zu erhöhen. Besonders den Anstaltsärzten wird es jetzt schon vielfach schwer, für die wissenschaftliche Gesellschaft einen Beitrag zu geben.« Deshalb werde es auch nicht möglich sein, den Mitgliedern die »Zeitschrift für psychische Hygiene« kostenlos zur Verfügung zu stellen. Er – Eichelberg – halte eine Beitragserhöhung zu diesem Zweck auch für »nicht notwendig«, da wissenschaftliche Fachgesellschaften ihren Mitgliedern über den Jahresbericht hinaus keine »besondere Zeitschrift auf Kosten der Gesellschaft« zusenden würden. Roemer möge sich zunächst mit Georg Ilberg in Verbindung setzen, um das Verhältnis zwischen der »Zeitschrift für psychische Hygiene« und der »Allgemeinen Zeitschrift für Psychiatrie« zu klären. Danach könne dann eine mündliche Besprechung zwischen Roemer und Eichelberg stattfinden, »damit wir dann zusammen einen Vorschlag ausarbeiten, den wir der Kommission übersenden können«.[184]

Roemer wandte sich sofort an Ilberg und erläuterte auch diesem seinen Vorschlag, wobei er unter Berufung auf seine Verhandlungen mit dem Verlag den Plan entwickelte, die »Zeitschrift für psychische Hygiene« in Zukunft als selbstständigen »Teil II« der »Allgemeinen Zeitschrift für Psychiatrie« erscheinen zu lassen. Seine Forderung, dass künftig alle Mitglieder der fusionierten Fachgesellschaft die »Zeitschrift für psychische Hygiene« erhalten sollten, begründete Roemer damit, »dass die Mitglieder [dadurch] für unsere praktischen Bestrebungen wirksam interessiert werden, was ja Sinn und Zweck der ganzen Zusammenschaltung ist.«[185]

Ilberg ließ sich Zeit mit seiner Antwort. Am 23. November 1933 sandte er Roemer schließlich ein Schreiben, das dieser zutreffend als »eine so gut wie abschlägige Antwort«[186] einstufte. Ilberg machte vor allem das Kostenargument geltend. Eine Verselbstständigung der »Zeitschrift für psychische Hygiene« als zweiter Teil der »Allgemeinen Zeitschrift für Psychiatrie« würde voraussichtlich zu einer beträchtlichen Erhöhung des Gesamtpreises führen.[187] Doch sei »eine Verteuerung bei der jetzigen Finanznot der Anstalten, der Bibliotheken und der Privatbezieher sehr gefährlich.« In den letzten Jahren, so warnte Ilberg, sei die Zahl der Abonnenten bereits »recht erheblich zurückgegangen« – auf etwa 350, während die Zahl der Mitglieder im Deutschen Verein für Psychiatrie bei etwa 720 liege. Die Forderung, die »Zeitschrift für psychische Hygiene« allen Mitgliedern der fusionierten Fachgesellschaft zur Verfügung zu stellen, scheine ihm, so Ilberg, »zunächst einseitig. Denn dann wäre es doch berechtigt, ihnen auch die ganze Allgemeine Zeitschrift für Psychiatrie, soweit sie von mir herausgegeben wird, zu überreichen.« Doch auch, wenn man sich auf die kostenlose Zustellung der

---

184 Eichelberg an Roemer, 8.11.1933, MPIP-HA: GDA 127.

185 Roemer an Ilberg, 12.11.1933, MPIP-HA: GDA 127. Fast gleichlautend: Roemer an Bonhoeffer, 12.11.1933, HUB, NL Karl Bonhoeffer, 10.

186 Roemer an Rüdin, 26.11.1933, MPIP-HA: GDA 127.

187 Ilberg ging davon aus, dass eine selbstständige »Zeitschrift für psychische Hygiene« umfangreicher ausfallen würde. Dazu vermerkte Roemer in einer Randglosse: »wäre vorerst nicht nötig«. Zu Ilbergs Vermutung, die Neuregelung werde zu einer Verteuerung führen, merkte Roemer an: »keineswegs«.

Publikationen des Verbandes für psychische Hygiene beschränke, sei dies »zweifellos mit erhöhten Kosten« verbunden. »Wer soll die tragen? Die Mitgliederzahl des Deutschen Vereins für Psychiatrie ist im Sinken begriffen – fast lediglich wegen des Mitgliedsbeitrages, obwohl wir diesen schon auf 5 M[ark] reduziert haben. Sowie wir den Mitgliedsbeitrag wieder erhöhen, würden bestimmt weitere Abmeldungen erfolgen, was sehr zu bedauern wäre.«

Ansonsten spielte Ilberg weiter auf Zeit. Eine Umstellung der Zeitschriften zum Jahreswechsel sei ohnehin nicht möglich, da der erste Band der »Allgemeinen Zeitschrift für Psychiatrie« für das Jahr 1934 zum größten Teil bereits stehe – von den bestehenden vertraglichen Verpflichtungen gegenüber dem Verlag ganz abgesehen. »Es wäre vielleicht zweckmäßig gewesen«, so Ilbergs Spitze am Ende seines Schreibens, »wenn Sie mir Ihre Wünsche nicht erst vier Monate nach der Sitzung in Berlin mitgeteilt hätten.«[188] »War unmöglich«, vermerkte der erboste Roemer in einer Randglosse. Tatsächlich war Ilberg weder bei der Vorstandssitzung des Deutschen Vereins für Psychiatrie am 29. Juli 1933 zugegen gewesen, noch war er zu den Verhandlungen mit dem Verlag im August erschienen. »Dass ich nicht früher an Ilberg schrieb«, rechtfertigte sich Roemer in einem Schreiben vom 26. November 1933 gegenüber Rüdin, »war die Folge des Schweigens von Herrn Eichelberg; auch hätte ich ja nicht Verhandlungen einleiten können, während meine Kooptierung in den Vorstand noch in der Schwebe war.«[189] Zu diesem Zeitpunkt war klar, dass es Eichelberg und Ilberg durch eine virtuose Verzögerungstaktik gelungen war, eine mögliche Neuordnung der psychiatrischen Zeitschriftenlandschaft erst einmal auf das Jahr 1935 zu verschieben und die Vorlage eines Satzungsentwurfs mit Hinweis auf die ungeklärte Zeitschriftenfrage bis auf weiteres hinauszuzögern.

Roemer fürchtete offenbar, Rüdin könnte die Forderung, die »Zeitschrift für psychische Hygiene« kostenlos an alle Mitglieder der fusionierten Fachgesellschaft zu verschicken, fallen lassen, um die ins Stocken geratenen Verhandlungen mit dem Verein für Psychiatrie wieder in Gang zu bringen. Deshalb betonte Roemer in seinem Schreiben vom 26. November 1933 ausdrücklich, dass er bei der »Zusammenschaltung«[190] der beiden Verbände keineswegs die finanziellen Interessen des Verbandes für psychische Hygiene verfolge, wie auf der Berliner Sitzung geargwöhnt worden sei – die finanzielle Basis des Verbandes sei nicht gefährdet, auch wenn Reichszuschüsse »künftig spärlicher als bisher und nur für bestimmte Zwecke fließen« sollten; für die Herstellung der »Zeitschrift für psychische Hygiene« habe der Verband etwa die Hälfte seiner Beiträge aufzubringen, nach Abzug der Portokosten verbleibe ein kleiner Rest in der Kasse, der ausreiche, um die Verbandsarbeit zu finanzieren.

Die »Vorteile« einer »Zusammenschaltung« sehe der Verband für psychische Hygiene vielmehr »auf moralischem Gebiet«: Man wolle die Mitglieder des Vereins für Psychiatrie »noch wirksamer und unmittelbarer« für die vom Verband für psychische Hygiene »von Anfang an verfolgten, seit kurzem hochaktuellen eugenischen Bestrebungen […] gewinnen«. Der Verein für Psychiatrie sei dabei »in moralischer Hinsicht durchaus der Empfangende«. Er habe allen Anlass, zusätzliche Mittel aufzuwenden, um, »im Gegensatz zu seiner bisherigen Zurückhaltung, seine Mitglieder für die Eugenik zu interessieren« und dem Verband für psychische Hygiene in der Zeitschriftenfrage entgegenzukommen.

Finanziell stehe der Deutsche Verein für Psychiatrie nicht schlecht da, obwohl er jährlich eine Summe von 1.500 Reichsmark an die Deutsche Forschungsanstalt für Psychiatrie abführte.[191] Auch stünden ihm Mittel aus der Heinrich-Laehr-Stiftung zur Verfügung, deren Vermögen sich derzeit auf 42.000

---

188 Ilberg an Roemer, 23.11.1933, MPIP-HA: GDA 127.
189 Roemer an Rüdin, 26.11.1933, MPIP-HA: GDA 127.
190 Ebd. Danach auch die folgenden Zitate.
191 Vgl. auch Eichelberg an Bonhoeffer, 23.3.1934, HUB, NL Karl Bonhoeffer, 10. Danach waren bis 1932 an die Deutsche Forschungsanstalt jährlich 2.000 Reichsmark überwiesen worden; 1933 wurde dieser Betrag auf 1.500 Reichsmark herabgesetzt. Eichelberg schlug vor, auch 1934 die Summe von 1.500 Reichsmark nach München zu überweisen, obwohl man dazu Wertpapiere in Höhe von 1.000 Reichsmark verkaufen müsse. Die Forschungsanstalt, die »anscheinend doch auch mit Schwierigkeiten zu kämpfen hat«, hatte um Überweisung eines Zuschusses gebeten.

Reichsmark belaufe, die jährlich über 1.700 Reichsmark Zinsen einbrächten. Konkret forderte Roemer, der Verein für Psychiatrie sollte, vielleicht aus Mitteln der Heinrich-Laehr-Stiftung, einen Zuschuss an den Verband für psychische Hygiene zahlen, um die Verschickung der »Zeitschrift für psychische Hygiene« an alle Mitglieder der fusionierten Fachgesellschaft zu finanzieren. Implizit bat Roemer in seinem Schreiben vom 26. November 1933 um die Unterstützung dieser Forderung durch Rüdin. Explizit fragte er an, ob er in diesem Sinne die Verhandlungen mit Eichelberg wiederaufnehmen oder sich lieber an Bonhoeffer wenden sollte, der ihm aufgeschlossener schien. Es mache den Eindruck, so Roemer abschließend, »als ob Eichelberg und Ilberg noch nicht voll erfasst hätten, dass die Zusammenschaltung heute weit mehr vom Verein als vom Verband erstrebt werden müsste: aber selbstverständlich dürfen wir nichts unterlassen, um das Ziel möglichst reibungslos und ohne Verstimmung zu erreichen.«

Paul Nitsches Doppelspiel

Kurz zuvor, am 10. November 1933, hatte auch Paul Nitsche, der ja sowohl dem Vorstand des Vereins für Psychiatrie als auch des Verbandes für psychische Hygiene angehörte, Ernst Rüdin gegenüber seine Besorgnis über die Verzögerungstaktik seitens des Vereins für Psychiatrie zum Ausdruck gebracht. »Seit sehr langer Zeit, eigentlich seit der gemeinsamen Sitzung vom 29. Juli«[192] habe man »nichts von der Weiterentwicklung der Verhandlungen über die Fusion« gehört. »Als derzeitiges Vorstandsmitglied des Deutschen Vereins habe ich oft seither versucht, von Herrn Ilberg als Schriftführer etwas zu erfahren über den Stand der Dinge, namentlich über die Haltung und Pläne Bonhoeffers, mit dem Ilberg offenbar sehr liiert ist. Vollständig vergebens! I. [Ilberg] versteckt sich hinter allgemeinen Redensarten. Und gibt nichts heraus. Ich hatte daher schon längere Zeit den Eindruck, dass man die Sache hinziehen, Entscheidungen ausweichen will; eine solche Haltung würde wohl sicher auch der Einstellung gewisser anderer bisher maßgebend gewesenen Herren des Vorstandes entsprechen.« Nun hatte Nitsche ein Rundschreiben Roemers an die Vorstandsmitglieder des Verbandes für psychische Hygiene erhalten, aus dem hervorgehe, »dass auch Herr Eichelberg nicht vorwärts macht und vergeblich erinnert werden muss«. Nitsche sah sich dadurch in seinem Eindruck bestätigt. Er gab nun diesen Eindruck an Rüdin weiter und stellte sich diesem zur »Verfügung […] für den Fall, dass Sie irgendeine Aktion meinerseits gegenüber Ilberg, mit dem ich öfters zusammenkomme, oder gegenüber Bonhoeffer, mit dem ich auch von früher her Beziehungen habe, wünschen sollten. Ohne vorher orientiert und von Ihnen aufgefordert zu sein, tue ich das nicht. Sollte für Sie in dieser Richtung kein Anlass bestehen, so brauchen Sie mir bei Ihrer Überlastung gar nicht zu antworten. Machen Sie sich da ja keine Mühe.«

Rüdin maß der Warnung Nitsches aber durchaus Bedeutung zu und antwortete umgehend: »Da Sie mit Ilberg öfters zusammenkommen, wäre es da nicht ganz gut, wenn Sie einmal offen mit ihm über die Sache sprechen würden? Ich persönlich habe keine positiven Beweise dafür, dass irgendein Herr vom Deutschen Verein für Psychiatrie unsere Sache sabotiert. Manche stehen ihr freilich nicht gerade sympathisch gegenüber, aber wir müssen natürlich jetzt dann Klärung haben über die Dinge, die noch schweben. Was das im Einzelnen ist, weiß ich so genau nicht, aber jedenfalls klagt auch Herr Roemer darüber, dass ihm Eichelberg einfach nicht antwortet.«[193]

Rüdin dachte aber auch schon über weitere Schritte nach. Falls Roemer und Nitsche ihre »Beschwerde […] irgendwie bestimmter formulieren wollten«, so bot er an, seine politischen Verbindungen spielen zu lassen und »im Reichsinnenministerium darüber Vortrag zu erstatten«. Dazu fühle er sich »befugt und verpflichtet«, weil er von dort ja mit der Reorganisation des Deutschen Verbandes für psychische Hygiene beauftragt sei. Außerdem erklärte sich Rüdin bereit, »eine offizielle Aufforderung

---

192 Nitsche an Rüdin, 10.11.1933, MPIP-HA: GDA 127. Danach auch die folgenden Zitate.
193 Rüdin an Nitsche, 13.10.1933, MPIP-HA: GDA 127. Danach auch die folgenden Zitate.

zum Weitermachen« an den Verein für Psychiatrie zu richten. Falls dies von Seiten des Verbandes für psychische Hygiene gewünscht werde, möge man ihm das vorformulieren: »Was will der Deutsche Verband für psychische Hygiene noch von einzelnen Vertretern des Deutschen Vereins für Psychiatrie, speziell von Herrn Eichelberg oder auch von dem Vorsitzenden [...] wissen, zugesichert oder vorgeschlagen bekommen usw. und wie ist das zu formulieren, damit ich diese Formel dem Vorsitzenden weitergeben kann, nachdem Herr Eichelberg nicht antwortet.« Abschließend gab Rüdin seiner Hoffnung Ausdruck, dass »die Sache nicht so schlimm« sei, »wie Sie und Herr Roemer sie ansehen. Aber wie gesagt, wenn das nicht klappen sollte, dann bitte ich um Formulierung, ich will dann loslegen.«

Nitsche folgte der Anregung Rüdins und führte umgehend ein persönliches Gespräch mit Ilberg (der ja früher auf dem Sonnenstein sein Vorgesetzter gewesen war). Dabei wurde, wie man einem Bericht Ilbergs an Karl Bonhoeffer entnehmen kann,[194] eine neue Allianz geschmiedet. Georg Ilberg war mittlerweile fest entschlossen, sich bei der nächsten Jahrestagung[195] aus dem Vorstand des Deutschen Vereins für Psychiatrie zurückzuziehen, und wollte nun verhindern, dass Hans Roemer das Amt des Schriftführers und Herausgebers der »Allgemeinen Zeitschrift für Psychiatrie« an sich brachte. Ilberg fragte nun Nitsche geradeheraus, ob er diese Funktionen übernehmen wolle. Nitsche wies zwar darauf hin, dass er als Anstaltsdirektor und Psychiatriereferent im sächsischen Innenministerium sehr stark in Anspruch genommen sei, er signalisierte aber Interesse am Amt des Schriftführers und brachte als Herausgeber der »Allgemeinen Zeitschrift für Psychiatrie« seinen engen Freund und Kollegen Prof. Dr. *Carl Schneider* (1891-1946) ins Spiel. Nitsche kannte Schneider aus Sachsen – von 1919 bis 1922 hatte Schneider als Assistenzarzt an der Universitätsnervenklinik in Leipzig unter Oswald Bumke, von 1923 bis 1930 als Anstaltsarzt in der Heil- und Pflegeanstalt Arnsdorf bei Dresden gearbeitet. 1930 gestalteten Nitsche und Schneider gemeinsam im Auftrag des Deutschen Verbandes für psychische Hygiene die Psychiatrische Abteilung der II. Internationalen Hygiene-Ausstellung in Dresden.[196] Von 1930 bis 1933 hatte Schneider dann die Stelle des leitenden Arztes in der Anstalt Bethel bei Bielefeld bekleidet, ehe er – als Nachfolger des aus politischen Gründen vertriebenen Karl Wilmanns – auf den Lehrstuhl für Psychiatrie und Neurologie an der Universität Heidelberg berufen worden war.[197]

Georg Ilberg ließ sich von Nitsche überzeugen. Er wandte sich an Bonhoeffer, schlug ihm die von Nitsche angeregte Ämterteilung vor und empfahl Nitsche und Schneider. Letzterer erscheine ihm als Herausgeber oder Mitherausgeber der »Allgemeinen Zeitschrift für Psychiatrie« »ganz besonders geeignet, weil er auf der einen Seite die Anstaltsinteressen aus seiner bisherigen Tätigkeit genau kennt und weil er ja nunmehr Universitätsprofessor geworden ist.«[198] Für den Fall, dass Bonhoeffer sein Einverständnis gebe, wollte Nitsche sich an Schneider wenden – dies sollte, so Ilberg, möglichst bald geschehen, »damit nicht Herr Schneider für eine andere Zeitschrift gewonnen wird, und damit nicht entgegenstehende Pläne unterirdisch betrieben werden.« Diese letzte Bemerkung zielte wiederum auf Hans Roemer, der, so Ilberg unter Berufung auf vertrauliche Mitteilungen aus dem Verlag Walter de Gruyter & Co.,

---

194 Ilberg an Bonhoeffer, undatiert [um den 14.11.1933], HUB, NL Karl Bonhoeffer, 10.

195 Sie sollte ursprünglich in Greifswald stattfinden. Im November 1933 hatte man aber umdisponiert und die Jahresversammlung 1934 in Absprache mit Prof. Dr. Ferdinand Kehrer nach Münster verlegt. Vgl. ebd.

196 Paul Nitsche/Carl Schneider, Einführung in die Abteilung Seelische Hygiene (Gruppe gesundes Seelenleben) der Internationalen Hygieneausstellung Dresden, Berlin/Leipzig 1930. Zum Verhältnis zwischen Nitsche und Schneider auch: Roelcke/Hohendorf/Rotzoll, Genetik, S. 64 f.

197 Klee, Personenlexikon, S. 551 f.; Grüttner, Lexikon, S. 152; Christine Teller, Carl Schneider. Zur Biographie eines deutschen Wissenschaftlers, in: Geschichte und Gesellschaft 16 (1990), S. 464-478; Peta Becker-v. Rose, Carl Schneider – wissenschaftlicher Schrittmacher der Euthanasieaktion und Universitätspsychiater in Heidelberg 1933-1945, in: Gerrit Hohendorf/Achim Magull-Seltenreich (Hg.), Von der Heilkunde zur Massentötung. Medizin im Nationalsozialismus, Heidelberg 1990, S. 91-108; Schmuhl, Ärzte in der Anstalt Bethel, S. 76-80; Maike Rotzoll/Gerrit Hohendorf, Die Psychiatrisch-Neurologische Klinik, in: Wolfgang U. Eckart/Volker Sellin/Eike Wolgast (Hg.), Die Universität Heidelberg im Nationalsozialismus, Heidelberg 2006, S. 909-939, hier: S. 914-925.

198 Ilberg an Bonhoeffer, undatiert [um den 14.11.1933], HUB, NL Karl Bonhoeffer, 10. Danach auch die folgenden Zitate.

schlichtweg »nicht geeignet« sei. Bonhoeffer gab das von Ilberg gewünschte Signal, woraufhin Nitsche offiziell bei Schneider anfragte, der wiederum umgehend seine Bereitschaft erklärte, zusammen mit Nitsche die Herausgabe der »Allgemeinen Zeitschrift für Psychiatrie« zu besorgen.[199] Bonhoeffer zeigte sich mit dieser Lösung sehr zufrieden, wenngleich er Bedenken hatte, Schneider gleich in den Vorstand des Deutschen Vereins für Psychiatrie zu wählen. Ilberg sah das ebenso, da der Vorstand infolge der Kooptation Rüdins, Kretschmers und Roemers die in der Satzung vorgesehene Zahl an Sitzen bereits überschreite – mit der Zuwahl Schneiders könne wohl auch »noch einige Zeit gewartet werden«.[200]

Paul Nitsche spielte in den Wochen nach seinem Treffen mit Ilberg ein virtuoses Doppelspiel. Zwar berichtete er Rüdin in einem – nicht überlieferten – vertraulichen Schreiben vom 28. November 1933 über dieses Treffen, er beschränkte sich aber offensichtlich darauf, den Standpunkt Ilbergs in der »Zeitschriftenfrage« zustimmend an Rüdin weiterzugeben, während er die Absprachen im Hinblick auf die Nachfolge Ilbergs als Schriftführer der psychiatrischen Fachgesellschaft und als Herausgeber der »Allgemeinen Zeitschrift für Psychiatrie« unerwähnt ließ. Er machte wohl lediglich allgemein auf Carl Schneider als potentiellen Verbündeten aufmerksam. Rüdin hatte bis dahin augenscheinlich Vorbehalte gegen Schneider gehegt. Jedenfalls schrieb er am 1. Dezember 1933 an Nitsche:

> »Meinen besten Dank auch für Ihre Mitteilungen über Herrn Carl Schneider. Es tut mir furchtbar leid, dass ich bisher keine Fühlung mit ihm hatte und bekommen konnte. Es wird mir auch gesagt, ob es richtig ist[,] weiß ich nicht, dass er der naturwissenschaftlichen Anschauungsweise der psychiatrischen Dinge weniger nahe stehe, als z.B. Sie oder ich, kurz, dass er mehr so eine Art geisteswissenschaftlicher Richtung vertrete. Ich kann das nicht beurteilen. Lieb wäre es mir, wenn Sie diese Ansicht als falsch bezeichnen könnten und wenn wir damit rechnen könnten, innerlich und äußerlich Herrn Carl Schneider auch zu den Unsrigen zu zählen. Ich habe z.B. immer noch keinen geeigneten Vorsitzenden der Ortsgruppe Baden der Deutschen Gesellschaft für Rassenhygiene gefunden. Nach allem, was Sie mir über Carl Schneider schreiben, würde er sich zweifellos vortrefflich zu einem solchen eignen, oder sagen wir zu einem Vorsitzenden wenigstens in Heidelberg. Nun frage ich mich, ob er sich dazu eignet oder dazu geeignet fühlt, nachdem er, wie Sie mir schreiben, sich erbbiologisch noch nicht betätigt hat. Ist er auch antihierarchisch eingestellt?«[201]

---

199 Ilberg an Bonhoeffer, 27.11.1933, HUB, NL Karl Bonhoeffer, 10.

200 Bonhoeffer an Ilberg, 4.12.1933; Ilberg an Bonhoeffer, 9.12.1933, HUB, NL Karl Bonhoeffer, 10. Ilberg äußerte die Hoffnung, Otto Pötzl möge bald aus dem Vorstand ausscheiden: »Seine Behörde könnte Anstoß nehmen, dass er im Vorstand eines deutschen Vereins sitzt, und er ist ja auch derjenige, der das allerwenigste Interesse am Verein bisher gezeigt hat.« Bonhoeffer hingegen war sich mit Blick auf Pötzl unsicher: »Ihn nicht wiederzuwählen, halte ich für ebenso bedenklich, wie ihn neu zu wählen. Man kann die Nichtwiederwahl vielleicht damit begründen, dass die Umorganisation des Vorstandes die Besetzung der Stelle mit einem einheimischen Kollegen nötig gemacht hat.« Bonhoeffer an Ilberg, 13.12.1933, HUB, NL Karl Bonhoeffer, 10.

201 Rüdin an Nitsche, 1.12.1933, MPIP-HA: GDA 127. 1926 war Carl Schneider für ein Jahr vom Anstaltsdienst freigestellt, um sich an der Deutschen Forschungsanstalt für Psychiatrie weiterzubilden. Ernst Rüdin war zu dieser Zeit Direktor der psychiatrischen Kantonals- und Universitätsklinik in Basel-Friedmatt. Obwohl er die Leitung der genealogischen Abteilung der Deutschen Forschungsanstalt in München nebenamtlich weiter versah, hatte er Schneider offenbar nicht persönlich kennengelernt. Vgl. auch: Roelcke/Hohendorf/Rotzoll, Genetik, S. 65. – Bei der Übernahme der Geschäfte der Deutschen Gesellschaft für Rassenhygiene durch Ernst Rüdin bestanden zwanzig Ortsgruppen mit etwa 1.300 Mitgliedern. Von den Ortsgruppenvorsitzenden wurde im Zuge der »Gleichschaltung« etwa die Hälfte ausgetauscht. Rüdin nutzte die Neubesetzungen offenbar gezielt, um Akteure aus seinem Netzwerk enger an sich zu binden, so etwa Paul Nitsche, der von 1933 bis 1939 die Dresdner Ortsgruppe leitete. 1939 zählte die Deutsche Gesellschaft für Rassenhygiene 63 Ortsgruppen mit 4.500 Mitgliedern. Vgl. Wolf Bohn, Die Deutsche Gesellschaft für Rassenhygiene seit der Machtübernahme, in: Allg. Zschr. Psychiat. 112 (1939), S. 463-469; Georg Lilienthal, Rassenhygiene im Dritten Reich. Krise und Wende, in: Medizinhistorisches Journal 14 (1979), S. 114-134; Weingart/Kroll/Bayertz, Rasse, S. 399; Paul J. Weindling, Health, Race and German Politics between National Unification and Nazism, 1870-1945, Cambridge u.a. 1989, S. 501 f.

So war der Boden bereitet, Rüdin mit der Nachricht zu konfrontieren, dass Carl Schneider mit der Herausgeberschaft der »Allgemeinen Zeitschrift für Psychiatrie« betraut werden sollte. Am 22. Dezember 1933 schrieb Georg Ilberg – nachdem er sich tags zuvor noch einmal mit Paul Nitsche getroffen hatte – einen weiteren Brief an Karl Bonhoeffer: »Wir halten es für möglich, dass Herr Roemer, sowie er erfährt, dass ich zurücktrete, Herrn Rüdin bearbeitet, in dem Sinne, dass er mein Nachfolger wird. Wir denken, es wäre sehr gut, wenn diesem immerhin möglichen Plane Roemers, dessen gute Seiten wir übrigens gar nicht verkennen, den wir aber für die betreffenden Ämter nicht für geeignet halten, rechtzeitig vorgebaut würde.«[202] Nitsche habe angeregt, dass er – Ilberg – an Rüdin schreiben sollte, er habe dazu »aber gar keine Lust«; er »kenne auch Rüdin nur wenig«. Deshalb bat Ilberg Bonhoeffer darum, er möge Rüdin von dem geplanten personellen Revirement berichten, »bevor unterirdische Kanäle ihre Wasser an ihn heranführen.« Die Rücktrittspläne Ilbergs würden sich ohnehin rasch herumsprechen, deshalb wäre es gut, Rüdin, »dem nun einmal zur Zeit wohl ein großer Einfluss auf unsere Vereinsangelegenheiten gegeben ist«, bald in Kenntnis zu setzen. Bonhoeffer kam dieser Bitte auch umgehend nach, wobei er Rüdin gegenüber betonte, dass, da »beide Herren [Nitsche und Schneider] Parteimitglieder« seien, ihre Berufung »auch bei der Regierung keinen Widerspruch erfahren«[203] werde. So musste es für Ernst Rüdin so aussehen, als sei es Karl Bonhoeffers Idee gewesen, Paul Nitsche zum Schriftführer des Deutschen Vereins für Psychiatrie und Carl Schneider zum Herausgeber der »Allgemeinen Zeitschrift für Psychiatrie« zu berufen. Dass sein eigener Verbündeter Paul Nitsche diese Personalien gleichsam hinter seinem Rücken mit der Gruppe um Bonhoeffer ausgehandelt hatte, blieb Rüdin verborgen. Der Gruppe um Bonhoeffer war umgekehrt nicht klar, wie eng Nitsche mit Rüdin zusammenarbeitete. Man sah ihn in erster Linie als einen Bundesgenossen gegen Roemer, den man noch immer als den eigentlichen Widersacher ansah. Tatsächlich paktierte Nitsche, wie ausführlich dargelegt, mit Rüdin – mit dem erklärten Ziel, Bonhoeffer von der Spitze des Deutschen Vereins für Psychiatrie zu verdrängen.

Noch einmal: Die Beitrags- und Zeitschriftenfrage

Nitsches Brief an Rüdin vom 28. November traf zwei Tage nach dem Schreiben Roemers vom 26. November in München ein und beeinflusste Rüdins Antwort an Roemer am 1. Dezember 1933 spürbar. Nach langer Überlegung, so Rüdin, sei er zu der Ansicht gelangt, dass man die offenen Fragen nur in mündlichen Verhandlungen lösen könne. Rüdin beauftragte Roemer daher, »mündlich die Redaktionsfrage mit Herrn Ilberg und dem Verlag vorzubereiten und ebenso mündlich die vereinsorganisatorischen Verhandlungen mit Herrn Eichelberg so weit zu fördern, dass ihre Ergebnisse der Vereinskommission vorgelegt werden können.«[204] Dabei sollte Roemer von dem »Grundsatz« ausgehen, »dass die ganze Sache möglichst gütlich geregelt werden soll.« Es sollte ferner »Rücksicht« darauf genommen werden, »dass jetzt nicht viel Geld in den Taschen ist, weder in den Taschen der Vereinsmitglieder, noch in denjenigen von Zeitungsabonnenten.«

Rüdin stellte Roemer gegenüber klar – und bat, dies auch Ilberg wissen zu lassen –, dass er, Rüdin, »an dem Ilbergschen und Roemerschen Teil der Allgemeinen Zeitschrift für Psychiatrie, wenn ich mich so ausdrücken darf«, nur insoweit Interesse habe, »als darin die theoretische und praktische psychiatrische Rassenhygiene und Erbbiologie wirklich gediegen zu Worte kommt.« Rüdin erkannte an, dass die »Allgemeine Zeitschrift für Psychiatrie« unter der Herausgeberschaft Ilbergs »die erbbiologischen Belange«, so weit sie »rein wissenschaftlicher Natur« seien, »durchaus nicht ganz vernachlässigt« habe.

---

202 Ilberg an Bonhoeffer, 22.12.1933, HUB, NL Karl Bonhoeffer, 10. Danach auch die folgenden Zitate.
203 Bonhoeffer an Rüdin, 27.12.1933, HUB, NL Karl Bonhoeffer, 10.
204 Rüdin an Roemer, 1.12.1933, MPIP-HA: GDA 127. Danach auch die folgenden Zitate.

Es frage sich also, ob Ilberg auf eine »Zweiteilung der Zeitschrift« eingehen werde, wenn der von Roemer zu redigierende Teil die psychische Hygiene, die Rassenhygiene und die Erbbiologie, der weiterhin von Ilberg herausgegebene Teil »die andere wissenschaftliche Psychiatrie, klinische Psychiatrie, Anatomie, Serologie usw.« behandeln sollte. Falls Ilberg damit einverstanden sei, werde sich wohl ein »Modus« finden lassen, wie der zur Verfügung stehende Raum aufzuteilen sei.

Ein »Zwangsabonnement« des von Roemer redigierten Teils für die Mitglieder des Vereins für Psychiatrie sei wohl nur möglich, wenn diese dadurch nicht »geldlich wesentlich mehr in Anspruch genommen« würden. Auch müssten der Verlag, Ilberg und der Verein für Psychiatrie zustimmen. Man müsse eine »Lösung auf gütlichem Wege erreichen«. Seine eigene Meinung in diesem Punkt brachte Rüdin dezidiert zum Ausdruck: Wollte man den Bezug der »Zeitschrift für psychische Hygiene« für die Mitglieder des Vereins für Psychiatrie zur »Zwangsauflage« machen, »wozu ich an und für sich sehr wenig neige«, so müsste das Blatt »ein ganz anderes Gesicht« bekommen und »mehr erbbiologische und rassenhygienische Mitarbeiter und Artikel theoretischer und praktischer Art« bringen. Das »Ideal« wäre, wenn alle Mitglieder des Vereins für Psychiatrie sowohl die »Zeitschrift für psychische Hygiene« als auch die »Allgemeine Zeitschrift für Psychiatrie« beziehen würden. Dieses Ideal sei indessen »auch ohne Zwang annähernd zu erreichen«, wenn beide Zeitschriften auf eine Höhe gebracht werden könnten, »die den Mitgliedern des Vereins das Halten beider Teile für unentbehrlich erscheinen lässt«. Schließlich wies Rüdin noch darauf hin, dass er auch im Hinblick auf den Bezug des »Archivs für Rassen- und Gesellschaftsbiologie« durch die Mitglieder der Deutschen Gesellschaft für Rassenhygiene vom »Zwangsprinzip« abgesehen und auf das »Leistungsprinzip« gesetzt habe. Kurz: Rüdin legte gegen den Plan Roemers und des Verbandes für psychische Hygiene, die »Zeitschrift für psychische Hygiene« allen Mitgliedern der fusionierten Fachgesellschaft unentgeltlich zuzuleiten und dies über eine Erhöhung des Mitgliedsbeitrags zu finanzieren, sein Veto ein – ganz im Sinne Ilbergs, Eichelbergs und des Deutschen Vereins für Psychiatrie.

Eine Abschrift seines Briefes an Roemer schickte Rüdin auch an Nitsche, damit dieser sehe, »in welchem Geist«[205] er »gerne die Sache geregelt hätte«. Rüdin bat Nitsche, seine »Politik zu unterstützen«, »soweit es möglich ist und soweit es Ihren Interessen und denen des Herrn Ilberg nicht direkt zuwiderläuft«. Ihm, Rüdin, liege nur daran, »dass die neue große Sache auch in der Allgemeinen Zeitschrift für Psychiatrie, sei es nun in der ungeteilten, oder sei es in zwei Teilen, sowie im Deutschen Verein für Psychiatrie auch allmählich zum Durchbruch kommt«. Wie sich »die einzelnen Persönlichkeiten […] in diese Aufgabe teilen, das eben möchte ich gerne gütlicher, persönlicher Vereinbarung überlassen.«

Nachdem Rüdin klargestellt hatte, dass er seine Einflussmöglichkeiten nicht nutzen werde, um die Position Roemers in der Zeitschriftenfrage durchzusetzen, und den Auftrag zur Aushandlung einer Fusionsregelung mit der ausdrücklichen Forderung, zu einer Kompromisslösung zu gelangen, an Roemer, Eichelberg und Ilberg zurückgegeben hatte, forderte er Bonhoeffer – um Weihnachten 1933 – dazu auf, noch im Wintersemester 1933/34 eine weitere Sitzung des Vorstandes des Vereins für Psychiatrie einzuberufen, da das Reichsinnenministerium »auf eine baldige Bereinigung des Verhältnisses zwischen Psychiatrie und Rassenhygiene«[206] dränge. Tatsächlich erging die nächste Einladung aber erst am 25. Februar 1934[207] – danach sollte der Vorstand erst am 12. Mai 1934 wieder tagen. Zur Begründung führte Bonhoeffer an, es sei erst dann sinnvoll, den Vorstand einzuberufen, wenn Eichelberg einen neuen Satzungsentwurf vorgelegt habe. Dieser spielte aber weiterhin auf Zeit. Rüdin und Roemer waren von der Vorbereitung und Durchführung des Schulungskurses zum »Gesetz zur Verhütung erbkranken Nachwuchses« in München im Januar 1934 in Anspruch genommen. Am Rande der Ver-

---

205 Rüdin an Nitsche, 1.12.1933, MPIP-HA: GDA 127. Danach auch die folgenden Zitate.
206 Rüdin an Bonhoeffer, o.D. [um Weihnachten 1933], HUB, NL Karl Bonhoeffer 10.
207 Unterzeichnet von Georg Ilberg, HUB, NL Karl Bonhoeffer 10.

anstaltung in München vereinbarten sie jedoch, dass Roemer nach der Drucklegung der Kursvorträge einen erneuten Vorstoß bei Eichelberg unternehmen sollte. Dieser hatte, wie er in einem Brief an Bonhoeffer freimütig einräumte, »die Sache mit den Satzungsänderungen […] absichtlich ruhen lassen. Herr Roemer lässt aber nicht nach«.[208] Deshalb sah sich Eichelberg genötigt, sich am 25. März 1934 mit Roemer und Kretschmer in der Privatwohnung Kretschmers in Marburg zu treffen und bei dieser Gelegenheit Vorschläge für einen Satzungsentwurf zu unterbreiten.

Weichenstellungen

Diese Vorschläge sahen vor, dass der Verband für psychische Hygiene »künftig keine selbstständige Organisation mehr«[209] sein, sondern als »Sonderausschuss« oder »Unterabteilung« des Vereins für Psychiatrie geführt werden sollte. Dieser Ausschuss sollte »lediglich nach außen, insbesondere zur Pflege der […] internationalen Beziehungen«, die Bezeichnung »Deutscher Verband für psychische Hygiene und Rassenhygiene« tragen. Freilich sollten die »Beschlüsse« der Abteilung für psychische Hygiene »nur mit Zustimmung des Vorsitzenden des Deutschen Vereins für Psychiatrie«[210] zur Durchführung gelangen.

Soweit die bisherigen Mitglieder des Verbandes für psychische Hygiene zugleich Mitglieder des Vereins für Psychiatrie waren, sollte ihre Mitgliedschaft im Verband erlöschen und damit auch die Zahlung ihres Mitgliedsbeitrags an den Verband entfallen. Es sollte für diese bisherigen Doppelmitglieder also bei einem Beitrag von insgesamt fünf Reichsmark bleiben, allerdings sollte ihnen die »Zeitschrift für psychische Hygiene« künftig nicht mehr unentgeltlich zugestellt werden. Wollten sie diese Zeitschrift weiter beziehen, so mussten sie sie im Buchhandel oder unter Vermittlung des Vereins für Psychiatrie direkt beim Verlag bestellen. Bei dieser Regelung verlor der Verband für psychische Hygiene jenen Teil der Mitgliedsbeiträge, der bisher – nach der Herstellung und Versendung der »Zeitschrift für psychische Hygiene« an die psychiatrischen Mitglieder – in der Verbandskasse verblieben war. Als Ausgleich sollte die Kasse des Vereins für Psychiatrie fortan für jedes Vereinsmitglied – das waren zu diesem Zeitpunkt etwa 700 – jährlich eine Reichsmark an die Sonderkasse des Ausschusses für psychische Hygiene abführen. Die bisherigen Mitglieder des Verbandes für psychische Hygiene, die *nicht* zugleich auch Mitglieder im Verein für Psychiatrie waren, »darunter auch Nichtpsychiater, Verwaltungen und Ausländer«,[211] sollten ihren bisherigen Beitrag »als außerordentliche oder fördernde Mitglieder« an den Verein für Psychiatrie zahlen, der ihn an den Ausschuss für psychische Hygiene weitergeben sollte. Diesen Mitgliedern sollte die »Zeitschrift für psychische Hygiene« weiterhin kostenlos zugestellt werden.

Die Sonderkasse des Ausschusses für psychische Hygiene sollte also über drei Einnahmequellen verfügen: die jährliche Ausgleichszahlung des Vereins für Psychiatrie von einer Reichsmark für jedes Vereinsmitglied, die Jahresbeiträge der außerordentlichen oder fördernden Mitglieder sowie »Zuwendungen, die der Verein vom Reich oder sonst wo her für die Zwecke des Ausschusses erhält und an diesen weitergibt.«

Bei dem Treffen am 25. März 1934 teilte Eichelberg gleichsam offiziell mit, dass Georg Ilberg bei der bevorstehenden Jahresversammlung in Münster sowohl sein Amt als Schriftführer des Vereins für Psychiatrie als auch das des Herausgebers der »Allgemeinen Zeitschrift für Psychiatrie« niederlegen werde und dass Nitsche und Schneider seine Funktionen übernehmen sollten. »Die Trennung der

---

208　Eichelberg an Bonhoeffer, 23.3.1934, HUB, NL Karl Bonhoeffer 10.
209　Roemer an Rüdin, 26.3.1934, MPIP-HA: GDA 129. Danach auch die folgenden Zitate.
210　Eichelberg an Bonhoeffer, 28.3.1934, HUB, NL Karl Bonhoeffer, 10.
211　Roemer an Rüdin, 26.3.1934, MPIP-HA: GDA 129. Danach auch die folgenden Zitate.

beiden Funktionen entspringt dem Wunsch, die Vereinsangelegenheiten von den Angelegenheiten der Zeitschrift möglichst zu trennen.« Aus diesem Grund wurde auch der Gedanke eines »Zwangsbezuges« der »Zeitschrift für psychische Hygiene« durch alle Mitglieder des neu geordneten Vereins für Psychiatrie fallengelassen, zumal dies »nicht ohne Erhöhung des Mitgliederbeitrages möglich wäre« und den jährlichen Zuschuss des Vereins für Psychiatrie an die Deutsche Forschungsanstalt für Psychiatrie in Frage gestellt hätte. Die Frage »der künftigen Gestaltung der Allgemeinen Zeitschrift und der Lieferung der Zeitschrift für psychische Hygiene« wurde vertagt, da Änderungen sowieso nicht vor 1935 eintreten könnten. »Die wohl allgemein gewünschte Verbesserung der Allgemeinen Zeitschrift lässt sich durch Abmachungen nicht erreichen, sondern nur durch persönliche Einwirkung des neuen Herausgebers. Sobald dieser entgiltig [sic] feststeht, muss mit ihm über das künftige Verhältnis der beiden Teile der Zeitschrift verhandelt werden.« Dass Roemer sich in der Zeitschriftenfrage so nachgiebig zeigte, hing wohl damit zusammen, dass er, wohl nicht ganz zu Recht, in dem designierten Herausgeber der »Allgemeinen Zeitschrift für Psychiatrie«, Carl Schneider, einen potentiellen Bündnispartner sah. Roemer hatte bereits mit Schneider »Fühlung genommen, ohne auf die vorstehenden Pläne zu sprechen zu kommen«, und dabei den Eindruck gewonnen, dass eine Zusammenarbeit keine Schwierigkeiten machen werde. Eichelberg hatte zwar das »Gefühl« gehabt, »dass ›die psychische Hygiene‹ noch weiter gehende Wünsche hatte, aber es schien mir so, dass man diese Wünsche nicht hatte in irgendwelche bestimmten Formen bringen können […]. Daher war Herr Roemer sehr erfreut über meine positiven Vorschläge.«[212] Dass Roemer für seine weitergehenden Forderungen im Vorfeld keine Rückendeckung von Rüdin erhalten hatte, konnte Eichelberg nicht wissen.

Eichelberg, Roemer und Kretschmer stellten jedenfalls nach eingehender Beratung fest, »dass niemand eine bessere Lösung der etwas verwickelten Frage vorzuschlagen hatte« und dass durch Eichelbergs Vorschläge »ein gangbarer Weg« gewiesen sei. Das Trio verabredete, dass zunächst die Zustimmung Rüdins und Bonhoeffers eingeholt werden sollte – was durch ein Schreiben Roemers an Rüdin vom 26. März und ein Schreiben Eichelbergs an Bonhoeffer am 28. März 1934 geschah. Sodann sollten die Einzelheiten festgelegt und den übrigen Mitgliedern der Kommission – Bumke und Ast – zur Beschlussfassung mitgeteilt werden. Roemer stellte sich eindeutig hinter die in Marburg ausgehandelte Regelung, obwohl seine Forderung nach einem Zwangsbezug der »Zeitschrift für psychische Hygiene« auf der Strecke geblieben war, und er drängte Rüdin, sein Plazet zu geben, damit zur Jahresversammlung des Deutschen Vereins für Psychiatrie in Münster am 24./25. Mai 1934 ein Kommissionsbeschluss vorgelegt werden könne.

Rüdin erklärte sich am 10. April 1934 gegenüber Roemer mit der in Marburg verabredeten Regelung ohne weiteres einverstanden, wobei er sich ganz auf Roemers Urteil verließ. Gleichzeitig legte Rüdin Roemer nahe, die Zustimmung der anderen Vorstandsmitglieder des Verbandes für psychische Hygiene einzuholen und sodann eine Mitgliederversammlung nach Münster einzuberufen, um über eine möglicherweise erforderliche Satzungsänderung abzustimmen.[213]

Hier nun kam es erneut zum Konflikt. Robert Sommer protestierte energisch und verweigerte der in Marburg getroffenen Regelung, die er als »nicht annehmbar«[214] bezeichnete, seine Zustimmung. An der »Selbstständigkeit« des Verbandes müsse unbedingt festgehalten werden: »Tatsächlich ist ein Unterausschuss kein Verband mehr.« Sommer bezweifelte, dass die ausländischen, nichtpsychiatrischen und korporativen Mitglieder den Wechsel in den Verein für Psychiatrie mitvollziehen würden. Auch hielt er es für unwahrscheinlich, dass Reichszuschüsse an den Verein für Psychiatrie für die Zwecke des Ausschusses für psychische Hygiene fließen würden. Außerdem beschwerte sich Sommer, dass er und Wilhelm Weygandt »völlig ausgeschaltet werden sollen« – die Belange der psychischen

---

212 Eichelberg an Bonhoeffer, 28.3.1934, HUB, NL Karl Bonhoeffer, 10.
213 Rüdin an Roemer, 10.4.1934, MPIP-HA: GDA 127.
214 Sommer an Roemer, 16.4.1934, MPIP-HA: GDA 129. Danach auch die folgenden Zitate.

Hygiene und Rassenhygiene, so hatten es Roemer, Kretschmer und Eichelberg in Marburg verabredet, sollten im Vorstand des Vereins für Psychiatrie von Rüdin, Roemer und Kretschmer vertreten werden. Dies, so urteilte Sommer spürbar erzürnt, sei »sachlich nach der ganzen Vorgeschichte falsch, ganz abgesehen von der persönlichen Seite«. Auch Wilhelm Weygandt erhob wohl ernsthafte Bedenken.

Beide – sowohl Sommer als auch Weygandt – waren jedoch zu diesem Zeitpunkt in der *scientific community* bereits in einer randständigen Position. Weygandt galt darüber hinaus, was schwerer wog, als politisch unzuverlässig.[215] Roemer setzte sich daher über die Bedenken Sommers und Weygandts hinweg und berief den Vorstand des Verbandes für psychische Hygiene zum 24. Mai 1934 nach Münster ein.[216] Aufgrund dieser Querelen kam bis dahin kein förmlicher Beschluss der am 29. Juli 1933 vom Vorstand des Vereins für Psychiatrie eingesetzten Kommission zustande und lag noch kein fertiger Satzungsentwurf vor. Fast schon genüsslich teilte Eichelberg am 28. April 1934 Bonhoeffer mit, dass sich Rüdin »trotz verschiedener Anfragen […] immer […] noch nicht endgültig geäußert«[217] habe, ob er mit den Absprachen vom 25. März einverstanden sei. Offenbar arbeitete Eichelberg zu dieser Zeit – unter Zugrundelegung der Satzungen anderer medizinischer Fachgesellschaften – an einem Satzungsentwurf, den er am 23. Mai 1934 vorlegen könnte, wobei er überraschenderweise den »Führergedanken«[218] stärken wollte. Freilich ging Eichelberg auch davon aus, dass Karl Bonhoeffer Vorsitzender des Deutschen Vereins für Psychiatrie bleiben werde.

Die Jahresversammlung in Münster, 23.–25. Mai 1934

Die Vorstände des Verbandes für psychische Hygiene und des Vereins für Psychiatrie konnten in Münster nicht mehr tun, als die in Marburg ausgehandelten Eckpunkte einer Fusion der beiden Fachgesellschaften zu beschließen – was auch geschah. Das Protokoll der Vorstandssitzung des Vereins für Psychiatrie am 23. Mai 1934 vermerkte dazu, dass über den Bericht Eichelbergs eine längere Aussprache erfolgte:

---

215 Vgl. Holzmann an Rüdin, 23.5.1934, MPIP-HA: GDA 127. Der Hamburger Ärzteführer erläuterte darin »die Gründe, die zu der Pensionierung des Professor Dr. Weygandt geführt haben. Es sind dieselben, die mich seinerzeit veranlassten, Einspruch dagegen zu erheben, dass Herr. Prof. Weygandt auf einem rassenhygienischen Kursus in München als Lehrer auftrat. Die humanitäre Freimaurerei, insbesondere auch die Schlarafia, waren antreibend; hinzu kam die während der verflossenen Periode betätigte Vorliebe für jüdische Assistenten in der Friedrichsberger Anstalt. Es wurde der normale Grund – ›vorgerücktes Alter‹ – als Anlass genommen, der aber sonst nicht genommen worden wäre.« Auf dem Schreiben findet sich folgende Randglosse Rüdins für Ast: »Was meinen Sie dazu? Roemer schreibt dazu: ›Auf diese Antwort muss man sagen [?] können, dass Weygandt den Vorstand nur noch berät und nicht mehr als stellvertretender Vorsitzender vertritt. Etwas anderes kann man weder dem Verband, noch der Deutschen Gesellschaft für Psychiatrie unter diesen Umständen zumuten. Die Vertretung im Europäischen Ausschuss und im Internationalen Komitee sollte gelegentlich abgebaut bzw. umgetauscht werden.‹ Was meinen Sie?« Ast schloss sich in einer weiteren Randglosse diesem Urteil an.
216 Roemer an Rüdin, 15.5.1934, MPIP-HA: GDA 129.
217 Eichelberg an Bonhoeffer, 28.4.1934, HUB, NL Karl Bonhoeffer, 10. Vgl. Ilberg an Bonhoeffer, 16.5.1934, HUB, NL Karl Bonhoeffer, 10: Er – Ilberg – habe »Eichelberg schon vor einiger Zeit mitgeteilt […] man solle doch bei der Statutenänderung sich nicht übereilen. Er gab an, dass Rüdin und Roemer immer sehr lang auf eine Antwort hätten warten lassen.« Ilberg hatte gerüchtweise auch von den neuen Querelen mit dem Deutschen Verband für psychische Hygiene gehört.
218 Eichelberg an Bonhoeffer, 28.3.1934, HUB, NL Karl Bonhoeffer, 10. Bei dieser Gelegenheit erbat sich Eichelberg die neue Satzung der Berliner Psychiatrischen Gesellschaft, am 28. April dann die Satzungen der chirurgischen und internistischen Fachgesellschaft.

»Die Gesellschaft für Psychotherapie bleibt selbstständig; der Verein wird sich aber in der Folgezeit stärker mit Psychotherapie beschäftigen als bisher; Herr Kretschmer ist bereit, dies zu veranlassen. Für den Verband für psychische Hygiene wird der Verein eine besondere Abteilung bilden, die eine gewisse Stoßkraft für die Öffentlichkeit erhalten soll. Herr Rüdin empfiehlt Gleichschaltung, soweit dies für wissenschaftliche Vereinigungen angemessen sei. Herr Bonhoeffer erklärt, dass an der Vereinigung des Verbandes für psychische Hygiene und Rassenhygiene mit dem Deutschen Verein für Psychiatrie entsprechend den Beschlüssen vom 29. Juli 1933 in Berlin nichts geändert werden soll. Herr Eichelberg wird einen Entwurf der neuen Statuten allen Vorstandsmitgliedern zur Stellungnahme zusenden. Die Mitgliederversammlung soll morgen ersucht werden, den Vorstand zu beauftragen und zu bevollmächtigen, neue Satzungen für den Deutschen Verein anzufertigen und durchzuführen.

Herr Kretschmer empfiehlt, dem Deutschen Verein für Psychiatrie in Zukunft den Namen ›Deutsche Gesellschaft für Psychiatrie‹ zu geben.

Sodann wird beschlossen, der Mitgliederversammlung vorzuschlagen, fällige Wahlen der Vorstandsmitglieder erst nach der Beschlussfassung über die Statuten vorzunehmen.«[219]

Dem Vorschlag des Vorstandes gemäß beschloss die Mitgliederversammlung des Deutschen Vereins für Psychiatrie am 24. Mai 1934 einstimmig die vorläufige Fusion des Verbandes für psychische Hygiene und Rassenhygiene mit dem Verein für Psychiatrie. Die Mitgliederversammlung des Deutschen Verbandes für psychische Hygiene, die ebenfalls am 24. Mai 1934 in Münster zusammentrat, bestätigte ihrerseits einstimmig den Zusammenschluss.[220]

Wider alles Erwarten war Karl Bonhoeffer noch immer Vorsitzender des Deutschen Vereins für Psychiatrie. Dabei hatte sich Rüdin noch *vor* der Jahreshauptversammlung – am 18. Mai 1934 – per Telegramm von Arthur Gütt bestätigen lassen, dass die »Übernahme des Vorsitzes« durch Rüdin »unter Gleichschaltung des Vereins« von Seiten der Regierung »erwünscht«[221] sei. Vorausgegangen war ein Telegramm Rüdins an Gütt: »Von zahlreichen Freunden unserer gemeinsamen Sache wird Übernahme Vorsitzes Deutschen Vereins für Psychiatrie durch mich gewünscht, da Amtsperiode Bonhoeffer abgelaufen. Schließen Sie sich dem Wunsche an? Würden Sie wenn nötig Auftragserteilung an mich zur Gleichschaltung des Deutschen Vereins für Psychiatrie mit mir als Vorsitz zweckmäßig halten? Tagung Münster beginnt Mittwoch, 23.V. Baldige Rückäußerung daher erwünscht.«[222]

Rüdin verzichtete jedoch darauf, diese Option sofort zu ziehen, offenbar, um einen Eklat in der Mitgliederversammlung, auch vor den ausländischen Gästen, zu vermeiden. Nachdem Bonhoeffer im Vorfeld der Mitgliederversammlung in einem persönlichen Anschreiben ausgewählte Kollegen indirekt dringend gebeten hatte, nach Münster zu kommen, hatten sich so viele Mitglieder, auch aus Polen, Holland und der Schweiz, eingefunden, dass die Veranstaltung vom Hörsaal der psychiatrischen Klinik in das noch immer überfüllte Audimax der Universität Münster verlegt werden musste. Bonhoeffer konnte zwar nicht verhindern, dass Erblehre und Rassenhygiene in der Veranstaltung eine dominante Rolle spielten, in seiner Eröffnungsrede setzte er aber einen kritischen Akzent, indem davor warnte, dass die zu einseitige rassenhygienische Ausrichtung eine »unerwünschte und unbeabsichtigte Rückwirkung« auf die Psychiatrie haben könnte: »Es besteht die Gefahr, dass im Publikum, begünstigt durch eine drastische Bildpropaganda, die immer wieder darauf hinweist, dass die Anstaltsinsassen einen

219 Nitsche an Rüdin, 28.6.1934, MPIP-HA: GDA 130. Nitsche zitierte hier aus dem Protokollbuch des Vereins für Psychiatrie, das Bonhoeffer ihm zugeschickt hatte.

220 Niederschrift über die III. Mitgliederversammlung des Deutschen Verbandes für psychische Hygiene und Rassenhygiene in Münster i. W. in der Bücherei der Psychiatrischen und Nervenklinik der Universität am 24. Mai 1934, 18 Uhr, Bl. 7, MPIP-HA: GDA 127.

221 Telegramm Gütt an Rüdin, 18.5.1934, MPIP-HA: GDA 127.

222 Telegramm Rüdin an Gütt, 18.5.1934, MPIP-HA: GDA 127.

wirtschaftlich kostspieligen und erbhygienisch gefährlichen Ballast bilden, sich [so] etwas wie eine Diskreditierung des Berufes entwickelt, der sich zu einem wesentlichen Teil mit der ärztlichen Betreuung dieser Individuen zu befassen hat.«[223] Durch ihren hinhaltenden Widerstand hatten Bonhoeffer, Eichelberg und Ilberg Zeit gewonnen und die »Gleichschaltung« des Vereins für Psychiatrie verzögert. Am Ende konnte ihre Obstruktionspolitik, die womöglich in völliger Verkennung der politischen Realität hoffte, das für das Vereinsregister zuständige Amtsgericht werde die Neuordnung des Vereins stoppen,[224] jedoch keinen Erfolg haben, weil es ihr an einer Strategie fehlte, wie sie sich in dem neuen politischen System positionieren sollte – ganz im Gegensatz zu dem Netzwerk um Ernst Rüdin. Dieser war eindeutiger Gewinner des Machtspiels. Er fügte innerhalb eines Jahres seinen sozialen Ressourcen eine Vielzahl von nützlichen Kontakten und Kooperationsverhältnissen sowie eine Reihe von formalen Positionen in den beteiligten Fachgesellschaften hinzu. Rüdins wichtigstes Kapital war sein monopolartiger Zugang zur politischen Sphäre – so konnte er allen Institutionen im gesellschaftlichen Subsystem Wissenschaft in gleichsam offiziöser Funktion entgegentreten. Interessant ist, dass Arthur Gütt, obwohl mit nahezu diktatorischen Vollmachten ausgestattet – er konnte Fachgesellschaften auflösen oder zwangsvereinigen, Vorstände absetzen und kommissarische Leitungen installieren –, sich doch konsequent Rüdins bediente, um den Zufluss von Ressourcen aus der Wissenschaft nicht zu gefährden. Als Folge des Machtspiels hatte sich das epistemische Feld verändert: Die psychiatrische Genetik rückte in das Zentrum des Fachdiskurses, psychische Hygiene wurde aufgewertet, die praktische Psychiatrie gestärkt.

Die Deutsche Allgemeine Ärztliche Gesellschaft für Psychotherapie – ein neuer Gegenspieler

Einstweilen gescheitert war der Versuch, die ärztlichen Psychotherapeuten zu einer eigenen Abteilung im Deutschen Verein für Psychiatrie zusammenzufassen. Einen herben Rückschlag für die Ambitionen Rüdins und Kretschmers bedeutete die Umgründung der deutschen Sektion der internationalen psychotherapeutischen Fachgesellschaft zur *Deutschen* Allgemeinen Ärztlichen Gesellschaft für Psychotherapie am 15. September 1933. Hinter den Kulissen rangen Johannes Heinrich Schultz, der »wilde Psychoanalytiker« *Hans v. Hattingberg* (1879-1944)[225] und der Jungianer *Gustav Richard Heyer* (1890-1967) um den Vorsitz. Als Kompromisskandidat setzte sich schließlich *Matthias Heinrich Göring* (1879-1945) aus Wuppertal-Elberfeld durch. »Ein ganz braver Nervenarzt«, aber »ein bescheidenes Kaliber […] als Wissenschaftler«[226] – so das Urteil eines internen Kritikers –, konnte Göring, seit März 1933 Mitglied der NSDAP, der SA und des Nationalsozialistischen Deutschen Ärztebundes (NSDÄB), vor allem aber ein Vetter des neuen preußischen Ministerpräsidenten und Reichsluftfahrtministers *Hermann Göring* (1893-1946), seine politischen Beziehungen in die Waagschale werfen – angesichts der prekären Situation der psychotherapeutischen Fachgesellschaft ein kostbares Gut.[227] Dass Matthias Göring seit seiner Lehranalyse bei *Leonhard Seif* (1866-1949) in München als Schüler *Alfred Adlers*

223 Ilberg, Jahresversammlung des Deutschen Vereins für Psychiatrie 1934, S. 391.

224 Vgl. Ilberg an Bonhoeffer, 30.5.1934, HUB, NL Karl Bonhoeffer, 10.

225 Günter Grau, Hans von Hattingberg (1879-1944), in: Sigusch/Grau (Hg.), Personenlexikon, S. 263-265; Katharina Eva Keifenheim, Hans v. Hattingberg (1879-1944). Leben und Werk, Tübingen 2011.

226 Speer an Rüdin, 28.2.1936, MPIP, GDA 129. Speer führte als Beispiel den Vortrag Görings auf dem Kongress in Bad Nauheim an: Matthias H. Göring, Erfolgsmöglichkeiten in der Psychotherapie, in: Zbl. Psychotherap. 8 (1935), S. 219-227. Hier teilte Göring übrigens die von ihm tiefenpsychologisch behandelten Menschen in solcher mit »anscheinend günstiger Erbmasse« und solche »mit erkennbar ungünstiger Erbmasse« ein, ohne dies näher zu erläutern.

227 Geoffrey Cocks bringt die Bedeutung von Görings Namen auf den Punkt: »usually mention of the family name sufficed« (Cocks, Psychotherapy, S. 102); »the name […] won him at least hearing, if not always success« (ebd., S. 107).

(1870-1937) galt, war zwar im nationalsozialistischen Deutschland ein Makel,[228] der aber dadurch aufgewogen wurde, dass er allein eine Brücke zwischen allen psychotherapeutischen Schulen – eher klinisch-psychagogisch orientierten Therapeuten, Adlerianern, Jungianern, »wilden Psychoanalytikern« und selbst Freudianern – zu schlagen in der Lage war.

Als »Reichsleiter«[229] der neuen Deutschen Allgemeinen Ärztlichen Gesellschaft für Psychotherapie trat Göring nach außen hin recht autokratisch auf. Die Satzung der neuen Fachgesellschaft hatte das »Führerprinzip« eingeführt – so räumte sie Göring das Recht ein, Referate, Vorträge und Aufsätze, die im Namen der neuen Gesellschaft publiziert wurden, zu prüfen und zu zensieren und Rednern auf den Jahresversammlungen das Wort zu entziehen, falls etwas »Unzulässiges«[230] zur Sprache käme. Doch trotz seiner formal überaus starken Stellung agierte Göring, genau wie Rüdin, aus einem dicht geknüpften Netzwerk heraus. Die wichtigste Gestalt in diesem Netzwerk – neben Göring – war *Walter Cimbal* (1877-1964), Oberarzt der Städtischen Landesheilanstalt Hamburg, Geschäftsführer der deutschen und Sekretär der internationalen Allgemeinen ärztlichen Gesellschaft für Psychotherapie[231] – auch er seit März 1933 »Parteigenosse«.

Göring und Cimbal waren sich zunächst unschlüssig, wie sie mit dem früheren ersten Vorsitzenden Ernst Kretschmer umgehen sollten. Man erwog, ihm den Ehrenvorsitz in der deutschen oder der internationalen Gesellschaft für Psychotherapie anzutragen – im Klartext: ihn in Ehren endgültig auf das Abstellgleis zu schieben.[232] In dieser Situation wandte sich Rüdin an Göring und äußerte den Wunsch, der Vorsitzende der neuen Deutschen Allgemeinen Ärztlichen Gesellschaft für Psychotherapie möge auch im Vorstand des Deutschen Vereins für Psychiatrie vertreten sein. Zugleich deutete Rüdin an, dass Kretschmer bereit sein könnte, den Vorsitz in der neuen deutschen Psychotherapeutengesellschaft zu übernehmen[233] – eine Idee, der sich Göring allerdings energisch widersetzte: »Ich hatte auch nicht vor, ihm [Kretschmer] den Vorsitz in unserer Deutschen Gesellschaft zu überlassen«, schrieb er am 7. Oktober 1933 an Cimbal, »denn ich bin von den in Berlin anwesenden Herren zum Vorsitzenden bestimmt worden und kann dieses Amt natürlich nicht weitergeben. Wenn er nicht antwortet, wollen wir nicht auf ihn warten, sondern voranmachen.«[234] Kretschmers Stellungnahme muss Göring aber noch am selben Tag erreicht haben. Hier öffnete Kretschmer das Visier:

> »Mein Interesse für die Psychotherapie als Wissenschaft und ärztliche Kunst ist ganz unvermindert.
> Meine Ablehnung, an der Psychotherapeutischen Gesellschaft in ihrer bisherigen Form weiter
> zu wirken, bezog sich in erster Linie auf die seitherige Organisation derselben, die eine straffe, ein-
> heitliche Führung unmöglich machte und m.E. viel zu ungleichförmige geistige Strömungen und
> Sondergruppen zu umfassen sich bemühte.

---

228 Vgl. Speer an Rüdin, 28.2.1936, MPIP, GDA 129: »Prof. Göring ist durch den Adlerianer Seif in München ausschließlich in der Adlerschen Individualpsychologie ausgebildet. Wie unanständig Seif die Tatsache, dass er den größten Teil seines Lebens, und zwar bis zum Umbruch, die Adlersche Individualpsychologie propagiert hat, verleugnet hat, das konnte man in den Münchner Zeitungen vor kurzem anlässlich seines 70. Geburtstages lesen. Auch Göring weiß heute nichts mehr von Adler.« – Ein freundschaftliches Verhältnis hatte Göring zu seinem früheren Chef Robert Sommer. Vgl. Meyer zum Wischen, »Seele«, S. 56.

229 Analog zur Gesellschaft Deutscher Neurologen und Psychiater wurde der Titel im Jahre 1938 in »Vorsitzender« geändert. Cocks, Psychotherapy, S. 110 f.

230 Fellmann, Tätigkeit, S. 41.

231 Diese hatte sich am 12. Mai 1934 auf dem 7. Allgemeinen Ärztlichen Kongress für Psychotherapie, der vom 10. bis 13. Mai 1934 in Bad Nauheim stattfand, offiziell gegründet. Sie umfasste Landesgruppen in Deutschland, der Schweiz, den Niederlanden, Dänemark und Schweden. Von deutscher Seite aus waren Göring und Cimbal im Vorstand der überstaatlichen Gesellschaft vertreten. Fellmann, Tätigkeit, S. 46 ff.

232 Cimbal an Göring, 3.9.1933, zit. n. Lockot, Erinnern, S. 75.

233 Göring an Cimbal, 1.10.1933, zit. n. Lockot, Erinnern, S. 75, 248.

234 Göring an Cimbal, 7.10.1933, zit. n. Lockot, Erinnern, S. 76

> Was die jetzige Situation betrifft, so habe ich auf Wunsch von Rüdin und der ihm nahe stehenden psychiatrischen Gruppen die Organisation einer psychotherapeutischen Sektion beim Deutschen Verein für Psychiatrie übernommen und hoffe, auf diese Weise der Psychotherapie eine große Zuhörerschaft neu zuzuführen zu können, die ihr seither fernstand. Es würde mir nicht möglich sein, daneben noch die jetzt von Ihnen reorganisierte deutsche Gruppe der Psychotherapeutischen Gesellschaft zu führen, die ja bei Ihnen in guten Händen ist. – Wohl aber werden wir uns gelegentlich in mündlicher Besprechung verständigen müssen, wie die beiden Gruppen am besten das gemeinsame Ziel fördern können [...].
> Wenn Ihnen aber an meiner Beteiligung um der Sache willen gelegen ist, so könnte mein Name in der Leitung der internationalen Gesellschaft in einer noch zu besprechenden Form neben den von Jung treten, wenn dieser und die Gesellschaft es wünscht. Es würde so die geistige Verbundenheit, mit der Jung und ich seither als erster und zweiter Vorsitzender gearbeitet haben, erhalten bleiben und programmatisch betont werden. Jedenfalls möchte ich mit Rücksicht auf meine sonstigen Organisationsaufgaben hier nur á la suite stehen und auch mit dem Zentralblatt nichts zu tun haben.«[235]

Kretschmer skizzierte hier genau die Linie, die er im Juli mit Rüdin abgesprochen hatte. Das Kooperationsangebot war vorgeschoben – tatsächlich ging es darum, die ärztlichen Psychotherapeuten jener Schulen, die mit der erbbiologisch-rassenhygienischen Ausrichtung des Netzwerks um Rüdin kompatibel waren, in die psychiatrische Fachgesellschaft herüberzuholen, auf diese Weise die Deutsche Allgemeine Ärztliche Gesellschaft für Psychotherapie allmählich auszutrocknen und Göring ins Abseits zu stellen. Göring durchschaute diese Stoßrichtung nicht wirklich. »Ich stehe nunmehr auf dem Standpunkt«, schrieb er am 9. Oktober 1933 an Cimbal, »dass Kretschmer und ich sowohl in den Vorstand des Deutschen Vereins für Psychiatrie als auch in den Vorstand des Internationalen Vereins für Psychotherapie hinein müssen.«[236]

Cimbal erkannte klarer als Göring, dass die Gründung einer psychotherapeutischen Gruppe im Deutschen Verein für Psychiatrie durch Kretschmer »eine ernste Gefährdung«[237] für die Deutsche Allgemeine ärztliche Gesellschaft für Psychotherapie bedeuten würde. Cimbal polemisierte bei dieser Gelegenheit gegen die seiner Meinung nach vorherrschende naturwissenschaftliche Richtung in Psychiatrie und Neurologie, die »streng materialistisch orientiert« sei:

> »[...] die Gesellschaft für Nervenärzte und der Verein für Psychiatrie haben zwar unter arischer Leitung, aber mit jüdischer Denkweise die monistische Richtung der beiden Schwesternverbände in allen Kongressen durchgesetzt. In allen Kongressen war die Hirnanatomie im Vordergrund, und jeder Kliniker oder Therapeut, der sprach, wurde abgedrosselt oder als unwissenschaftlich abgetan, nebenbei mit dem Erfolg der Verödung, die das Schicksal der beiden Gesellschaften geworden ist. An diesem Schicksal kann auch die Neugeburt nichts ändern, die Professor Rüdin und Professor Kretschmer vorhaben. Aber sie können das Werk des Führers unendlich lähmen, indem sie es in falsche Bahnen lenken.«[238]

---

235 Kretschmer an Göring, 6.10.1933, zit. n. Lockot, Erinnern, S. 75 f. In englischer Sprache in: Cocks, Psychotherapy, S. 111. Die Interpretation der Vorgänge im Jahre 1933 bei Geoffrey Cocks (ebd., S. 111-115) trifft insofern nicht den Punkt, als er keine Kenntnis der Absprachen zwischen Rüdin und Kretschmer hat.

236 Göring an Cimbal, 9.10.1933, zit. n. Lockot, Erinnern, S. 76.

237 Cimbal an Göring, 13.10.1933, zit. n. Lockot, S. 76. Kurz zuvor hatte Cimbal dafür plädierte, Kretschmer den – letztlich bedeutungslosen – Ehrenvorsitz in der »Überstaatlichen Gesellschaft« zu übertragen – »besser dort [...] als in der Deutschen Gesellschaft, was nebenher gesagt, weltanschauungsmäßig vielleicht auch besser ist«. Cimbal an Göring, 8.10.1933, zit. n. Lockot, Erinnern, S. 76.

238 Cimbal an Göring, 19.10.1933, zit. n. Lockot, Erinnern, S. 250.

Cimbal empfahl daher die Ausarbeitung einer Denkschrift, die den wichtigsten Ministerien vorgelegt werden sollte, um diese zu überzeugen, dass sich mit der Deutschen Gesellschaft für Psychotherapie eine neue Richtung zu etablieren versuchte, die »den Ideen des Führers dienen«[239] wolle.

Auch der Psychotherapeut Gustav Richard Heyer, ein Vertrauter C.G. Jungs, warnte eindringlich vor einer Eingliederung der Psychotherapie in die Psychiatrie. »Unsere selbstständige psychotherapeutische Gesellschaft ist gegründet worden im ausgesprochenen Kampf gegen die Universitätspsychiatrie«, hob er in einem Brief an Göring vom 18. Oktober 1933 hervor. Heyer wetterte gegen die »Gehirnmythologen«, die behaupteten, »dass Seele ›Chemie‹ sei; und dass es kein unbewusstes Seelenleben gäbe. Da sitzen die wahren Talmudisten, die Zöllner und Schriftgelehrten in alttestamentarischer Jehova-Tyrannei und verderben die schönsten Blüten und Träume des deutschen Ingeniums. Gegen diese kaltschnäuzige, zynische und rationalistisch-intellektuelle Welt des psychiatrischen Bonzen hat sich die Psychotherapeutische Gesellschaft s. Zt. gegründet. Wenn sie jetzt in irgendeiner Form in den sterilen Schoß der psychiatrischen Organisationen zurückkehren sollte, wäre das Selbstkastration«.[240]

Göring konnte indessen umgehend Entwarnung geben. Eine Unterredung mit Arthur Gütt, bei der auch Ernst Rüdin anwesend gewesen sei, habe ergeben, dass Kretschmer »ganz fallengelassen«[241] werde. Damit war allerdings lediglich gemeint, dass die Idee vom Tisch war, Kretschmer in den Vorstand der Deutschen Allgemeinen ärztlichen Gesellschaft für Psychotherapie einzubinden – eine Idee, die weder Rüdin noch Kretschmer noch auch Gütt ernsthaft verfolgt hatten. Aufgrund der Unterredung mit Gütt und Rüdin machte sich Göring seinerseits Hoffnung auf einen Sitz im Vorstand des Deutschen Vereins für Psychiatrie, um ein »frischeres Leben in den verknöcherten Verein«[242] zu bringen. Diese Hoffnung blieb allerdings unerfüllt – weder die Gruppe um Ernst Rüdin noch die ihr gegenüberstehende Gruppe um Karl Bonhoeffer wollte Göring in leitender Position in der psychiatrischen Fachgesellschaft.

Roemer, Kretschmer und Eichelberg bekräftigten bei ihrem Treffen in Marburg am 25. März 1934, dass Kretschmer im Vorstand des Deutschen Vereins für Psychiatrie künftig »gewissermaßen als Referent dauernd die Psychotherapie« vertreten sollte, mit dem Auftrag, dafür zu sorgen, »dass alle zwei bis drei Jahre auf der Jahresversammlung ein psychotherapeutisches Thema behandelt« werde. »Irgendwelche Beziehungen zu psychotherapeutischen Organisationen kommen nicht in Frage, ebenso wenig solche zu irgendwelchen Zeitschriften. Man kam überein, dass eine Protokollierung dieser Abmachung bei der Vorstandssitzung in Münster ausreichend und eine Satzungsänderung entbehrlich sei.«[243]

Rüdin und Kretschmer blieben mithin bei ihrer Strategie, der Deutschen Allgemeinen Ärztlichen Gesellschaft für Psychotherapie einen Verdrängungswettbewerb zu liefern. Einstweilen geschah jedoch – nichts. Die Verhandlungen um die Fusion des Deutschen Vereins für Psychiatrie mit dem

239 Cimbal an Göring, 19.10.1933, zit. n. Lockot, Erinnern, S. 248.
240 Heyer an Göring, 18.10.1933, zit. n. Lockot, Erinnern, S. 248 f.
241 Göring an Heyer, 19.11.1933, zit. n. Lockot, Erinnern, S. 77.
242 Göring an Cimbal, 19.11.1933, zit. n. Lockot, Erinnern, S. 250.
243 Roemer an Rüdin, 26.3.1934, MPIP-HA: GDA 129. Eichelberg erstattete Bonhoeffer in diesem Punkt ausführlich Bericht: »Die Sache mit den Psychotherapeuten hat sich insoweit geändert, als die Psychotherapie mit oberster Genehmigung selbstständig bleibt. Die internationale Leitung übernimmt Jung und die Leitung in Deutschland Professor Göring-Wuppertal, ein Vetter des preußischen Ministerpräsidenten. Kretschmer meinte, dass diese Lösung eigentlich ganz glücklich sei, da es sich bei den Psychotherapeuten doch um so viel verschiedene Richtungen und Glaubensbekenntnisse handele, dass sie für den deutschen Verein für Psychiatrie mit ihren vielen inneren Gegensätzen auf die Dauer nur eine schwere Belastung darstellen würden. Kretschmer hielt es nur für wünschenswert, dass vielleicht alle zwei Jahre ein psychologisches bzw. psychotherapeutisches Referat auf dem Deutschen Verein für Psychiatrie gebracht würde, dann würden sich die meisten Psychotherapeuten doch von selbst dem Deutschen Verein für Psychiatrie anschließen.« Eichelberg an Bonhoeffer, 28.3.1934, HUB, NL Karl Bonhoeffer, 10.

Deutschen Verband für psychische Hygiene und dann auch mit der Gesellschaft Deutscher Neurologen zogen sich bis 1935 hin. Entsprechend selbstbewusst trat Göring in den Jahren 1934/35 auf. Er wusste dabei die führenden Mitglieder der Deutschen Gesellschaft für Psychotherapie hinter sich, die mit großer Besorgnis die zentrale Rolle Ernst Rüdins und der psychiatrischen Fachgesellschaft bei der Umsetzung des »Gesetzes zur Verhütung erbkranken Nachwuchses« verfolgten.[244] Auch C.G. Jung bestärkte Göring darin, auf Konfrontationskurs zu gehen, indem er für den Fall einer Eingliederung der Psychotherapie in die Psychiatrie im nationalsozialistischen Deutschland mit seinem Rücktritt drohte.[245]

Matthias Göring nutzte die Jahresversammlung des Deutschen Vereins für Psychiatrie in Münster am 24.-25. Mai 1934, um einen Eklat herbeizuführen. Das Programm behandelte zwar schwerpunktmäßig die Umsetzung der nationalsozialistischen Erbgesundheitspolitik, insbesondere offene Fragen im Zusammenhang mit dem »Gesetz zur Verhütung erbkranken Nachwuchses«, doch enthielt es am zweiten Verhandlungstag auch ein Referat von Ernst Kretschmer zum »Aufbau der Persönlichkeit in der Psychotherapie« sowie einen Vortrag von *Jürg Zutt* (1893-1980), Oberarzt bei Bonhoeffer an der Charité Berlin, »Zur gegenwärtigen Situation der Psychotherapie«.[246]

Göring nutzte die Aussprache zu einer Stellungnahme, die auf den Eröffnungsvortrag Karl Bonhoeffers Bezug nahm, der den Eindruck erweckt hatte, als sei die Eingliederung der Psychotherapie in den Deutschen Verein für Psychiatrie bereits beschlossene Sache.[247] Dagegen grenzte sich Göring deutlich ab:

> »Gestatten Sie mir einige wenige Worte über die Psychotherapie und die Psychotherapeuten. Es tut mir leid, bei Ihnen eine Illusion zerstören zu müssen. Die deutschen Psychotherapeuten sind nicht im Deutschen Verein für Psychiatrie aufgegangen. Wir bestehen weiter als Deutsche allg. ärztl. Gesellschaft für Psychotherapie, und sind eine Ländergruppe der überstaatlichen Gesellschaft unter C.G. Jung. Das soll nicht heißen, dass wir grollend beiseite stehen; sonst wäre ich nicht hier. Wir freuen uns sogar, dass sich auch die Psychiater immer mehr mit Psychotherapie beschäftigen. Allerdings ist es meist eine andere als die, die wir betreiben.«[248]

Sodann ging Göring auf die Beiträge von Kretschmer und Zutt ein. Kretschmer hatte eine Art biopsychosoziales Interpretationsmuster entworfen, das bei der psychischen Entwicklung des Menschen von einem Zusammenwirken von »Konstitution«, »Persönlichkeitsschema« – man könnte sagen: der Selbstwahrnehmung eines Menschen als konsistente und konstante Persönlichkeit – und seinem »Lebensraum« ausging. »Diskrepanzen zwischen Konstitution und Persönlichkeitsschema oder zwischen Konstitution und Lebensraum«[249] könnten in kritischen Phasen der Persönlichkeitsentwicklung – etwa der Pubertät oder dem Klimakterium – zu »Störungen der Synchronie im körperlich-seelischen Reifungsablauf« führen und die »psychologische Basis für Neurosen« schaffen. Für den Anwendungsbereich der Psychotherapie folge daraus, dass die »stillschweigende Voraussetzung: psychogen gleich

---

244 Cimbal an Göring, 22.7.1934; Cimbal an Göring, 4.8.1934, zit. bei Lockot, Erinnern, S. 251-253

245 Jung an Göring, 7.6.1934, zit. n. Aniela Jaffé (Hg.), C.G. Jung. Briefwechsel, Bd. 1: 1906-1945, Olten/Freiburg 1973, S. 212: »Man könnte [...] mit ebensogutem Recht die innere Medizin der Chirurgie unterstellen.«

246 Jürg Zutt, Über die gegenwärtige Situation der Psychotherapie, in: Der Nervenarzt 8 (1935), S. 1-6.

247 Dies hing vielleicht damit zusammen, dass Göring am 24. Mai 1934 an der anlässlich der Jahresversammlung des Deutschen Vereins für Psychiatrie abgehaltenen Mitgliederversammlung des Deutschen Verbandes für Psychische Hygiene teilgenommen hatte. Anon., Niederschrift über die III. Mitgliederversammlung des Deutschen Verbandes für Psychische Hygiene und Rassenhygiene in Münster i.W. in der Bücherei der Psychiatrischen und Nervenklinik der Universität am 24. Mai 1934, in: Zschr. psych. Hyg. 7 (1934), S. 119-124.

248 Ilberg, Jahresversammlung des Deutschen Vereins für Psychiatrie 1934, S. 427.

249 Ebd., S. 424. Danach auch die folgenden Zitate.

psychotherapierbar« nicht durchweg zutreffe. Bei vielen neurotischen Störungen spielten endogene Faktoren eine Rolle, und umgekehrt seien psychische Erkrankungen wie die Schizophrenie, die auf endogene Faktoren zurückgeführt würden, zwar nicht psychotherapeutisch heilbar, aber »in jedem Stadium psychotherapeutisch formbar«. Das Ziel jeder Psychotherapie sei »die Einstimmung der Persönlichkeit in sich und mit ihrem Lebensraum«. Durch die »schlichte Bejahung der eigenen Wesensart und ihrer Lebensaufgabe gewinnt sie [die Persönlichkeit] auch ihren besten Leistungswert für die menschliche Gesellschaft«. Psychotherapie wurde hier zu einer allgemein ärztlichen Aufgabe erklärt – und in Abgrenzung zum Konzept einer spezialisierten Psychotherapie, die sich auf rein psychogene Persönlichkeitsstörungen konzentriert – unter das Dach der Psychiatrie eingeordnet.

Diesem Tenor folgte auch der Vortrag von Jürg Zutt, der in enger Anlehnung an C.G. Jung die Auffassung vertrat, dass infolge einer »Krise des religiösen Lebens«[250] Aufgaben der »Seelsorge« vom Theologen auf den Arzt übergegangen seien, dass im Grunde jedes ärztliche Handeln, das über das rein Medizinische und auch über das Ärztliche hinausgehe, »Psychotherapie« im Sinne von »Seelsorge« sei. Die Medikalisierung der Psychotherapie führe dazu, dass sie »ihre Hilfe tatsächlich austeilt an einen kleinen Kreis im wesentlichen zahlungsfähiger Patienten«. Dies brachte nun Göring in Harnisch:

> »Bewusst wenden wir uns an die Volksgenossen, die in seelische Not geraten sind, da kein anderer ihnen hilft, da die Pfarrer versagen. So wichtig auch die Ausführungen des Herrn Kretschmer für uns Psychotherapeuten sind, so vermisse ich doch bei unserer Tagung einen Vortrag, der sich mit der sozialistischen Idee unseres Führers befasst, nicht mit sozialen Ideen – sozial dürfte jeder Psychiater denken – ich betone: mit der sozialistischen Idee. Es ist nicht richtig, wenn Herr Zutt behauptet, wir behandelten nur zahlungskräftige Patienten; ich behandele auch Wohlfahrtspatienten, und zwar genau so wie Privatpatienten. Ich weiß, dass auch wir Psychotherapeuten von der Deutschen Gesellschaft unser Ziel noch nicht erreicht haben. Aber wir ringen und kämpfen, um die sozialistische Idee zu erfassen und damit um die Seele des deutschen Volkes. Schon wegen dieses weltanschaulichen Gegensatzes können wir noch nicht zu Ihnen kommen. Aber die Trennung bedeutet keine unüberwindliche Kluft. Als alter Psychiater weiß ich, dass die Psychiatrie für uns die Grundlage ist und wir ihrer bedürfen; ich weiß aber auch, dass wir die Psychiatrie befruchtet haben und weiter befruchten werden. So grüße ich denn als Reichleiter [sic] der jungen deutschen psychotherapeutischen Gesellschaft den 92jährigen Verein, der, wie wir auch gestern Abend gesehen haben, krampfhaft an seinen alten, ehrwürdigen Traditionen festhält, mit aller Ehrfurcht, mit der Bitte um gütiges Verstehen und um freundliche Unterstützung; ich grüße Sie mit dem neuen deutschen Gruß einer jungen vorwärts stürmenden Bewegung: Heil Hitler!«[251]

Recht unverblümt formulierte Göring hier einen Führungsanspruch seiner Deutschen Allgemeinen Ärztlichen Gesellschaft für Psychotherapie, die sich um die in seelische Not geratenen »Volksgenossen« kümmere, damit einen wichtigen Beitrag zur Stärkung der »Volksgemeinschaft« leiste und die »sozialistische Idee« Adolf Hitlers verwirkliche. Oder anders ausgedrückt: Göring behauptete, die junge psychotherapeutische Fachgesellschaft stehe auf dem Boden des neuen Deutschlands, während die alte, verknöcherte psychiatrische Fachgesellschaft die Zeichen der Zeit nicht erkannt habe und an ihren Traditionen und Konzepten festhalte. Das war eine offene Kampfansage. Angesichts der verhärteten Fronten war einstweilen nicht an eine Fusion zu denken.

---

250 Ebd., S. 426. Danach auch die folgenden Zitate.
251 Ebd., S. 427. Danach auch die folgenden Zitate.

4. Die »Gleichschaltung« der Gesellschaft Deutscher Nervenärzte und des Deutschen Vereins für Psychiatrie, Juni bis Oktober 1934

Die *dritte* Phase der Gründungsgeschichte, die von Juni bis Oktober 1934 reichte, sollte die endgültige Entscheidung über die Vereinigung des Deutschen Vereins für Psychiatrie, des Deutschen Verbandes für psychische Hygiene und auch der Gesellschaft Deutscher Nervenärzte zu einer disziplinenübergreifenden Fachgesellschaft bringen. Nach der Jahresversammlung des Deutschen Vereins für Psychiatrie im Mai 1934 tat sich zunächst freilich gar nichts.[252] Paul Nitsche wandte sich deshalb am 23. Juni 1934 besorgt an Ernst Rüdin. Man sei doch in Münster in der »Überzeugung«[253] auseinandergegangen, »dass nunmehr der Stein ins Rollen kommen würde [...], zumal wir alle annahmen, dass die Sache an Gütt kommen und er mit Ihnen [Rüdin] Fühlung nehmen würde«. Nitsche leitete aber aus einem Gespräch mit Ilberg den »Verdacht« ab, dass die »Gegenseite« – also die Gruppe um Bonhoeffer – »die ganze Sache ignorieren und unter den Tisch fallen lassen« wolle. Er könne zwar nicht sagen, ob »das auch der Standpunkt von Bo. [Bonhoeffer] ist, aber den Verdacht werde ich nicht los.« Nitsche teilte Rüdin diesen Verdacht mit, weil er von Roemer erfahren hatte, dass Rüdin am 25. Juni zu Verhandlungen mit Gütt nach Berlin reisen wollte. Er stellte nun Rüdin anheim, die Angelegenheit bei Gütt vorzubringen. Jedenfalls bat Nitsche um eine »Rückäußerung« Rüdins, sobald dieser aus Berlin zurückgekehrt sein würde.

In diesem Zusammenhang skizzierte Nitsche, wie man geschickt Druck auf Karl Bonhoeffer ausüben könnte: »Ich hatte mir natürlich ohnehin vorgenommen, bei Bo. [Bonhoeffer] in einiger Zeit einmal nachzufragen, was in der bewussten Hinsicht geschehen ist. Es wäre natürlich recht gut, wenn man Bo. gegenüber darauf Bezug nehmen könnte, dass G. [Gütt], nachdem er ja schon vor Münster über die Frage der Gleichschaltung der Gesellschaft um Äußerung gebeten worden ist, die Sache Ihnen gegenüber zur Sprache gebracht habe und eine Aktion des jetzigen Vorsitzenden erwarte. Das würde Bo. gegenüber einen ganz guten Hebel abgeben, zumal Sie ja immer den Standpunkt vertreten, die ganze Angelegenheit Bo. gegenüber nicht schroff zu behandeln.« Zugleich aber entwickelte Nitsche für den Fall, dass das Netzwerk um Karl Bonhoeffer seinen Obstruktionskurs unbeirrt fortsetzen sollte, einen Alternativplan: »Sollte sich allerdings mein eben geäußerter Verdacht bestätigen und etwa bei den alten Herren die Tendenz bestehen, die ganze Sache dilatorisch zu behandeln und schließlich im Sande verlaufen zu lassen, so müsste man es meiner Meinung nach zum ›Biegen oder Brechen‹ kommen lassen und einfach durchdrücken. Bei meiner Schülerstellung gegenüber Bo. wäre mir das persönlich auch nicht lieb; ich würde aber natürlich der Sache zuliebe nötigenfalls keineswegs vor diesem modus procedendi zurückschrecken, wenn er uns aufgedrängt werden sollte.«

Am 28. Juni 1934 gab Nitsche aber Entwarnung. Er hatte soeben von Bonhoeffer das Protokollbuch des Deutschen Vereins für Psychiatrie zugeschickt bekommen und die Protokollnotiz der Vorstandssitzung am 23. Mai 1934 zur Kenntnis genommen – damit, so meinte er, seien seine »Verdachtsgründe wohl hinfällig geworden«.[254] Ob das von Nitsche erwähnte Treffen zwischen Rüdin und Gütt am 25. Juni 1934 tatsächlich stattfand, geht aus den vorliegenden Quellen nicht eindeutig hervor.[255]

---

252 Die einzige nachweisbare Aktivität war ein Treffen zwischen Ilberg, Nitsche und Direktor Leuschner von der Verlagsbuchhandlung Walter de Gruyter & Co am 13. Juni 1934, bei dem die Einzelheiten der Herausgabe der »Allgemeinen Zeitschrift für Psychiatrie« besprochen wurden. Ilberg an Bonhoeffer, 16.6.1934, HUB, NL Karl Bonhoeffer, 10.

253 Nitsche an Rüdin, 23.6.1934, MPIP-HA: GDA 130.

254 Nitsche an Rüdin, 28.6.1934, MPIP-HA: GDA 130. Handschriftlich fügte Nitsche hinzu: »Ilberg hat den Inhalt des Protokolls wohl vergessen.« – Vgl. auch Nitsche an Bonhoeffer, 5.7.1934, HUB, NL Karl Bonhoeffer, 10.

255 Das Antwortschreiben Rüdins ist nicht überliefert. Am 28. Juni 1934, als Nitsche seinen nächsten Brief an Rüdin schrieb, lag es jedenfalls noch nicht vor. Nitsche schrieb hier, er nehme an, dass Rüdin mit Gütt über die Frage gesprochen habe, »ob diesmal der Vorsitzende vom Reichsministerium bestimmt wird«, und bat »auch hierüber [um] einen kurzen Bescheid«. Nitsche an Rüdin, 28.6.1934, MPIP-HA: GDA 130. Im weiteren Briefwechsel zwischen Arthur

Die Gesellschaft Deutscher Nervenärzte unter Druck

In den Mittelpunkt des Geschehens rückte nun die Gesellschaft Deutscher Nervenärzte. Sie war mit der Machtübernahme der Nationalsozialisten in schwere Bedrängnis geraten, weil sich der hohe Anteil von Ärzten und Wissenschaftlern jüdischen Glaubens oder jüdischer Herkunft in der *scientific community* der Neurologen auch in der Fachgesellschaft widerspiegelte. Nicht weniger als vier Mitglieder des elf-köpfigen Vorstandes galten nach den Kriterien des »Gesetzes zur Wiederherstellung des Berufsbeam-tentums« vom 7. April 1933 als »Nichtarier«: *Kurt Mendel* (1874-1946), niedergelassener Nervenarzt in Berlin-Wilmersdorf und seit 1912 Schriftführer der Gesellschaft Deutscher Nervenärzte, überstand das »Dritte Reich«, weil er in »privilegierter Mischehe« lebte, verlor aber durch den Entzug der ärztli-chen Approbation im Jahre 1938 seine berufliche Existenz.[256] *Kurt Goldstein* (1878-1965), Leiter der Neurologischen Abteilung am Krankenhaus Berlin-Moabit und Honorarprofessor an der Medizi-nischen Fakultät der Friedrich-Wilhelms-Universität, wurde nach der »Machtergreifung« von der SA verschleppt und misshandelt – am 5. April 1933 floh er nach Zürich, reiste von dort nach Amsterdam weiter und emigrierte 1935 in die USA.[257] *Friedrich Heinrich Lewy* (1885-1950), Leiter des Neurologi-schen Instituts am Hansaplatz in Berlin und außerordentlicher Professor für Physiologie und Patholo-gie des Nervensystems an der Medizinischen Fakultät der Berliner Universität, emigrierte im Sommer 1933 nach Großbritannien und im Jahr darauf weiter in die USA.[258] *Erich Roeper* (1884-1957) verlor im Jahre 1933 als »Halbjude« vorübergehend seine Kassenarztzulassung. Drei weitere Vorstandsmit-glieder galten als politisch unsichere Kantonisten: Walther Spielmeyer, Leiter der Histopathologischen Abteilung an der Deutschen Forschungsanstalt in München, war über seine Ehefrau »jüdisch versippt« und hatte zudem aus seiner Abneigung gegen den Nationalsozialismus kein Hehl gemacht. Seit Herbst 1933 trug er sich mit dem Gedanken, Deutschland zu verlassen.[259] *Viktor v. Weizsäcker* (1886-1957), der Leiter der Nervenabteilung an der Heidelberger Medizinischen Klinik, galt ebenfalls als politisch unzuverlässig – dazu später mehr. *Berthold Pfeifer* (1871-1942) wurde 1934 als Direktor der Heil- und

Gütt und Ernst Rüdin wird nicht auf ein persönliches Gespräch am 25. Juni Bezug genommen – im Gegenteil: Ein Schreiben Gütts vom 27. August 1934 legt den Schluss nahe, dass seit der Jahresversammlung im Mai kein Kontakt zwischen Rüdin und Gütt stattgefunden hatte. Vielleicht war Rüdin aber auch in Berlin mit einem Mitarbeiter Gütts – etwa Oberregierungsrat Linden – zusammengetroffen.

256 Ulrike Eisenberg, Vom »Nervenplexus« zur »Seelenkraft«. Werk und Schicksal des Berliner Neurologen Louis Jacob-sohn-Lask (1863-1940), Frankfurt/Main 2005, S. 422.

257 Vgl. Uwe Henrik Peters, Psychiatrie im Exil. Die Emigration der dynamischen Psychiatrie aus Deutschland 1933-1939, Düsseldorf 1992, S. 151-160; Anne Harrington, Die Suche nach Ganzheit. Die Geschichte biologisch-psychologischer Ganzheitslehren. Vom Kaiserreich bis zur New-Age-Bewegung, Reinbek 2002, passim; Gerald Kreft, Deutsch-Jüdische Geschichte und Hirnforschung. Ludwig Edingers Neurologisches Institut in Frankfurt am Main, Frankfurt/Main 2005, passim; Gerhard Danzer (Hg.), Vom Konkreten zum Abstrakten – Leben und Werk Kurt Goldsteins, Frankfurt/Main 2006; ders., Kurt Goldstein; in: ders., Wer sind wir? – Auf der Suche nach der Formel des Menschen – Anthropologie für das 21. Jahrhundert – Mediziner, Philosophen und ihre Theorien, Ideen und Konzepte, Berlin/Heidelberg/New York 2011, S. 381-393; Katja Bruns, Anthropologie zwischen Theologie und Naturwissenschaft bei Paul Tillich und Kurt Goldstein, Göttingen 2011.

258 Jürgen Peiffer, Die Vertreibung deutscher Neuropathologen 1933-1939, in: Der Nervenarzt 69 (1998), S. 99-109; ders., Zur Neurologie im »Dritten Reich« und ihren Nachwirkungen, in: Der Nervenarzt 69 (1998), S. 728-733; Bernd Holdorff, Friedrich Heinrich Lewy (1885-1950) and His Work, in: Journal of the History of the Neurosciences 11 (2002), S. 19-28; ders., Fritz Heinrich Lewy (1885-1950), in: Journal of Neurology 253 (2006), S. 677 f.; Bernd Holdorf/Antonio M. Rodrigues e Silva/Richard Dodel, Hundert Jahre Lewy-Körper (1912-2012), in: Schriftenreihe der Deutschen Ge-sellschaft für Geschichte der Nervenheilkunde 19 (2013), S. 11-34. Zu Goldstein und Lewy vgl. auch: Udo Schagen, Wer wurde vertrieben? Wie wenig wissen wir? Die Vertreibungen aus der Berliner Medizinischen Fakultät 1933. Ein Überblick, in: Sabine Schleiermacher/Udo Schagen (Hg.), Die Charité im Dritten Reich. Zur Dienstbarkeit medizi-nischer Wissenschaft im Nationalsozialismus, Paderborn u.a. 2008, S. 51-65, hier: S. 59 f.; Eisenberg, »Nervenplexus«, S. 401, 418.

259 Weber, Ernst Rüdin, S. 196 f.

Pflegeanstalt Nietleben bei Halle entlassen. Hinzu kamen schließlich noch drei »Ausländer«: *Otto Veraguth* (1870-1944), Extraordinarius an der Universität Zürich und langjähriger Vorsitzender der Schweizerischen Neurologischen Gesellschaft, als zweiter Vorsitzender, *Otto Pötzl* (1877-1962), Ordinarius in Wien, und *Eduard Gamper* (1887-1938), Ordinarius an der Deutschen Universität Prag.[260]

Es stand völlig außer Frage, dass sich der Vorstand – gerade auch nach der Flucht Kurt Goldsteins – nicht würde im Amt halten können. Er trat daher im Juli 1933 geschlossen zurück. Der bisherige erste Vorsitzende, Oswald Bumke, Ordinarius für Psychiatrie in München, führte die Geschäfte kommissarisch fort. Die Jahresversammlung der Gesellschaft Deutscher Nervenärzte im Jahre 1933 wurde ohne Angabe von Gründen kurzfristig abgesagt.[261]

So lagen die Dinge Mitte 1934. Bei der anstehenden Jahrestagung vom 27. bis 29. September 1934 wollte Bumke neue Statuten verabschieden und einen neuen Vorsitzenden wählen lassen. Deshalb ergriff er am 15. Juni 1934 die Initiative und unterbreitete Arthur Gütt konkrete Vorschläge zur Reorganisation der Gesellschaft Deutscher Nervenärzte. Im Hinblick auf die Neufassung der Satzung bot Bumke dem Reichsinnenministerium weitreichende Kontroll- und Vetorechte an:
- Der Vorstand sollte künftig der Bestätigung durch das Ministerium bedürfen;
- dem Ministerium sollte das Recht eingeräumt werden, »jederzeit Vorstandsmitglieder ab[zu]berufen«,[262]
- zudem das Recht, Beschlüsse des Vorstandes »aufzuheben oder auszusetzen«;
- Satzungsänderungen sollten nur noch mit Zustimmung des Ministeriums zulässig sein.

Bumke orientierte sich hier an Satzungsänderungen, die andere wissenschaftlich-medizinische Fachgesellschaften – so etwa die Deutsche Gesellschaft für Kinderheilkunde und die Deutsche Gesellschaft für Innere Medizin[263] – bereits vorgenommen hatten.

Im Hinblick auf den neuen Vorsitzenden brachte Bumke den Ordinarius für Neurologie an der Universität Breslau, Otfrid Foerster, ins Gespräch, indem er vorsichtig anfragte, ob eine Wahl Foersters »Aussicht auf Bestätigung haben würde«. Bumke ließ keinen Zweifel daran, dass er auf der nächsten Jahrestagung »den Vorsitz unter allen Umständen niederlegen werde«. Auch wies er darauf hin, dass 1935 eine Internationale Neurologentagung in London anstand. Es liege, so Bumke, »im Interesse des deutschen Ansehens, wenn Deutschland dort durch einen Neurologen von so internationalem Ruf vertreten werden könnte, wie ihn zur Zeit wohl nur Otfried Foerster besitzt.«

Am 9. Juli 1934 reagierte Arthur Gütt auf diese Eingabe mit zwei nahezu gleich lautenden Verfügungen an Bumke und Bonhoeffer. Darin äußerte er sehr nachdrücklich den Wunsch, dass die von Bumke formulierten Kontroll- und Vetorechte in den Satzungen der *beiden* Fachgesellschaften verankert werden sollten. Darüber hinaus forderte er die beiden Vorsitzenden auf, in Verhandlungen über eine »Verschmelzung oder zumindest einheitliche Führung«[264] einzutreten – eine solche »einheitliche

---

260 Angaben zur Zusammensetzung des Vorstandes nach: Fellmann, Tätigkeit, S. 9 f, 12.

261 Mitteilung Kurt Mendels in: Psychiatr.-Neurol. Wschr. 35 (1933), S. 288 (10. Juni 1933). Zur Biographie Bumkes: Grüttner, Lexikon, S. 32.

262 Bumke an Gütt, 15.6.1934, MPIP-HA: GDA 129. Danach auch die folgenden Zitate.

263 Die Deutsche Gesellschaft für Kinderheilkunde hatte eine entsprechende Satzungsänderung mit Rundschreiben vom 15. August 1933 ihren Mitgliedern mitgeteilt. Jahnke-Nückles, Deutsche Gesellschaft für Kinderheilkunde, S. 53 f. Die Mitgliederversammlung der Deutschen Gesellschaft für Innere Medizin verabschiedete am 11. April 1934 eine solche Satzungsänderung. Schulz, Einheit, S. 93.

264 Gütt an Bonhoeffer bzw. Bumke, 9.7.1934, MPIP-HA: GDA 129. Die Verfügung an den Deutschen Verein für Psychiatrie war an Karl Bonhoeffer in Berlin gerichtet, und es scheint so, als habe dieser den Inhalt der Verfügung nicht gleich nach München weitergegeben. Am 24. Juli 1934 allerdings teilte Eichelberg in einem Schreiben an Roemer vertraulich mit, »dass das Reichsministerium des Innern auch Wert darauf legt, dass die Deutsche Gesellschaft für Nervenheilkunde in irgend einer Form mit uns verschmolzen wird oder dass diese beiden Gesellschaften doch wenigstens dieselbe Führung haben. Diese Frage kann natürlich erst geklärt werden, wenn die Nervenärzte im September ge-

Führung« halte er – Gütt – angesichts der »gemeinsamen Aufgaben« der beiden Fachgesellschaften, etwa »auf dem Gebiete der Erbkrankheiten«, für »erforderlich«. An dieser Stelle wurde zum ersten Mal der erklärte Wille des Reichsinnenministeriums zur Fusion der wissenschaftlichen Fachgesellschaften der Psychiater und Neurologen aktenkundig.

Karl Bonhoeffer nahm das Schreiben gelassen auf. Er vereinbarte ein Treffen mit dem zuständigen Referenten im Reichsinnenministerium – dabei handelte es sich um Oberregierungsrat *Herbert Linden* (1899-1945) –, das am 18. Juli stattfand. Bonhoeffer nahm aus diesem Gespräch den Eindruck mit, dass es dem Ministerium im Wesentlichen um »eine einheitliche Führung der beiden Gesellschaften«[265] gehe, dass es aber »an der Gliederung im einzelnen nicht interessiert« sei. Dies schien den beiden wissenschaftlichen Fachgesellschaften die Möglichkeit zu eröffnen, sich unter einem gemeinsamen Dach weitgehend selbstständig fortzuentwickeln. Bonhoeffer teilte dies am 19. Juli in fast gleich lautenden Schreiben Bumke, Eichelberg und Nitsche mit.[266] Eichelberg zeigte sich überrascht: Von einer Vereinigung der Deutschen Gesellschaft für Nervenheilkunde und des Deutschen Vereins für Psychiatrie sei bisher »ja auch noch nicht die Rede gewesen. Ist vielleicht dem Reichsministerium des Innern ein Irrtum unterlaufen, indem [es] an den Deutschen Verband für psychische Hygiene dachte?«[267] Grundsätzlich sei die Initiative aber »sehr erfreulich«. Nitsche meinte, dass die Anstaltsärzte unter der Bedingung, dass »die innere Freiheit der beiden Gesellschaften« gewahrt bliebe, wohl »keine sonderlichen Bedenken«[268] gegen den Zusammenschluss hätten.

Oswald Bumke meldete sich seitens der Gesellschaft Deutscher Nervenärzte am 13. Juli 1934 bei Arthur Gütt. Die verlangten Satzungsänderungen sagte er ohne weiteres zu – schließlich hatte er sie selbst vorgeschlagen. Auf den geforderten Zusammenschluss der neurologischen und der psychiatrischen Fachgesellschaft ging er nicht weiter ein – eine ähnliche Überlegung hatte er schon im Jahr zuvor, im Vorfeld der Sitzung am 29. Juli 1933, gegenüber Bonhoeffer geäußert.[269] Bumke trieb ein anderes Problem um: In dringlichem Ton bat er ein weiteres Mal um ein Signal Gütts, ob eine Wahl Foersters zum neuen Vorsitzenden der Gesellschaft Deutscher Nervenärzte Aussicht auf Bestätigung durch das Reichsinnenministerium hätte. Bumke warf sich für Foerster in die Bresche, indem er noch einmal dessen internationales Renommee herausstrich. Sollten gegen Foerster »Bedenken«[270] bestehen, so wüsste er – Bumke – niemanden zu nennen, der die deutschen Nervenärzte auf der Internationalen Neurologentagung in London vertreten könnte: »Unter den reinen Neurologen besitzt in Deutschland niemand einen gleichen internationalen wissenschaftlichen Namen. Die Vertretung der deutschen Neurologie durch einen Forscher aber, dessen Hauptarbeitsgebiet das psychiatrische ist, würde im Ausland sicher nicht verstanden werden.«

Auch im Hinblick auf die vom Reichsinnenministerium angeregte einheitliche Führung der beiden Fachgesellschaften sei es wichtig, so Bumke weiter, dass die ersten Vorsitzenden der Gesellschaft Deutscher Nervenärzte und des Deutschen Vereins für Psychiatrie vom Ministerium bestätigt seien, »um über die Vereinigung beider Gesellschaften verhandeln zu können.« Er selbst, stellte Bumke klar, stehe als Vorsitzender der neurologischen Fachgesellschaft nicht mehr zur Verfügung, ebenso wenig als Leiter der deutschen Delegation in London, nicht zuletzt deshalb, weil er durch die Ausführung des »Gesetzes zur Verhütung erbkranken Nachwuchses« derzeit »mit Arbeiten überhäuft« sei. Aus diesem Grund sei es notwendig, einen neuen Vorsitzenden der neurologischen Fachgesellschaft zu wählen,

---

tagt haben. Das Reichsministerium des Innern erwartet, dass bis zum Frühjahr nächsten Jahres die Angelegenheit geregelt ist.« Eichelberg an Roemer, 24.7.1934, MPIP-HA: GDA 127.

265 Bonhoeffer an Eichelberg, 19.7.1934, HUB, NL Karl Bonhoeffer, 10.
266 Bonhoeffer an Bumke, Eichelberg bzw. Nitsche, 19.7.1934, HUB, NL Karl Bonhoeffer, 10.
267 Eichelberg an Bonhoeffer, 24.7.1934, HUB, NL Karl Bonhoeffer, 10.
268 Nitsche an Bonhoeffer, 31.7.1934, HUB, NL Karl Bonhoeffer, 10.
269 Vgl. Bumke an Bonhoeffer, 21.7.1933, HUB, NL Karl Bonhoeffer, 10.
270 Bumke an Gütt, 13.7.1934, MPIP-HA: GDA 129. Danach auch die folgenden Zitate.

auch wenn im Jahre 1935 – bei der nächsten Jahrestagung der Psychiater – ein gemeinsamer Vorsitzender für den Deutschen Verein für Psychiatrie und die Gesellschaft deutscher Nervenärzte aufgestellt
werden sollte. Schließlich bat Bumke darum, am 31. Juli 1934 persönlich im Reichsinnenministerium
vorsprechen zu dürfen. Tatsächlich kam dieser Termin zustande:[271] Im Gespräch mit Oberregierungsrat Herbert Linden setzte sich Bumke einmal mehr vehement für Otfried Foerster ein: Es gebe keinen
deutschen Neurologen, »der sich an Weltruf mit Herrn Foerster messen könne«.[272] Linden teilte dies
noch am selben Tag Ernst Rüdin mit und bat ihn um eine Stellungnahme.

Linden warf in seinem Schreiben an Rüdin auch die Frage auf, wie sich Reichsärzteführer Gerhard
Wagner wohl zu einer Bestellung Otfried Foersters zum Vorsitzenden der Gesellschaft Deutscher Nervenärzte stellen würde. Tatsächlich lag zu diesem Zeitpunkt bereits eine – vom 18. Juli 1934 datierende
– Stellungnahme der Reichsärzteführung zur Eingabe Bumkes vom 15. Juni vor. Unklar ist, ob das
in beglaubigter Abschrift überlieferte Schreiben von Gerhard Wagner persönlich oder einem seiner
engeren Mitarbeiter stammte.[273] Jedenfalls stellte die Reichsärzteführung in diesem Schreiben unmissverständlich klar, dass sie einer Wahl Foersters zum Vorsitzenden der Gesellschaft Deutscher Nervenärzte und zum Delegationsleiter in London ihre Zustimmung verweigern werde, weil dieser zwar als
»ausgesprochener Wissenschaftler« einen guten Ruf genieße, aber »als Vertreter deutschen Arzttums
nicht in Betracht« komme. Weiterhin sprach sich die Reichsärzteführung dagegen aus, der Gesellschaft
deutscher Nervenärzte »die Gestaltung einer Satzung zu überlassen und lediglich die Erfüllung der vier
Punkte zu fordern«. Vielmehr sollte die überarbeitete Satzung als ganze vorgelegt und geprüft werden.
Schließlich forderte die Reichsärzteführung unmissverständlich, den Deutschen Verein für Psychiatrie
und die Gesellschaft Deutscher Nervenärzte zu einer »neurologisch-psychiatrischen Gesellschaft«
zusammenzuschließen, da sich die beiden Fachgebiete überschnitten. Der Zusammenschluss sollte
nach dem Willen der Reichsärzteführung zu einer *Säuberung* genutzt werden: »Auf dem psychiatrischen Gebiet hat auch der Einfluss der Nichtarier eine erhebliche Rolle gespielt. Gerade bei der neuge-
bildeten Gesellschaft wird man dafür Sorge tragen müssen, dass die Nichtarier keinen Einfluss gewinnen können.« Schließlich erklärte sich der Verfasser des Schreibens bereit, »die Arbeiten für die Gründung der neuen Gesellschaft zu übernehmen«, falls das Reichsinnenministerium mit den Vorschlägen
einverstanden sei.

Eine neue Achse: Gerhard Wagner und Walter Jacobi

Damit war ein neuer Akteur aus der politischen Sphäre auf den Plan getreten: der Reichsärzteführer
Gerhard Wagner und sein parteiamtlicher Apparat. Wer aber hatte diesen neuen Akteur auf den Plan
gerufen? Am Anfang stand, soweit es die Quellen erkennen lassen, ein Gespräch zwischen dem Reichsärzteführer und dem österreichischen Psychiater *Maximinian de Crinis* (1889-1945) am 20. Dezember
1933 in München. Max de Crinis war zu diesem Zeitpunkt noch ordentlicher Assistent an der Nervenklinik in Graz, wegen seiner Mitgliedschaft im Steirischen Heimatschutz (seit 1929) und in der NSDAP
(seit 1931) – beide Organisationen waren in Österreich am 19. Juni 1933 von der autoritären Regierung
des Bundeskanzlers *Engelbert Dollfuß* (1892-1934) verboten worden – stand die Verlängerung seiner
Anstellung jedoch auf dem Spiel. Tatsächlich sollte de Crinis im Mai 1934 nach erneuten nationalsozialistischen Ausschreitungen vorübergehend verhaftet, seine Stelle nicht verlängert werden – er floh

---

271 Reichsinnenministerium an Bumke, 28.7.1934, MPIP-HA: GDA 129.

272 Linden an Rüdin, 31.7.1934, MPIP-HA: GDA 129.

273 NSDAP Reichsleitung. Oberste Leitung der P.O. Amt für Volksgesundheit. NSDÄB (RA.B./R.), an Reichsinnenministe-
     rium, 18.7.1934, MPIP-HA: GDA 129. Gezeichnet ist das Schreiben laut beglaubigter Abschrift mit L.S. Rüdin vermerkte
     auf der Abschrift »Wer ist das?« Auch in München war man sich also über den Verfasser des Schreibens nicht klar.

in das nationalsozialistische Deutschland, wo er als Ordinarius für Psychiatrie in Köln (von 1934 bis 1938) und – als Nachfolger Karl Bonhoeffers – in Berlin (von 1938 bis 1945) Karriere machen sollte.[274] Im Dezember 1933 war de Crinis jedoch nichts weiter als ein in seiner Existenz bedrohter junger Arzt, der indessen als altgedienter österreichischer Nationalsozialist unmittelbaren Zugang zum Reichsärzteführer hatte. Er nutzte diese Gelegenheit, die Gesellschaft Deutscher Neurologen zu denunzieren.

Wagner wandte sich unmittelbar nach diesem Gespräch – wohl auf Anregung de Crinis' – an einen linientreuen deutschen Neurologen, Walter Jacobi, seit 1930 Direktor der Städtischen Nervenklinik in Magdeburg, der als Mitglied der NSDAP, SA und SS das Vertrauen Wagners genoss,[275] und bat ihn um einen Bericht: »Wir haben von diesem Verein, der sich anscheinend aus guten Gründen in den letzten Monaten recht zurückhaltend benommen hat, bisher noch nichts gehört. […] Falls der Verein so verjudet sein sollte, wie Kollege de Crinis mir eben mitteilt, und die Juden immer noch das große Wort darin führen, müssten wir natürlich sofort Maßnahmen dagegen ergreifen.«[276]

Jacobi ergriff die sich ihm bietende günstige Gelegenheit beim Schopfe und machte sich, die Weihnachtstage nutzend, sofort ans Werk. Schon am 27. Dezember 1933 schickte er Wagner eine umfangreiche Stellungnahme, die hier in vollem Wortlaut wiedergegeben sei, da sie nicht nur ein gutes Beispiel für das zu dieser Zeit auch in den Wissenschaften blühende Denunziantentum, insbesondere die Hexenjagd auf jüdische Wissenschaftler, bietet, sondern auch für die weitere Entwicklung der Fachgesellschaften von einiger Bedeutung sein sollte:

»Sehr geehrter Herr Parteigenosse!

Auf Ihren Brief vom 20.12.33 antworte ich wie folgt: Die Ausführungen meines Freundes und Kollegen, Prof. Dr. de Crinis, sind durchaus zutreffend. Wir haben uns über die zur Verhandlung stehenden Dinge bereits zu einer Zeit ausgesprochen, wo an eine Änderung der Verhältnisse nicht zu denken war; wir haben beide unter den Dingen ungemein gelitten.
Die Gesellschaft deutscher Nervenärzte ist in der Tat ungemein verjudet. Als Beleg füge ich das Mitglieds-Verzeichnis der Gesellschaft bei. Die Gesellschaft hat, nachdem sie eine ruhmreiche Entwicklung unter [Max] Nonne genommen hatte, später unter Foerster, der ein Neurologe von Weltruf ist, in den letzten Jahren einen starken Aufschwung erlebt, hat zu den Fachvertretern des Auslandes enge Beziehungen angeknüpft und hat sich leiten lassen *lediglich* von dem Gedanken der Förderung der Wissenschaft und des Ideenaustausches auf diesem Gebiet. So hat noch auf der letzten 21. Jahresversammlung in Wiesbaden, wo die Chronaxie abgehandelt wurde, Herr [Georges] Bourguignon (Paris) [1876-1963] in französischer Sprache referiert. Herr B. leitete sein Referat mit den Worten ein: ›Herr Prof. Foerster und die Gesellschaft deutscher Nervenärzte haben mich gebeten, französisch zu sprechen, obwohl es sich um einen deutschen Kongress handelt.‹[277] Das einleitende Referat

---

274 Hinrich Jasper, Maximinian de Crinis (1889-1945). Eine Studie zur Psychiatrie im Nationalsozialismus, Husum 1991, S. 57-63. Dazu auch: Grüttner, Lexikon, S. 36.

275 In einem Schreiben an Karl Bonhoeffer vom März 1934 strich Jacobi die eigene Bedeutung heraus. Er sei »Führer der hiesigen Medizinischen Gesellschaft«, »stellvertretender Vorsitzender der Ärztekammer der Provinz Sachsen« und »Führer der Krankenhausärzte von Anhalt, Braunschweig und Provinz Sachsen«. »Auf Wunsch der Nationalsozialistischen Partei« habe er zudem »eine reiche Vortragstätigkeit im Hinblick auf das Gesetz zur Verhütung erbkranken Nachwuchses« entfaltet, »eine Tätigkeit, der ich mich bewusst, damit von fachmännischer Seite über dieses Thema gesprochen wurde, unterzogen habe.« Jacobi an Bonhoeffer, 5.3.1934, HUB, NL Karl Bonhoeffer 10. Zur Biographie Jacobis: Grüttner, Lexikon, S. 82.

276 Wagner an Jacobi, 20.12.1933, MPIP-HA: GDA 128.

277 Vgl. 21. Jahresversammlung der Gesellschaft Deutscher Nervenärzte, Wiesbaden, vom 22.-24.IX.1932, in: Zbl. Neurol. Psychiatr. 65 (1933), S. 128-184, hier: S. 134-137 (hier findet sich kein Hinweis, dass der Vortrag in französischer Sprache gehalten wurde).

hatte der Jude F. [Friedrich] H. [Heinrich] Lewy-Berlin,[278] der dann auch auf der gleichen Tagung mit in den Vorstand der Gesellschaft, dem übrigens Herr Goldstein-Berlin – ich habe jedenfalls nichts Gegenteiliges gehört – immer noch angehört, hineingewählt wurde. Als erster Schriftführer waltet Herr Dr. Kurt Mendel-Berlin seit Jahren dort seines Amtes. Für das Jahr 1933 wurde als Versammlungsort München gewählt, als Referat-Thema ›die wissenschaftliche Grundlage der elektrotherapeutischen Methode und ihre Bedeutung für die neurologische Praxis‹ als Referenten: L. [Ludwig] Mann-Breslau [1866-1936], [Siegfried] Löwenthal-Braunschweig [1869-1951], [Josef] Kowarschik-Wien [* 1876]. Wenn so unter den für 1933 bestimmten 3 Berichterstattern sich kein Arier befand, so war wenigstens unter den 3 deutschen Referenten für 1932 ein Arier, nämlich Herr H.[ans] Altenburger-Breslau [1902-1938], anzutreffen.

Für die Personalpolitik innerhalb der Gesellschaft ist in erster Linie Herr Foerster-Breslau verantwortlich, dessen wissenschaftliche Qualifikation ebenso außer Zweifel steht, wie seine semitophile Einstellung. Man braucht sich nur der Mühe zu unterziehen und die Liste der Assistenten, die in den letzten Jahren bei Foerster tätig waren, zu überprüfen, um sich von der Richtigkeit dieser Anschauungen zu überzeugen. Dass auch in unserem Fach eine andere Haltung möglich ist, beweist die Personalpolitik an der Nonne'schen Klinik, die in jeder Beziehung vorbildlich ist.

Der erstaunlich hohe Prozentsatz jüdischer Ärzte an der Foersterschen Klinik findet seine Erklärung nicht nur darin, dass unser Fach stark verjudet ist, sondern vornehmlich darin, dass Arier, wenn sie nun einmal in der Klinik Anstellung gefunden hatten, abgesehen von Foersters herrischer und launischer Art, ein jüdisches Regime, wie es z.B. noch kurz vor der nationalen Erhebung Herr [Ludwig] Guttmann [1899-1980] an der Klinik ausübte, einfach nicht ertragen konnten, Herr Guttmann, der von Herrn Foerster als qualifiziert erachtet wurde[,] auf der letzten internationalen Neurologen[-] Tagung in Bern als einer der Repräsentanten der deutschen Neurologie in Vertretung des auf diesem Gebiet maßgebenden Herrn [Walter Edward] Dandy [1886-1946] über ein Teilgebiet der Ventriculographie vorzutragen.

Ich habe als deutscher Neurologe, der selbstständig, ohne einer einflussreichen Schule zu entstammen oder Beziehungen familiärer oder sonstiger Art zu besitzen, seinen Weg gegangen ist, regelmäßig die Tagungen der Gesellschaft besucht und dort auch vorgetragen. Was ich vorgetragen habe, ist in den Verhandlungen der Gesellschaft festgelegt. Ich habe mich niemals vorgedrängt, habe still beobachtend bei Seite gestanden und habe jene Demütigungen über mich ergehen lassen, die ich gerade auf dem letzten Kongresse mehr denn je empfunden habe.[279] Das entspricht im Großen und Ganzen der Stellung, die die Arier, insoweit sie noch keine prominente Position besaßen, innerhalb der Gesellschaft einnahmen. Diese meine Anschauung wird auch keineswegs durch den Hinweis auf das prozentuale Verhältnis zwischen Ariern und Nichtariern innerhalb des Vorstandes, der taktisch außerordentlich geschickt zusammengesetzt ist, beeinflusst, am wenigsten aber dadurch, dass Herr Bumke-München auf der letzten Tagung zum Vorsitzenden der Gesellschaft gewählt wurde. Hierdurch ist für diese lediglich die Gewähr gegeben, dass die von Foerster angegebene Kursrichtung beibehalten wird. Nur so ist überhaupt die Wahl Bumkes, eines reinen Psychiaters, zum ersten Vorsitzenden der Gesellschaft deutscher Nervenärzte, einer Gesellschaft, die – m.E. zu Unrecht – die Selbstständigkeit der Neurologie der Psychiatrie gegenüber nachdrücklich betonte und eigene Lehrstühle und Kliniken für dieses Fach forderte, verständlich. Bumkes Art ist charakterisiert durch seine frühere enge Verbundenheit mit der Bayerischen Volkspartei und ist getroffen durch die bekannte Haltung

---

278 Vgl. ebd., S. 129-134.
279 Auf der 21. Jahresversammlung der Gesellschaft Deutscher Nervenärzte in Wiesbaden hatte Jacobi am 23. September 1932 – zusammen mit dem Chirurgen *Wilhelm Löhr* (1889-1941) – über »Eine neue Methode zur Reliefdarstellung des Zentralnervensystems im Röntgenbild« referiert. Das Referat war kritisch diskutiert worden, wobei sich insbesondere Ludwig Guttmann hervorgetan hatte. Vgl. Jahresversammlung der Gesellschaft Deutscher Nervenärzte 1932, S. 149-153.

der Studentenschaft ihm gegenüber. Jetzt mag auch Herr Bumke seine ›innere Wandlung‹ erlebt haben, die natürlich weiter nichts darstellt, als eine veränderte Verhaltensweise.

In unserem Fach ist nichts, aber auch absolut nichts geschehen, um auch nur einigermaßen der neuen Zeit gerecht zu werden. Man hat die Münchner Tagung ausfallen lassen, man wartet ab, wie sich alles entwickelt, und hofft im Stillen, dass alles beim Alten bleiben kann. Dafür wird Herr Bumke sorgen, Herr Bumke, ein wissenschaftlicher Machtpolitiker alten Schlages, der den Einfluss seiner Schule retten will, der nach wie vor Ordinate [sic] an den deutschen Hochschulen besetzen will, ein Individualist reinsten Wassers, Repräsentant einer Zeit, die hinter uns liegen sollte.

Ich weiß sehr wohl, dass das Gebäude der Gesellschaft deutscher Nervenärzte in seinen Grundpfeilern getroffen wird, wenn der Arierparagraph zur Einführung kommt, eben deshalb, weil die Neurologie so stark verjudet ist. Aber es gibt auch hier gangbare Wege, die in die Zukunft führen. Psychiatrie und Neurologie – das ist meine unerschütterliche Anschauung – gehören eng zusammen, eine Anschauung, mit der ich übrigens nicht allein stehe, sondern die von vielen hervorragenden Fachvertretern meiner Disziplin geteilt wird.

Man führe also in beiden Gesellschaften, im Deutschen Verein für Psychiatrie und der Gesellschaft deutscher Nervenärzte, den Arier-Paragraphen ein, schlage beide Gesellschaften zusammen, schaffe eine Sektion für Psychiatrie und eine solche für Neurologie, und die wissenschaftliche Entwicklung beider Disziplinen wird nicht gefährdet sein. Die jüdischen Elemente können sich ja ebenfalls in einer eigenen Gesellschaft zusammenschlagen und dort ihre Gedanken austauschen.

Man ringe sich endlich auch in unserem Fachgebiet zu einer universelleren Auffassung durch, gruppiere nicht mehr in Anstalts-Psychiater, Dozenten an Hochschulen und den an Städt.[ischen] Kliniken tätigen Neurologen, breche den Einfluss rein individualistisch orientierter Schulen, sorge für einen regen wechselseitigen Austausch nicht nur der Gedanken, sondern auch des Tätigkeitsfeldes und sorge dafür, dass selbstständige und eigenwillige Persönlichkeiten dort hin kommen, wo sie hingehören, wo sie sich entwickeln und ihrem Fache und der Sache dienen können. Das hat natürlich nicht das geringste zu tun mit einer geistigen Nivellierung, ganz im Gegenteil, heißt aber mit einem Berg von Vorurteilen brechen, die jetzt ganz genau so wie früher an der Tagesordnung sind und die überwunden werden müssen. Mit anderen Worten: Man sorge dafür, dass auch in unserem Fach endlich der Ruf der Stunde verstanden wird.

Ich weiß, dass ich mit solchen Plänen in ein Wespennest greife.

Unter meinen Gegnern werden sich nicht nur die Bannerträger erstarrter Systeme, sondern auch jene teils charakterlosen, teils innerlich zerbrochenen Naturen befinden, die in der Zucht des Herrn, nämlich des Herrn Bumke, leben und sich keinesfalls die Karriere verderben lassen wollen. Trotzdem bin ich der Meinung, dass die Dinge den von mir angedeuteten Lauf nehmen werden.

Ich bin bereit, die von mir vorgetragenen Gedankengänge, die im engsten Zusammenhang mit meinem eigenen, nicht alltäglichen Entwicklungsgang stehen, in einer Denkschrift festzulegen, wenn ich von maßgebender Stelle dazu beauftragt werde.

Heil Hitler«[280]

Jacobis Denunziation war, unschwer zu durchschauen, von manchen persönlichen Kränkungen, von unerfülltem beruflichem Ehrgeiz und tief sitzender Enttäuschung über die ihm bis dahin verwehrte akademische Karriere, von Neid und Missgunst diktiert. Zum Hintergrund muss man wissen, dass Jacobi im Oktober 1933 – zusammen mit *Gottfried Ewald* (1888-1963), Oberarzt an der Universitätsnervenklinik in Erlangen, und *Kurt Beringer* (1893-1949), Oberarzt an der Münchner Universitätsnervenklinik unter Oswald Bumke – von der Medizinischen Fakultät der Universität Greifswald

280 Jacobi an Wagner, 27.12.1933, MPIP-HA: GDA 129 (Hervorhebungen im Original).

auf die Berufungsliste zur Neubesetzung des Lehrstuhls für Psychiatrie und Neurologie gesetzt worden war.[281] Jacobi hatte sich wohl große Hoffnungen gemacht,[282] doch ging er letztlich leer aus, weil das Berliner Kultusministerium – für die Fakultät durchaus überraschend – Gottfried Ewald berief.[283]

Trotz des auf der Hand liegenden Zusammenhangs entfaltete die Denunziation Jacobis ungeahnte Wirkungen. *Erstens* lenkte sie die Aufmerksamkeit des Reichsärzteführers auf die Fachgesellschaften der Neurologen und Psychiater. *Zweitens* machte sie auf die noch offene Frage der Mitglieder jüdischen Glaubens oder jüdischer Herkunft in diesen beiden Fachgesellschaften aufmerksam. *Drittens* säte sie in der parteiamtlichen Gesundheitsführung den Keim des Misstrauens gegen die beiden renommiertesten Repräsentanten der Gesellschaft Deutscher Nervenärzte. *Viertens* schließlich stellte sie – soweit erkennbar: erstmals – den Gedanken einer Vereinigung der psychiatrisch-neurologischen Fachgesellschaften offen in den Raum.

Wagner leitete Jacobis Schreiben an den niedergelassenen Nervenarzt Prof. Dr. *Wilhelm (Willy) Holzmann* (1878-1949), seit 1923 Mitglied der NSDAP, 1929 Gründungsmitglied des NSDÄB, seit 1933 »Ärzteführer« im Gau Hamburg,[284] zur Stellungnahme weiter. Dieser ließ sich viel Zeit. Erst am 9. März 1934 antwortete er Jacobi auf dessen Schreiben vom 27. Dezember 1933. In der Sache stimmte Holzmann völlig mit Jacobi überein, insbesondere auch mit dessen antisemitischen Tiraden. Auch Holzmann war der Meinung, dass Psychiatrie und Neurologie in Deutschland »stark verjudet«[285] seien. Dadurch sei verhindert worden, »dass das Völkisch-rassische zur Geltung gelangte, während doch gerade die Psychiater, wenn sie unbefangen an die Dinge herangegangen wären und etwas weniger symptomatologisch gedacht hätten, Vorkämpfer des Rasse-Gedankens bestimmungsgemäß hätten sein müssen. Wenn es irgendwo wichtig ist, die Juden auszuschalten, deren Einfluss fortzuräumen, so auf dem Gebiet der Neurologie und der Psychiatrie. Die ›deutsche‹ Seele zu erkennen, Abweichungen von deutscher Seelenart festzustellen, deren Gründe zu erforschen und zu beseitigen, ist Aufgabe ›deutscher‹ Seelenforscher und deutscher Seelenärzte. Es handelt sich nicht um die Gestaltung, Behütung irgendeiner Seele, sondern der *deutschen* Seele.«

Der »Einfluss des Judentums« habe von solchen »klaren Erkenntnissen« abgelenkt: »man glaube nicht, dass der Wissenschaft ein Schade geschähe, wenn die Juden aus ihr verschwänden, im Gegenteil: das Wissen wird weniger und das *Können* mehr.« Auch Holzmann plädierte dafür, Neurologie und Psychiatrie enger zusammenzuführen, indem die beiden bestehenden Fachgesellschaften vereinigt würden, »vielleicht zur »Neurologisch-psychiatrischen Gesellschaft«. Mit der Neugründung sollten aus beiden Fachgesellschaften »die Nicht-Arier und zwar nach Blutbeschaffenheit, ohne Einschränkung der Kriegsleistung entfernt werden.« Was die Umsetzung dieser Pläne anging, so gab sich Holzmann pessimistisch: Zu groß sei der Einfluss »der Juden und der Judenfreunde«, die »deutschen Neurologen

---

281 Dieser Lehrstuhl war dadurch frei geworden, dass der bisherige Inhaber, *Edmund Forster* (1878-1933) aufgrund einer Denunziation aus dem eigenen Haus am 31. August 1933 nach dem »Gesetz zur Wiederherstellung des Berufsbeamtentums« aus seinem Amt beurlaubt worden war und am 11. September 1933 Suizid begangen hatte. Vgl. Jan Armbruster, Edmund Robert Forster (1878-1933). Lebensweg und Werk eines deutschen Neuropsychiaters, Greifswald 1999; Maud Antonia Viehberg, Restriktionen gegen Greifswalder Hochschullehrer im Nationalsozialismus, in: Werner Buchholz (Hg.), Die Universität Greifswald und die deutsche Hochschullandschaft im 19. und 20. Jahrhundert, Stuttgart 2004, S. 271-307, hier: S. 293-300.

282 Rüdin hatte Jacobi am 5. Oktober 1933 wegen dessen erbbiologischen Forschungen nachdrücklich empfohlen. Vgl. Pfau, Entwicklung, S. 34.

283 Ebd., S. 33 f.

284 Vgl. auch Hendrik van den Bussche (Hg.), Medizinische Wissenschaft im »Dritten Reich«. Kontinuität, Anpassung und Opposition an der Hamburger Medizinischen Fakultät, Berlin/Hamburg 1989, S. 45 f.

285 Holzmann an Jacobi, 9.3.1934, MPIP-HA: GDA 128 (in Abschrift auch an Wagner und de Crinis). Danach auch die folgenden Zitate (Hervorhebungen im Original). Holzmann scheute sich nicht, seinen akademischen Lehrer Max Nonne herabzusetzen, der von Psychiatrie nichts verstanden habe, was sich an dessen Behandlung der »Kriegsneurotiker« gezeigt habe. Daraus leitete Holzmann die Notwendigkeit ab, Psychiatrie und Neurologie »zusammenzulegen«.

und Psychiater« hätten sich »mit Recht instinktiv in den letzten Jahrzehnten von jüdischem Geist und jüdischer Seele angewidert fern gehalten«, es werde deshalb schwer fallen, für die angestrebte Satzungsänderung »die Majorität zu gewinnen«.

Reichsärzteführer Gerhard Wagner, der Holzmanns Schreiben in Abschrift erhalten hatte, nahm am 21. März 1934 wieder Kontakt zu Walter Jacobi auf, regte ein persönliches Treffen an und bat Jacobi, er möge schon einmal überlegen, »wie wir am besten bei der Neu- bzw. Umorganisation der Gesellschaft vorgehen.«[286] Ob ein solches persönliches Treffen tatsächlich stattfand, muss dahingestellt bleiben. Klar ist, dass Jacobi in den kommenden Monaten mit der politischen Rückendeckung der Reichsärzteführung darauf hinarbeitete, die bisherige Führung der Gesellschaft Deutscher Nervenärzte mit Oswald Bumke und Otfried Foerster auszubooten, die psychiatrisch-neurologischen Fachgesellschaften zusammenzuführen und – so darf man wohl unterstellen – sich selbst eine leitende Position in der vereinigten Fachgesellschaft zu sichern, wie er auch parallel dazu an seiner ins Stocken geratenen akademischen Karriere arbeitete.

Das Bündnis zwischen Wagner und Jacobi gefährdete nun potentiell das Bündnis zwischen Gütt und Rüdin, ließ der Reichsärzteführer doch die Neigung erkennen, der staatlichen Gesundheitsführung unter Gütt die Kontrolle über die wissenschaftlichen Fachgesellschaften im Arkanbereich der Erbgesundheitspolitik streitig zu machen, während Jacobis Ambitionen sich mit denen des Netzwerks um Rüdin, Nitsche und Roemer überkreuzten. Doch bot die Konstellation auch Chancen: Gelang es den beiden Netzwerken, ihre Interessen zum Ausgleich zu bringen, ihre Kräfte zu bündeln und zu kooperieren, konnten sie den hinhaltenden Widerstand sowohl des Netzwerks um Karl Bonhoeffer, Fritz Eichelberg und Georg Ilberg bei den Psychiatern als auch des Netzwerks um Oswald Bumke und Otfried Foerster auf Seiten der Neurologen brechen.

Genau dies geschah im Juni/Juli 1934. Jacobi erwies sich dabei als geschickter Netzwerker, indem er sich am 21. Juni 1934 in einem handschriftlichen Brief an Ernst Rüdin wandte. Darin beklagte er sich larmoyant, dass er in Greifswald »durchgefallen« war, und hetzte in gehässiger Weise gegen Bumke, dessen Schüler *August Bostroem* (1886-1944) und gegen Ewald. Seinem Brief legte er eine Kopie seines Schriftwechsels mit Reichsärzteführer Wagner bei.[287] Das war ein subtiles Signal. Gottfried Ewald war bereits wieder auf dem Sprung, da er einen Ruf nach Göttingen erhalten hatte. Der Lehrstuhl in Greifswald war also neu zu besetzen, und Jacobi sah eine neue Chance für sich, zumal der 1933 zusammen mit Gottfried Ewald auf Platz eins der Berufungsliste gesetzte Kurt Beringer inzwischen das Ordinariat in Freiburg übernommen hatte. Um seine akademische Karriere zu fördern, suchte Jacobi die Unterstützung Rüdins. Gleichsam im Gegenzug offenbarte er ihm die Pläne der Reichsärzteführung zur Zusammenlegung der psychiatrisch-neurologischen Fachgesellschaften. Über Rüdin dürfte das Reichsinnenministerium über die veränderte Situation informiert worden sein, und so konnte das Ministerium die Initiative ergreifen, indem Gütt in seiner Verfügung vom 9. Juli die Weichen zur Vereinigung der beiden Fachgesellschaften stellte, noch ehe die offizielle Stellungnahme der Reichsärzteführung vorlag.

Ein doppelter Machtwechsel

Dass Gütt in seiner Verfügung die Frage des Vorsitzes in der Gesellschaft Deutscher Nervenärzte noch offen gelassen hatte, hing damit zusammen, dass Rüdin noch keinen geeigneten Kandidaten nennen konnte. Rüdin hatte augenscheinlich Nitsche damit beauftragt, eine Liste der Mitglieder des NSDÄB zu beschaffen, um geeignete »Parteigenossen« ausfindig zu machen. Nitsche hatte jedoch, wie er am

---

286 Wagner an Jacobi, 21.3.1934, MPIP-HA: GDA 128.
287 Jacobi an Rüdin, 21.6.1934, MPIP-HA: GDA 128.

5. Juli 1934 mitteilte, nur eine Liste der *sächsischen* NSDÄB-Mitglieder zur Hand. Die vollständige Mitgliederliste des NSDÄB liege bei der Reichsleitung der NSDAP in München, wo Rüdin sie »nötigenfalls«[288] einsehen könne. Man brauche sich aber, meinte Nitsche, nicht unbedingt auf »Parteigenossen« zu »versteifen«. Er jedenfalls könne im Augenblick weder die Neurologen noch die Psychiater »sicher nach ihrer Einstellung zum neuen Staat [...] beurteilen.« Es war Nitsche und Rüdin daher nicht möglich, *ad hoc* eine fachlich ausgewiesene und politisch unbedenkliche Persönlichkeit für den Vorsitz in der Gesellschaft Deutscher Nervenärzte zu benennen.

Nitsche machte sich auch schon Gedanken darüber, wer den Vorsitz der »psychiatrischen Untergesellschaft« übernehmen sollte. Er drängte Rüdin, diese Funktion an sich zu ziehen, die er ja auch schon im »alten Deutschen Verein [für Psychiatrie]« zu übernehmen bereit gewesen sei. Rüdin scheint den damit verbundenen Arbeitsaufwand gescheut zu haben. Nitsche versuchte, diese Bedenken auszuräumen, indem er auf das bereits geknüpfte Netzwerk hindeutete: »Ich glaube nicht, dass Sie damit viel Arbeit haben, die man Ihnen keineswegs zumuten darf. Man kann Ihnen ja die eigentliche Arbeit abnehmen.« Auch wenn Rüdin einstweilen zögerte, die Leitung der Psychiatrischen Abteilung der neu zu bildenden vereinigten Fachgesellschaft oder gar deren Vorsitz selbst zu übernehmen, so trieb er doch den Fusionsprozess energisch voran. Zu diesem Zweck hatte er eine mündliche Unterredung mit Bumke, in der er diesem gegenüber angab, »dass die Anregung zur Verschmelzung oder zur einheitlichen Führung der beiden Gesellschaften von ihm [Rüdin] ausgegangen«[289] sei. Bis Ende des Monats waren die Personalia noch nicht geklärt, wie man einem weiteren Schreiben Nitsches vom 29. Juli 1934 entnehmen kann. Darin kündigte Nitsche an, er werde Vorschläge unterbreiten, »wer den Gruppenvorsitz für die beiden Untergesellschaften übernehmen soll«,[290] sobald er die notwendigen Angaben zur Mitgliedschaft im NSDÄB erhalten habe. Das Problem sei nicht leicht zu lösen, da es den vom wissenschaftlichen Ruf her in Frage kommenden Kandidaten »an der unbedingt nationalsozialistisch zuverlässigen Einstellung« fehle. Nitsche erneuerte seine Bitte, Rüdin möge den »Spezialvorsitz« in der Psychiatrischen Abteilung übernehmen. »Fehlte also nur der führende Neurologe.« Im Hinblick auf die Struktur der vereinigten Fachgesellschaft äußerte Nitsche den Wunsch, »dass die beiden Untergesellschaften die nötige Selbstständigkeit gegeneinander behalten« sollten, etwa durch je eigene Jahresversammlungen. Angesichts der neuen Konstellation müsse man, so Nitsche weiter, endlich ernst machen mit dem »vollständigen Aufgehen« des Verbandes für psychische Hygiene in der psychiatrischen Fachgesellschaft: »Nur ja Schluss mit dieser Halbheit, auch Personenrücksichten müssen nun schweigen.« Schließlich ging Nitsche auch auf die von der Reichsärzteführung aufgeworfene »Arierfrage« ein. Hier sei er ganz einer Meinung mit Rüdin: »zunächst Vorstand rein arisch«.[291]

Auch wenn sich Paul Nitsche in seinem Schreiben vom 29. Juli 1934 euphorisch gab – »So ist's recht! Großartig! Gott sei Dank! Eine prachtvolle Lösung!« –, so bedurfte es doch noch massiven Drucks, um die noch amtierenden Vorsitzenden der beiden Fachgesellschaften zum Rückzug zu bewegen. Zunächst zögerte Ernst Rüdin noch, einen solchen Druck auszuüben. Erst nachdem er seinerseits – durch ein Schreiben Arthur Gütts vom 27. August 1934 – gehörig unter Druck gesetzt worden war, entschloss er sich zu energischem Handeln. »Unter dem 18. Mai 1934 hatte ich mich telegraphisch damit einverstanden erklärt, dass Sie im Deutschen Verein für Psychiatrie zum Zwecke der Gleichschaltung den Vorsitz übernehmen«, hatte Gütt kurz angebunden geschrieben. »Über den weiteren Verlauf der Angelegenheit ist mir eine Mitteilung bisher nicht zugegangen. Ich ersuche daher ergebenst um baldgefällige Äußerung über den Stand der Angelegenheit.«[292]

---

288 Nitsche an Rüdin, 5.7.1934, MPIP-HA: GDA 130.

289 Bumke an Bonhoeffer, 27.7.1934, HUB, NL Karl Bonhoeffer 10.

290 Nitsche an Rüdin, MPIP-HA: GDA 130. Danach auch die folgenden Zitate.

291 Handschriftlich fügte Nitsche hinzu: »In der G. [Gesellschaft] f. [für] Psych. [Psychiatrie] wird es kaum noch Juden geben. Ich erwarte in den nächsten Tagen die Mitgliedsliste von I. [Ilberg] und gebe Ihnen dann Nachricht.«

292 Gütt an Rüdin, 27.8.1934, MPIP-HA: GDA 129.

Daraufhin suchte Rüdin am 13. September 1934 Oswald Bumke in der Psychiatrischen und Nerven-Klinik München auf und machte ihm unmissverständlich klar, dass er auf einer *Gleichschaltung* der Gesellschaft deutscher Nervenärzte und der Wahl Jacobis zum ersten Vorsitzenden, »der aber ihm offenbar unterstellt werden soll«, bestehe.[293] Rüdin hatte sich also mittlerweile auf Jacobi festgelegt. Vorausgegangen war ein Treffen mit Reichsärzteführer Wagner, über das Rüdin am 15. September 1934 in einem Schreiben an Gütt berichtete:

> »Was nun die Frage eines neuen Vorsitzenden der Gesellschaft Deutscher Nervenärzte betrifft, so habe ich wunschgemäß [...] schon vor längerer Zeit mit Gerhard Wagner darüber eingehend gesprochen. Wagner hat aber keine spezielle Vorstellung darüber und auch keinen speziellen Wunsch. Er überlässt Ihnen darüber zu befinden, wen Sie für diese Sache am geeignetsten halten. Und er meinte, ich sollte mich eben umsehen, um Ihnen einen guten Vorschlag machen zu können. Ich habe dies getan und möchte Ihnen Prof. Jacobi, jetzt in der Sudenburg Magdeburg, vorschlagen. Ich darf [...] vielleicht in Abschrift das Votum beilegen, das ich bezüglich Jacobis an Prof. Wirz in Sachen der Besetzung freier psychiatrischer Ordinariate auf dessen Wunsch hin gerichtet habe. Weizsäcker, Heidelberg, und [Heinrich] Pette [1887-1964], Hamburg, halte ich als Vorsitzende für die Gesellschaft deutscher Nervenärzte nicht für geeignet. Mit Jacobi werden Sie jedenfalls bei der Partei keine Schwierigkeiten haben.«[294]

In seiner Unterredung mit Bumke am 13. September 1934 teilte Rüdin ferner mit, »dass er jetzt einen Bericht an das Reichsinnenministerium, den er immer hinausgeschoben habe, erstatten müsse.«[295] Er habe mit der Berichterstattung gezögert, »weil er gehofft habe, dass der Vorstand des Deutschen Vereins für Psychiatrie inzwischen zurücktreten würde. Jetzt werde er aber gedrängt, und nun müsse er sagen, dass das Reichsministerium des Innern unter allen Umständen wünsche, dass er, Rüdin, schon jetzt den Vorsitz im Deutschen Verein für Psychiatrie übernehme. Es wäre wohl nicht zweifelhaft, dass das Ministerium eine solche Änderung anordnen würde, wenn wir sie nicht freiwillig vornehmen.« Mit anderen Worten: Rüdin spielte jetzt die *carte blanche* aus, die ihm Gütt mit seinem Telegramm vom 18. Mai 1934 in die Hand gegeben hatte. Den Fachkollegen gegenüber konnte er es so darstellen, als beuge er sich politischem Druck – dass er selbst sich dieses Druckmittel erbeten hatte, verschwieg er wohlweislich. Diese Taktik ging jedoch nur bedingt auf. Oswald Bumke jedenfalls fasste Rüdins Hinweis auf das Reichsinnenministerium zutreffend als »Drohung«[296] auf.

Bumke schrieb gleich nach dem Gespräch einen Brief an Bonhoeffer. Er habe sich noch während des Treffens mit Rüdin entschlossen, die »gewiss nicht angenehme Mitteilung« an Bonhoeffer zu übernehmen. »Dass Sie, sehr verehrter Herr Kollege, persönlich ebenso wenig Wert darauf legen wie ich, dem Vorstand weiter anzugehören, weiß ich. Für die Sache hätte ich dringend gewünscht, dass Sie den Vorsitz behalten hätten.«[297] Bumke riet Bonhoeffer, noch einmal mit dem Reichsinnenministerium Kontakt aufzunehmen, um zu erkunden, ob dieses wirklich ultimativ den Rücktritt Bonhoeffers als Vorsitzender des Deutschen Vereins für Psychiatrie verlange. Bonhoeffer folgte diesem Rat aber nicht.

---

293 Bumke an Bonhoeffer, 21.9.1934, HUB, NL Karl Bonhoeffer 10: »Selbstverständlich will Herr Rüdin auch die Gesellschaft deutscher Nervenärzte gleichschalten. Dass ihr auch Internisten angehören, hat er erst durch mich erfahren.«

294 Rüdin an Gütt, zit. n. Michael Zomack, Die faschistische Hochschulberufungspolitik und deren Auswirkungen im Bereich der Psychiatrie, in: Achim Thom/Horst Spaar, Medizin im Faschismus. Symposium über das Schicksal der Medizin in der Zeit des Faschismus in Deutschland 1933–1945, Berlin 1983, S. 96-105, Zitat: S. 104.

295 Bumke an Bonhoeffer, 13.9.1934, HUB, NL Karl Bonhoeffer 10. Danach auch das folgende Zitat.

296 Bumke an Bonhoeffer, 21.9.1934, HUB, NL Karl Bonhoeffer 10.

297 Bumke an Bonhoeffer, 13.9.1934, HUB, NL Karl Bonhoeffer 10. Bumke fügte hinzu: »Ich persönlich betrachte mich, da ja meine Wahlperiode schon im Frühjahr abgelaufen war, als aus dem Vorstand ausgeschieden und würde hier wie sonst eine Wiederwahl nicht annehmen.«

Er berief sich, wie er Bumke gegenüber darlegte, auf die Beschlüsse der Jahresversammlung des Deutschen Vereins für Psychiatrie am 24. Mai 1934, die dahin gingen, »dass der Vorstand beauftragt und ermächtigt« sei, »die neuen Satzungen anzufertigen und durchzuführen.«[298] Neuwahlen sollten danach erst stattfinden, wenn die neuen Statuten genehmigt vorlägen. Allenfalls könne man die Beschlüsse der Jahresversammlung dahingehend deuten, dass eine Neuwahl des Vorstandes noch vor der Jahresversammlung 1935 mit Zustimmung des Reichsinnenministeriums vorgenommen werden könnte, wenn erst die Satzungsfrage geklärt wäre. Für seine eigene Person erklärte Bonhoeffer, dass er eine Wiederwahl ablehnen würde, da er 1936 emeritiert werde. Mit anderen Worten: Bonhoeffer wollte im Amt bleiben, bis die neue Satzung vom Reichsinnenministerium genehmigt sei – Eichelberg hatte aber bis dahin immer noch keinen Entwurf vorgelegt. Bonhoeffer versuchte also, weiterhin auf Zeit zu spielen und Einfluss auf die anstehenden Weichenstellungen in der psychiatrischen Fachgesellschaft zu nehmen. Diese Position vertrat er auch in einem Schreiben an Nitsche vom 19. September 1934,[299] nachdem dieser ihn zu einer Stellungnahme gedrängt hatte.[300] Über Nitsche erfuhr Rüdin von Bonhoeffers Reaktion – und über Rüdin wurde sie wohl auch im Reichsinnenministerium bekannt.[301]

Jetzt war die Geduld Arthur Gütts erschöpft. In einer weiteren Verfügung an Bumke und Bonhoeffer vom 24. September 1934 wiederholte er, es erscheine ihm »erforderlich«, den Deutschen Verein für Psychiatrie und die Gesellschaft Deutscher Nervenärzte »zu verschmelzen«. Er halte es für »zweckdienlich, sie in einer zu schaffenden Dachorganisation als besondere Sektionen zusammen-zufassen, so dass ihnen so die Möglichkeit, ein gewisses Eigenleben unter einheitlicher Leitung weiter-zuführen, verbleibt.« Dann wurde Gütt persönlich: »Als Vorbereitung zu dieser Zusammenfassung erscheint es mir geboten, dass sowohl der Vorsitzende des deutschen Vereins für Psychiatrie als auch der Gesellschaft deutscher Nervenärzte alsbald zurücktreten.« Konkret forderte Gütt die Gesellschaft Deutscher Nervenärzte auf, die in wenigen Tagen anstehende Tagung in München zu nutzen, um einen neuen geschäftsführenden Vorstand zu wählen, der eine gemeinsame Satzung ausarbeiten und zur Genehmigung einreichen sollte. »Ebenso würde bei dieser Gelegenheit mir auch der zu wählende und von mir zu bestätigende Führer namhaft zu machen sein.«[302]

Bumke hatte zu diesem Zeitpunkt bereits aufgegeben, weil er sich »außerstande« sah, »Kräfte für diesen Kleinkrieg zu vergeuden«.[303] Auch Foerster ließ offenbar seine Ambitionen fahren, wenn man dem Bericht Rüdins über die außerordentliche Mitgliederversammlung der Gesellschaft Deutscher

---

298 Bonhoeffer an Bumke, 15.9.1934, HUB, NL Karl Bonhoeffer 10. In diesem Schreiben teilte Bonhoeffer auch mit, dass Rüdin einen Besuch bei ihm in Aussicht gestellt habe. Bumke antwortete daraufhin: »Ich gestehe, dass ich Rüdins Taktik nicht ganz verstehe. Wenn er sich doch bei Ihnen ansagen wollte, so hätte er mir die doppelte Peinlichkeit der Aussprache hier und meines Briefes an Sie ersparen können.« Bumke an Bonhoeffer, 21.9.1934, HUB, NL Karl Bonhoeffer 10.

299 Bonhoeffer an Nitsche, 19.9.1934, HUB, NL Karl Bonhoeffer 10 bzw. MPIP-HA: GDA 128.

300 Nitsche an Rüdin, 20.9.1934, MPIP-HA: GDA 130. Bonhoeffer, heißt es hier, werde wohl »weiter Vogelstrauß spielen. Dass Sie mit Bu. [Bumke] gesprochen haben, ist gut. Doch weiß man nicht, wie er wirklich handelt! Immerhin ist ja nun nach Ihren Mitteilungen, die ich natürlich streng vertraulich behandeln werde, der Wagen im Gang. Es tut mir sehr leid, dass Sie auch noch mit diesen Vereinsdingen zu Ihrer unsinnigen sonstigen Arbeit belastet werden. Aber augenblicklich ist ja niemand, der Ihnen die umschaltenden Aktionen abnehmen kann. Ist dann der Karren auf der neuen Bahn, dann wollen wir Ihnen schon alle Arbeit abnehmen; auf mich können Sie sich jedenfalls verlassen.«

301 Nitsche schickte eine Abschrift des Schreibens Bonhoeffers vom 19.9.1934 mit der Randglosse »geheim« umgehend weiter an Rüdin. MPIP-HA: GDA 128.

302 Gütt an Bumke und Bonhoeffer, 24.9.1934, MPIP-HA: GDA 129. Das Schreiben war nicht in Abschrift an Rüdin gegangen. Dieser erhielt es erst am 6. Oktober 1934 mit einem Brief Nitsches, der es ihm, zusammen mit der Mitteilung Bonhoeffers, dass er zurückgetreten sei, weiterleitete. Nitsche vermutete, dass Rüdin das Schreiben des Reichs-innenministeriums vom 24. September von diesem – oder von Eichelberg – abschriftlich erhalten habe und bereits kenne. Eine Randglosse Rüdins lässt jedoch erkennen, dass dies nicht der Fall war. Nitsche an Rüdin, 5.9.1934, MPIP-HA: GDA 130.

303 Bumke an Bonhoeffer, 21.9.1934, HUB, NL Karl Bonhoeffer 10.

Nervenärzte am 27. September 1934 in München[304] Glauben schenken darf – freilich war Rüdin selbst auf dieser Sitzung nicht anwesend, da er nach eigener Darstellung »durch Kurse verhindert« war: »In der Versammlung wurde das Schreiben des Reichsministeriums an Herrn Prof. Bumke verlesen. Darauf erhob sich Prof. Foerster, Breslau, und erklärte, es erübrige sich jede Diskussion darüber und er schlage vor, dem Wunsche der Reichsregierung entsprechend die Vereinigung der beiden Gesellschaften zu beschließen und als geschäftsführenden Vorsitzenden Herrn Prof. Jacobi, Magdeburg-Sudenburg, zu wählen und ihn aufzufordern, sich die übrigen Vorstandsmitglieder selbst auszusuchen. Die Vorschläge Foersters wurden angenommen.«[305] Fritz Eichelberg berichtete in einem Schreiben an Bonhoeffer aus seiner Sicht über diese Sitzung: »Sowohl Herr Bumke wie Herr Foerster hielten die Sache wohl für zu belanglos, um irgendwie zu kämpfen. Es ist das vielleicht auch der richtige Standpunkt. Wie so häufig in der jetzigen Zeit, waren fast alle Mitglieder mit dem gefassten Beschluss nicht einverstanden, aber sie fassten ihn, weil sie nichts Besseres wussten.«[306]

Am 1. Oktober 1934 teilte Bumke in knappen Worten mit, dass die Satzung der Gesellschaft Deutscher Nervenärzte den Forderungen des Reichsinnenministeriums entsprechend abgeändert und Jacobi zum geschäftsführenden ersten Vorsitzenden gewählt worden sei.[307]

Drei Tage später, am 4. Oktober 1934, erklärte auch Karl Bonhoeffer mit Verweis auf die Verfügung des Reichsinnenministeriums seinen Rücktritt als erster Vorsitzender des Deutschen Vereins für Psychiatrie.[308] Damit war der Weg frei für Ernst Rüdin, der als zweiter Vorsitzender die Geschäfte übernahm und fortab als designierter »Vorsitzender der neuen Doppelgesellschaft«[309] und deren Psychiatrischer Abteilung galt.

Anders als in der Gesellschaft Deutscher Nervenärzte, die zu diesem Zeitpunkt nur einen geschäftsführenden Vorsitzenden hatte – der Vorstand hatte sich, wie bereits erwähnt, schon 1933 aufgelöst und Bumke den Vorsitz der Gesellschaft seither »als Statthalter«[310] versehen – bestand im Deutschen Verein für Psychiatrie der bisherige Vorstand auch nach dem Rücktritt Bonhoeffers weiter. Er bestand nunmehr aus Friedrich Ast, Oswald Bumke, Georg Ilberg, Fritz Koester,[311] Ernst Kretschmer, Paul Nitsche, Otto Pötzl, Hans Roemer, Walther Spielmeyer und Georg Stertz. Mit Kretschmer, Nitsche und Roemer hatte Rüdin drei engere Verbündete im Vorstand, Ast und Spielmeyer waren in lockerer Form in sein Netzwerk eingebunden. Bumke und Ilberg, Koester und Stertz waren zur Opposition gegen Rüdin zu rechnen. Paul Nitsche leitete das Rücktrittsschreiben Karl Bonhoeffers zusammen mit der Verfügung

304 Sie fand im Rahmen der 22. Jahresversammlung der Gesellschaft Deutscher Nervenärzte vom 27. bis 19. September statt. Vgl. anon., Zweiundzwanzigste Jahresversammlung der Gesellschaft Deutscher Nervenärzte in München vom 27.-29. September 1934, in: Dtsch. Zschr. Nervenhk. 135 (1935), S. 185-304; A. Bannwarth, Bericht über die 22. Jahresversammlung der Gesellschaft Deutscher Nervenärzte, München, vom 27. bis 29. September 1934, in: Der Nervenarzt 8 (1935), S. 22-32.

305 Rüdin an Gütt, 11.10.1934, MPIP-HA: GDA 129.

306 Eichelberg an Bonhoeffer, HUB, NL Karl Bonhoeffer 10.

307 Bumke an Reichsinnenministerium, 1.10.1934; Bumke an Jacobi, 1.10.1934, MPIP-HA: GDA 128. Jacobi hatte die Wahl zuvor telephonisch angenommen.

308 Bonhoeffer an Nitsche, 4.10.1934, MPIP-HA: GDA 130. Dass dieses Schreiben an den Schriftführer des Vereins, Paul Nitsche, gerichtet war und nicht unmittelbar an das Reichsinnenministerium oder an den zweiten Vorsitzenden Ernst Rüdin, deutet auf die tiefe Verärgerung Bonhoeffers hin.

309 Nitsche an Rüdin, 5.10.1934. Nitsche gab hier zu bedenken, ob Rüdin nicht den Vorsitz der psychiatrischen Abteilung einem anderen Ordinarius übertragen wolle, da er ja durch die »Oberleitung« einen »gesicherten Einfluss auch auf die Psychiater« habe.

310 Rüdin an Gütt, 11.10.1934, MPIP-HA: GDA 129. Eichelberg kommentierte dies mit den Worten, dass die Gesellschaft deutscher Nervenärzte »insofern glücklich daran« sei, »als ihr Vorstand schon im vergangenen Jahre wegen der starken jüdischen Durchsetzung zurückgetreten war.« Eichelberg an Bonhoeffer, 3.10.1934, HUB, NL Karl Bonhoeffer 10.

311 Er war als Vertreter des »Reichsverbandes beamteter deutscher Psychiater« im Vorstand. Vgl. Nitsche an Rüdin, 5.10.1934, MPIP-HA: GDA 130.

Arthur Gütts vom 24. September umgehend an alle Mitglieder des Vorstandes weiter – nur Otto Pötzl nahm er aus, »da diese Sache nicht ins Ausland gehört«.[312] Erst drei Wochen später schickte Nitsche ein gesondertes Schreiben nach Wien, um Pötzl von der veränderten Lage in Kenntnis zu setzen.[313] Halb und halb hatte Nitsche damit gerechnet, dass die Vorstandsmitglieder auf seine Mitteilung hin zurücktreten würden.[314] Das taten sie jedoch – mit einer Ausnahme – zunächst nicht: Nur Fritz Eichelberg stellte sein Amt als Kassenwart des Vereins zur Verfügung, erklärte sich aber bereit, die Geschäfte einstweilen weiterzuführen, bis satzungsgemäß ein Nachfolger ernannt wäre.[315] Bonhoeffer gegenüber, der wohl sein Bedauern über den Rückzug Eichelbergs aus dem Vorstand zum Ausdruck gebracht hatte, erläuterte dieser seinen Schritt: »Es könnte sich sonst sehr leicht auf Grund der neuen Satzungen ereignen, dass Herr Rüdin auf meine Mitarbeit verzichtet. Dem möchte ich mich nicht aussetzen. Wenn Herr Rüdin später mich wieder zum Vorstandsmitglied ernennen will, so will ich das Amt gern der Tradition wegen wieder übernehmen. Aber ich glaube, dass Herr Rüdin auf diesen Gedanken nicht kommt, da er ohne Zweifel durch Herrn Roemer genau weiß, dass ich nicht damit einverstanden bin, dass er Vorsitzender der beiden Gesellschaften wird.«[316] Da sich bis Anfang November noch nichts weiter getan hatte, verschickte Nitsche – auf Anregung Jacobis und mit Zustimmung Rüdins – ein weiteres Rundschreiben, in dem die Vorstandsmitglieder »zur Klarstellung der Verhältnisse«[317] unmissverständlich aufgefordert wurden, ihr Amt niederzulegen. Bis Ende Januar 1935 waren – mit Ausnahme Otto Pötzls – alle dieser Aufforderung gefolgt.[318]

Am 11. Oktober 1934 erstattete Ernst Rüdin einen ausführlichen Bericht zur Lage der Dinge an Arthur Gütt. Als nächste Aufgaben stünden, so Rüdin, die »Verschmelzung« der beiden Fachgesellschaften, die Bestimmung der Vorsitzenden der »Dachorganisation« sowie der beiden »Untersektionen« sowie die Aufstellung einer neuen Satzung an. Hierzu bat Rüdin in aller Form um eine Beauftragung durch Gütt und um seine Bestellung zum kommissarischen Vorsitzenden der Dachorganisation mit umfassenden Vollmachten, um die ›Zusammenschaltung‹ der beiden Fachgesellschaften ohne Rücksicht auf die bestehenden Satzungen und an den Vereinsorganen vorbei autoritativ diktieren zu können:

> »Ich bitte Sie, mir zu schreiben, wie Sie sich den Weitergang der Umbildung denken und wie ich Sie darin unterstützen kann. Für den Fall, dass Sie es für richtig halten, mich zum kommissarischen Vorsitzenden der Dachorganisation zu ernennen, würde ich mich um Vorstand und Satzungen kümmern und Ihnen Vorschläge machen. Auch würde ich für diesen Fall noch um Richtlinien für die Satzungen bitten. Ich würde Männer meines Vertrauens, worunter natürlich auch Jacobi wäre, den ich ja vorgeschlagen habe, zu einer Besprechung zusammenrufen, würde mit ihnen die Einzelheiten klären und Ihnen das Ergebnis unserer Beratungen mitteilen. Ich würde aber, namentlich zur Verschmelzung der Vereine, zur ev.[entuellen] Verschmelzung der beiden Kassen und Vermögen, zur Aufstellung der Hauptrichtlinien der Satzungen, zur Ausscheidung gewisser bisheriger Vorstandsmitglieder und zur Ernennung neuer Vorstandsmitglieder Ihren ausdrücklichen Auftrag brauchen.

---

312 Nitsche an Rüdin, 5.10.1934, MPIP-HA: GDA 130.
313 Nitsche an Rüdin, 28.10.1934, MPIP-HA: GDA 130.
314 Nitsche an Rüdin, 1.11.1934, MPIP-HA: GDA 130. Auch Fritz Eichelberg hatte unter dem Eindruck des Führungswechsels in der Gesellschaft Deutscher Nervenärzte in einem Schreiben an Bonhoeffer angeregt, der gesamte Vorstand des Deutschen Vereins für Psychiatrie möge geschlossen zurücktreten. Eichelberg an Bonhoeffer, 3.10.1934, HUB, NL Karl Bonhoeffer 10.
315 Nitsche an Rüdin, 7.10.1934 bzw. 1.11.1934, MPIP-HA: GDA 130. Auch Nitsche hatte sein Amt als Schriftführer formal zur Verfügung gestellt.
316 Eichelberg an Bonhoeffer, 11.10.1934, HUB, NL Karl Bonhoeffer 10.
317 Nitsche an Rüdin, 1.11.1924, MPIP-HA: GDA 130.
318 Nitsche an Rüdin, 29.1.1935, MPIP-HA: GDA 130.

Geschieht dies nicht, so muss alles auf nächstes Jahr, bis zu den nächsten Jahresversammlungen der beiden Vereine verschoben werden. Voraussichtlich werden dann die ›parlamentarischen‹ Diskussionen über die Verschmelzung der Vereine endlos werden. Wenn nichts geschieht, tagen die Psychiater für sich allein wieder um Pfingsten 1935 herum, die Nervenärzte für sich allein wieder im Herbst 1935. […]
Wenn Sie mir Ihr Vertrauen erneuern und Ihre Vollmacht zur Durchführung des von mir in großen Zügen entwickelten Programmes erteilen, so will ich mir Mühe geben, auch alle Einzelheiten im Benehmen mit Ihnen in zufriedenstellender Weise zu lösen und Ihnen Vorstandsbildung und Satzungsentwurf zur Genehmigung vorlegen. Ich würde dann auch für nächstes Jahr eine große gemeinsame Jahresversammlung mit aktuellem nationalsozialistisch[-]völkisch-rassenhygieni-schem Programm einberufen, in der alles nötige mitgeteilt und wenn erforderlich die nachträgliche Zustimmung der Versammlung eingeholt werden könnte.«[319]

Rüdin bat um einen »baldigen, wenn möglich telegraphischen oder telefonischen Bescheid«, da er die weiteren Pläne anlässlich der am 20./21. Oktober 1934 stattfindenden südwestdeutschen Psychiater-tagung mit seinen »Freunden« absprechen wollte.

Ernst Rüdin und Walter Jacobi

Dass Rüdins Vorstoß bei Gütt keinen Tag zu früh kam, zeigte sich schon tags darauf. Während Rüdins Schreiben an Gütt im Reichsinnenministerium in Berlin eintraf, kam in München ein Schreiben Jacobis bei Rüdin an. Der neu ernannte geschäftsführende Vorsitzende der Gesellschaft Deutscher Nervenärzte hatte sich unter Berufung auf die Verfügung Gütts vom 24. September 1934 daran ge-macht, die Zusammenführung der beiden Fachgesellschaften in einer Dachorganisation zu organisie-ren. Von Bonhoeffer, den er zunächst angeschrieben hatte, an Rüdin und Nitsche verwiesen, stellte er nun indirekt die Frage nach Zuständigkeiten und Befugnissen: »Wenn ich seitens der Gesellschaft deutscher Nervenärzte volle Handlungsfreiheit habe, so besitze ich diese für den deutschen Verein für Psychiatrie m.E. nicht. Auf der anderen Seite ist die Schaffung einer Dachorganisation im Sinne der Verfügung des Reichsministeriums des Innern m.E. aber nur dann möglich, wenn die Vollmachten für beide Gesellschaften in einer Hand liegen. Es würde an Ihnen, sehr verehrter Herr Professor, liegen, dass Sie die Voraussetzungen nach dieser Richtung hin schaffen.«[320] Das weitere Vorgehen stellte sich Jacobi so vor, dass ein höchstens fünf Personen umfassender »geschäftsführender Vorstand« der künf-tigen psychiatrisch-neurologischen Fachgesellschaft gebildet werden sollte, um eine neue Satzung zu erarbeiten. Später sollten dann die »Leiter der beiden Sektionen« benannt werden. Wer diese Posten einnehmen sollte, ließ Jacobi ebenso offen wie die Frage nach dem »Führer der Dachorganisation«. Zwischen den Zeilen deutete Jacobi aber an, dass er bereit sei, eine leitende Position zu übernehmen, falls Rüdin diese nicht für sich selbst beanspruchte.

Rüdin antwortete umgehend. Er teilte Jacobi mit, dass er sich »bald nach der hiesigen Jahres-versammlung der Gesellschaft deutscher Nervenärzte«[321] an das Reichsinnenministerium gewandt und um »weitere Vollmachten« zur Fusion der beiden Fachgesellschaften gebeten habe – dass sein Schreiben an Gütt erst tags zuvor abgegangen war, verschwieg er wohlweislich. »Eine solche weitere Vollmacht möchte ich eigentlich doch ganz gern erst abwarten«, fuhr Rüdin fort. Er ließ indessen keinen Zweifel daran, dass er die Vollmacht Gütts in Kürze erwartete, indem er zugleich ein Treffen

319 Rüdin an Gütt, 11.10.1934, MPIP-HA: GDA 129. Danach auch die folgenden Zitate.
320 Jacobi an Rüdin, 11.10.1934, MPIP-HA: GDA 128. Danach auch die folgenden Zitate.
321 Rüdin an Jacobi, 12.10.1934, MPIP-HA: GDA 128. Danach auch die folgenden Zitate.

anregte, zu dem auch Paul Nitsche und Hans Roemer zugezogen werden sollten. Kaum einen Zweifel ließ Rüdin daran, dass er die leitende Position in der fusionierten Fachgesellschaft für sich beanspruchte: »Ich muss mich um die ganze Geschichte deshalb näher kümmern, weil ja doch in nächster Zeit in wichtigen Fragen ein engeres Zusammengehen zwischen unseren Vereinen und der Regierung notwendig ist und dabei ein zuwartendes Verhalten, wie es bisher beliebt wurde, nicht mehr angängig ist.« Rüdin spielte hier auf seinen privilegierten Zugang zur politischen Macht an. Dies und die abschließenden Bemerkungen zu den in Greifswald schwebenden Berufungsverhandlungen Jacobis stellten Rüdins Führungsanspruch unmissverständlich klar.

Jacobi beeilte sich denn auch, den Primat Rüdins anzuerkennen, war er doch in den Verhandlungen um den Lehrstuhl für Neurologie und Psychiatrie an der Universität Greifswald nach wie vor dringend auf Rüdins Fürsprache angewiesen – seine Berufung als ordentlicher Professor für Psychiatrie und Neurologie und Direktor der Universitätsnervenklinik Greifswald erfolgte erst am 1. November 1934.[322] In einem durch Eilboten zugestellten Einschreiben an Rüdin gab Jacobi am 15. Oktober 1934 seiner »Freude darüber Ausdruck [...], dass Sie bereit sind, die ganze Angelegenheit in die Hand zu nehmen. Sie wissen ja, dass ich ganz hinter Ihnen stehe und dass wir sicher mühelos zu Vereinbarungen kommen, die den Interessen beider Gesellschaften gerecht werden.«[323] Zugleich drückte auch Jacobi auf das Tempo. Er stimme mit Rüdin überein, dass man »nunmehr schlagartig handeln« sollte, »damit wir schon die nächste Jahresversammlung gemeinsam abhalten können«. Was die Zusammensetzung der ›Satzungskommission‹ anging, so äußerte Jacobi »eine persönliche Bitte«. Er schlug vor, diesen »Kreis so eng wie möglich« zu halten und nur noch Nitsche hinzuzuziehen, da er sich »mit der Persönlichkeit des Herrn Roemer [...] zunächst nicht so ohne weiteres einverstanden erklären« könne.

Die Animosität beruhte auf Gegenseitigkeit. Hans Roemer hatte sich einen Tag eher an Rüdin gewandt, nachdem er gehört hatte, dass das Reichsinnenministerium die Unterstellung der beiden Fachgesellschaften unter eine gemeinsame Leitung verlangt habe. Auch hatte Roemer gerüchtweise erfahren, dass Jacobi zum geschäftsführenden Vorsitzenden der Gesellschaft Deutscher Neurologen bestellt worden war. Da dieser aber, wie Roemer meinte, »der Erbbiologie ganz fern« stehe, könne er »als Vertreter der gewünschten Dachorganisation ernstlich nicht in Frage kommen«.[324]

Rüdin zögerte nicht, sich in diesem latenten Konflikt zweier Adlati zu positionieren. Er erklärte sich sofort zu einem vorbereitenden Treffen mit Jacobi und Nitsche – also unter Ausschluss Roemers – bereit. Jacobi war zu diesem Zeitpunkt, da die Fusion der psychiatrisch-neurologischen Fachgesellschaften auf der Agenda stand, der wichtigere Kooperationspartner, Roemers Rolle bei der Inkorporierung des Deutschen Verbandes für psychische Hygiene in den Deutschen Verein für Psychiatrie war seit dem 23./24. Mai 1934 praktisch ausgespielt. Freilich mochte Rüdin ihn auch nicht ganz aus dem Spiel nehmen: »Was Herrn Roemer anbetrifft, brauchen wir ihn zunächst wohl nicht; ich möchte ihn aber später nicht vermissen. Er hat zweifellos das große Verdienst, dass er in den deutschen Verband für psychische Hygiene die Rassenhygiene erst hineingetragen hat. Ich weiß, dass er einigen Herren nicht genehm ist. Aber trotz meiner Bemühungen, darüber ins Klare zu kommen, hat bis jetzt niemand etwas gegen ihn vorbringen können, was mich veranlassen müsste, ihn von der engeren Mitarbeit am psychiatrisch-neurologischen Aufbauwerk auszuschließen. Ich möchte Sie daher bitten, für die Zukunft auch mit Roemer als unserm engeren Mitarbeiter zu rechnen.«[325]

Hier zeigt sich einmal mehr die zentrale Position Rüdins – er entschied darüber, wer innerhalb seines Netzwerks welche Rolle spielte, wer an welchen Beratungs- und Entscheidungsprozessen beteiligt und wer außen vor gelassen wurde. Die Positionen Jacobis und Roemers wiesen vergleichbare

---

322 Viehberg, Restriktionen, S. 300.
323 Jacobi an Rüdin, 15.10.1934, MPIP-HA: GDA 128. Danach auch die folgenden Zitate.
324 Roemer an Rüdin, 14.10.1934, MPIP-HA: GDA 129.
325 Rüdin an Jacobi, 16.10.1934, MPIP-HA: GDA 128.

Charakteristika auf: Beide wurden durch die Protektion Rüdins gegen starke Anfeindungen innerhalb der *scientific community* abgeschirmt, sie waren daher bis zu einem bestimmten Punkt von Rüdin abhängig und hatten sich dessen Regeln zu fügen.[326]

Das Reichsgesundheitsamt schaltet sich ein

Hans Roemer war übrigens durch ein Rundschreiben des Präsidenten des Reichsgesundheitsamtes, Prof. Dr. *Hans Reiter* (1881-1969), an die deutschen. wissenschaftlichen Gesellschaften und Vereine vom 10. Oktober 1934 alarmiert worden. Darin teilte Reiter mit, er sei vom Reichsinnenministerium beauftragt worden, zwischen den wissenschaftlichen Gesellschaften und Vereinen eine enge Verbindung herzustellen. Voraussichtlich werde dies in der Weise erfolgen, »dass alle wissenschaftlichen Vereine in einer Spitzenarbeitsgemeinschaft zusammengefasst werden, die als eine selbstständige Säule dem Reichsausschuss für Volksgesundheitsdienst (Reichszentrale für Gesundheitsführung) angehört«,[327] wobei das »Eigenleben« der Vereine gewahrt bleiben sollte. Die Vereinsvorstände müssten »betont auf dem Boden des nationalsozialistischen Staates stehen«. Reiter behielt sich deshalb vor, Vorstandsmitglieder in Absprache mit dem Reichsinnenministerium und dem Reichsärzteführer zu empfehlen. Die Vereine sollten ihre Satzungen einreichen, damit Reiter sie »im Einvernehmen mit dem Reichsärzteführer überarbeiten und einheitlich gestalten kann«. Ferner verpflichtete Reiter die wissenschaftlichen Vereine zur »Berichterstattung«, zur Teilnahme an Besprechungen und Konferenzen und zur »Benachrichtigung«, falls ein »gesundheitlicher Notstand« auftreten sollte.

Damit hatte ein weiterer Akteur aus der politischen Sphäre die Arena betreten, mit dem in Zukunft zu rechnen war, der jedoch nur über abgeleitete Macht verfügte und nicht unabhängig vom Reichsinnenministerium und der Reichsärzteführung agieren konnte. Insofern traf es sich gut, dass Rüdin am 16. Oktober 1934 – kaum dass er einen Bericht über den Stand der Umstrukturierung der ihm unterstellten Fachgesellschaften für Reiter fertiggestellt hatte – einen Telefonanruf aus dem Reichsinnenministerium erhielt. Oberregierungsrat Linden teilte mit, dass Ministerialdirektor Gütt ihm die in seinem Schreiben vom 11. Oktober erbetene Vollmacht erteile. Da die Regelung der Vereinsangelegenheiten jetzt aber an das Reichsgesundheitsamt übergegangen sei, forderte Linden, dass Rüdin zusätzlich eine Vollmacht Reiters einholte, was dieser sofort tat. Dabei stellte er noch einmal klar, dass er den Vorsitz der Dachorganisation und – zumindest vorläufig – der psychiatrischen Sektion übernehmen würde, während Jacobi der Vorsitz der neurologischen Sektion zufallen sollte. Abschließend machte Rüdin Werbung in eigener Sache, wobei er sich einen letzten Seitenhieb gegen seine Vorgänger nicht verkneifen konnte: »Da ich hoffe, dass die großen Dinge, die die Regierung in erbbiologischer und

---

326 Walter Jacobi erhielt am 19. Dezember 1934 seine Bestallungsurkunde als Ordinarius in Greifswald. Noch am selben Tag schrieb er Rüdin, er wisse, »dass ich ohne Ihren Beistand nicht hier in Greifswald sitzen würde.« Jacobi an Rüdin, 19.12.1934, MPIP-HA: GDA 128. Einen Monat zuvor hatte Rüdin Jacobi zum Vorsitzenden der Ortsgruppe Greifswald der Deutschen Gesellschaft für Rassenhygiene ernannt, die unter der Leitung des Gerichtsmediziners *Rolf Hey* (1892-1940) »so gut wie eingeschlafen« war. »Das muss und wird natürlich anders werden.« Jacobi an Rüdin, 26.11.1934, MPIP-HA: GDA 128.

327 Rundschreiben des Präsidenten des Reichsgesundheitsamtes an die deutschen wissenschaftlichen Gesellschaften und Vereine, 10.10.1934, MPIP-HA: GDA 129. Danach auch die folgenden Zitate. – Vgl. Prof. Dr. Rott, Die deutschen medizinischen wissenschaftlichen Gesellschaften und Vereine, in: Hans Reiter (Hg.), Ziele und Wege des Reichsgesundheitsamtes im Dritten Reich. Zum 60jährigen Bestehen des Reichsgesundheitsamtes, Leipzig 1936, S. 104-110. Zur Person Hans Reiters und zur Rolle des Reichsgesundheitsamtes im »Dritten Reich«: Robin T. Maitra, »...wer imstande und gewillt ist, dem Staate mit Höchstleistungen zu dienen!« Hans Reiter und der Wandel der Gesundheitskonzeption im Spiegel der Lehr- und Handbücher der Hygiene zwischen 1920 und 1960, Husum 2001 (zur »Arbeitsgemeinschaft der deutschen wissenschaftlichen Gesellschaften«: S. 380). Zur Biographie auch: Grüttner, Lexikon, S. 138.

rassenhygienischer Hinsicht für die nächste Zukunft plant und die auch das Ziel meiner Bestrebungen sind, in Angriff genommen werden, so ist eine Zusammenarbeit der Psychiater und der Neurologen mit der Regierung und im Benehmen auch mit der Partei unter Innehaltung aller grundlegenden politischen und weltanschaulichen Richtlinien dringend notwendig, und ich soll ja der Regierung und der Partei auch Bürge dafür sein, dass das Nötige in dieser Richtung geschieht. Die bisherigen Vorstände haben ja nur gebremst und gezögert und sich, milde gesagt, durch eine große Passivität in allem ausgezeichnet, was wir heute als Fortschritt betrachten.«[328]

Schon drei Tage später erklärte sich Reiter – nach Rücksprache mit dem Reichsinnenministerium – mit Rüdins Vorschlägen einverstanden. Er bat um Unterlagen zu den vorgesehenen Vorstandsmitgliedern, um diese dem Reichsärzteführer zur Anerkennung vorschlagen zu können.[329] Damit hatte sich an der Schnittstelle zwischen Politik und Wissenschaft ein geschlossenes Netzwerk gebildet, dessen Fäden in einem einzigen zentralen Knotenpunkt bei Ernst Rüdin in der Deutschen Forschungsanstalt in München zusammenliefen. Er hatte die politische Rückendeckung der Abteilung für Gesundheitswesen im Reichsinnenministerium – wobei Herbert Linden in Zukunft zum Hauptansprechpartner werden sollte, während die unmittelbare Verbindung zu Arthur Gütt mit der Zeit an Bedeutung verlor[330] –, des Reichsgesundheitsamtes unter Hans Reiter sowie – indirekt – der Reichsärzteführung unter Gerhard Wagner. Rüdin war Vorsitzender des Deutschen Vereins für Psychiatrie und des Deutschen Verbandes für psychische Hygiene und hatte einen von ihm abhängigen Neurologen als geschäftsführenden Vorsitzenden der Gesellschaft Deutscher Nervenärzte installiert.[331] Die Vorstände der Fachgesellschaften, sofern sie noch existierten, waren von Verbündeten Rüdins unterwandert und weitgehend »gleichgeschaltet«. Rüdin benötigte freilich die Unterstützung der Vereinsorgane mittlerweile gar nicht mehr, da er von der Politik mit quasi diktatorischen Vollmachten ausgestattet worden war. Die Gruppierungen um Karl Bonhoeffer und Oswald Bumke, die bis 1933 die Vorstände der Fachgesellschaften dominiert und seither hinhaltenden Widerstand geleistet hatten, waren ins Abseits gedrängt. Der Weg war frei zur Bildung einer vereinigten psychiatrisch-neurologischen Fachgesellschaft.

5. Satzungsdiskussion und Besetzung des Beirats, Oktober 1934 bis März 1935

Satzungsfragen

Schon am 23. Oktober 1934 trafen sich Ernst Rüdin, Paul Nitsche und Walter Jacobi in Berlin zu einer als »streng vertraulich«[332] eingestuften Besprechung, um die Weichen für die Neuordnung zu stellen. Die vereinigte psychiatrisch-neurologische Fachgesellschaft sollte den Namen »Gesellschaft Deutscher Nerven- und Irrenärzte« tragen. Auf den ersten Blick mag es überraschen, dass das Triumvirat den

---

328 Rüdin an Reiter, 16.10.1934, MPIP-HA: GDA 129.
329 Reiter an Rüdin, 19.10.1934, MPIP-HA: GDA 129.
330 Das wird schon allein daran deutlich, dass Gütt ab 1936 Linden zu den Jahresversammlungen der Gesellschaft Deutscher Neurologen und Psychiater schickte. Vgl. Gütt an Rüdin, 24.7.1936,MPIP, GDA 128.
331 Ein weiteres Element dieses Abhängigkeitsverhältnisses war die bereits erwähnte Ernennung Jacobis zum Vorsitzenden der Ortsgruppe Greifswald der Deutschen Gesellschaft für Rassenhygiene. Rüdin unterstützte zudem einen Antrag Jacobis an die Notgemeinschaft der deutschen Wissenschaft, um zusätzliche Mittel für die Greifswalder Klinik zu akquirieren. Schließlich half Rüdin, Jacobis Assistenten *Konstantinu* aus Athen zu fördern. Jacobi an Rüdin, 26.11.1934 bzw. 6.12.1934, MPIP-HA: GDA 128.
332 Entwurf einer Niederschrift des Treffens am 23.10.1934, verfasst von Paul Nitsche, 24.10.1934, MPIP-HA: GDA 128. Danach auch – soweit nicht anders angegeben – die folgenden Zitate.

längst überholten, mittlerweile eindeutig negativ besetzten Begriff »Irrenärzte«, den der Deutsche Verein für Psychiatrie schon im Jahre 1904 aus seinem Namen getilgt hatte, wieder einführen wollte. Die Erklärung ist darin zu suchen, dass Rüdin und auch Nitsche eine Abneigung gegen Fremdwörter hegten und eine »deutsche« Begrifflichkeit bevorzugten – es war paradoxerweise der Neurologe Jacobi, der im weiteren Verlauf der Beratungen Bedenken gegen den Begriff »Irrenärzte« geltend machte und eine Abänderung des ursprünglich gewählten Namens durchsetzte.[333] Die neue Fachgesellschaft sollte aus zwei »Sektionen« oder »Abteilungen«[334] bestehen, einer psychiatrischen und einer neurologischen, die einem je eigenen »Abteilungsleiter«[335] unterstanden. Die Gesamtgesellschaft sollte von einem »Vorsitzenden« geleitet werden. Es sollte ein einheitlicher Gesamtvorstand gebildet werden, der aus neun Personen bestand, die für jeweils drei Jahre bestellt wurden. Von Amts wegen sollten dem Vorstand die beiden Abteilungsleiter angehören, der eine als Vorsitzender, der andere als stellvertretender Vorsitzender der Gesamtgesellschaft. In diesem Zusammenhang vermerkte das Protokoll: »Nach Möglichkeit stellen die Neurologische und Psychiatrische Abteilung alle drei Jahre abwechselnd den 1. Vorsitzenden.« Im Klartext: Jacobi konnte sich berechtigte Hoffnungen machen, im Jahre 1938 an die Spitze der vereinigten psychiatrisch-neurologischen Fachgesellschaft vorzurücken.

Das Triumvirat hatte sich auch schon über die Zusammensetzung des künftigen Vorstandes Gedanken gemacht: Ihm sollten Ernst Rüdin als Leiter der Psychiatrischen Abteilung und Vorsitzender der Gesamtgesellschaft, Walter Jacobi als Leiter der Neurologischen Abteilung und stellvertretender Vorsitzender angehören, ferner Prof. Dr. *Hermann F. Hoffmann* (1891-1944), der soeben mit tatkräftiger Unterstützung Rüdins als Nachfolger Robert Sommers auf den Lehrstuhl für Psychiatrie in Gießen berufen worden war,[336] als stellvertretender Leiter der psychiatrischen und Maximinian de Crinis als stellvertretender Leiter der Neurologischen Abteilung, des weiteren Paul Nitsche als Schriftführer, Hans Roemer als Kassenwart sowie Carl Schneider – im Hinblick auf die Herausgeberschaft der »Allgemeinen Zeitschrift für Psychiatrie«. Jacobi sollte noch zwei weitere Neurologen vorschlagen, von denen einer »ein neurologisch [aus]gerichteter Internist« sein sollte. Die Belange des bisherigen Deutschen Verbandes für psychische Hygiene sollte Hans Roemer vertreten.[337]

Die neue Fachgesellschaft sollte alljährlich eine gemeinsame Tagung abhalten, die sich über drei Tage erstreckte, von denen je einer psychiatrischen und neurologischen Themen, der dritte Themen aus dem »Grenzgebiet« der beiden Disziplinen gewidmet sein sollte. Die für 1935 bereits beschlossenen Jahrestagungen der Psychiater (in der Pfingstwoche in Dresden) und der Neurologen (im September in Breslau) wurden kurzerhand abgesagt – stattdessen sollte eine gemeinsame Jahresversammlung im September oder Anfang Oktober 1935 an einem »zentral gelegenen« Ort stattfinden. Die für die beiden Einzeltagungen in Aussicht genommenen Referate wurden abgesetzt. Nur an dem Referat »über die bisherigen Erfahrungen in der Durchführung des Sterilisierungsgesetzes« hielt man fest; allerdings

---

333 Jacobi an Rüdin, 19.12.1934, MPIP-HA: GDA 128; Rüdin an Nitsche, 29.12.1934, MPIP-HA: GDA 130. Er, so Rüdin, habe »natürlich nichts dagegen, außer dass er [der neue Name] eben nicht deutsch ist.«

334 Bei dem Treffen am 23. Oktober 1934 war von »Sektionen« die Rede gewesen, Nitsche schlug in seiner Niederschrift den Begriff »Abteilungen« vor, um ein weiteres Fremdwort zu vermeiden.

335 Auch dies war ein Vorschlag Nitsches. In der Besprechung war von zwei »Vorsitzenden« die Rede gewesen.

336 Zu Robert Sommers Emeritierung und der Berufung Hermann Hoffmanns (der dabei von Rüdin nachdrücklich unterstützt wurde) vgl. Meyer zum Wischen, »Seele«, S. 58 f.; Roelcke, »Prävention«, S. 408 f. – Zur Biographie Hoffmanns: Martin Leonhardt, Hermann F. Hoffmann (1891-1944). Die Tübinger Psychiatrie auf dem Weg in den Nationalsozialismus, Sigmaringen 1996; Grüttner, Lexikon, S. 77. Zu Hoffmanns Wirken an der Psychiatrischen Universitätsklinik Gießen: Sigrid Oehler-Klein, »...als gesunder Mensch kam ich nach Gießen, krank kam ich wieder nach Hause...« – Zwangssterilisationen in Gießen, in: dies. (Hg.), Die Medizinische Fakultät der Universität Gießen im Nationalsozialismus und in der Nachkriegszeit: Personen und Institutionen, Umbrüche und Kontinuitäten, Stuttgart 2007, S. 279-322, bes. S. 294-299.

337 Im Entwurf der Niederschrift schlug Nitsche vor, ihm für diese »Sondertätigkeit« zwei andere Vorstandsmitglieder zur Seite zu stellen.

sollten die beiden in Münster für diesen Themenkomplex gewählten Referenten – Stertz und Roemer – »aus grundsätzlichen Erwägungen« durch Hoffmann und Ast ersetzt werden.

Die anstehende erste Jahresversammlung der neuen Fachgesellschaft sollte nach den Vorstellungen des Triumvirats »den Willen der deutschen Nerven- und Irrenärzte, sich rückhaltlos in den Dienst des nationalsozialistischen Staates zu stellen, klar zum Ausdruck bringen und auch in wissenschaftlicher Hinsicht den Beweis dafür erbringen.« Auch die Kongresskultur sollte eine andere werden: Man wollte die mit der Jahresversammlung verbundenen »geselligen Veranstaltungen« in eine »dem Geiste des Dritten Reiches gemäße Form« bringen. Vor allem sei »aufzuräumen mit allen bisher stark hervorgetretenen Merkmalen des alten Kastengeistes«.[338] Die vielen regionalen Tagungen und Kongresse sollten nach und nach abgebaut werden, indem man die Jahresversammlungen der vereinigten Fachgesellschaft systematisch aufwertete.

Eine Reihe von organisatorischen Fragen wurde vertagt: So sollten die beiden künftigen »Unterabteilungen« ihr Vermögen bis zur ersten Jahresversammlung »noch selbst und gesondert« verwalten und die Mitgliedsbeiträge wie bisher einziehen. Die Schriftführer der beiden Abteilungen sollten ihr Amt ebenfalls bis zur Jahresversammlung fortführen. So schnell wie möglich sollte eine neue Satzung für die vereinigte Fachgesellschaft entworfen werden, die auf jeden Fall die vier Vorgaben des Reichsinnenministeriums – Bestätigung des Vorstands durch das Ministerium, das Recht des Ministeriums, Vorstandsmitglieder abzuberufen und Beschlüsse auszusetzen oder aufzuheben, sowie die Bindung von Satzungsänderungen an die Zustimmung des Ministeriums – berücksichtigen sollte. Ernst Rüdin kündigte an, sich möglichst bald mit Carl Schneider wegen der Herausgabe der »Allgemeinen Zeitschrift für Psychiatrie« in Verbindung zu setzen – »dabei wird auch auf [eine] Regelung bezüglich der Zeitschrift für psychische Hygiene Bedacht zu nehmen sein. Bezüglich der Zeitschrift für Nervenheilkunde bleibt die Regelung noch vorbehalten.« Damit war die schwierige Zeitschriftenfrage erst einmal auf das Jahr 1935 vertagt.

Auf dieser Basis trieben Ernst Rüdin, Paul Nitsche und Walter Jacobi in den folgenden Monaten die Vereinigung der beiden Fachgesellschaften voran. Am 30. Oktober 1934 erteilte Rüdin einen quasi offiziellen Auftrag an Nitsche, einen Satzungsentwurf auszuarbeiten. Inhaltlich machte Rüdin kaum Vorgaben: Als Vereinszweck solle »die Förderung der Nerven- und Seelenheilkunde in wissenschaftlicher und praktischer Beziehung«[339] angegeben werden, die vier Forderungen des Reichsinnenministeriums seien zu berücksichtigen; ansonsten solle die neue Satzung »kurz und bündig« gefasst werden: »Alle Bestimmungen nützen nichts, wenn die Leute, die hinter ihnen stehen, nicht das richtige Leben im Leibe haben.« Nitsche sollte sich an den Satzungen der Deutschen Gesellschaft für Rassenhygiene, der Deutschen Röntgengesellschaft und der Allgemeinen Ärztlichen Gesellschaft für Psychotherapie[340] orientieren, die Rüdin ihm zu diesem Zweck zur Verfügung stellte. Bei Bedarf sollte sich Nitsche weitere »Muster-Satzungen« von »umgestellten Vereinen« vom Reichsinnenministerium, vom Reichsausschuss für Volksgesundheitsdienst oder vom Reichsgesundheitsamt schicken lassen.

Am 27. November 1934 versandte Nitsche eine erste Fassung der neuen Satzung, die Jacobi am 27. Dezember, Rüdin am 29. Dezember 1934 kommentierte. Schon am 1. Januar 1935 verschickte Nitsche eine zweite Fassung, die die Änderungswünsche Jacobis und Rüdins berücksichtigte, und bei einem Treffen des Triumvirats in Berlin am 9. Januar 1935 wurde die Satzung abschließend redigiert.

---

338 Das war vor allem eine Forderung Paul Nitsches. Er hatte schon in einem Schreiben an Rüdin vom 7.10.1934 gefordert: »Auch müssen die Essen ihres bisherigen ›ständisch‹-konventionellen Charakters entkleidet werden: Vorstandstische, Rangsitzordnung usw. Am besten statt eines steifen Essens eine zwanglose Zusammenkunft«. Nitsche an Rüdin, 7.10.1934, MPIP-HA: GDA 130.

339 Rüdin an Nitsche, 30.10.1934, MPIP-HA: GDA 130. Danach auch die folgenden Zitate.

340 Diese waren Rüdin im Mai 1934 von Roemer mit der Bemerkung zugeschickt worden, sie zeige, »wie das Führerprinzip in derartigen Körperschaften durchgeführt werden« könne. Roemer an Rüdin, 18.5.1934, MPIP-HA: GDA 129.

Nitsche hatte, wie er in seinem Begleitschreiben zum ersten Entwurf am 27. November 1934 schrieb, den Text »möglichst knapp gehalten«[341] und »möglichst allgemeine Formulierungen« gewählt, die es erlauben sollten, »Einzelfragen in möglichster Anpassung an die sich naturgemäß erst allmählich herausstellenden Bedürfnisse« zu regeln – im Klartext: Die Satzung lief darauf hinaus, dem Vorsitzenden im Sinne des »Führerprinzips« umfassende Vollmachten zu übertragen, um unabhängig von den anderen Vereinsorganen (wenn auch abhängig vom Reichsinnenministerium) die Verhältnisse der neuen Fachgesellschaft zu regeln. Der erste Satzungsentwurf erfuhr im Umlaufverfahren nur wenige Änderungen:

- Auf Wunsch Jacobis wurde, wie bereits erwähnt, der Name der künftigen vereinigten Fachgesellschaft geändert. Aus der »Gesellschaft Deutscher Nerven- und Irrenärzte« wurde die »Gesellschaft Deutscher Neurologen und Psychiater«.
- Unklar war zunächst, wo der Sitz der neuen Fachgesellschaft sein und der Eintrag in das Vereinsregister erfolgen sollte.[342] Hier entschieden sich Rüdin, Jacobi und Nitsche für München.
- Was die Bezeichnung ihres ersten Vorsitzenden anging, so hatte Jacobi vorgeschlagen, ihm den Titel »Führer« zu verleihen.[343] Nitsche hatte aber nach Rücksprache mit Ministerialrat Dr. *Ernst Wegner* (1900-1945), dem Staatskommissar für Gesundheitswesen und Leiter der Medizinalabteilung im sächsischen Innenministerium, mitgeteilt, dass man den Begriff »Führer« aus politischen Gründen nicht mehr verwenden könne.[344] In seinem Satzungsentwurf hatte er dem Vorsitzenden der neuen Fachgesellschaft daher den Titel eines »Reichsleiters« beigelegt, der in der Organisationsstruktur der NSDAP der Führungsebene unterhalb des »Führers« und oberhalb der »Gauleiter« vorbehalten war. Diese Bezeichnungen fanden Eingang in die endgültige Satzung, sie sollten jedoch schon bald durch eine Satzungsänderung, die der zweiten Jahresversammlung der Gesellschaft Deutscher Neurologen und Psychiater im Jahre 1936 vorgelegt wurde, in »Vorsitzender« und »stellvertretender Vorsitzender« umgewandelt werden.[345]
- Nitsche hatte in seinem ersten Satzungsentwurf – entgegen der Absprache vom 23. Oktober 1934 – die Regelung, dass der Vorsitz der neuen Fachgesellschaft in dreijährigem Turnus zwischen den beiden Abteilungsleitern wechseln sollte, weggelassen.[346] Da aber Jacobi eine solche Regelung dringend wünschte – die Mitglieder der Gesellschaft deutscher Nervenärzte würden sich sonst »untergebuttert«[347] fühlen – und Rüdin »an und für sich nichts dagegen«[348] hatte, wurde sie in der zweiten Fassung wieder aufgegriffen.
- Nach kurzem Überlegen entschied man sich ferner dafür, das Amt des »Kassenführers«, das im Zusammenhang mit den Mitgliedsbeiträgen erwähnt wurde, nicht als eigenes Organ der Gesellschaft auszuweisen. Unklar war zunächst, ob der designierte »Reichsgeschäftsführer« Paul Nitsche auch die Kasse der neuen Fachgesellschaft führen sollte – Rüdin fragte vorsichtig an, ob Nitsche dazu bereit sei,[349] und tatsächlich übernahm Nitsche in Personalunion die Ämter des Geschäftsführers und des Kassenwarts der Gesellschaft.

341 Nitsche an Rüdin und Jacobi, 27.11.1934, MPIP-HA: GDA 130. Danach auch die folgenden Zitate.
342 Rüdin an Nitsche, 29.12.1934, MPIP-HA: GDA 130.
343 Jacobi an Nitsche, 31.10.1934, MPIP-HA: GDA 130.
344 Nitsche an Rüdin, 8.11.1934, MPIP-HA: GDA 130.
345 Rüdin/Nitsche, Jahresversammlung der Gesellschaft Deutscher Neurologen und Psychiater 1936, S. 235.
346 Nitsche an Rüdin und Jacobi, 27.11.1934, MPIP-HA: GDA 130.
347 Jacobi an Nitsche, 29.11.1934, MPIP-HA: GDA 128.
348 Rüdin an Nitsche, 29.12.1934, MPIP-HA: GDA 130.
349 Es sei, so Rüdin, der »Gedanke […] zu prüfen«, die beiden Ämter zu vereinigen. »Sie werden aber nichts davon wollen? Wieviel Mühe die Sache macht, weiß ich nicht. Ich denke aber doch, man sollte sie Ihnen ersparen.« Rüdin an Nitsche, 29.12.1934, MPIP-HA: GDA 130.

━ Jacobi hatte im Dezember 1934 Besuch vom Nestor der deutschen Neurologie, Max Nonne, bekommen. Bei dieser Gelegenheit hatte Nonne den Wunsch geäußert, dass die bisherigen Ehrenvorsitzenden der Gesellschaft deutscher Nervenärzte – Nonne und Foerster – »Sitz und Stimme in den Sektionssitzungen erhalten sollten.« Jacobi hatte eine solche Regelung befürwortet. Rüdin zeigte sich skeptisch und wies gegenüber Nitsche auf den entscheidenden Punkt hin: »Aber was heißt Sektionssitzungen, wo sie Sitzungsstimme haben sollen? Ich möchte zur Vorsicht raten. Nonne ist kein moderner Mann und Foerster ist kein genehmer Mann, das haben wir da doch gehört. Vorstands- oder Ausschussfunktionen irgendwelcher Art sollten ja jedenfalls doch wohl diese Herren nicht mehr haben.«[350] Rüdin und Nitsche waren sich einig, dass die beiden Abteilungen der vereinigten Fachgesellschaften keine eigenen Vorstände oder Ausschüsse bekommen sollten, sondern dass es bei einem vereinigten »Ausschuss« sein Bewenden haben sollte. Nitsche sprach sich ganz dezidiert gegen »besondere ›Sektionssitzungen‹ für jede der beiden Abteilungen« aus – man müsse ungeachtet einer »gewissen Selbstständigkeit beider Abteilungen« alles vermeiden, was ein Auseinanderfallen befördern« könne.[351] Mit derselben Begründung lehnte Nitsche zusätzliche besondere Satzungen für die beiden Abteilungen der neuen Fachgesellschaft rundheraus ab.[352] Jacobi machte daraufhin einen Rückzieher: An besondere »Sektionssatzungen«[353] habe er nicht gedacht.

━ Nachdem er die erste Fassung des Satzungsentwurfs verschickt hatte, fiel Nitsche noch auf, dass man vielleicht eine Möglichkeit zur Aufnahme »deutschfreundlicher Ausländer« schaffen sollte. Anlass war eine Anfrage Karl Bonhoeffers wegen eines griechischen Psychiaters, der dem Deutschen Verein für Psychiatrie beitreten wollte. Nitsche schlug deshalb vor, einen Passus aufzunehmen, dass »deutschfreundliche ausländische Ärzte und Personen, welche nicht Ärzte sind«, als »außerordentliche Mitglieder« aufgenommen werden könnten.[354] Dieser Vorschlag wurde in der zweiten Fassung des Satzungsentwurfs umgesetzt.

━ Auf Wunsch Jacobis wurde schließlich im zweiten Satzungsentwurf noch ein Passus eingefügt, dass die Mitglieder der vereinigten Fachgesellschaft – neben der »Allgemeinen Zeitschrift für Psychiatrie« – auch die »Deutsche Zeitschrift für Nervenheilkunde« zum Vorzugspreis sollten erwerben können.[355]

Nitsche nutzte den Silvestertag 1934, um unter Berücksichtigung der Anmerkungen und Änderungsvorschläge Rüdins und Jacobis eine zweite Fassung des Satzungsentwurfs zu erstellen, die er, wie bereits erwähnt, am Neujahrstag 1935 in die Runde schickte. Er bemerkte dazu, dass er bei der Abfassung des neuen Entwurfs »auf die Mentalität sehr vieler Kollegen taktische Rücksichten«[356] genommen habe. Er warnte aber vor »falsche[n] Konzessionen«, die dazu führen könnten, »die einheitliche Arbeit der neuen Gesellschaft zu gefährden und die sicherlich vielfach bestehenden geheimen Wünsche, die beiden Elterngesellschaften wieder möglichst auseinanderfallen zu lassen, zu fördern.« Jedenfalls könne er sich, so Nitsche unter Anspielung auf den Vorstoß Nonnes, »des Verdachtes nicht erwehren, dass bei den Herrn Jacobi gegenüber vorgebrachten Wünschen verschiedener ›Senioren‹ diese Tendenz mit im

---

350 Rüdin an Nitsche, 29.12.1934, MPIP-HA: GDA 130.

351 Nitsche an Rüdin und Jacobi, 1.1.1935, MPIP-HA: GDA 130.

352 Nitsche an Rüdin, 3.1.1935, MPIP-HA: GDA 130.

353 Jacobi an Nitsche, 2.1.1935, MPIP-HA: GDA 130.

354 Nitsche an Rüdin, 1.12.1934, MPIP-HA: GDA 130. Rüdin versah den betreffenden Abschnitt des Schreibens mit der Randglosse »ja«. Am 29. Dezember 1934 erteilte Rüdin ausdrücklich seine Zustimmung zu dieser Ergänzung. Rüdin an Nitsche, 29.12.1934, MPIP-HA: GDA 130.

355 Nitsche an Rüdin, 1.12.1934; Rüdin an Nitsche, 29.12.1934, MPIP-HA: GDA 130.

356 Nitsche an Rüdin und Jacobi, 1.1.1935, MPIP-HA: GDA 130. Danach auch die folgenden Zitate.

Spiele ist.« Nitsche hatte aber auch die Ambitionen Hans Roemers und des Deutschen Verbandes für psychische Hygiene im Blick – dazu gleich mehr.

Abgesehen von der heiklen Frage der Eingliederung des Deutschen Verbandes für psychische Hygiene in die vereinigte Fachgesellschaft gab es jetzt nur noch wenige offene Punkte zu klären:

- Noch nicht endgültig festgesetzt war die Dauer der Amtszeit der vom Reichsleiter zu ernennenden Mitglieder des Ausschusses. Hier blieb es schließlich bei drei Jahren.
- Jacobi wollte gerne einen Hinweis auf die Übernahme der Erb-Denkmünze und der Heinrich-Laehr-Stiftung durch die neue Fachgesellschaft in die Satzung aufnehmen – dies geschah freilich nicht.
- Dagegen setzte sich Jacobi mit seiner Ansicht durch, dass die Ehrenmitglieder der alten Fachgesellschaften künftig als Ehrenmitglieder der vereinigten Fachgesellschaft geführt werden sollten.[357]
- Nitsche regte nachträglich an, einen Anreiz zum Beitritt zu der neuen Fachgesellschaft dadurch zu schaffen, dass alle Mitglieder gegen Vorzeigen ihrer Mitgliedskarte freien Zugang zu den Tagungen der Gesellschaft Deutscher Neurologen und Psychiater erhalten sollten, während Nicht-Mitglieder, die teilnehmen wollten, künftig eine »Kongressgebühr« entrichten sollten, »welche nicht allzu erheblich unter dem Jahresbeitrag angesetzt werden«[358] dürfe. Jacobi stimmte dem unter Verweis auf die Deutsche Gesellschaft für Chirurgie zu, und so wurde die unentgeltliche Teilnahme der Mitglieder an den Jahrestagungen der Gesellschaft Deutscher Neurologen und Psychiatern in der Satzung festgeschrieben. 1935 sah man von der Erhebung einer Kongressgebühr für Nichtmitglieder allerdings noch ab.[359]
- Unerwartet ergaben sich noch Meinungsverschiedenheiten darüber, an welcher Stelle der ausführliche Bericht über die Jahresversammlungen zum Abdruck kommen sollte. Nitsche war in seinem ersten Satzungsentwurf davon ausgegangen, dass dieser ausführliche Bericht sowohl in der »Allgemeinen Zeitschrift für Psychiatrie« als auch in der »Deutschen Zeitschrift für Nervenheilkunde« veröffentlicht werden sollte. Auf Wunsch Jacobis hatte er dieser Passage im zweiten Entwurf die folgende Fassung gegeben: »Der Bericht über die Jahresversammlung wird zunächst in kürzerer Fassung im ›Zentralblatt für die gesamte Neurologie und Psychiatrie‹, ausführlich in der ›Allgemeinen Zeitschrift für Psychiatrie‹ veröffentlicht, während die ›Deutsche Zeitschrift für Nervenheilkunde‹ nur den ausführlichen Bericht über die Sitzung der Neurologischen Abteilung (und über die gemeinsame Sitzung?) bringt.«[360] Nitsche sprach sich dezidiert gegen diese Neufassung aus. Ihr liege vielleicht tatsächlich die Sorge der »Senioren« zugrunde, die »Deutsche Zeitschrift für Nervenheilkunde« könnte »durch das psychiatrische Referat zu viel Raum für Originalarbeiten […] verlieren«, vielleicht aber doch auch ein »Wille zur Eigenbrödelei«, der sich mit den Zielen der Verschmelzung der beiden Fachgesellschaften nicht vereinbaren lasse. Jedenfalls müsste zunächst mit dem Herausgeber der »Allgemeinen Zeitschrift für Psychiatrie« und mit dem Verlag darüber verhandelt werden, ob sie ohne weiteres gewillt seien, »sämtlichen

357 Paul Nitsche, Niederschrift über das Ergebnis der Besprechung […] in Berlin am 9. Januar 1935, 10.1.1935 (»streng vertraulich!«), MPIP-HA: GDA 130. Karl Bonhoeffer und Robert Sommer sollten auf der ersten Jahresversammlung zu neuen Ehrenmitgliedern ernannt werden.

358 Nitsche an Rüdin und Jacobi, 1.1.1935, MPIP-HA: GDA 130.

359 Paul Nitsche, Niederschrift über das Ergebnis der Besprechung […] in Berlin am 9. Januar 1935, 10.1.1935 (»streng vertraulich!«), MPIP-HA: GDA 130. Von der Jahresversammlung 1936 an wurde von Nichtmitgliedern dann eine Kongressgebühr von drei Reichsmark erhoben. Bericht über die 1. Außerordentliche Mitgliederversammlung der Gesellschaft Deutscher Neurologen und Psychiater, abgehalten in Dresden am 3. September 1935 14 ½ Uhr, MPIP-HA: GDA 128.

360 Änderungsvorschläge zum 2. Satzungsentwurf, zusammengestellt von Paul Nitsche, undatiert [3.-8.1.1935], MPIP-HA: GDA 128. Danach auch die folgenden Zitate.

Mitgliedern der neuen Fachgesellschaft, also auch den Neurologen, ein Exemplar des Gesamtberichtes gratis zu liefern.« Jacobi beharrte indes auf seinem Vorschlag, wobei er sich abermals auf Max Nonne berief, der bei seinem Besuch in Greifswald ausdrücklich darauf hingewiesen habe, »dass die Deutsche Zeitschrift für Nervenheilkunde die *einzige* Zeitschrift sei, die lediglich neurologische Abhandlungen […] brächte. Es lag ihm scheinbar sehr viel daran, dass diese Tradition gewahrt bleibt. Warum sollen wir dem alten Herrn hier nicht entgegenkommen? […] Dann ist dieser Stein des Anstoßes auch aus der Welt.« Wenn die »Allgemeine Zeitschrift für Psychiatrie« den Gesamtbericht über die Tagung bringe, so sei sie eben das »offizielle Publikationsorgan« und habe damit »ein Plus vor den übrigen Zeitschriften«.[361] Letztlich blieb es dabei, dass die ausführlichen Berichte über die Jahresversammlungen in der »Allgemeinen Zeitschrift für Psychiatrie«, eine Kurzfassung im »Zentralblatt für die gesamte Neurologie und Psychiatrie« erschienen, während die »Deutsche Zeitschrift für Nervenheilkunde« in der Satzung gar nicht erwähnt wurde.

Am 9. Januar 1935 traf sich das Triumvirat Rüdin, Jacobi und Nitsche zu einer abschließenden Besprechung aller Fragen rund um die Verschmelzung des Deutschen Vereins für Psychiatrie und der Gesellschaft deutscher Nervenärzte zur neuen Gesellschaft Deutscher Neurologen und Psychiater in Berlin. Dabei wurde auch der genaue Wortlaut der Satzung beschlossen, die nunmehr zur Genehmigung an das Reichsinnenministerium, den Reichsärzteführer und das Reichsgesundheitsamt geschickt werden sollte.[362]

Dass die Beratungen keinen Tag zu früh zum Abschluss gekommen waren, zeigt sich daran, dass Hans Reiter, der Präsident des Reichsgesundheitsamtes, sich am 11. Januar 1935 leicht ungeduldig nach dem Stand des Zusammenschlusses der beiden Fachgesellschaften erkundigte.[363] Rüdin schickte daraufhin die Satzung der neuen Gesellschaft Deutscher Neurologen und Psychiater am 14. Januar sowohl an Arthur Gütt als auch an Hans Reiter.[364] Am 2. Februar 1935 schob Rüdin – in einem von Nitsche vorformulierten Schreiben – eine geringfügig veränderte Fassung der Satzung nach: Der »Ausschuss« der neuen Fachgesellschaft sollte nunmehr »Beirat« heißen (den Begriff »Vorstand« vermied man geflissentlich), ihm sollten statt neun nunmehr elf Mitglieder angehören.[365] Schon wenige Tage später, am 7. Februar 1935, genehmigte Arthur Gütt die Satzung.[366]

»Es wird doch gut sein, wenn dieser Verbandsfrage mal endgültig der Star gestochen wird.« Was tun mit der psychischen Hygiene?

Die schwierigste Frage war freilich bis dahin ganz bewusst ausgeklammert worden. Von Anfang an bestand große Unsicherheit, ob und, wenn ja, in welcher Form der Deutsche Verband für psychische Hygiene in der Satzung der neuen Fachgesellschaft auftauchen sollte. »Wollen wir denn nun nicht

361 Jacobi an Nitsche, 2.1.1935, MPIP-HA: GDA 130 (Hervorhebung im Original). »Auch ich bin des Treibens müde und habe den Wunsch, dass alles bald zur Erledigung kommt«, kommentierte Jacobi an dieser Stelle.

362 Paul Nitsche, Niederschrift über das Ergebnis der Besprechung […] in Berlin am 9. Januar 1935, 10.1.1935 (»streng vertraulich!«), MPIP-HA: GDA 130. Zugleich sollte eine von Nitsche entworfene Pressenotiz über die Gründung der neuen Fachgesellschaft an die deutschen medizinischen Fachzeitschriften versandt werden.

363 Reiter an Rüdin, 11.1.1935, MPIP-HA: GDA 129.

364 Rüdin an Gütt, 14.1.1935; Rüdin an Reiter, 14.1.1935, MPIP-HA: GDA 129.

365 Nitsche an Rüdin, 29.1.1935, MPIP-HA: GDA 130; Rüdin an Gütt, 2.2.1935, MPIP-HA: GDA 129. Der »Ausschuss« war in »Beirat« umbenannt worden, weil man die Möglichkeit der Gründung eines »Ausschusses für psychische Hygiene« in die Satzung aufnehmen wollte – dazu weiter unten mehr.

366 Gütt an Rüdin, 7.2.1935, MPIP-HA: GDA 129.

einfach damit Schluss machen?«,[367] fragte Paul Nitsche bereits am 5. Oktober 1934, einen Tag, nachdem die Leitung des Deutschen Vereins für Psychiatrie an Ernst Rüdin übergegangen war. Die Aufgaben des Deutschen Verbandes für psychische Hygiene sollten auf die Psychiatrische Abteilung der neuen Dachorganisation übergehen. Wenn man sich bemüßigt fühle, »den internationalen Fimmel mit dem Worte ›psychische Hygiene‹ mitzumachen« und sich »nicht aus dieser Gemeinschaft der Nationen herauszulösen«, könne man dies durch die Bezeichnung der psychiatrischen »Untergruppe« zum Ausdruck bringen. Nitsche selber war dagegen. »Die Hauptsache« sei doch, »dass Roemer, der dafür ja viel Geschick, Lust und Zeit hat, so rührig in diesen Sachen weiter macht wie bisher.«

Am 28. Oktober 1934, wenige Tage nach dem ersten Treffen des Triumvirats Rüdin, Nitsche und Jacobi in Berlin, unterbreitete Nitsche einen Plan, wie dies zu bewerkstelligen sei. Er wollte Roemer einen Sitz im Vorstand der neuen Fachgesellschaft anbieten, verbunden mit dem Auftrag, gemeinsam mit Rüdin und Nitsche die Arbeit des Verbandes für psychische Hygiene »im Einklang mit den Zielen des neuen Staates«[368] unter diesem Dach fortzuführen. Nitsche bat nun um die ausdrückliche »Erlaubnis« Rüdins, Roemer ein solches Angebot unterbreiten zu dürfen, »da wir neulich in Berlin Stillschweigen über das Ergebnis unserer Besprechung vereinbart hatten.« Rüdin erteilte diese Erlaubnis umgehend und bat Nitsche um eine sofortige Benachrichtigung Roemers, mit dem er in Bern verabredet war – auf diese Weise sollte Roemer auf die mündliche Besprechung vorbereitet werden. Dabei sei Roemer zu bedeuten, dass Robert Sommer und Wilhelm Weygandt als Vorstandsmitglieder nicht in Frage kämen und aus den Beratungen möglichst herauszuhalten seien.[369] Nitsche erfüllte diesen Auftrag umgehend. Dabei stellte er unmissverständlich klar, dass man über die Beitrags- und Zeitschriftenfrage weiter verhandeln könne, ein Weiterbestehen des Verbandes für psychische Hygiene als selbstständige Körperschaft aber nicht zur Diskussion stehe, weil dies gegen den erklärten Willen des Reichsinnenministeriums sei. Nitsche ging auch auf die Resolution ein, die der Vorstand des Deutschen Verbandes für psychische Hygiene auf seiner Sitzung in Kassel am 16. Juli 1933 unter Beteiligung Nitsches und Rüdins gefasst hatte. Diese Resolution hatte – wie oben ausführlich dargestellt – Leitlinien für eine Verschmelzung des Verbandes mit dem Deutschen Verein für Psychiatrie festgelegt. Man werde, so versicherte Nitsche, bestrebt sein, möglichst viel davon bei der Neuordnung umzusetzen. Zugleich machte er klar, dass er die in Kassel gefassten Beschlüsse als nicht mehr bindend betrachtete: »Indessen muss man andererseits meiner Ansicht nach anerkennen, dass durch die Anordnung der Verschmelzung der beiden großen Gesellschaften eine ganz neue Lage geschaffen worden ist, die bei Abfassung dieser Resolution nicht erkennbar war, so dass man bei aller Anerkennung der Loyalitätspflicht unbedingte Beachtung der Resolution jetzt nicht mehr wird verlangen können«.[370] Dies bezog sich auch auf die Ansprüche Sommers und Weygandts auf einen Sitz im Vorstand. Roemer möge vor seiner Besprechung mit Rüdin überlegen, »wie man am besten die Pietätspflicht gegen beide Herren bei der Neuregelung wahrt. Es wäre da zu fragen, ob man nicht doch eine Form finden könnte, dass man beide Herren fernerhin mit aktiviert, ohne sie als Vorstandsmitglieder führen zu müssen.«

Man kann davon ausgehen, dass Rüdin seinen Adlatus Roemer im persönlichen Gespräch auf diese Linie einschwor, die bei den Beratungen über die Satzung weiterverfolgt wurde, ohne dass man Roemer daran beteiligte. Nitsche nahm in seinen ersten Satzungsentwurf einen Passus auf, wonach die Aufgaben des Deutschen Verbandes für psychische Hygiene im Rahmen der Zweckbestimmung der neuen Fachgesellschaft von deren Psychiatrischen Abteilung unter Führung des Reichsleiters übernommen werden sollten. Der Reichsgeschäftsführer und ein weiteres, vom Reichsleiter zu bestimmen-

---

367 Nitsche an Rüdin, 5.10.1934, MPIP-HA: GDA 130. Danach auch die folgenden Zitate.
368 Nitsche an Rüdin, 28.10.1934, MPIP-HA: GDA 130. Danach auch die folgenden Zitate.
369 Rüdin an Nitsche, 30.10.1934, MPIP-HA: GDA 130.
370 Nitsche an Roemer, 1.11.1934, MPIP-HA: GDA 129. Danach auch das folgende Zitat.

des Mitglied des »Ausschusses« sollten ihn dabei unterstützen.[371] Nitsche stellte aber zur Diskussion, ob man die Nennung des Deutschen Verbandes für psychische Hygiene nicht lieber ganz vermeiden und stattdessen die besonderen Aufgaben, um die es hier ging, in der Satzung auflisten sollte. Er hatte darauf verzichtet, um nicht »allzu sehr in Einzelheiten zu gehen«.[372] Dass die Erwähnung des Begriffs der »psychischen Hygiene« wegen der »Missdeutbarkeit dieses Ausdruckes« nach außen hin unerwünschte Zweifel erwecken« könnte, fürchtete Nitsche nicht, da er die Zwecke der neuen Fachgesellschaft eindeutig formuliert hatte: Ihre Aufgabe sollte es sein, »im nationalsozialistischen Staate die Nerven- und Seelenheilkunde in wissenschaftlicher und praktischer Hinsicht zu fördern und dadurch an der Gesunderhaltung und Aufartung des deutschen Volkes mitzuhelfen.«[373]

Ernst Rüdin zögerte. In seiner Stellungnahme zum ersten Satzungsentwurf fragte er bei Nitsche nach, ob der Deutsche Verband für psychische Hygiene auch zukünftig »nach außen hin als solcher funktionieren«[374] sollte – »oder soll das nach Ihrer Meinung aufhören? Und soll nach außen hin nur noch der Gesamtverein incl. Verband im Ausland hervortreten?« Weiter fragte Rüdin nach, ob der Satzungsentwurf an Hans Roemer weitergeleitet worden sei und ob dieser sich über diese Frage schon geäußert habe. »Es wird«, so Rüdin abschließend, »doch gut sein, wenn dieser Verbandsfrage mal endgültig der Star gestochen wird.« Nitsche verteidigte seinen Entwurf, er hebe den »unerfreulichen bisherigen Dualismus«[375] auf und mache der »Sonderexistenz« des Verbandes für psychische Hygiene ein Ende. Sobald die Satzung unter Dach und Fach sei, könne man eine ähnliche Regelung herbeiführen wie in der Schweiz, wo die »Schweizerische Gesellschaft für Psychiatrie« sich ein »Nationalkomitee für geistige Hygiene« angegliedert hatte. Da er mit Widerstand Roemers rechnete, hatte er es bis dahin bewusst vermieden, ihn »zu den Satzungsverhandlungen zuzuziehen« – Roemer kannte die beiden Satzungsentwürfe also nicht. In der abschließenden Besprechung in Berlin am 9. Januar 1935 schlossen sich Rüdin und Jacobi der Position Nitsches an. Man beschloss, die fertige Satzung nunmehr vertraulich an Roemer zu schicken und ihn zu einer Besprechung mit Rüdin und Nitsche am 19. Januar nach Berlin (im Anschluss an die Sitzung der Kommission des Deutschen Gemeindetages zur »erbbiologischen Bestandsaufnahme«) einzuladen.[376]

In einer ersten Reaktion verwies Roemer noch einmal auf die Kasseler Resolution, wonach der Name des Deutschen Verbandes für psychische Hygiene erhalten bleiben und eine »relative Selbstständigkeit nach außen als Organ der Gesamtgesellschaft«[377] gewahrt werden sollte. In Berlin einigte man sich aber lediglich darauf, dem von Nitsche formulierten Passus den Zusatz: »der Reichsleiter kann für diesen Zweck [die Aufgaben der psychischen Hygiene] einen eigenen Ausschuss einsetzen«.[378] Nachträglich kamen Hans Roemer aber wohl ernste Bedenken. Am 10. Februar 1935 schlug er in einem Schreiben an Nitsche für den in Frage stehenden § 3, Abs. 2 der Satzung folgende Neufassung vor:

---

371 Satzungsentwurf Nitsche, § 3 (2), undatiert, MPIP-HA: GDA 130. Im ersten Entwurf war an dieser Stelle noch versehentlich vom »Gruppenvorsitzenden« statt vom »Reichsleiter« die Rede.

372 Nitsche an Rüdin und Jacobi, 27.11.1934, MPIP-HA: GDA 130. Danach auch die folgenden Zitate.

373 Satzungsentwurf Nitsche, § 2, undatiert, MPIP-HA: GDA 130.

374 Rüdin an Nitsche, 29.12.1934, MPIP-HA: GDA 130. Danach auch das folgende Zitat.

375 Nitsche an Rüdin, 3.1.1935, MPIP-HA: GDA 130. Danach auch die folgenden Zitate.

376 Paul Nitsche, Niederschrift über das Ergebnis der Besprechung [...] in Berlin am 9. Januar 1935, 10.1.1935 (»streng vertraulich!«), MPIP-HA: GDA 130. Carl Schneider und ein Vertreter des Verlags Walter de Gruyter & Co. sollten zu diesem Treffen ebenfalls zugezogen werden, um über die »Allgemeine Zeitschrift für Psychiatrie« zu beraten. Insbesondere wollten Rüdin, Nitsche und Jacobi, dass der Titelzusatz »von Deutschlands Irrenärzten« vertraglich geschützt werden sollte. Schneider konnte an der Sitzung dann doch nicht teilnehmen. Er sprach sich vorher mit Nitsche ab. Schneider an Rüdin, 14.1.1935; Schneider an Nitsche, 14.1.1935 (Abschrift), MPIP-HA: GDA 129.

377 Roemer an Rüdin, 15.1.1935, MPIP-HA: GDA 129.

378 Das geht hervor aus: Roemer an Rüdin, 18.2.1935, MPIP-HA: GDA 129.

»Die Aufgaben des bisherigen ›Deutschen Verbandes für psychische Hygiene und Rassenhygiene‹ werden im Rahmen der Zweckbestimmung der Gesellschaft (§ 2) von der psychiatrischen Abteilung unter Führung des Reichsleiters wahrgenommen. Diesem stehen hierbei der Reichsgeschäftsführer und ein vom Reichsleiter zu bestimmendes Vorstandsmitglied zur Seite; sie bilden zusammen mit den vom Reichsleiter zu benennenden Mitgliedern der Gesellschaft den ›Deutschen Ausschuss für psychische Hygiene‹, für den der Reichsleiter eine besondere Satzung festsetzt.«[379]

Zu bedenken gab Roemer, ob man die Leitung des Ausschusses nicht besser dem psychiatrischen Abteilungsleiter übertragen sollte, da ja das Amt des Reichsleiters alle drei Jahre zwischen der Psychiatrischen und der Neurologischen Abteilung wechseln sollte. Weiter warf Roemer die Frage auf, ob man die zu bildende Unterabteilung nicht als Deutschen Ausschuss für psychische Hygiene *und Rassenhygiene* bezeichnen wolle, obwohl er in Berlin den Eindruck gewonnen hatte, dass Rüdin diesen Zusatz nicht wünsche. Roemer selbst sprach sich dafür aus, »da die Fortlassung der Rassenhygiene dem Ausland gegenüber den Eindruck eines Rückzuges machen könnte«. Auch sei ein besonderer Ausschuss für Rassenhygiene ja wohl nicht geplant – »man wird ja sowieso die Kräfte, die nicht allzu zahlreich sind, möglichst konzentrieren müssen.«

Nitsche gab sich keine Mühe, seine Ablehnung zu verbergen. Die Satzungen seien »möglichst elastisch«[380] gehalten worden. Die Federführung des Reichsleiters auch auf dem Feld der psychischen Hygiene müsse unbedingt gewahrt bleiben, weil »die Gesellschaft grundsätzlich nach außen durch den Reichsleiter vertreten sein soll«. Ein künftiger neurologischer Reichsleiter könne die praktische Arbeit auf diesem Feld ohne weiteres dem psychiatrischen Abteilungsleiter übertragen. Einen Ausschuss für psychische Hygiene ausdrücklich in der Satzung zu verankern, halte er, Nitsche, nicht für notwendig, da die Satzung in der jetzigen Form der Gründung eines solchen Ausschusses nicht entgegenstehe. Der Zusatz »Rassenhygiene« müsse allerdings auf jeden Fall vermieden werden, »da ja eben die gesamte Arbeit der Gesellschaft unter rassenhygienischen Gesichtspunkten stehen soll.« Weiter führte Nitsche pragmatische Gesichtspunkte an, die gegen eine nochmalige Veränderung der Satzung sprächen. Rüdin habe nämlich die Satzung »vor einer Reihe von Wochen zur Prüfung und Genehmigung dem Reichsinnenministerium und dem Reichsgesundheitsamt überreicht«; man warte nun auf die Genehmigung. Nähme man jetzt noch Satzungsänderungen vor, müsste man einen »Nachtrag« an das Ministerium schicken, was die Genehmigung nochmals verzögern würde. Ausgeschlossen sei dies freilich nicht, sofern es sich um »notwendige Nachträge« handele. Dass man bereits einen solchen Nachtrag an das Reichsinnenminsterium geschickt hatte und dass die Satzung wenige Tage zuvor bereits genehmigt worden war, verschwieg Nitsche. Für den Fall, dass Roemer auf seinen Vorschlägen meine bestehen zu müssen, solle er sich, so die spitze Schlussbemerkung Nitsches, an Rüdin und Jacobi wenden.

Roemer folgte diesem Rat, wandte sich unmittelbar an Rüdin und schlug auch diesem seine Neufassung des § 3 Abs. 2 vor. Zur Begründung führte er an, »es würde sicher weder im Inland noch im Ausland verstanden werden, wenn der Verband in der Satzung der neuen Gesellschaft völlig fehlen würde, ohne dass er in irgendeiner organisatorischen Form einen Nachfolger hinterließe. Die Kontinuität wäre unterbrochen und niemand in der Öffentlichkeit könnte wissen, was aus dem Verband und seinen bisherigen jahrelangen Bestrebungen und Veranstaltungen geworden ist.«[381] Insbesondere hob Roemer auf die internationale Dimension ab; »dabei hat die Pflege der internationalen Beziehungen durchaus nicht den Sinn, dass die deutsche Psychiatrie sich von den andern Nationen belehren lassen müsste, sie dient vielmehr der auch von den Reichsbehörden immer wieder anerkannten kulturpolitischen Aufgabe, die vorbildlichen Leistungen Deutschlands im internationalen friedlichen Wett-

379 Roemer an Nitsche, 10.2.1935, MPIP-HA: GDA 130. Danach auch die folgenden Zitate.
380 Nitsche an Roemer, 12.2.1935, MPIP-HA: GDA 130. Danach auch die folgenden Zitate.
381 Roemer an Rüdin, 18.2.1935, MPIP-HA: GDA 129. Danach auch das folgende Zitat.

bewerb wie bisher so auch künftig zur Geltung zu bringen. Die vorgeschlagene Fassung würde es außerdem der Gesellschaft wesentlich erleichtern, sich die Gefolgschaft der bisher schon interessierten Kollegen der praktischen Psychiatrie, die sie weiterhin benötigt, zu sichern.«

Diesen Argumenten mochte sich Ernst Rüdin nicht verschließen. Daraufhin gaben auch Nitsche – wenn auch wohl zähneknirschend – und Jacobi ihre Zustimmung, und der von Roemer vorgeschlagene Passus ging – da auch das Ministerium nichts einzuwenden hatte – in die endgültige Satzung der Gesellschaft Deutscher Neurologen und Psychiater ein.[382] Im Anschluss an die Erste Jahrestagung konstituierte sich dann am 4. September 1935 der »Ausschuss für psychische Hygiene« unter der Geschäftsführung Hans Roemers. Dabei wurde eine eigene Satzung des Ausschusses, die die Verhandlungsergebnisse der vorangegangenen Monate fixierte,[383] erörtert und verabschiedet. »Auf Anregung des Reichsleiters und Reichsgeschäftsführers« wurde ferner beschlossen, »zunächst von der Einbeziehung weiterer Mitglieder der Gesellschaft und von dem Aufbau einer komplizierten Organisation aus Zweckmäßigkeitsgründen abzusehen.« Der Geschäftsführer des Ausschusses sollte die Geschäfte »im Auftrag und im engsten Benehmen mit dem Reichsleiter und in ständigem Benehmen mit dem Reichsgeschäftsführer der Gesellschaft« führen – dies reiche zur »Wahrung der notwendigen engsten Verbindung mit der Gesellschaft« aus. Im Klartext: Obwohl Hans Roemer als Geschäftsführer des »Ausschusses für psychische Hygiene« gewisse Handlungsspielräume hatte, hielten Ernst Rüdin und Paul Nitsche doch die Fäden fest in ihrer Hand.

»… dass die Behandlung und Pflege der Kranken nicht als unsere Hauptaufgabe von uns selbst betrachtet wird.« Der Satzungszweck

Mit dem Einbau des Deutschen Verbandes für psychische Hygiene war die Arbeit an der Satzung der Gesellschaft Deutscher Neurologen und Psychiater abgeschlossen. Gleichwohl überkamen Paul Nitsche noch einmal, im Juni 1935, Zweifel. Anlass war ein Schreiben des Vorstands der Universitätsnervenklinik Graz, *Friedrich (Fritz) Hartmann* (1871-1937), in dem die Schikanen der österreichischen Ministerialbürokratie gegen Ärzte und Wissenschaftler geschildert wurden, die auf den Versammlungen wissenschaftlicher Fachgesellschaften im Deutschen Reich auftreten wollten: Vorträge waren beim österreichischen Unterrichtsministerium anzumelden und mussten von diesem genehmigt werden, bei Verstößen gegen diese Vorschrift drohten Gehaltsabzüge. Nitsche gab daraufhin gegenüber Rüdin zu bedenken, ob nicht der § 2 der Satzung – in dem es, wie bereits erwähnt, hieß, die Arbeit der Gesellschaft Deutscher Neurologen und Psychiater diene dem Zweck, die Nerven- und Seelenheilkunde »im nationalsozialistischen Staate« zu fördern – ausländische Mitglieder in Schwierigkeiten bringen könnte, so dass sie vielleicht sogar zum Austritt gezwungen sein könnten. Sollte Rüdin hier eine Gefahr sehen, so möge er sich »mit einer maßgebenden Stelle«[384] in Berlin in Verbindung setzen. Allerdings, so räumte Nitsche ein, war die Satzung zu diesem Zeitpunkt »schon in 2.000 Exemplaren gedruckt«.

Rüdin sprach sich offenkundig gegen eine erneute Satzungsänderung aus – sein Antwortschreiben ist nicht erhalten – und Nitsche beeilte sich, ihm zuzustimmen. Dabei erläuterte er noch einmal, warum

---

382 Nitsche an Rüdin, 22.2.1935; Nitsche an Rüdin, 23.2.1935, MPIP-HA: GDA 130.

383 Dabei ging es um eine »eigene Kasse, Führung nichtpsychiatrischer Mitglieder, Weiterführung der Zeitschrift für psychische Hygiene, Lieferung derselben an Mitglieder der Gesellschaft zum jährlichen Preis von 4 statt 5 Reichsmark und Rückersatz von 1 Reichsmark pro Mitglied von der Gesellschaft an den Ausschuss«. Niederschrift über die Sitzung des Deutschen Ausschusses für psychische Hygiene der Gesellschaft Deutscher Neurologen und Psychiater in Dresden am 4. September 1935 in der Technischen Hochschule, MPIP-HA: GDA 128. Danach auch die folgenden Zitate.

384 Nitsche an Rüdin, 4.6.1935, MPIP-HA: GDA 130. Danach auch das folgende Zitat. Vgl. Hartmann an Jacobi (Abschrift an Nitsche), 31.5.1935, MPIP-HA: GDA 130.

er seinerzeit den Hinweis auf den nationalsozialistischen Staat in den Vereinszweck eingeflochten hatte. Es sei ihm darum gegangen, »die Psychiatrie namentlich ganz eindeutig in ihrer Arbeitsrichtung festzulegen und volle Gewähr dafür zu geben, dass sie ganz im Sinne der Aufartung eingesetzt wird. [...] Es ist mir innerlich klar, dass wir gerade hier die gerade, eindeutige Linie einhalten müssen und keine Nebenrücksichten nehmen sollen. [...] Ich meine, es soll vor allem klargestellt und garantiert sein, dass die Behandlung und Pflege der Kranken nicht als unsere Hauptaufgabe von uns selbst betrachtet wird.«[385] So klar ist die mit der Hinwendung zum »Volkskörper« verbundene Umwertung aller Werte im ärztlichen Berufsethos kaum je auf den Punkt gebracht worden.

Es kam also bis zur Ersten Jahresversammlung der Gesellschaft Deutscher Neurologen und Psychiater zu keiner weiteren Satzungsänderung. Am Rande der Jahresversammlung, am 3. September 1935, fand auch die erste Außerordentliche Mitgliederversammlung der vereinigten Fachgesellschaft statt. Die Satzung war zuvor an alle Mitglieder verschickt worden. Ernst Rüdin erklärte, »dass diese Satzung als auf der heutigen Mitgliederversammlung genehmigt zu gelten habe, falls sich kein Widerspruch gegen sie erhebe. Dies geschah nicht, die Satzung war also damit durch die Mitgliederversammlung bestätigt.«[386]

Die Frage der ausländischen Mitglieder war und blieb ein heikler Punkt. Im Juli 1935 wandte sich Hans W. Maier, der Direktor der Heilanstalt Burghölzli in Zürich, an Nitsche. Maier, der nach eigener Angabe seit einem Vierteljahrhundert Mitglied im Deutschen Verein für Psychiatrie war, teilte mit, er habe schon 1934 an Bonhoeffer geschrieben, dass er, »wenn der Verein, wie zu erwarten war, im nationalen Sinn umgestaltet wird, als Ausländer wohl nicht mehr ihm werde angehören können.« Bonhoeffer hatte Maier aber gebeten, »den Entschluss in dieser Richtung einstweilen zurückzustellen.« Aus der Einladung zur Mitgliederversammlung am 3. September 1935 ersah Maier nun, dass die »Neuorganisation« mittlerweile Gestalt angenommen hatte, und folgerte daraus: »Wenn ich auch die Statuten nicht kenne, nehme ich an, dass nur reichsdeutsche Psychiater ihr [der neuen Gesellschaft] als ordentliche Mitglieder angehören. Aus diesem Grunde halte ich es für richtiger, wenn ich Sie bitte, auf meine Mitgliedschaft zu verzichten.«[387] Nitsche und Rüdin kamen rasch überein, dass Nitsche an Maier schreiben sollte, er möge es sich anders überlegen.[388] In der Satzung wurde schließlich festgelegt, dass nur in Deutschland approbierte Ärzte *ordentliche* Mitglieder der Gesellschaft Deutscher Neurologen und Psychiater werden konnten, ausländische Ärzte hatten aber die Möglichkeit, *außerordentliche* Mitglieder zu werden.

Nitsche hatte schon im Mai 1935 – auf eine Anregung Rüdins hin – die Frage aufgeworfen, ob man ausländische Kollegen zur Gründungsversammlung der Gesellschaft Deutscher Neurologen und Psychiater einladen sollte: »Ist es nicht überhaupt bedenklich, es zu tun? Denn wie will man da die Grenze ziehen? Maier-Zürich, den ich persönlich und psychiatrisch schätze, ist ohnehin Mitglied, bekommt also als solches Programm und Einladung zugeschickt. Immerhin könnte man ja fragen, ob man nicht psychiatrisch und neurologisch in Betracht kommende österreichische und Schweizer Kollegen einladen sollte.«[389] Nitsche meinte an dieser Stelle, dass der Deutsche Verein für Psychiatrie bisher keine ausländischen Kollegen zu seinen Jahrestagungen eingeladen habe – was nicht stimmte. Rüdin setzte sich in diesem Punkt durch: An der Gründungsversammlung der Gesellschaft Deutscher Neurologen und Psychiater nahmen Gäste aus der Türkei, der Tschechoslowakei und Ungarn teil.[390]

---

385 Nitsche an Rüdin, 9.6.1935, MPIP-HA: GDA 130.
386 Bericht über die 1. Außerordentliche Mitgliederversammlung der Gesellschaft Deutscher Neurologen und Psychiater, abgehalten in Dresden am 3. September 1935 14 ½ Uhr, MPIP-HA: GDA 128.
387 Maier an Nitsche, 25.7.1935, MPIP-HA: GDA 129. Maier fügte hinzu: »Ich nehme an, dass es möglich sein wird, gelegentlich als Gast an Ihren Versammlungen teilzunehmen, ebenso wie wir uns freuen, wenn die Herren des deutschen Vereins an unseren schweizerischen Versammlungen teilnehmen.«
388 Nitsche an Rüdin, 29.7.1935 (handschriftlicher Zusatz), MPIP-HA: GDA 130.
389 Nitsche an Rüdin, 13.5.1935, MPIP-HA: GDA 130.
390 Vgl. S. 150.

Netzwerken – die Besetzung des Beirats

Die neue Satzung folgte dem »Führerprinzip« und war ganz auf die Position des Reichsleiters zugeschnitten.[391] Dieser entschied über die Aufnahme von Mitgliedern (§ 8, Abs. 4) und konnte auch deren Ausschluss verfügen, wobei hierbei der Beirat das letzte Wort haben sollte (§ 8, Abs. 10). Der Reichsleiter ernannte die Mitglieder des Beirats (§ 7, Abs. 1) sowie den Reichsgeschäftsführer (§ 6, Abs. 1) und er leitete auch den »Deutschen Ausschuss für psychische Hygiene« (§ 3, Abs. 2). Der Reichsleiter berief die Sitzungen des Beirats ein, in denen er auch den Vorsitz führte (§ 7, Abs. 2), ebenso die außerordentlichen Mitgliederversammlungen (§ 9, Abs. 2) – *ordentliche* Mitgliederversammlungen kannte die Satzung der Gesellschaft Deutscher Neurologen und Psychiater gar nicht (§ 9, Abs. 1), die nach dem Bürgerlichen Gesetzbuch der Mitgliederversammlung eines eingetragenen Vereins zustehenden Rechte waren in der Satzung an den Beirat übertragen (§ 7, Abs. 5). Schließlich berief der Reichsleiter die jährlich stattfindende wissenschaftliche Tagung ein, wobei er Zeit und Ort festlegen konnte und ihm der Vorsitz zustand (§ 11, Abs. 1 und 3). Bei der Einreichung von Vorträgen war ihm »eine kurze Inhaltsangabe« einzureichen. Der Reichsleiter hatte das Recht, »angemeldete Vorträge abzulehnen oder an geeigneter Stelle abgekürzt als Aussprachebemerkungen einzureihen«, er bestimmte die Dauer der Referate, Vorträge und Diskussionsbemerkungen[392] und legte die Reihenfolge der Beiträge fest (§ 11, Abs. 4 und 5) – kurz, er konnte eine umfassende Vorzensur ausüben.

Obwohl der Reichsleiter formal durch den Beirat gewählt wurde (§ 5, Abs. 1), konnte er faktisch frei schalten und walten – seine Macht wurde lediglich durch die umfassenden Kontroll- und Eingriffsrechte des Reichsinnenministeriums begrenzt, das die Wahl des Reichsleiters bestätigen musste und auch seine Amtsenthebung verfügen konnte (§ 5, Abs. 1). Satzungsänderungen bedurften der Bestätigung durch das Reichsinnenministerium (§ 12), auch konnte das Ministerium von sich aus Änderungen in der Satzung vornehmen, die vom Reichsleiter umzusetzen waren, ohne die anderen Vereinsorgane einzuschalten (§ 5, Abs. 3). Das Ministerium konnte ferner alle Beschlüsse der Vereinsorgane »aufheben oder ihre Durchführung aussetzen« (§ 10) sowie »jederzeit Beiratsmitglieder abberufen« (§ 7, Abs. 8). Die Gesellschaft Deutscher Neurologen und Psychiater war satzungsgemäß Mitglied im »Reichsausschuss für Volksgesundheitsdienst beim Reichsministerium des Innern« (§ 1, Abs. 2). Schließlich fiel das Vermögen der Gesellschaft im Falle einer Auflösung dem Ministerium zu (§ 13). Mit anderen Worten: Das Reichsinnenministerium hatte sich gemäß der im Juli 1934 ausgegebenen Leitlinien weitestgehende Kontroll- und Vetorechte gesichert.

Neben dem Reichsleiter hatte nur noch der Reichsgeschäftsführer eine hervorgehobene Position innerhalb der Gesellschaft Deutscher Neurologen und Psychiater. Er nahm an allen Sitzungen der »Reichsleitung« (§ 6, Abs. 2) teil – damit waren offenbar Treffen des Reichsleiters, seines Stellvertreters und des Reichsgeschäftsführers gemeint –, ebenso an allen Sitzungen des Beirats und des »Deutschen Ausschusses für psychische Hygiene« und an allen Mitgliederversammlungen (§ 3, Abs. 2, § 6, Abs. 2),

---

391 Die folgenden Zitate aus der endgültigen, vom Reichsinnenministerium genehmigten Satzung, MPIP-HA: GDA 130 bzw. BArch. R 96/I, 10; auch abgedruckt in: Ehrhardt, 130 Jahre, S. 109-114.

392 Intern wurde festgelegt, dass Referate dreißig Minuten, Vorträge fünfzehn Minuten dauern durften. Als Robert Gaupp im Vorfeld der Ersten Jahresversammlung der Gesellschaft Deutscher Neurologen und Psychiater anfragte, ob einem seiner Mitarbeiter für einen Vortrag eine halbe Stunde eingeräumt bekommen könnte, teilte Paul Nitsche mit, dass dies nur Ernst Rüdin entscheiden könne. Er fuhr fort: »Die neue Satzung sieht überhaupt vor, dass bei Anmeldung von Vorträgen für den Vorsitzenden eine kurze Inhaltsangabe beigefügt wird, damit der Vorsitzende in der Lage ist, bezüglich der Vorträge zweckmäßig zu disponieren und den so oft bei solchen Versammlungen hervortretenden Übelstand zu vermeiden, dass einzelne Leute über Unwichtiges mit großer Breite reden, während andere, die Wichtiges zu sagen haben, dann womöglich nicht drankommen.« Rüdin, dem das Schreiben zugeleitet wurde, versah es mit der Randglosse: »Das wird aber dieses Jahr noch nicht verlangt!« Nitsche an Gaupp, 7.6.1935, MPIP-HA: GDA 128.

er versah (nach stillschweigender Übereinkunft) das Amt des »Kassenführers« (§ 8, Abs. 6), und er organisierte die wissenschaftlichen Tagungen (§ 11, Abs. 3).

Zusammenfassend kann man sagen, dass die Satzung Ernst Rüdin und Paul Nitsche gleichsam auf den Leib geschneidert war. Dagegen war die Rolle des stellvertretenden Reichsleiters – also des Postens, der Walter Jacobi zufalle sollte – in der Satzung nicht näher bestimmt. Klar war nur, dass die Funktion des stellvertretenden Reichsleiters dem Leiter derjenigen Abteilung zufallen sollte, die nicht vom amtierenden Reichsleiter geführt wurde. Aus der Sicht Jacobis war einerseits wichtig, dass die Satzung keinerlei Regelung zur Amtszeit oder Abwahl der beiden Abteilungsleiter enthielt – mit anderen Worten: Sollte Jacobi vom Beirat offiziell zum Abteilungsleiter und stellvertretenden Reichsleiter gewählt und vom Reichsinnenministerium bestätigt werden (§ 5, Abs. 1), so könnte er diese Stellung nur verlieren, wenn das Reichsinnenministerium seine Abberufung verlangte. Mehr noch: Da sich die beiden Abteilungsleiter »nach Möglichkeit« (§ 5, Abs. 2) alle drei Jahre im Amt des Reichsleiters abwechseln sollten, bestand die Aussicht, dass Jacobi im Jahre 1938 an die Spitze der vereinigten psychiatrisch-neurologischen Fachgesellschaft rücken könnte. Die Formulierung »nach Möglichkeit« bedeutete aber auch, dass dieser Amtswechsel nicht zwingend war. So wie die Dinge lagen, hätten Rüdin und Nitsche, indem sie sich im Reichsinnenministerium rückversicherten, die Amtsübergabe an Jacobi verhindern können. Die Position des stellvertretenden Reichsleiters bot zwar potentiell die Möglichkeit, die Fachgesellschaft langfristig der eigenen Kontrolle zu unterwerfen – ob dies geschah, hing freilich davon ab, ob es dem stellvertretenden Reichsleiter im Zuge einer informellen Absprache mit dem Reichsleiter und dem Reichsgeschäftsführer gelang, eine konsensuale Amtsübertragung zu vereinbaren oder aber den Reichsleiter von seiner Monopolstellung an der Schnittstelle zwischen Wissenschaft und Politik zu verdrängen.

Die Funktionen des Beirats waren gemäß der Satzung eher marginal: Zwar stand ihm formal, vorbehaltlich der Bestätigung durch das Reichsinnenministerium, die Wahl des Reichsleiters und seines Stellvertreters zu (§ 5, Abs. 1) – da aber diese beiden Posten bereits im Vorfeld der Gründung der Gesellschaft Deutscher Neurologen und Psychiater besetzt wurden und ein Prozedere zur Abwahl des Reichsleiters und seines Stellvertreters in der Satzung nicht vorgesehen war, hatte diese Wahl einen rein akklamatorischen Charakter. Weiter konnte der Beirat mit Zweidrittelmehrheit Satzungsänderungen beschließen, denen aber das Reichsinnenministerium zustimmen musste (§ 12). Weiterhin beschloss der Beirat in letzter Instanz über den Ausschluss von Mitgliedern (§ 8, Abs. 10) und konnte Ehrenmitglieder sowie korrespondierende Mitglieder ernennen (§ 8, Abs. 3). Ansonsten hieß es nur vage: »Die Beiratsmitglieder stehen dem Vorsitzenden [des Beirats, d.h. dem Reichsleiter] zur Seite und haben ihn in allen Angelegenheiten der Leitung zu unterstützen« (§ 7, Abs. 2). Die Satzung war mithin so formuliert, dass sie dem Reichsleiter freie Hand ließ – ob Beschlüsse des Beirats für den Reichsleiter bindend waren, blieb völlig in der Schwebe. Das war letztendlich auch eine hypothetische Frage – in der Praxis kam ein solcher Fall nicht vor, da die Beschlüsse des Beirats nur formal bestätigten, was auf der Ebene des informellen Netzwerks ausgehandelt worden war. Für die Mitglieder des Beirats war daher entscheidend, welche Position sie innerhalb des Netzwerks um Ernst Rüdin einnahmen und welche Funktion sie darin ausübten – auf der institutionellen Ebene fand dies lediglich in einem einzigen unscheinbaren Satz seinen Niederschlag: »Der Reichsleiter kann einzelne Beiratsmitglieder mit der Durchführung besonderer, im Rahmen des Zweckes der Gesellschaft liegender Aufgaben betrauen« (§ 7, Abs. 7). Während also der Beirat auf der Oberflächenebene der institutionellen Struktur von untergeordneter Bedeutung war, konnten einzelne Beiratsmitglieder auf der tiefer liegenden Ebene des Netzwerks eine wichtige Rolle spielen.

Dementsprechend wählten Rüdin, Nitsche und Jacobi die Mitglieder des künftigen Beirats mit großer Sorgfalt aus. Dabei spielten vier Kriterien eine Rolle: die Stellung zum erbpsychiatrisch-rassenhygienischen Paradigma, die wissenschaftliche Reputation, der Schwerpunkt der Forschungsinteressen und schließlich die Akzeptanz bei Staat und Partei. Dabei waren eine kritische Haltung zur Erbgesundheitspolitik und Rassenhygiene und fehlende politische Linientreue harte Ausschlusskriterien.

Die Beratungen über die Besetzung des neuen Vorstandes begannen im September 1934, als sich Rüdin anschickte, den Druck auf Bonhoeffer und Bumke zu erhöhen, um sie zum Rücktritt zu zwingen. In der Korrespondenz zwischen Rüdin und Nitsche kristallisierte sich schnell eine engere Auswahl heraus. Als Vertreter der Psychiatrischen Abteilung der künftigen Gesellschaft Deutscher Neurologen und Psychiater galten Paul Nitsche (als »Reichsgeschäftsführer«), Hans Roemer (als Geschäftsführer des noch zu gründenden »Ausschusses für psychische Hygiene«), Ernst Kretschmer (als Leiter einer künftigen Abteilung für Psychotherapie), Carl Schneider (als neuer Herausgeber der »Allgemeinen Zeitschrift für Psychiatrie«), Friedrich Ast, der Direktor der Heil- und Pflegeanstalt Eglfing-Haar bei München, als weiterer Vertreter der Anstaltsdirektoren und schließlich Hermann Hoffmann, der 1933 als Nachfolger Robert Sommers zum Ordinarius für Psychiatrie und Direktor der Psychiatrisch-Neurologischen Universitätsklinik Gießen berufen worden war, als »gesetzt« – Hoffmann hatte sich in seinem Briefwechsel mit Rüdin als engagierter Verfechter der nationalsozialistischen Erbgesundheitspolitik profiliert, der manches heiße Eisen beherzt anfasste. Andere Namen, die Nitsche – unter Vorbehalt – zur Diskussion gestellt hatte, kamen von vornherein nicht in Betracht: Oswald Bumke, August Bostroem, Fritz Eichelberg, *Karl Kleist* (1879-1960), der Direktor der Universitätsnervenklinik Frankfurt/Main, sowie *Kurt Schneider* (1887-1967), der Leiter der klinischen Abteilung der Deutschen Forschungsanstalt für Psychiatrie.[393] Manche von ihnen galten als Kontrahenten des Netzwerks um Ernst Rüdin (Bumke, Bostroem, Eichelberg), lagen in Fragen der Erbgesundheitspolitik nicht auf einer Linie mit Rüdin (Bumke, Kleist) oder schienen von ihrer wissenschaftlichen Ausrichtung her nicht geeignet (Kurt Schneider).[394]

Nitsche, der – wie oben ausführlich dargestellt – im November/Dezember 1933 durch ein geschicktes Doppelspiel seinen Freund Carl Schneider in die Position des Herausgebers der »Allgemeinen Zeitschrift für Psychiatrie« manövriert und in das Netzwerk um Ernst Rüdin eingewoben hatte, fürchtete wohl, dass Schneider – der offenbar durch sein Auftreten auf der Jahresversammlung des Deutschen Vereins für Psychiatrie in Münster im Mai 1934 das Missfallen Rüdins erregt hatte[395] – bei der Besetzung des Beirats keine Berücksichtigung finden könnte. Nitsche beeilte sich daher, gleich auf die erste Anfrage Rüdins hin eine Lanze für Schneider zu brechen:

> »Wie Sie wissen, kenne ich ihn von Sachsen her. Ich habe ihn immer sehr geschätzt. Sein Auftreten in Münster hat aber auch mir missfallen. Ich habe ihm darüber ausführlich und offen geschrieben, da ich ihn in M.[ünster] nicht mehr sah. An sich kann ich sein dortiges Verhalten in seine Persönlichkeit, sowie ich sie bisher sah, einordnen, ohne genötigt zu sein, ungünstige Schlüsse über ihn daraus zu ziehen und eine Revision meines Urteils über ihn vorzunehmen. Er erschien immer undiplomatisch, geradezu, ohne Scheuklappen sich für seine Ziele einsetzend. Also an sich (im Grunde) erfreuliche Eigenschaften. [...] Er ist unbedingt nationalsozialistisch gesinnt, gescheit, hat Ideen. Ob ihm seine Karriere etwas ›in den Kopf gestiegen‹ ist, weiß ich nicht. Das wäre ja an sich auch belanglos. Verschweigen will ich nicht, dass mir – allerdings von unzuverlässiger Seite – erzählt worden ist,

---

393 Nitsche an Rüdin, 5.10.1934, MPIP-HA: GDA 130. Nitsche hatte gleich einschränkend hinzugefügt, er wisse um die »weltanschauliche und politische Einstellung« dieser Kollegen nicht Bescheid.

394 Kurt Schneider spielt in den Korrespondenzen innerhalb des Netzwerks um Ernst Rüdin insgesamt kaum eine Rolle. Bezeichnend ist eine Bemerkung Paul Nitsches: »Allerdings muss ich sagen, dass mir [Kurt] Schneiders abstrakte Art und sein schreibtischmäßiges Betrachten der Dinge überhaupt wenig zusagt.« Nitsche an Rüdin, 20.5.1939, MPIP-HA: GDA 130. – Zur Biographie Kurt Schneiders: G. Huber, Kurt Schneider (1887-1967), in: Schliack/Hippius (Hg.), Nervenärzte, S. 138-145.

395 Wahrscheinlich hatte Schneider den Unmut der Mandarine mit einer Diskussionsbemerkung geweckt, wonach er »Wert auf die Feststellung« lege, »dass im Rahmen des gesamten wissenschaftlichen Umbruchs auch die Psychiatrie sich in ihrer theoretischen und praktischen Haltung im Sinne des Nationalsozialismus wandeln müsse.« Sodann hatte er die Erfolge der Arbeitstherapie in seiner Heidelberger Klinik herausgestrichen. Ilberg, Jahresversammlung des Deutschen Vereins für Psychiatrie 1934, S. 428.

S. habe bei einem Schulungskurs, in Kiel und im vergangenen Winter oder Frühjahr wohl, nicht gut abgeschnitten und sei auch aus Parteikreisen nicht günstig aus diesem Anlass beurteilt worden. Das ist aber unsicher.«[396]

Trotz dieser einschränkenden Bemerkungen empfahl Nitsche nachdrücklich, Schneider die Zeitschrift zu belassen und ihn in den Beirat zu berufen. Nach einem persönlichen Gespräch mit Schneider bekräftigte Nitsche diese Empfehlung noch einmal[397] – offenbar mit Erfolg, es stand fortab außer Frage, dass Carl Schneider Sitz und Stimme im Beirat erhalten sollte.

Unter dem Gesichtspunkt der politischen Linientreue schienen die für den Beirat vorgesehenen Psychiater als unbedenklich – mit Ausnahme von Ernst Kretschmer. Rüdin wandte sich daher am 29. Dezember 1934 an *Walter Groß* (1904-1945), den Leiter des Rassenpolitischen Amtes der NSDAP, um sich eine Undenklichkeitserklärung geben zu lassen. Dabei setzte er sich nachdrücklich für Kretschmer ein – dieser habe »ein großes Ansehen im Inlande und Auslande und soviel mir bekannt ist, hat er sich in den letzten Jahren politisch und weltanschaulich durchaus korrekt benommen und keine Veranlassung zu Beanstandungen gegeben. Ohne Not« wolle er Kretschmer daher »nicht […] fallen lassen.«[398] Groß hatte keine Bedenken gegen Kretschmer, leitete die Anfrage Rüdins aber vorsichtshalber an den Rassenhygieniker *Heinrich Wilhelm Kranz* (1897-1945) weiter, damit dieser in seiner Eigenschaft als Gauamtsleiter des Rassenpolitischen Amtes und Leiter der Abteilung Erbgesundheits- und Rassenpflege bei der Hessischen Ärztekammer eine Stellungnahme abgab.[399] Dieser gab sich milde: »Soweit ich orientiert bin, stand Professor Kretschmer vor der nationalen Erhebung besonders auf rassenpolitischem Gebiete in starkem Gegensatz zum Nationalsozialismus. Nach der Machtübernahme hat er sich zurückgehalten und ist weniger in Erscheinung getreten. Er gehört weder der Partei noch dem NS-Ärztebund an. Da er sich jedoch neuerdings bemüht, im Sinne des Dritten Reiches zu arbeiten, glaube ich, dass kein Hinderungsgrund besteht, ihn […] in den […] Ausschuss hinein zu nehmen.«[400] Einer Berufung Kretschmers stand damit nichts mehr im Wege.[401]

Die Benennung von Beiratsmitgliedern aus der Neurologischen Abteilung gestaltete sich ungleich schwieriger. Von den Kandidaten, die Jacobi zunächst benannte, war nur einer unumstritten: Maximinian de Crinis, der mittlerweile als Ordinarius für Psychiatrie und Direktor der Universitätsnervenklinik Köln bestätigt war. *Hanns Löhr* (1891-1941), der langjährige Leiter der internistischen Abteilung im Krankenhaus Gilead der Westfälischen Diakonissenanstalt Sarepta in Bethel, soeben zum Ordinarius für Innere Medizin in Kiel berufen,[402] *Heinrich (Heinz) Boening* (1895-1960), Leiter der

---

396 Nitsche an Rüdin, 20.9.1934, MPIP-HA: GDA 130 (in Klammern: Handschriftlicher Zusatz). Nitsche schreibt hier, Schneider sei von Bonhoeffer, »anscheinend schon vor einiger Zeit«, mit der Herausgabe der »Allgemeinen Zeitschrift für Psychiatrie« betraut worden. Dass er selbst Schneider im Gespräch mit Ilberg vorgeschlagen hatte, verschwieg Nitsche weiterhin.

397 Nitsche an Rüdin, 5.10.1934, MPIP-HA: GDA 130.

398 Rüdin an Groß, 29.12.1934, MPIP-HA: GDA 128. Zur Biographie von Walter Groß: Grüttner, Lexikon, S. 64 f.

399 Groß an Rüdin, 8.1.1935, MPIP-HA: GDA 128. Zur Biographie von Heinrich Wilhelm Kranz: Grüttner, Lexikon, S. 97 f.; Sigrid Oehler-Klein, Auf- und Ausbau der Rassenhygiene unter Heinrich Wilhelm Kranz, in: dies. (Hg.), Fakultät, S. 223-246.

400 Kranz, Abt. Erbgesundheits- und Rassenpflege bei der Hessischen Ärztekammer, an Rüdin, 14.1.1935, MPIP-HA: GDA 129.

401 Im Februar 1935 fragte Kretschmer leicht verunsichert nach, ob die Vereinbarung, dass er die Psychotherapie im Deutschen Verein für Psychiatrie vertreten solle, auch in der neuen Gesellschaft Deutscher Neurologen und Psychiater gelten solle. Rüdin, Jacobi und Nitsche waren selbstverständlich davon ausgegangen. Nitsche an Rüdin, 28.2.1935, MPIP-HA: GDA 130.

402 Jacobi hatte in den Jahren zuvor, wie bereits erwähnt, eng mit Wilhelm Löhr, dem Direktor der Chirurgischen Klinik des Krankenhauses Magdeburg-Altstadt, einem Bruder von Hanns Löhr, zusammengearbeitet. Vgl. Jacobi an Bonhoeffer, 5.3.1934, HUB, NL Karl Bonhoeffer 10. Zur Biographie von Hanns Löhr: Hans-Walter Schmuhl, Ärzte in der Westfälischen Diakonissenanstalt Sarepta 1890-1970, Bielefeld 2001, S. 50-57; Grüttner, Lexikon, S. 111.

Heil- und Pflegeanstalt Stadtroda in Thüringen,[403] Hans Altenburger, Abteilungsleiter am Neurologischen Forschungsinstitut in Breslau, *Gerhard Wüllenweber*, Professor für Innere Medizin an der Universität Köln, sowie *Helmuth Bohnenkamp* (1892-1973), der soeben den Lehrstuhl für Innere Medizin und Neurologie an der Universität Freiburg erhalten hatte, kamen letztlich nicht in Frage.[404]

Die Vorschlagsliste von neurologischer Seite nahm erst festere Gestalt an, als Max Nonne am 6. Dezember 1934 Walter Jacobi in Greifswald aufsuchte und seinen Einfluss geltend machte. Daraufhin schlug Jacobi – in enger Absprache mit Nonne – für den Beirat Maximinian de Crinis, Viktor v. Weizsäcker, den Leiter der der Nervenabteilung an der Heidelberger Medizinischen Klinik, Hugo Spatz, Oberarzt und Leiter des Neuroanatomischen Labors an der Psychiatrischen Universitätsklinik München, sowie *Hans Demme* (1900-1964), Leiter der Neurologischen Abteilung des Allgemeinen Krankenhauses Barmbeck in Hamburg,[405] vor. Weizsäcker, Spatz und Demme waren von Nonne ins Spiel gebracht worden und wurden von diesem nachdrücklich empfohlen. Jacobi, der zu diesem Zeitpunkt noch davon ausging, die Neurologische Abteilung der vereinigten Fachgesellschaft würde eine eigene Vorstandsstruktur erhalten, hatte eigentlich Heinz Boening als Schriftführer und Schatzmeister der Neurologischen Abteilung vorgesehen, doch legte Nonne sein Veto gegen diese Personalie ein. Jacobi und Nonne einigten sich darauf, Hugo Spatz für diesen Posten vorzuschlagen.

So setzte Ernst Rüdin am 29. Dezember 1934 de Crinis, Weizsäcker, Spatz und Demme auf seine vorläufige Liste der Beiratsmitglieder. Zugleich zog er Erkundigungen über die drei Letztgenannten ein. Wegen Viktor v. Weizsäcker wandte er sich an Carl Schneider,[406] der umgehend eine Stellungnahme verfasste, die es verdient, im vollen Wortlaut wiedergegeben zu werden, wirft sie doch ein bezeichnendes Licht sowohl auf Viktor v. Weizsäcker wie auch auf Carl Schneider und auf die Aushandlungsprozesse, die zu dieser Zeit der Postenvergabe vorausgingen:

»Mit Ihrer Anfrage über Professor von Weizsäcker haben Sie ein sehr schwieriges Problem angeschnitten, das uns hier in Heidelberg ganz außerordentlich bewegt. Ich möchte Ihnen ganz klaren Wein einschenken, und da muss ich Ihnen sagen, dass nach allem, was ich hörte, insonderheit Frau v. W. [Olympia v. Weizsäcker, geb. Curtius, 1887-1979] zunächst einmal ein hoffnungsloser Fall ist hinsichtlich der Bewegung. W. selbst steht der Bewegung kühl gegenüber, verhält sich aber selbstverständlich vollkommen loyal. Irgendwie tiefer ergriffen ist er offensichtlich nicht. Das hat ja auch dazu beigetragen, dass er trotz seiner unbestreitbaren Bedeutung keinen Ruf nach auswärts erhalten hat. Soviel ich weiß, ist Packheiser [sic, gemeint ist *Theodor Pakheiser*, * 1898[407]] sehr gegen ihn. Ob Packheiser dafür noch besondere Gründe bestimmen, oder ob es nur der Eindruck ist, den wir alle haben, dass eben W. doch ein wenig akademisch ist und darum den Zugang zur Bewegung nicht finden kann, das weiß ich nicht. Ich weiß, dass einmal irgendwie gegen W. vorgegangen werden sollte, habe dann aber nichts wieder von der Sache gehört außer, dass sie niedergeschlagen sei. Offenkundig hat es sich damals um Missverständnisse gehandelt. Die ganze Sache ist deswegen so traurig, weil W. vor dem Umschwung eigentlich in Kampfstellung zur früheren Regierung

403 Er wurde 1936 zum außerordentlichen Professor an der Universität Jena, 1938 zum Ordinarius für Psychiatrie in Gießen berufen. Er galt als Kritiker des Nationalsozialismus – der NSDAP trat er erst am 1. Juni 1940 bei. Vgl. Andrea Schuster, Heinrich Boening (1895-1960). Gießens letzter Ordinarius für Neurologie und Psychiatrie, Gießen 1999; Oehler-Klein,»Mensch«, S. 299-303. Ferner zur Biographie Boenings: Klee, Personenlexikon, S. 60; Oehler-Klein (Hg.), Fakultät, S. 613 f.

404 Jacobi an Nitsche, 31.10.1934, MPIP-HA: GDA 130; Jacobi an Rüdin, 26.11.1934, MPIP-HA: GDA 128. Zur Biographie Bohnenkamps: Oehler-Klein (Hg.), Fakultät, S. 614.

405 Zur Biographie: Grüttner, Lexikon, S. 38.

406 Rüdin an Schneider, 29.12.1934, MPIP-HA: GDA 129. Zur Biographie Viktor v. Weizsäckers: M. Sack, Viktor von Weizsäcker (1886-1957), in: Schliack/Hippius (Hg.), Nervenärzte, S. 164-171.

407 Pakheiser war seit 1933 Staatskommissar für Gesundheitswesen im Badischen Innenministerium, Gauobmann des NS-Ärztebundes und Honorarprofessor für Rassenhygiene an der Universität Freiburg.

stand, und weil er einer der Ersten ist, der den Begriff einer politischen Medizin prägte und in seiner Klinik schon längst die kameradschaftliche Haltung in der Schulung der Assistenten und der Studenten hatte, die uns allen doch notwendig erscheint. Wir, d.h. [Johannes] Stein [1896-1967, Direktor der Ludolf-Krehl-Klinik und Vertrauensmann der Reichsleitung der NSDAP an der Medizinischen Fakultät der Universität Heidelberg], [der Physiologe Daniel] Achelis [1898-1963], ich und noch eine Reihe Jüngerer aus dem Kreise der Partei bedauern, dass anscheinend der Fall W. so hoffnungslos liegt, deswegen, weil wir glaubten, hier würde es sich wirklich lohnen, den Versuch zu machen, W. auf unsere Seite zu ziehen. Aber W. ist im Augenblick natürlich verärgert, weil Leute berufen worden sind, die unstreitig weniger können als er, und das macht es uns schwer, an ihn heranzukommen.

Wissenschaftlich scheint mir W. nicht nur in der Neurologie, sondern auch in der inneren Medizin einer der fähigsten Köpfe zu sein, die wir haben. Sein Vorteil und bis zu einem gewissen Grade auch Nachteil ist es, dass er aus einer alten Familie stammt; sein Großvater [Carl Heinrich v. Weizsäcker, 1822-1899] war der Bibelübersetzer, sein Vater [Karl v. Weizsäcker, 1853-1926] der frühere badische Staatsminister.[408] Das fördert und hemmt ihn zu gleicher Zeit. Sie wissen ja, in welcher Richtung ich das meine. Ob es möglich wäre, W. für die Bewegung und für unsere Sache, vor allen Dingen auch für die Erbbiologie zu gewinnen, wenn man ihn in eine aktive Mitarbeit einspannt, etwa an der Stelle, an die Sie denken, das wäre eben die Frage, über die man sich entscheiden müsste. Seine früheren Assistenten sagen mir immer, dass sie gerade durch W. zum Nationalsozialismus gekommen seien. Ich kann das nicht nachprüfen, würde aber, wenn das stimmt, der Meinung sein, man müsste auch W. gewinnen können. Lohnen würde es sich, wie gesagt, deswegen, weil er einer unserer wissenschaftlich fähigsten Köpfe in der Neurologie und inneren Medizin überhaupt ist. Ich hoffe, dass diese Auskunft Ihnen genügt. Den Gauleiter werde ich noch zu einer Auskunft veranlassen. Ich weiß nicht, ob da noch Material über W. vorliegt.

Kurz gefasst, liegt die Sache eben so: Als Arzt könnte man sich schon für W. begeistern, als Nationalsozialist mindestens nicht für seine der Bewegung gegenüber eingenommene kühle, wenn auch loyale Haltung.«[409]

Wegen Hans Demme wandte sich Rüdin mit gleicher Post an *Friedrich Meggendorfer* (1880-1953), der 1934 zum Ordinarius für Psychiatrie an der Universität Erlangen berufen worden war, sich aber in den Hamburger Verhältnissen bestens auskannte, war er doch zuvor als Leiter der Abteilung für Vererbungsforschung an der Universität Hamburg tätig gewesen. Rüdin wollte wissen, ob Demme »wirklich so bedeutend« sei, wie Nonne meinte, und wie er »in politischer und weltanschaulicher Beziehung«[410] einzuschätzen sei. Ausdrücklich fragte Rüdin auch nach der Parteimitgliedschaft Demmes. Meggendorfer antwortete postwendend und teilte mit, dass Demme »ein sehr ordentlicher Mann« sei:

»Er ist Parteimitglied; ist Vertreter des Hamburgischen Ärzteführers Prof. Holzmann (offen gestanden viel besser als dieser!), ist auch Vertrauensmann der Partei in der Fakultät. Er ist rein neurologisch bei Nonne ausgebildet, war nur einmal wegen einer Eppendorfer Kasinoaffäre auf einige Monate nach Friedrichsberg ›strafversetzt‹ (unter dem alten Regime). Wissenschaftlich ist er nie besonders hervorgetreten, doch sind seine neurologischen Arbeiten […] gut, auch hatten seine wissenschaftlichen Demonstrationen […] Hand und Fuß. Ich kann von ihm wohl sagen, dass er das

408 Karl v. Weizsäcker war von 1906 bis 1918 Ministerpräsident von *Württemberg.*
409 Schneider an Rüdin, 2.1.1935, MPIP-HA: GDA 129. Vgl. auch Roelcke/Hohendorf/Rotzoll, Genetik, S. 66. – Zum Hintergrund: Christian Jansen, Professoren und Politik. Denken und Handeln der Heidelberger Hochschullehrer 1914-1935, Göttingen 1992.
410 Rüdin an Meggendorfer, 29.12.1934, MPIP-HA: GDA 129.

Vertrauen weiter Kollegenkreise, auch mein Vertrauen, besitzt. (Er wäre mir jedenfalls erheblich lieber als Pette).«[411]

Die letzte Bemerkung trifft den springenden Punkt. Mit der Nominierung Hans Demmes übergingen Rüdin und Jacobi Heinrich Pette, den bisherigen Leiter der Neurologischen Abteilung im Allgemeinen Krankenhaus St. Georg, seit Juli 1934 als Nachfolger Max Nonnes Ordinarius für Neurologie und Direktor der Neurologischen Universitätsklinik in Hamburg.[412]

In der Besprechung zwischen Rüdin, Nitsche und Jacobi in Berlin am 9. Januar 1935 wurden Maximinian de Crinis, Hermann Hoffmann, Carl Schneider und Hans Roemer als Mitglieder des künftigen Beirats fest in Aussicht genommen,[413] Ernst Kretschmer stand noch unter Vorbehalt, weil die Unbedenklichkeitserklärung der Parteistellen noch ausstand. Als weitere mögliche Kandidaten, über die Erkundigungen eingezogen werden sollten, wurden Altenburger, Bohnenkamp, Demme, Kleist und Spatz gehandelt; zudem tauchte hier zum ersten und einzigen Mal Kurt Beringer auf, der 1934 zum Ordinarius und Direktor der Universitätsnervenklinik Freiburg berufen wurde. Er dürfte, als Schüler Bumkes, ebenso wenig Chancen gehabt haben wie Altenburger, der schließlich wegen gesundheitlicher Probleme aussortiert wurde,[414] Bohnenkamp als Internist und Kleist, der sich durch seine Stellungnahmen zum »Gesetz zur Verhütung erbkranken Nachwuchses« in Misskredit brachte.[415] Ernsthaft wurde nur noch über Demme und Spatz nachgedacht.

Jacobi wandte sich – offenbar in Absprache mit Rüdin und Nitsche – nochmals an Max Nonne und auch an Otfried Foerster, um ihre Meinung einzuholen. Foerster schlug seinen Assistenten *Oskar Gagel* (1899-1978) vor,[416] den aber Jacobi nicht wollte. Nonne brachte nun seinen Schüler *Otto Glettenberg* († 1955) ins Spiel, der seit 1934 am Aufbau einer neurochirurgischen Station im Städtischen Krankenhaus Hannover arbeitete. Er sei einer »der wenigen arischen Nur-Neurologen« und gehöre »zu der heute noch kleinen, aber allmählich sich vergrößernden Gemeinde der Neurochirurgen«.[417] Der Vor-

---

411 MPIP-HA: GDA 129. Meggendorfer an Rüdin, 20.2.1935: Meggendorfer gab an, keine Neurologen benennen zu können, die sich mit neurologischer Erbbiologie befasst hätten. In Frage kämen Friedrich Curtius, *Ernst Hanhart* (1891-1973), Ferdinand Kehrer und Meggendorfer selber. MPIP-HA: GDA 129.

412 Zur Biographie Heinrich Pettes: H.J. Bauer, Heinrich Pette (1887-1964), in: Schliack/Hippius (Hg.), Nervenärzte, S. 129-137.

413 Paul Nitsche, Niederschrift über das Ergebnis der Besprechung […] in Berlin am 9. Januar 1935, 10.1.1935 (»streng vertraulich!«), MPIP-HA: GDA 130. Friedrich Ast war hier wohl einfach vergessen worden. In einer vorläufigen Liste der Ausschussmitglieder, die Nitsche am 29. Januar 1935 anfertigte, findet sich der handschriftliche Hinweis »J. [Jacobi] ist mit Ast einverstanden«. MPIP-HA: GDA 130.

414 Jacobi hatte Altenburger anfangs sehr empfohlen, weil er »politisch und persönlich einwandfrei« sei und »neurologisch zweifelsohne etwas« könne (Jacobi an Rüdin, 26.11.1934, MPIP-HA: GDA 128). Es war wohl Max Nonne, der darauf hinwies, dass Altenburger, aus einer »alten Karzinomfamilie« stammend, schwer krank sei (Jacobi an Rüdin, 6.12.1934, MPIP-HA: GDA 128). Schließlich machte auch noch Otfried Foerster Bedenken wegen des Gesundheitszustandes seines Schülers und Mitarbeiters Altenburger geltend (Nitsche an Rüdin, 29.1.1935, MPIP-HA: GDA 130). Damit war dieser Kandidat endgültig aus dem Rennen.

415 Vgl. S. 229 f.

416 Er wurde 1937 zum außerplanmäßigen Professor, 1939 zum außerordentlichen Professor in Breslau ernannt und 1940 zum Direktor des Neurologischen Instituts an der Universität Wien berufen, wo er 1942 zum ordentlichen Professor aufstieg.

417 Nitsche an Rüdin, 29.1.1935, MPIP-HA: GDA 130. Danach auch das folgende Zitat. Vgl. auch Jacobi an Rüdin, 1.3.1935, MPIP-HA: GDA 128: »Wie Herr Glettenberg politisch eingestellt ist, weiß ich nicht. Von Nonne wurde er fachlich sehr gelobt. Er gehört zu den Neurologen, die die Neurochirurgie in eigene Hand bekommen wollen. Ich selber denke über diesen Punkt etwas anders. Man kann ja aber durchaus geteilter Meinung sein.« Jacobi an Rüdin, 1.3.1935, MPIP-HA: GDA 128. – Zur Biographie Otto Glettenbergs: R.[einhold] A. Frowein/H.[ermann] Dietz/Kea Franz, Namensglossar der Pioniere, Leiter und Förderer neurochirurgischer Einrichtungen, in: Neurochirurgie in Deutschland: Geschichte und Gegenwart. 50 Jahre Deutsche Gesellschaft für Neurochirurgie, hg. im Auftrag der Deutschen Gesellschaft für Neurochirurgie, Wien 2001, S. 429-468, hier: S. 438 f.

schlag wurde ernsthaft erwogen, doch entschied Rüdin am Ende, Glettenberg zunächst doch nicht zu berücksichtigen.[418]

Offenbar hatte Nonne sich auch für seinen Nachfolger Heinrich Pette verwandt. Jedenfalls schrieb Jacobi: »Wegen Herrn Pette habe ich, um alles getan zu haben, noch einmal erneut Erkundigungen eingezogen, die für die Entscheidung Demme-Pette maßgebend sein sollen. Ich glaube, wir werden uns auf Herrn Demme einigen müssen, aber wie gesagt, ich erwarte noch die letzte Auskunft«. Jacobi hatte bei dem »Hamburger Ärzteführer« Wilhelm Holzmann nachgefragt, der natürlich seinen Stellvertreter Hans Demme empfahl, und Jacobi schloss sich dieser Empfehlung an. Das war auch insofern pikant, als Pette als Direktor der Städtischen Nervenklinik in Magdeburg 1929/30 der unmittelbare Vorgänger Jacobis gewesen war. Wenige Tage später kamen Jacobi, der unbedingt noch einen »ausgezeichneten Neurologen«[419] in den Beirat bringen wollte, aber doch wieder Zweifel: »Wenn alle Stricke reißen, müssten wir eben dann doch auf Herrn Pette zurückkommen.« Nitsche gab dies mit der Bitte um eine Stellungnahme an Rüdin weiter. Diese fiel eindeutig aus, wie Rüdins Randglosse, ein einfaches »nein«, zeigt.

Jacobi hatte schließlich noch einen weiteren Kandidaten benannt: *Julius Hallervorden* (1882-1965), den Leiter der Zentralprosektur der Provinz Brandenburg, die damals noch in der Heil- und Pflege-anstalt Landsberg/Warthe untergebracht war. Jacobi hatte seinen Vorschlag damit begründet, dass es wichtig sei, auch »lebendige tüchtige Persönlichkeiten, die nicht in der Universitätslaufbahn sind«,[420] zu gewinnen. Nitsche und Rüdin schätzten Hallervorden außerordentlich, sie hatten aber Bedenken, weil Hallervorden von Haus aus Psychiater war, während doch nach einem Neurologen gesucht wurde. Sie verzichteten daher »vorerst«[421] darauf, bei Walter Groß wegen einer politischen Unbedenklichkeits-bescheinigung für Hallervorden anzufragen. Kurz vor Toresschluss unterbreitete Jacobi schließlich noch einen letzten Vorschlag: Als »Vertreter der Praxis oder Sanatoriumstätigkeit«[422] möge man *Max Seige* (1880-1969), den Besitzer eines Sanatoriums in Bad Liebenstein, in den Beirat aufnehmen – was nicht geschah.

Schließlich musste noch die Frage abschließend geklärt werden, »ob die bisherige Übung, einen Deutschösterreicher im Vorstand zu haben – wenn ja, wen? – beibehalten werden soll, unter den heu-tigen Umständen überhaupt beibehalten werden kann«.[423] Im Deutschen Verein für Psychiatrie hatte, wie erwähnt, der Wiener Otto Pötzl diese Position innegehabt, und er legte auch großen Wert darauf, dass dies so blieb, während die deutschen Kollegen ihn, wie bereits dargelegt, gerne aus den Aushand-lungsprozessen um die »Gleichschaltung« der Fachgesellschaften heraushalten wollten. Im Vorfeld der Jahresversammlung 1934 hatte Pötzl sogar ausdrücklich darum gebeten, »im Vorstand verbleiben zu dürfen; die gegenwärtigen Zeitverhältnisse erfordern es, dass ich meine unverbrüchliche Zusammen-gehörigkeit mit der deutschen Wissenschaft betone und bekenne!«[424] Dementsprechend war Pötzl auch als einziger der Aufforderung Nitsches an die Mitglieder des Vorstandes des Deutschen Vereins für Psychiatrie, ihre Ämter niederzulegen, nicht gefolgt. Ernst Rüdin dachte aber gar nicht daran, Pötzl in den Beirat der künftigen Gesellschaft Deutscher Neurologen und Psychiater zu berufen: »Gerade Pötzl, der so großen Wert darauf legt, Vorstandsmitglied zu bleiben, eignet sich als Viertelsjude nicht gerade

---

418 In einer Randglosse Rüdins auf dem Schreiben von Paul Nitsche v. 28.2.1935, MPIP-HA: GDA 130, heißt es zu Otto Glettenberg kurz und bündig: »warten«.

419 Nitsche an Rüdin, 7.2.1935, MPIP-HA: GDA 130. Danach auch die folgenden Zitate.

420 Nitsche an Rüdin, 29.1.1935, MPIP-HA: GDA 130.

421 Nitsche an Rüdin, 28.2.1935, MPIP-HA: GDA 130.

422 Jacobi an Rüdin, 20.3.1935, MPIP-HA: GDA 128. Randglosse Rüdins: »Vorsicht!«

423 Nitsche an Rüdin, 5.10.1934, MPIP-HA: GDA 130.

424 Pötzl an Vorstand des Deutschen Vereins für Psychiatrie, 20.5.1934, MPIP-HA: GDA 129. Nitsche leitete dieses Schrei-ben an Rüdin weiter. Nitsche an Rüdin, 1.12.1934, MPIP-HA: GDA 130.

dafür.«[425] Es war wohl Maximinian de Crinis, der kurz vor Toresschluss die Berufung eines »Deutsch-österreichers« anregte und zwei Kandidaten vorschlug: Friedrich Hartmann, Ordinarius für Neurologie und Psychiatrie an der Universität Graz, sowie *Georg Stiefler* (1876-1939), Nervenarzt und Gerichtspsychiater in Innsbruck.[426] Ernst Rüdin zog wohl auch kurzzeitig den gebürtigen Wiener *Karl Thums* (1904-1976) in Erwägung, der seit 1933 sein Mitarbeiter am Genealogisch-Demographischen Institut der Deutschen Forschungsanstalt für Psychiatrie war.[427]

Am 28. Februar 1935 riet Paul Nitsche in einem Schreiben an Ernst Rüdin dringend dazu, nunmehr eine Vorschlagsliste zur Besetzung des Beirats bei Arthur Gütt einzureichen, hatte dieser doch schon bei der Genehmigung der Satzung am 7. Februar danach gefragt. Nitsche hatte auch schon ein Schreiben an Gütt entworfen.[428] Rüdin ließ sich noch etwas Zeit, bis die letzten offenen Fragen – die Berufung Otto Glettenbergs und eines »Deutschösterreichers« – geklärt waren. Am 20. März 1935 reichte er schließlich seine offizielle Vorschlagsliste bei Arthur Gütt ein. Sie enthielt – außer Rüdin selbst, Jacobi und Nitsche – die Namen von Friedrich Ast, Maximinian de Crinis, Hans Demme, Hermann Hoffmann, Ernst Kretschmer, Hans Roemer, Carl Schneider und Hugo Spatz.[429] Arthur Gütt bestätigte die Mitglieder des Beirats umgehend.[430]

Als der Beirat der neuen Gesellschaft Deutscher Neurologen und Psychiater schließlich am 1. September 1935 zu seiner konstituierenden Sitzung zusammentrat, fehlte im Protokoll ein Name von der vom Reichsinnenministerium genehmigten Liste der Beiratsmitglieder: Hugo Spatz.[431] Der Grund dafür lag darin, dass Rüdin auf seine Anfrage beim bayerischen Kultusministerium, wie es um die »Abstammungsverhältnisse« von Hugo Spatz und seiner Frau bestellt war, über Monate hinweg keine Nachricht bekommen hatte, so dass man die Berufung Spatz' zunächst zurückgestellt hatte.[432] An seine Stelle rückte der Kinder- und Jugendpsychiater *Paul Schröder* (1873-1941), der sich kurz zuvor in der wichtigen Frage der Sicherungsverwahrung mit Rüdin und Nitsche ins Benehmen gesetzt hatte.[433]

Drei Sitze im Beirat waren zunächst ganz bewusst frei geblieben. Sie wurden 1937 – also noch vor Ablauf der dreijährigen Amtsperiode des Beirats – besetzt, wobei neben Hugo Spatz, der mittlerweile zum Direktor des Kaiser-Wilhelm-Instituts für Hirnforschung in Berlin-Buch berufen worden war, und Viktor v. Weizsäcker, der inzwischen wohl politisch nicht mehr bedenklich erschien, auch der Neurochirurg *Wilhelm Tönnis* (1898-1978), seit 1937 Leiter der Abteilung für Tumorforschung am Kaiser-Wilhelm-Institut für Hirnforschung, Berücksichtigung fand – er übernahm augenscheinlich die Rolle, die man zunächst Otto Glettenberg zugedacht hatte.[434]

---

425 Rüdin an Nitsche, 29.12.1934, MPIP-HA: GDA 130.

426 Jacobi an Rüdin, 1.3.1935, MPIP-HA: GDA 128.

427 Darauf weist zumindest eine Randglosse auf dem Schreiben Nitsches an Rüdin v. 28. Februar 1935 hin, MPIP-HA: GDA 130.

428 Nitsche an Rüdin, 28.2.1935, MPIP-HA: GDA 130.

429 Rüdin an Gütt, 20.3.1935, MPIP-HA: GDA 129. Alle Kandidaten, so Rüdin, seien »politisch und weltanschaulich einwandfrei«. Ausdrücklich fügte er hinzu, dass von Groß und Kranz keine Bedenken gegen Kretschmer erhoben worden seien.

430 Gütt an Rüdin, 9.4.1935, MPIP-HA: GDA 128. Daraufhin verschickte Rüdin an alle designierten Beiratsmitglieder – mit Ausnahme von Hugo Spatz – ein Schreiben, in dem um Annahme der Berufung gebeten wurde. Dieser Bitte kamen alle nach, bis auf Carl Schneider, der sich bis Juni 1935 noch nicht gemeldet hatte (Rüdin an Nitsche, 3.6.1935, MPIP-HA: GDA 130). Paul Nitsche befürchtete schon »Quertreibereien« (Nitsche an Rüdin, 6.5.1935, MPIP-HA: GDA 130). Wahrscheinlich war das Schreiben an Schneider aber nur verloren gegangen.

431 Bericht über die erste Beirats-Sitzung, 1.9.1935, MPIP-HA: GDA 22.

432 Rüdin an Nitsche, 3.6.1935, MPIP-HA: GDA 130.

433 Vgl. S. 247. – Zur Biographie: Carina Thüsing, Leben und wissenschaftliches Werk des Psychiaters Paul Schröder unter besonderer Berücksichtigung seines Wirkens an der Psychiatrischen und Nervenklinik der Universität Leipzig, Diss. Leipzig 1999.

434 Notiz v. 14.4.1939, MPIP-HA: GDA 130. Zur Biographie Wilhelm Tönnis': Wilhelm Tönnis, Jahre der Entwicklung der Neurochirurgie in Deutschland. Erinnerungen von Wilhelm Tönnis 1898-1978, bearbeitet und ergänzt von Klaus-

»Staatsphilosophische« Reflexionen über eine »Lappalie«

Fritz Eichelberg hatte, wie bereits erwähnt, im Oktober 1934 sein Amt als Kassenwart des Deutschen Vereins für Psychiatrie niedergelegt, sich aber bereiterklärt, die Geschäfte weiterzuführen, bis satzungsgemäß ein Nachfolger bestimmt würde. Rüdin und Nitsche hatten vorübergehend erwogen, Hans Roemer zum Kassenwart der künftigen vereinigten Fachgesellschaft zu bestimmen.[435] Bei ihrer Besprechung in Berlin am 9. Januar 1935 hatten sich Rüdin, Nitsche und Jacobi dann aber darauf geeinigt, dass der designierte Reichsgeschäftsführer Paul Nitsche einstweilen die Kasse des Deutschen Vereins für Psychiatrie übernahm, während die Kasse der Gesellschaft Deutscher Nervenärzte nach dem Willen Jacobis zunächst von Heinz Boening weitergeführt werden sollte. Nach der ersten Jahreshauptversammlung der Gesellschaft Deutscher Neurologen und Psychiater sollten die Kassenverhältnisse vereinheitlicht und entschieden werden, ob die Kassengeschäfte in Zukunft beim Reichsgeschäftsführer verbleiben sollten.[436]

Zunächst tat sich aber gar nichts. Da die Verabschiedung und Bestätigung der Satzung auf sich warten ließen, rührte sich Eichelberg nicht. Am 29. Januar 1935 bat Nitsche schließlich Rüdin, er möge Eichelberg auffordern, die Kasse an Nitsche zu übergeben – dieser hatte sogar schon ein entsprechendes Schreiben entworfen, das Rüdin auch umgehend abschickte.[437] Nun zog Eichelberg seinen allerletzten Trumpf. Es werde, so teilte er Rüdin mit, »wahrscheinlich nicht so ganz einfach sein, die Kasse des Deutschen Vereins für Psychiatrie auf die Gesellschaft Deutscher Neurologen und Psychiater zu übertragen«,[438] da in den Satzungen des Deutschen Vereins für Psychiatrie festgelegt sei, dass bei Auflösung des Vereins dessen Vermögen der Heinrich-Laehr-Stiftung zufallen sollte.

Paul Nitsche zeigte sich über diese Wendung der Dinge zutiefst verärgert. Von einer »Auflösung«[439] des Deutschen Vereins für Psychiatrie könne gar keine Rede sein, es handele sich vielmehr um eine »Umorganisation«. Dieser Fall sei »naturgemäß« in der alten Satzung nicht vorgesehen, »an ihn hat man nicht denken können«. Energisch sprach sich Nitsche gegen Eichelbergs Vorschlag aus, sich beim Amtsgericht in Berlin zu erkundigen. Nicht nur müsse man dort »zunächst etwa ein halbes Jahr auf Antwort warten« – seien die Amtsgerichte doch »von einer unerhörten Schwerfälligkeit und Umständlichkeit« –, am Ende werde man überdies von dort »eine unbrauchbare Antwort bekommen«, denn das Amtsgericht könne ja überhaupt nur auf Grund der Rechtslage entscheiden, »aber nicht gemäß und im Sinne der ganz ungewöhnlichen und einmaligen gegenwärtigen Lage, wie sie durch die Tatsache der Umorganisation und die Verschmelzung beider Vereine gegeben ist. Die Sache ist doch so, dass im Zuge der gesamten Neugestaltung aller deutschen Dinge auch diese Verschmelzung als ganz kleine Teilaktion geschieht. Sie geschieht durch einen Willensakt der Reichsregierung, welche Träger der gesamten Neugestaltung des Reiches und aller seiner Einrichtungen ist; das

Joachim Zülch, Berlin u.a. 1984; Ingeborg Geiger, Das Leben und Werk von Wilhelm Tönnis unter besonderer Berücksichtigung seiner Würzburger Zeit, Diss. Würzburg 1981; R.[einhold] A. Frowein/H.[ermann] Dietz/D.[etlef] E.[rnst] Rosenow/H.[ans-] E.[kkehart] Vitzthum, Neurochirurgie in Deutschland von 1932 bis 1945, in: Neurochirurgie in Deutschland, S. 79-95, hier: S. 81-85; Frowein/Dietz/Franz, Namensglossar, S. 463 f.; H.[ermann] Dietz, Wilhelm Tönnis (1898-1978), in: Schliack/Hippius (Hg.), Nervenärzte, S. 156-163.

435 Rüdin an Nitsche, 30.10.1934; Nitsche an Roemer, 1.11.1934, MPIP-HA: GDA 129.

436 Paul Nitsche, Niederschrift über das Ergebnis der Besprechung […] in Berlin am 9. Januar 1935, 10.1.1935 (»streng vertraulich!«), MPIP-HA: GDA 130.

437 Nitsche an Rüdin, 29.1.1935, MPIP-HA: GDA 130; Rüdin an Eichelberg, 2.2.1935, MPIP-HA: GDA 128.

438 Eichelberg an Rüdin, 4.2.1935, MPIP-HA: GDA 128. Vor der Übergabe müsse zudem eine Kassenprüfung stattfinden. Als Prüfer schlug Eichelberg Gottfried Ewald sowie Ulrich Fleck (1890-1990) vor, der 1935 zum Direktor der Psychiatrischen Klinik in Nürnberg berufen wurde. Rüdin folgte diesem Vorschlag. Rüdin an Eichelberg, 5.2.1935, MPIP-HA: GDA 128.

439 Nitsche an Rüdin, 7.2.1935, MPIP-HA: GDA 130. Danach auch die folgenden Zitate. Jacobi unterstützte den Vorschlag Rüdins, um den »Quertreibereien« des Netzwerks um Karl Bonhoeffer, das immer nur versuche, »uns Knüppel zwischen die Beine zu werfen«, endgültig einen Riegel vorzuschieben. Nitsche an Rüdin, 13.2.1935, MPIP-HA: GDA 130.

ist etwas Einmaliges, Übergesetzliches, und bestehende Rechtsnormen sind darauf naturgemäß nicht anzuwenden.«

Auch wenn sie Änderungen nur dann oktroyiere, wenn die Menschen »uneinsichtig« seien und »nicht freiwillig mitmachen« wollten, so sei doch der Wille der Regierung maßgeblich: »Deshalb auch lediglich in unserem Falle Kundgebung des Wunsches, die Verschmelzung herbeizuführen, Vorschlag von Führern und Anheimgabe an die bisherigen Vorstände in der überkommenen Form, das gutzu-heißen.« Daraus folgerte Nitsche, »die einzige Stelle, bei der wir uns über die Kassenfrage erkundigen müssen, [sei] das Reichsinnenministerium.« Vielleicht erhalte man von dort auch »den Bescheid, dass die ganze Sache einfach von Ihnen mit einem einzigen Worte geregelt werden kann. Dann haben wir eben den Bedenkenmaiern [sic] auf der anderen Seite gegenüber eine bestimmte Autorisierung in der Hand.« Abschließend bat Nitsche, Rüdin möge »nicht über diese meine ›staatsphilosophischen‹ Aus-einandersetzungen über diese Lappalie« lachen.

Rüdin folgte dem Rat Nitsches, und Gütt erteilte umgehend, am 12. März 1935, den Bescheid, dass das Vermögen des Deutschen Vereins für Psychiatrie nicht der Heinrich-Laehr-Stiftung, sondern der neuen Gesellschaft Deutscher Neurologen und Psychiater zufließen sollte, da es sich nicht um eine »Auflösung«, sondern um eine »Verschmelzung«[440] der beiden alten Fachgesellschaften handele. Fort-ab verwaltete Nitsche die Kasse der neuen Fachgesellschaft.[441]

Der Vorgang beleuchtet schlaglichtartig, mit welch selbstverständlicher Bedenkenlosigkeit sich das Netzwerk um Ernst Rüdin über die rechtsstaatliche Ordnung hinwegsetzte und die Möglichkeiten des nationalsozialistischen »Doppelstaates« für sich nutzte. Sehr scharf reagierte Nitsche denn auch auf eine Anfrage des Amtsgerichts Berlin nach der Satzung der neuen Fachgesellschaft und dem Protokoll der Wahl des neuen Vorstandes: Der Zusammenschluss der psychiatrischen und neurologischen Fach-gesellschaft erfolge auf Wunsch des Reichsinnenministeriums. »Diese Neuregelung stellt sich dar als eine nach dem Führerprinzip neugestaltete, im Zuge der nationalen Erhebung liegende Vereinsab-lösung, wie sie tausendfach erfolgen musste. Von einer nach dem vorliegenden formellen Recht erst vorzunehmenden Wahl mit Wahlprotokollen kann daher keine Rede sein.«[442]

Planungen zur Gründungsversammlung

Während die Beratungen über die Satzung der neuen Fachgesellschaft und die Zusammensetzung des Beirats noch im Gange waren, liefen die Planungen zur Gründungsversammlung bereits an. Am 23. Oktober 1934 hatte das Triumvirat Rüdin, Nitsche und Jacobi, wie bereits erwähnt, verabredet, dass die erste Jahresversammlung der vereinigten Fachgesellschaft im September oder Oktober 1935 an einem »zentral gelegenen« Ort stattfinden sollte – Rüdin und Nitsche hatten an Dresden festhalten wollen, das ursprünglich für die Jahresversammlung des Deutschen Vereins für Psychiatrie im Frühjahr 1935 vorgesehen war, während Jacobi, der die Meinung vertrat, man müsse »in der fusionierten Gesell-schaft alles ändern, auch den Versammlungsort«, für Jena plädiert hatte.[443] Hatte Jacobi sich zunächst für einen Termin Anfang Oktober 1935 ausgesprochen, so schlug er am 19. Dezember 1934 vor, die Gründungsversammlung der vereinigten Fachgesellschaft auf den Mai 1936 zu verschieben. Er sei

---

440 Gütt an Rüdin, 12.3.1935, MPIP-HA: GDA 129.
441 Dies sorgte für Irritationen bei Hans Roemer, der bis dahin davon ausgegangen war, dass er das Amt des Kassen-wartes übernehmen sollte, wie es Rüdin wohl bei seinem Treffen mit Roemer in Bern angekündigt hatte (Roemer an Rüdin, 18.5.1935, MPIP-HA: GDA 129). Nitsche hatte den Eindruck, Roemer sei »verschnupft« – war er doch auf Wunsch Jacobis bis zur Genehmigung der Satzung aus allen Beratungen herausgehalten worden, um »Quereinflüsse aus der Richtung Sommer usw. auszuschließen.« Nitsche an Rüdin, 6.6.1935, MPIP-HA: GDA 130.
442 Nitsche an Amtsgericht Berlin, 3.8.1935, MPIP-HA: GDA 128.
443 Rüdin an Nitsche, 29.12.1934, MPIP-HA: GDA 130.

dafür, »die Dinge nicht zu überstürzen, weil die nächste Tagung unbedingt ein voller Erfolg sein muss.«[444] Rüdin war skeptisch,[445] und Nitsche sprach sich energisch gegen eine Verschiebung der Gründungsversammlung auf das Jahr 1936 aus, die er für »psychologisch-taktisch ganz verfehlt« und daher »untragbar«[446] hielt. So blieb es bei einem Termin im Herbst 1935. Das Problem bestand darin, dass im Herbst 1935 der II. Internationale Neurologenkongress in London, der Internationale Kongress für Bevölkerungswissenschaft in Berlin und die 94. Versammlung der Gesellschaft Deutscher Naturforscher und Ärzte (die schließlich auf das Jahr 1936 verschoben wurde) stattfinden sollten. Im Februar 1935 standen die Termine dieser Veranstaltungen fest: Der II. Internationale Neurologenkongress fand vom 29. Juli bis zum 2. August statt, der Internationale Kongress für Bevölkerungswissenschaft war für die Zeit vom 9. bis 13. September angesetzt. Die Gründungsversammlung der Gesellschaft Deutscher Neurologen und Psychiater sollte zunächst im Anschluss an den bevölkerungswissenschaftlichen Kongress vom 15. bis zum 17. September durchgeführt werden, wurde dann aber auf den 28. bis 30. August vorverlegt. Schließlich wurde eine weitere Terminverlegung notwendig, da der bevölkerungswissenschaftliche Kongress auf den 26. bis 31. August vorverlegt wurde. Deshalb fand die Gründungsversammlung der Gesellschaft Deutscher Neurologen und Psychiater schließlich vom 2. bis 4. September 1935 – nun doch wieder im Anschluss an den Internationalen Kongress für Bevölkerungswissenschaft – statt, und zwar in Dresden (nachdem zwischenzeitlich auch über Bad Kissingen nachgedacht worden war).[447]

Was Ort und Zeit anging, so hatten sich Rüdin und Nitsche durchgesetzt, dem Programm der ersten Jahresversammlung hatte dagegen Jacobi seinen Stempel aufgedrückt, indem er frühzeitig mit konkreten Planungen hervortrat. Schon im Dezember 1934 entwickelte er die Idee, das Problem der Spätlues in den Mittelpunkt der Sitzung der Neurologischen Abteilung zu stellen, da dies ein Thema sei, »das den Praktiker interessiert« und »gewisse therapeutische Fragestellungen«[448] aufwerfe. Am 9. Januar 1935 beschloss das Triumvirat Rüdin, Nitsche und Jacobi, in der Sitzung der Neurologischen Abteilung das Thema »Die Spätlues des Zentralnervensystems, einschließlich der progressiven Paralyse« durch fünf Referate behandeln zu lassen: Hugo Spatz sollte über »Anatomisches« sprechen, Hans Demme über »Serologisches«, *Berthold Kihn* (1895-1964), seit 1934 außerordentlicher Professor an der Universität Erlangen, über »Klinisches«, Friedrich Meggendorfer über »Erbbiologisches« und Kurt Schneider über »Therapie, Stand der Paralysetherapie, Soziales«.[449] Auf Empfehlung von Hugo Spatz wurde das anatomische und parasitologische Referat *Franz Jahnel* (1885-1951) übertragen, dem Direktor des Instituts für Spirochätenforschung an der Deutschen Forschungsanstalt für Psychiatrie; das Kurt Schneider zugedachte Referat wurde, ebenfalls auf Anraten von Hugo Spatz, gestrichen – die therapeutischen Gesichtspunkte sollten von Kihn im klinischen Referat mitbehandelt werden.[450] In dieser Form wurde der Themenschwerpunkt dann tatsächlich durchgeführt – allerdings, entgegen der ursprünglichen Absicht, in der *gemeinsamen* Sitzung der Neurologischen und Psychiatrischen Abteilung am 3. September 1935.

In den Mittelpunkt der gemeinsamen Sitzung hatte Jacobi zwei Referate über den »Erbgang neurologischer Erkrankungen« stellen wollen.[451] Obwohl Rüdin Bedenken hatte – das Thema sei »ein

444 Jacobi an Rüdin, 19.12.1934, MPIP-HA: GDA 128.

445 Rüdin an Nitsche, 29.12.1934, MPIP-HA: GDA 130.

446 Nitsche an Rüdin, 1.1.1935, MPIP-HA: GDA 130.

447 Paul Nitsche, Niederschrift über das Ergebnis der Besprechung [...] in Berlin am 9. Januar 1935, 10.1.1935 (»streng vertraulich!«); Nitsche an Rüdin, 13.2.1935, MPIP-HA: GDA 130; Allg. Zschr. Psychiatr. 103 (1935), S. 194, 287.

448 Jacobi an Rüdin, 19.12.1934, MPIP-HA: GDA 128.

449 Paul Nitsche, Niederschrift über das Ergebnis der Besprechung [...] in Berlin am 9. Januar 1935, 10.1.1935 (»streng vertraulich!«), MPIP-HA: GDA 130.

450 Nitsche an Rüdin, 29.1.1935, MPIP-HA: GDA 130.

451 Jacobi an Rüdin, 19.12.1934, MPIP-HA: GDA 128.

bisschen sehr umfangreich und vage« –, wurde es beim Treffen des Triumvirats Rüdin, Nitsche und Jacobi am 9. Januar 1935 beschlossen. Unsicherheit bestand im Hinblick auf mögliche Referenten. Jacobi schlug *Otmar Frhr. v. Verschuer* (1896-1969), vor, den Leiter der Abteilung für menschliche Erblehre am Kaiser-Wilhelm-Institut für Anthropologie, menschliche Erblehre und Eugenik in Berlin-Dahlem, der kurz darauf zum Direktor des Instituts für Erbbiologie und Rassenhygiene an der Universität Frankfurt/Main berufen werden sollte, ferner *Friedrich Curtius* (1896-1975), den Leiter der Erbpathologischen Abteilung der I. Medizinischen Klinik der Charité, und schließlich *Werner Villinger* (1887-1961), seit 1934 – als Nachfolger Carl Schneiders – Chefarzt der Anstalt Bethel im Anstaltsbund der v. Bodelschwinghschen Anstalten. Nitsche wäre mit Verschuer oder Curtius, nicht aber mit Villinger einverstanden gewesen, Rüdin lehnte alle drei rundweg ab:[452] Verschuer war der engste Mitarbeiter seines Intimfeindes Eugen Fischer, Curtius kam ebenfalls aus dem Umfeld des Dahlemer Instituts und gehörte zum Kreis um Karl Bonhoeffer, Villinger kam als leitender Arzt einer evangelischen Heil- und Pflegeanstalt nicht in Frage. Mit dem Referat »Probleme der neurologischen Erbforschung« wurde schließlich *Wilhelm Weitz* (1881-1969) betraut, damals noch Direktor der Inneren Abteilung des Städtischen Krankenhauses Stuttgart-Cannstadt – er wurde 1936 zum Ordinarius und Direktor des Instituts für Zwillings- und Erbforschung der Universitätsklinik II in Hamburg-Eppendorf ernannt. Entgegen der ursprünglichen Planung wurde dieses Referat an den Anfang der Sitzung der Neurologischen Abteilung am 2. September 1935 und damit an eine äußerst exponierte Stelle, gleich nach der Eröffnungsansprache Rüdins und den Grußworten Gütts und Wegners, gesetzt.[453]

Was die Schwerpunktthemen der Sitzung der Psychiatrischen Abteilung anging, so bat Rüdin am 29. Dezember Nitsche, sich Gedanken zu machen, »welche Probleme denn nun auch die Praktiker interessieren, insofern sie mit der mordernden [sic!] Zeit und mit Erbbiologie und Rassenhygiene usw. zusammenhängen.«[454] Am 9. Januar 1935 wurden als Themen »Die Frühdiagnose der Erbpsychosen« (Kurt Beringer), »Die Abgrenzung des krankhaften Schwachsinns gegen die physiologische Beschränktheit« und »Der Einsatz der psychiatrischen offenen Fürsorge bei der Durchführung der rassenhygienischen Aufgaben des Staates« (Paul Nitsche) verabredet.[455] Nitsche referierte in Dresden schließlich – in Abstimmung mit dem SS-Juristen *Falk Ruttke* (1894-1955) – über »Rassediensliche Gesichtspunkte und Mitarbeit des Psychiaters bei Auslegung und Ausgestaltung des Familienrechts«; das Referat über »Die erbbiologische Bestandsaufnahme in den Krankenanstalten« übernahm Hans Roemer. Das Referat über »Die Abgrenzung des krankhaften Schwachsinns gegen die physiologische Beschränktheit« kam schließlich doch noch zustande, nachdem man sich mit der Auswahl des Referenten schwer getan hatte: Zwischenzeitlich war daran gedacht, dieses Referat an *Gustav Wilhelm Störring* (1860-1946), Ordinarius für Philosophie und Psychologie an der Universität Bonn, zu vergeben, »welcher außer Medizin auch Philosophie und Psychologie studiert und Arbeiten aus dem psychologisch-psychiatrischen Grenzgebiet geschrieben«[456] habe. Schließlich übernahm aber doch mit Friedrich Meggendorfer ein Vertrauter Rüdins diesen Part.[457] Das Referat über »Die Frühdiagnose der Erbpsychosen« taucht im offiziellen Programm der Gründungsversammlung nicht mehr auf – wohl aber wurde ein Referat über »Erbprognose und Fruchtbarkeit bei den verschiedenen klinischen Formen der Schizophrenie«

---

452 Nitsche an Rüdin, 29.1.1935, MPIP-HA: GDA 130. Rüdins Haltung wird aus der dreifachen Randglosse »nein« deutlich.

453 Zu Wilhelm Weitz ausführlich: van den Bussche (Hg.), Wissenschaft, S. 216-228.

454 Rüdin an Nitsche, 29.12.1934, MPIP-HA: GDA 130.

455 Paul Nitsche, Niederschrift über das Ergebnis der Besprechung […] in Berlin am 9. Januar 1935, 10.1.1935 (»streng vertraulich!«), MPIP-HA: GDA 130.

456 Nitsche an Rüdin, 29.1.1935, MPIP-HA: GDA 130. Wie einer Randglosse Rüdins zu entnehmen war, dachte er auch an Kurt Pohlisch.

457 Ergänzt wurde Meggendorfers Referat durch ein weiteres von *Karl Pönitz* (1888-1973), dem stellvertretenden Direktor der Universitätsnervenklinik Halle/Saale, über »Die ärztliche Beurteilung der ›Dummheit‹ vor dem Erbgesundheitsobergericht«.

aus der Feder von *Franz Kallmann* (1897-1965) verlesen – Kallmann konnte nicht selber an der Versammlung teilnehmen, er bereitete zu dieser Zeit schon seine Emigration in die USA vor, da er wegen seiner jüdischen Herkunft im nationalsozialistischen Deutschland keine Zukunft mehr hatte.[458]

6. Die »Affäre Jacobi«, April bis August 1935

Der Sturz des »Kardinalstaatssekretärs«

Im Februar/März 1935 hatte Walter Jacobi den Gipfel seiner Karriere erreicht – er galt sogar als möglicher Kandidat für das Amt des Rektors der Universität Greifswald.[459] Dem steilen Aufstieg Jacobis folgte ein jäher Sturz, als das Reichs- und Preußische Ministerium für Wissenschaft, Erziehung und Volksbildung am 10. April 1935 ankündigte, ein Dienststrafverfahren gegen ihn in die Wege zu leiten, weil Jacobi die teilweise jüdische Herkunft seiner zweiten Ehefrau *Clara*, geb. *Baedecker*, durch wissentlich falsche Angaben zu verschleiern versucht hatte.[460] Tatsächlich hatte Jacobi auf die Aufforderung, einen »Ariernachweis« für seine zweite Ehefrau beizubringen, wiederholt den Nachweis über die Herkunft seiner verstorbenen ersten Ehefrau vorgelegt. Obwohl Jacobi alle Vorwürfe empört von sich wies,[461] wurde am 13. Mai 1935 ein förmliches Dienststrafverfahren gegen ihn eingeleitet, verbunden mit einer vorläufigen Dienstenthebung.

Da Jacobi, der sich seinen Weg an die Spitze der Gesellschaft Deutscher Nervenärzte, wie ausführlich dargelegt, mit einem dezidiert antisemitischen Pamphlet geebnet hatte, »quasi über Nacht« als »jüdisch versippt«[462] galt, war seine Position in der wissenschaftlichen Fachgesellschaft unhaltbar geworden. Am 14. April 1935 legte er sein Amt als stellvertretender Reichsleiter der im Entstehen begriffenen Gesellschaft Deutscher Neurologen und Psychiater nieder und bat, ihn auch nicht als Mitglied

---

458 Franz Kallmann war seit 1928 als Prosektor für die Anstalten Berlin-Herzberge und -Wuhlgarten tätig, seit 1929 war er zudem Mitarbeiter Rüdins an der Genealogisch-Demographischen Abteilung der Deutschen Forschungsanstalt in München. Rüdin legte offenbar Wert darauf, dass die institutionelle Anbindung Kallmanns und insbesondere dessen Verbindung nach München nicht deutlich wurde. Unmittelbar nach der Ersten Jahresversammlung der Gesellschaft Deutscher Neurologen und Psychiater wies er seinen Geschäftsführer Nitsche an, dafür zu sorgen, dass bei der anstehenden Publikation »im Bericht, den Herr Dr. Schulz über Kallmann machte, der Name Herzberge nicht vorkommt.« Rüdin an Nitsche, MPIP-HA: GDA 130. Vgl. Nitsche an Rüdin, 4.10.1935, MPIP-HA: GDA 130: »Sie wünschen, dass bei Kallmann nicht das Wort Herzberge steht, man kann aber doch wohl ›Berlin‹ hinzusetzen?« Weiter schreibt Nitsche in diesem Brief: »Es fehlen noch die Eigenberichte von Kallmann für die Kongressberichte. K. teilt mir auf Tretbriefe mit, dass Sie [Rüdin] diese haben. Vielleicht können Sie mir diese sofort schicken, sonst kann die Sache nicht in die Kongressberichte kommen.« Nitsche an Rüdin, 10.10.1935, MPIP-HA: GDA 130: »Referat Kallmann erscheint mit der von Ihnen gewünschten Überschrift.« – Nitsches Kurzreferat für das von Karl Bonhoeffer herausgegebene »Zentralblatt für die gesamte Neurologie und Psychiatrie« war freilich schon im Druck. Hier erschien öffentlich die Notiz: »Dr. Schulz (München) berichtet im Auftrage von Prof. Rüdin über neuere Untersuchungen von Dr. Kallmann, einem Mitarbeiter des Kaiser-Wilhelm-Institutes für Genealogie und Demographie der Deutschen Forschungsanstalt für Psychiatrie, über Erbprognose und Fruchtbarkeit bei den verschiedenen klinischen Formen der Schizophrenie.« Paul Nitsche, 1. Jahresversammlung der Gesellschaft Deutscher Neurologen und Psychiater, Dresden, in: Zentralbl. Neurol. Psychiatr. 78 (1936), S. 156-176, Zitat: S. 175. Mehr dazu auf S. 144 f.

459 Pfau, Entwicklung, S. 35, Anm. 24. Am 18. Februar 1935 wurde er zum kommissarischen Führer der Greifswalder Dozentenschaft und Leiter der Hochschulgruppe des NS-Dozentenbundes der Universität Greifswald ernannt. Viehberg, Restriktionen, S. 300. Zum Folgenden: ebd., S. 300 f.

460 Der Reichs- und Preußische Minister für Wissenschaft, Erziehung und Volksbildung an Universitätskurator Greifswald, 10.4.1935 (Abschrift), MPIP-HA: GDA 128. Danach waren die Großeltern mütterlicherseits der Clara Jacobi jüdisch geboren (und später wohl zum evangelischen Glauben übergetreten).

461 Jacobi an Universitätskurator, 13.4.1935 (Abschrift), MPIP-HA: GDA 128.

462 Pfau, Entwicklung, S. 36.

der neuen Fachgesellschaft zu führen.[463] Rüdin stimmte sich sofort mit Nitsche ab.[464] Am 20. April unterrichtete er Arthur Gütt von der Amtsniederlegung Jacobis, zunächst ohne Angabe von Gründen.[465] In den folgenden Wochen bestürmte Jacobi Rüdin mit Bitten, ihn bei seinem Kampf um Rehabilitation zu unterstützen oder ihm eine andere Stelle im In- oder Ausland zu verschaffen, und auch Jacobis Ehefrau wandte sich vertraulich mit der Bitte um Hilfe an Rüdin.[466] Dieser scheint durchaus auf der Seite Jacobis gestanden zu haben. Nach der Dienstenthebung Jacobis sah er sich zwar genötigt, in einem weiteren Schreiben an Arthur Gütt am 1. Juni 1935 den Grund für Jacobis Rücktritt als stellvertretender Reichsleiter gleichsam offiziell mitzuteilen. Er, Rüdin, habe Jacobi von seinem Amt suspendiert, wolle aber bis zur endgültigen Klärung der Angelegenheit keinen anderen stellvertretenden Reichsleiter benennen. Gleichzeitig bat Rüdin, das Reichsinnenministerium möge »im Interesse des Ansehens des Vorstandes unserer Gesellschaft«[467] beim Kultusministerium bzw. bei der Universität Greifswald Akteneinsicht verlangen. In einem zweiten, persönlicher gehaltenen Schreiben an Gütt vom selben Tage wies Rüdin darauf hin, dass Jacobi »zweifellos persönliche Feinde im Kultus-Ministerium«[468] habe, weshalb es ratsam sei, dass das Reichsinnenministerium als »Amts- und Überwachungsstelle ein intensives Interesse« an der Aufklärung der Anschuldigungen bekunde. Gütt ließ allerdings durch einen Mitarbeiter mitteilen, dass Jacobi, weil »mit einer Nichtarierin verheiratet«, als stellvertretender Reichsleiter nicht mehr in Betracht komme.[469] Rüdin vertröstete Jacobi daraufhin – es bleibe nichts anderes übrig, als »den Gang der Untersuchung eben abzuwarten«.[470]

In seiner Not entdeckte der Pfarrersohn Jacobi übrigens auch seine christlichen Wurzeln wieder. Über seinen Gemeindepfarrer ließ er bei Pastor *Friedrich v. Bodelschwingh d. J.* (1877-1946) in Bethel anfragen, ob man ihm dort nicht weiterhelfen könne:

> »Er hat den Krieg mitgemacht und hat nach dem Krieg eine Thüringer Heilanstalt [Stadtroda] geleitet und es dort damals gegen die roten Beamten und Schwestern durchgesetzt, dass Andachten gehalten wurden. Oft hat er sie selbst gehalten. Der weltlichen Schule legte er dort das Handwerk. […] Zuletzt war er lange Jahre Chefarzt in Magdeburg in glänzender Stellung. Als der berüchtigte Bauernkalender [des Reichsnährstandes] erschien, kämpfte er gegen diesen Unfug im Ministerium an, und diese Ausarbeitung ist auch [Alfred] Rosenberg [1893-1946[471]] zugeleitet worden. Jetzt kriegt er plötzlich vor etwa 14 Tagen eine Zuschrift vom Ministerium, dass er verschwiegen habe, dass er nichtarisch versippt sei. Er war wie vom Donner gerührt, antwortete sofort, dass er von nichts wisse. Er hat es nicht gewusst, und seine Frau hat es auch nicht gewusst, dass die Großeltern der Frau *mütterlicherseits* Juden gewesen sind. […]. Kaum ist seine Disziplinarsache bekannt geworden, lässt sich auch keiner der 123 Professoren mehr bei ihm sehen!«[472]

---

463 Gleichzeitig bat Jacobi, ihn von seinem Posten als erster Vorsitzender der Ortsgruppe Greifswald der Deutschen Gesellschaft für Rassenhygiene zu entbinden. Jacobi an Rüdin, 14.4.1935, MPIP-HA: GDA 128.

464 Rüdin an Nitsche, 17.4.1935, MPIP-HA: GDA 130.

465 Rüdin an Reichsinnenministerium/Gütt, 20.4.1935, MPIP-HA: GDA 128.

466 Clara Jacobi an Rüdin, 17.4.1935; Jacobi an Rüdin, 18.5.1935; Jacobi an Rüdin, 28.5.1935; Jacobi an Rüdin, 26.6.1935; Jacobi an Rüdin, 29.8.1935, MPIP-HA: GDA 128.

467 Rüdin an Gütt, 1.6.1935, MPIP-HA: GDA 128 bzw. 129.

468 Rüdin an Gütt, 1.6.1935, MPIP-HA: GDA 129. Danach auch das folgende Zitat.

469 Reichsinnenministerium (Frey) an Rüdin, 13.6.1935, MPIP-HA: GDA 129.

470 Rüdin an Jacobi, 29.6.1935, MPIP-HA: GDA 128.

471 Rosenberg war seit 1934 »Beauftragter des Führers für die Überwachung der gesamten geistigen und weltanschaulichen Schulung und Erziehung der NSDAP«.

472 Pfarrer Schweckendiek, Greifswald-St. Jakobi, an Bodelschwingh, 31.5.1935, Hauptarchiv der v. Bodelschwingschen Stiftungen Bethel (HAB), 2/38-149. Hier wird auch darauf hingewiesen, dass Jacobi der Autor einer Schrift mit dem Titel »Arzt und Seelsorger« war.

Bodelschwingh bat seinen Chefarzt Werner Villinger um eine Stellungnahme. Dieser zeichnete ein nicht eben freundliches Charakterbild seines Kollegen:

> »Professor Jacobi ist eine eigenartige Gestalt in der Psychiatrie [...] ›Von der Parteien Hass und Gunst verwirrt, schwankt sein Charakterbild...‹. Er hat etwa das Temperament von Prof. [Hanns] Löhr-Kiel, ist sehr stoßkräftig und hat offenbar innerhalb der Partei eine geradezu glänzende Karriere gemacht [...,] die zweifellos auch sein Ordinariat in Greifswald eingetragen haben dürfte. Voriges Jahr um diese Zeit [Mai 1934] habe ich ihn noch in Münster bei der Psychiatertagung gesehen und als alten Bekannten begrüßt. Er befand sich in sehr gehobener Stimmung, was sich unschwer aus den (damals) bevorstehenden Sprüngen nachträglich erklärt. Kurz darauf wurde er Ordinarius in Greifswald und abermals wenige Zeit später der Stellvertreter des derzeitigen Führers der deutschen Neurologen und Psychiater, also sozusagen Kardinalstaatssekretär der (deutschen) Psychiatrie. Körperbaulich gehört er in die Gruppe der Pykniker, was ihn nach Kretschmer zu einem Schwanken zwischen ›himmelhoch jauchzend, zu Tode betrübt‹ prädestiniert. [...] Als Kliniker hat er eine gewisse Vorliebe für alles Eingreifende, Operative, in die Augen Springende an den Tag gelegt. Ebenso hat er aus seinem sehr lebhaften Temperament heraus sich gerne produziert. Davon, dass er nunmehr in Not geraten müsste, kann m.E. nicht die Rede sein. Dafür ist er viel zu gewandt und ein viel zu geschickter Arzt. Er würde in jeder Großstadt ohne weiteres nach kurzer Zeit eine auskömmliche Praxis finden. Außerdem glaube ich auch noch nicht, dass man ihn amtlicherseits völlig fallen lässt«.[473]

Mit seiner letzten Bemerkung sollte sich Villinger allerdings täuschen.[474] Das Dienststrafverfahren gegen Jacobi endete im November 1936 schließlich mit einem Verweis. Zwar trat er am 1. Januar 1937 noch einmal seinen Dienst in Greifswald an, doch war seine Situation unhaltbar, nicht zuletzt aufgrund scharfer Wendungen in seinem Eheleben: Im Juli 1936 hatte er sich von seiner Frau scheiden lassen und sie mit der Begründung verklagt, dass er sie nicht geheiratet hätte, wenn er von ihren jüdischen Großeltern gewusst hätte. Angeblich erfolgte dieser Schritt im Einvernehmen der beiden Eheleute – jedenfalls bat Jacobi im Februar 1937, seine Frau Clara wieder heiraten zu dürfen, überlegte es sich dann jedoch anders und heiratete im August 1937 eine junge Volontärärztin. Die Fakultät arbeitete energisch darauf hin, ihn loszuwerden, und so wurde Jacobi schließlich zum 31. Dezember 1937 aufgrund des Berufsbeamtengesetzes in den Ruhestand versetzt. Er musste seine Dienstwohnung räumen, siedelte nach Stettin über und versuchte, dort eine Privatpraxis zu eröffnen. Vergeblich versuchte er, seine Pensionierung rückgängig zu machen. Am 13. Juni 1938 nahm er sich das Leben.[475]

Die Berufung Heinrich Pettes zum stellvertretenden Reichsleiter

Nachdem feststand, dass Walter Jacobi untragbar geworden war, stellte sich die Frage, wer statt seiner zum stellvertretenden Reichsleiter der Gesellschaft Deutscher Neurologen und Psychiater und – dringlicher noch – zum Leiter der deutschen Delegation auf dem II. Internationalen Neurologenkongress in London vom 29. Juli bis 2. August 1935 berufen werden sollte. Jacobi hatte im November 1934 gegen-

---

473 Villinger an Bodelschwingh, 12.6.1935, HAB 2/38-149 (in runden Klammern: handschriftliche Ergänzungen). Bodelschwingh ließ ausrichten, er könne sich in der Diakonissenanstalt Neuendettelsau erkundigen, wo zu dieser Zeit für die neue psychiatrische Abteilung im Haus »Friedenshort« ein leitender Arzt gesucht wurde. Daraus wurde aber nichts. Bodelschwingh an Schweckendiek, 6.7.1935, HAB 2/38-149. In der Greifswalder Fakultät galt Jacobi als manisch-depressiv. Viehberg, Restriktionen, S. 303.

474 Zum Folgenden ausführlich: Viehberg, Restriktionen, S. 302-306.

475 Dass Jacobi Suizid beging, ist freilich nur durch einen Brief seiner Tochter aus dem Jahr 1952 belegt. Viehberg, Restriktionen, S. 306, Anm. 241.

über dem Reichsinnenministerium mit dem Argument, »die allgemeine Anschauung« gehe dahin, »dass der Vorsitzende der Gesellschaft Deutscher Nervenärzte zugleich Vorsitzender des deutschen Nationalkomitees für den Londoner Kongress«[476] sein müsse, seinen Anspruch auf die Leitung der deutschen Delegation geltend gemacht und war vom Ministerium tatsächlich als Vorsitzender des deutschen Nationalkomitees bestätigt worden. Zugleich hatte das Ministerium die von Jacobi vorgeschlagene Liste der deutschen Delegierten – Max Nonne, Otfried Foerster, Ernst Rüdin, Walther Spielmeyer, Maximinian de Crinis – abgesegnet.[477]

Nach Jacobis Rücktritt musste unter Zeitdruck ein neuer Delegationsleiter bestimmt werden. Rüdin zeigte sich unentschlossen, »wie die Sache [...] mit London geregelt werden soll«.[478] Er zögerte, Jacobi um Rat zu fragen, glaubte aber, diesen Schritt, so »unangenehm« ihm dies sei, nicht vermeiden zu können: »Wir werden uns doch nicht gut um eine Vertretung in London drücken können.« Da schaltete sich am 20. Mai 1935 einmal mehr der Nestor der deutschen Neurologie, Max Nonne, ein. Gegenüber Rüdin argumentierte er, dass die deutsche Delegation unbedingt von einem *Neurologen* angeführt werden müsse – und das konnte nach Lage der Dinge nur der am 1. Juli 1934 als Nachfolger Nonnes eingeführte planmäßige außerordentliche Professor für Neurologie an der Universität Hamburg, Heinrich Pette, sein,[479] waren doch die beiden anderen Inhaber von Professuren für Neurologie, Otfried Foerster in Breslau und Viktor v. Weizsäcker in Heidelberg, für die nationalsozialistische Regierung erklärtermaßen *personae non gratae*.[480] Rüdin hatte, wie bereits erwähnt, Pette nicht im Beirat der Gesellschaft Deutscher Neurologen und Psychiater haben wollen und Hans Demme vorgezogen.

Jetzt aber war er unter Zugzwang. Widerstrebend schlug er daher dem Reichsinnenministerium am 1. Juni 1935 vor, Pette zum Leiter der deutschen Delegation in London zu berufen, wobei er betonte, dies bedeute noch keine Vorentscheidung über den stellvertretenden Vorsitz der Gesellschaft Deutscher Neurologen und Psychiater. Der Delegationsleiter sollte, so Rüdin, »ebenso kräftig wie taktvoll nach jeder Richtung die Interessen und die Ehre des neuen Deutschland[s]«[481] vertreten. Ferner sei es, »wenn nicht unerlässlich, so doch wünschenswert, dass er namhafter Neurologe und noch besser ein offizieller Vertreter der Neurologie in Deutschland« sei. Von der fachlichen Seite ließ Rüdin keinen Zweifel an der Eignung Pettes. Seine Erkundigungen, so Rüdin, hätten darüber hinaus ergeben, dass Pette als »Parteigenosse«[482] auch »politisch und weltanschaulich einwandfrei« sei. Zweifel scheint Rüdin indes im Hinblick auf Pettes Haltung zur NS-Erbgesundheitspolitik gehegt zu haben, regte er

476 Jacobi an Reichsinnenministerium, 22.11.1934, MPIP-HA: GDA 128. Jacobi konnte sich hier auf eine Äußerung Foersters stützen. Foerster an Jacobi, 13.9.1934, MPIP-HA: GDA 130. – Vgl. auch Jacobi an Rüdin, 26.11.1934, MPIP-HA: GDA 128.

477 Jacobi an Rüdin, 1.2.1935, MPIP-HA: GDA 128.

478 Rüdin an Nitsche, 17.4.1935, MPIP-HA: GDA 130. Danach auch die folgenden Zitate.

479 Nonne an Rüdin, 20.5.1935, MPIP-HA: GDA 129.

480 Foerster hatte zudem die Delegationsleitung ausdrücklich abgelehnt.

481 Rüdin an Gütt, 1.6.1935, MPIP-HA: GDA 129. Danach auch die folgenden Zitate.

482 Laut Vorläufiger Benachrichtigung über Kategorisierung v. 4.6.1948 im Rahmen des Entnazifizierungsverfahrens war Pette seit Mai 1933 Mitglied der NSDAP, ferner seit 1934 Mitglied des NS-Ärztebundes und der Nationalsozialistischen Volkswohlfahrt und seit 1937 des NS-Dozenten- sowie des NS-Altherrenbundes. Privatbesitz. – Der Familienüberlieferung nach trat Heinrich Pette in die NSDAP ein, um seine Ehefrau *Edith, geb. Graetz* (1897-1972), zu schützen, die »Halbjüdin« gewesen sei. So auch Wolfgang Firnhaber, Die Gesellschaft Deutscher Nervenärzte (DGN) während der Zwangsvereinigung zur Gesellschaft deutscher Neurologen und Psychiater (GDNP) in den Jahren 1934 bis 1939, in: Schriftenreihe der Deutschen Gesellschaft für Geschichte der Nervenheilkunde 15 (2009), S. 387-402. Dafür gibt es freilich keinen schriftlichen Beleg, es erscheint auch – gerade mit Blick auf den Fall Jacobi – extrem unwahrscheinlich. Auch gibt es im gesamten Entnazifizierungsverfahren keinerlei Hinweis auf eine teilweise jüdische Herkunft Edith Pettes. Wohl aber bescheinigte ihr das Bayerische Rote Kreuz, Kreisstelle Garmisch-Partenkirchen, Hilfsstelle für die politisch und rassisch Verfolgten, am 3. Januar 1946, dass sie aufgrund ihrer »antifaschistischen Gesinnung«, die mit der ärztlichen Betreuung der »verschleppten ausländischen Arbeiter« bewiesen habe, »politisch und beruflich verfolgt wurde.« Staatsarchiv Hamburg (StHH) Bestand 221-11 Staatskommissar für die Entn. und Kateg. E d 4194.

doch an, das Ministerium möge es Pette »zur Auflage [...] machen, in seiner [...] Ansprache [in London] auch die Notwendigkeit der erbbiologischen und rassenhygienischen Durchdringung der Neurologie im Sinne der rassenhygienischen Politik des Dritten Reiches gebührend zum Ausdruck zu bringen«. Das Reichsinnenministerium übertrug daraufhin Rüdin die Führung der deutschen Delegation und bestimmte Pette zu seinem Stellvertreter.[483]

Gegenüber Nitsche brachte Rüdin unmissverständlich zum Ausdruck, dass mit der Übertragung der stellvertretenden Delegationsleitung an Pette die Nachfolge Jacobis noch nicht entschieden sei:

> »Weizsäcker und Foerster scheiden sicher aus. Aber in Betracht käme wohl Prof. [Wilhelm] Weitz-Stuttgart, Pette, Demme-Hamburg, vielleicht noch der eine oder andere. Jacobi müssen wir wahrscheinlich überhaupt, sicher aber bis zur Entscheidung des Disziplinarstrafverfahrens, völlig aus unserer Gesellschaft ausscheiden. [...] Wir können doch wirklich nichts dafür, dass uns nun durch die Abstammungsverhältnisse des Herrn Jacobi der dumme Streich gespielt worden ist. Das kann mich aber nicht veranlassen, die Besetzung des zweiten Vorsitzenden-Postens zu übereilen. Den Neurologen kann es doch genügen, wenn wir die ernste Absicht haben, einen möglichst reinen Neurologen als Nachfolger von Jacobi zu meinem Stellvertreter einzusetzen. Aber ich muss nun einmal seiner auch politisch und weltanschaulich absolut sicher sein.«[484]

Sicher sei, »dass in angemessener Zeit ein neurologischer Fachkundiger als Nachfolger bestimmt werden wird und dass, wenn das bis zur Dresdener Tagung nicht möglich sein sollte, ein Fachneurologe vertretungsweise die neurologischen Verhandlungen an unserer Tagung leiten wird. Vielleicht aber wird es mir doch möglich, noch vorher über den Nachfolger schlüssig zu werden und dann ist die Sache ja einfacher.«

Heinrich Pette scheint seine Aufgabe in London indes zur vollen Zufriedenheit Rüdins und Gütts erfüllt zu haben.[485] Am 24. August 1935 erkundigte sich Nitsche bei Rüdin: »Nun meine Hauptsorge: sind Sie mit Pette in Ordnung gekommen? Können wir ihn in Dresden präsentieren? Sonst würde ich das für äußerst fatal nach außen halten.«[486] Zu diesem Zeitpunkt hatte Rüdin aber bereits Pette offiziell gegenüber Partei und Staat als seinen Stellvertreter benannt – Reichsgesundheitsamt (am 22. August) und Reichsärzteführung (am 28. August) bestätigten die Ernennung noch vor der Versammlung in Dresden,[487] das Reichsinnenministerium zog – nachdem im Vorfeld bereits eine mündliche Zusage erteilt worden war – bald darauf, am 6. November, nach,[488] so dass Pette am 1. September 1935 dem Beirat der neuen Gesellschaft Deutscher Neurologen und Psychiater als stellvertretender Reichsleiter präsentiert werden konnte.[489]

Die Ernennung Heinrich Pettes zum stellvertretenden Reichsleiter und Leiter der Neurologischen Abteilung der Gesellschaft Deutscher Neurologen und Psychiater im August 1935 war eine ad hoc-Maßnahme, die nach dem Sturz Walter Jacobis notwendig geworden war. Die Wahl fiel auf Pette, weil er – im Gegensatz zu den beiden anderen theoretisch in Frage kommenden Kandidaten, Otfrid Foerster und Viktor v. Weizsäcker – nicht nur fachlich ausgewiesen war, sondern auch – als »Parteigenosse« – als »politisch zuverlässig« galt. Erste Wahl war Heinrich Pette ganz sicher nicht, Ernst Rüdin band ihn eher

483 Allg. Zschr. Psychiatr. 103 (1935), S. 287; Psychiatr.-Neurol. Wschr. 37 (1935), S. 320.

484 Rüdin an Nitsche, 3.6.1935, MPIP-HA: GDA 130. Danach auch das folgende Zitat.

485 Pette gehörte nicht zu den Vortragenden. Vgl. das Programm des Kongresses in: Allg. Zschr. Psychiatr. 103 (1935), S. 285 ff., sowie den Bericht in: Psychiatr.-Neurol. Wschr. 37 (1935), S. 542 f.

486 Nitsche an Rüdin, 24.8.1935, MPIP-HA: GDA 130. Schon am 16. August 1935 hatte Nitsche angefragt, ob Rüdin »bezüglich des Ersatzes für Jacobi in Berlin zu einer Regelung gekommen« sei. Nitsche an Rüdin, 16.8.1935, MPIP-HA: GDA 130.

487 Reiter an Rüdin, 22.8.1935; Rüdin an Prof. Dr. Wirtz, Sachverständigenbeirat für Volksgesundheitsdienst, 23.8.1935; Der Stellvertreter des Führers, Stab Hochschulkommission (Prof. Wirtz), an Rüdin, 28.8.1935, MPIP-HA: GDA 129.

488 Reichsinnenministerium (Frey) an Rüdin, 6.11.1935, MPIP-HA: GDA 129.

489 Bericht über die erste Beirats-Sitzung, 1.9.1935, MPIP-HA: GDA 22.

widerwillig in sein Netzwerk ein. Allzu sehr betonte Heinrich Pette die Eigenständigkeit der Neurologie, auch bestanden wohl Zweifel, inwieweit Pette die geplante Wendung der vereinigten Fachgesellschaft zur Erbbiologie und Rassenhygiene mittragen würde. Doch auch, wenn er in dieser Hinsicht keinen allzu großen Enthusiasmus an den Tag legte, so räumte Pette der Erbbiologie und Rassenhygiene auf der programmatischen Ebene doch durchaus ihr Recht ein, so etwa in seiner Hamburger Antrittsvorlesung am 16. Januar 1935:

> »Es gibt noch ein anderes Kapitel in der Neurologie, das in den letzten Jahren gewachsen und mehr noch im Wachsen begriffen ist: die *Auswertung erbbiologischer Erkenntnisse auf neurologische Erkrankungen* [sic]. In Auswirkung auf den Wechsel unserer weltanschaulichen Grundhaltung steht der Neurologe hier vor wichtigsten Aufgaben. Neben dem Psychiater ist er in erster Linie mitberufen, die krankhaften Erbanlagen innerhalb unseres Volkes zu erfassen. Zu den vordringlichsten Aufgaben einer neurologischen Klinik gehört deswegen die *weitere Ausgestaltung einer auf Auslese gerichteten sozialen Hygiene*. Wenn es auch keine Frage sein kann, dass wir bei der erbbiologischen Erfassung der meisten neurologischen Erkrankungen heute erst am Anfang stehen, so drängt sich uns doch in Anbetracht des bisher Erreichten die sichere Erkenntnis auf, dass diese neue Arbeitsrichtung über die Forderungen des Gesetzes zur Verhütung erbkranken Nachwuchses hinaus viele Probleme der Neurologie, nicht nur der degenerativen, sondern auch gewisser entzündlicher Erkrankungen des Nervensystems in überraschender Weise stark befruchtet hat.«[490]

Letzte Vorbereitungen

Während die Suche nach einem stellvertretenden Reichsleiter noch im Gange war, wurden die letzten Vorbereitungen für die Gründungsversammlung der Gesellschaft Deutscher Neurologen und Psychiater getroffen. Zwei Maßnahmen sind dabei von besonderem Interesse.

Nachdem die »Wissenschaftliche Gesellschaft der Deutschen Ärzte des öffentlichen Gesundheitsdienstes« am 30. März 1935 ihre Absicht erklärt hatte, den beamteten Psychiatern in öffentlichen Einrichtungen die Möglichkeit eines Beitritts als außerordentliche Mitglieder mit einem Jahresbeitrag von sechs Reichsmark zu eröffnen,[491] trat Nitsche mit der Forderung an Roemer heran, dass man sich angesichts dieser Entwicklung »energisch rühren« müsse. Man möge jetzt ein Rundschreiben an die deutschen Heil- und Pflegeanstalten »loslassen«, in dem mitgeteilt werde, dass die »Direktorenkonferenz in der früheren Form« nicht weitergeführt, sondern in der Psychiatrischen Abteilung der neuen Fachgesellschaft ein besonderer »Ausschuss für Anstaltswesen« eingesetzt werden sollte. Damit könne man zugleich gezielt Werbung für die neue Fachgesellschaft machen.[492] Kurz darauf regte Nitsche bei Rüdin an, man solle »unter Berufung auf einen Wunsch des Reiches« an die Länder- und Provinzialverwaltungen die Bitte richten, »dieses Jahr Psychiater auf ihre Kosten nur zu unserm Kongress abzuordnen«.[493] Rüdin griff diese Idee sogleich auf. Man müsse verdeutlichen, dass es im Interesse der Länder und Provinzen liege, ihre Psychiater zu »einem zentralen Reichskongress« zu schicken, damit

---

490 Heinrich Pette, Aufgaben und Ziele der Neurologie, in: Deutsche Medizinische Wochenschrift 61. 1935, S. 1759-1765, Zitat: S. 1762 (Hervorhebungen im Original). Vgl. auch van den Bussche (Hg.), Wissenschaft, S. 250, 288.

491 Psychiatr.-Neurol. Wschr. 37 (1935), S. 154

492 Nitsche an Roemer, 4.4.1935, MPIP-HA: GDA 130. Nitsche fügte seinem Schreiben gleich einen Entwurf bei, den Roemer redigieren und an Rüdin weiterleiten sollte. Ob ein solches Schreiben tatsächlich verschickt wurde, ist unklar.

493 Rüdin an Nitsche, 24.4.1935, MPIP-HA: GDA 130. Danach auch das folgende Zitat. Ob ein solches Schreiben tatsächlich verschickt wurde, ist unklar. Am 9. Mai 1935 schrieb Nitsche, dass er es »nach nochmaliger Überlegung« für »zweckmäßiger« hielt, das Rundschreiben an die den öffentlichen Anstalten vorgesetzten Behörden, möglichst viele Ärzte zur Dresdner Tagung abzuordnen, erst etwa zwei Monate vor der Tagung, wenn Einladungen und Programme verschickt wurden, abzusenden. Nitsche an Rüdin, 9.5.1935, MPIP-HA: GDA 130.

sie dort »von allen wissenschaftlichen Vertretern des Reiches gehört werden, wenn sie etwas Wichtiges zu sagen haben«, und damit sie von »Wissenschaftsvertretern […] etwas […] lernen«. Rüdin bat Nitsche, ein solches Rundschreiben zu entwerfen.

Im Juli 1935 wurde dann die offizielle Einladung zur Ersten Jahresversammlung der Gesellschaft Deutscher Neurologen und Psychiater, unterzeichnet von Rüdin und Nitsche, verschickt. Sie ließ an der Stoßrichtung der neuen Fachgesellschaft keinerlei Zweifel:

> »Die deutschen Nervenärzte und Psychiater müssen sich bewusst sein, dass ihnen wichtigste Aufgaben im neuen Staate zufallen. An Zahl und Bedeutung überwiegen unter den Erbkrankheiten die nervösen und seelischen Erkrankungen bei weitem. Die Durchführung des Sterilisierungsgesetzes und der anderen staatlichen Maßnahmen zum Kampfe gegen diese schwersten und verhängnisvollsten Erscheinungsformen der Entartung setzt voraus, dass die Fachärzte auf diesem Gebiet die unbedingt nötige wissenschaftliche und praktische Ausbildung und Anleitung erhalten. Vor allem muss auch die erbbiologische Forschung mit allen Mitteln gefördert werden, um die wissenschaftlichen Grundlagen für den Kampf um die Gesunderhaltung und Aufartung des deutschen Volkes auszubauen und diesen Kampf immer wirksamer zu machen.«[494]

Rüdin und Nitsche waren fest entschlossen, ihre Dresdner Inszenierung nicht durch kritische Kundgebungen stören zu lassen. Nitsche warf im Mai 1935 die Frage auf, was man tun könne, »um ungeeignete Zuhörer von unserer Tagung fernzuhalten.«[495] Man müsse damit rechnen, dass »Quertreiber gegen das Sterilisierungsgesetz sich hereindrängen, die Vorträge missverstehen und dann Unsinn verbreiten«. Nitsche hatte einen ganz konkreten Fall vor Augen: »einen berufsmäßigen katholischen Quertreiber, Dr. med. et phil., Psychopath, Geldschneider und Phantast […], welcher berufsmäßig sich an die Angehörigen von zu Sterilisierenden heranmacht, sie verhetzt, ihnen Gegengutachten in die Hand gibt, die Leute dadurch verprellt, den E.G. [Erbgesundheits-]Gerichten die Arbeit erschwert und Geld einstreicht.« Nitsche überlegte, ob man im Hinblick auf mögliche Zwischenfälle nicht besser »Zutrittskarten« austeilen sollte, war aber selber skeptisch, ob man damit die »fraglichen Elemente« würde fernhalten können – »den betreffenden Leuten kann man ihre Mentalität ja im Augenblick nicht an der Nasenspitze ansehen.«

Nitsche übergab sein »Material« über diesen »Quertreiber«[496] übrigens dem sächsischen Gesundheitskommissar, der es umgehend an das Reichsinnenministerium weiterleitete. Dennoch scheint der Mann sich Zutritt zur Gründungsversammlung verschafft zu haben. Jedenfalls beschwerte sich ein »Dr. med. et phil. et jur. et med. dent. et med. vet.« *Hammer*, preußischer Kreis- und Gerichtsarzt, im Polizeipräsidium Dresden (und auch bei Ernst Rüdin), er sei auf der Gründungsversammlung in Dresden von Paul Nitsche und einem Polizeibeamten aus dem Saal herausgerufen und vom Kongress verwiesen worden, weil er kein Mitglied der Gesellschaft Deutscher Neurologen und Psychiater sei.[497]

494 Einladung zur Ersten Jahresversammlung der Gesellschaft Deutscher Neurologen und Psychiater, Juli 1935, MPIP-HA: GDA 128.
495 Nitsche an Rüdin, 6.5.1935, MPIP-HA: GDA 130. Danach auch die folgenden Zitate.
496 Nitsche an Rüdin, 13.5.1935, MPIP-HA: GDA 130.
497 Beschwerde Dr. mult. Hammer, undatiert, MPIP-HA: GDA 128. Unter dem 10. August 1936 teilte Hammer mit, »dass die Dresdener Polizei die Verantwortung für die Ungehörigkeiten auf der Dresdner Tagung wiederholt abgelehnt hat und erst Sie, später die politische Polizei Stapo mit der Verantwortung betraut hat. Die Stapo hat überhaupt nicht geantwortet. Da ich mich gelinde gesagt Ungehörigkeiten in Frankfurt nicht aussetzen will, frage ich vorher an: Werde ich zugelassen? Zu welchen Bedingungen? Falls nicht, warum nicht?« Nitsche antwortete umgehend und verweigerte ohne Angabe von Gründen die Zulassung. Er gab dies Rüdin zur Kenntnis »für den Fall, dass H. bei Ihnen quängelt«. Man habe Hammer wegen seiner notorischen Gegnerschaft zum Sterilisierungsgesetz in Dresden »hinauskomplimentiert«. Hammer an Nitsche, 10.8.1936; Nitsche an Hammer, 12.8.1936 (Abschrift, mit Randglosse für Rüdin), MPIP-HA: GDA 27. Wohl aufgrund dieser »unliebsamen Erfahrungen« achtete man künftig darauf, vor dem Sitzungssaal eine Anmeldung zu platzieren. Skript »Vorbereitung der Tagung«, undatiert [vor der Vierten Jahresversammlung der Gesellschaft Deutscher Neurologen und Psychiater, 24.-27.9.1938], National Archives Washington (NAW), Record Group 549, Stack 290, Row 59, Comp. 17, Bl. 124879-124884, Zitat: Bl. 124880.

Am Ziel. Die Gründungsversammlung der Gesellschaft Deutscher Neurologen und Psychiater

Vom 1. bis 4. September 1935 trat die Erste Jahresversammlung der Gesellschaft Deutscher Neurologen und Psychiater in Dresden zusammen. Bei dieser Gelegenheit präsentierte Ernst Rüdin den versammelten Psychiatern und Neurologen den Zusammenschluss des Deutschen Vereins für Psychiatrie und der Gesellschaft Deutscher Nervenärzte als vollendete Tatsache. Es sei »ein Wunsch sowohl vieler Psychiater und Neurologen, als auch der Reichsregierung«[498] gewesen, »den auseinanderstrebenden Tendenzen des Spezialistentums wieder zusammenführende Tendenzen entgegenzusetzen.« Ungeachtet aller Widerstände aus den Reihen der Internisten warb Rüdin für das engere Zusammenrücken von Psychiatrie und Neurologie, die Bündelung der regionalen Sonderwege in der deutschen Psychiatrie und die Einbindung der psychischen Hygiene und nach Möglichkeit auch der Psychotherapie in die neue Fachgesellschaft, indem er die möglichen Synergieeffekte hervorhob. Vor allem aber, so Rüdin, sei die Vereinigung von Psychiatrie und Neurologie eine Forderung der »grundlegende[n] neue[n] Einstellung des deutschen Staates in der Heilkunst.«[499] Der Grundsatz, »dass Vorbeugen besser als Heilen« sei, werde im nationalsozialistischen Staat durch die Rassenhygiene »auf den Gesamtkörper unseres Volkes« übertragen. Da psychiatrische und neurologische Krankheiten »in größtem Umfange erblich bedingt, also nur durch Rassenhygiene einzudämmen und zu beseitigen« seien, müssten auch Psychiater und Neurologen rassenhygienisch tätig sein, »wenn man nicht grundsätzlich den unmöglichen Standpunkt einnehmen will, dass wir ja in jeder Generation aufs neue und in steigendem Maße an den Erbkranken mit mehr oder weniger Erfolg herumdoktern können.« Ein Staat, der die Rassenhygiene zur Staatsdoktrin erhoben habe, müsse auf die rassenhygienische Ausrichtung der Psychiatrie und Neurologie den größten Wert legen, und weil Psychiater und Neurologen auf »das Wohlwollen der Behörden und der Bewegung heute mehr als irgendwann angewiesen« seien, müssten sie sich der Rassenhygiene öffnen. Die Bildung der neuen ärztlichen Gesellschaft sei daher »nur eine aus dem Geiste der neuen Zeit geborene zwangsläufige Entwicklung«, »um nicht bloß die rassenhygienischen […] Bestrebungen der deutschen Regierung, der Partei, der Öffentlichkeit und der Privaten nach allen Kräften zu unterstützen, sondern um umgekehrt auch den deutschen Behörden und der Bewegung ein Objekt wohlwollender Fürsorge und Förderung darzubieten, eben unsere neue, große, ärztliche Vereinigung«. Rüdin skizzierte mithin ein Verhältnis gegenseitiger Abhängigkeit: »So braucht der neue deutsche Staat den rassenhygienisch vorgebildeten und tätigen Psychiater und Neurologen, aber auch umgekehrt: Der rassenhygienisch eingestellte Neurologe und Psychiater braucht die nationalsozialistische Bewegung und den neuen Staat«.[500] Und Rüdin fügte sogleich hinzu: »Damit rechtfertigt sich dann auch die Förderung unserer gesamten ärztlichen Standesaufgaben durch den neuen Staat.« Der unmittelbare Ansprechpartner saß unten im Saal, denn gleich eingangs seiner Eröffnungsansprache hatte Rüdin Ministerialdirektor Arthur Gütt aus dem Reichsministerium des Innern begrüßt.[501]

Rüdin beendete seine Eröffnungsansprache auf der Gründungsversammlung der Gesellschaft Deutscher Neurologen und Psychiater mit einem emphatischen Bekenntnis zum neuen Deutschland:

> »Deutsche Volksgenossen, Kollegen, wir müssen dem Führer Adolf Hitler ewig dankbar sein, dass
> er durch eine geniale politische Tat für unsere rassenhygienische Tat überhaupt erst die breite Bahn
> der Gegenwart geschaffen hat und immer noch schafft. Wer unter uns bisher unpolitisch war,

---

498 Ernst Rüdin/Paul Nitsche, I. Jahresversammlung der Gesellschaft Deutscher Neurologen und Psychiater Dresden (1.-4.IX.1935), in: Allg. Zschr. Psychiatr. 104 (1936), S. 1-143, Zitate: S. 4. Danach auch das folgende Zitat.
499 Ebd., S. 6. Danach auch die folgenden Zitate.
500 Ebd., S. 6 f.
501 Ebd., S. 4.

dessen Pflicht ist es, außer der Verfolgung seiner rein wissenschaftlichen und ärztlichen Aufgaben, auch politisch im Sinne des Dritten Reiches und seines Führers zu werden, d.h. zu denken und mit- zuwirken mit *innerer* Anteilnahme an der Unterstützung aller Bestrebungen, welche Deutschland und sein Volk groß und glücklich machen. Freund und Feind des deutschen Volkes und des deut- schen Reiches müssen auch unserer neuen Gesellschaft Freund und Feind sein.

Und so bitte ich Sie denn, zu Beginn unserer heutigen Verhandlungen, die im Zeichen nationalso- zialistischer Weltanschauung der Erbbiologie und der Rassenhygiene stehen, mit mir einzustimmen in den Ruf, unser Führer Adolf Hitler: Sieg Heil!

Ich habe heute Morgen an den Herrn Reichskanzler und Führer das folgende Huldigungstelegramm gerichtet:

›Den Reichskanzler und Führer grüßen die in Dresden tagenden deutschen Neurologen und Psy- chiater ehrerbietigst. Sie geloben, ihr Wissen und ihre ganze Kraft einzusetzen zur Gesunderhaltung und Aufartung des deutschen Volkes.‹«[502]

Höhepunkt der Inszenierung – die in scharfem Kontrast zu dem dürren Gruß stand, den Karl Bon- hoeffer am 20. April 1934 an den neuen Reichskanzler gerichtet hatte – war schließlich die Verlesung des Antworttelegramms Adolf Hitlers. Damit war das Bündnis zwischen der neuen Fachgesellschaft und dem nationalsozialistischen Staat endgültig besiegelt.

7. Zusammenfassung

Die beiden großen Gewinner des Machtspiels in den Jahren von 1933 bis 1935 waren Arthur Gütt und Ernst Rüdin. Gütt, der sich im Zuge der nationalsozialistischen Machtübernahme eine Schlüssel- stellung im Reichsinnenministerium gesichert hatte, die es nun gegen rivalisierende War Lords abzu- sichern galt, monopolisierte durch das Bündnis mit Rüdin den Zugang von der Sphäre der Politik zur Sphäre der Fachgesellschaften auf dem Feld der Wissenschaften von der menschlichen Psyche – gegen die Konkurrenz des Reichsärzteführers Gerhard Wagner. Dies sicherte ihm den exklusiven Zugriff auf die wissenschaftliche Expertise im Bereich der psychiatrischen Genetik, psychischen Hygiene und Eugenik, die er zur Fortschreibung der staatlichen Erbgesundheitspolitik dringend benötigte. Rüdin hatte durch das Bündnis mit Gütt seinerseits den Zugang von der Sphäre der Wissenschaft zur Sphäre der Politik weitgehend unter seine Kontrolle gebracht, was seine Stellung als Mandarin auf dem Feld der Psychiatrie beträchtlich aufwertete.

Rüdin konnte nun seine Interessen über Gütt auf kurzem Weg in der politischen Sphäre zur Geltung bringen und die Landschaft der wissenschaftlichen Fachgesellschaften in seinem Sinne umgestalten. Bis 1933 hatte er innerhalb der Netzwerke, die in den Fachgesellschaften den Ton angaben, allenfalls eine Nebenrolle gespielt. Im Deutschen Verein für Psychiatrie hielt Karl Bonhoeffer die zentrale Posi- tion besetzt, die den Kristallisationskern eines weitgespannten und engmaschigen Beziehungsgeflechts

---

502 Rüdin/Nitsche, Jahresversammlung der Gesellschaft Deutscher Neurologen und Psychiater 1935, S. 7. Nitsche gab im Zusammenhang mit der Drucklegung übrigens zu bedenken, dass die ausländischen Mitglieder »politische Schwie- rigkeiten« bekommen könnten, wenn die in der Eröffnungsansprache Rüdins »enthaltene besondere Betonung des nationalsozialistischen Geistes unserer Bewegung« im Druck erscheine. Beispielsweise könnten die österreichischen Mitglieder »zum Austritt genötigt werden« (Nitsche an Rüdin, 10.10.1935, MPIP-HA: GDA 130). Nitsche sprach sich aber dennoch für den Abdruck aus. Rüdin pflichtete ihm entschieden bei: »Meine Eröffnungsansprache muss selbst- verständlich veröffentlicht werden. Ich sehe durchaus keine Bedenken in der Art meiner Eröffnungsansprache. Es ist ganz selbstverständlich für einen Engländer, wenn er hinter seiner Regierung steht. Ich sehe nicht ein, warum es nicht auch selbstverständlich ist, dass ein Deutscher oder ein Deutscher Verein hinter seiner Regierung steht.« Rüdin an Nitsche, 25.10.1935, MPIP-HA: GDA 130.

bildete, das hinter dem Organisationsgefüge die Fäden zog. Eine ähnliche Rolle spielte Robert Sommer im Deutschen Verband für psychische Hygiene. Keinem dieser beiden Mandarine gelang es nach der Machtübernahme, ein Bündnis mit einem der zentralen Akteure auf dem Feld der nationalsozialistischen Gesundheits- und Sozialpolitik zu schließen – nicht einmal der Versuch dazu ist zu erkennen. Karl Bonhoeffer und seine Adlati Fritz Eichelberg und Georg Ilberg versuchten lediglich, den Status quo so lange wie irgend möglich aufrechtzuerhalten, wobei sie offenkundig von der Fehleinschätzung ausgingen, sie könnten auch unter den Bedingungen nationalsozialistischer Herrschaft eine Trennlinie zwischen den Sphären der Wissenschaft und der Politik ziehen. Schließlich mussten sie – gleichsam »auf Bestellung« ihrer Widersacher aus der Sphäre der Wissenschaft – politischem Druck weichen. Robert Sommer hatte hingegen frühzeitig verstanden, dass er sich nicht an der Spitze des Deutschen Verbandes für psychische Hygiene würde halten können,[503] und versuchte, als Vereinsvorsitzender auf Abruf seine Nachfolge im eigenen Sinne zu regeln – wenn es nach ihm gegangen wäre, so hätte Wilhelm Weygandt den Vorsitz des Deutschen Verbandes für psychische Hygiene übernommen. Sommer hatte indes nicht erkannt, dass Weygandt bei den neuen Machthabern *persona non grata* war, so dass seine Strategie von vornherein zum Scheitern verurteilt war, zumal sich der gesamte Vorstand – einschließlich Weygandts – für ein Bündnis mit Ernst Rüdin entschied, der den unmittelbaren Zugang zur Sphäre der Politik eröffnete. Sommers Netzwerk zerfiel in kürzester Zeit – am Ende war er völlig isoliert. Bonhoeffer und Sommer waren mithin die großen Verlierer des Machtspiels in den Jahren von 1933 bis 1935. Symbolischen Charakter hatte es, dass die beiden auf der Gründungsversammlung Gesellschaft Deutscher Neurologen und Psychiater zu *Ehrenmitgliedern* ernannt wurden[504] – mit anderen Worten: Man schob sie in Ehren auf das Abstellgleis. Bonhoeffer war dieses Manöver völlig klar, er blieb der Dresdner Versammlung demonstrativ fern.[505]

Etwas anders lagen die Verhältnisse in der Gesellschaft Deutscher Nervenärzte. Sie stand bereits seit Juli 1933 ohne Vorstand da – das bis dahin amtierende Gremium hatte sich allein schon deshalb, weil ihm mehrere »Nichtarier« angehörten, unter den Bedingungen nationalsozialistischer Herrschaft zum Rücktritt gezwungen gesehen. Als kommissarischer Vorsitzender versuchte Oswald Bumke, die Weichen für die Zukunft zu stellen, indem er Otfrid Foerster als Vorsitzenden der Gesellschaft Deutscher Nervenärzte gegenüber dem Reichsinnenministerium ins Spiel brachte. Bumke argumen-

---

503 Sommer war bereits 1933 emeritiert worden. Dazu schrieb Rüdin am 1. September 1933: »In der Nachfolgesache Sommer habe ich nichts Neues gehört. Sommer scheint die Idee des Rücktritts sehr unangenehm zu sein [...]. Vielleicht hat er auch Versuche gemacht, den Zeitpunkt seines Rücktritts noch hinauszuschieben. Ich weiß nichts Positives. Ich habe aber dafür gesorgt, dass für den Fall seines Rücktrittes die maßgebenden Stellen davon unterrichtet sind, dass es unter den Psychiatern Leute gibt, wie Meggendorfer, Hoffmann, Luxenburger, die für die Besetzung der offenen Lehrstühle am ersten in Betracht [gezogen] werden sollen. Ich würde mich riesig freuen, wenn unsere erbbiologischen Psychiater jetzt zum Zuge kämen.« Rüdin an Weygandt, 1.9.1933, MPIP-HA: GDA 127. Im November sandte Hans Roemer ein Grußwort zu Sommers siebzigstem Geburtstag zur Unterschrift an Rüdin. In seinem Begleitbrief schrieb Roemer: »Es trifft sich günstig, dass wir vom Verband aus Sommer bei diesem Anlass noch vor der Neuregelung des Verhältnisses zwischen Verband und Verein gewissermaßen abschließend den Dank aussprechen können.« Roemer an Rüdin, 23.11.1934, MPIP-HA: GDA 127. Vgl. auch Roelcke, »Prävention«, S. 408 f., wo der »Stabwechsel von Sommer zu Rüdin« insgesamt etwas zu harmonisch beschrieben wird.

504 Weiter wurde bei dieser Gelegenheit *Karl Schaffer* (1864-1939), ordentlicher Professor für Psychiatrie und Neurologie an der Universität Budapest und Leiter des dortigen Hirnforschungsinstituts, zum Ehrenmitglied ernannt.

505 Bonhoeffer bedankte sich mit einem Telegramm für die Ehrenmitgliedschaft, die er – krankheitsbedingt verhindert – nicht selbst entgegennehmen könne. Am 7. Oktober 1935 schickte Rüdin ihm die Urkunde der Ehrenmitgliedschaft mit der Post zu. Kurz vorher, am 24. September 1935, hatte Bonhoeffer seine letzte Bastion kampflos geräumt, indem er seinen Sitz im Vorstand der Heinrich-Laehr-Stiftung niederlegte. Ast an Rüdin, 26.11.1935; Telegramm Bonhoeffers an Rüdin, undatiert; Rüdin an Bonhoeffer, 7.10.1935, MPIP-HA: GDA 128. Auch an der Zweiten Jahresversammlung 1936 nahm Bonhoeffer nicht teil. Er bedankte sich für ein Telegramm der Versammlung mit einem handgeschriebenen kurzen Brief; er habe »wegen Einziehung von drei meiner ältesten Herren« nicht kommen können. Bonhoeffer an Rüdin, 7.9.1936, MPIP-HA: GDA 128.

tierte mit dem hohen wissenschaftlichen Ansehen Foersters, wobei er den Umstand außer Acht ließ, dass dieser keine Chance hatte, das Plazet der bei der Besetzung dieser Position zu befragenden Politruks zu bekommen.

In dieses Machtvakuum an der Spitze der neurologischen Fachgesellschaft stieß der weitgehend unbekannte Walter Jacobi, der – vermittelt durch seinen Freund Maximinian de Crinis und abgesegnet durch den Politruk Willy Holzmann – ein Bündnis mit Reichsärzteführer Gerhard Wagner schloss, der ihm ein Mandat zur Reorganisation der neurologischen Fachgesellschaft und zu ihrer Fusion mit der psychiatrischen Fachgesellschaft erteilte. Hier zeichnete sich eine Konfliktlinie ab zwischen dem Ambitionen Jacobis und Wagners einerseits, Rüdins und Gütts andererseits. Es gelang Rüdin indessen, seinen Anspruch auf die zentrale Position in der künftigen vereinigten Fachgesellschaft durchzusetzen und Jacobi in sein Netzwerk einzubinden. Die Initiative Jacobis und Wagners zwang Rüdin und Gütt übrigens, sich den Plan zu einer vereinigten psychiatrisch-neurologischen Fachgesellschaft zu Eigen zu machen – dies war, soweit es die Quellen erkennen lassen, nicht ihr ursprünglicher Plan gewesen. Jacobis Stellung im Zeitraum vom Oktober 1934 bis März 1935 war, obwohl er den Primat Rüdins anerkannte, überaus stark – sie kann als die eines Socius umschrieben werden, der über eigene Ressourcen verfügt, die dem Zugriff des Mandarins, mit dem er verbündet ist, entzogen sind. Hätte sich Jacobi als stellvertretender Reichsleiter der Gesellschaft Deutscher Neurologen und Psychiater und Leiter ihrer Neurologischen Abteilung behaupten können, so wäre es vielleicht mittelfristig zu einem Machtkampf zwischen ihm und Rüdin gekommen – in der Satzung der neuen Fachgesellschaft hatte Jacobi jedenfalls die Möglichkeit festschreiben lassen, im Jahre 1938 als Rüdins Nachfolger zum Reichsleiter der Gesellschaft Deutscher Neurologen und Psychiater aufzusteigen. Die Entwicklung nahm jedoch eine unerwartete Wendung, als Jacobi bei den braunen Machthabern aus rassenpolitischen Gründen in Ungnade fiel. Kurzfristig wurde, nicht zuletzt auf Intervention Max Nonnes, des Nestors der deutschen Neurologie, eine Verlegenheitslösung gefunden und Heinrich Pette als stellvertretender Reichsleiter installiert – alles andere als ein Wunschkandidat Rüdins, der allerdings dessen Führungsanspruch in keiner Weise in Frage stellen konnte, da er über keinen eigenen Zugang zu politischen Ressourcen verfügte.

Mit der Rückendeckung Gütts war es Rüdin innerhalb von zwei Jahren gelungen, die Deutsche Gesellschaft für Rassenhygiene, den Deutschen Verband für psychische Hygiene, den Deutschen Verein für Psychiatrie und die Gesellschaft Deutscher Nervenärzte unter seine Kontrolle zu bringen und mit der Gesellschaft Deutscher Neurologen und Psychiater eine neue wissenschaftliche Fachgesellschaft auf dem Gebiet der Psychiatrie, psychischen Hygiene und Neurologie aus der Taufe zu heben, die ihm nach dem »Führerprinzip« unterstellt war und die er im Sinne der psychiatrische Genetik und Eugenik ausrichten konnte. Vom Ergebnis her erscheint dies als ein linearer, stufenweiser Prozess der »Gleichschaltung«. Es ist indessen hervorzuheben, dass dem Geschehen kein vorgefertigter Plan zugrunde lag, der dann Schritt für Schritt in die Wirklichkeit umgesetzt worden wäre. Vielmehr war die Entwicklung das Ergebnis immer neuer Situationen, Interessenkonstellationen und Strategien, sie verlief nicht geradlinig und in gleichmäßigem Tempo, sondern unterlag verschiedenen Richtungsänderungen; kurze Phasen sich überstürzender Ereignisse, die manche *ad hoc*-Entscheidung notwendig machten, wechselten mit längeren Zeitabschnitten, in denen sich kaum etwas bewegte.

Die Akteure handelten denn auch längst nicht so zielstrebig, wie es *post festum* den Anschein haben könnte. Gerade Ernst Rüdin – obwohl zweifellos die Schlüsselfigur des Geschehens – agierte über weite Strecken zögerlich, unentschlossen und vorsichtig – und er strebte die Führung der im Entstehen begriffenen vereinigten Fachgesellschaft auch nicht um jeden Preis an. Ideen und Impulse kamen nicht selten aus dem Netzwerk, das er um sich herum aufbaute. Akteure aus diesem Netzwerk legten Rüdin Pläne vor, drängten ihn, aktiv zu werden, handelten auch in seinem Namen. So gewannen im Windschatten Rüdins einige Akteure beträchtlich an Einfluss, allen voran Paul Nitsche. Seine Position war die eines gleichberechtigten Socius Rüdins, konnte er doch wertvolle Ressourcen mobilisieren, über die

Rüdin nicht verfügte. Zum einen war Nitsche als Direktor der Anstalt Sonnenstein einer der renommiertesten Protagonisten der *praktischen* Psychiatrie (und auch der Weimarer Reformpsychiatrie) und in diesem Bereich bestens vernetzt. Zum anderen war er – anders als Rüdin – von vornherein im Vorstand sowohl des Deutschen Verbandes für psychische Hygiene als auch des Deutschen Vereins für Psychiatrie vertreten. So konnte er hinter Rüdins Rücken mit Georg Ilberg und Karl Bonhoeffer über die künftige Besetzung der Ämter des Schriftführers des Deutschen Vereins für Psychiatrie und des Herausgebers der »Allgemeinen Zeitschrift für Psychiatrie« verhandeln – während er gleichzeitig zusammen mit Rüdin an der Entmachtung Bonhoeffers und seiner Adlati arbeitete. Nitsche verfügte zudem über Ressourcen eigener Art, da er – auf der Ebene des Freistaates Sachsen – einen eigenen Zugang zur Sphäre der Politik hatte. Von dieser Ressource machte er freilich vorerst keinen Gebrauch. Nitsche erkannte den Primat Rüdins an, der in allen Entscheidungen das letzte Wort hatte – auch wenn Nitsche durch seine Vorarbeiten manche Weichenstellung grundlegend beeinflusste.

Auch andere Akteure aus dem Netzwerk um Ernst Rüdin konnten ihren Einfluss im Zuge der Neuordnung der Fachgesellschaften steigern – einige von ihnen fanden sich schließlich im Beirat der Gesellschaft Deutscher Neurologen und Psychiater wieder. Hans Roemer überstand die Auflösung des Deutschen Verbandes für psychische Hygiene unbeschadet, ja er konnte seinen Einfluss dadurch, dass er sich Rüdin als Adlatus zur Verfügung stellte, sogar ausdehnen – obwohl sein *Standing* in Teilen der *scientific community* nicht das beste war. Als Geschäftsführer des Ausschusses für psychische Hygiene in der neuen Gesellschaft Deutscher Neurologen und Psychiater behauptete er sogar einen gewissen Spielraum, um – neben dem Reichsleiter Ernst Rüdin und dem Reichsgeschäftsführer Paul Nitsche – eigene inhaltliche Akzente zu setzen. Carl Schneider hatte mit Hilfe seines Freundes Paul Nitsche als neuer Herausgeber der »Allgemeinen Zeitschrift für Psychiatrie« gleichsam aus dem Nichts eine wichtige Position im Netzwerk um Ernst Rüdin erobert.

Dagegen war der Plan, Ernst Kretschmer als Leiter einer eigenen Abteilung für Psychotherapie innerhalb der neuen Fachgesellschaft zu installieren, einstweilen nicht aufgegangen. Von allen Fachgesellschaften auf dem Feld der Psychowissenschaften konnte sich einzig die neue Deutsche Allgemeine Ärztliche Gesellschaft für Psychotherapie im Machtspiel mit dem Netzwerk um Ernst Rüdin behaupten, weil Matthias H. Göring über eigene Zugänge zur Sphäre der Politik verfügte. Der erste Anlauf, die psychotherapeutische Fachgesellschaft zu spalten und die ärztlichen Psychotherapeuten unter das Dach der neuen Gesellschaft Deutscher Neurologen und Psychiater zu holen, scheiterte zwar, doch blieb Ernst Kretschmer in der Rolle eines Legatus Rüdins auf dem Feld der Psychotherapie. Dieser Konflikt sollte noch mehrere Runden erleben.

Die Gesellschaft Deutscher Neurologen und Psychiater, 1935–1939

Nur vier Jahre lang, von der Gründungsversammlung am 1. September 1935 bis zum Beginn des Zweiten Weltkriegs am 1. September 1939, konnte sich die Organisationsstruktur der Gesellschaft Deutscher Neurologen und Psychiater ungestört fortentwickeln, konnte die neue Fachgesellschaft ihre volle Wirkung auf Wissenschaft und Politik entfalten. Dieser Zeitraum wird im Folgenden eingehend untersucht, wobei die Darstellung in zwei Durchgängen erfolgt. In einem ersten Abschnitt geht es um die innere und äußere Konsolidierung der Fachgesellschaft. Der sich anschließende zweite Abschnitt behandelt die Rolle der Gesellschaft Deutscher Neurologen und Psychiater im Hinblick auf die nationalsozialistische Biopolitik, insbesondere bei der praktischen Umsetzung des »Gesetzes zur Verhütung erbkranken Nachwuchses«.

1. Innere und äußere Konsolidierung

Zug um Zug hatte das Netzwerk um Ernst Rüdin seit 1933 die Kontrolle über die wissenschaftlichen Fachgesellschaften auf dem Gebiet der psychischen Hygiene, der Psychiatrie und Neurologie übernommen und sie zu einer einzigen, nach dem »Führerprinzip« aufgebauten Gesellschaft zusammengefasst, die schwerpunktmäßig auf die psychiatrische Genetik und Rassenhygiene ausgerichtet war und sich explizit in den Dienst der nationalsozialistischen Erbgesundheitspolitik stellte. Diese Entwicklung war mit der formellen Gründung der Gesellschaft Deutscher Neurologen und Psychiater keineswegs abgeschlossen. Die innere und äußere Konsolidierung zog sich vielmehr hin. Dabei gab es mehrere offene Baustellen: Nach innen hin stand eine »Siebung« und »Säuberung« der Mitgliederschaft auf der Agenda. Nach außen hin, mit Blick auf die Verortung der neuen Gesellschaft Deutscher Neurologen und Psychiater im Spektrum der wissenschaftlichen Fachgesellschaften, ging es, *erstens*, um die Zukunft der regionalen psychiatrisch-neurologischen Fachgesellschaften, *zweitens* um die Stellung der Neurologie im Spannungsfeld von Psychiatrie, Innerer Medizin und Chirurgie und schließlich *drittens* um das nach wie vor ungeklärte Verhältnis zwischen Psychiatrie und Psychotherapie, also um den fortgesetzten Versuch der Gesellschaft Deutscher Neurologen und Psychiater, die Deutsche Allgemeine Ärztliche Gesellschaft für Psychotherapie zu spalten und die ärztlichen Psychotherapeuten unter das Dach der vereinigten Fachgesellschaft zu holen.

»... Jude? Oder sonst irgendwie nicht sauber?«

Da Mitgliederverzeichnisse – mit einer einzigen Ausnahme – nicht überliefert sind, liegen nur vereinzelte Hinweise zur Zahl der Mitglieder in den psychiatrisch-neurologischen Fachgesellschaften vor. Der Deutsche Verein für Psychiatrie ging intern, wie bereits erwähnt, 1934 von einer Mitgliederzahl von etwa 700 aus, wobei es seit dem Beginn der Weltwirtschaftskrise in der ausgehenden Weimarer Republik zu einem deutlichen Mitgliederrückgang gekommen zu sein scheint. Die Gesellschaft Deutscher Nervenärzte gab ihre Mitgliederzahl auf der Jahresversammlung im September 1932 mit 670 an.[1] Obwohl 23 Mitglieder neu aufgenommen worden waren, hatte auch diese Fachgesellschaft einen deutlichen Mitgliederschwund seit Beginn der Krise zu verzeichnen: 1930 hatte sie noch 722 Mitglieder gezählt.[2] Der Deutsche Verband für psychische Hygiene wiederum hatte – einem Mitgliederverzeichnis

---

1 Erich Roeper, Sitzung des wirtschaftlichen Ausschusses der Gesellschaft Deutscher Nervenärzte (Einundzwanzigste Jahresversammlung der Gesellschaft Deutscher Nervenärzte in Wiesbaden vom 22.-24. September 1932), in: Dtsch. Zschr. Nervenhk. 130 (1933), S. 179-184; Fellmann, Tätigkeit, S. 12.

2 Kurt Mendel, Zwanzigste Jahresversammlung der Gesellschaft Deutscher Nervenärzte in Dresden vom 18. bis 20. September 1930, in: Dtsch. Zschr. Nervenhk. 111 (1930), S. 145-147; Fellmann, Tätigkeit, S. 10.

vom 1. Juni 1933 zufolge – nur 131 individuelle und 45 korporative Mitglieder.[3] Die Gesellschaft Deutscher Neurologen und Psychiater gab ihre Mitgliederzahl bei der ersten außerordentlichen Mitgliederversammlung am 3. September 1935 mit 1.085 an.[4] Mit Sicherheit kann man von zahlreichen Doppelmitgliedschaften im Deutschen Verein für Psychiatrie, im Deutschen Verband für psychische Hygiene und in der Gesellschaft Deutscher Nervenärzte ausgehen, dennoch dürfte es zwischen 1933 und 1935 eine Reihe von Austritten aus den drei Fachgesellschaften gegeben haben. Dies setzte sich – aufs Ganze gesehen – auch nach der Gründung der vereinigten Fachgesellschaft noch eine Weile fort. Auf der Zweiten Jahresversammlung der Gesellschaft Deutscher Neurologen und Psychiater, die vom 22. bis 25. August 1936 in Frankfurt/Main stattfand, hieß es, die Gesellschaft zähle 977 Mitglieder, nämlich 771 ordentliche, 170 außerordentliche (ausländische), zwanzig korrespondierende sowie 14 Ehrenmitglieder und zwei Ehrenvorsitzende.[5] Bei der Dritten Jahresversammlung, die vom 20. bis 22. September 1937 in München durchgeführt wurde, konnte der Geschäftsführer Paul Nitsche vermelden, dass die Gesellschaft Deutscher Neurologen und Psychiater 1.033 Mitglieder – davon 788 ordentliche, 230 außerordentliche und 15 Ehrenmitglieder – sowie 19 korrespondierende Mitglieder zählte. Dieser Wiederanstieg war in erster Linie auf eine gezielte Werbung in den Heil- und Pflegeanstalten zurückzuführen, die im August/September 1937 nicht weniger als 78 Beitrittserklärungen zur Folge gehabt hatte. Der Beirat beschloss, »noch weiter Mitglieder energisch zu werben« – wohl mit Erfolg, denn das Protokoll der Beiratssitzung vermerkt, dass noch während der Münchner Jahresversammlung weitere 79 Mitglieder neu aufgenommen wurden.[6]

Hinter diesen Zahlen verbarg sich offenbar eine nicht unerhebliche Fluktuation. Während und unmittelbar nach der Gründungsversammlung der Gesellschaft Deutscher Neurologen und Psychiater im September 1935 hatten nämlich nicht weniger als 46 Ärztinnen und Ärzte ihre Aufnahme in die neue Fachgesellschaft beantragt.[7] Dass sich innerhalb eines Jahres dennoch ein deutlich negativer Saldo ergab, deutet darauf hin, dass auch 1935/36 einige Mitglieder ihren Austritt erklärten, sei es, dass sie – etwa als Menschen jüdischen Glaubens oder jüdischer Herkunft[8] oder als Angehörige eines anderen Staates[9] – keiner Fachgesellschaft glaubten angehören zu können, die sich dezidiert in den Dienst des nationalsozialistischen Staates stellte, sei es, dass sie mit der wissenschaftspolitischen Ausrichtung oder

3 Diese Liste findet sich im Anhang.

4 Bericht über die 1. Außerordentliche Mitgliederversammlung der Gesellschaft Deutscher Neurologen und Psychiater, abgehalten in Dresden am 3. September 1935, 14 ½ Uhr, MPIP-HA: GDA 128; Rüdin/ Nitsche, Jahresversammlung der Gesellschaft Deutscher Neurologen und Psychiater 1935; Fellmann, Tätigkeit, S. 61. Es ist nicht ganz klar, ob diese Zahl die ordentlichen *und* die außerordentlichen Mitglieder (d.h. nicht in Deutschland approbierte Ärzte sowie Nichtmediziner) einschließt.

5 Ernst Rüdin/Paul Nitsche, 2. Jahresversammlung der Gesellschaft Deutscher Neurologen und Psychiater in Frankfurt (23.-25.8.1936), in: Allg. Zschr. Psychiatr. 105 (1937), S. 153-236, hier: S. 236; Fellmann, Tätigkeit, S.69, 72. Im August 1936 wurde die Mitgliederzahl mit 962 angegeben. Bericht über die dritte Beiratssitzung, München, 19.9.1937, MPIP-HA: GDA 128.

6 Ebd. Vgl. auch Nitsche an Rüdin, 20.8.1937, MPIP-HA: GDA 130 (bis dahin hatte es bereits 48 Neuanmeldungen gegeben).

7 Liste der Personen, die ihre Aufnahme in die GDNP beantragt haben, MPIP-HA: GDA 130.

8 Das Wort »Jude« wird im Folgenden in Anführungszeichen gesetzt, sofern es sich auf die rassistische Nomenklatur der Nationalsozialisten bezieht. Die Menschen, die von den Nationalsozialisten seit 1933 als »Nichtarier« bzw. ab 1935 als »Juden«, »Halbjuden«, »Vierteljuden« usw. stigmatisiert wurden, konnten Juden im eigentlichen Sinn, d.h. Angehörige der jüdischen Religionsgemeinschaft, sein oder auch Christen jeder Konfession oder religionslose »Dissidenten«, Agnostiker oder Atheisten.

9 Nitsche an Rüdin, 13.5.1936, MPIP-HA: GDA 27: »Ohnehin gehen die Einnahmen dadurch zurück, dass viele Ausländer wegen der Zahlungsschwierigkeiten nicht zahlen, vielleicht zum Teil auch nicht zahlen wollen.« In der dritten Beiratssitzung am 19. September 1937 berichtete Nitsche, »dass die Mehrzahl der Ausländer seit 1935, manche erst seit 1936 den Beitrag überhaupt nicht bezahlt haben.« Mit Rücksicht auf die »sehr erheblichen Zahlungsschwierigkeiten für Ausländer« führe man die Säumigen einstweilen als Mitglieder weiter, auf die Dauer sei aber zu prüfen, ob man sie nicht aus der Mitgliederliste streichen sollte. Bericht über die dritte Beiratssitzung, München, 19.9.1937, MPIP-HA: GDA 128.

der Standespolitik der neuen Gesellschaft nicht einverstanden waren, sei es, dass sie ganz einfach den Mitgliedsbeitrag sparen wollten – ein Motiv, das offenbar seit Beginn der Weltwirtschaftskrise vielen Austritten zugrunde gelegen hatte.

Reichsleiter Ernst Rüdin und Reichsgeschäftsführer Paul Nitsche standen vor der Entscheidung, ob sie abwarten und darauf hoffen sollten, dass die aus rassischen oder politischen Gründen unerwünschten Mitglieder von sich aus die Gesellschaft verließen, oder ob sie von oben herab Schritte zu einer »Säuberung« der vereinigten Fachgesellschaft unternehmen sollten. Dabei hatten sie stets auch die Vorgaben ihrer Verbündeten in der politischen Sphäre – im Reichsinnenministerium, im Reichsgesundheitsamt und in der Reichsärzteführung – zu berücksichtigen, und sie mussten darauf achten, den Hütern der politischen Linientreue in der NSDAP und ihren Gliederungen keinen Anlass zur Intervention zu geben. Schon in der Gründungsphase hatten sich zwei offene Probleme abgezeichnet, die die Gesellschaft Deutscher Neurologen und Psychiater auch in den Jahren von 1935 bis 1939 beschäftigen sollten: die Mitgliedschaft von Menschen jüdischen Glaubens oder jüdischer Herkunft und die Mitgliedschaft ausländischer Fachkollegen.

Die »Arierfrage« stellte sich, soweit erkennbar, erstmals im November 1933, als der Magistrat der Stadt Hannover, die korporatives Mitglied im Deutschen Verband für psychische Hygiene war, die Zahlung ihres Mitgliedsbeitrags davon abhängig machte, dass der Verband »keine Juden oder jüdisch Versippte«[10] in seinen Reihen duldete und ihre Aufnahme in der Satzung untersagte. Sowohl Hans Roemer als auch Ernst Rüdin empfanden diese Forderung offenbar als zu weitgehend, nicht aus Solidarität gegenüber den verfolgten Fachkollegen – gerade Ernst Rüdin stellt sich in seinen privaten Korrespondenzen häufig als eindeutiger Antisemit dar[11] –, sondern aus taktischen Motiven, nicht zuletzt mit Blick auf die internationale Fachöffentlichkeit. Sie behandelten die Sache daher dilatorisch.

Im Mai 1934 meldete Hans Roemer den Verband für psychische Hygiene »judenfrei«.[12] Mitte 1933 hatte diese Fachvereinigung noch mehrere Ärzte und Wissenschaftler jüdischen Glaubens oder jüdischer Herkunft zu ihren Mitgliedern gezählt:

- *Heinrich Bernhard* (1893-1945), seit 1929 Direktor der Landesheilanstalt Uchtspringe in der preußischen Provinz Sachsen, wurde im Juli 1933 wegen seiner »nicht arischen Abstammung« und auch wegen seiner Mitgliedschaft in der SPD nach dem »Gesetz zur Wiederherstellung des Berufsbeamtentums« entlassen. Er eröffnete eine Privatpraxis für Nervenheilkunde und Psychiatrie in Berlin. Als Ärzten und Ärztinnen jüdischen Glaubens oder jüdischer Herkunft im September 1938 die Approbation entzogen wurde, gehörte Bernhard zu den wenigen, die als »Krankenbehandler« zur Versorgung der jüdischen Bevölkerung weiter tätig sein durften. Im Oktober 1938 trat er eine Stelle im Psychiatrischen Privatsanatorium Berolinum in Berlin-Lankwitz an. Nach der Schließung dieser Einrichtung im Juni 1939 wechselte er für wenige Wochen als Ärztlicher Direktor an die Israelitische Privatanstalt in Bendorf-Sayn bei Koblenz in der preußischen Rheinprovinz. Zu der erhofften Festanstellung kam es freilich nicht – offenbar war aufgefallen, dass Bernhard, als Folge einer Operation, aber wohl auch des fortgesetzten Verfolgungsdrucks, eine Schmerzmittelabhängigkeit entwickelt hatte. Im Oktober 1939 wurde er

---

10 Magistrat der Hauptstadt Hannover, Dr. Menge, an Deutschen Verein für psychische Hygiene, 14.11.1933, MPIP-HA: GDA 127.

11 Bei der Beurteilung, ob Ernst Rüdin ein Antisemit war und die antisemitische Politik des nationalsozialistischen Staates billigte, gerät man, so Sheila Faith Weiss, Nazi Symbiosis, S. 153, in eine Grauzone. Unbestreitbar ist, dass Rüdin in einzelnen Fällen Menschen jüdischer Herkunft half. Seine Äußerungen über jüdische Kollegen, die nicht zu seinen Mitarbeitern gehörten, zeugen dagegen von einem tief sitzenden antisemitischen Ressentiment.

12 Niederschrift über die III. Mitgliederversammlung des Deutschen Verbandes für psychische Hygiene und Rassenhygiene in Münster i. W. in der Bücherei der Psychiatrischen und Nervenklinik der Universität am 24. Mai 1934, 18 Uhr, MPIP-HA: GDA 127. Dort heißt es: »Im Laufe des Jahres 1933 schieden die nichtarischen Mitglieder aus dem Verband aus, durch Eintreten neuer Mitglieder im Anschluss an den Kurs in München wurde der alte Stand aufrecht erhalten.«

deshalb auf Veranlassung des Amtsgerichts Berlin wegen Vergehens gegen das Opiumgesetz zwangsweise in die Städtische Heil- und Pflegeanstalt Berlin-Buch eingewiesen. Hier kam er im Juli 1940 als Arzt in der »Sammelstelle« für etwa 470 Patientinnen und Patienten jüdischen Glaubens oder jüdischer Herkunft aus den Heil- und Pflegeanstalten Berlins und Brandenburgs zum Einsatz – die in der »Sammelstelle« konzentrierten Menschen wurden wenig später in der Gaskammer der »Euthanasie«-Stätte im ehemaligen Zuchthaus Brandenburg umgebracht. Bernhard überlebte als einer von wenigen diese »Sonderaktion« im Rahmen des »Euthanasie«- Programms. Er wurde nach Hause entlassen, lebte in der Folgezeit in steter Erwartung seiner Deportation und musste Zwangsarbeit in einer Fabrik und auf einer Baustelle verrichten. Am 18. Oktober 1944 wurde er schließlich nach Auschwitz deportiert, wo er nicht für den Tod in der Gaskammer bestimmt, sondern zur Arbeit gezwungen wurde. Im Januar 1945, als die Rote Armee auf Auschwitz vorrückte, gelangte er mit einem Häftlingstransport in das oberöster- reichische Konzentrationslager Mauthausen. Am 15. Februar 1945, kurz vor der Befreiung, starb er im dortigen Außenlager Ebensee.[13]

▬ *Karl Birnbaum* (1878-1950), ein Schüler Karl Bonhoeffers, Ärztlicher Direktor der Heil- und Pflegeanstalt Berlin-Buch und außerordentlicher Professor für Psychiatrie an der Universität Berlin, war bis 1933 sogar Mitglied im erweiterten Vorstand des Deutschen Verbandes für psy- chische Hygiene. Birnbaum, der als Spezialist auf dem Gebiet der »Kriminalpsychopathologie« galt, wurde im September 1933 aufgrund des »Gesetzes zur Wiederherstellung des Berufs- beamtentums« wegen seiner »nicht arischen Abstammung« in den vorzeitigen Ruhestand versetzt und emigrierte 1939 in die USA.[14]

▬ *Salomon (Salo) Drucker* (1885-1940) war seit 1922 als erster Stadtarzt im Berliner Arbeiterviertel Wedding tätig. Der Sozialmediziner und Sozialdemokrat veröffentlichte zahlreiche Publikationen zum Themenkreis Krankheit und soziale Lage, war unermüdlich in der »hygienischen Volks- aufklärung« engagiert und widmete sich insbesondere dem Kampf gegen den Alkoholismus in der Arbeiterschaft. 1933 wurde Drucker aus dem Dienst entlassen. Er versuchte, seine Arbeit in der Schweiz fortzusetzen, bekam dort aber keine Zulassung als Arzt und kehrte deshalb nach Deutschland zurück. Versuche, nach England oder in die USA auszuwandern, scheiterten. Drucker eröffnete eine Kinderarztpraxis für jüdische Kinder in der Berliner Fasanenstraße. Im Juni 1940 wurde er wegen Verbreitung von Gräuelpropaganda verhaftet, in das berüchtigte Gestapogefängnis in der Prinz-Albrecht-Straße gebracht und schließlich, wohl im Juli 1940, in das Konzentrationslager Sachsenhausen überstellt, wo er am 19. August 1940 starb.[15]

▬ Der Psychiater und Psychotherapeut *Wladimir Eliasberg* (1887-1969) hatte von 1928 bis 1930 die Abteilung für Nervenkranke am Sanatorium Bad Thalkirchen geleitet und dann eine Privatpraxis für heilpädagogische Psychotherapie in München eröffnet. 1933 emigrierte er nach Wien und 1938 weiter in die USA. Eliasberg hatte ab 1926 zu den Initiatoren und Organisatoren der Allge-

---

13 Anette Hinz-Wessels, Verfolgt als Arzt und Patient: Das Schicksal des ehemaligen Direktors der Landesheilanstalt Uchtspringe, Dr. Heinrich Bernhard (1893-1945), in: Thomas Beddies/Susanne Doetz/Christoph Kopke (Hg.), Jüdische Ärztinnen und Ärzte im Nationalsozialismus. Entrechtung, Vertreibung, Ermordung, Berlin 2014, S. 92-102.

14 Deutsche Biographische Enzyklopädie, Bd. 1 (1995), S. 540; Schagen, Wer wurde vertrieben?, S. 58; Eisenberg, »Nerven- plexus«, S. 386. In der zweiten Auflage eines Überblickswerks zur »Kriminalpsychopathologie« sprach sich Birnbaum 1931 für die »Sterilisation kriminell veranlagter Psychopathen« aus (Karl Birnbaum, Kriminal-Psychopathologie und Psy- chobiologische Verbrecherkunde, Berlin 1931, S. 190). Vgl. Richard F. Wetzell, Inventing the Criminal. A History of German Criminology, 1880-1945, Chapel Hill/London 2000, S. 149-153. Dazu auch ders., Kriminalbiologische Forschung an der Deutschen Forschungsanstalt für Psychiatrie in der Weimarer Republik und im Nationalsozialismus, in: Hans-Walter Schmuhl (Hg.), Rassenforschung an Kaiser-Wilhelm-Instituten vor und nach 1933, Göttingen 2003, S. 68-98.

15 Für ihn wurde in der Fasanenstraße 59 ein Stolperstein verlegt. http://www.stolpersteine-berlin.de/de/biografie/6783.

meinen Ärztlichen Kongresse für Psychotherapie und zu den Mitbegründern der Allgemeinen Ärztlichen Gesellschaft für Psychotherapie gehört.[16]

▬ *Gustav Emanuel* (1879-1952) war Direktor der Edelschen Anstalt Berlin-Charlottenburg gewesen und hatte nach der Auflösung dieser Einrichtung in den 1920er Jahren die Fürsorge für psychische Hygiene in verschiedenen Bezirken Berlins organisiert. 1933 wurde er wegen seines jüdischen Glaubens aus allen seinen Ämtern entfernt. Er überlebte das »Dritte Reich« und wurde 1945 wieder im Berliner Gesundheitsamt tätig.[17]

▬ *Alfred Hauptmann* (1881-1948) bekleidete seit 1926 das Ordinariat für Psychiatrie und Neurologie der Universität Halle und arbeitete als Direktor der dortigen Psychiatrischen und Nervenklinik. 1935 wurde er aufgrund des »Reichsbürgergesetzes« seines Amtes enthoben. Nach vorübergehender Inhaftierung im Konzentrationslager Dachau emigrierte Hauptmann über die Schweiz und England in die USA.[18]

▬ Zu den Mitgliedern des Deutschen Verbandes für psychische Hygiene gehörte ferner *Eugen Kahn* (1887-1973), ein Schüler Emil Kraepelins und Ernst Rüdins – gemeinsam mit Rüdin entwickelte Kahn »ein verfeinertes Konzept der Genetik schizophrener Psychosen«.[19] Seit 1930 saß Kahn auf einem von der *Rockefeller Foundation* finanzierten Lehrstuhl für Psychiatrie und Psychohygiene an der *Yale School of Medicine*,[20] er war mithin dem Zugriff der braunen Machthaber entzogen.

▬ *Otto Löwenstein* (1889-1965), seit 1926 Leiter der neu gegründeten »Provinzial-Kinderanstalt für seelisch Abnorme« und des »Instituts für Neurologisch-Psychiatrische Erbforschung« an der Universität Bonn, seit 1930 ordentlicher Professor für Pathopsychologie, floh im März 1933, als sein Institut von der SA verwüstet wurde, in die Schweiz und emigrierte nach dem Novemberpogrom 1938 zunächst nach Kanada, dann in die USA.[21]

---

16 Vgl. Peters, Psychiatrie, S. 14 f.; Eisenberg, »Nervenplexus«, S. 394; Renate Jäckle, Schicksale jüdischer und »staatsfeindlicher« Ärztinnen und Ärzte nach 1933 in München, München 1988, S. 61 f. Zu Eliasbergs Rolle in der psychotherapeutischen Fachgesellschaft vgl. Uwe Zeller, Psychotherapie in der Weimarer Zeit. Die Gründung der »Allgemeinen Ärztlichen Gesellschaft für Psychotherapie«, Tübingen 2001, passim. – Der Eintrag im Mitgliederverzeichnis des Deutschen Verbandes für psychische Hygiene vom 1. Juni 1933 lautet »Eliasberg, Dr. Hermann, Nervenarzt, München, Schmidtstr. 3«. Hier handelt es sich um eine korrupte Angabe. Wladimir Eliasberg hatte seine Praxis im Jahre 1933 in der *Hermann-Schmid-Str. 3* in München.

17 Werner Leibbrand, Gustav Emanuel, in: Neue Deutsche Biographie 4 (1959), S. 473.

18 Ekkehardt Kumbier/Kathleen Haack, Alfred Hauptmann – Schicksal eines deutsch-jüdischen Neurologen, in: Fortschritte der Neurologie-Psychiatrie 70 (2002), S. 204-209; Henrik Eberle, Die Martin-Luther-Universität in der Zeit des Nationalsozialismus, Halle 2002, S. 328 f.

19 Weber, Ernst Rüdin, S. 132. Gemeinsam mit Kraepelin und Rüdin hatte Kahn 1919 auch die Führer der Münchner Räterepublik psychiatrisch begutachtet. Vgl. Weber, Ernst Rüdin, S. 85-92; David Freis, Die »Psychopathen« und die »Volksseele«. Psychiatrische Diagnosen des Politischen und die Novemberrevolution 1918/1919, in: Schmuhl/Roelcke (Hg.), »Therapien«, S. 48-68.

20 Hanns Hippius, The University Department of Psychiatry in Munich. From Kraepelin and his Predecessors to Molecular Psychiatry, Berlin 2007; Volker Roelcke, Psychiatry in Munich and Yale, ca. 1920-1935. Mutual Perceptions and Relations, and the Case of Eugen Kahn (1887-1973), in: ders./Paul Weindling/Louise Westwood (Hg.), International Relations in Psychiatry. Britain, America, and Germany to World War II, Rochester/NY 2010, S. 156-178; Hanns Hippius, Eugen Kahn – ein Schüler von Kraepelin und erster Inhaber des Lehrstuhls für Psychiatrie an der Yale Universität, in: in: Schriftenreihe der Deutschen Gesellschaft für Geschichte der Nervenheilkunde 20 (2014), S. 247-263.

21 Werner Röder/Herbert A. Strauss (Hg.), Biographisches Handbuch der deutschsprachigen Emigration nach 1933/International Biographical Dictionary of Central European Emigrés 1933-1945, Bd. II/2, München 1983, S. 752 f.; Annette Waibel, Die Anfänge der Kinder- und Jugendpsychiatrie in Bonn. Otto Löwenstein und die Provinzial-Kinderanstalt, 1926-1933, Köln 2000; Ralf Forsbach, Die Medizinische Fakultät der Universität Bonn im »Dritten Reich«, München 2006, S. 347-353.

▬ Dem Deutschen Verband für psychische Hygiene gehörte ferner der Neuropsychiater und Psychoanalytiker *Paul Schiff* (1891-1947) vom *hôpital psychiatrique* in Paris an.[22]

▬ *Felix Stern* (1884-1941) lehrte seit 1920 als nichtbeamteter außerordentlicher Professor für Psychiatrie an der Universität Göttingen – er machte sich als Experte für die Encephalitis lethargica einen Namen – und war bis 1928 Oberarzt an der Göttinger Nervenklinik. Danach trat er an die Spitze der Nervenabteilung der Versorgungsärztlichen Untersuchungsstelle in Kassel. Diesen Posten musste er nach der Machtübernahme räumen, im September 1933 wurde ihm überdies wegen seiner »nicht arischen Abstammung« nach dem »Gesetz zur Wiederherstellung des Berufsbeamtentums« auch die Lehrbefugnis entzogen. Stern zog nach Berlin und eröffnete dort eine Privatpraxis. Versuche, eine Stelle im Ausland zu bekommen, verliefen im Sande. Angesichts der drohenden Deportation nahm sich Felix Stern im Jahre 1941 das Leben.[23]

Ob diese und andere, weniger prominente Mitglieder jüdischen Glaubens oder jüdischer Herkunft[24] im Laufe des Jahres 1933 von sich aus ihren Rücktritt aus dem Deutschen Verband für psychische Hygiene erklärten oder ob sie ohne ihr Wissen und womöglich gegen ihren Willen vom Vorstand aus der Mitgliederliste gestrichen wurden, muss offen bleiben.

Während also der Deutsche Verband für psychische Hygiene und Rassenhygiene – dem in der sich abzeichnenden vereinigten Fachgesellschaft für Psychiatrie und Neurologie die Rolle eines Katalysators zugedacht war, um das gesamte wissenschaftliche Feld im Sinne der Erbpsychiatrie und Rassenhygiene umzugestalten – 1934 von sich sagen konnte, er habe keine »Juden« mehr in seinen Reihen, gehörten dem Deutschen Verein für Psychiatrie und der Gesellschaft Deutscher Nervenärzte durchaus noch Mitglieder jüdischen Glaubens oder jüdischer Herkunft an. Rüdin und Nitsche einigten sich im Juli 1934 im Hinblick die Behandlung der »Arierfrage« auf die Formel »zunächst Vorstand rein arisch«.[25] Zu diesem Zeitpunkt hatten die beiden noch keinen Einblick in die Mitgliederverzeichnisse. Nitsche äußerte die Erwartung, dass es im Deutschen Verein für Psychiatrie wohl »kaum noch Juden geben« werde. Erst Ende Oktober 1934 erhielt er von Fritz Eichelberg eine Übersicht der im Mitgliederverzeichnis des Deutschen Vereins für Psychiatrie zuletzt eingetretenen Veränderungen. Danach waren aus der Mitgliederliste »gestrichen« worden:[26]

---

22 Im März 1934 bat Ernst Rüdin seinen Adlatus Hans Roemer, im Hinblick auf die Eröffnung der Ausstellung »Deutsches Volk – Deutsche Arbeit« in Berlin am 22. April 1934 das Mitgliederverzeichnis des Internationalen Verbandes für Psychische Hygiene »auf *deutschfreundliche* und *nicht jüdische* Kollegen hin durchzusehen«, die man zu dieser Gelegenheit einladen könne. Rüdin an Roemer, »6. im Lenzing [März] 1934«, MPIP-HA: GDA 127 (Hervorhebungen im Original).

23 Anikó Szabó, Vertreibung, Rückkehr, Wiedergutmachung. Göttinger Hochschullehrer im Schatten des Nationalsozialismus, Göttingen 2000, S. 63 f.

24 Nicht alle Namen in der Mitgliederliste vom Juni 1933 lassen sich zweifelsfrei zuordnen. So könnte es sich bei Dr. Weinmann, München, um den rassisch verfolgten Psychiater und Neurologen Dr. *Kurt Weinmann* handeln, der 1939 eine Praxis in der Münchner Königinstraße betrieb. Vgl. Jäckle, Schicksale, S. 132. Dr. *Gertrud Bomhard*, geb. Wohlers (1886-1966), Ärztin an der Heil- und Pflegeanstalt Berlin-Buch, wurde im Juni 1933 entlassen. http://geschichte.charite.de/verfolgte-aerzte/biographie.php?&ID=404.

25 Nitsche an Rüdin, 29.7.1934, MPIP-HA: GDA 130.

26 Nitsche an Rüdin, 28.10.1934, MPIP-HA: GDA 130. In eckigen Klammern: Ergänzungen des Autors.

Dr. [*Samuel*] *Last* [1902-1991], Bonn (»ins Ausland verzogen«);[27]

Geheimer Regierungs- und Medizinalrat *Alter*, Buchschlag/Hessen (»ins Ausland verzogen«);[28]

Sanitätsrat Dr. [*Magnus*] *Hirschfeld* [1868-1935], Berlin (»nach Paris verzogen«);[29]

Dr. *Herz*, Frankfurt, Berlin-Buch (»ins Ausland verzogen«);

Dr. [*Ernst*] *Grünthal* [1894-1972], Würzburg (»ins Ausland verzogen«);[30]

Privatdozent Dr. [Ludwig] *Guttmann*, Breslau (»unbekannt verzogen«);[31]

Dr. [*Max*] *Levy-Suhl* [1876-1947], Berlin-Wilmersdorf (»ins Ausland verzogen«);[32]

Prof. Dr. [*Eduard*] *Reiß*, Dresden [1878-1957] (»ins Ausland verzogen«);

Dr. *Strauß*, Frankfurt-Niederrad (»ins Ausland verzogen«);[33]

Dr. *Reichmann* (»früher Heidelberg, jetzt Jerusalem«);[34]

Dr. [Wladimir] *Eliasberg*, »früher München, unbekannt verzogen«).

---

27 Samuel Last war Assistenzarzt an der Nervenklinik in Bonn. Er wurde im Februar 1933 beurlaubt, im Juni 1933 entlassen und emigrierte nach Großbritannien. Forsbach, Medizinische Fakultät, S. 359. Last war österreichischer Staatsbürger. Freundliche Auskunft von Paul J. Weindling.

28 Im Mitgliederverzeichnis des Deutschen Verbandes für psychische Hygiene vom 1. Juni 1933 wird ebenfalls ein Geheimrat Dr. W. Alter, Buchschlag in Hessen, genannt. Ob es sich hier um *Wilhelm Alter jun.* (1875-1943), den früheren Direktor erst der Lippischen Heil- und Pflegeanstalt Lindenhaus in Brake bei Lemgo, dann der Akademischen Krankenanstalten in Düsseldorf handelte, kann nicht mit Sicherheit geklärt werden.

29 Aus der Fülle der Literatur über Magnus Hirschfeld, den Gründer des Instituts für Sexualwissenschaft in Berlin, seien hier nur genannt: Elke-Vera Kotowski/Julius H. Schoeps (Hg.), Der Sexualreformer Magnus Hirschfeld. Ein Leben im Spannungsfeld von Wissenschaft, Politik und Gesellschaft, Berlin 2004; Ralf Dose, Magnus Hirschfeld. Deutscher, Jude, Weltbürger, Berlin 2005; Rainer Herrn, Magnus Hirschfeld (1868-1935), in: Sigusch/Grau (Hg.), Personenlexikon, S. 284-294. Vermutlich hat Hirschfeld von sich aus seinen Austritt erst nach der Gründung der Gesellschaft Deutscher Neurologen und Psychiater erklärt. Jedenfalls lag einem Schreiben Rüdins an Nitsche vom 8. Januar 1936 als Anlage eine »Austrittserklärung Dr. Hirschfeld-Berlin-Charlottenburg« bei. Rüdin an Nitsche, 8.1.1936, MPIP-HA: GDA 27. Die Anlage selbst ist leider nicht erhalten.

30 Ernst Grünthal, ein ehemaliger Assistent Emil Kraepelins, war 1927 in Würzburg für Neurologie und Psychiatrie habilitiert worden. Er wurde 1934 wegen seiner »nicht arischen Abstammung« entlassen und wurde klinischer Mitarbeiter an der Psychiatrischen Universitätsklinik Waldau in Bern, wo er 1936 mit Hilfe der *Rockefeller Foundation* ein Hirnanatomisches Institut gründete. Vgl. Fritjof Hartenstein, Leben und Werk des Psychiaters Ernst Grünthal (1894-1972), Diss. Mainz 1976; Alma Kreuter, Deutschsprachige Neurologen und Psychiater. Ein biographisch-bibliographisches Lexikon von den Vorläufern bis zur Mitte des 20. Jahrhunderts, Bd. 1, München 1996, S. 478-481.

31 Ludwig Guttmann war seit 1924 an der Neurologischen Klinik in Breslau tätig gewesen, wo er sich 1930 im Fach Neurologie habilitierte. 1933 wurde er wegen seiner »nicht arischen Abstammung« seines Postens als Chefarzt am Wenzel-Hancke-Krankenhaus in Breslau enthoben. Er arbeitete fortab als Oberarzt, seit 1937 als Direktor der Abteilung für Neurologie am Jüdischen Krankenhaus Breslau. 1939 gelang es ihm, nach Großbritannien zu fliehen, wo er ab 1943 eine Spezialklinik für Wirbelsäulenverletzte im *Stoke Mandeville Hospital* in Aylesbury aufbaute. Er war ein Förderer des Behindertensports und gilt als Begründer der Paralympischen Spiele. Vgl. V. Paeslack, Ludwig Guttmann (1899-1980), in: Schliack/Hippius (Hg.), Nervenärzte, S. 40-46; Joseph Walk (Hg.), Kurzbiographien zur Geschichte der Juden 1918-1945, München 1988, S. 134. – In einem Mitgliederverzeichnis der Deutschen Gesellschaft für Neurologie vom 1. August 1965 taucht Ludwig Guttmann als korrespondierendes Mitglied auf. Aktenbestand der Geschäftsstelle der DGPPN, Berlin, ungeordnet, Ordner »D.G.P.u.N.«.

32 Der Psychotherapeut Max Levy-Suhl wandte sich 1930 der Psychoanalyse zu und begann eine Ausbildung am Berliner Institut für Psychoanalyse. 1933 wurde er als »Nichtarier« zur Emigration gezwungen und ging in die Niederlande, wo er zunächst ein psychoanalytisches Kinderheim in Amersfoort, dann eine psychoanalytische Praxis in Amsterdam betrieb. Mit der Besetzung der Niederlande geriet er wieder in den Machtbereich des nationalsozialistischen Deutschlands. Er überlebte die deutsche Besatzung als gebrochener Mann, 1947 beging er Suizid. Vgl. Ludger M. Hermanns/Michael Schröter/Harry Stroeken, Von der Psychotherapie zur Psychoanalyse. Max Levy-Suhl (1876-1947), in: Luzifer-Amor. Zeitschrift zur Geschichte der Psychoanalyse 53 (2014), S. 141-167.

33 Es könnte sich hier um Dr. *Hans Strauss* (1898-1978), von 1921 bis 1933 Arzt am Universitätskrankenhaus Frankfurt/Main, von 1928 bis 1934 Dozent für Psychiatrie und Neurologie an der Universität Frankfurt, handeln. Er wurde 1933/34 mit Berufsverbot belegt, 1937 wanderte er in die USA aus. Walk, Kurzbiographien, S. 359.

34 Hier könnte die Psychoanalytikerin *Frieda Fromm-Reichmann* (1889-1957) gemeint sein, die in den 1920er Jahren in Heidelberg ein privates Sanatorium betrieben hatte. Sie emigrierte 1933 über Frankreich und Palästina in die USA. Vgl. Peters, Psychiatrie, S. 173-188; Gerda Siebenhüner, Frieda Fromm-Reichmann. Pionierin der analytisch orientierten Psychotherapie von Psychosen, Gießen 2005.

Rüdin und Nitsche waren sich einig, dass Eduard Reiß, der Ärztliche Direktor der Psychiatrischen Abteilungen des Stadtkrankenhauses Dresden-Johannstadt, der 1933 – weil er als »Halbjude« unter das »Gesetz zur Wiederherstellung des Berufsbeamtentums« fiel – in das Exil nach Zürich gegangen war,[35] *nicht* aus der Mitgliederliste gestrichen werden sollte. »Den sonst Gestrichenen«, so Rüdin, »brauchen wir aber wirklich nicht nachzuweinen.«[36] In diesen Fällen hatte Eichelberg offenbar die Namen aus der Mitgliederliste gestrichen, wenn die Betreffenden aufgrund eines Berufsverbotes oder einer Emigration unter ihrer bisherigen Adresse nicht mehr zu erreichen waren.

In anderen Fällen dürften Mitglieder jüdischen Glaubens oder jüdischer Herkunft von sich aus ihren Austritt aus dem Deutschen Verein für Psychiatrie erklärt haben. Mindestens ein solcher Fall lässt sich zweifelsfrei nachweisen: Erich Friedlaender, der am 27. März 1933 als Direktor der Lippischen Heil- und Pflegeanstalt Lindenhof in Brake bei Lemgo aufgrund seiner »nicht arischen Abstammung« und seiner Mitgliedschaft in der SPD in den einstweiligen Ruhestand versetzt worden war und seinen Wohnsitz nach Wiesbaden verlegt hatte, wandte sich am 14. Dezember 1933 an Georg Ilberg, den Schriftführer des Deutschen Vereins für Psychiatrie, und bat »als ehemaliges Mitglied«[37] um eine Bescheinigung, dass er 1931/32 bei der Preisaufgabe »Kann die Versorgung der Geisteskranken billiger gestaltet werden und wie?« den zweiten Preis gewonnen hatte. Friedlaender, der sich zu dieser Zeit mit dem Gedanken trug, mit seiner Familie nach Paraguay auszuwandern, hoffte, dass eine solche Bescheinigung ihm helfen werde, in der neuen Heimat eine Anstellung als Arzt zu bekommen.[38]

Auch in der Gesellschaft Deutscher Nervenärzte gab es einige Mitglieder, die nach der NS-Rassengesetzgebung als »Nichtarier« galten.[39] Im Zuge der Gründung der Gesellschaft Deutscher Neurologen und Psychiater stellte sich die Frage, wie mit ihnen zu verfahren sei. Erstmals aufgeworfen wurde diese Frage im Februar 1935, als der Nervenarzt Dr. *H. Sonnenschein* vom Unfallspital Brünn, bis dahin Mitglied in der Gesellschaft Deutscher Nervenärzte, im Hinblick auf die Reorganisation der Fachgesellschaften ein kurzes Schreiben an Nitsche schickte: »Da ich Jude bin, ist es wohl unmöglich, weiter Mitglied zu bleiben, und bitte daher, meinen Austritt zur Kenntnis zu nehmen. Sollten Sie nicht meiner

---

35 Vgl. Kreuter, Neurologen, S. 1166.

36 Rüdin an Nitsche, 30.10.1934, MPIP-HA: GDA 130.

37 Friedlaender an Ilberg, 14.12.1933, HUB, NL Karl Bonhoeffer, 10. Er habe sich, so Friedlaender, »nach reiflicher Überlegung« für Paraguay entschieden, »da die ehemaligen Feindländer nach meiner ganzen Einstellung für mich nicht in Frage kommen und da die übrigen südamerikanischen Länder zu große Schwierigkeiten mit dem Examen machen.« Zur Biographie Friedlaenders ausführlich (auch mit Verweisen auf die ältere Literatur): Jutta M. Bott, »Da kommen wir her, da haben wir mitgemacht ...«. Lebenswirklichkeiten und Sterben in der Lippischen Heil- und Pflegeanstalt Lindenhaus während der Zeit des Nationalsozialismus, Lemgo 2001, S. 126-158. Im März 1939 hielt sich Friedlaender zur Erholung in Münsingen bei Bern auf. Bei dieser Gelegenheit wurde ihm der deutsche Pass entzogen. Am 10. Juni 1939 verließ er von Rotterdam aus per Schiff Europa in Richtung Australien. Bis zu seinem Tod im Jahre 1958 lebte und arbeitete er in Sydney.

38 In der Teilnehmerliste der Jahresversammlung des Deutschen Vereins für Psychiatrie 1932 finden sich folgende Psychiater und Neurologen jüdischen Glaubens oder jüdischer Abstammung: der Solinger Nervenarzt *Paul Berkenau* (1890-1973), ein evangelischer Christ jüdischer Herkunft, *Paul Jacoby*, der Leiter der Jacoby'schen Anstalt in Bendorf-Sayn (emigrierte 1940 nach Uruguay), Otto Löwenstein, *Willy Mayer-Groß* (1889-1961) vom Psychologischen Institut der Universität Heidelberg (emigrierte 1935 nach Großbritannien), *Alfred Meyer* (1895-1990) von der Universität Bonn (emigrierte nach Großbritannien) und *Felix Plaut* (1877-1940) von der Deutschen Forschungsanstalt für Psychiatrie (im Oktober 1935 entlassen, emigrierte nach Großbritannien). Man kann daher davon ausgehen, dass auch sie Mitglieder im Deutschen Verein für Psychiatrie waren. Vgl. Horst Sassin, Überleben im Untergrund. Die Kinderärztin Dr. Erna Rüppel (1895-1970), in: Die Heimat N. F. 26 (2010/11), S. 4-37 (Berkenau); Dietrich Schabow, Zur Geschichte der Juden in Bendorf, Bendorf 1979, S. 14-17 (Paul Jacoby); U.[we] H.[enrik] Peters, Willy Mayer-Gross (1889-1961), in: Schliack/ Hippius (Hg.), Nervenärzte, S. 47-54; Marion Hachmann-Gleixner, Das Psychologische Institut Heidelberg im Nationalsozialismus und in der Nachkriegszeit, Diplomarbeit Heidelberg 2004, S. 7 f. (Mayer-Groß); Forsbach, Medizinische Fakultät, S. 354 f. (Meyer); Weber, Ernst Rüdin, S. 194 (Plaut), Weiss, Nazi Symbiosis, S. 148 (Plaut). Vgl. Nitsche an Rüdin, 16.1.1936, MPIP-HA: GDA 130: »Ist Herr Plaut noch in München in seiner alten Wohnung? Ist er wohl endgültig erledigt?«

39 So etwa der Berliner Neurologe *Louis Jacobsohn-Lask* (1863-1940), der Anfang 1936 in die Sowjetunion emigrierte. Vgl. Eisenberg, »Nervenplexus«, S. 238 f., 271-274.

Anschauung sein – bitte ich um Nachricht.«[40] Nitsche leitete dieses Schreiben an Rüdin weiter. »Aus prinzipiellen Gründen«,[41] so Nitsche, müsse der künftige Reichsleiter »dazu Stellung nehmen«. Nitsche stellte auch gleich seine eigene Haltung in dieser Frage klar: »Da wir inländische jüdische Kollegen, die nur satzungsgemäß für den Vorstand nicht in Frage kommen, nicht herauszutun brauchen, besteht diese Nötigung sicher auch nicht für ausländische. Sollen wir aber nun positiv dem Mann mitteilen, er brauche nicht auszutreten? An sich sollte ich meinen, man brauche davor nicht zurückzuschrecken, denn es kann ja nichts schaden, wenn im Ausland bekannt wird, dass Deutschland gar nicht so rigoros gegen die Juden vorgeht.« Auch Walter Jacobi, damals noch designierter stellvertretender Reichsleiter, sprach sich in diesem Sinne aus[42] – Sonnenschein dürfte daher einen entsprechenden Bescheid bekommen haben. Jedenfalls ließen Rüdin und Nitsche die Mitgliedschaft der Fachkollegen jüdischen Glaubens oder jüdischer Herkunft im Deutschen Verein für Psychiatrie und in der Gesellschaft Deutscher Nervenärzte unangetastet – sie wurden, wenn sie nicht von sich aus ihren Austritt erklärten, als Mitglieder auch der umgegründeten Fachgesellschaft geführt. Die Gesellschaft Deutscher Neurologen und Psychiater legte in § 4, Abs. 2 ihrer Satzung von 1935 lediglich fest, dass der Reichsleiter, sein Stellvertreter, der Reichsgeschäftsführer und die Beiratsmitglieder »arisch« sein mussten. Im Hinblick auf die Mitglieder war keine entsprechende Klausel eingefügt worden.

Nach der Gründungsversammlung im September 1935 standen Rüdin und Nitsche vor der Frage, wie mit den Neuanmeldungen zu verfahren sei. Man müsse, so Rüdin, »durch irgendeine nationalsozialistische Organisation nachprüfen […] lassen, ob es sich um einen Juden oder sonst einen faulen Kopf handelt bei den neuen Mitgliedern«.[43] An sich müsse man sich »das Recht vorbehalten, nach der Richtung zu sieben. Wenn wir auch nicht jetzt noch vorhandene jüdische Mitglieder aus der Gesellschaft hinauswerfen wollen, so wollen wir doch nicht andererseits Juden oder sonst faule Köpfe aufnehmen, von denen wir wissen, dass sie nicht in den Geist unserer Gesellschaft hineingehören.« Rüdin übertrug diese Aufgabe seinem Geschäftsführer. Die Prüfung zog sich augenscheinlich eine Weile hin. Bedenken rassenpolitischer Art bestanden wohl im Hinblick auf zwei Ärztinnen, die ihre Aufnahme in die neue Fachgesellschaft beantragt hatten: Dr. *Hedwig Horn* von der Psychiatrischen und Nervenklinik in Prag und Dr. *Herta Cosack* (1907-2000) von der Universitätsnervenklinik in Breslau (die 1936 Johannes Lange heiraten sollte).[44] Ernst Rüdin gab in diesem Zusammenhang gegenüber Paul Nitsche noch einmal eine grundsätzliche Stellungnahme ab:

> »Wir haben in der Deutschen Gesellschaft für Rassenhygiene wohl einen Anti-Juden[45]-Paragraphen, nicht aber, wenn ich mich nicht sehr täusche, in den Satzungen der Gesellschaft Deutscher Neurologen und Psychiater. Wenn Sie keinen schwerwiegenden Einwand dagegen haben, würde ich also folgenden Standpunkt in der Auskunftserteilung einnehmen bei Dr. Horn und Dr. Cosack: Nach unseren Satzungen stellt sich die Gesellschaft zwar völlig in den Dienst des nationalsozialistischen deutschen Staates und die Führer (Beiräte) der Gesellschaft müssen Arier sein. Was die Mitgliedschaft betrifft, so entscheidet zwar grundsätzlich der Vorstand über die Aufnahme jedes Mitgliedes. Auch bei Nicht-Ariern wird grundsätzlich über die Aufnahme von Fall zu Fall entschieden. In ihrem Fall steht einer Mitgliedschaft nichts im Wege.«[46]

---

40 Sonnenschein an Nitsche, 5.2.1935, MPIP-HA: GDA 130.
41 Nitsche an Rüdin, 7.2.1935, MPIP-HA: GDA 130. Danach auch die folgenden Zitate.
42 Nitsche an Rüdin, 13.2.1935, MPIP-HA: GDA 130.
43 Rüdin an Nitsche, 25.10.1935, MPIP-HA: GDA 130. Danach auch das folgende Zitat.
44 In einem Mitgliederverzeichnis der Deutschen Gesellschaft für Neurologie vom 1. August 1965 wird Herta Lange-Cosack, inzwischen Chefärztin am Städtischen Krankenhaus Berlin-Neukölln, als ordentliches Mitglied und Kassenwartin geführt. Aktenbestand der Geschäftsstelle der DGPPN, Berlin, ungeordnet, Ordner »D.G.P.u.N.«.
45 Durchgestrichen: »Arier«. In der Nomenklatur schlägt sich die geänderte Rechtslage nieder: Mittlerweile waren die Nürnberger Gesetze verabschiedet worden.
46 Rüdin an Nitsche, 19.5.1936, MPIP-HA: GDA 27.

Rüdin bat Nitsche um eine umgehende Mitteilung, ob er mit dieser Linie einverstanden sei. Er hatte nämlich eine Anfrage seines Schülers Franz Kallmann vorliegen, der wissen wollte, ob er Mitglied in der Gesellschaft Deutscher Neurologen und Psychiater bleiben könne. Rüdin wollte die Mitgliedschaft Kallmanns gerne aufrechterhalten – zumindest, bis sich dieser eine neue Existenz im Ausland aufgebaut haben würde. Nitsche erklärte sich sofort mit Rüdins Linie einverstanden – Franz Kallmann blieb (ebenso wie Hedwig Horn und Herta Cosack) einstweilen Mitglied der Gesellschaft Deutscher Neurologen und Psychiater.[47]

Rüdin setzte sich 1935/36 nachdrücklich für Franz Kallmann ein. So versuchte er im Dezember 1935, Kallmann ein Unterkommen in der Heil- und Pflegeanstalt Branitz in Oberschlesien zu verschaffen, damit er dort seine Untersuchungen zur Genetik der Schizophrenie fortsetzen konnte. Kallmann sei ihm dadurch bekannt geworden, schrieb Rüdin an Prälat *Joseph Martin Nathan* (1867-1947), den Kurator der Heil- und Pflegeanstalt Branitz, »dass er seit dem Jahre 1930 eine großangelegte Untersuchung über die nähere Verwandtschaft (Eltern, Geschwister, Kinder, Enkel, Neffen und Nichten) von tausend Schizophrenen in Angriff genommen hat«. Im Rahmen dieser Forschungen habe Kallmann gelegentlich die Deutsche Forschungsanstalt für Psychiatrie aufgesucht. »Während seines hiesigen Aufenthaltes, der alles in allem etwa einen Zeitraum von über einem halben Jahr umfasste, habe ich ihn nicht nur als einen in jeder Weise einwandfreien und zuverlässigen Menschen kennengelernt, sondern auch als einen besonders fähigen Wissenschaftler«.[48] Um Kallmann den Weg nach Branitz zu ebnen, wandte sich Rüdin auch an den späteren T4-Gutachter *Carl-Heinz Rodenberg* (1904-1995), der Assistent an der Deutschen Forschungsanstalt für Psychiatrie in München, später dann Oberarzt in Branitz gewesen war, ehe er 1934 die Leitung der Erbgesundheitsabteilung in der oberschlesischen Provinzialverwaltung in Oppeln übernommen hatte.[49] Es war Rüdin wichtig, dass Kallmann seine Studie zur Erbbiologie der Schizophrenie noch fertig stellen konnte, ehe er emigrierte. Doch Kallmann verließ Deutschland Ende 1936, seine Monographie erschien 1938 in den USA, Rüdins Anregung, die Arbeit ins Deutsche übersetzen zu lassen, wurde vom Reichswissenschaftsministerium indigniert zurückgewiesen.[50]

Doch trotz aller Wertschätzung hatte Kallmann, wie bereits erwähnt, auf der Ersten Jahresversammlung der Gesellschaft Deutscher Neurologen und Psychiater seine Forschungsergebnisse nicht

---

47 Nitsche an Rüdin, 20.5.1936, MPIP-HA: GDA 27: »In der Judenfrage (Mitglieder) bin ich ganz Ihrer Meinung. Da in der Satzung ausdrücklich arische Abkunft nur für Vorstandsmitglieder gefordert wird, ist die Sachlage klar. Jedenfalls besteht kein Anlass, aus diesem Grunde jemanden auszuschließen. So werde ich dem jetzt Anfragenden schreiben und empfehle ebenso gegenüber Kollegen Kallmann zu verfahren. Vergessen Sie aber ja nicht dabei, Kallmann zu bitten, dass er mir sofort seine Anschrift mitteilt; eine Zuschrift, die ich ihm unter seiner in der Mitgliederliste verzeichneten Anschrift sandte, kam als unzustellbar zurück.«

48 Rüdin an Nathan, 3.12.1935, MPIP-HA: 131. Vgl.

49 Rüdin an Karl Heinz Rodenberg, 5.12.1935, MPIP-HA: 131.

50 Weber, Ernst Rüdin, S. 196. In den USA fand Kallmann für seine Forschungsvorhaben auf dem Feld der psychiatrischen Genetik bemerkenswerterweise auch die Unterstützung des Kulturanthropologen Franz Boas. Vgl. Florian Mildenberger, Auf der Spur des »scientific pursuit«. Franz Kallmann (1897-1965) und die rassenhygienische Forschung, in: Medizinhistorisches Journal 37 (2002), S. 183-200; Anne Cottebrune, Franz Josef Kallmann (1897-1965) und der Transfer psychiatrisch-genetischer Wissenschaftskonzepte vom NS-Deutschland in die USA. Wissenstransfer im Kontext nordamerikanischer Eugenik, in: Medizinhistorisches Journal 44 (2009), S. 296-324; Veronika Lipphardt, »Investigation of Biological Changes«. Franz Boas in Kooperation mit deutsch-jüdischen Anthropologen, 1929-1940, in: Hans-Walter Schmuhl (Hg.), Kulturrelativismus und Antirassismus. Der Anthropologe Franz Boas (1858-1942), Bielefeld 2009, S. 163-185, hier: S. 171-181; Volker Roelcke, Eugenic Concerns, Scientific Practices: International Relations and National Adaptations in the Establishment of Psychiatric Genetics in Germany, Britain, the US and Scandinavia 1910-1960, in: Björn M. Felder/Paul J. Weindling (Hg.), Baltic Eugenics. Bio-Politics, Race and Nation in Interwar Estonia, Latvia and Lithuania 1918-1940, Amsterdam/New York 2013, S. 301-333, hier: S. 305-309.

mehr selber vortragen dürfen.[51] Hier war eine weitere offene Frage berührt: Wenn Menschen jüdischen Glaubens oder jüdischer Herkunft Mitglied in der Gesellschaft Deutscher Neurologen und Psychiater sein durften, stand es ihnen grundsätzlich frei, Referate oder Vorträge für die Jahresversammlungen anzumelden. Rüdin wünschte sich in diesem Punkt eine diskrete Regelung nach pragmatischen Gesichtspunkten:

> »Über die Frage, ob Nicht-Arier bei uns Referate halten und vortragen können, brauchen wir uns ja nicht den Mitgliedern gegenüber schriftlich auszulassen. Auch hier bestimmt ja der Vorstand, wer referieren und vortragen soll, und ich bin schon dafür, dass wir in der Regel jedenfalls nur Arier referieren und (wenigstens aufgefordert) auch vortragen lassen sollen. Sollte sich einmal ein Jude zu einem Vortrag melden, dann müssen wir eben entscheiden, ob wir seine Anmeldung annehmen wollen oder nicht. […] In der Praxis wird es ja immer darauf hinauskommen, dass wir jüdischen Anerbieten möglichst aus dem Wege gehen und Aufforderungen überhaupt nicht in Betracht kommen.« [52]

Obwohl sie über einen weiten Ermessensspielraum verfügten, wurde die Entscheidungsfreiheit Rüdins und Nitsches doch dadurch begrenzt, dass sie sich mit den Hütern nationalsozialistischer Rassenpolitik arrangieren mussten. Dazu ein aufschlussreiches Beispiel: Für die Sitzung der Neurologischen Abteilung im Rahmen der Zweiten Jahresversammlung der Gesellschaft Deutscher Neurologen und Psychiater am 23. August 1936 war ein Berichtsteil über »Bluterkrankungen und Nervensystem« vorgesehen. Heinrich Pette hatte zunächst vergeblich versucht, den renommierten Zürcher Hämatologen *Otto Nägeli* (1871-1938)[53] für diesen Part zu gewinnen. Nach dessen Absage dachte Pette über Alternativen nach. Von mehreren Seiten, so schrieb er am 3. Januar 1936 an Ernst Rüdin, sei ihm der Internist und Physiologe *Paul Morawitz* (1879-1936), seit 1925 ordentlicher Professor für Spezielle Pathologie und Therapie an der Medizinischen Klinik der Universität Leipzig,[54] empfohlen worden. Morawitz, so urteilte Pette, sei ein »Internist von großem Format«, zudem »auf dem Gebiet der Blutkrankheiten gut bewandert«.[55] Falls er innerhalb der nächsten Tage nichts von Rüdin hören sollte, wollte Pette Morawitz zu einem Hauptreferat einladen. Rüdin legte jedoch sein Veto ein: »Ist nicht Morawitz in Leipzig Jude? Oder sonst irgendwie nicht sauber?«[56] Gleichzeitig wandte sich Rüdin wegen näherer Auskünfte an seinen Geschäftsführer Nitsche. Dieser teilte mit, dass Morawitz »als Referent […] *nicht* in Betracht« komme, denn laut telephonischer Auskunft eines Funktionärs des NSDÄB sei Morawitz »Achteljude«.[57] Rüdin und Nitsche hielten sich hier streng an die Definition des »Nichtariers« nach dem »Gesetz zur Wiederherstellung des Berufsbeamtentums« vom 7. April 1933, obwohl durch die Erste Verordnung zum Reichsbürgergesetz vom 14. November 1935 eine neue Definition des »Juden« Platz griff – danach war ein jüdischer Großelternteil, geschweige denn ein jüdischer *Ur*großelternteil kein Grund mehr für eine berufliche Benachteiligung. Freilich stellte Rüdin die Entscheidung noch einmal in Frage, nachdem der Dozentenschaftsführer der Universität Leipzig mitgeteilt hatte, dass aus seiner Sicht keine Bedenken bestünden, Morawitz auf der nächsten Jahresversammlung der Gesellschaft

---

51 Weber, Ernst Rüdin, S. 195: Das Verlesen des Textes durch Bruno Schulz soll den Protest eines Vertreters der Stadt Berlin ausgelöst haben. – Auf dem Internationalen Kongress für Bevölkerungswissenschaft in Berlin hatte Kallmann hingegen noch ein Referat halten können. Vgl. Franz Kallmann, Die Fruchtbarkeit der Schizophrenen, in: Hans Harmsen/Franz Lohse (Hg.), Bevölkerungsfragen. Bericht des Internationalen Kongresses für Bevölkerungswissenschaft, Berlin 1936, S. 725-729.

52 Rüdin an Nitsche, 19.5.1936, MPIP-HA: GDA 27.

53 Zur Biographie: Voswinckel, Geschichte, S. 12.

54 Natalja Decker, Paul Oskar Morawitz. Zum 125. Geburtstag am 3. April 2004, in: Rektor der Universität Leipzig (Hg.), Jubiläen 2004. Personen – Ereignisse, Leipzig 2004, S. 19-22.

55 Pette an Rüdin, 3.1.1935 [sic, muss heißen: 1936], MPIP-HA: GDA 27.

56 Rüdin an Pette, 8.1.1936, MPIP-HA: GDA 27.

57 Nitsche an Rüdin, 11.1.1936, MPIP-HA: GDA 27 (Hervorhebung im Original).

Deutscher Neurologen und Psychiater ein Referat über vererbbare Blutkrankheiten zu übertragen. Rüdin leitete diesen Bescheid an Nitsche weiter, versehen mit der Randglosse: »Wie reimt sich das mit früheren Auskünften?«[58] Nitsche wiederum gab das Schreiben der Leipziger Dozentenschaft an seinen Gewährsmann beim NSDÄB weiter – und erhielt von dort eine geharnischte Antwort:

> »Mein Urteil über Prof. Morawitz halte ich aufrecht. Dass Morawitz heute Staatsbürger trotz seiner
> jüdischen Urgroßmutter werden kann, ist für mich ohne Interesse.
> Sie hatten mich als stellv. Bezirksobmann des NSD-Ärztebundes um meine Meinung gefragt,
> und ich nehme an, dass Sie mich nicht um Auskunft gefragt hätten, wenn Sie nicht gerne eine
> Beurteilung des Prof. Morawitz vom Standpunkt der NSDAP hätten haben wollen.
> Dass Morawitz Referate über vererbbare Blutkrankheiten halten darf, ist selbstverständlich. In seinen
> Kollegs, was ihm ja auch nicht verboten ist, wird er vermutlich oft darüber sprechen. Es fragt sich
> nur, ob er in der Gesellschaft *deutscher* Neurologen und Psychiater sprechen soll. Ich nehme an, dass
> die Gesellschaft mit ihrem Namen eine Stellung bekundet, die über den Rahmen der Nürnberger
> Gesetze hinausgeht. Sie hätte sich ja sonst deutsche Gesellschaft für Neurologie und Psychiatrie
> nennen können.«[59]

Das konnte man als eine kaum verhüllte Drohung auffassen – ein *Politruk* sah seine Kompetenz als Hüter der *political correctness* in Frage gestellt und verdächtigte den Fragesteller der mangelnden Linientreue. Nitsche und Rüdin gaben sofort nach.[60] In einem anderen Fall setzten sich Rüdin und Nitsche über rassenpolitische Bedenken hinweg. Im Hinblick auf *Alexander Rottmann*, Wien, der auf der Zweiten Jahresversammlung der Gesellschaft Deutscher Neurologen und Psychiater ein Referat halten sollte, hatten sich Zweifel an der »arischen Abstammung« erhoben. Rüdin hielt aber, nachdem er Erkundigungen hatte einziehen lassen, an Rottmann fest: »Da wir ja den arischen Nachweis für die Mitglieder nicht unbedingt verlangen und im vorliegenden Falle außerdem der Beweis ja gar nicht erbracht ist, dass es sich um einen judenblütigen Kollegen handelt, und da auch als Motiv zum Eintritt in unsere Gesellschaft Spionage nicht in Betracht kommt, wie mir Herr Dr. [Karl] Thums versichert, so können wir ihn, glaube ich, aufnehmen in die Gesellschaft und vortragen lassen«.[61]

Etwa zur selben Zeit tauchten rassenpolitische Gesichtspunkte unvermutet in einem ganz anderen Diskussionszusammenhang auf. Es hatte sich herausgestellt, dass die auf besonderen Wunsch von Max Nonne erfolgte Veröffentlichung eines umfassenden Berichts über die Erste Jahresversammlung

58 Dozentenschaft der Universität Leipzig, Dozentenschaftsleiter Koeppen, an Rüdin, 15.1.1936, MPIP-HA: GDA 27.

59 NSDAP, Gauleitung Sachsen, Amt für Volksgesundheitsdienst, Dr. Rüdiger, an Nitsche, 3.2.1936 (Abschrift), MPIP-HA: GDA 27 (Hervorhebung im Original).

60 Nitsche vermerkte auf der Abschrift: »Ich denke, wir nehmen Morawitz nicht.« Und Rüdin fügte hinzu: »Einverstanden. Pette hat schon einen anderen gebeten.« Auf der Zweiten Jahresversammlung der Gesellschaft Deutscher Neurologen und Psychiater am 23. August 1936 referierten im Berichtsteil zu »Blutkrankheiten und Nervensystem« schließlich *Schilling*-Münster (»Klinische Übersicht«), *Friedrich Wilhelm Bremer*-Berlin (»Die Klinik der funikulären Spinalerkrankung«) sowie *Gustav Bodechtel* (1899-1983)-Hamburg-Eppendorf (»Pathologisch-anatomischer Teil«). Rüdin/Nitsche, Jahresversammlung der Gesellschaft Deutscher Neurologen und Psychiater 1936, S. 159-163.

61 Rüdin an Nitsche, undatiert, MPIP-HA: GDA 27. Tatsächlich stellte Alexander Rottmann auf der Zweiten Jahresversammlung der Gesellschaft Deutscher Neurologen und Psychiater am 23. August 1936 »Neues zur Pathogenese und Therapie der progressiven Muskeldystrophie« vor. Rüdin/Nitsche, Jahresversammlung der Gesellschaft Deutscher Neurologen und Psychiater 1936, S. 174 f. – Als Teilnehmer der Jahresversammlung 1938 der Gesellschaft Deutscher Neurologen und Psychiater ist Dr. *Enno Herzfeld* (1894-1984), Oberarzt in der Provinzialheilanstalt Gütersloh in Westfalen, nachweisbar, der als »Vierteljude« (möglicherweise war er auch nur »Achteljude«) im »Dritten Reich« berufliche Nachteile in Kauf nehmen musste. Vgl. Schmuhl, Ärzte in der Anstalt Bethel, S. 31; Franz-Werner Kersting, Anstaltsärzte zwischen Kaiserreich und Bundesrepublik. Das Beispiel Westfalen, Paderborn 1996, passim.

der Gesellschaft Deutscher Neurologen und Psychiater in der »Deutschen Zeitschrift für Nerven-heilkunde«[62] das Fünffache der Kosten verursacht hatte – 1.500 Reichmark zu 300 Reichsmark –, die bei der Veröffentlichung des offiziellen Berichts in der »Allgemeinen Zeitschrift für Psychiatrie« an-gefallen waren. Heinrich Pette hatte angesichts der unerwartet hohen Kosten vorgeschlagen, den Mit-gliedsbeitrag der Gesellschaft Deutscher Neurologen und Psychiater um drei Reichsmark anzuheben, was wiederum auf den energischen Widerspruch Nitsches traf: »Ganz ausgeschlossen! Wir müssen mehr Mitglieder bekommen, und da können wir nicht erhöhen.«[63] Der Reichsgeschäftsführer schlug stattdessen vor, künftig nur noch einen einzigen »Kongressbericht« in einer Zeitschrift zu veröffent-lichen, die sowohl von Psychiatern als auch von Neurologen gelesen werde – dies konnte nach Lage der Dinge nur die »Zeitschrift für die gesamte Neurologie und Psychiatrie« sein, die im Verlag Julius Springer erschien. Nitsche hatte diese Idee zunächst Carl Schneider unterbreitet, da die Satzungen der Gesellschaft Deutscher Neurologen und Psychiater vorsahen, dass der Hauptbericht in der »All-gemeinen Zeitschrift für Psychiatrie« zu veröffentlichen sei. Schneider erhob jedoch Einwände, u.a. »weil Springer nicht rein arisch sei und den Autoren aus Sowjet-Rußland zu viel Avancen mache.«[64] Nitsche legte daraufhin Rüdin die Grundsatzfrage vor, ob es sich mit § 2 der Satzung, in dem sich die Gesellschaft Deutscher Neurologen und Psychiater, wie oben ausgeführt, ausdrücklich in den Dienst des nationalsozialistischen Staates stellte, vertrage, den »offiziellen Kongressbericht in einer Springer-schen Zeitschrift allein zu veröffentlichen«. Nitsche erbat eine »Entscheidung, nötigenfalls nach Füh-lungnahme mit den in Frage kommenden Instanzen (Reichsärzteführer? Reichsinnenministerium?)«. Rüdin befürwortete den Vorschlag Nitsches – es sei »ein nicht zu verantwortender Unsinn [...], einfach wegen der Eitelkeit eines alten Mannes [Max Nonne] mehr Geld auszugeben, als notwendig ist«[65] –, bezweifelte aber, ob sich der Vorschlag durchsetzen lasse – »Nonne wird eben gegen eine solche Rege-lung immer feind sein, und da Pette noch ganz in seinem Fahrwasser schwimmt, so wird auch er nicht mögen.« Die Bedenken gegen den Verlag Springer ließ Rüdin indes nicht gelten. Er habe sich, bevor er in das Herausgeberkollegium eingetreten sei,[66] nach dieser Richtung hin abgesichert: »Springer ist, wie mir von ministerieller Seite (auch schriftlich) versichert worden ist, als arischer Verlag zu betrachten.« Dementsprechend gab Rüdin seinem Geschäftsführer grünes Licht, gelegentlich »unverbindliche Ver-handlungen mit Springer« aufzunehmen – bei dieser Gelegenheit könne er sich »dann ja von Springer auch noch einmal seine arische Qualifikation versichern lassen.« Seit Mai 1933 übte der NSDÄB Druck auf den Verlag Julius Springer aus, um eine »Gleichschaltung der medizinischen Fachpresse«[67] zu er-zwingen. Durch eine »Teilarisierung des Firmenkapitals«[68] gelang es 1935, einer Einstufung als »nicht-arischer Verlag« zu entgehen. Die Situation des Verlags blieb jedoch prekär. Vor diesem Hintergrund ist es durchaus bemerkenswert, dass ausführliche Berichte über die Jahresversammlungen der Gesell-

---

62 Dtsch. Zschr. Nervenhk. 139 (1936), H. 1-6 (12.2.1936).

63 Nitsche an Rüdin, 13.5.1936, MPIP-HA: GDA 27. Danach auch die folgenden Zitate.

64 1935 ging ein Angebot aus der Sowjetunion beim Deutschen Verein für Psychiatrie ein, Fachzeitschriften zu tauschen. »Mit der Bande fangen wir wohl nichts an?«, fragte Nitsche bei Rüdin nach. Dieser antwortete: »Was die Verbindung mit der Sowjet[-]Wissenschaft anbetrifft, so hätte ein Tausch für uns, den ich an und für sich auf erbbiologischem Gebiete begrüßen würde, nur dann einen Sinn, wenn wir die Publikationen der Russen lesen könnten, aber das ist leider nicht der Fall, weil vielfach nur eine kurze Zusammenfassung in einer lesbaren Sprache gegeben wird und das auch nicht immer.« Nitsche an Rüdin, 6.5.1935; Rüdin an Nitsche, 11.5.1935, MPIP-HA: GDA 130.

65 Rüdin an Nitsche, 19.5.1936, MPIP-HA: GDA 27. Danach auch die folgenden Zitate (in Klammern: handschriftlicher Zusatz).

66 Zwischen 1933 und 1938 mussten mehr als fünfzig Herausgeber und Redakteure von wissenschaftlichen Fach-zeitschriften im Verlag Julius Springer ihren Posten räumen. Heinz Sarkowski, Der Springer-Verlag. Stationen seiner Geschichte, Teil I: 1842-1945, Berlin 1992, S. 332.

67 Zit. n. ebd., S. 331.

68 Ebd., S. 383.

schaft Deutscher Neurologen und Psychiater ab 1936 in der »Allgemeinen Zeitschrift für Psychiatrie« *und* in der »Zeitschrift für die gesamte Neurologie und Psychiatrie« erschienen.[69]

Im April 1937 erkundigte sich Paul Nitsche noch einmal bei Ernst Rüdin nach der Mitgliedschaft von »Juden« in der Gesellschaft Deutscher Neurologen und Psychiater. Er nehme an, dass deren »Ausscheidung«[70] derzeit nicht in Frage komme, regte aber an, diesen Punkt noch einmal zum Gegenstand interner Beratungen zu machen. Ergebnis dieser Beratungen war, dass Rüdin im August 1937 eine offizielle Anfrage an den Präsidenten des Reichsgesundheitsamtes, Hans Reiter, richtete. »Wir haben die Praxis, Juden in die Gesellschaft nicht mehr neu aufzunehmen«,[71] schrieb Rüdin. Es gebe aber von früher her noch immer 49 »jüdische« Mitglieder. Rüdin bat nun um Bescheid, »ob die Beibehaltung der Mitgliedschaft unserer noch von altersher übernommenen jüdischen Mitglieder unbedenklich« sei, wobei er darauf hinwies, dass »auch in den anderen deutschen wissenschaftlichen Gesellschaften von altersher noch jüdische Mitglieder vorhanden« seien. Reiter schickte daraufhin »Richtlinien hinsichtlich der Aufnahme von jüdischen und ausländischen Mitgliedern«,[72] die er mit dem Reichsärzteführer Gerhard Wagner vereinbart hatte und denen das Auswärtige Amt, das Reichsinnenministerium, das Reichsministerium für Wissenschaft, Erziehung und Volksbildung sowie »der Beauftragte des Führers« zugestimmt hatten:

»1. Als ordentliche Mitglieder der Gesellschaften können aufgenommen werden
   a. Reichsbürger im Sinne des Reichsbürgergesetzes vom 15.IX.1935
   b. Deutschblütige Reichsdeutsche im Ausland, deutschblütige Danziger, Österreicher und Volksdeutsche.
   c. Ausländer, sofern sie als deutschfreundlich bekannt sind und vom engeren Vorstand ausdrücklich vorgeschlagen werden.
2. Ausländer und solche deutsche Staatsangehörige, welche die Bedingungen der Nürnberger Gesetze für die Reichsbürgerschaft nicht erfüllen (Voll- und Dreivierteljuden) können nur als außerordentliche Mitglieder aufgenommen werden.
3. Der Vorsitzende der Gesellschaft sowie die Mitglieder des engeren Vorstandes müssen deutschblütig sein. Ausländer von besonders hohem wissenschaftlichem Ruf können auf Vorschlag des engeren Vorstandes in den erweiterten Vorstand ehrenhalber berufen werden. Sie bedürfen, ebenso wie die deutschen Vorstandsmitglieder, der Bestätigung des Reichsärzteführers, des Reichsgesundheitsamtes und des Reichs- und Preußischen Ministeriums des Innern.
4. Als deutsche Vertreter dürfen sich im Ausland nur ordentliche Mitglieder bezeichnen.«[73]

Diese Richtlinien galten nur für die Aufnahme neuer Mitglieder. Reiter fügte in seinem Anschreiben hinzu: »Was die bisherigen Mitglieder der wissenschaftlichen Gesellschaften anbetrifft, so ist bei den meisten Gesellschaften, die noch jüdische Mitglieder haben, eine Änderung in dem Verhältnis bis jetzt nicht eingetreten. Ich möchte empfehlen, in der Gesellschaft Deutscher Neurologen und Psychiater ebenso zu verfahren.«[74]

---

69 Der Beirat der Gesellschaft Deutscher Neurologen und Psychiater beschloss 1936, die ausführlichen Berichte über die Jahresversammlungen in der »Zeitschrift für die gesamte Neurologie und Psychiatrie« zu veröffentlichen und im »Zentralblatt für die gesamte Neurologie und Psychiatrie« eine kürzere Fassung zu bringen. Rüdin/Nitsche, Jahresversammlung der Gesellschaft Deutscher Neurologen und Psychiater 1936, S. 235.
70 Nitsche an Rüdin, 30.4.1937, MPIP-HA: GDA 130.
71 Rüdin an Reiter, 9.8.1937, MPIP-HA: GDA 128. Danach auch die folgenden Zitate.
72 Reiter an »Pg. Rüdin«, 19.8.1937, MPIP-HA: GDA 28.
73 Mit dem Reichsärzteführer vereinbarte Richtlinien für die Aufnahme von Mitgliedern bei den ärztlichen wissenschaftlichen Gesellschaften, MPIP-HA: GDA 28. In gekürzter Fassung abgedruckt bei: Rott, Gesellschaften, S. 109.
74 Reiter an »Pg. Rüdin«, 19.8.1937, MPIP-HA: GDA 28.

Dabei blieb es erst einmal. Die Verschärfung der Rassenpolitik im Jahre 1938 stellte die Regelung jedoch wieder in Frage.[75] Im August 1938 bat Dr. *Manfred Goldstein* (* 1886), der sich 1921 an der Universität Halle/Saale für die Fächer Psychiatrie und Neurologie habilitiert und 1922 als Facharzt für Nerven- und Gemütskrankheiten in Magdeburg niedergelassen hatte,[76] um die Streichung aus der Mitgliederliste der Gesellschaft Deutscher Neurologen und Psychiater und um eine Bestätigung seiner bisherigen Mitgliedschaft – vermutlich gelang ihm 1939 die Ausreise in die USA. Nitsche formulierte eine solche Bescheinigung vor und schickte sie Rüdin in den Urlaub nach mit der Bemerkung, er möge sie unterschrieben zur Post geben »oder [in den] Papierkorb!«[77] werfen. Er selber, so Nitsche, glaube, man könne »ihnen [den »jüdischen« Mitgliedern] den Weg ins Ausland unbedenklich einölen!« Der Reichsgeschäftsführer der Gesellschaft Deutscher Neurologen und Psychiater nutzte den Fall, um die Frage noch einmal grundsätzlich aufzuwerfen. Die 1937 von Hans Reiter ausgegebenen Richtlinien müssten, so meinte Nitsche »doch nun selbstredend hinfällig geworden sein.« Doch erst, nachdem die Bestallungen aller »jüdischen« Ärzte im Deutschen Reich aufgrund der Vierten Verordnung zum Reichsbürgergesetz zum 30. September 1938 erloschen waren, gab das Reichsgesundheitsamt neue Richtlinien für alle medizinischen Fachgesellschaften aus:

> »1. Inländische Juden sind, nachdem ihre Bestallung als Arzt erloschen ist, in den Mitgliederlisten zu streichen. Beiträge sind von ihnen nicht mehr einzufordern oder anzunehmen.
>
> 2. Ins Ausland emigrierte Juden sind aus den Mitgliederlisten zu streichen, ohne Rücksicht darauf, ob sie im Ausland als Ärzte zugelassen sind oder nicht.
>
> 3. Juden ausländischer Staatsangehörigkeit sind wie Ausländer zu behandeln, jedoch sind von ihnen keine Mitgliederbeiträge einzufordern oder anzunehmen. Sie sind gegebenenfalls nach Ablauf der durch die Satzung bestimmten Frist wegen Nichtbezahlens aus den Mitgliederlisten zu streichen.«[78]

Kurz darauf lud *Kurt Klare* (1885-1954), der vom Reichsärzteführer eingesetzte »Kommissar für die medizinische Fachpresse«, Hans Roemer in seiner Eigenschaft als neuer Herausgeber der »Allgemeinen Zeitschrift für Psychiatrie« und der »Zeitschrift für psychische Hygiene« zu einem Treffen der Schriftleiter der medizinischen Fachzeitschriften ein, bei dem es u.a. um »jüdische Autoren«[79] gehen sollte. Wegen zeitlicher Probleme schwankte Roemer, ob er den Termin wahrnehmen sollte, entschloss sich dann aber doch dazu. Er habe es, berichtete er Rüdin, »nicht bereut«,[80] Klare und seinen Mitarbeiterstab kennengelernt zu haben. Es sei nun möglich, sich »in Zweifelsfällen« an dieser Stelle »über den arischen oder nicht-arischen Charakter eines Autors« zu unterrichten, so dass man »die nötige Kontrolle besser ausüben« könne.

Die abwartende Haltung der Gesellschaft Deutscher Neurologen und Psychiater gegenüber ihren »jüdischen« Mitgliedern – Einfügung eines »Arierparagraphen« im Hinblick auf den Vorstand der Gesellschaft, Duldung der bereits bestehenden Mitgliedschaften »jüdischer« Kollegen, Einzelfallent-

---

75 Im Juli 1938 fragte Herbert Linden vorsichtig nach, ob die Beiratsmitglieder »arisch« seien. Das Reichsinnenministerium gehe davon aus, da sie alle Beamte seien. Linden an Rüdin, 15.7.1938, MPIP-HA: GDA 128.

76 Nach der Onlineausgabe des Catalogus professorum halensis.

77 Nitsche an Rüdin, 10.8.1938, MPIP-HA: GDA 129. Danach auch die folgenden Zitate.

78 Richtlinien für den Umgang mit jüdischen Mitgliedern nach dem 30.9.1938, zit. n. Jahnke-Nückles, Deutsche Gesellschaft für Kinderheilkunde, S. 78 (aus dem Archiv der Deutschen Gesellschaft für Kinderheilkunde). Der kinderheilkundlichen Fachgesellschaft erteilte Hans Reiter die Auskunft, dass Emigranten, die ihren Beitrag noch immer entrichteten, als ausländische Staatsbürger behandelt und einstweilen weiter geführt werden sollten. Ebd., S. 157, Anm. 71. – Vgl. auch Rundschreiben Reiters v. 22.3.1939: Einladung zur 6. Gruppensitzung der Gesellschaften der Gruppe Innere Medizin (an Rüdin und Pette), MPIP-HA: GDA 128.

79 Roemer an Rüdin, 5.10.1938, MPIP-HA: GDA 129.

80 Roemer an Rüdin, 17.10.1938, MPIP-HA: GDA 129. Danach auch die folgenden Zitate.

scheidungen bei neuen Anträgen auf Mitgliedschaft, Vermeidung öffentlicher Auftritte »jüdischer« Mitglieder, ihre allmähliche Verdrängung und schließlich der Ausschluss im Herbst 1938 – entsprach einem Muster, das man auch für andere medizinische Fachgesellschaften feststellen kann.[81]

»Deutschenfreunde«. Ausländische Mitglieder in der Gesellschaft Deutscher Neurologen und Psychiater

Die Satzung der Gesellschaft Deutscher Neurologen und Psychiater räumte, wie bereits erwähnt, dem Reichsleiter die Möglichkeit ein, ausländischen, nicht in Deutschland approbierten Ärzten die außerordentliche Mitgliedschaft zu gewähren. Dies betraf acht der insgesamt 46 Ärztinnen und Ärzten, die während oder kurz nach der Gründungsversammlung ihre Aufnahme in die neue Fachgesellschaft beantragt hatten: Dr. *Henrique João de Barahona Fernandes* (1907-1992) aus Lissabon, der damals bei Karl Kleist an der Nervenklinik der Universität Frankfurt/Main hospitierte, Dr. *Friedrich Braun-Hofer* (1892-1954), Chefarzt der Schweizerischen Anstalt für Epilepsie in Zürich, *Justo Gonzalo Rodríguez-Leal* (1910-1986), auch er damals Gast bei Karl Kleist in Frankfurt, Dr. *Fahrettin Kerim Gökay* (1900-1987), der 1922/23 an der Psychiatrischen Universitätsklinik in München unter Emil Kraepelin gearbeitet hatte, Dr. *Fritz Gretzmacher* (1905-1985) von der Psychiatrischen und Nervenklinik in Prag (und mit ihm, wie bereits erwähnt Dr. Hedwig Horn) und Prof. Dr. *Dezsö Miskolczy* (1894-1978) von der Universität Szeged in Ungarn.[82] Soweit ersichtlich, wurden sie alle als außerordentliche Mitglieder aufgenommen und trugen auch auf den Jahresversammlungen der Gesellschaft Deutscher Neurologen und Psychiater vor.

In der Frage, ob und inwieweit zu den Jahresversammlungen ausländische Kollegen und Kolleginnen – auch über den Kreis der außerordentlichen Mitglieder hinaus – eingeladen werden sollten, bestand anfangs durchaus Unsicherheit. Karl Kleist, der vor Ort mit der Organisation der Zweiten Jahresversammlung der Gesellschaft Deutscher Neurologen und Psychiater befasst war, übermittelte im Juli 1936 eine lange Liste mit Psychiatern und Neurologen aus 19 Ländern – darunter auch die Sowjetunion, die USA, Argentinien, Japan und China –, die seines Erachtens für eine Einladung nach Frankfurt in Frage kämen.[83] Rüdin war sich jedoch mit Nitsche und auch Pette einig, dass man bei der Einladung ausländischer Fachkollegen größte Zurückhaltung üben und »nur die Ausländer einladen soll[te], die Mitglieder sind, sei es gewöhnliche, sei es außerordentliche, korrespondierende, oder Ehrenmitglieder, denn sonst kommen wir in ein großes Schlamassel hinein und es entstehen große Eifersüchteleien und Gehässigkeiten. Da z.B. Mayer [Hans W. Maier]-Zürich aus dem Verein ausgetreten ist, habe ich keine Veranlassung, ihm eine Einladung zu schicken. Und wenn unter unseren ausländischen Mitgliedern noch Juden sind, dann werden sie eben wie gewöhnliche Mitglieder auch eingeladen worden sein.«[84] Der letzte Satz bezog sich auf Kleists Liste, in der auch die »jüdischen Schweizer Fachgenossen« aufgeführt wurden: Dr. *Ludwig Binswanger* (1881-1966), der Direktor des Sanatoriums Bellevue in Kreuzlingen und Begründer der Daseinsanalyse, den man, so Kleist, obwohl er »Jude« sei, »nicht übergehen

81 So etwa für die Deutsche Gesellschaft für Kinderheilkunde. Vgl. Jahnke-Nückles, Deutsche Gesellschaft für Kinderheilkunde, S. 64-82. Ganz ähnlich verhielt sich die Deutsche Allgemeine Ärztliche Gesellschaft für Psychotherapie. Vgl. Lockot, Erinnern, S. 172-183.
82 Hinzu kam *Franz Nowack* aus Reichenberg, über den weiter nichts bekannt ist. Liste vom 19.10.1935, MPIP-HA: 130. – Zum Umgang der kinderheilkundlichen Fachgesellschaft mit ihren ausländischen Mitgliedern vgl. Jahnke-Nückles, Deutsche Gesellschaft für Kinderheilkunde, S. 83-89; Seidler, Kinderärzte, S. 24-29.
83 Kleist an Nitsche, undatiert [Juli 1936], MPIP-HA: GDA 27.
84 Rüdin an Nitsche, 13.7.1936, MPIP-HA: GDA 27. Dazu auch: Nitsche an Rüdin, 16.7.1936, MPIP-HA: GDA 27.

könnte«;[85] dazu der Basler Neurologe *Robert Bing* (1878-1956),[86] *Mieczyslaw Minkowski* (1884-1972),[87] Direktor der Neurologischen Universitäts-Poliklinik und des Hirnanatomischen Instituts der Universität Zürich, und schließlich Hans W. Maier. Ihre Einladung lehnte Rüdin strikt ab, weil sie keine Mitglieder (mehr) seien. Im Übrigen gab der Reichsleiter der Gesellschaft Deutscher Neurologen und Psychiater die Devise aus, dass jeder, der einen Ausländer einladen wolle, für ihn bürgen müsse. Zu diesem Zeitpunkt war bereits eine Einladung an den niederländischen Epileptologen *Louis Muskens* (1872-1937) ergangen. Er »halte ihn zwar für harmlos«, ließ Rüdin wissen, »aber ob dieser gute Holländer ein Deutschenfreund ist, das weiß ich allerdings nicht, aber wer ihn eingeladen hat, muss eben für ihn bürgen.«[88]

Angesichts dieser restriktiven Linie überrascht es nicht, dass an den fünf Jahresversammlungen der Gesellschaft Deutscher Neurologen und Psychiater zwischen 1935 und 1939 insgesamt nur 62 ausländische Psychiater und Neurologen aus 22 Ländern als Referenten, Vortragende oder Besucher teilnahmen.[89] Die meisten stammten aus den Nachbarländern, aber es gab auch vereinzelt Verbindungen zu weiter entfernten Staaten. Besonders interessant sind die Verbindungen zur Türkei und zu Japan, zwei Staaten, die zu dieser Zeit durch die planmäßige Entsendung von Wissenschaftlern (und vereinzelt auch Wissenschaftlerinnen[90]) den Entwicklungsvorsprung der westlichen Welt aufzuholen versuchten.[91] Die Kontakte zur Türkei reichten in die Zeit vor 1935 zurück. Fahrettin Kerim Gökay, der seit 1924 die Leitung des Forschungslaboratoriums für Psychologie an der Nerven- und Psychiatrischen Universitätsklinik Bakirköy in Istanbul innehatte und der später noch als Gouverneur und Bürgermeister von Istanbul, türkischer Botschafter in der Schweiz, Parlamentsabgeordneter und Gesundheitsminister eine steile diplomatische und politische Karriere machen sollte,[92] unterhielt schon in den 1920er Jahren enge Kontakte nach Deutschland. Auf der Ersten Jahresversammlung der neuen Gesellschaft Deutscher Neurologen und Psychiater im September 1935 brachte er ein »Heil« auf »das deutsche

85 Kleist an Nitsche, undatiert [Juli 1936], MPIP-HA: GDA 27.

86 Eisenberg, »Nervenplexus«, S. 385.

87 Ebd., S. 423. – In einem Mitgliederverzeichnis der Deutschen Gesellschaft für Neurologie vom 1. August 1965 taucht Mieczyslaw Minkowski als korrespondierendes Mitglied auf. Aktenbestand der Geschäftsstelle der DGPPN, Berlin, ungeordnet, Ordner »D.G.P.u.N.«.

88 Rüdin an Nitsche, 13.7.1936, MPIP-HA: GDA 27.

89 Vertreten waren Belgien (1), Brasilien (2), Bulgarien (4), Dänemark (3), Finnland (1), Griechenland (1), Großbritannien (1), Italien (1), Japan (5), Jugoslawien (2), Niederlande (1), Norwegen (2), Österreich (14), Portugal (1), Schweden (3), die Schweiz (6), Sowjetunion/Litauen (2), Spanien (1), Tschechoslowakei (5), Türkei (2), Ungarn (2), USA (2). Die Zahlenangaben beruhen auf der Auswertung der Teilnehmerlisten in den Kongressberichten der »Allgemeinen Zeitschrift für Psychiatrie«.

90 Zu einem solchen Fall aus der Anthropologie: Hans-Walter Schmuhl, Istanbul – Berlin – Ankara. Senıha Tunakan und der Wissenstransfer auf dem Gebiet der physischen Anthropologie und Humangenetik, in: Claus Schönig/Ramazan Çalık/Hatice Bayraktar (Hg.), Türkisch-Deutsche Beziehungen. Perspektiven aus Vergangenheit und Gegenwart, Berlin 2012, S. 271-282.

91 Eine nicht unwichtige Rolle bei der Anknüpfung von Beziehungen sowohl zur Türkei als auch zu Japan (und zu anderen Staaten wie Spanien und Portugal) spielte Wilhelm Weygandt. Seine Kontakte zur Türkei reichten schon bis zur Jahrhundertwende zurück, als er die »Provinzialirrenanstalt« Manissa besichtigte. 1929 führte ihn eine Vortragsreise nach Kairo, Jerusalem, Istanbul und Belgrad erneut in die Türkei. Nach dem Ersten Internationalen Kongress für psychische Hygiene in Washington im Mai 1930 reiste Weygandt über den fernen Osten zurück und hielt Vorträge in Tokyo, Kyoto, Osaka und Okayama, in Peking und an der Japanischen Akademie in Mukden in der japanisch besetzten Mandschurei. Nach seiner Rückkehr äußerte sich Weygandt sehr positiv über die »Japanische Irrenfürsorge«. Er war Ehrenmitglied in der Japanischen Neurologischen Gesellschaft und der Medizinischen Gesellschaft der Türkei. Elisabeth Weber-Jasper, Wilhelm Weygandt (1870-1939). Psychiatrie zwischen erkenntnistheoretischem Idealismus und Rassenhygiene, Husum 1996, S. 12 f., 172 f.

92 Ismail Hakki Civelekler, Life, Personality and Works of ord. Prof. Dr. Fahrettin Kerim Gokay, 2010 (türkisch mit englischem Abstract). Vgl. auch Adams, Psychopathologie, S. 94 f.

Volk und seinen Führer und die deutsche Wissenschaft«[93] aus und beantragte, wie bereits erwähnt, die Mitgliedschaft in der neuen Fachgesellschaft. Gökay gehörte zu den Mitbegründern der türkischen Gesellschaft für psychische Hygiene (*Hijyen Mental Sosyetesi*) und trat in der Türkei für die Eugenik ein, wobei er in der Frage der eugenischen Sterilisierung eine ambivalente Haltung einnahm.[94] Neben Gökay war auch İhsan Şükrü Aksel (1899-1987), Leiter des Anatomischen Laboratoriums an der Klinik Bakirköy, mit eigenen Vorträgen auf den Jahresversammlungen vertreten.[95]

In der zweiten Hälfte der 1930er Jahre sind nicht weniger als fünf Ärzte aus Japan als Gäste der Jahresversammlungen der Gesellschaft Deutscher Neurologen und Psychiater nachweisbar, von denen sich vier identifizieren lassen: Dr. *Chisato Araki* (1901-1976) war an der Kaiserlichen Universität zu Kyoto als Chirurg ausgebildet worden. 1936 wurde er von der japanischen Regierung zunächst in die USA, dann nach Europa entsandt, um sich in Neurochirurgie fortbilden zu lassen. 1938 kehrte er nach Japan zurück und wurde 1941 zum Professor für Neurochirurgie an der Universitätsklinik Kyoto ernannt. Er gilt als Pionier der Neurochirurgie in Japan.[96] *Hisatoshi Mitsuda* († 1979) war Assistent der Psychiatrischen Klinik der Kaiserlichen Universität zu Kyoto. 1938 hielt er sich als Gastwissenschaftler am Kaiser-Wilhelm-Institut für Anthropologie, menschliche Erblehre und Eugenik in Berlin-Dahlem auf und nutzte die Gelegenheit, um die Jahresversammlung der Gesellschaft Deutscher Neurologen und Psychiater zu besuchen. 1953 wurde er als Professor für Psychiatrie und Neurologie an das Osaka Medical College berufen. Mitsuda, der auch Zwillingsforschung betrieb, wurde vor allem durch seine Studien zur psychiatrischen Nosologie, insbesondere zur Schizophrenie und anderen Psychoseformen, bekannt und gilt als führender Vertreter der psychiatrischen Genetik in Japan. 1956 gründete er die Japanische Gesellschaft für Humangenetik, 1963 die Japanische Genetische Gesellschaft, 1979 war er erster Präsident der Japanischen Gesellschaft für Biologische Psychiatrie.[97] Auch *Shuzo Naka* wurde nach seiner Ausbildung im Institut für Psychiatrie an der Kaiserlichen Universität Kyushu/Präfektur Fukuoka zur Fortbildung nach Europa entsandt. Nach seiner Rückkehr wurde er zum Direktor des Instituts für Psychiatrie an der Kaiserlichen Universität Taipeh in der damaligen japanischen Kolonie Taiwan ernannt. Nach dem Krieg leitete er die Institute für Psychiatrie an den Universitäten Kyushu und Osaka.[98] *Taro Horimi* († 1955) hatte sich auf die Malariatherapie spezialisiert, bevor er sich bei Karl Bonhoeffer in Berlin fortbildete. Von daher rührte das Forschungsinteresse an exogen verursachten Psychosen, das Horimi als Leiter der Psychiatrischen Abteilung der Kaiserlichen Universität Osaka ab 1941 weiterverfolgte.[99]

---

93 Psychiatr.-Neurol. Wschr. 37 (1935), S. 446. Gökay referierte auf der Ersten Jahresversammlung der Gesellschaft Deutscher Neurologen und Psychiater »Über zwei Friedreichsche Ataxiefälle«. Vgl. Verhandlungen der Gesellschaft Deutscher Neurologen und Psychiater. Erste Jahresversammlung, gehalten in Dresden vom 1.-4. September 1935, Berlin 1935, S. 90-93. Auf der Zweiten Jahresversammlung 1936 sprach er über »Die psychischen Krankheiten durch Missbrauch von Heroin und Haschisch in der Türkei«.

94 Vgl. Yücel Yanikdağ, Healing the Nation. Prisoners of War, Medicine and Nationalism in Turkey, 1914-1939, Edinburgh 2013, S. 228 f., 235 f., 239; ders., Ottoman Psychiatry in the Great War, in: Olaf Farschid/Manfred Kropp/Stephan Dähne (Hg.), The First World War as Remembered in the Countries of the Eastern Mediterranean, Beirut 2006, S. 163-178.

95 Auf der Jahresversammlung des Deutschen Vereins für Psychiatrie 1933 referierte Şükrü Aksel über »Die Ergebnisse der Malariatherapie der Neurosyphilis in der Türkei und histopathologische Untersuchungsresultate bei malaria-geimpften Paralytikern«, auf der Zweiten Jahresversammlung der Gesellschaft Deutscher Neurologen und Psychiater 1936 über »Histologische Untersuchungen am Gehirne des ältesten Mannes der Welt (Zaro-Aga)«. Die Klinik in Bakirköy, in den 1920er Jahren bezogener Neubau der 1682 gegründeten Anstalt Top-Tachi, wurde »als eins der modernsten Institute eingerichtet«, sie führte auch die Malariabehandlung der Progressiven Paralyse durch. Fahrettin Kerim Gökay und İhsan Şükrü Aksel publizierten gemeinsam einen Artikel »Die Geschichte der Psychiatrie in der Türkei«, in: Allg. Zschr. Psychiatr. 84 (1926), S. 403-407 (Zitat: S. 406). Zu ersten Versuchen mit der Insulinkomatherapie in der Klinik Bakirköy vgl. S. 257.

96 Biographischer Eintrag auf der Homepage der *Society of Neurological Surgeons*.

97 Vgl. Schmuhl, Grenzüberschreitungen, S. 217.

98 Biographische Angaben von der Homepage der Universität Kyushu.

99 Biographische Angaben von der Homepage des Department of Psychiatry der Osaka University. In den Teilnehmerlisten der Jahresversammlungen der Gesellschaft Deutscher Neurologen und Psychiater findet sich noch ein Japaner, dessen Name höchstwahrscheinlich falsch geschrieben ist: Tarebayashi-Osaka (Terabayashi?).

Gegen die »vielen kleinen Winkeltagungen«.
Die regionalen Fachvereinigungen

Neben den Fachgesellschaften für Psychiatrie, psychische Hygiene und Neurologie auf nationaler Ebene gab es in Deutschland, geschichtlich gewachsen, eine Vielzahl von regionalen und lokalen Organisationen. Sie waren Ernst Rüdin und Paul Nitsche bereits in der Gründungsphase der Gesellschaft Deutscher Neurologen und Psychiater ein Dorn im Auge. Schon im Oktober 1934 gab Nitsche seiner Hoffung Ausdruck, dass »nach der allgemeinen Tendenz der Reichsregierung« endlich Schluss gemacht werde »mit den vielen kleinen Winkeltagungen« – die »Verzettelung« der Kräfte sei schlichtweg »Unsinn«.[100] Rüdin griff diese Kritik sofort auf und machte Arthur Gütt auf das Problem aufmerksam:

> »Eine wichtige Frage ist auch noch, wie man sich zu den zahlreichen sonstigen Vereinen und Kongressen stellt, zum Verein der südwestdeutschen Neurologen und Psychiater, der nordwestdeutschen Psychiater, der bayrischen Psychiater, der mitteldeutschen, der ostdeutschen Psychiater usw. usw. Es würde wohl nichts schaden und das Niveau der Kongresse ganz bedeutend heben, deren Besuch verstärken und sicher auch viel Geld ersparen, wenn eine Reihe von Vereinen und Kongressen, besser vielleicht gesagt von Winkel-Tagungen, noch zusammengelegt, die dort behandelten Themata vertieft, den Notwendigkeiten des Dritten Reiches angepasst, viele allzu speziellen Gegenstände unterdrückt und auf Veröffentlichung im Druck verwiesen und manche minderwertige Allerweltsredner, die sich an allen Versammlungen vorzudrängen pflegen, etwas in den Hintergrund geschoben und umgekehrt wirkliche Veilchen, die im Verborgenen blühen, etwas sichtbarer gemacht würden.«[101]

Im April 1935, im Vorfeld der Ersten Jahresversammlung der Gesellschaft Deutscher Neurologen und Psychiater, sprach Rüdin noch einmal persönlich mit Herbert Linden im Reichsinnenministerium über diese Frage;[102] Nitsche regte darüber hinaus an, Rüdin möge sich in dieser Angelegenheit auch an den Reichsärzteführer wenden.[103]

In seiner Eröffnungsansprache zur Ersten Jahresversammlung der Gesellschaft Deutscher Neurologen und Psychiater am 2. September 1935 deutete Ernst Rüdin denn auch an, man könne »regionäre Fachvereine [...] vielleicht einschränken«, und diese Bemerkung war im Kongressbericht der »Psychiatrisch-Neurologischen Wochenschrift« wiedergegeben worden.[104] Sie stieß sofort auf entschiedenen Widerspruch bei Ernst Schultze, Emeritus aus Göttingen, der zu dieser Zeit – wie noch zu zeigen sein wird – in heiklen Fragen wie der Kastration und der Unterbringung vermindert zurechnungsfähiger Rechtsbrecher in der Psychiatrie eng mit Ernst Rüdin zusammenarbeitete. Im November 1935 brachte Schultze seine Bedenken, die mittlerweile »immer größer geworden«[105] seien, zu Papier. Er argumentierte vor allem aus der Sicht der Anstaltsärzte. Gäbe es nur eine einzige Jahresversammlung auf nationaler Ebene, so würde die wissenschaftliche Fortbildung der Anstaltsärzte darunter leiden, denn an dieser zentralen Veranstaltung könnte immer nur ein kleiner Teil der Ärzte einer Anstalt teilnehmen, während zu den regionalen Kongressen die Ärzte reihum entsandt werden könnten. Manche der Anstaltsärzte würden womöglich auch, wenn der Tagungsort der Gesellschaft Deutscher Neuro-

---

100 Nitsche an Rüdin, 7.10.1934, MPIP-HA: GDA 130.
101 Rüdin an Gütt, 11.10.1934, MPIP-HA: GDA 129.
102 Rüdin an Nitsche, 13.4.1935, MPIP-HA: GDA 130.
103 Nitsche an Rüdin, 15.4.1935, MPIP-HA: GDA 130.
104 Psychiatr.-Neurol. Wschr. 37 (1935), S. 447 (14.9.1935).
105 Schultze an Rüdin, 12.11.1935, MPIP-HA: GDA 129. Danach auch die folgenden Zitate. Der Brief hat ein Postskriptum vom 19.11.1935, ist also erst danach abgesandt worden.

logen und Psychiater zu weit entfernt wäre, die hohen Reisekosten scheuen, die sie aus eigener Tasche bezahlen müssten. Auch könnten auf den regionalen Kongressen im nicht offiziellen Teil »lokale Interessen« besprochen werden, was »doch sicher im Interesse der Irrenpflege« liege. Außerdem könne man nicht sagen, dass die regionalen Kongresse keinen wissenschaftlichen Ertrag brächten – hier erinnerte Schultze an die Wanderversammlungen der südwestdeutschen Psychiater und Neurologen. Umgekehrt wäre zu fragen, ob »Mammutversammlungen« wirklich »ersprießlich« seien. Schultze warnte, »alle Kollegen«, mit denen er über die Notiz in der »Psychiatrisch-Neurologischen Wochenschrift« gesprochen habe, stünden der Idee »unsympathisch« gegenüber. Es sei, so schloss Schultze seine Argumentation, »nicht nur im Interesse der Ärzte der Anstalt, sondern auch der Kranken, der Forschung, nicht zuletzt auch der ärztlichen Fürsorge im Sinne des Erbgesundheitsgesetzes usw.«, wenn Rüdin es bei dem »bisherigen Modus« belassen würde. Rüdin lenkte sofort ein: Es könne »natürlich zusammenkommen, wer und wo er es will«.[106] Als »große Linie« gab Rüdin nur vor, »dass große wichtige Themata und hervorragende tüchtige Psychiater, die solche behandeln, in erster Linie vor das Hauptforum der deutschen Gesellschaft gehören«. Schultze indessen war hartnäckig. Zwar begrüßte er es, dass Rüdin die kleinen Versammlungen »nicht grundsätzlich beseitigen«[107] wolle, mit Rüdins Linie sei er jedoch »noch nicht ganz einverstanden«. Schultze äußerte den Wunsch, die Frage mündlich mit Rüdin zu erörtern. Ob ein solches Gespräch tatsächlich stattgefunden hat, kann nach den vorliegenden Quellen nicht gesagt werden.

Die Kritik Schultzes zeigte aber durchaus Wirkung. Soweit es die Quellen erkennen lassen, verzichtete Rüdin in den kommenden Jahren darauf, Druck auf die regionalen und lokalen Fachgesellschaften auszuüben. Stattdessen baute er auf das Konkurrenzprinzip und setzte im Verbund mit Nitsche, Roemer und Pette alles daran, die Jahresversammlungen der Gesellschaft Deutscher Neurologen und Psychiater als zentrales Forum des wissenschaftlichen Austausches zu etablieren. Dieses Kalkül ging zwar tendenziell auf, wenn man die Teilnehmerzahlen zugrunde legt: An der Ersten Jahresversammlung der Gesellschaft Deutscher Neurologen und Psychiater im September 1935 nahmen 432 Personen teil, an der Vierten Jahresversammlung in Köln im September 1938 waren es bereits 633.[108] Doch veranstalteten einige regionale Fachvereinigungen auch weiterhin ihre Versammlungen[109] – und was dort verhandelt wurde, entzog sich, wie weiter unten noch gezeigt werden soll, der unmittelbaren Kontrolle durch das Netzwerk um Ernst Rüdin. Carl Schneider, der im Februar 1936 eine Einladung zur nächsten Wanderversammlung der südwestdeutschen Neurologen und Psychiater er-

---

106 Rüdin an Schultze, 25.11.1935, MPIP-HA: GDA 129. Danach auch die folgenden Zitate.

107 Schultze an Rüdin, 7.12.1935, MPIP-HA: GDA 129. Danach auch das folgende Zitat.

108 Auf der Zweiten Jahresversammlung in Frankfurt im August 1936 lag die Teilnehmerzahl bei 427, auf der Dritten Jahresversammlung im September 1938 in München bei 535. An der letzten Jahresversammlung des Deutschen Vereins für Psychiatrie im Mai 1934 in Münster hatten 311 Personen teilgenommen. Zahlenangaben nach den offiziellen Tagungsberichten. – Zu beachten ist, dass die Anwesenheitslisten wohl längst nicht immer alle Besucher und Besucherinnen erfassten. So hieß es 1938, dass sich bei der Dritten Jahresversammlung in München im Jahr zuvor »eine sehr große Zahl von Teilnehmern offenbar überhaupt gar nicht eingeschrieben« habe. Skript »Vorbereitung der Tagung«, undatiert [vor der Vierten Jahresversammlung der Gesellschaft Deutscher Neurologen und Psychiater, 24.-27.9.1938], NAW, Record Group 549, Stack 290, Row 59, Comp. 17, Bl. 124879-124884, Zitat: Bl. 124880.

109 Bei der Durchsicht der einschlägigen Fachzeitschriften lassen sich auch noch nach 1934 Aktivitäten folgender regionaler und lokaler Organisationen nachweisen: Verein norddeutscher Psychiater und Neurologen, Gesellschaft der Neurologen und Psychiater Groß-Hamburgs, Versammlung der Nerven- und Irrenärzte Niedersachsens und Westfalens, Nordostdeutscher Verein für Psychiatrie und Neurologie, Berliner Gesellschaft für Psychiatrie und Nervenheilkunde (bzw. Neurologie), Vereinigung mitteldeutscher Psychiater und Neurologen, Forensisch-Psychiatrische Vereinigung zu Dresden, Psychiatrische Vereinigung der Rheinprovinz, Vereinigung der Nervenärzte des Ruhrgebiets, Vereinigung der südwestdeutschen Neurologen und Psychiater. Am 26. Mai 1937 fand die Erste Versammlung Kurhessischer Psychiater in der Heil- und Pflegeanstalt Haina statt. Tagungen der Vereinigung südostdeutscher Psychiater und Neurologen sind nur bis 1933 nachweisbar, Tagungen des Vereins Bayrischer Psychiater nur bis 1934.

halten hatte, stand, wie er Rüdin schrieb, dieser Veranstaltung grundsätzlich »misstrauisch«[110] gegenüber und teilte Rüdins Auffassung, »dass die vielen Sondersitzungen psychiatrischer Vereine endgültig verschwinden« müssten. Dies sei umso notwendiger, als man »hier ein gutes Mittel hat, die Arbeit des Zentralvereins in irgendeiner Weise zu umgehen oder noch besser zu ›ergänzen für den Fall, dass sie etwa zu einseitig sein könnte‹. Das wird ja wohl etwa die Formulierung unserer Freunde aus dem anderen Lager sein.«[111] Im vergangenen Jahr, so deutete Schneider an, habe er auf der Wanderversammlung der südwestdeutschen Neurologen und Psychiater »dazwischenfunken« müssen – dazu später mehr. Er habe den Veranstaltern angekündigt, dass er dies erneut tun würde, falls es notwendig sei.[112]

Obwohl sie vom Netzwerk um Ernst Rüdin argwöhnisch beobachtet wurden, fanden die Wanderversammlungen der südwestdeutschen Neurologen und Psychiater auch weiterhin statt. Mehr noch: Prof. Dr. *Martin Reichardt* (1874-1966), der Direktor der Psychiatrischen und Nervenklinik der Universität Würzburg, fragte Ernst Rüdin im September 1936 nach seiner Meinung, ob die Vereinigung südwestdeutscher Neurologen und Psychiater zusätzlich zu ihrer jährlichen Frühjahrs- auch noch eine Herbsttagung abhalten sollte – die den Jahresversammlungen der Gesellschaft Deutscher Neurologen und Psychiater Konkurrenz gemacht hätte.[113] Rüdin antwortete gereizt: »Sie wissen ja, wie ich über diese vielen Versammlungen denke. Je mehr Einheitlichkeit und unentbehrliche Gediegenheit man in das Versammlungswesen hineinbringen kann, desto besser ist es.« Es werde immer schwieriger, alle Versammlungen zu besuchen. »Ich meine daher, wir sollten unsere Hauptversammlung der Gesellschaft Deutscher Neurologen und Psychiater zum Treffpunkt aller neuen und wichtigen Mitteilungen auf diesem Gebiete machen und im Übrigen alle Kongressveranstaltungen psychiatrischer und neurologischer Art nach Möglichkeit unterlassen.«[114]

Allerdings wurde schon bald die hohe Zahl der Vortragsanmeldungen zu den Jahresversammlungen der Gesellschaft Deutscher Neurologen und Psychiater zum Problem. Der Vorstand zögerte, hier eine allzu scharfe Vorauswahl vorzunehmen, um nicht den Eindruck der Zensur zu erwecken – dazu später noch mehr. Heinrich Pette regte schließlich in der Beiratssitzung am Rande der Vierten Jahresversammlung vom 24.-27. September 1938 in Köln an, die »regionären Fachversammlungen« wieder mehr zu pflegen. Hans Roemer stimmte diesem Vorschlag zu, da er – wie er Rüdin schrieb – annehme, »dass die führenden Leute dieser Lokalvereinigungen inzwischen alle auf dem Boden der Neuzeit stehen«.[115]

---

110 Schneider an Rüdin, 22.2.1936, MPIP-HA: GDA 129. Danach auch die folgenden Zitate.

111 »Ich finde es sehr berechtigt«, fuhr Schneider an dieser Stelle fort, »dass Sie sich die Berliner Sitzung einmal unter die Lupe nehmen.« Dies bezog sich möglicherweise auf den zweiten Erbbiologischen Kurs an der Charité. Vgl. S. 232f.

112 Generalthema der 61. Wanderversammlung war »Schmerz«. Vgl. D. Hauert, 61. Wanderversammlung der Südwestdeutschen Neurologen und Psychiater, Baden-Baden, Sitzung vom 4.-5.VII.1936, in: Zbl. Neurol. Psychiatr. 84 (1937), S. 705-712.

113 Reichardt an Rüdin, 4.9.1936, MPIP-HA: GDA 128. Wanderversammlungen der Vereinigung südwestdeutscher Neurologen und Psychiater fanden statt am 29.-30. Juni 1935, 4.-5. Juli 1936, 22.-23. Mai 1937, 11.-12. Juni 1938 und 3.-4. Juni 1939.

114 Rüdin an Reichardt, 12.9.1936, MPIP-HA: GDA 128. Sollte der Stoff für die Jahresversammlungen der Gesellschaft Deutscher Neurologen und Psychiater zu viel werden, fuhr Rüdin fort, könne man diese immer noch von drei auf vier Tage verlängern. Dies sei »immer noch zweckmäßiger, als wenn man in ganz Deutschland herumreisen muss, um die verschiedenen lokalen Psychiatertagungen besuchen zu können.«

115 Roemer an Rüdin, 5.10.1938, MPIP-HA: GDA 129. Man könne dadurch, so Roemer, vermeiden, dass »die jüngsten Leute ihre Jungfernreden auf unserer Jahresversammlung abhalten«, und dazu beitragen, dass »das Programm seine jetzige Buntscheckigkeit etwas verliert«. – Eine Regelung wie in der Deutschen Gesellschaft für Kinderheilkunde, die im Jahre 1938 beschloss, dass alle lokalen und regionalen Fachgesellschaften korporative Mitglieder der Deutschen Gesellschaft für Kinderheilkunde werden und ihre Satzungen sowie die Tagesordnungen ihrer Tagungen einreichen sollten, konnte für die Gesellschaft Deutscher Neurologen und Psychiater nicht erreicht werden. Vgl. Jahnke-Nückles, Deutsche Gesellschaft für Kinderheilkunde, S. 61-63.

»... Seite an Seite mit der Psychiatrie, ihr gleichberechtigt«.
Heinrich Pette und die Neurologische Abteilung

Als designierter stellvertretender Reichsleiter und Leiter der Neurologischen Abteilung von September 1934 bis April 1935 hatte Walter Jacobi, wie eingehend dargestellt, erklärtermaßen die Absicht verfolgt, Erbbiologie und Rassenhygiene auch auf dem Gebiet der Neurologie Geltung zu verschaffen. Durch den Sturz Jacobis entstand ein Bruch, denn Heinrich Pette, der kurz vor dem Beginn der Ersten Jahresversammlung der Gesellschaft Deutscher Neurologen und Psychiater zum Leiter der Neurologischen Abteilung und damit zum stellvertretenden Reichsleiter ernannt wurde, war an Fragen der Erbbiologie und Rassenhygiene nicht sonderlich interessiert. Überhaupt nahm er innerhalb des Netzwerkes um Ernst Rüdin eine weitgehend einflusslose Randstellung ein, nicht zu vergleichen mit der zentralen Position anderer Protagonisten wie Paul Nitsche, Hans Roemer, Carl Schneider oder Ernst Kretschmer. Es sei an dieser Stelle noch einmal daran erinnert, dass die Neurologie im Beirat der Gesellschaft Deutscher Neurologen und Psychiater durch mehrere Persönlichkeiten vertreten war, die noch von Walter Jacobi in diese Position gebracht worden waren: Als stellvertretender Leiter der Neurologischen Abteilung fungierte Maximinian de Crinis. Als Wissenschaftsfunktionär verfügte er über ein weit gespanntes Netzwerk, das tief in die politische Sphäre hineinreichte – er verfolgte völlig unabhängig von Heinrich Pette seine eigenen Ziele. Hans Demme, Direktor der Neurologischen Abteilung des Allgemeinen Krankenhauses Hamburg-Barmbeck, arbeitete zwar mit Pette zusammen, verfügte jedoch als Stellvertreter des Hamburger »Ärzteführers« über eine eigene Machtbasis. Bis 1939 gehörte Paul Schröder, Direktor der Psychiatrischen und Nervenklinik Leipzig, dem Beirat an – auch er beanspruchte für sich ein Mitspracherecht in neurologischen Fragen. 1937 erhielten Hugo Spatz, mittlerweile Direktor des Kaiser-Wilhelm-Instituts für Hirnforschung in Berlin-Buch, Wilhelm Tönnis, neu ernannter Direktor der Neurochirurgischen Klinik an der Charité und Leiter der Abteilung Tumorforschung und Experimentelle Pathologie an das Kaiser-Wilhelm-Institut für Hirnforschung in Berlin-Buch, und auch Viktor v. Weizsäcker Sitz und Stimme im Beirat. 1939 kam schließlich noch *Georges Schaltenbrand* (1897-1979), seit 1938 außerordentlicher Professor in Würzburg, hinzu. Mit anderen Worten: Innerhalb des Beziehungsgeflechts, das die Gesellschaft Deutscher Neurologen und Psychiater umspannte, agierte eine Reihe von Neurologen und Neurochirurgen, die weitgehend unabhängig von Heinrich Pette ihre eigenen Zwecke und Ziele verfolgten. Aus diesem Grund gelang es Pette nicht, aus dem Schatten Rüdins herauszutreten. Von einem Wechsel an der Spitze der Gesellschaft Deutscher Neurologen und Psychiater – wie in der Satzung von 1935 vorgesehen – war daher in späteren Jahren keine Rede mehr.

Auf der Ersten Jahresversammlung der Gesellschaft Deutscher Neurologen und Psychiater vom 1. bis 4. September 1935 hatte Heinrich Pette seinen ersten öffentlichen Auftritt als stellvertretender Reichsleiter und Leiter der Neurologischen Abteilung. In dieser Rolle fiel ihm die Aufgabe zu, im Anschluss an die Eröffnungsrede Rüdins am 2. September seinerseits mit einer Rede die Sitzung der Neurologischen Abteilung zu eröffnen. Dabei teilte Pette freimütig mit, dass er das Amt des stellvertretenden Reichsleiters erst eine Woche zuvor übernommen hatte. Er werde daher der damit verbundenen Aufgabe »in diesem Jahre nur sehr bedingt gerecht werden [...], schon allein deshalb, weil mir zeitlich keine Möglichkeit gegeben war, auf die Art der hier zu leistenden neurologischen Arbeit irgendeinen Einfluss auszuüben.«[116] Er räumte auch unumwunden ein, dass »die Anmeldungen aus den neurologischen Kliniken außerordentlich spärlich« waren, und erklärte »offen heraus«, dass dies »kein Zufall«[117] war, sondern einen »tieferen Grund« hatte: »Als wir im vergangenen Jahr in München vor

---

116 Verhandlungen der Gesellschaft Deutscher Neurologen und Psychiater 1935, S. 11. Danach auch die folgenden Zitate.
117 Ebd., S. 12. Danach auch die folgenden Zitate.

die Tatsache gestellt wurden, dass die Gesellschaft Deutscher Nervenärzte in Zukunft mit dem Deutschen Verein in Dachgemeinschaft leben solle, ergriff uns alle zunächst wohl eine tiefe Trauer. Wir hielten den langen Kampf um die Anerkennung der Neurologie als eines selbstständigen, anderen Disziplinen gleichberechtigten Faches nunmehr für definitiv beendet und glaubten uns jeder weiteren Entwicklungsmöglichkeit beraubt.« Dies sei umso mehr bedauert worden, als derzeit »in fast allen [anderen] Ländern der Welt die Neurologie verselbstständigt« werde, und das aus gutem Grund, stelle sich die Neurologie doch mittlerweile als »ein stolzes fest gefügtes Gebäude« dar, »das Schritt um Schritt den Mutterdisziplinen, der Inneren Medizin und der Psychiatrie, hat abgerungen werden müssen.« Im selben Atemzug beruhigte Pette die anwesenden Neurologen. Rüdin habe »in einer längeren Aussprache erklärt, dass ihm bei der Zusammenlegung der beiden Gesellschaften nichts ferner gelegen habe, als in die Belange der Neurologen einzugreifen«. Diese solle vielmehr »Seite an Seite mit der Psychiatrie, ihr gleichberechtigt, nicht als ein Teil von ihr, zusammenarbeiten.« Durchaus selbstbewusst grenzte Pette in seiner Rede die Neurologie sowohl gegenüber der Psychiatrie als auch gegenüber der Inneren Medizin ab.

Die folgende Sitzung der Neurologischen Abteilung stand – entsprechend der Regie Rüdins und Nitsches – im Zeichen der Erbbiologie und Rassenhygiene: So referierte der Stuttgarter Internist Wilhelm Weitz, wie bereits erwähnt, über »Probleme der neurologischen Erbbiologie«, der Neuropathologe *Berthold Ostertag* (1895-1975), Direktor des Virchow-Krankenhauses in Berlin, über die »Erbbiologische Beurteilung angeborener Schäden des Zentralorgans«, Julius Hallervorden, damals noch Pathologe an der Heil- und Pflegeanstalt Potsdam, über »Erbliche Hirntumoren«, Friedrich Mauz,[118] Oberarzt bei Ernst Kretschmer, über »Die Veranlagung zu Krampfanfällen«, der Psychiater *Claus Conrad* (1905-1961) von der Deutschen Forschungsanstalt für Psychiatrie über die »Bedeutung der Erbanalyse bei der Epilepsie« u. a. Die Zielrichtung des Programms war eindeutig: Die Neurologie sollte in die nationalsozialistische Erbgesundheitspolitik eingebettet werden. Wohlgemerkt: Dieses Programm war nicht von Heinrich Pette zusammengestellt worden – er hatte es aber nun nach außen hin zu vertreten. In seiner Eröffnungsrede stellte er denn auch klar, dass es der »Herr Reichsleiter«[119] gewesen war, der »die Erbbiologie in den Mittelpunkt unserer Sitzung gestellt« hatte. Allerdings stellte sich Pette hinter diese Schwerpunktsetzung, denn »in den Fragen der Erbbiologie kreuzen sich die Wege beider Disziplinen«. Er räumte ein: »Wir Neurologen wollen nicht verschweigen, dass wir bei dieser Arbeit bis jetzt über den Anfang nicht herausgekommen sind«. Pette hob weiter hervor, dass durch diese »Arbeitsrichtung« – über das »Gesetz zur Verhütung erbkranken Nachwuchses« hinaus – »viele Probleme der Neurologie, nicht nur der degenerativen Erkrankungen, in überraschender Weise befruchtet hat und weiter befruchten wird«. Pette wiederholte hier beinahe wörtlich die entsprechende Passage seiner Hamburger Antrittsvorlesung vom Januar 1935. Man kann sagen, dass er sich geschickt dem im neuen Deutschland zur Vorherrschaft gelangten Paradigma der Erbbiologie anpasste, ohne indessen besonderen Enthusiasmus erkennen zu lassen. Immerhin: In der Diskussion meldete er sich zu Wort, um einer »erbbiologischen Betrachtungsweise«[120] bei der Erforschung heredodegenerativer Erkrankungen das Wort zu reden.

Auf den Jahresversammlungen am 22.-25. August 1936 in Frankfurt/Main und am 20.-22. September 1937 in München hielt Pette – jeweils im Anschluss an Rüdin – kurze Begrüßungsansprachen, die

118 Silberzahn-Jandt/Schmuhl, Friedrich Mauz; Philipp Rauh, Der Psychiater Friedrich Mauz (1900-1953) – Eine Hochschulkarriere im 20. Jahrhundert, in: Ursula Ferdinand/Hans-Peter Kröner/Ioanna Mamali (Hg.), Medizinische Fakultäten in der deutschen Hochschullandschaft 1925-1950, Heidelberg 2013, S. 231-250.
119 Verhandlungen der Gesellschaft Deutscher Neurologen und Psychiater 1935, S. 13. Danach auch die folgenden Zitate.
120 Ebd., S. 58. Vgl. Wolfgang Firnhaber, Inwieweit beeinflussten nationalsozialistische rassenhygienische und erbbiologische Ideen die Erste Jahresversammlung der Gesellschaft Deutscher Neurologen und Psychiater (GDNP) 1935 in Dresden?, in: Schriftenreihe der Deutschen Gesellschaft für Geschichte der Nervenheilkunde 16 (2010), S. 405-417.

ganz neutral gehalten waren und keinen Bezug auf die nationalsozialistische Erbgesundheitspolitik nahmen.[121] Auf der Vierten Jahresversammlung der Gesellschaft Deutscher Neurologen und Psychiater, die vom 25. bis 27. September 1938 in Köln abgehalten wurde, musste Pette den erkrankten Rüdin vertreten und in seiner Eigenschaft als zweiter Vorsitzender die Tagung eröffnen. So war es dieses Mal an ihm, die politischen Akzente zu setzen, die zu Beginn der Jahresversammlungen üblich waren. Er begrüßte die »Kollegen aus der Ostmark […] als Brüder und Glieder eines geeinten Großdeutschlands«. Man freue sich »auf ihre künftige Mitarbeit an den großen Problemen, die uns nationalsozialistischen Ärzten durch den gewaltigen Aufbau in der Gesundheitsfürsorge und -vorsorge erwachsen sind«. Des weiteren brachte Pette das obligatorische »Sieg Heil« auf den »Führer und Reichskanzler Adolf Hitler« aus – der, so Pette, »im Rahmen seines großen kulturaufbauenden Arbeitsprogramms auch der deutschen Wissenschaft und nicht zuletzt der Medizin neue unbegrenzte Entwicklungsmöglichkeiten geben« werde. Schließlich verlas Pette die Grußtelegramme an Hitler und Reichsinnenminister Wilhelm Frick und deren telegraphische Antworten. Nichts deutet darauf hin, dass Heinrich Pette diesen Part *contre cœur* spielte – gehörte er doch zu den Unterzeichnern des »Bekenntnisses der Professoren an den deutschen Universitäten und Hochschulen zu Adolf Hitler und dem nationalsozialistischen Staat« vom 11. November 1933.[122] Pette nutzte seinen Auftritt aber auch nicht, um »programmatisch Gedankengänge« zu entwickeln, die »richtunggebend für künftige Facharbeit« sein, »die theoretische Wissenschaft Behörden und Volksvertretern in verständlicher Form« nahebringen und so »in den Aufgabenkreis der Gesundheitspflege nutzbringend«[123] einbeziehen sollten – dies überließ er dem Referat Rüdins über die »Bedeutung der Forschung und Mitarbeit von Neurologen und Psychiatern im nationalsozialistischen Staat«, das *in absentia* verlesen wurde. In den Sitzungen der Neurologischen Abteilung auf den Jahresversammlungen von 1936 bis 1939 waren nur vereinzelt Referate mit eindeutig erbbiologischem Inhalt zu hören.

Heinrich Pettes Hauptanliegen, so lässt sich aus seinen Äußerungen auf den Jahresversammlungen herauslesen, ging dahin, die Selbstständigkeit der Neurologie gegenüber der Psychiatrie wie auch gegenüber anderen medizinischen Disziplinen zu behaupten. Dies wurde auch bei der Verleihung der Erb-Denkmünze an Ernst Rüdin und Heinrich Pette im Jahre 1939 noch einmal deutlich. Die Laudationes auf die beiden Preisträger hielt Otfrid Foerster. Hob er Rüdins »Verdienste um die Erforschung der *Erbkrankheiten* des Nervensystems«[124] hervor, so ehrte Foerster Pette als »große[n] Kliniker alten Deutschen Stils, ein[en] Neurologe[n] echter Erbscher Tradition«,[125] der sich nachdrücklich dafür eingesetzt habe, dass »unser Sonderzweig, die Neurologie«, sich als »Synthese zwischen den einzelnen

121 Vgl. Rüdin/Nitsche, Jahresversammlung der Gesellschaft Deutscher Neurologen und Psychiater 1936, S. 158: An dieser Stelle begründete Pette die Schwerpunktsetzung auf Fragen im Grenzbereich der Inneren Medizin – Hirntumoren, Chemie der Hormone und Vitamine, Infektionskrankheiten des Nervensystems – im Jahre 1936 damit, dass die Neurologie zwar eine »Sonderdisziplin« sei, als »ausgesprochene Grenzwissenschaft« jedoch »ein doppelt wachsames Auge« nach allen Seiten hin haben müsste. Vgl. Wolfgang Firnhaber, Inwieweit beeinflussten nationalsozialistische rassenhygienische und erbbiologische Ideen die Zweite und Dritte Jahresversammlung der Gesellschaft Deutscher Neurologen und Psychiater (GDNP) 1936 in Frankfurt am Main und 1937 in München?, in: Schriftenreihe der Deutschen Gesellschaft für Geschichte der Nervenheilkunde 18 (2012), S. 418-429.
122 Klee, Personenlexikon, S. 457. Vgl. Hendrik van den Bussche u.a. (Hg.), Die Medizinische Fakultät der Hamburger Universität und das Universitätskrankenhaus, in: Eckart Krause u.a. (Hg.), Hochschulalltag im »Dritten Reich«. Die Hamburger Universität 1933-1945, Teil III, Hamburg 1991, S. 1259-1384. Vgl. Wolfgang Firnhaber, Inwieweit beeinflussten nationalsozialistische rassenhygienische und erbbiologische Ideen die Jahresversammlungen der Gesellschaft Deutscher Neurologen und Psychiater (GDNP) 1938 in Köln und 1939 in Wiesbaden?, in: Schriftenreihe der Deutschen Gesellschaft für Geschichte der Nervenheilkunde 19 (2013), S. 35-46.
123 Verhandlungen der Gesellschaft Deutscher Neurologen und Psychiater. Vierte Jahresversammlung, gehalten in Dresden vom 25-27. September 1938 in Köln, Berlin 1938.
124 Verhandlungen der Gesellschaft Deutscher Neurologen und Psychiater. Fünfte Jahresversammlung, gehalten in Dresden vom 26.-28. März 1939 in Wiesbaden, Berlin 1939, S. 6.
125 Ebd., S. 7.

Spezialfächern unserer ja so weitgehend aufgespaltenen Ars medica«[126] behauptet habe. In seiner Dankesrede wies Pette auf die jüngsten Fortschritte der Neurologie in Diagnostik und Therapie hin, ohne die Erbbiologie dabei zu erwähnen, um abschließend festzustellen: »Wer die Neurologie so erlebt und betreibt, für den wird sie in der Tat zu einer selbstständigen Wissenschaft im Sinne [Wilhelm] Erbs [1840-1921], auch dann wenn ihr äußerlich die entsprechenden Voraussetzungen nicht gegeben sind«.[127]

Aus den Unterlagen der Gesellschaft Deutscher Neurologen und Psychiater, die sich auf die Vorbereitung der Jahresversammlungen beziehen, geht hervor, dass Heinrich Pette auf die inhaltliche Gestaltung der Sitzungen der Psychiatrischen Abteilung keinen, auf die der gemeinsamen Sitzungen der Neurologischen und Psychiatrischen Abteilung nur begrenzten Einfluss hatte. Selbst im Hinblick auf die Sitzungen der Neurologischen Abteilung hatte Ernst Rüdin das letzte Wort. Das gilt auch für die internationale Bühne. So wandte sich Rüdin im März 1937 an Pette, um die Vorbereitungen zu dem für 1939 geplanten III. Internationalen Neurologenkongress in Kopenhagen in die Wege zu leiten. Es ging darum, die deutschen Referenten zu benennen, die Referatthemen festzulegen und zu klären, »welche ausländischen Referenten man poussieren sollte«. Rüdin forderte Pette auf, Vorschläge zu unterbreiten, bat aber zugleich, Pette möchte sich auch an Nonne wenden, um Rat einzuholen.[128] Ferner sollte sich Pette mit Hugo Spatz sowie mit Paul Nitsche – der aber wahrscheinlich desinteressiert sein werde – abstimmen. Interessant ist, dass Rüdin folgende abschließende Anmerkung für notwendig hielt: »Ich möchte vor allem, dass am nächsten Neurologenkongress in Kopenhagen Erblichkeitsfragen auch in einem Referate an maßgebender Stelle erörtert werden, und ich hoffe, dass Sie in diesem Punkte mit mir einig sein werden.«[129] Tatsächlich setzte sich Rüdin mit seinen Vorstellungen durch. Auf dem III. Internationalen Neurologen-Kongress in Kopenhagen am 21.-25. August 1939 stand ein Verhandlungstag, der 22. August, unter dem Oberthema »Die hereditären Nervenkrankheiten, unter besonderer Berücksichtigung ihrer Genese«. Einer der Berichterstatter war Friedrich Curtius, seit 1934 Leiter der Erbpathologischen Abteilung der I. Medizinischen Universitätsklinik der Berliner Charité.[130]

Eine »enge Dachgemeinschaft«? Neurologie und Neurochirurgie

Hatte sich der Deutsche Verein für Psychiatrie auf seiner Jahresversammlung 1933 mit der Errichtung psychiatrisch-neurologischer Abteilungen in allgemeinen Krankenhäusern befasst, so stand auf der Ersten Jahresversammlung der Gesellschaft Deutscher Neurologen und Psychiater eine Resolution zur Verbindung von neurochirurgischen und neurologischen Abteilungen auf der Agenda. Der erste Entwurf dazu war im August 1935 von Wilhelm Tönnis formuliert worden, der 1934 im Würzburger Luitpoldkrankenhaus die erste neurochirurgische Abteilung in einer deutschen chirurgischen Klinik

---

126 Ebd., S. 7 f.
127 Ebd., S. 10. Vgl. auch die Ansprache Pettes zu Beginn der ersten gemeinsam mit der Deutschen Gesellschaft für innere Medizin am 27. März 1939. Hier erneuerte Pette seine Forderung nach eigenständigen Neurologischen Instituten, da »sowohl Innere Medizin wie Psychiatrie ohne Neurologie heute undenkbar sind.« Ebd., S. 200.
128 An anderer Stelle urteilte Rüdin, dass Pette noch ganz in Nonnes »Fahrwasser« schwimme. Rüdin an Nitsche, 19.5.1936, MPIP-HA: GDA 27.
129 Rüdin an Pette, 12.3.1937, MPIP-HA: GDA 129.
130 Friedrich Curtius, Die Erbkrankheiten des Nervensystems im Lichte der modernen Genetik, in: Knud Winther/Knud H. Krabbe (Hg.), III Congrès Neurologique International, Copenhague 21-25 Août 1939, Kopenhagen 1939, S. 236-247. Heinrich Pette war – zusammen mit *Ludo van Bogaert* (1897-1989) – Vorsitzender des ersten Verhandlungstages, dem 21. August, der unter dem Thema »Das endokrin-vegetative System in seiner Bedeutung für die Neurologie« stand. Vgl. auch Monatsschrift für Psychiatrie und Neurologie 101 (1939), S. 208.

gegründet hatte.[131] In leicht überarbeiteter Form hatte Rüdin diese Fassung auf der Jahresversammlung in Dresden vorgetragen. Zwischen den Zeilen des Tagungsberichtes kann man eine gewisse Spannung zwischen den Positionen von Wilhelm Tönnis und Heinrich Pette herauslesen.[132] Pette brachte seinen Standpunkt schon in seiner Eröffnungsrede dezidiert zum Ausdruck. Die Neurochirurgie könne »nur dort gedeihen, wo eine enge Anlehnung an die Neurologie möglich ist.«[133] Es sei »nicht wünschenswert […], einseitig orientierte neurochirurgische Kliniken zu schaffen.« Vielmehr müsse »die neurologische Klinik […] unter allen Umständen der neurochirurgischen Klinik vorgeschaltet sein.« Ideal sei eine »Dachgemeinschaft […], deren Leitung in den Händen des Neurologen zu liegen« habe. In der Aussprache im Anschluss an den Vortrag von Wilhelm Tönnis über »Die Geschwülste der Hirnkammern« waren sich alle Diskutanten – Karl Kleist, Hans Altenburger, Heinrich Pette und Wilhelm Tönnis – darin einig, dass sie die Forderung, »die chirurgische Behandlung der Nervenkrankheiten gehöre grundsätzlich zur allgemeinen Chirurgie«,[134] entschieden zurückwiesen. Wie Kleist, Altenburger und Pette unter Verweis auf Otfrid Foerster und sein Breslauer Institut hervorhoben, könne das »zur Zeit optimal Erreichbare«[135] dort geleistet werden, wo der Neurologe selbst zum Messer greife. Tönnis hingegen plädierte abschließend für eine forcierte Spezialisierung der Neurochirurgie, wenngleich auch er »eine möglichst enge Zusammenarbeit zwischen Neurologen und Neurochirurgen für die beste Lösung«[136] hielt. Dies war letztlich die Formel, auf die sich alle einigen konnten.

Unmittelbar nach der Ersten Jahresversammlung der Gesellschaft Deutscher Neurologen und Psychiater legte Pette eine von ihm überarbeitete Fassung der Resolution vor, die an das Reichsinnenministerium, das Reichswissenschaftsministerium und die Kultusministerien der Länder, das Heeressanitätswesen sowie das Reichsgesundheitsamt gehen sollte.[137] Pette hatte in dieser dritten Fassung der Resolution den Akzent anders gesetzt. Die erste Version hatte auf die Einrichtung eigener Neurochirurgischer Kliniken abgehoben und die Selbstständigkeit der Neurochirurgie gegenüber der Neurologie hervorgehoben. Die dritte, von Pette vorgelegte Version war im Hinblick auf die Gründung eigener Neurochirurgischer Kliniken deutlich zurückhaltender, betonte den Zusammenhang von Neurologie und Neurochirurgie und grenzte sich deutlich gegen die Chirurgie ab.

Rüdin war im Zweifel und leitete die Fassung Pettes deshalb an Wilhelm Tönnis weiter, der sich energisch gegen eine Unterordnung des Neurochirurgen unter den Neurologen aussprach und auch taktische Gesichtspunkte ins Feld führte: Form und Inhalt des Resolutionsentwurfs Pettes müssten »auf die Chirurgen wie ein rotes Tuch wirken«.[138] Rüdin stimmte Tönnis in der Sache zu – die Verantwortung bei neurochirurgischen Operationen müsse eindeutig beim ausführenden Neurochirurgen und nicht beim konsiliarisch tätigen Neurologen liegen. Auch teilte Rüdin die taktischen Überlegungen

---

131 Tönnis an Rüdin, 14.8.1935, MPIP-HA: GDA 129. – 1932 hatte Wilhelm Tönnis eine neurochirurgischen Spezialausbildung bei *Herbert Olivecrona* (1891-1980) an der Chirurgischen Universitätsklinik Stockholm absolviert. Nach seiner Rückkehr veröffentlichte er einen Artikel über die Erfahrungen, die er dort gesammelt hatte: Wilhelm Tönnis, Gehirnchirurgie in Schweden. Bericht über eine siebenmonatige Assistentenzeit an der neurochirurgischen Abteilung Doz. Dr. Olivecronas in Stockholm, in: Dtsch. Zschr. Nervenheilk. 131 (1933), S. 205-235. Zugleich begann er mit dem Aufbau seiner eigenen Abteilung. Autobiographischen Aufzeichnungen zufolge erbat er sich auf der Jahresversammlung des Deutschen Vereins für Psychiatrie im Jahre 1933 fünf Minuten Diskussionszeit und präsentierte dem Plenum fünf von ihm operierte Patienten – die ihre Hirntumoren in der Hand hielten. Geiger, Leben, S. 25-27.

132 Tönnis hatte 1931/32 zur Vorbereitung seines Schwedenaufenthalts eine halbjährige Ausbildung in Neurologie bei Nonne und Pette durchlaufen. Geiger, Leben, S. 21 f.

133 Verhandlungen der Gesellschaft Deutscher Neurologen und Psychiater 1935, S. 14. Danach auch die folgenden Zitate.

134 Ebd., S. 69 (Altenburger). Zur Entwicklung der Neurochirurgie in Deutschland in den 1930er Jahren und dem Widerstand der Chirurgen vgl. Frowein/Dietz/Rosenow/Vitzthum, Neurochirurgie, S. 79-88.

135 Verhandlungen der Gesellschaft Deutscher Neurologen und Psychiater 1935, S. 70 (Altenburger).

136 Ebd. (Tönnis).

137 Rüdin an Nitsche, 10.9.1935, MPIP-HA: GDA 130.

138 Tönnis an Rüdin, 5.10.1935, MPIP-HA: GDA 129.

Tönnis': Beide wollten, dass die Chirurgen »nicht unnötig [...] vor den Kopf gestoßen werden«.[139] Er bat Tönnis, zusammen mit Schaltenbrand eine weitere Fassung der Resolution zu verfassen, die auch die Zustimmung Nonnes, Foersters und Pettes finden könne. »Es wäre doch ein trauriges Schauspiel für Allgemein-Chirurgen und andere, wenn die Neurologen und Neuro-Chirurgen sich im eigenen Lager nicht einigen könnten.« Die von Tönnis vorgelegte vierte Fassung stieß wiederum bei Heinrich Pette auf Ablehnung – auch Max Nonne habe, so Pette, Vorbehalte gegen die von Tönnis eingeschlagene Argumentationsrichtung. Es gehe doch darum, »für die Neurologie Boden zurückzugewinnen, den sie in den letzten Jahren mehr und mehr verloren hat, und nicht darum, lediglich einem einzelnen [Tönnis] eine Position zu schaffen.«[140] Tönnis gelang es jedoch, Foerster von seiner Fassung der Resolution zu überzeugen. Um durch die »Autorität Otfrid Foersters eine gemeinsame Front«[141] zu schaffen, verschickte Tönnis eine letzte, die nunmehr fünfte Fassung der Resolution, in die kleine Änderungswünsche Foersters eingearbeitet waren, an Pette und Nonne. Ohne die Reaktion dieser beiden abzuwarten, entschied Ernst Rüdin wenige Tage später, die Resolution in dieser Form zu veröffentlichen.[142] Nonne gab nachträglich sein Einverständnis, Pette blieb nur, einen beleidigten Brief an Tönnis zu schreiben, »der voll von heimlichen Vorwürfen steckte.«[143] Letztlich wurde Heinrich Pette also in dieser Angelegenheit, die ja eindeutig die von ihm geleitete Neurologische Abteilung der Gesellschaft Deutscher Neurologen und Psychiater betraf, übergangen.

Aber auch in der abgeschwächten Form war die Stoßrichtung der Resolution eindeutig. Es ging um die enge Verbindung von Neurochirurgie und Neurologie – dies richtete sich, auch wenn es nicht explizit formuliert wurde, gegen die Chirurgischen Kliniken. Nach dem Beispiel anderer Staaten – der USA, Großbritanniens, Frankreichs, Schwedens und der Niederlande – sollte die Neurochirurgie als »Sonderfach«[144] weiterentwickelt werden. Da einerseits »der Neurologe den Neurochirurgen für die operative Behandlung der Nervenkrankheiten« benötige, andererseits aber auch »der Neurochirurg nicht nur bei der Diagnose und Indikationsstellung, sondern auch in Bezug auf die Versorgung zahlreicher Fälle, die nicht in seinen Bereich gehören, aber durch seine Hand gehen, und ferner auch in Bezug auf die Laboratoriumsmethoden auf die Mitarbeit des Neurologen angewiesen« sei, sollten Neurochirurgie und Neurologie eng verbunden sein, entweder in der Form, dass die beiden Disziplinen »in einer Hand« vereinigt würden oder aber, indem eine neurologische und eine neurochirurgische Abteilung zu einer »enge[n] Dachgemeinschaft« zusammengefasst würden. Eine solche Umstrukturierung – und die Einrichtung weiterer neurochirurgischer Abteilungen im Anschluss an Neurologische Kliniken – empfahl die Gesellschaft Deutscher Neurologen und Psychiater dem nationalsozialistischen Staat »im Zeitpunkt des Wiederaufbaus der deutschen Wehrmacht« ausdrücklich auch unter militärischen Gesichtspunkten.

Die entsprechenden Verhandlungen mit dem Reichsministerium für Erziehung, Wissenschaft und Volksbildung scheinen sich bis Mitte 1939 hingezogen zu haben. In seiner Ansprache auf der Fünften Jahresversammlung der Gesellschaft Deutscher Neurologen und Psychiater in Wiesbaden am 27. März 1939 bezeichnete es Heinrich Pette – einmal mehr unter Verweis auf Foersters Institut in Breslau – noch

---

139 Rüdin an Tönnis, 7.10.1935, MPIP-HA: GDA 129. Danach auch das folgende Zitat. Rüdins Votum in der Sache war ganz klar: »Ein Chirurg aber, der überhaupt kein Neuro-Chirurg im modernen Sinne des Wortes ist, soll lieber die Hand von diesen Operationen lassen, denn es wird ihm beim schlechten Ausgang der Operation dann wohl auch nicht viel nützen, wenn er mehr oder weniger als Marionette des Neurologen die Verantwortung auf diesen abschieben kann.«
140 Pette an Rüdin, 19.10.1935, MPIP-HA: GDA 129.
141 Tönnis an Rüdin, 21.10.1935, MPIP-HA: GDA 129.
142 Rüdin an Pette, 25.10.1935, MPIP-HA: GDA 129.
143 Tönnis an Rüdin, 30.10.1935, MPIP-HA: GDA 129.
144 Entschließung auf der Jahresversammlung 1935, MPIP-HA: GDA 130. Danach auch die folgenden Zitate. – Abgedruckt findet sich die Entschließung in: Verhandlungen der Gesellschaft Deutscher Neurologen und Psychiater 1935, S. 71 f., Psychiatr.-Neurol. Wschr. 37 (1935), H. 51 (21.12.1935), S. 607 f. Diese veröffentlichte Fassung entspricht also nicht exakt dem in Dresden verlesenen Text.

als »Ideal [...], dass der Leiter einer Neurologischen Klinik die an Hirn und Rückenmark erforderlichen Eingriffe selbst ausführen würde«.[145] Dies richtete sich implizit gegen Bestrebungen im Reichswissenschaftsministerium, die Neurochirurgie stärker mit der Allgemeinen Chirurgie zu verkoppeln. Das Ministerium stellte sich schließlich auf den Standpunkt, dass »aus prinzipiellen Gründen die Einrichtung chirurgischer Abteilungen im Rahmen Psychiatrischer Kliniken«[146] abzulehnen sei – dies ging, wie Heinrich Pette freimütig einräumte, gegen Karl Kleist und seine Ambitionen auf dem Feld der Hirnverletzungen. Ansonsten hatte Pette in Verhandlungen mit dem Ministerium erreicht, dass »in Zukunft auch einem Neurologen die Möglichkeit gegeben wird, operativ tätig zu sein«, und das sei »für die heranwachsende neurologische Generation sehr viel.«

Dass Wilhelm Tönnis, der nach seinem Wechsel nach Berlin endgültig zum führenden Neurochirurgen Deutschlands avanciert war, schließlich mit Unterstützung des Reichsinnenministeriums und des Reichsgesundheitsamtes zur Gründung einer »Deutschen Gesellschaft für Neurochirurgie« aufrief und zur Gründungsversammlung am 6./7. Oktober nach Würzburg einlud,[147] dürfte in Abstimmung mit der Gesellschaft Deutscher Neurologen und Psychiater geschehen sein, um die Unabhängigkeit der Neurochirurgie von der Allgemeinen Chirurgie zu behaupten.

Keine »Anhängsel der Internisten«. Psychiatrie, Neurologie und Innere Medizin

Das ohnehin nicht spannungsfreie Verhältnis zwischen Psychiatrie, Neurologie und Innerer Medizin wurde Mitte der 1930er Jahre noch diffiziler, weil die Psychiatrie in dem Maße, wie sie sich in den Dienst der nationalsozialistischen Erbgesundheitspolitik stellte, Vertrauen in der Bevölkerung verlor. Hermann F. Hoffmann, seit 1933 Professor für Psychiatrie an der Universität Gießen, wandte sich im Juni 1935 mit einem besonderen Anliegen an Rüdin, das diese Problematik schlaglichtartig beleuchtet. Die Psychiatrischen Kliniken stünden mittlerweile »bei der Bevölkerung [noch] mehr in ›Verruf‹ [...] als früher«.[148] Die Ursachen dafür sah Hoffmann »teils in einer borniert unverständigen Abwehrreaktion auf das Sterilisationsgesetz, teils im allgemein menschlichen Unverstand für Gesetze überhaupt«. Dabei seien gerade diejenigen Patienten »in einer Angst- und Abwehrstellung gegen den Psychiater befangen, die es dem Gesetz nach gar nicht nötig hätten; z.B. Neurotiker und Psychopathen, auch wohl körperlich Kranke, darunter neurologische Fälle.« Die Folge sei, dass viele Patienten die Psychiatrischen Kliniken nicht mehr aufsuchten, sondern in die Medizinischen Kliniken abwanderten »Dadurch entgeht uns Material, das für Unterricht und Forschung notwendig ist, nebenbei gesagt entgehen uns auch Privatpatienten (auch solche zu haben ist ja keine Schande).« Einer der Gießener Internisten habe ihm erzählt, so Hoffmann, »dass er Mühe habe, seine Patienten innerhalb seiner Klinik in einem der Psychiatrischen Klinik benachbarten Pavillon unterzubringen, weil bei ihnen gleich die Befürchtung auftaucht, sie könnten eventuell zu uns verlegt und dann gleich unfruchtbar gemacht werden.« Besonders schwierig sei die Lage an den Universitäten, deren Medizinische Kliniken in ihrem Namen den Zusatz »und Nervenklinik« führten. Dies sei »unlauterer Wettbewerb«, fördere »zweifellos die Abwanderung des neurologischen und neurotischen Materials in die Medizinischen Kliniken« und

---

145 Verhandlungen der Gesellschaft Deutscher Neurologen und Psychiater 1939, S. 201.

146 Pette an Rüdin, 19.5.1939, MPIP-HA: GDA 129. Danach auch die folgenden Zitate.

147 Zbl. Neurochirurgie 4 (1939), H. 5, S. 336; Genealogie der Deutschen Gesellschaft für Neurochirurgie, in: Neurochirurgie in Deutschland, S. 557-582, hier: S. 557. – Im Sommer 1937 hatte eine Delegation der *Society of British Neurological Surgeons* Deutschland besucht und Station bei Tönnis in Berlin und Foerster in Breslau gemacht, ein wichtiger Beitrag zur internationalen Vernetzung der deutschen Neurochirurgie. Vgl. Zbl. Neurochirurgie 2 (1937), S. 353-366; Frowein/Dietz/Rosenow/Vitzthum, Neurochirurgie, S. 86.

148 Hoffmann an Rüdin, 11.6.1935, MPIP-HA: GDA 128. Danach auch die folgenden Zitate.

tue »den Psychiatrischen Kliniken empfindlich Abbruch, die ohnehin mit großem Misstrauen in der Bevölkerung zu kämpfen haben; trotz aller Aufklärung.«

Hoffmann fragte nun bei Rüdin an, ob dieser als künftiger Reichsleiter der neuen Gesellschaft Deutscher Neurologen und Psychiater »nicht von Reichs wegen« in diesem Punkt Wandel schaffen könne. An allen Universitäten, an denen keine eigene Neurologische Klinik »mit einem reinen Neurologen als Chef« existiere, sollten einheitliche Bezeichnungen eingeführt werden: »hier Medizinische Klinik – hier Psychiatrische und Nervenklinik«. Angesichts des fortgesetzten Bestrebens der Internisten, die Neurologie zu sich herüberzuziehen, müsse hier »eine diktatorische Entscheidung« her. Am Ende seines Schreibens wies Hoffmann ausdrücklich darauf hin, dass in der Verschmelzung der beiden Fachgesellschaften zum Ausdruck gebracht werde, »dass die Neurologie ein Kind unseres Faches ist und sein soll. [...] Sollte sich je einmal die Neurologie selbstständig spezialisieren, dann sei es nur als ein Zweig der Psychiatrie, keineswegs aber der inneren Medizin.«

Das Verhältnis zur Inneren Medizin blieb auch in der Folgezeit von vorsichtiger Distanz geprägt. Deshalb geriet die Gesellschaft Deutscher Neurologen und Psychiater in eine heikle Lage, als Hans Reiter, der Präsident des Reichsgesundheitsamtes, die Fachgesellschaften im Bereich der Inneren Medizin zum 20. November 1936 nach Berlin einlud, um über eine engere Kooperation zu beraten. Reiter wünschte ausdrücklich auch einen Anschluss der psychiatrisch-neurologischen Fachgesellschaft.[149] Dies wurde von Seiten der Gesellschaft Deutscher Neurologen und Psychiater nicht nur im Hinblick auf das nach wie vor ungeklärte Verhältnis zwischen Psychiatrie, Neurologie und Innerer Medizin mit Argwohn betrachtet – erschwerend kam hinzu, dass die Deutsche Allgemeine Ärztliche Gesellschaft für Psychotherapie, mit der sich die Gesellschaft Deutscher Neurologen und Psychiater einen scharfen Verdrängungswettbewerb lieferte, bereitwillig ihren Anschluss an die neue internistische Arbeitsgruppe erklärt hatte – dazu später mehr. Rüdin befragte deshalb die Mitglieder des Vorstandes und des Beirates, wie sie sich zu dem Ansinnen des Reichsgesundheitsamtes stellten. Die Neurologen Maximinian de Crinis und Hans Demme wie auch der Kinder- und Jugendpsychiater Paul Schröder sprachen sich ohne Vorbehalte für einen Anschluss an die internistische Arbeitsgruppe aus.[150] Paul Nitsche gab sich pragmatisch. Die Neurologie, die Psychotherapie, aber auch die Psychiatrie bewegten sich zusehends in Richtung auf die Innere Medizin. Nitsche verwies hier »auf die organischen Psychosen und Hirnerkrankungen, auf die symptomatischen Psychosen, auf die Suchten und auf die auch sonst heute eine große Rolle spielenden Auswirkungen innerer Erkrankungen auf die Psyche und das Nervensystem.«[151] Mit den Referatthemen der anstehenden Dritten Jahresversammlung – Epilepsie und Hirntumoren – stoße die Gesellschaft Deutscher Neurologen und Psychiater ohnehin in »das Grenzgebiet zwischen Psychiatrie, Neurologie und innerer Medizin« vor.

Auch Hans Roemer blickte in die Zukunft: »Wenn einmal die wichtigsten Fragen der psychiatrischen Erbbiologie geklärt sind, wird der weitere Fortschritt der klinischen Psychiatrie im Wesentlichen von den Fortschritten der inneren Medizin, insbesondere der Stoffwechselchemie und der Serologie, abhängen.«[152] Deshalb müsse die Psychiatrie »an den Fortschritten auf dem Gebiete der inneren Sekretion und der Hormone sowie der Immunbiologie stark interessiert« sein. Umgekehrt könne man die Kooperation zwischen der Gesellschaft Deutscher Neurologen und Psychiater und den Fachgesellschaften auf dem Gebiet der Inneren Medizin nutzen, um »von unserer Seite bei diesen Gesellschaften die Erforschung der unser Fachgebiet berührenden inneren Erkrankungen unter dem erbbiologischen Gesichtspunkt« anzuregen. Roemer dachte hierbei in erster Linie an die Arteriosklerose und an die Tuberkulose: »Wenn derartige Erkrankungen von der innermedizinischen Seite her überhaupt erbbio-

---

149 Reiter an Rüdin, 6.3.1937, MPIP-HA: GDA 128. Vgl. Rott, Gesellschaften, S. 110.

150 de Crinis an Rüdin, 15.3.1937; Demme an Rüdin, 13.3.1937; Schröder an Rüdin, 12.3.1937, MPIP-HA: GDA 128.

151 Nitsche an Rüdin, 10.3.1937, MPIP-HA: GDA 128. Danach auch das folgende Zitat.

152 Roemer an Rüdin, 14.3.1937, MPIP-HA: GDA 128. Danach auch die folgenden Zitate (in Klammern: handschriftlicher Zusatz).

logisch erforscht wurden, so geschah dies wohl meist mit Hilfe der Zwillingsmethode, während die empirische Erbprognose meines Wissens auf innere Erkrankungen noch nicht angewendet worden ist.«[153] Wenn eine Kooperation auch durchaus Vorteile biete, müsse man aber, so warnte Roemer, darauf achten, »dass die innere Medizin nicht ihre frühere Absicht, die Neurologie enger an sich zu binden (der wir zuvorgekommen sind), nachträglich zu verwirklichen sucht.« Am eindringlichsten warnte einmal mehr Hermann F. Hoffmann, mittlerweile Ordinarius in Tübingen. Die Gesellschaft Deutscher Neurologen und Psychiater habe »unbedingt ihre Selbstständigkeit zu wahren« und müsse sich hüten, »in einer Gruppe der Gesellschaften für innere Medizin aufgeschluckt zu werden [...]. Wir können keineswegs als Anhängsel der Internisten gelten und leben.«[154] Letztendlich glaubte man, sich dem Wunsch des Präsidenten des Reichsgesundheitsamtes nicht entziehen zu können. Nach einigem Zögern trat die Gesellschaft Deutscher Neurologen und Psychiater daher am 13. November 1937 der internistischen Arbeitsgruppe bei.

Nachdem aber der Beitritt vollzogen war, ging die Gesellschaft Deutscher Neurologen und Psychiater von sich aus auf die Deutsche Gesellschaft für Innere Medizin zu[155] und vereinbarte, die Jahresversammlungen 1939 zu verbinden. So fand die Fünfte Jahresversammlung der Gesellschaft Deutscher Neurologen und Psychiater schließlich vom 26. bis 28. März 1939 in Wiesbaden statt, wobei zwei Sitzungen am 27./28. März gemeinsam mit der Deutschen Gesellschaft für Innere Medizin abgehalten wurden. Dies, so Ernst Rüdin in seiner Eröffnungsansprache, sei »ein Ausdruck der Anschauung und des Willens der Psychiater und Neurologen«,[156] die Beziehungen zur Inneren Medizin zu pflegen. Die Versammlung in Wiesbaden befasste sich mit dem Gebiet der »Klinik, Physiologie und Anatomie« – Schwerpunktthemen der gemeinsamen Sitzungen waren die Arteriosklerose und die Kreislaufstörungen des Gehirns –, doch verlieh Rüdin seiner Hoffnung Ausdruck, »dass die für unser nationalsozialistisches Denken, Fühlen und Wollen neuen und besonders wichtigen Erörterungen der erbbiologischen Beziehungen der drei großen Fachgebiete zueinander [...] nach gründlicher Vorbereitung zu Hauptaufgaben einer weiteren, späteren gemeinsamen Tagung erklärt werden mögen.«[157] Dazu kam es wegen des Kriegsausbruchs nicht mehr.

»Links liegen lassen«. Psychiatrie, Psychotherapie und »Neue Deutsche Heilkunde«

Nach der Kampfansage Matthias H. Görings auf der Jahresversammlung des Deutschen Vereins für Psychiatrie in Münster am 25. Mai 1934 setzte die Deutsche Allgemeine Ärztliche Gesellschaft für Psychotherapie auf eine deutliche Abgrenzung zur Psychiatrie. Anfang 1935 wurde sie von Reichsärzteführer Gerhard Wagner aufgefordert, Mitglied in einer neu zu gründenden Dachorganisation für »Neue Deutsche Heilkunde« zu werden. Nach eingehenden Beratungen beschloss der Vorstand, dieser

---

153 Vgl. Schmuhl, Grenzüberschreitungen, S. 105-108, 238-247.
154 Hoffmann an Rüdin, 11.3.1937, MPIP-HA: GDA 128. Skeptisch äußerten sich auch: Schneider an Rüdin, 10.3.1937; Kretschmer an Rüdin, 13.3.1937, MPIP-HA: GDA 128.
155 So Prof Dr. *Wilhelm Stepp* (1882-1964), der Vorsitzende der Deutschen Gesellschaft für Innere Medizin, in seiner Eröffnungsansprache. Verhandlungen der Gesellschaft Deutscher Neurologen und Psychiater 1939, S. 188. Bei der Vorbereitung der Wiesbadener Versammlung spielte Prof. *Anton Géronne* (* 1881), der Geschäftsführer der Gesellschaft für Innere Medizin, der zugleich auch Mitglied der Gesellschaft Deutscher Neurologen und Psychiater war, offenbar eine Schlüsselrolle. Vgl. ebd., S. 1.
156 Ebd., S. 2. Danach auch das folgende Zitat. – Zuvor hatten Rüdin und Nitsche wiederholt darüber nachgedacht, die Jahresversammlungen der Gesellschaft Deutscher Neurologen und Psychiater grundsätzlich vom Herbst auf das Frühjahr zu verlegen, um Terminkollisionen mit anderen wissenschaftlichen Konferenzen und auch den Reichsparteitagen der NSDAP zu vermeiden.
157 Verhandlungen der Gesellschaft Deutscher Neurologen und Psychiater 1939, S. 2 f.

Aufforderung nachzukommen. »Bestimmend für diesen Entschluss«, hieß es rückblickend in einem Tätigkeitsbericht der Gesellschaft, sei »die Tatsache der engen Verbundenheit mit den naturheilkundigen Ärzten in den Fragen der Ganzheitsbetrachtung und der Prophylaxe«[158] gewesen. So tat sich die Deutsche Allgemeine Ärztliche Gesellschaft für Psychotherapie am 25. Mai 1935 in Nürnberg mit dem Reichsverband der Naturärzte, der Deutschen Gesellschaft für Bäder- und Klimakunde, dem Deutschen Zentralverein homöopathischer Ärzte, dem Kneippärztebund, dem Reichsverband Deutscher Privatkrankenanstalten und der Vereinigung Anthroposophischer Ärzte zur »Reichsarbeitsgemeinschaft für eine Neue Deutsche Heilkunde« zusammen.[159] Göring ordnete seine psychotherapeutische Fachgesellschaft mithin unter dem Dach der von dem Naturheilkundler *Karl Kötschau* (1892-1982) angeführten »Neuen Deutschen Heilkunde« ein, die zunächst von einflussreichen Parteifunktionären gefördert wurde. Politisch bedeutete dieser Kurswechsel vor allem, dass sich Göring in den Einflussbereich des Reichsärzteführers Gerhard Wagner begab, der als Leiter der »Gesundheitsführung« der NSDAP in einem ständigen Konkurrenzkampf mit Arthur Gütt als Leiter der staatlichen »Gesundheitsführung« begriffen war. Damit war die Konstellation der kommenden Jahre vorgegeben: Während Rüdin mit der Rückendeckung Gütts versuchte, die ärztlichen Psychotherapeuten auf die Seite der Psychiater und Neurologen zu ziehen, wehrte sich Göring mit Hilfe Wagners gegen diese Vereinnahmung.

Auf dem Ersten Deutschen Kongress für Psychotherapie, der vom 3. bis zum 6. Oktober 1935 in Breslau stattfand, grenzte sich Göring kämpferisch gegen die Psychiatrie ab.[160] Mittlerweile hatten sich jedoch die Gewichte verschoben. Mit der Gründung der Gesellschaft Deutscher Neurologen und Psychiater sah sich die Psychotherapie, eingebunden in die »Neue Deutsche Heilkunde«, innerhalb der Wissenschaften von der Psyche ins Abseits manövriert. Sofort erhöhte sich der Druck des Netzwerks um Ernst Rüdin und Arthur Gütt. Unmittelbar nach dem Breslauer Kongress bestellte Oberregierungsrat Herbert Linden, der engste Mitarbeiter Gütts, Göring zu einem Gespräch in das Reichsinnenministerium ein und unterbreitete ihm den Wunsch, die Deutsche Allgemeine Ärztliche Gesellschaft für Psychotherapie möge sich als eigene Sektion in die neu gegründete Gesellschaft Deutscher Neurologen und Psychiater eingliedern. Göring versuchte zunächst, Zeit zu gewinnen, indem er erklärte, er sehe in einem solchen Zusammenschluss »eine Unehrlichkeit dem Reichsärzteführer gegenüber«,[161] ohne dessen Plazet er nichts tun könne. Wenige Tage später, am 13. Oktober 1935, schickte Göring dann einen ausführlichen Brief an Rüdin, um die Beweggründe seiner ablehnenden Haltung darzulegen, »damit Sie nicht denken, es sei böser Wille«.[162] In Anspielung auf den Eklat in Münster erläuterte er:

158 C.A. Meier, Aktuelles: Bericht über die Tätigkeit der einzelnen Landesgruppen der »Internationalen Allgemeinen ärztlichen Gesellschaft für Psychotherapie« 1935/36, in: Zbl. Psychotherap. 10. 1938, S. 3-9, Zitat: S. 4.

159 Alfred Haug, Die Reichsarbeitsgemeinschaft für eine Neue Deutsche Heilkunde (1935/36). Ein Beitrag zum Verhältnis von Schulmedizin, Naturheilkunde und Nationalsozialismus, Husum 1985, S. 49-57; Detlef Bothe, Neue Deutsche Heilkunde 1933-1945. Dargestellt an der Zeitschrift »Hippokrates« und der Entwicklung der volksheilkundlichen Laienbewegung, Husum 1991, S. 96 f. Im April 1936 wird der Verband der Ärzte für physikalische und diätische Behandlung als weiteres Mitglied genannt; die Vereinigung Anthroposophischer Ärzte hatte sich mittlerweile in Verband für biologisch-dynamische Heilweise umbenannt. Haug, Reichsvereinigung, S. 101. Alfred Haug arbeitet als Motiv für den Beitritt der Deutschen Allgemeinen Ärztlichen Gesellschaft für Psychotherapie zur Reichsarbeitsgemeinschaft für eine Neue Deutsche Heilkunde vor allem das Bestreben heraus, eine »Deutsche Seelenheilkunde« zu etablieren, die sich eindeutig gegen die verfemte Psychoanalyse absetzte. Ebd., S. 102 f. – Vgl. auch: Christina Schröder, Programm und Wirksamkeit der »neuen Deutschen Seelenheilkunde«, in: Achim Thom/Genadij Ivanovič Caregorodcev (Hg.), Medizin unterm Hakenkreuz, Berlin 1989, S. 283-305; Matthias Heyn, Nationalsozialismus, Naturheilkunde und Vorsorgemedizin. Die Neue Deutsche Heilkunde Karl Kötschaus, med. Diss. Hannover 2000.

160 Matthias Heinrich Göring, Ansprache, in: Kongressbericht der Deutschen allgemeinen ärztlichen Gesellschaft für Psychotherapie über die Tagung in Breslau vom 3.-6. Oktober 1935, Heidelberg 1935, S. 10 f. (vgl. auch Zbl. Psychotherap. 10. 1938, S. 4 f.). Vgl. Fellmann, Tätigkeit, S. 84 ff.

161 Göring an Gauger, 10.3.1936, zit. n. Lockot, Erinnern, S. 253. Vgl. Cocks, Psychotherapy, S. 117 f.

162 Göring an Rüdin, 13.10.1935, MPIP-HA: GDA 128. Danach auch die folgenden Zitate.

»Nachdem der Verein für Psychiatrie unter Geheimrat Bonhoeffer unsere Gesellschaft, ohne uns zu fragen, in sich aufnehmen wollte, und ich dieses in Münster verhindert habe, habe ich mich auf Veranlassung eines großen Teils meiner Ausschussmitglieder den biologisch arbeitenden Ärzten genähert.«

Dies habe zum Anschluss der Deutschen Allgemeinen Ärztlichen Gesellschaft für Psychotherapie an die Reichsarbeitsgemeinschaft für eine Neue Deutsche Heilkunde geführt – eine Doppelmitgliedschaft in dieser Arbeitsgemeinschaft und in der Gesellschaft Deutscher Neurologen und Psychiater sei nicht möglich, er – Göring – »hoffe aber sehr, dass später diese Möglichkeit bestehen wird.« Er habe auf dem Breslauer Kongress ausdrücklich erklärt, dass sich der Anschluss an die Reichsarbeitsgemeinschaft nicht gegen die Psychiatrie richte. Göring wies darauf hin, dass die lokale Leitung des Kongresses bei Johannes Lange, Professor für Psychiatrie und Direktor der Universitätsnervenklinik Breslau, gelegen habe. Es sei »auch kein scharfes Wort gefallen, abgesehen von einigen unparlamentarischen Bemerkungen des Münchner Kollegen [Gustav Richard] Heyer, der so kleine Pflaumen nicht lassen« könne. So wie Johannes Lange auf dem Breslauer Kongress vor den Psychotherapeuten gesprochen habe, wäre es »zur Anbahnung freundschaftlicher Beziehungen [...] sehr [zu] begrüßen«, wenn zukünftig auf den Jahresversammlungen der Gesellschaft Deutscher Neurologen und Psychiater Redner aus der Deutschen Allgemeinen Ärztlichen Gesellschaft für Psychotherapie eingeladen würden.

Ausdrücklich hob Göring hervor, welchen Wert er auf die Psychiatrie lege. In seinem Entwurf für die Ausbildung der Psychotherapeuten habe er eine zweijährige Vorbildung in Psychiatrie und eine ebenso lange Vorbildung in Innerer Medizin, vor allem in Neurologie, verlangt. Schon seit Beginn der 1930er Jahre strebten die Psychotherapeuten die Einführung eines »Facharztes für Psychotherapie« an, stießen dabei aber auf den erbitterten Widerstand der Psychiater.[163] 1934 setzte die Deutsche Allgemeine Ärztliche Gesellschaft drei Arbeitsgruppen zur psychotherapeutischen Ausbildung der Studenten an den Hochschulen, zur psychotherapeutischen Facharztausbildung und zur Einordnung der »Seelenheilkunde« in die ärztlichen Fachschaften ein[164] – eine Entwicklung, die von den Psychiatern mit Argwohn betrachtet wurde, auch wenn in den Fragen des Facharzttitels und der Kassenarztpraxis vorerst keine Fortschritte erzielt werden konnten.[165] Der Hinweis Görings auf das große Gewicht, das er bei der Psychotherapeutenausbildung auf Psychiatrie und Neurologie lege, war nicht dazu angetan, das Misstrauen Rüdins zu zerstreuen.

Gegen Ende seines Schreibens rückte Göring mit einem weiteren Anliegen heraus:

»Die Beziehungen zur Psychiatrie würden sich auch besser gestalten, wenn die Psychiatrie uns eine Lehrmöglichkeit gäbe. Können Sie sich nicht dafür einsetzen, dass die Psychotherapie ein psychiatrisches Ordinariat an einer kleinen Universität erhält oder das Extraordinariat, was jetzt Kurt Schneider innehat? Es besteht heute nur ein Lehrinstitut in Deutschland; das ist das psychoanalytische Institut in Berlin, in dem nur noch [Sigmund] Freud [1856-1939] gelehrt wird. Alle meine Bemühungen, es zu Fall zu bringen und dafür ein deutsches tiefenpsychologisches Institut an einer Universität zu erhalten, sind bis jetzt vergeblich gewesen. Ich darf Ihnen am Schluss nochmals versichern, dass ich die Beziehungen zur Gesellschaft für Psychiatrie und Neurologie recht freundlich gestalten möchte.«

Die freundliche Wendung am Ende des Briefes dürfte durchaus ernst gemeint sein. Offenbar liebäugelte Matthias Göring nach wie vor mit der Möglichkeit, die Deutsche Allgemeine Ärztliche Gesellschaft für Psychotherapie *geschlossen* in die Gesellschaft Deutscher Neurologen und Psychiater einzu-

---

163 Zur Vorgeschichte: Christina Schröder, Der Fachstreit um das Seelenheil. Psychotherapiegeschichte zwischen 1880 und 1932, Frankfurt/Main u.a. 1995, S. 197-200; zur kassenärztlichen Anerkennung: ebd., S. 216 f.

164 Anon., Aktuelles: Bericht über den VII. Kongress für Psychotherapie, 10.-13. Mai 1934, Kurhaus Bad Nauheim, in: Zbl. Psychotherap. 7 (1934), S. 129-133.

165 Meier, Aktuelles.

gliedern, wobei sie – analog zum Deutschen Verband für psychische Hygiene – eine gewisse Eigenständigkeit bewahren und weiterhin seiner – Görings – Leitung unterstehen sollte.

Ernst Rüdin indes war über die Ambitionen Görings genau unterrichtet – seit dem September 1935 hatte er nämlich einen »Maulwurf« in den Reihen der psychotherapeutischen Fachgesellschaft. Es handelte sich dabei um *Ernst Speer* (1889-1964), den Leiter einer Fachklinik für Psychotherapie in Lindau am Bodensee, der zum Kreis um J.H. Schultz gerechnet wurde und dessen Name – er war wohl ein Vetter von *Albert Speer* (1905-1981)[166] – im nationalsozialistischen Deutschland Gewicht hatte. Speer hatte von sich aus Kontakt zu Rüdin und Kretschmer angeknüpft,[167] weil er unabhängig von den beiden die Idee einer psychotherapeutischen Sektion innerhalb der Gesellschaft Deutscher Neurologen und Psychiater entwickelt hatte, und zwar ohne Göring, den er für »eine ebenso unfähige wie unbedeutende Persönlichkeit«[168] hielt, und ohne den »immer größer werdenden Ballast durch ›nichtärztliche Psychotherapeuten‹«.[169] Die Deutsche Allgemeine Ärztliche Gesellschaft für Psychotherapie solle man »links liegen lassen«.[170] Die neue Sektion innerhalb der Gesellschaft Deutscher Neurologen und Psychiater sollte, so stellte Speer es sich vor, zu einem »neuen Kristallisationspunkt für Psychotherapie« werden.

Am 28. Februar 1936 warnte Speer in einem Brandbrief an Rüdin, Göring strebe »jetzt mit allen Mitteln danach […], aus der Reichsarbeitsgemeinschaft für eine neue deutsche Heilkunde […] wieder herauszukommen« und seine Fachgesellschaft *in corpore* bei der Gesellschaft Deutscher Neurologen und Psychiater anzudocken. »Göring sei bei der Reichsarbeitsgemeinschaft für eine neue deutsche Heilkunde als eine wenig bedeutende Persönlichkeit richtig erkannt worden und kaltgestellt, deshalb strebe er jetzt von dort wieder weg und auf die offizielle Psychiatrie zu.« Dabei verfolge er ganz eigennützige Motive: »Mein Gewährsmann meint, dass es Herrn Professor Göring bei den ganzen Verhandlungen auf sehr persönliche Resultate ankomme, nämlich letzten Endes auf die Erreichung eines Lehrstuhls für Psychotherapie an der Universität München.« Angesichts des Vorschlags Görings, das Münchner Extraordinariat Kurt Schneiders in einer Professur für Psychotherapie umzuwidmen, gewinnt diese Denunziation eine gewisse Plausibilität.

»Korrekte Beziehungen zu der psychotherapeutischen Restgruppe«. Matthias H. Göring und die Zweite Jahresversammlung der Gesellschaft Deutscher Neurologen und Psychiater

Um seine Ambitionen im Hinblick auf die Gesellschaft Deutscher Neurologen und Psychiater zu unterstreichen, versuchte Göring, Einfluss auf das Programm der Zweiten Jahresversammlung zu nehmen, die vom 23. bis 25. August 1936 in Frankfurt/Main stattfinden sollte. Einer der Schwerpunkte dieser Veranstaltung sollte auf der Psychotherapie liegen. Schon im Oktober 1935 meldete sich Göring bei Rüdin und bot an, psychotherapeutische Referenten für die Frankfurter Versammlung zu empfehlen. Darauf ging Rüdin nicht weiter ein. Die inhaltliche Gestaltung des psychotherapeutischen Schwerpunktes, ließ er Nitsche wissen, müsse Ernst Kretschmer in die Hand nehmen, und Rüdin, der zu

166 Klee, Personenlexikon, S. 590, unter Berufung auf eine mündliche Auskunft von Regine Lockot.
167 Speer hatte sich im Herbst 1935 persönlich mit Rüdin getroffen. Speer an Rüdin, 28.2.1936, MPIP-HA: GDA 129. Am 10. September 1935 hatte Speer wohl erstmals an Rüdin geschrieben. Dieser Brief ist nicht überliefert, er wird aber erwähnt in: Rüdin an Kretschmer, 14.11.1935, MPIP-HA: GDA 129.
168 Speer an Rüdin, 28.2.1936, MPIP-HA: GDA 129. Göring werde, »seit er Leiter der deutschen Psychotherapiegesellschaft ist, völlig getrieben wird von seiner ehrgeizigen Frau [Erna Göring] und Dr. [Leonhard] Seif in München, der das Ehepaar Göring psychotherapeutisch nach Adler behandelt hat.«
169 Speer an Rüdin, 28.1.1936, MPIP-HA: GDA 129
170 Speer an Rüdin, 28.2.1936, MPIP-HA: GDA 129. Danach auch die folgenden Zitate.

dieser Zeit erkrankt war, bat Nitsche, Kretschmer zu »trietzen, dass er vorwärts macht«.[171] Kretschmer musste freilich nicht »getrietzt« werden, er hatte bereits mit den Planungen begonnen.

Dabei stellte er schnell fest, dass Göring die letzte Entscheidung darüber, welche Mitglieder der Deutschen Allgemeinen Ärztlichen Gesellschaft für Psychotherapie in Frankfurt auftreten sollten, für sich beanspruchte. In den Überlegungen Rüdins und Kretschmers spielte J.H. Schultz eine Schlüsselrolle – ihn wollte man unbedingt zur Gesellschaft Deutscher Neurologen und Psychiater herüberziehen. Schultz teilte Kretschmer nun mit, dass Göring ihn vor die Wahl gestellt habe, entweder bei der Reichstagung der Reichsarbeitsgemeinschaft für eine Neue Deutsche Heilkunde, die im April 1936 in Wiesbaden stattfinden sollte, über Thyreosen zu sprechen[172] oder bei der Jahresversammlung der Psychiater und Neurologen im August 1936 in Frankfurt über die Psychotherapie. Schultz hatte gegenüber Göring und Kötschau für Wiesbaden fest zugesagt, ehe ihn die Anfrage Kretschmers erreichte. Es läge ihm aber sehr viel daran, »bei unseren engeren Kollegen zu sprechen«.[173] Schultz bat deshalb um eine von Rüdin autorisierte förmliche Einladung nach Frankfurt. Er, Schultz, wolle dann »bei Göring anfragen, ob er mich an beiden Stellen lassen will, oder ob Göring-Kötschau mir meine Wiesbadener Zusage zurückgeben.«

Kretschmer leitete das Schreiben Schultz' mit der Bemerkung an Rüdin weiter: »Aus der gewundenen Ausdrucksweise ersehen Sie die taktische Situation innerhalb der psychotherapeutischen Restgruppe«.[174] Um das Problem zu umgehen, schlug Kretschmer vor, Schultz doch erst für den übernächsten Kongress als Hauptreferenten zu benennen. Als Alternative nannte er das Hauptthema »Soziale Psychotherapie«, als Referenten Viktor v. Weizsäcker und Martin Reichardt. Zu Görings Interventionsversuch äußerte sich Kretschmer ganz dezidiert:

> »Es würde den Gepflogenheiten der wissenschaftlichen Welt nicht entsprechen, wenn wir Redner für unsern Kongress durch Vermittlung von Herrn Kollegen Göring anfordern. Wir werden für unseren Kongress stets direkt mit den Persönlichkeiten verhandeln, von den[en] wir Referate erbitten; wollen diese sich ihrerseits erst um Genehmigung an Herrn Göring wenden, so kompliziert dies natürlich die Beziehungen; doch haben wir kein Recht, uns hierin einzumischen. Die Einholung einer Genehmigung des Vorsitzenden zum Auftreten auf anderweitigen Kongressen war, so viel ich weiß, bis jetzt nur bei der psychoanalytischen Schule Freuds und den verwandten Gruppen üblich und würde, allgemein durchgeführt, den geistigen Austausch in der Wissenschaft entscheidend gefährden.

Durch den Anschluss der Deutschen Allgemeinen Ärztlichen Gesellschaft für Psychotherapie an die Neue Deutsche Heilkunde sei die Zusammenarbeit »wesentlich erschwert«. Da sich aber in Görings Gesellschaft »nur noch wenige Herren« fänden, »die als wissenschaftliche Persönlichkeiten« für die

---

171 Rüdin an Nitsche, 25.10.1935, MPIP-HA: GDA 130. An dieser Stelle wurde Rüdin noch einmal grundsätzlich: »Die ganze geistig wissenschaftliche unwissenschaftliche Richtung von Görings Gesellschaft passt mir nicht. Wenn man bedenkt, was hier alles zusammengeschrieben wird, so wird einem wirklich kotzübel dabei. Alle diese Dinge können wir nicht brauchen. Aber nur wirklich die guten Kräfte diesen Therapeuten-Vereinen selber abzujagen oder gute Kräfte aufzutreiben, die außerhalb dieser psychotherapeutischen Gesellschaft stehen, das ist die Sache Kretschmers. Ich bitte Sie, ihn einmal energisch anzuzapfen und wenn er nicht zieht, müssen wir die Sache an die Hand nehmen.«

172 Es habe sich dann herausgestellt, dass er nur zwanzig Minuten Redezeit eingeräumt bekommen sollte und neben Rednern wie dem Erfinder des Birchermüeslis, dem Schweizer Naturheilkundler *Maximilian Bircher-Brenner* (1867-1939), auftreten sollte. Schultz an Kretschmer, 4.11.1935, MPIP-HA: GDA 129. Danach auch die folgenden Zitate. – In Wiesbaden sprachen schließlich Matthias H. Göring »Zur Neurosenlehre« und Gustav Richard Heyer über »Der Organismus als beseelte Körperwelt«. Haug, Reichsarbeitsgemeinschaft, S. 67.

173 Etwas kryptisch regt Schultz »eine Art konzentrisch-›mehrdimensionaler‹ Taktik« an, um seinen Auftritt in Frankfurt sicherzustellen.

174 Kretschmer an Rüdin, 6.11.1935, MPIP-HA: GDA 129. Danach auch die folgenden Zitate.

Gesellschaft Deutscher Neurologen und Psychiater von Interesse seien und da man »auch ohne sie notfalls ein gutes psychotherapeutisches Programm« für die psychiatrisch-neurologischen Kongresse »auf die Dauer zu bestreiten in der Lage« sei, könne man die Dinge ruhig an sich herankommen lassen. Ohne die unterschiedlichen Positionen zu verschweigen, werde es doch möglich sein, »freundliche und korrekte Beziehungen zu der psychotherapeutischen Restgruppe zu unterhalten, soweit diese auf Grund ihrer eigenen inneren Struktur auf die Dauer lebensfähig bleiben sollte«. Trotzdem warnte Kretschmer vor den Umtrieben Görings: »Es muss nur eine ernste Gefahr dauernd im Auge behalten und ihr bei den maßgebenden Behörden vorgebeugt werden, dass die psychotherapeutische Restgruppe öffentliche Kompetenzen für sich in Anspruch nimmt oder durchsetzt, die auf Kosten der Position der Psychiatrie und Neurologie gehen. Speziell wären psychotherapeutische Lehrstühle oder Lehraufträge, die außerhalb unserer Wissenschaft vergeben werden, durchaus abzulehnen.«[175]

Hier müsse allerdings, so Kretschmer weiter, »dem öfters gehörten Einwand vorgebeugt werden, dass man außer in Marburg nirgends in Deutschland Psychotherapie systematisch an Psychiatrischen Universitätskliniken lernen könne«. Dieser Einwand würde entkräftet, sobald Schüler von Kretschmer auf psychiatrische Lehrstühle kämen – hier machte Kretschmer Werbung vor allem für seinen Schüler Friedrich Mauz.

Rüdin bestätigte noch einmal den von Kretschmer skizzierten Kurs, dass die Gesellschaft Deutscher Neurologen und Psychiater alles daran setzen müsse, »selbstständige Psychotherapie zu treiben [...], die gediegenen Elemente in der anderen Gesellschaft zur Mitarbeit bei uns heranzuziehen und die ungediegenen von uns fernzuhalten.«[176] Dabei zeigte er sich sehr kritisch. Ein Artikel aus Ludendorffs Halbmonatsschrift »Am heiligen Quell deutscher Kraft« hatte ihn in Harnisch gebracht – der Text zeige, »wes Geistes Kind diese Symbolik-Akrobaten sind. Ich habe mich dabei wiederholt gefragt, ob ich wirklich so saudumm bin, dass ich den Sinn dieses Geredes gar nicht verstehen kann«.[177]

Ohne jeden Vorbehalt segnete Rüdin Kretschmers Vorschläge zum Programm der Jahresversammlung in Frankfurt ab. Ausdrücklich erklärte er sich auch mit Viktor v. Weizsäcker einverstanden, obwohl dieser »keine gute Presse bei der Partei« habe. Darüber könne man sich nicht ohne weiteres hinwegsetzen. Rüdin gab seiner Hoffnung Ausdruck, dass man Weizsäcker doch »noch für die Anschauungen,

---

175 Paul Nitsche pflichtete Kretschmer in diesem Punkt nachdrücklich bei. Nitsche an Rüdin, 8.11.1935, MPIP-HA: GDA 130. Vgl. Kretschmer an Rüdin, 25.11.1935, MPIP-HA: GDA 129: Hier erneuerte Kretschmer seine Warnung, dass »auf Wegen, die ganz außerhalb des wissenschaftlichen und ärztlichen Leistungsprinzips liegen, der Psychiatrie schwerer Abbruch getan werden könnte«.

176 Rüdin an Kretschmer, 14.11.1935, MPIP-HA: GDA 129. Danach auch die folgenden Zitate. – Wenige Tage später wiederholte Rüdin, dass er keine »so genannte[n] Geisteswissenschaftler« auf der Tagung haben wolle. Rüdin an Kretschmer, 16.11.1935, MPIP-HA: GDA 129.

177 Rüdin bezog sich hier auf: Anon. (L.), Glaubensbewegung: Hinein ins Narrenhaus, in: Am heiligen Quell deutscher Kraft. Ludendorff's Halbmonatsschrift 6 (1935), S. 599-607. Der anonyme Autor polemisierte gegen die Tagung der Eranos-Gesellschaft auf dem Monte Verità in Ascona im August 1934, insbesondere gegen den Vortrag des Indologen und »Führers« der »Deutschen Glaubensbewegung« Jakob Wilhelm Hauer (1881-1962), gegen C.G. Jung und gegen Gustav Richard Heyers Vortrag auf dem Kongress der Deutschen Allgemeinen Ärztlichen Gesellschaft in Breslau. Heyer wird in dem Artikel folgendermaßen paraphrasiert: Der »Vorwurf der Unexaktheit«, der den Psychotherapeuten gemacht werde, falle auf die Kritiker zurück. »Das gerade unterscheide den Arzt vom Metzger und Klempner, dass er das Ganze des Patienten im Auge habe und die körperlichen Symptome erforderlichenfalls als Ausdrucksform innerer Schwierigkeiten würdigen lerne, die – wie etwa die weibliche Frigidität, aber auch Schlaflosigkeit und die endokrinen Störungen – nicht durch Medikamente und mechanische Eingriffe, sondern durch ärztliche Seelsorge gemeistert werden wollen« (S. 606). Der Artikel geißelte dies als Obskurantismus, der »dem Juden« in die Hände spiele, »der bekanntlich alle Völker durch seine okkulten Lehren fressen will« (S. 605). – Kretschmer pflichtete dem vernichtenden Urteil Rüdins bei und fügte hinzu: »Wenn wir in Sachen der Psychotherapie auf der programmatischen Grundlage bleiben, wie ich sie in Münster skizziert habe, nämlich auf der klaren Grundlage des naturwissenschaftlichen Denkens und in den Traditionen des deutschen sittlichen Idealismus, so werden wir sicher auf lange Sicht eine gute Position haben.« Kretschmer an Rüdin, 25.11.1935, MPIP-HA: GDA 129.

welche nun einmal im Reich und in der Partei und im Volk herrschen«, gewinnen könne. Unbedingt jedoch müsse man Sicherheit haben,

> »dass im Referat des Herrn Weizsäcker nichts vorgebracht wird, was die herrschenden politischen und weltanschaulichen Ansichten und Grundsätze verletzt und von dieser Seite zu Beanstandungen führen könnte. Im Gegenteil wäre es gut, wenn gerade in unseren psychotherapeutischen Referaten nicht bloß die tiefere Wissenschaftlichkeit, sondern auch die innigere gediegenere Übereinstimmung mit dem nationalsozialistischen Willen der Nation im Vergleich zur deutschen allgemeinen ärztlichen Gesellschaft für Psychotherapie (vorteilhaft für uns) zum Ausdruck käme. Und zwar, was ich noch ausdrücklich betonen möchte, selbstverständlich ohne Polemik gegen diese letztgenannte Gesellschaft.«

Was das Programm der Frankfurter Jahresversammlung anging, so blieb es schließlich doch bei der ursprünglichen Konzeption. Noch im November 1935 sagte J.H. Schultz – mit dem Plazet Görings – einen Vortrag über »Übung und Schulung als biologische Grundprinzipien der Psychotherapie«[178] zu. Der Schwerpunkt zur sozialen Psychotherapie kam nicht zustande, das Wagnis, Viktor v. Weizsäcker sprechen zu lassen, ging man nicht ein.

»… wenn Prof. Göring sich etwa bei uns eindrängen will«. Das Reichsgesundheitsamt schaltet sich ein

Am 9. Dezember 1935 kam Göring nach München, um persönlich mit Rüdin zu sprechen.[179] Bei dieser Gelegenheit signalisierte er, dass er es »an und für sich ganz gerne«[180] sähe, wenn die Deutsche Allgemeine Ärztliche Gesellschaft für Psychotherapie sich der Gesellschaft Deutscher Neurologen und Psychiater angliedern würde. Zugleich gab er zu bedenken, dass er »erst bei der Parteileitung fragen« müsse, »ob sich das mit der bereits schon vollzogenen Angliederung an die Arbeitsgemeinschaft für neue Heilweise verträgt«. Rüdin machte deutlich, dass man von Seiten der Gesellschaft Deutscher Neurologen und Psychiater »natürlich nur Wert auf die wirkliche[n] deutschen approbierten Ärzte« in der psychotherapeutischen Fachgesellschaft lege. »Irgendwie festgelegt habe ich mich aber trotzdem nicht«, betonte Rüdin in seinem Bericht an Kretschmer.

Dieser zeigte sich angesichts der direkten Verhandlungen zwischen Rüdin und Göring dennoch beunruhigt – bestand doch die Gefahr, dass die beiden Vorsitzenden sich über seinen Kopf hinweg einigten. Gegenüber Rüdin bekräftigte er noch einmal die gemeinsam entwickelte Linie, dass man die psychotherapeutische Fachgesellschaft »mit ihren weltanschaulich und wissenschaftlich recht heterogenen Bestandteilen nicht einfach als Ganzes in ihrer jetzigen Form übernehmen«[181] könne, aber »sehr wohl alles Wertvolle angegliedert werden kann und soll«. Sobald Rüdin »die Sache verhandlungsreif«

---

178 Kretschmer an Rüdin, 25.11.1935, MPIP-HA: GDA 129.

179 Dieses Treffen wird angekündigt in: Rüdin an Kretschmer, 25.11.1935, MPIP-HA: GDA 129. Göring selber datierte das Treffen im Frühjahr 1936 auf den November. Vgl. Göring an Gauger, 10.3.1936, zit. n. Lockot, Erinnern, S. 253 f.

180 Rüdin an Kretschmer, 20.12.1935, MPIP-HA: GDA 129. Danach auch die folgenden Zitate. – Göring erklärte bei dieser Gelegenheit noch einmal ausdrücklich sein Einverständnis damit, dass J.H. Schultz auf der Frankfurter Jahresversammlung der Gesellschaft Deutscher Neurologen und Psychiater sprechen sollte. Göring regte sogar an, Kretschmer möge einen zweiten Hauptvortrag halten, damit die Psychotherapie in »vollkommener und vollständiger Weise« vertreten sei. Kretschmer hatte aber schon wegen Arbeitsüberlastung abgesagt. Darüber hinaus kündigte Göring an, er werde weitere Referenten vorschlagen. Dazu ist es aber nicht gekommen, obwohl Kretschmer sich verhandlungsbereit zeigte: »Falls Göring mit besonderen Ergänzungsvorschlägen an mich herantritt, will ich sie prüfen und nach Möglichkeit einschalten.« Kretschmer an Rüdin, 27.12.1935, MPIP-HA: GDA 129.

181 Kretschmer an Rüdin, 27.12.1935, MPIP-HA: GDA 129. Danach auch die folgenden Zitate.

erscheine, möge er Kretschmer die Gelegenheit »zu einer gründlichen Vorbesprechung« geben, damit dieser »organisatorische Einzelvorschläge« unterbreiten könne. »Haben wir uns intern geeinigt, so könnten wir alsdann gleich anschließend mit Göring verhandeln.«

Ein Vierteljahr später, am 9. März 1936, wandte sich Kretschmer noch einmal in dieser Sache an Rüdin. Kretschmer war alarmiert, weil er einem Schreiben Ernst Speers, das ihm von Rüdin zur Kenntnis gegeben worden war, entnommen hatte, dass Göring »eine ministerielle Stelle in Berlin angegangen sei«, um einen korporativen Beitritt der Deutschen Allgemeinen Ärztlichen Gesellschaft für Psychotherapie an die psychiatrisch-neurologische Fachgesellschaft unter seiner Leitung zu erwirken. Daher schwor Kretschmer seinen Verbündeten Rüdin noch einmal auf die gemeinsame Linie ein und machte sein weiteres Engagement in der Gesellschaft Deutscher Neurologen und Psychiater davon abhängig, dass diese Linie nicht verlassen wurde. Er, Kretschmer, sei

> »1.) für Psychotherapie und med. Psychologie als dritte selbstständige Sektion des Psychiatertags
>
> 2.) dafür, dass Sie und ich diese Abteilung, wie wir das bereits begonnen haben, ganz selbstständig und ohne ängstliche Rücksicht auf die seitherige Gesellschaft für Psychotherapie neu organisieren.
>
> 3.) bin ich ganz energisch gegen jeden Anschluss der psychotherapeutischen Gesellschaft in ihrer jetzigen Form; sie führt alle Mängel der früheren psychotherapeutischen Gesellschaft in personeller Zusammensetzung und sachlicher Qualität in verstärktem Maße mit sich; ich hatte meine wohlerwogenen Gründe, deren Vorsitz niederzulegen und nicht wieder anzunehmen, da ich sie nicht für reorganisierbar halte.
>
> 4.) Da auch in personeller Hinsicht vollkommene Klarheit notwendig ist, so darf ich folgendes als meinen Standpunkt formulieren: Ich habe seinerzeit auf Ihre ausdrückliche Bitte hin den Aufbau der psychotherapeutischen Abteilung bei der Psychiatrie übernommen und bin wie seither bereit, ihn in treuer Unterstützung Ihrer Intentionen zum guten Ende zu führen; ich bin aber nicht gewillt, diese Aufgabe an einen Dritten abzutreten oder mit ihm zu teilen; diese Aufgabe kann auch in nächster Zeit von niemand anders übernommen werden, da sie einen Mann von persönlichem und geistigem Format und mit sehr genauer personeller und sachlicher Kenntnis auf dem schwierigen Gebiet der Psychotherapie erfordert. Sollte versucht werden, an dieser Position, wie sie von Ihnen und mir gemeinsam eingenommen wird, zu rütteln, so würde die psychiatrische Gesellschaft mit meiner künftigen Mitarbeit nicht rechnen können.

Ich habe Ihnen absichtlich meinen Standpunkt recht präzise formuliert, weil ich denke, dass Ihnen dies als Basis für weitere Verhandlungen angenehm ist.«[182]

Tatsächlich leitete Rüdin dieses Schreiben Kretschmers (gemeinsam mit der Polemik Ernst Speers gegen Matthias Göring) sofort an Oberregierungsrat Herbert Linden im Reichsinnenministerium weiter, um klarzustellen, »welche Stellung wir einnehmen, wenn Prof. Göring sich etwa bei uns eindrängen will«.[183] Es räche sich jetzt dessen »früheres eigenbrödlerisches Vorgehen«, die Psychotherapie unter dem Dach der Neuen Deutschen Heilkunde zu verorten; auch sei Göring »eben doch keine Persönlichkeit von Format«. Eine Eingliederung der Deutschen Allgemeinen Ärztlichen Gesellschaft für Psychotherapie *in toto* wie die »Leitung« oder auch nur »Mitleitung« einer psychotherapeutischen Sektion in der Gesellschaft Deutscher Neurologen und Psychiater durch Göring lehnte er ab. Man sei entschlossen, nur Mediziner aufzunehmen, und von denen auch nur solche, »die wir nicht aus irgend einem schwerwiegenden Grund als Persönlichkeiten ablehnen müssen«. Rüdin stellte es Linden

---

182 Kretschmer an Rüdin, 9.3.1936, MPIP-HA: GDA 129.
183 Rüdin an Linden, 10.3.1936, MPIP-HA: GDA 129.

anheim, von dieser Stellungnahme Gebrauch zu machen, »wenn Göring einmal bei Ihnen vorsprechen sollte.«[184]

Der Vorstoß Görings kam jedoch von anderer Seite – über das Reichsgesundheitsamt, das Anfang 1936 vom Reichsinnenministerium den Auftrag erhalten hatte, die Landschaft der wissenschaftlichen Fachgesellschaften zu restrukturieren. Nach Darstellung Görings hatte Hans Reiter ihn zu einem Gespräch gebeten, das im Januar 1936 stattfand.[185] Es war wohl Reiter, der einen Anschluss der Deutschen Allgemeinen Ärztlichen Gesellschaft für Psychotherapie an die noch im Werden begriffene psychiatrisch-neurologische Fachgesellschaft vorschlug. Göring signalisierte seine Bereitschaft, mit seiner Gesellschaft der neuen »Dachorganisation«[186] beizutreten, stellte aber Bedingungen: Zum einen schlug er vor, der vereinigten Fachgesellschaft einen anderen Namen zu geben: »Gesellschaft Deutscher Nervenärzte«.[187] Zum anderen forderte er einmal mehr eine Eingliederung der psychotherapeutischen Fachgesellschaft *in toto* unter seiner Leitung. In der »Dachorganisation« sollten Psychiatrie, Neurologie und Psycho-therapie »gleichberechtigt nebeneinander stehen«. Göring schwebte für sich und seine Gesellschaft ein relativ autonomer Status vor, wie ihn Hans Roemer und der Ausschuss für Psychische Hygiene innerhalb der neuen Fachgesellschaft hatten. Göring holte sich für diese Position die Zustimmung Karl Kötschaus sowie die politische Rückendeckung durch Dr. *Franz Wirz* (1889-1962), den Reichshauptstellenleiter im Hauptamt für Volksgesundheit in der Reichsleitung der NSDAP, der signalisierte, dass wohl auch der Reichsärzteführer Gerhard Wagner mit dieser Lösung einverstanden wäre.[188] Reiter reichte die Vorschlä-ge Görings, denen er grundsätzlich zustimmte, zur Stellungnahme an Rüdin weiter.

Da Göring dabei war, seine politischen Verbindungen spielen zu lassen, um den korporativen Bei-tritt seiner Gesellschaft gleichsam zu erzwingen, beeilte sich Rüdin, Reiter die Linie der Gesellschaft Deutscher Neurologen und Psychiater klar und entschieden darzulegen:

> »1. Es besteht heute, wo jeder Psychiater und Neurologe von der Notwendigkeit der Psycho-therapie überzeugt ist, kein Grund, dass ein eigener psychotherapeutischer Verband außerhalb der Gesellschaft deutscher Neurologen und Psychiater fortbesteht.
>
> 2. Die Psychotherapie gehört ebenso sehr wie die psychische Hygiene, die psychiatrische Erb-biologie, die Neurologie usw. zur Mutterwissenschaft der Psychiatrie und Neurologie und muss im Schoße unserer großen deutschen, von der Regierung anerkannten, nach nationalsozialis-tischen Grundsätzen geleiteten und durchdrungenen Gesellschaft deutscher Neurologen und Psychiater, gepflegt werden und wird auch gepflegt.

---

184 Zeitgleich unterrichtete Rüdin auch Kretschmer über seinen Vorstoß bei Linden. Vgl. Rüdin an Kretschmer, 10.3.1936, MPIP-HA: GDA 129: »Wenn Sie mit Göring korrespondieren, so ermächtige ich Sie in diesem Sinne auch Göring selbst zu informieren. Wenn er mich frägt, will ich ihm gegenüber dies auch tun. Ich habe auch an das Reichsinnenminis-terium in diesem Sinne geschrieben, falls Göring einmal dort vorsprechen sollte. Unser Standpunkt muss also der sein, dass Göring und andere Mitglieder seiner Gesellschaft, insofern sie überhaupt Mediziner sind und wir nicht sonst schwerwiegende Gründe gegen die Aufnahme in unsere Gesellschaft haben, bei uns willkommen sein sollen, aber Sie müssen bei uns für die psychotherapeutische Abteilung die Leitung behalten und von einer Einverleibung in globo der Göringschen Gesellschaft kann für uns keine Rede sein, weil wir doch mit den nicht-medizinischen Psychotherapeuten nichts anfangen können.«

185 Göring an Gauger, 10.3.1936, zit. n. Lockot, Erinnern, S. 253 f.

186 Reiter an Rüdin, 14.3.1936, MPIP-HA: GDA 129. Danach auch die folgenden Zitate. – Vgl. auch Reiter an Göring, 14.3.1936, zit. n. Lockot, Erinnern, S. 254.

187 Gegenüber *Kurt Gauger* merkte Göring an, dass Reiter sich an dem Begriff »Psychotherapie« stoße. Er habe daher den neuen Namen für die vereinigte Fachgesellschaft vorgeschlagen, weil er dafür sei, »dass es in Zukunft nur noch *einen* Nervenarzt gibt, der Psychiatrie, Neurologie und Psychotherapie beherrscht«. Göring an Gauger, 10.3.1936, zit. n. Lockot, Erinnern, S. 254. – Reiter hätte den Namen »Gesellschaft für Nervenheilkunde« vorgezogen. Reiter an Rüdin, 14.3.1936, MPIP-HA: GDA 129.

188 Göring an Gauger, 10.3.1936, zit. n. Lockot, Erinnern, S. 254. Zu Wirz auch: van den Bussche (Hg.), Wissenschaft, S. 67, Anm. 16; Grüttner, Lexikon, S. 184.

3. Wir sind bereit, die ärztlichen Mitglieder der deutschen allgemeinen ärztlichen Gesellschaft für Psychotherapie in unsere Gesellschaft aufzunehmen, wenn diese, sei es einzeln, sei es kollektiv, sich bei uns anmelden und die Voraussetzungen für die Mitgliedschaft erfüllen. Wir müssen uns aber die Annahme als Mitglied bei jedem einzelnen vorbehalten, weil wir ja auch sonst jede Anmeldung zur Mitgliedschaft im Einzelfalle auf die Eignung prüfen.

4. Wir haben, als wir Neurologen und Psychiater schon verschmolzen waren, aber bevor noch Herr Professor Göring Leiter der deutschen allgemeinen ärztlichen Gesellschaft für Psychotherapie war, bereits Herrn Professor Kretschmer, Marburg, als einen Wissenschaftler und speziell auch wohlbekannten Psychotherapeuten von Format und als Beiratsmitglied in unserer Gesellschaft, gebeten, die psychotherapeutischen Belange in unserer Gesellschaft zu entwickeln und ihnen in derselben Weise vorzustehen wie Herr Roemer den psychisch hygienischen, Herr Pette den neurologischen und ich den psychiatrischen Belangen. Ein zweiter Leiter dieser Unterabteilung für Psychotherapie in unserer großen Gesellschaft kann also nicht in Betracht kommen.

5. Eine Umbenennung unserer Dachorganisation, die schon genehmigt ist und glänzend funktioniert, was in der sehr großen Beteiligung an unserer letzten Zusammenkunft in Dresden zu Tage trat, ist nicht veranlasst. Ich will den Vorschlag aber dem Beirat im Herbst dieses Jahres in Frankfurt noch vorlegen.

Es besteht keine Veranlassung, die Psychotherapie von der Psychiatrie abzutrennen, im Gegenteil, die beiden gehören innigst zusammen. Auch der psychiatrische Unterricht muss selbstverständlich von ihr durchdrungen sein, wie es ja auch die psychiatrische Therapie sein muss. Wenn es früher vorgekommen ist, dass der eine oder andere Psychiater sich nicht auf der Höhe berechtigter psychotherapeutischer Forderungen befunden hat, so wird dieses Verhalten heute von uns durchaus abgelehnt. Und ich bürge durch die Dispositionen in unserer Gesellschaft dafür, dass die Psychotherapie künftighin im Schoße unserer Gesellschaft in wissenschaftlich würdiger und richtiger und in der Praxis brauchbarer und fruchtbarer Weise vertreten und gepflegt wird.

Es würde uns freuen, wenn Herr Professor Göring und seine ernst zu nehmenden Mitarbeiter sich unserer Gesellschaft anschließen würden; seine und seiner Mitarbeiter segensreiche Tätigkeit auf psychotherapeutischem Gebiete ist ja im Schoße unserer Gesellschaft möglich, auch ohne dass Herr Professor Göring Herrn Professor Kretschmer in seiner Abteilungsleiterstellung verdrängt oder (beigeordnet) ihm zur Seite gegeben wird, was in unserer Organisation nicht vorgesehen war, und was Herrn Professor Kretschmer auch nicht zugemutet werden kann, ja sie würde im Schoße unserer Gesellschaft sogar viel wirkungsvoller sein.«[189]

Ende Juli erkundigte sich Reiter in einem Rundschreiben an alle medizinischen Fachgesellschaften nach dem Stand der Umstrukturierungen.[190] Rüdin antwortete im Namen der Gesellschaft Deutscher Neurologen und Psychiater, dass ein Zusammenschluss mit der Deutschen Allgemeinen Ärztlichen Gesellschaft für Psychotherapie – den er an sich für »natürlich und wünschenswert« halte – derzeit an dem persönlichen Gegensatz zwischen Göring und Kretschmer scheitere.[191]

---

189 Rüdin an Reiter, 17.3.1936, MPIP-HA: GDA 129.
190 Reiter an alle medizinischen Fachgesellschaften, 29.7.1936, MPIP-HA: GDA 129.
191 Rüdin an Reiter, 31.7.1936, MPIP-HA: GDA 129.

»... dass wir nicht so eng mit den Psychiatern verbunden sind«.
Das Deutsche Institut für psychologische Forschung und Psychotherapie und die internistische Arbeitsgruppe medizinischer Fachgesellschaften

Mittlerweile hatte sich die Situation abermals grundlegend geändert.[192] Im Mai 1936 war das »Deutsche Institut für psychologische Forschung und Psychotherapie« in Berlin gegründet worden. Damit hatte sich Göring, der zum Institutsleiter berufen wurde, eine veritable Machtbasis verschafft. Denn das neue Institut war politisch gut vernetzt und hatte Rückhalt nicht nur in der Reichsärzteführung, sondern auch in der Abteilung Gesundheitswesen des Reichsinnenministeriums – Herbert Linden war Mitglied des Verwaltungsrates. Von besonderem Gewicht sollten die Beziehungen des neuen Instituts zum Amt für Berufserziehung und Betriebsführung und zum Amt für Gesundheit und Volksschutz der Deutschen Arbeitsfront werden – im September 1939 wurde das Institut schließlich von der Arbeitsfront übernommen. Kontakte baute das Institut aber auch zum Reichsministerium für Erziehung, Wissenschaft und Volksbildung, zum Reichsministerium für Volksaufklärung und Propaganda, zur Reichsjugendführung, zum Reichsarzt-SS und zum Reichskriminalpolizeiamt auf. Finanziell war das Institut gut aufgestellt, und so verfügte Göring nun über die notwendigen materiellen Ressourcen, um Pfründen zu vergeben und eine eigene Hausmacht aufzubauen. Da das Institut mit dem Auftrag gegründet worden war, aus der Verbindung dreier Hauptströmungen – der Freudianer, Jungianer und Adlerianer – unter Einbindung unabhängiger Psychotherapeuten, die sich keiner Schule zuordneten, eine »Neue Deutsche Seelenheilkunde« zu entwickeln, hatte Göring ein Instrument an der Hand, um die auseinanderstrebenden Richtungen unter seiner Leitung zu bündeln und ihre Vertreter an sich zu binden. Für das Verhältnis zur Psychiatrie war besonders wichtig, dass J.H. Schultz, der – wie eben dargelegt – von Rüdin und Kretschmer umworben worden war, als Leiter der Abteilung für die Ausbildung ärztlicher Psychotherapeuten und der zum Deutschen Institut für psychologische Forschung und Psychotherapie gehörenden Poliklinik in die neue Struktur eingebunden wurde. Aus der Sicht der psychiatrisch-neurologischen Fachgesellschaft waren gerade diese Bereiche des Instituts problematisch, da sie den Anspruch der organisierten Psychotherapeuten, die Ausbildung der ärztlichen Psychotherapeuten inhaltlich auszugestalten, und das Recht, in Polikliniken »Neurotiker«, aber auch »Psychopathen« zu behandeln, unterstrichen. Im Berliner Institut konnte jeder voll ausgebildete Psychotherapeut Mitglied sein, unabhängig davon, ob er Arzt war oder nicht, insbesondere unabhängig davon, ob er Facharzt für Nervenheilkunde war oder nicht, während in der Deutschen Allgemeinen Ärztlichen Gesellschaft für Psychotherapie nur Ärzte als *ordentliche* Mitglieder geführt wurden und Nichtärzte nur *außerordentliche* Mitglieder werden konnten.[193] Auch dies musste Rüdin und seinem Netzwerk ein Dorn im Auge sein. Zu Recht sah C.G. Jung in der Institutsgründung den Versuch, die Absicht der Psychiater, »die Psychotherapie lahmzulegen, [...] zu durchkreuzen«.[194] Tatsächlich kann die Gründung des Instituts als »politischer Erfolg gegenüber der Gesellschaft Deutscher Neurologen und Psychiater«[195] gewertet werden. Nach Görings Willen sollte aber wohl die Gesellschaft Deutscher Neurologen und Psychiater einen psychiatrischen Fachvertreter in den Verwaltungsrat des Instituts entsenden. Rüdin und sein Netzwerk verschleppten die Sache jedoch.[196] So blieb es letzten Endes dabei, dass Viktor v. Weizsäcker, der sowohl im Verwaltungsrat des Instituts als auch im Beirat der Gesellschaft Deutscher Neurologen und Psychiater Mitglied war, die einzige lose Verbindung blieb.

---

192 Zum Folgenden: Lockot, Erinnern, S. 188-205.
193 Zbl. Psychotherap. 10. 1938, S. 5 f.
194 Jung an Bjerre, 8.5.1936, zit. n. Jaffé, Briefwechsel, S. 1275.
195 Lockot, Erinnern, S. 255.
196 Vgl. Hoffmann an Rüdin, 14.12.1936, MPIP-HA: GDA 128.

Damit war eine neue Konstellation entstanden: Görings Interesse an einem korporativen Beitritt der Deutschen Allgemeinen Ärztlichen Gesellschaft für Psychotherapie zur Gesellschaft Deutscher Neurologen und Psychiater unter seiner Leitung ließ deutlich nach, Rüdins und Kretschmers Vorbehalte gegen eine Verschmelzung der beiden Fachgesellschaften, in welcher Form auch immer, dürfte neue Nahrung erhalten haben.

Es blieb daher vorerst bei einer mehr oder weniger friedlichen Koexistenz, wobei Rüdin und Kretschmer die Hoffnung nicht aufgaben, einen Teil der ärztlichen Psychotherapeuten auf ihre Seite ziehen zu können. In den Programmen der Jahresversammlungen der Gesellschaft Deutscher Neurologen und Psychiater in den Jahren 1936/37 wurden daher ganz gezielt psychotherapeutische Akzente gesetzt. Zum Auftakt der Zweiten Jahresversammlung, die vom 23. bis 25. August 1936 in Frankfurt/Main stattfand, betonte Rüdin:

> »Die Psychotherapie ist nach Auffassung unsrer Gesellschaft ein integraler Bestandteil der Psychiatrie und Neurologie und soll von diesen nicht abgespalten werden. Beide würden in Forschung, Praxis und Lehre verlieren, wenn sie getrennt marschierten. Dass das psychotherapeutische, wie individualpsychotherapeutische Wirken überhaupt seine Grenzen am erblich Verankerten hat, welches nur durch Erb- und Rassenpflege zu beseitigen ist, wird uns nie hindern, Individualpsychotherapie und also auch Psychotherapie mit derselben Hingebung wie früher zu pflegen, insofern sie, auf solider Diagnostik beruhend, begründete Aussicht auf Erfolg hat und nicht allzu sehr auf Kosten des gesunden Lebens geht.«[197]

Am dritten Sitzungstag, dem 25. August 1936, der von der Psychiatrischen Abteilung der Gesellschaft Deutscher Neurologen und Psychiater gestaltet wurde, standen – neben dem Hauptvortrag von J.H. Schultz zu »Übung und Schulung als biologische Grundprinzipien der Psychotherapie« noch Referate von *Narziß Ach* (1871-1946), Professor für Philosophie und Psychologie an der Universität Göttingen und Vorstandsmitglied der Deutschen Gesellschaft für Psychologie, über »Suggestibilität und Hypnotisierbarkeit«,[198] von Friedrich Mauz, dem Schüler Kretschmers, über »Die Vegetativ-Nervösen in der Psychotherapie«, von Ernst Speer »Über Kontaktpsychologie« sowie von Werner Villinger, damals noch Chefarzt der Anstalt Bethel, »Über individuelle und kollektive Methoden in der Psychotherapie«[199] auf dem Programm. Göring stellte es später so dar, als sei die Frankfurter Jahresversammlung der Psychiater und Neurologen auf Grund von »Abmachungen« zwischen den beiden Fachgesellschaften von der Deutschen Allgemeinen Ärztlichen Gesellschaft für Psychotherapie »mit Rednern beschickt«[200] worden. Tatsächlich jedoch hatte Kretschmer das Programm zusammengestellt,[201]

---

197 Rüdin/Nitsche, Jahresversammlung der Gesellschaft Deutscher Neurologen und Psychiater 1936, S. 156 f.
198 Vom NSDÄB hatte man im Vorfeld die Auskunft erhalten, Narziß Ach sei zwar kein »Parteigenosse«, gelte aber als »unbedenklich.« NSDAP, Gauleitung Sachsen, Amt für Volksgesundheitsdienst, Dr. Rüdiger, an Nitsche, 6.2.1936, MPIP-HA: GDA 27.
199 Rüdin/Nitsche, Jahresversammlung der Gesellschaft Deutscher Neurologen und Psychiater 1936, S. 215-220. Villinger berichtete über »kollektive Methoden in der Psychotherapie« für »schwierige haltlose Psychopathen« – es gehe dabei speziell um die Behandlung »sozial entgleister Männer aus gehobener Schicht« (ebd., S. 219) – in einem »Arbeitsdienstlager« in der Betheler Moorkolonie Freistatt. Zur Betheler »Moorkolonie« Freistatt im Nationalsozialismus: Matthias Benad, Die Fürsorgeerziehung in Freistatt von 1899 bis in die frühe Bundesrepublik, in: ders./Hans-Walter Schmuhl/Kerstin Stockhecke (Hg.), Endstation Freistatt. Fürsorgeerziehung in den v. Bodelschwinghschen Anstalten Bethel bis in die 1970er Jahre, 2. Aufl., Bielefeld 2011, S. 55-140, hier S. 114-133.
200 C.A. Meier, Bericht über die Tätigkeit der einzelnen Landesgruppen der »Internationalen allgemeinen ärztlichen Gesellschaft für Psychotherapie« 1935/36, in: Zbl. Psychotherap. 10 (1938), S. 3-9, Zitat: S. 6.
201 Zwischenzeitlich war auch der Neopsychoanalytiker Harald Schultz-Hencke als Referent im Gespräch gewesen, der dann Dozent am Deutschen Institut für psychologische Forschung und Psychotherapie wurde. Vgl. Kretschmer an Rüdin, 27.12.1935, MPIP-HA: GDA 129. Der NSDÄB hatte aber vor einer Einladung gewarnt. Schultz Hencke sei »eine sehr eigenartige Persönlichkeit, die Staatsrat [Leonardo] Conti, der Gauobmann von Groß-Berlin, ablehnt. Es er-

Göring hatte, seitdem der Hauptvortrag von Schultz ohne seine ausdrückliche Zustimmung zustande gekommen war, keinen Einfluss mehr auf die Programmgestaltung gehabt. Er selbst musste sich damit begnügen, Kretschmer in der Aussprache für die Begrüßung der Deutschen Allgemeinen Ärztlichen Gesellschaft für Psychotherapie artig zu danken und seiner Freude darüber Ausdruck zu verleihen, »dass die Streitaxt zwischen den beiden Gesellschaften begraben ist«.[202]

Anfang 1937 änderte sich die Konstellation erneut. Schon seit 1935 bestanden freundschaftliche Beziehungen zwischen der Deutschen Allgemeinen Ärztlichen Gesellschaft für Psychotherapie und der Deutschen Gesellschaft für Innere Medizin, was etwa darin zum Ausdruck kam, dass die beiden Gesellschaften die Termine ihrer Kongresse miteinander abstimmten. Der Anschluss der Psychotherapeuten an die Reichsarbeitsgemeinschaft für eine Neue Deutsche Heilkunde tat dem Verhältnis zu den Internisten keinen Abbruch, da auch die Dachorganisation für die Neue Deutsche Heilkunde eng mit der Deutschen Gesellschaft für Innere Medizin zusammenarbeitete – schon die erste (und einzige) Reichstagung der Reichsarbeitsgemeinschaft am 18. bis 20. April 1936 in Wiesbaden wurde gemeinsam mit der Deutschen Gesellschaft für Innere Medizin ausgerichtet.[203] Als daher der Präsident des Reichsgesundheitsamtes, Hans Reiter, am 20. November 1936 in Berlin ein Zusammentreffen der medizinischen Fachgesellschaften im Bereich der Inneren Medizin arrangierte, um über eine engere Kooperation zu beraten, erklärte sich die Deutsche Allgemeine Ärztliche Gesellschaft für Psychotherapie gerne bereit, in eine entsprechende Arbeitsgruppe einzutreten. Bezeichnend für die Stimmung unter den Psychotherapeuten war etwa die Stellungnahme des Neopsychoanalytikers *Harald Schultz-Hencke* (1892-1953), der Göring versicherte, er habe sich »mangels einer ausreichenden Liebe der Psychiatrie zu uns natürlich auch für den Anschluss [an die Internisten] ausgesprochen.«[204] Offiziell wurde dieser lockere Zusammenschluss medizinischer Fachgesellschaften am 18. März 1937 in Wiesbaden aus der Taufe gehoben. Da sich die Reichsarbeitsgemeinschaft für eine Neue Deutsche Heilkunde im Januar 1937 formal aufgelöst hatte,[205] war die Deutsche Allgemeine Ärztliche Gesellschaft für Psychotherapie aus der Sackgasse, in die sie sich hineinmanövriert hatte, indem sie sich mit der Naturheilbewegung eingelassen hatte, herausgekommen.

Die Gesellschaft Deutscher Neurologen und Psychiater hingegen geriet, wie bereits geschildert, durch den Wunsch Reiters nach einem Anschluss auch der psychiatrisch-neurologischen Fachgesellschaft an die internistische Arbeitsgruppe in eine schwierige Situation. Bei der von Rüdin initiierten Umfrage unter den Mitgliedern des Beirats mahnte Hans Roemer, man müsse unbedingt darauf achten, »dass unsere Gesellschaft nicht schon jetzt in einen allzu engen Zusammenhang mit der Deutschen Allgemeinen Ärztlichen Gesellschaft für Psychotherapie gebracht wird: in Rücksicht auf die in Frage kommenden Persönlichkeiten könnte etwas Derartiges zur Zeit nicht empfohlen werden, während wir ja andererseits bei unseren Tagungen die Psychotherapie regelmäßig berücksichtigen und

---

scheint fraglich, dass er politisch wirklich zuverlässig ist.« Auch der ebenfalls vorgesehene Dr. Kühnel – »absolut in jüdisch-marxistischem Fahrwasser« – erhielt keine Unbedenklichkeitsbescheinigung. Dagegen erhob der NSDÄB gegen Dr. Wegscheider – »galt früher als sozialistisch angehaucht. Seine Mutter ist die bekannte sozialdemokratische Abgeordnete [die Frauenrechtlerin, Sozialdemokratin und preußische Landtagsabgeordnete Hildegard] Wegscheider [1871-1953], sein Vater [Max Wegscheider] ist ein sehr achtenswerter Arzt« – keine Bedenken. Der NSDÄB warnte aber davor, die drei Ärzte zusammen auftreten zu lassen: »Sie stehen im Verdacht, dass sie unter einem wissenschaftlichen Deckmantel ihren alten sozialistischen Ideen weiter huldigen.« NSDAP, Gauleitung Sachsen, Amt für Volksgesundheitsdienst, Dr. Rüdiger, an Nitsche, 6.2.1936, MPIP-HA: GDA 27.

202 Rüdin/Nitsche, Jahresversammlung der Gesellschaft Deutscher Neurologen und Psychiater 1936, S. 215-220, S. 220.
203 Haug, Reichsarbeitsgemeinschaft, S. 59-71.
204 Faksimile bei Lockot, Erinnern, S. 256. Vgl. Helmut Thomä, Die Neo-Psychoanalyse Schultz-Henckes. Eine historische und kritische Betrachtung, in: Psyche XVII (1963/64), S. 44-128.
205 Zbl. Psychotherap. 9. 1936, S. 258 f. Vgl. Haug, Reichsarbeitsgemeinschaft, S. 125-132. Matthias H. Göring hielt den Kontakt zur Naturheilkundebewegung. Auf der 2. Arbeitstagung des Vereins Deutsche Volksheilkunde im November 1937 in Nürnberg sprach er über »Weltanschauung und Psychotherapie«. Bothe, Neue Deutsche Heilkunde, S. 243.

die ernsthaften Psychotherapeuten bei unseren Tagungen und in unserer Gesellschaft gerne begrüßen.«[206]

Mittlerweile, vom 20. bis 22. September 1937, hatte die Dritte Jahresversammlung der Gesellschaft Deutscher Neurologen und Psychiater in München stattgefunden. Dabei hatten die Psychotherapie und auch die Psychologie bemerkenswert breiten Raum eingenommen: In der Sitzung der Psychiatrischen Abteilung gab es einen Bericht des Psychiaters *Willi Enke* (1895-1974), damals außerordentlicher Professor an der Universität Marburg, über »Das Experiment in der Psychotherapie«, ferner Vorträge von *Otto Graf* (1893-1962), dem Leiter der Psychologischen Abteilung des Kaiser-Wilhelm-Instituts für Arbeitsphysiologie in Dortmund, über »Das Experiment in der Berufsberatung«, von dem Neurologen *Heinrich Lottig* (1900-1941), damals noch Leitender Oberarzt am Jugendamt Hamburg und zugleich Mitarbeiter am Institut für Luftfahrtmedizin in Eppendorf, über »Grundsätzliches über die Grenzen des Experiments bei der Charakterbeurteilung (unter besonderer Berücksichtigung der Flieger-tauglichkeitsprüfung)«, von dem Züricher Psychiater *C.A. Meier* (* 1905) »Über die Bedeutung des Jungschen Assoziationsexperimentes für die Psychotherapie«, von Alexander Rottmann, Wien, über »Neues zur Pathogenese und Therapie der Psychoneurosen«[207] und von *Martha Schultze*, Görlitz, »Über Zeichnen und Malen als experimental-psychologische Hilfe in der Psychotherapie«. Andere Vorträge streiften das Gebiet der Psychotherapie: *Gerhard Schorsch* (1900-1992), damals noch Oberarzt in Leipzig, referierte über »Die Ausdruckskunde in der psychiatrischen Diagnostik«, *Franz Brendgen*, Bergisch-Gladbach, »Über den Wert der Tiefenpsychologie für die Berufsberatung«, *Otto Curtius*, Duisburg, über »Grundsätzliche Fragen der Traumassoziation (mit Lichtbildern)«. Mit Curtius war der Geschäftsführer der Deutschen Allgemeinen Ärztlichen Gesellschaft für Psychotherapie eingeladen worden. Ansonsten jedoch standen die Referenten und die Referentin der psychotherapeutischen Fachgesellschaft fern.

Die Jahre 1938/39 waren von unterschwelliger Rivalität zwischen den beiden Fachgesellschaften geprägt. Rüdin, Nitsche und Kretschmer stimmten weiterhin darin überein, »dass wir die Restgruppe, soweit nicht grundsätzliche Fragen auszutragen sind, höflich, aber mit ruhiger Zurückhaltung behandeln, und dass wir ihr jedenfalls nicht unsererseits Vorschub leisten können.«[208] Einen »Einführungskurs für Ärzte« des Deutschen Instituts für Psychologische Forschung und Psychotherapie, der vom 25. bis 30. April 1938 stattfand,[209] beantwortete die Gesellschaft Deutscher Neurologen und Psychiater mit einem »Allgemeinen ärztlichen Fortbildungskurs für Psychotherapie und Konstitutionsforschung« unter der Leitung Kretschmers vom 23. bis 28. September 1939 an der Universitätsnervenklinik Marburg.[210]

Als unfreundlichen Akt kann man es getrost werten, dass die Deutsche Allgemeine Ärztliche Gesellschaft für Psychotherapie ihre zweite Jahrestagung »demonstrativ nicht nach Köln legte«,[211] wo vom

---

206 Roemer an Rüdin, 14.3.1937, MPIP-HA: GDA 129.
207 Hier ging es allerdings nur um die medikamentöse Behandlung.
208 Kretschmer an Rüdin, 8.9.1938, MPIP-HA: GDA 129.
209 Psychiatr.-Neurol. Wschr. 40. 1938, S. 47. Es gab 35 Teilnehmer. Vgl. C.A. Meier, Aktuelles: Internationale allgemeine ärztliche Gesellschaft für Psychotherapie, in: Zbl. Psychotherap. 7 (1934), S. 134 f.
210 Allg. Zschr. Psychiatr.113. 1939, S. 231 f. Als Vortragende waren Dozent Dr. Klaus [Claus] Conrad, Willi Enke, mittlerweile Direktor der Heil- und Pflegeanstalt Bernburg, Prof. *Jakob Klaesi* (1883-1980) aus Bern, der die »Dauerschlafbehandlung« entwickelt hatte, Kretschmer, Mauz, inzwischen Professor in Königsberg, und v. Weizsäcker vorgesehen. Der Kurs sollte folgende Gegenstände behandeln: »Neurosenlehre, Konstitutions- und Persönlichkeitsdiagnostik, vegetative Neurosen, Strukturanalyse, psychische Behandlung der Psychosen und ihrer Grenzzustände, Psychotherapie in der Sprechstunde des praktischen Arztes und in der Begutachtungspraxis, Psychotherapeutische Technik.« Der Kurs galt »als zusätzliche Fortbildung im Sinne der Anordnung vom 19.3.1938 über Gewährung von Entschädigungen bzw. der Erweiterung vom 23.12.1938 (Dtsch.Ärzteblatt Nr. 1/1939).«
211 Lockot, Erinnern, S. 255. Offiziell ließ Göring freilich wissen, der Kontakt mit den Psychiatern sei ihm wichtig. Nach der Tagung stellte Göring zufrieden fest, er habe bei dieser Gelegenheit mit Rüdin und Pette Kontakt gehabt.

25. bis 27. September 1938 die Gesellschaft Deutscher Neurologen und Psychiater ihre Vierte Jahresversammlung abhielt. Stattdessen trafen sich die Psychotherapeuten vom 27. bis 29. September 1938 in Düsseldorf.[212] »Ich glaube, dass wir dokumentieren müssen, dass wir nicht so eng mit den Psychiatern verbunden sind«,[213] begründete Göring diese Terminierung gegenüber seinem Geschäftsführer Otto Curtius. Auch aufgrund der Terminüberschneidung spielte die Psychotherapie auf der Jahresversammlung der Gesellschaft Deutscher Neurologen und Psychiater in Köln nur eine ganz untergeordnete Rolle: Ernst Speer referierte über »Entartung und Psychotherapie«, Willi Enke über »Konfliktneurosen der Temperamente«.[214] Umgekehrt glänzten die Psychiater in Düsseldorf durch Abwesenheit.[215] Gleichwohl betonte Göring in seinem Schlusswort, der Kongress habe gezeigt, dass eine Zusammenarbeit zwischen Psychiatern und Psychotherapeuten möglich sei.[216]

Hans Roemer äußerte sich nach dieser Doppelveranstaltung besorgt. In der Psychiatrie, so mahnte er Rüdin, müsse man dafür sorgen, dass neben der »reine[n] Wissenschaft« auch die »Praxis« zur Geltung komme. Es gebe doch zu denken, »dass die Frankfurter Zeitung in dem Bericht über die [...] Psychotherapeutentagung in Düsseldorf schrieb, man habe den Eindruck, dass bei dieser das Moment des Helfens im Vordergrund stehe, während der Kölner Tagung nicht der Kranke, sondern die Krankheit und ihre Erforschung das Feld beherrscht haben.«[217] Eine Antwort Rüdins auf diese Bemerkung ist nicht überliefert. Im Grunde genommen entsprach die von Roemer mit Besorgnis wahrgenommene Akzentverschiebung weg vom Kranken und hin zur Krankheit aber durchaus der Strategie Rüdins.[218]

2. Wissenschaft und Biopolitik

Der folgende Abschnitt behandelt die Gesellschaft Deutscher Neurologen und Psychiater als ein Ressourcenensemble an der Schnittstelle von Wissenschaft und Politik und insbesondere ihre Bedeutung für die Konzeption, Planung, Durchführung, Legitimierung, Evaluation und Fortentwicklung nationalsozialistischer Biopolitik. Ausgelotet werden zum einen die *Mittel und Möglichkeiten*, durch Schwerpunktsetzungen in den Programmen der Jahresversammlungen, durch die Redaktion von Zeit-

---

212 Psychiatr.-Neurol. Wschr. 40. 1938, S. 410. Vgl. Cocks, Psychotherapy, S. 119.

213 Göring an Curtius, 18.12.1937, zit. n. Lockot, Erinnern, S. 255. Um die Jahreswende 1937/38 war Göring zutiefst verärgert über Angriffe des Psychiaters *Max Mikorey* (1899-1977), Oberarzt bei Bumke, auf die Psychotherapie vor dem NS-Dozentenbund. Vgl. Lockot, Erinnern, S. 256 f.

214 Auch auf der Fünften Jahresversammlung der Gesellschaft Deutscher Neurologen und Psychiater, die vom 26. bis 28. März 1939 in Wiesbaden stattfand, spielte die Psychotherapie nur noch eine ganz untergeordnete Rolle. Die Schwerpunktsetzungen orientierten sich – da man auf dieser Jahresversammlung mit der Deutschen Gesellschaft für Innere Medizin kooperierte – an der Inneren Medizin. Im Themenkomplex zu den psychiatrischen Folgen des »Rückbildungsalters« hielt J.H. Schultz ein Referat über »Das Endgültigkeitsproblem in der Psychologie des Rückbildungsalters«, der Oberarzt an der Berliner Charité *Walter Betzendahl* (1896-1980) sprach »Über das psychische Altern«. Im Themenkomplex zu Kreislauf und Nervensystem kam abermals J.H. Schultz zu Wort, diesmal mit einem Beitrag über »Psyche und Kreislauf«.

215 »Prof. Kretschmer hat abgesagt! Prof. Mauz hat noch nicht geantwortet; er scheint nicht zu wissen, was er machen soll«. Göring an Wirz, 18.7.1938, zit. n. Lockot, Erinnern, S. 78.

216 Otto Curtius, Psychotherapie in der Praxis. Ein Gesamtüberblick, in: Kongressbericht über die 2. Tagung der Deutschen allgemeinen ärztlichen Gesellschaft für Psychotherapie zu Düsseldorf, vom 27. bis 29. September 1938, Düsseldorf 1940, S. 5-7.

217 Roemer an Rüdin, 5.10.1938, MPIP-HA: GDA 129.

218 Vor der Kölner Tagung hatten sich die Veranstalter vorgenommen, »energisch und viel besser, als bisher geschehen«, auf die Presseberichterstattung einzuwirken. Dazu sollte ein Kollege gewonnen werden, der aus den eingesandten Inhaltsangaben »knappe Presseberichte zusammenstellt«, die dann den Medienvertretern an die Hand gegeben wurden, Skript »Vorbereitung der Tagung«, undatiert [vor der Vierten Jahresversammlung der Gesellschaft Deutscher Neurologen und Psychiater, 24.-27.9.1938], NAW, Record Group 549, Stack 290, Row 59, Comp. 17, Bl. 124879-124884, Zitate: Bl. 124880.

schriften im Einflussbereich der Fachgesellschaft, durch die Entsendung von Delegationen zu internationalen Konferenzen, durch besondere Veranstaltungen und durch direkte Verhandlungen mit politischen Entscheidungsträgern wissenschaftlich generiertes Wissen in die Sphäre der Politik einzuspeisen. Zum anderen geht es um die *Inhalte* dieser wissenschaftlichen Politikberatung: eine differenzierte Betrachtungsweise erblicher Faktoren bei der Entstehung und Entwicklung psychischer Erkrankungen, Empfehlungen zu einer Umsetzung des »Gesetzes zur Verhütung erbkranken Nachwuchses«, die auf die Belange der praktischen Psychiatrie Rücksicht nahm, eine Beeinflussung der Rechtsprechung zu den Sterilisationsverfahren im Sinne der psychiatrischen Genetik, eine Verknüpfung von »erbbiologischer Bestandsaufnahme« und psychiatrischem »Außendienst« sowie die Bewältigung der unerwünschten Nebenwirkungen des »Gesetzes gegen gefährliche Gewohnheitsverbrecher und über Maßregeln der Sicherung und Besserung« im Betrieb der Heil- und Pflegeanstalten. Ein weiterer inhaltlicher Schwerpunkt, die Förderung innovativer Therapieformen, belegt, dass die erbpsychiatrisch-eugenische Ausrichtung der Psychiatrie von den Protagonisten im Sinne der Dialektik von Heilen und Vernichten als durchaus vereinbar mit der Fortentwicklung der Individualtherapie betrachtet wurde.

Ziele, Mittel und Möglichkeiten

In seinem Referat »Psychiatrie und Rassenhygiene« auf der Jahresversammlung des Deutschen Vereins für Psychiatrie in Münster am 24. Mai 1934 – seinem ersten öffentlichen Auftritt als neuer »starker Mann« der psychiatrischen Fachgesellschaft – beschwor Ernst Rüdin mit großem Pathos einen radikalen Paradigmenwechsel in der Psychiatrie. Man überschreite gerade eben »die Schwelle eines Zeitalters individualistischer Psychiatrie des Kranken-Eigennutzes«[219] und nähere sich einer »Epoche« der »Psychiatrie des Gemeinnutzes«. Diese neue Psychiatrie war für Rüdin gekennzeichnet durch die Verbindung mit der Rassenhygiene, die er als »angewandte nationale Wissenschaft« definierte, die »in vorbeugender Weise, durch folgerichtige Zuchtwahl, das Schlechte ausmerzen und das Gute vermehren« wolle – eine Aufgabe, die »ungeheurer Dauerspannkraft« bedürfe, »denn nur generationenweise kann sich ein Volk dem erstrebten Zuchtideal von Gesundheit, Begabung, Güte und hochwertiger Rasse nähern.« Ebenso wichtig wie die negative »ausmerzende«[220] sei für die Psychiatrie die positive »aufbauende« Rassenhygiene – der Psychiater müsse »aktiv teilnehmen an dem Gesundheitsprozess des Volksganzen«. Zu den »wichtigsten Aufgaben des heutigen Psychiaters«[221] gehöre die »Erziehung zu rassenhygienischem Denken und Handeln« – hier gebe es viel zu tun, seien die meisten Deutschen doch immer noch »rassenhygienische Analphabeten«. Diese Aufklärungsarbeit erstrecke sich auch auf die »Erbkranken«. Sie seien »im Guten zu belehren, dass es unverantwortlich ist, gesundes Blut in das Erbverderben mit hineinzuziehen.«[222] Zugleich deutete Rüdin die Grenzen der erbgesundheitlichen Aufklärung an: »Wollen sie nicht hören, hat sich der Psychiater mit den Erbgesunden gegen das Erbkranke zu verbinden.« »Wahre Humanität«[223] heiße, »Unglück verhindern, nicht erst seiner Entstehung tatenlos zusehen.« Gerade der Psychiater sei berufen, »das hohe Lied von Gesundheit, Begabung, Kraft

---

219 Ilberg, Jahresversammlung des Deutschen Vereins für Psychiatrie 1934, S. 400. Danach auch die folgenden Zitate. Rüdins Referat wurde auch in der auf ein breiteres Publikum angelegten »Münchener Medizinischen Wochenschrift« veröffentlicht: Ernst Rüdin, Psychiatrie und Rassenhygiene, in: Münchener Medizinische Wochenschrift 81 (1934), S. 1049-1052.
220 Ebd., S. 401. Danach auch die folgenden Zitate.
221 Ebd., S. 400. Danach auch die folgenden Zitate.
222 Ebd., S. 402. Danach auch das folgende Zitat.
223 Ebd., S. 400. Danach auch das folgende Zitat.

und Güte zu verkünden«,[224] die »das höchste Gut des Menschen, die Grundlage alles Glücks, der Familie, des Staates, der gesamten Kultur überhaupt« seien.

Hier kommen noch einmal *in nuce* die wesentlichen Elemente der biopolitischen Utopie zum Ausdruck, die für Rüdin und seine Verbündeten in Wissenschaft *und* Politik handlungsleitend waren: Das Behandlungs*objekt* hatte sich verschoben, vom leidenden Menschen auf das bedrohte »Volksganze«, ebenso die Behandlungs*form* – es ging nur noch in zweiter Linie um das *Kurieren* von Krankheiten im Sinne einer Individualtherapie,[225] im Vordergrund stand vielmehr die *Prophylaxe*, durch sozial- und rassenhygienische Aufklärung, Beratung, Erziehung und Förderung, aber auch durch Früherkennung und notfalls zwangsweise »Ausmerze« von »minderwertigem Erbgut«. Die Behandlungs*dauer* erstreckte sich nunmehr über Generationen, es ging hier um ein gesellschaftliches Großprojekt, das auf lange Zeiträume, auf Jahrzehnte oder gar Jahrhunderte angelegt war. Das Behandlungs*ziel* schließlich beschränkte sich nicht auf die (Wieder-)Herstellung von Gesundheit – im Sinne von Freiheit von körperlichen Beeinträchtigungen, Beschwerden und Schmerzen, hoher Lebenserwartung und Lebensqualität, uneingeschränkter Leistungs- und Arbeitsfähigkeit oder gesellschaftlicher Teilhabe –, sondern weitete sich aus zur gezielten Veränderung des Genpools einer Bevölkerung nach den Maßstäben eines »Zuchtideals«. Kurz: Psychiatrie sollte künftig eine Form des *social engineering* sein, um die menschliche Evolution mit dem Ziel zu steuern, die seelischen Kräfte und geistigen Fähigkeiten einer gegebenen Bevölkerung zu vermehren. Dies sollte erreicht werden, indem man die erbbiologische Forschung forcierte,[226] die psychiatrische Praxis neu ausrichtete, die eugenische Aufklärung intensivierte und der staatlichen Bevölkerungs-, Sozial- und Gesundheitspolitik wissenschaftlich begründete Handlungsempfehlungen zur Verfügung stellte.

Welche Mittel und Möglichkeiten standen der Gesellschaft Deutscher Neurologen und Psychiater zu Gebote, um an der Schnittstelle von Politik und Wissenschaft in diesem Sinne zu wirken? Hierbei sind beide Richtungen in den Blick zu nehmen, die *biopolitische* Ausrichtung der Psychiatrie als Wissenschaft und Praxis und die *wissenschaftliche* Ausrichtung der Biopolitik. Im Wesentlichen sind in diesem Zusammenhang vier Instrumente zu nennen: *Erstens* lag die Programmgestaltung der Jahrestagungen bei Ernst Rüdin und seinem inneren Kreis. Sie legten die inhaltlichen Schwerpunkte der Sektionen fest, bestimmten die Themen der Referate und die Referenten, entschieden über die Annahme von eingereichten Vorträgen, übten über die seit 1936 einzureichenden Inhaltangaben potentiell eine Vorzensur aus und führten bis in die Diskussion hinein Regie. *Zweitens* kontrollierte der innere Zirkel die Redaktionen der einschlägigen Fachzeitschriften, insbesondere der »Allgemeinen Zeitschrift für Psychiatrie« und der »Zeitschrift für psychische Hygiene«. *Drittens* hatten Rüdin und seine Verbündeten erheblichen Einfluss auf die Zusammensetzung der deutschen Delegationen auf internationalen Kongressen, wobei sie den Europäischen Vereinigungen für psychische Hygiene eine besondere Bedeutung beimaßen. *Viertens* schließlich konnte die Fachgesellschaft offizielle und inoffizielle Kanäle wissenschaftlicher Politikberatung nutzen, etwa durch vertrauliche Eingaben an das Reichsinnenministerium oder das Reichsgesundheitsamt oder aber durch Resolutionen und Denkschriften. Umgekehrt konnte die Gesellschaft ihre Organe, insbesondere den Ausschuss für praktische Psychiatrie, nutzen, um ihren Mitgliedern in Anwesenheit von Vertretern der Reichs- und Länderbehörden, des Deutschen Gemeindetages und des Reichsgesundheitsamtes die Leitlinien nationalsozialistischer Biopolitik zu vermitteln.

---

224 Ebd., S. 402. Danach auch das folgende Zitat.

225 Rüdin verwahrte sich allerdings auch gegen Kritik, die Rassenhygiene »wolle alle bisherigen Ergebnisse der Vorbeugung und Heilung über Bord werfen«, denn »vernünftige Individualhygiene, Prophylaxe und Therapie gehören ja ebenfalls zu ihrem Programm. Aus Schlechtveranlagten soll so viel Nützliches als nur möglich zu machen versucht werden.« Ebd., S. 400.

226 Dies war ein Schwerpunkt der Rede Rüdins. Vgl. ebd., S. 401.

Zu prüfen ist, welche Wirksamkeit die Gesellschaft Deutscher Neurologen und Psychiater mit diesem Instrumentarium entfalten konnte. Schließlich stellt sie sich als ein fragiles, noch unfertiges Gebilde dar. Ihre institutionelle Struktur blieb nur etwa vier Jahre intakt. Mit Beginn des Zweiten Weltkriegs kam die Geschäftsführung nahezu zum Erliegen, trotz erheblicher Anstrengungen gelang es nicht mehr, eine weitere Jahresversammlung abzuhalten, die offiziellen Verbandsorgane tagten nicht mehr. Das informelle Netzwerk, das die institutionelle Struktur überformte, blieb freilich bis in die Endphase des Zweiten Weltkriegs hinein aktiv, auch wenn die Kommunikation immer schwieriger wurde.

»Wenn noch irgendein Unsinn gesagt wird, so müsste dann eben noch einmal eine Berichtigung erfolgen.« Die Regie auf den Jahresversammlungen der Gesellschaft Deutscher Neurologen und Psychiater

Wie Rüdin und sein Netzwerk die Diskussionen auf den Jahresversammlungen der Gesellschaft Deutscher Neurologen und Psychiater lenkten, soll zunächst an einem Beispiel erläutert werden, das nicht unmittelbar mit den zentralen Themenfeldern Erbbiologie und Rassenhygiene zu tun hat. Auf dem Programm der gemeinsamen Sitzung der Neurologischen und der Psychiatrischen Abteilung am 24. August 1936 stand ein Referat von Karl Kleist »Über die Gehirnpathologie in ihrer Bedeutung für Neurologie und Psychiatrie«. Gestützt auf klinische Beobachtungen an hirnverletzten Soldaten in einem frontnahen Kriegslazarett während des Ersten Weltkriegs und spätere histopathologische Untersuchungen der dort sezierten Gehirne hatte Kleist ein Modell entwickelt, das Verletzungen in bestimmten Regionen der Hirnrinde, motorische und sensorische Ausfallerscheinungen wie Agnosie, Aphasie oder Apraxie und psychopathologische Phänomene in einen Zusammenhang brachte. Da die Zweite Jahresversammlung der Gesellschaft Deutscher Neurologen und Psychiater in Frankfurt/Main stattfand und Karl Kleist als Ordinarius an der dortigen Universität die Organisation vor Ort übernommen hatte, konnte man ihn nicht einfach übergehen, obwohl von vielen Seiten Bedenken gegen Kleists Modell erhoben wurden, erinnerte es doch an die überholten Lokalisationslehren des 19. Jahrhunderts. Rüdin hatte das Referat im Oktober 1935 mit Kleist abgesprochen und dabei sogleich verabredet, »dass das, was wir Psychologie heißen, aus seinem Referat draußenbleiben soll«.[227] Außerdem hatte Rüdin sofort den Wunsch geäußert, dass Hugo Spatz ein zweites Referat zu diesem Thema halten möge, damit auch die Kritik an Kleists Ansatz zu Wort käme.[228]

Im Vorfeld der Jahresversammlung machten sich Rüdin und Nitsche eingehende Gedanken über die Regie der Veranstaltung. Es sei ihm, so schrieb Rüdin, vorgeschlagen worden, »eine Reihe von Herren Stellung nehmen zu lassen zu dem Referat von Kleist, gewissermaßen als Korrektur von Anschauungen [...], die nicht allgemein gebilligt werden können.«[229] Angeboten hatten sich Johannes Lange, Otfrid Foerster, Hugo Spatz sowie *Rudolf Thiele* (1888-1960), außerordentlicher Professor für Psychiatrie und Neurologie an der Friedrich-Wilhelms-Universität Berlin.[230] Rüdin überlegte, ob er seinerseits *Willibald Scholz* (1889-1971), seit 1936 Nachfolger des verstorbenen Walther Spielmeyer als

---

227 Rüdin an Nitsche, 25.10.1935, MPIP-HA: GDA 130. Vgl. auch Klaus-Jürgen Neumärker/Andreas Joachim Bartsch, Karl Kleist (1879-1960) – a Pioneer of Neuropsychiatry, in: History of Psychiatry 14 (2003), S. 411-458.

228 *Hans Bürger-Prinz* (1897-1976) käme als Referent nicht in Frage, sollte er aber einen Vortrag anmelden, sei dies »sehr erwünscht«, ebenso ein Vortrag von Paul Schröder. Zur Biographie Bürger-Prinz': Günter Grau, Hans Bürger-Prinz (1897-1976), in: Sigusch/Grau (Hg.), Personenlexikon, S. 100-105.

229 Rüdin an Nitsche, 31.3.1936, MPIP-HA: GDA 27. Danach auch das folgende Zitat.

230 Vgl. Ekkehardt Kumbier, Kontinuität im gesellschaftlichen Umbruch – Der Psychiater und Hochschullehrer Rudolf Thiele (1888-1960), in: Hanfried Helmchen (Hg.), Psychiater und Zeitgeist. Zur Geschichte der Psychiatrie in Berlin, Lengerich 2008, S. 319-332.

Leiter der Histopathologischen Abteilung der Deutschen Forschungsanstalt für Psychiatrie, um eine Stellungnahme bitten sollte. Auch fragte sich Rüdin, ob die fünf Kritiker zu regelrechten Vorträgen aufgefordert werden sollten oder ob man ihnen jeweils eine Viertelstunde für eine Diskussionsbemerkung zum Referat Kleists einräumte, »und zwar nur mit Rücksicht auf Korrekturbedürftigkeit der Vorstellungen von Kleist, wobei natürlich kurz die Punkte gestreift werden könnten, in denen die Herren mit Kleist einig sind.« Ferner dachte Rüdin laut darüber nach, ob die Kritiker unmittelbar nach dem Referat Kleists zu Wort kommen sollten oder erst nach den thematisch auf das Referat bezogenen Vorträgen: »An und für sich würden sie sich sehr gut gleich hinterher machen. Aber wenn von den Vortragenden, z.B. von [Dezsö] Miskolczy, noch irgendein Unsinn gesagt wird, so müsste dann eben noch einmal eine Berichtigung erfolgen.«[231] Schließlich wurde der Ablauf der Vorträge im Anschluss an das Referat Kleists folgendermaßen festgelegt:[232]

> *Eduard Beck* [* 1892], Frankfurt/Main, »Sensorische Aphasien«;
> Hugo Spatz, München, »Über die Bedeutung der basalen Rinde. Auf Grund von Beobachtungen bei der Pickschen Krankheit und bei gedeckten Hirnverletzungen«;
> Dezsö Miskolczy, Szeged, »Die örtliche Verteilung der Gehirnveränderungen bei der Schizophrenie«;
> *Ernst Fünfgeld* [1895-1948], Magdeburg, »Bemerkungen zur Histopathologie der Schizophrenie«;
> Willibald Scholz, München, »Über pathomorphologische und methodologische Voraussetzungen für die Hirnlokalisation (mit Demonstrationen)«;
> *Alois E. Kornmüller* [1905-1968], Berlin-Buch, »Lokalisationslehre oder Ganzheit des Zentralnervensystems?«;
> Johannes Lange, Breslau, »Grundsätzliche Erörterungen zu Kleists hirnpathologischen Lehren«;
> Rudolf Thiele, Berlin, »Zur gegenwärtigen Situation in der Gehirnpathologie«;
> *Hubert Urban* [1904-1997], Wien, »Zur Physiologie der Okzipitalregion des Menschen«;[233]
> Paul Schröder, Leipzig, »Sinnestäuschungen und Hirnlokalisation«;
> D. *Weißschedel*, Konstanz, »Die zentrale Haubenbahn als ableitende Bahn des extrapyramidalmotorischen Systems«
> Hans E. *Anders* [1886-1953], Berlin-Buch, »Pathologisch-anatomische Befunde über Spätfolgen von Kriegsschussverletzungen des Schädels und des Gehirns«;
> Henrique João de Barahona Fernandes, Lissabon, »Die konvergierende Betrachtungsweise der pathologischen Erscheinungen bei Psychosen und organischen Hirnkrankheiten«;
> *Florin Laubenthal* [* 1903], Bonn, »Sippe mit kongenitaler Wortblindheit«;
> *Gerd Peters* [1906-1987], München, »Gibt es eine pathologische Anatomie der Schizophrenie?«

Die Vorträge der Kritiker waren über das gesamte Programm verteilt worden. Neben Hugo Spatz, Willibald Scholz, Johannes Lange und Rudolf Thiele – Otfrid Foerster war doch nicht nach Frankfurt gekommen – dürften auch die Vorträge von Paul Schröder (der Mitglied im Beirat der Gesellschaft

---

231 Rüdin an Nitsche, 19.5.1936, MPIP-HA: GDA 27.
232 Rüdin/Nitsche, Jahresversammlung der Gesellschaft Deutscher Neurologen und Psychiater 1936, S. 177- 185 (Referat); S. 185-197 (Vorträge), S. 197-210 (Diskussion).
233 Hubert Urban, Primarius am Wiener städtischen Versorgungsheim, wurde auf Grund eines ministeriellen Oktrois am 28. Januar 1938 auf die Stelle eines Extraordinarius für Psychiatrie und Neurologie an der Universität Innsbruck berufen, nach dem Anschluss im März 1938 jedoch als Vertreter des »Austrofaschismus« sofort wieder entlassen. Er ließ sich in Wien nieder, während des Zweiten Weltkriegs arbeitete er aber überwiegend als Neurochirurg in Berlin bzw. Bad Ischl unter Wilhelm Tönnis. Vgl. Michael Hubenstorf, Tote und/oder lebendige Wissenschaft. Die intellektuellen Netzwerke der NS-Patientenmordaktion in Österreich, in: Eberhard Gabriel/Wolfgang Neugebauer (Hg.), Zur Geschichte der NS-Euthanasie in Wien, Teil II: Von der Zwangssterilisierung zur Ermordung, Wien u.a. 2002, S. 237-420, hier: S. 350-352.

Deutscher Neurologen und Psychiater war) und Gerd Peters, einem Mitarbeiter an der Deutschen Forschungsanstalt für Psychiatrie, eng mit Rüdin abgestimmt gewesen sein. Da das Referat Kleists seit Mai 1936 vorlag, hatten die Kritiker mehr als genug Zeit, sich auf ihre Attacke vorzubereiten. In ihren Vorträgen formulierten sie in teilweise sehr scharfer Form grundlegende methodologisch-theoretische Einwände gegen das Modell Kleists. Willibald Scholz etwa bemängelte, Kleist habe »besonders bei der Lokalisation in kleinere Hirnbezirke den methodologischen Forderungen nicht hinreichend Rechnung getragen«,[234] wodurch »die Beweiskraft eines großen Teiles seines Materials von vornherein mit stärksten Zweifeln belastet« sei; in anderen Fällen scheine »die Sachlage kaum soweit geklärt, dass eine bis in alle Einzelheiten durchgeführte lokalisatorische Beweisführung daran geknüpft werden könnte.« Eine weitere Schwäche sei die »Auslese des Ausgangsmaterials«, es fehle eine »Gegenprobe« aus einem »großen allgemeinen Krankenbestand«. Der »Hauptwert« des Modells Kleists für die Psychiatrie sei »heute noch ein vorwiegend heuristischer«.[235] Johannes Lange wandte sich entschieden »gegen die Gleichsetzung von Hirnteil, normaler Funktion und Leistungsstörung […], gegen die allzu strenge lokalisatorische Betrachtung […] und vor allem gegen die Ableitung normaler Positive aus den Negativen der Leistungsstörungen.«[236] Thiele gab sich überzeugt, dass sich die theoretischen Überzeugungen Kleists »in Zukunft nicht aufrecht erhalten lassen dürften« – doch sei dies »in der Wissenschaftsgeschichte durchaus nicht ohne Vorgang«. Immerhin räumte Thiele ein, dass die Psychiatrie »trotz aller theoretischen Problematik […] der bewunderungswürdigen Sachleidenschaft, mit der Kleist seine Grundüberzeugungen auf die Betrachtung der Erfahrungszusammenhänge angewandt hat, eine gewaltige und bleibende Bereicherung unseres Tatsachenwissens auf dem Felde der Gehirnpathologie«[237] verdanke. Peters schloss seinen Vortrag mit der Feststellung, dass er »nach seinen Beobachtungen das anatomische Substrat der Schizophrenie noch für absolut ungesichert«[238] halte – das war der springende Punkt, auf den es Ernst Rüdin entscheidend ankam. An die Vorträge schloss sich eine lebhafte Aussprache an, die durch längere, offenbar gründlich vorbereitete, äußerst kritische Ausführungen Oswald Bumkes eröffnet wurde. Er warf Kleist einen »gradlinigen Materialismus«[239] vor, eine »Zerlegung des Ich« zu »psychologischen Abstraktionen«, die wie »Realitäten« behandelt würden – dies sei, »als ob man mit Seifenblasen Tennis zu spielen versuchte«. Auch Scholz und Spatz meldeten sich nochmals mit kritischen Bemerkungen zu Wort. Hinzu kamen Einwände praktischer Psychiater wie Hermann Simon, der auf Probleme in der Kommunikation zwischen Arzt und Patient hinwies – »wissen wir doch bei den meisten Schizophrenen gar nicht, wie weit das, was sie auf unsere Fragen sagen, irgendwelchen Wirklichkeitswert hat«[240] –, und Dr. *Heinrich Korbsch* (1893-1984) von der Provinzialheilanstalt Münster, der auf die Möglichkeiten abhob, Erscheinungsformen der Schizophrenie durch die »Aktivere Krankenbehandlung« zu beeinflussen – diese Symptome müssten als »milieubedingt« bei einer »hirnanatomischen Lokalisierung«[241] außer acht gelassen werden. Insgesamt entsteht der Eindruck einer vernichtenden Kritik. Dass Kleist die Möglichkeit eingeräumt wurde, für den Kongressbericht ein ausführliches Schlusswort auf der Grundlage der schriftlichen Fassung der Vorträge und Diskussionsbemerkungen zu verfassen, ändert an diesem Gesamteindruck nichts.

---

234 Rüdin/Nitsche, Jahresversammlung der Gesellschaft Deutscher Neurologen und Psychiater 1936, S. 189. Danach auch die folgenden Zitate.
235 Ebd., S. 190.
236 Ebd., S. 192.
237 Ebd., S. 192 f.
238 Ebd., S. 197.
239 Ebd., S. 198. Danach auch die folgenden Zitate.
240 Ebd., S. 202.
241 Ebd., S. 201.

Das Beispiel belegt, dass die Diskussionen auf den Jahresversammlungen der Gesellschaft Deutscher Neurologen und Psychiater in den großen Linien einem von der Kongressregie festgelegten Drehbuch folgten – wobei aber, um im Bild zu bleiben, auch Raum für Improvisation blieb, denn auch unangemeldete Diskussionsbeiträge waren möglich.[242] Das Beispiel weist auch darauf hin, dass Rüdin die Vollmachten, die ihm die Satzung einräumte, nicht voll ausschöpfte.[243] Rüdin und sein Kreis scheuten sich, Meldungen zu Vorträgen einfach zurückzuweisen, was mit der Zeit zu allzu vollen Programmen führte. Parallele Sektionen, wie sie Nitsche vorgeschlagen hatte, lehnte Rüdin ab: Zwar könne auf diese Weise »belangloses Zeugs [...] auf ein Nebengeleise abgeschoben« werden, man müsse aber damit rechnen, dass es dann »wohl auch wieder Proteste geben«[244] werde. Man beschränkte sich daher zunächst auf die strenge Einhaltung der Redezeiten, insbesondere im Hinblick auf die Diskussionsbeiträge, um sicherzustellen, dass die »gediegenen Leute« zu Wort kämen und nicht die »Quasselköpfe«.[245] Anlässlich der Vierten Jahresversammlung der Gesellschaft Deutscher Neurologen und Psychiater im September 1938 in Köln stellte der Beirat indes fest, dass der bisherige »Modus der unbeschränkten Anmeldefreiheit«[246] mittlerweile »zu unerträglichen Zuständen« geführt habe. Heinrich Pette schlug vor, künftig neben den Referaten nur noch »aufgeforderte Vorträge« zuzulassen, und fand dabei, wie Hans Roemer dem krankheitsbedingt abwesenden Rüdin berichtete, im Beirat grundsätzliche Zustimmung.[247] Roemer riet jedoch zur Vorsicht. Es werde »nicht leicht sein [...], dem Vorwurf der Einseitigkeit zu entgehen.« Es könnte »für die allgemeine Entwicklung des wissenschaftlichen Lebens« von Nachteil sein, »wenn der mehr oder weniger berechtigte Eindruck entstünde, als ob die bisherige Freiheit gewissermaßen von oben her eingeschränkt würde.« Klüger sei es, so Roemer, zu verlautbaren, es würden in erster Linie Vorträge zugelassen, die sich auf die Referatthemen bezögen, »ohne dass man hierbei jemand ausschließt«, dass aber auch Vorträge zu anderen Themen gemeldet werden könnten, die aber »aus Gründen der Zeitökonomie« von vornherein »auf Ablehnung gefasst sein« müssten. Pette und Roemer schlugen in diesem Zusammenhang, wie bereits erwähnt, auch vor, den regionalen Fachversammlungen wieder mehr Raum zu geben. Man sieht: Das Netzwerk um Ernst Rüdin machte von seinen umfassenden Vollmachten zu einer Vorzensur nur sehr vorsichtig Gebrauch.

Auch die überkommene Kongresskultur wandelte sich – wenigstens an der Oberfläche – nicht grundlegend. Das gilt auch für den »geselligen Teil«. Vor allem Paul Nitsche hatte ja darauf gedrängt, diesen dem Gepräge des »Dritten Reiches« anzupassen und insbesondere mit dem »alten Kastengeist« aufzuräumen. Das hatte jedoch seine Tücken. Schon im Vorfeld der Zweiten Jahresversammlung im Jahre 1936 plädierte Nitsche dafür, die geselligen Veranstaltungen ganz in den Hintergrund treten zu lassen. Zur Begründung führte er an: »Wir rechnen ja auf Abordnung von Fachkollegen durch die vorgesetzten Behörden, und ich habe im vorigen Jahre in meinem Ministerium den Eindruck gewonnen, dass die besondere Betonung der geselligen Seite der Einladung in dieser Hinsicht nicht günstig wirkt.«[248] Im Vorfeld der Vierten Jahresversammlung im Jahre 1938 klagte Nitsche, dass sich jedes Jahr von neuem die Frage stelle, ob man einen geselligen Abend veranstalten sollte oder nicht. Rüdin und Nitsche seien »eigentlich nicht dafür, aber die Neurologen und auch eine große Zahl der

---

242 Rüdin mokierte sich über die Praxis auf dem Zweiten Internationalen Kongress für psychische Hygiene in Paris, wo es nicht möglich war, sich nach den Referaten und Vorträgen unangemeldet zur Diskussion zu melden. »Es kann ja einer einen elenden Bockmist erzählen, der sofort berichtigt gehört.« Rüdin an Roemer, Dezember 1935, MPIP-HA: GDA 129.

243 Von der durch § 11 Abs. 4 der Satzung eröffneten Möglichkeit, sich die vorab eingereichten Inhaltsangaben der Vorträge zwecks Prüfung zuschicken zu lassen, machte Rüdin bis 1939 keinen Gebrauch. Vgl. S. 338.

244 Rüdin an Nitsche, 7.8.1937, MPIP-HA: GDA 130.

245 Notiz Rüdin für Nitsche, 30.11.1936, MPIP-HA: GDA 130.

246 Roemer an Rüdin, 5.10.1938, MPIP-HA: GDA 129. Danach auch die folgenden Zitate.

247 Tatsächlich heißt es im Bericht über die 4. Beiratssitzung, 24.9.1938, dass 1939 – außer den angeforderten Vorträgen – »nur ausgewählte Vorträge [...] sonst noch angenommen« würden. MPIP-HA: GDA 128.

248 Nitsche an Rüdin, 20.5.1936, MPIP-HA: GDA 27.

Psychiater legen [...] sehr großen Wert darauf, so dass wir wohl auch in Köln nicht werden drum herum kommen.«[249]

Im Jahre 1937 stürzte eine Einladung des Münchner Oberbürgermeisters, der einen Empfang für eine Abordnung der zur Dritten Jahresversammlung zusammengekommenen Psychiater und Neurologen geben wollte, die Veranstalter in einige Verlegenheit. Geladen werden sollten nämlich vorwiegend Nationalsozialisten – er sei aber, ließ Rüdin wissen, »gar nicht so genau über alle einzelnen Mitglieder in dieser Hinsicht unterrichtet« und wüsste auch niemanden, »der einen hier zuverlässig beraten könnte«. Auch stelle sich die Frage, wie man mit den ausländischen Gästen umgehen sollte. Und schließlich sei zu bedenken, »dass eine solche Neuorganisation wie unsere Gesellschaft nicht ohne Reibungen usw. zustandekommt und in die Höhe zu bringen ist, und wozu [da] noch durch eine solche selektive Veranstaltung, an der doch im Grunde wirklich gar nichts gelegen ist, Unruhe hervorrufen?«[250] Mit der Entscheidung für München hatte der Vorstand der Gesellschaft Deutscher Neurologen und Psychiater übrigens den zeitweilig erwogenen Plan aufgegeben, die Dritte Jahresversammlung in Danzig abzuhalten und damit ein Zeichen zu setzen, dass man die auf die Revision des Versailler Vertrages gerichtete Außenpolitik der nationalsozialistischen Regierung unterstützte.[251]

Ganz selbstverständlich gehörte aber zu den Jahresversammlungen der Gesellschaft Deutscher Neurologen und Psychiater die nationalsozialistische Symbolik: Die Veranstaltungssäle waren mit »Führerbüste und Hakenkreuzflaggen«[252] auszuschmücken.

Die Jahresversammlungen der Gesellschaft Deutscher Neurologen und Psychiater, 1935 – 1939

Erste Jahresversammlung der Gesellschaft Deutscher Neurologen und Psychiater, Dresden, 1.-4. September 1935, Schwerpunkte: Probleme der neurologischen Erbbiologie; Spätlues des Zentralnervensystems und Progressive Paralyse; Mitarbeit der Psychiater bei der Auslegung und Ausgestaltung des Familienrechts; Erbbiologische Bestandsaufnahme;

Zweite Jahresversammlung der Gesellschaft Deutscher Neurologen und Psychiater, Frankfurt/Main, 22.-25. August 1936, Schwerpunkte: Blutkrankheiten und Nervensystem; Gehirnpathologie in ihrer Bedeutung für Neurologie und Psychiatrie; Übung und Schulung als biologische Grundprinzipien der Psychotherapie;

Dritte Jahresversammlung der Gesellschaft Deutscher Neurologen und Psychiater, München, 20.-22. September 1937, Schwerpunkte: Hirngeschwülste; Epilepsie; Das Experiment in der Psychotherapie;

---

249 Skript »Vorbereitung der Tagung«, undatiert [vor der Vierten Jahresversammlung der Gesellschaft Deutscher Neurologen und Psychiater, 24.-27.9.1938], NAW, Record Group 549, Stack 290, Row 59, Comp. 17, Bl. 124879-124884, Zitat: Bl. 124883. Tatsächlich fand dann auch am 26. September 1938 ein »geselliger Abend mit Damen« in den Festsälen des Städtischen Ballhauses Gürzenich statt. Psychiatr.-Neurol. Wschr. 40 (1938), S. 376.

250 Rüdin an Ast, 17.6.1937, MPIP-HA: GDA 130.

251 Der Plan scheiterte an der fehlenden Devisenzuweisungsgarantie. »Wenn wir die nicht schriftlich in der Tasche haben, hat es für uns keinen Sinn, sich immerfort wieder neu Danzig im Gehirn herumzuwälzen. Ich bin gegen die Belastung der Gehirne mit ewig ungelösten Fragen dieser Art, so ungeheuer ich es begrüßen würde, wenn es mit Danzig wirklich etwas würde«. Rüdin an Nitsche, 19.5.1936, MPIP-HA: GDA 27.

252 Skript »Vorbereitung der Tagung«, undatiert [vor der Vierten Jahresversammlung der Gesellschaft Deutscher Neurologen und Psychiater, 24.-27.9.1938], NAW, Record Group 549, Stack 290, Row 59, Comp. 17, Bl. 124879-124884, Zitat: Bl. 124882. Auf der Dritten Jahresversammlung in München hatte es wohl einen »faux pas mit dem Hoheitszeichen« gegeben; dies dürfe »nicht wieder passieren«. Ebd., Bl. 124881.

Vierte Jahresversammlung der Gesellschaft Deutscher Neurologen und Psychiater, Köln,
24.-27. September 1938, Schwerpunkte: Die Lehren Meynerts, Wernickes und Kraepelins;
Ohr, Hirn und Nervensystem;

Fünfte Jahresversammlung der Gesellschaft Deutscher Neurologen und Psychiater, Wiesbaden,
26.-28. März 1939, Schwerpunkte: Die psychischen Störungen des Rückbildungsalters; Arteriosklerose und Kreislaufstörungen des Gehirns.

Ordnet man die auf den Jahresversammlungen der Gesellschaft Deutscher Neurologen und Psychiater
gehaltenen Berichte und Vorträge nach thematischen Schwerpunkten, so erkennt man einerseits, dass
Erbbiologie und Erbgesundheitspolitik breiten Raum einnehmen. Bei der Ersten Jahresversammlung
(1935) lassen sich insgesamt 28 Berichte und Vorträge diesem Themenkomplex zuordnen – er stand
damit eindeutig im Mittelpunkt der Veranstaltung. Anders sah es bei der Zweiten Jahresversammlung
(1936) aus, als nurmehr neun Berichte und Vorträge in das Gebiet der Erbbiologie und Erbgesundheitspolitik fielen. Auf der Dritten Jahresversammlung (1937) waren es 15, auf der Vierten (1938) 14, auf
der Fünften (1939) schließlich – infolge der teilweisen Verbindung der Veranstaltung mit der Jahresversammlung der Deutschen Gesellschaft für Innere Medizin – nur drei. Nicht nur mit Blick auf die
letzte Jahresversammlung vor Beginn des Zweiten Weltkriegs bleibt festzuhalten, dass Erbbiologie und
Erbgesundheitspolitik keineswegs den alles beherrschenden Themenkomplex bildeten. Auf den Jahresversammlungen wurden auch Themen verhandelt, die nicht oder allenfalls mittelbar mit Erbbiologie
und Erbgesundheitspolitik zu tun hatten, vor allem aus dem Bereich der Neurologie und Inneren
Medizin, der Hirnanatomie und -pathologie, aber auch der Psychotherapie und (wie noch zu zeigen
sein wird) der neuen Somatotherapien. Analysiert man die insgesamt 69 Beiträge, die sich eindeutig
dem Themenkomplex Erbbiologie und Erbgesundheitspolitik zuordnen lassen, so fällt auf, dass lediglich elf sich direkt und explizit auf konkrete erbgesundheitspolitische Fragen wie die Spruchpraxis der
Erbgesundheitsgerichte,[253] die erbbiologische Bestandsaufnahme,[254] die Verwahrung vermindert zurechnungsfähiger Straftäter in Heil- und Pflegeanstalten nach dem »Gesetz gegen gefährliche
Gewohnheitsverbrecher«,[255] die eugenische Neuausrichtung des Familienrechts,[256] Bevölkerungsstatistik und positive Eugenik[257] oder die Neudefinition des Krankheitsbegriffs bezogen,[258] davon allein
acht auf der Ersten Jahresversammlung der Gesellschaft Deutscher Neurologen und Psychiater. Nach
der biopolitischen Neuausrichtung der vereinigten psychiatrisch-neurologischen Fachgesellschaft
wurden die konkreten Fragen der wissenschaftlichen Politikberatung offenkundig aus dem Plenum der
Jahreshauptversammlungen in die Ausschüsse für psychische Hygiene und praktische Psychiatrie ver-

---

253   1935: Friedrich Meggendorfer, Die Abgrenzung des krankhaften Schwachsinns gegen die physiologische Beschränkt-
　　　heit; Karl Pönitz (Halle/Saale), Die ärztliche Beurteilung der »Dummheit« vor dem Erbgesundheitsobergericht; 1936:
　　　Felix Stemplinger, Nürnberg, Über die intellektuelle Spät- und Nachreife von Hilfsschulkindern.
254   1935: Hans Roemer, Bericht über die erbbiologische Bestandsaufnahme in den Krankenanstalten; Berthold Ostertag,
　　　Die Bedeutung einer sozialen Pathologie für die erbbiologische Bestandsaufnahme.
255   1935: Paul Schröder, Die Verwahrung vermindert zurechnungsfähiger Verbrecher in Heil- und Pflegeanstalten.
256   1935: Paul Nitsche/Falk Ruttke, Rassedienstliche Gesichtspunkte und Mitarbeit des Psychiaters bei Auslegung und
　　　Ausgestaltung des Familienrechts; 1936: Heinrich Lottig, Leitender Oberarzt am Jugendamt in Hamburg, Anlage und
　　　Umwelt bei Adoptionsfällen.
257   1935: *Siegfried Koller (1908-1998)*, Die Auslesevorgänge im Kampfe gegen die Erbkrankheiten; 1937: H.E. Grobig,
　　　Aus Untersuchungen in einer gehobenen Durchschnittsbevölkerung: Krankheits- und Begabungsprognose für die
　　　Kinder einer Bevölkerungsauslese. Zu Siegfried Koller vgl. Norbert Schappacher/Sigrid Oehler-Klein, Siegfried Koller
　　　und die neuen Herausforderungen der Statistik im Nationalsozialismus, in: Oehler-Klein (Hg.), Fakultät, S. 247-262.
258   1935: Hermann F. Hoffmann, Krank oder gesund?

lagert oder gleich auf der informellen Ebene verhandelt. Dagegen wurden Themen der Erbbiologie, insbesondere der psychiatrischen Genetik, auf den Jahresversammlungen der Gesellschaft Deutscher Neurologen und Psychiater intensiv behandelt. Ernst Rüdin und seinem Netzwerk war augenscheinlich sehr daran gelegen, die Forschungsergebnisse der psychiatrischen Genetik auf dem Forum der Jahresversammlungen der Fachöffentlichkeit vorzustellen, um die Basis für ein verstärktes erbgesundheitspolitisches Engagement zu schaffen.

»Moderne Betrachtungsweise«. Psychiatrische Genetik auf den Jahresversammlungen der Gesellschaft Deutscher Neurologen und Psychiater

Spätestens seit dem Ende der 1920er Jahre war die klassische Genetik in einem tiefgreifenden und weitreichenden Wandlungsprozess begriffen. Die bis dahin weithin gültige Vorstellung, dass sich jedes Merkmal monofaktoriell nach den Mendelschen Regeln einfach dominant oder einfach rezessiv vererbte, hielt den Ergebnissen der Mutationsforschung, der Populationsgenetik und der Entwicklungsphysiologie nicht stand und machte einem »höheren Mendelismus« Platz – dieser Begriff wurde 1934 von *Günther Just* (1892-1950) geprägt[259] –, der von sehr viel komplizierteren Mechanismen der Vererbung ausging. Es setzte sich die Einsicht durch, dass Gene nicht isoliert betrachtet werden dürfen, sondern nur im Kontext des genotypischen Milieus. Man begann zu verstehen, dass die Wirkung eines Gens stets von anderen Genen, ja sogar von der Gesamtheit des Genoms beeinflusst wird. Man erkannte, dass die Gene auf den Chromosomen nicht einfach wie Perlen auf einer Schnur willkürlich aneinandergereiht sind, sondern dass ihre Wirkung von ihrer Position im Genom abhängt. Hinzu kamen neue Erkenntnisse über die plasmatische Vererbung, die die Fixierung auf die Chromosomen zunehmend in Frage stellten. Zunehmend klarer zeichnete sich auch ab, dass die Wechselwirkungen innerhalb des Genoms, aber auch pränatale Einflüsse des intrauterinen Milieus während der Reifung des Embryos und sogar Einflüsse der äußeren Umwelt im Prozess der Phänogenese modifizierend auf die Manifestation von Genen einwirkten. Das Phänomen der so genannten »schwachen Gene« geriet in den Blick. Das Forschungsteam vom Kaiser-Wilhelm-Institut für Hirnforschung in Berlin-Buch um *Nikolaj Vladimirovich Timoféeff-Ressovsky* (1900-1981) und seine Frau *Elena Aleksandrovna* (1898-1973) hatte das Phänomen der Manifestationsschwankungen solcher Gene mit den drei Begriffen »Penetranz« (Häufigkeit, mit der sich ein genetisch bedingtes Merkmal im Phänotypus ausprägt), »Expressivität« (Grad der Ausprägung) und »Spezifität« (Art der Ausprägung, je nachdem, in welchem Teil des Körpers das Gen zur Ausprägung gelangt) zu fassen versucht – eine Terminologie, die allenthalben aufgegriffen wurde. Man erkannte, dass in vielen Fällen ein einziges Gen an der Ausprägung mehrerer Merkmale beteiligt ist und umgekehrt die Ausprägung eines Merkmals von mehreren Genen beeinflusst wird. Die Fortschritte der Differentialdiagnostik zeigten schließlich, dass ein und dasselbe klinische Erscheinungsbild sowohl genetisch als auch umweltbedingt sein konnte.[260]

Am Kaiser-Wilhelm-Institut für Anthropologie, menschliche Erblehre und Eugenik in Berlin-Dahlem arbeitete Eugen Fischer seit 1927 an einem neuartigen Konzept, das er als »Phänogenetik« bezeichnete. Diese stellte die so genannte »Phänogenese« in den Mittelpunkt der Betrachtung, die

259 Günther Just, Probleme des höheren Mendelismus beim Menschen, in: Zeitschrift für induktive Abstammungs- und Vererbungslehre 67 (1934), S. 263-268. Zum Folgenden auch: Doris Kaufmann, Eugenische Utopie und wissenschaftliche Praxis im Nationalsozialismus. Zur Wissenschaftsgeschichte der Schizophrenieforschung, in: Wolfgang Hardtwig (Hg.), Utopie und politische Herrschaft im Europa der Zwischenkriegszeit, München 2003, S. 309-325, hier: S. 319-322.

260 Helga Satzinger/Annette Vogt, Elena Aleksandrovna Timoféeff-Ressovsky (1898-1973) und Nikolaj Vladimirovic Timoféeff-Ressovsky (1900-1981), in: Ilse Jahn/Michael Schmitt (Hg.), Darwin & Co. Eine Geschichte der Biologie in Portraits, Bd. II, München 2001, S. 442-470.

Auffaltung des Organismus nach dem Bauplan des Genoms. Dabei richtete sich das Augenmerk auf die Wechselwirkungen zwischen den Genen, das Zusammenspiel von Anlage und Umwelt, vor allem auch auf die *zwischen* dem Genom und dem Phänom liegende Ebene der Proteine, Enzyme und Hormone, durch die sich Erbinformationen in den Körper einschreiben. Menschliche Erblehre unter den Vorzeichen der Phänogenetik öffnete sich der experimentellen Erbpathologie, der Entwicklungsphysiologie, der Embryologie und der Biochemie.[261] Die Umorientierung des Kaiser-Wilhelm-Institut für Anthropologie fügte sich gut in den *mainstream* der genetischen Forschung in Deutschland. Hier war die »amerikanische Richtung«, die sich darauf konzentrierte, die Weitergabe der Erbanlagen auf den Chromosomen und deren morphologische Struktur zu untersuchen, schon früh auf Skepsis gestoßen. Es wurde kritisiert, dass diese besondere Ausrichtung der Vererbungswissenschaft das Problem der Manifestierung der Erbanlagen vernachlässige, so dass der verschlungene Weg vom Genotypus zum Phänotypus im Dunkeln blieb. Die daraus entstehenden Formen der Entwicklungsgenetik bildeten den Hauptstrang genetischer Forschung in Deutschland in der Zwischenkriegszeit und machten – in enger Verschränkung mit der Forschung zur plasmatischen Vererbung und mit der Verknüpfung von Genetik und Evolutionsbiologie – die besondere Signatur der deutschen Genetik dieser Zeit aus.[262]

Auch die Mutationsforschung fand in Deutschland große Aufmerksamkeit. Der amerikanische Genetiker *Hermann Joseph Muller* (1890-1967), der zur Zeit der nationalsozialistischen Machtübernahme am Kaiser-Wilhelm-Institut für Hirnforschung arbeitete, hatte 1927 seine bahnbrechenden Experimente zur künstlichen Erzeugung von Mutationen durch Röntgenstrahlen bei der Fruchtfliege *Drosophila* vorgestellt. Die Ergebnisse der Strahlen- und Populationsgenetik legten nun nahe, dass die Mutationsraten in einer gegebenen Bevölkerung höher waren als ursprünglich angenommen, weil die heterozygoten Mutanten, bei denen sich das mutierte Gen nicht im Phänotypus ausprägte, nicht in Erscheinung traten.

Es war klar, dass die Entwicklungen in der Humangenetik eine Herausforderung für das Konzept der Empirischen Erbprognose darstellten, wie sie von Ernst Rüdin und seinem Mitarbeiterteam in der Genealogisch-Demographischen Abteilung der Deutschen Forschungsanstalt für Psychiatrie in München in den 1920er Jahren entwickelt worden war. Zwar hielt das Münchner Institut unbeirrt an seiner Methodik fest, dem Einfluss der Vererbung auf die Entstehung psychischer Erkrankungen mit Hilfe statistischer Wahrscheinlichkeitsaussagen nachzuspüren, doch begannen einzelne Forscher und Forscherinnen auch hier, andere methodische Zugänge zu erproben, insbesondere die von Otmar Freiherr v. Verschuer seit 1927 am Kaiser-Wilhelm-Institut für Anthropologie, menschliche Erblehre und Eugenik in Berlin-Dahlem entwickelte Zwillingsforschung.[263]

Eine Schlüsselrolle spielte hierbei Hans Luxemburger, der seit 1924 an der Deutschen Forschungsanstalt für Psychiatrie tätig war und seit Ende der 1920er Jahre die Zwillingsmethode anwandte. Seine Position im nationalsozialistischen Deutschland war überaus prekär, nachdem er im Dezember 1934 in einer öffentlichen Versammlung in der »Rassenfrage« mit dem berüchtigten »Frankenführer« *Julius Streicher* (1885-1946) aneinander geraten war. In der Folge dieses Konflikts scheiterte seine akademische Karriere – an eine Berufung auf einen Lehrstuhl war unter diesen Umständen nicht mehr zu denken. Luxemburgers Querelen mit der NSDAP und dem SS-Ahnenerbe zogen sich bis in den Zweiten Weltkrieg hin, bis Ernst Rüdin und der Stiftungsratsausschuss ihm im Mai 1940 schließlich nahelegten, die Deutsche Forschungsanstalt zu verlassen – Luxemburger meldete sich daraufhin zur Wehrmacht und schied 1941 – mittlerweile Beratender Psychiater beim Chef des Sanitätswesens der Luftwaffe –

---

261 Schmuhl, Grenzüberschreitungen, S. 83 f., 319-327.

262 Dazu grundlegend: Jonathan Harwood, Styles of Scientific Thought. The German Genetics Community 1900-1933, Chicago 1993.

263 Ebenso wie Otmar Frhr. v. Verschuer war auch Ernst Rüdin zum Siebten *International Congress of Genetics* eingeladen, der im August 1939 in Edinburgh tagte – ein Indiz für die hohe Wertschätzung, die Rüdins empirische Erbprognose auch international genoss. Roelcke, Funding, S. 77 f.

endgültig aus dem Münchner Institut aus.[264] Obwohl Hans Luxenburger ab 1935 bei der Partei als *persona non grata* galt, engagierte er sich in zahlreichen Publikationen für das nationalsozialistische Sterilisierungsprogramm, die rassenhygienische Eheberatung und die empirische Erbprognose. Vor allem aber entwarf er ein differenziertes Konzept der Anlage-Umwelt-Problematik, das den neuen Erkenntnissen der menschlichen Erblehre Rechnung trug und im Hinblick auf den Indikationenkatalog des »Gesetzes zur Verhütung erbkranken Nachwuchses« manche kritische Frage aufwarf. Dass Ernst Rüdin, weit davon entfernt, diese neue Herausforderung für Eugenik und Erbgesundheitspolitik mit Stillschweigen zu übergehen, dem Konzept Luxenburgers offenbar einen hohen Stellenwert für die Fortentwicklung der psychiatrischen Genetik beimaß,[265] zeigt sich daran, dass er Luxenburger mit einem Vortrag über »Zwillingspathologische Untersuchungen im schizophrenen Kreis« an exponierter Stelle in der letzten Sektion der Ersten Jahresversammlung der Gesellschaft Deutscher Neurologen und Psychiater am 4. September 1935 platzierte. Bei dieser Gelegenheit entwickelte Luxenburger vor den versammelten Neurologen und Psychiatern sein neues Konzept, das er kurz darauf in einem Kapitel über »eugenische Prophylaxe« in der sechsten Auflage des von *Eugen Bleuler* (1857-1939)[266] herausgegebenen »Lehrbuchs der Psychiatrie«, die 1937 im Verlag Julius Springer in Berlin erschien, schriftlich niederlegte.

Die Zeit liege »noch nicht sehr weit zurück«,[267] so Luxenburger in seinem Lehrbuchartikel, da man geglaubt habe, »in der Krankheitskunde zwischen Erbleiden und Nicht-Erbleiden alternativ trennen zu können«. Damals habe man »die einzige Ursache für die Erbleiden [...] in der krankhaften Anlage, die einzige Ursache für die Nicht-Erbleiden in irgendwelchen Einflüssen der Umwelt« gesehen. »Mit der Zeit« – hier spielte Luxenburger auf die Entwicklungen der 1920er Jahre an – habe man erkannt, »dass es noch eine Zwischenstufe geben müsse«. Man meinte, Krankheiten bestimmen zu können, bei deren Entstehung wohl die Umwelt eine »ausschlaggebende Rolle« spiele, wobei die Umwelteinflüsse aber nur dann wirksam würden, wenn sie auf eine entsprechende Veranlagung träfen, wie etwa bei der Arteriosklerose.

Luxenburger kritisierte dieses Konzept scharf: Man habe sich letztlich nicht von dem einfachen Dualismus Erbleiden/Nicht-Erbleiden lösen können, sondern lediglich mit den »konstitutionellen Leiden« einen »Fremdkörper« mit »Bastardcharakter« in das System eingefügt. Der Grundfehler dieses Systems sei es gewesen, dass es die »Erbleiden« »unangetastet« gelassen habe. »Die Erblehre bezog, geblendet von gewissen scheinbar einfachen Verhältnissen in der experimentellen Genetik – die sich inzwischen als keineswegs einfach herausgestellt haben – und gereizt durch die ablehnende oder zum mindesten skeptische Haltung der Klinik allen erbbiologischen Fragen gegenüber eine radikale Stellung, die wie alle derartigen Positionen auf die Dauer nicht gehalten werden konnte.« Heute – also Mitte der 1930er Jahre – wisse man, »dass grundsätzlich auch bei den erblichen Leiden neben der Anlage die Umwelt eine Rolle spielt, und zwar eine Rolle als echte Ursache«,[268] nicht nur als »auslösen-

---

264 Dazu ausführlich: Weber, Ernst Rüdin, S. 142 ff., 240 ff.; Weindling, Health, S. 511; Weiss, Nazi Symbiosis, S. 156 ff.

265 Dies gegen Matthias M. Weber, Ernst Rüdin, S. 242, wo Luxenburgers Konzept eher randständig erscheint. An dieser Stelle soll dagegen mit Doris Kaufmann argumentiert werden, dass es zwischen Rüdin und Luxenburger zu einer Art »Arbeitsteilung« kam. Während Rüdin »in den 1930er Jahren als Redner, Publizist und Wissenschaftsmanager die Ergebnisse seines Instituts [...] der nationalsozialistischen Rassenpolitik andiente«, sorgte Luxenburger »durch seine dem zeitgenössischen wissenschaftlichen Kenntnisstand und den wissenschaftlichen Regeln folgende Argumentation für eine Akzeptanz und Verankerung der rassenhygienischen erbpsychiatrischen Forschung in akademischen Kreisen und im Fach Psychiatrie«. Kaufmann, Utopie, S. 324.

266 Unter Mitwirkung von Josef Berze, Hans Luxenburger und Friedrich Meggendorfer.

267 Hans Luxenburger, Eugenische Prophylaxe (Kurzer Abriss der Psychiatrischen Erblehre und Erbgesundheitspflege), in: Eugen Bleuler, Lehrbuch der Psychiatrie, 6. Aufl., Berlin 1937, S. 130-177, Zitat: S. 131. Danach auch die folgenden Zitate. – Vgl. auch: Hans Luxenburger, Die Vererbung der psychischen Störungen, in: Oswald Bumke (Hg.), Handbuch der Geisteskrankheiten, Ergänzungsband, Berlin 1939, S. 1-133.

268 Luxenburger, Prophylaxe, S. 132. Danach auch die folgenden Zitate (Hervorhebungen im Original).

des Element«. Luxenburger berief sich hier übrigens explizit auf die Zwillingsforschungen zur Tuberkulose, mit denen Otmar v. Verschuer und *Karl Diehl* (1896-1969) am Kaiser-Wilhelm-Institut für Anthropologie, menschliche Erblehre und Eugenik seit 1930 für Furore gesorgt hatten.

Luxenburger führte schließlich »die gesamte Lehre vom Krankhaften« auf ein »ebenso einfaches wie sinnvolles System« zurück: »Jedes Leiden entsteht als Ergebnis des Zusammenspiels zweier Ursachengruppen: die eine Gruppe ist die *Anlage* oder besser die Gesamtheit dessen, was vererbt wird, der Genotypus also, die andere ist die *Umwelt*.« Luxenburger hielt sich streng an das Begriffspaar Genotypus/Phänotypus und hob ausdrücklich hervor, dass es eigentlich »keine Erbleiden« gebe, sondern lediglich »erbliche Ursachengruppen im Ursachengesamt der Leiden«. Auch den Begriff der Umwelt differenzierte Luxenburger weiter aus. Neben den äußeren Einflüssen, die auf einen Organismus einwirken, zog er auch das Zytoplasma in Betracht, das zwar »kein Träger von Erbanlagen«[269] sei, die »Manifestation von Erbanlagen« aber beeinflusse. Vom Genotypus aus gesehen bildeten Zytoplasma und Außenwelt die so genannte »paratypische Umwelt«.

Auf diesem Wege fortschreitend, gelangte Luxenburger in seiner Krankheitslehre zu einem *Kontinuum* von Krankheiten, auch von psychischen Krankheiten, die mehr oder weniger vom Genotypus, weniger oder mehr von der Umwelt verursacht sind. Luxenburger hielt zwar an den Begriffen »Erbleiden« und »Nicht-Erbleiden« fest, er gebrauchte sie aber, wie er selber sagte, »nicht mehr statisch, sondern dynamisch«.[270] Erbleiden waren für ihn solche Leiden, bei deren Entstehung die Anlage im Vordergrund stand, umgekehrt definierte er Nicht-Erbleiden als solche, bei deren Entstehung die Umwelt die Hauptrolle spielte. *Reine* Erbleiden gab es für ihn genauso wenig wie *reine* Nicht-Erbleiden. Das neue, dynamische Modell der Anlage-Umwelt-Wirkungen sei nicht etwa nur »eine spielerische Marotte«. Das ältere, mittlerweile überwundene »Dogma von der Unheilbarkeit der Erbkrankheiten« habe zu der Ansicht geführt, »dass es aussichtslos« sei, »an die Erbkrankheiten mit Maßnahmen der Prophylaxe und Therapie heranzutreten«. Das habe eine Spaltung im Lager der Psychiater zur Folge gehabt: »Die einen resignierten und streckten den Erbkrankheiten gegenüber die Waffen, die anderen lehnten die Erblichkeit mehr oder weitgehend ab, da sie Prophylaxe und Therapie nicht preisgeben wollten.« Die »moderne Betrachtungsweise«[271] hingegen räume mit dem Irrtum auf, »dass den Erbleiden gegenüber grundsätzlich *nur* eine eugenische Prophylaxe möglich sei« – Prophylaxe und Therapie machten in dieser Perspektive auch bei vermeintlichen »Erbleiden« Sinn, wenn sie bei den mit verursachenden Umwelteinflüssen ansetzten. Umgekehrt bedeutete die »moderne Betrachtungsweise«, dass die »Erbgesundheitspflege« ihr Aufgabengebiet auf die vermeintlichen »Nicht-Erbleiden« ausdehnen müsse, weil es gelte, erbliche Faktoren, die hier mit verursachend wirkten, zu erkennen und – das sprach Luxenburger an dieser Stelle nicht offen an – auszumerzen. Erbgesundheitspflege« und »Gesundheitspflege« müssten sich zu einer umfassenden »Volksgesundheitspflege« ergänzen.

In seinem Vortrag auf der Ersten Jahresversammlung der Gesellschaft Deutscher Neurologen und Psychiater hatte Luxenburger sein neues Anlage-Umwelt-Konzept am Beispiel der Schizophrenie dargelegt. Im Hinblick auf die praktischen Konsequenzen seiner Konsequenzen hatte er noch nicht ganz so konsequent argumentiert wie in seinem kurz darauf veröffentlichten Lehrbuchartikel. Es seien Fälle von Schizophrenie denkbar, bei denen die äußere Umwelt keine Rolle spiele (wohl aber die innere Umwelt) – hier sei »eine rein schicksalsmäßige Entstehung und ein rein schicksalsmäßiger Verlauf der Erbkrankheit anzunehmen, da kein individualprophylaktisches und kein individualtherapeutisches Eingreifen etwas an dieser Art der paratypischen Umweltwirkung wird ändern können, vielmehr alles

---

269 Ebd., S. 133. Danach auch die folgenden Zitate.
270 Ebd., S. 134. Danach auch die folgenden Zitate.
271 Ebd., S. 135. Danach auch die folgenden Zitate.

der eugenischen Ausmerze überlassen bleiben muss.«[272] Umgekehrt werde die genaue Erforschung der Wirkungen der Außenwelt, des Zytoplasmas und des Genotypus »jene Erbkrankheiten aufzeigen, bei denen eine kausale Individualtherapie und Prophylaxe besondere Erfolge erwarten lässt.« Im Hinblick auf die »Volksgesundheitspflege« sei dies von grundsätzlicher Bedeutung, erlaube es doch den punktgenauen Einsatz der eugenischen wie der ärztlichen Praxis bei den »Objekte[n]«, »an denen sie stärkste Wirkungen entfalten kann.« In diesem Denken bildeten Eugenik, psychische Hygiene und Individualtherapie komplementäre Elemente, ein Gedanke, der die politische Strategie der Gesellschaft Deutscher Neurologen und Psychiater in den kommenden Jahren bestimmen sollte.

An die Konzeption Luxenburgers anknüpfend, behandelten mehr als fünfzig Berichte und Vorträge auf den Jahresversammlungen der Gesellschaft Deutscher Neurologen und Psychiater zwischen 1935 und 1939 den Einfluss des Erbfaktors auf die Entstehung geistiger Behinderung, Epilepsie, Schizophrenie und anderer Psychosen, »Psychopathie« und Veranlagung zu »asozialem« und »kriminellem« Verhalten, aber auch neurodegenerativer Erkrankungen, Hirntumoren, Polio u.a. Ein Blick auf die Referenten und Referentinnen zeigt die starke Präsenz des Forschungsteams um Ernst Rüdin an der Genealogisch-Demographischen Abteilung der Deutschen Forschungsanstalt für Psychiatrie. Neben Hans Luxenburger[273] sind hier *Walter Ritter v. Baeyer* (1904-1987),[274] Claus Conrad,[275] *Reinhart Formanek* (1908-1973),[276] *Hermann Ernst Grobig* (* 1903),[277] *Albert Harrasser* (1903-1977),[278] *Käthe Hell*,[279] *Karlheinz Idelberger* (1909-2003),[280] Adele Juda,[281] Willibald Scholz,[282] Bruno Schulz,[283] Friedrich Stumpfl,[284]

272 Rüdin/Nitsche, Jahresversammlung der Gesellschaft Deutscher Neurologen und Psychiater 1935, S. 109. Danach auch die folgenden Zitate. – Vgl. Kaufmann, Utopie, S. 322.
273 Er hielt 1936 einen weiteren Vortrag über »Neuere Ergebnisse der psychiatrischen Erbprognose«.
274 Über die Erbbiologie der pathologischen Schwindler (1935).
275 Die Bedeutung der Erbanlage bei der Epilepsie. Untersuchung an 253 Zwillingspaaren (1935); Über die erb- und konstitutionsbiologische Forschung am Epilepsieproblem (1937). Conrad wechselte 1938 zu Ernst Kretschmer an die Psychiatrische Universitätsklinik nach Marburg. Vgl. Weber, Ernst Rüdin, S. 246.
276 Zur Frage der symptomatischen Entstehung von Psychosen. Vorläufige Mitteilung über Familienuntersuchungen an Fällen der Nr. 9 des psychiatrischen Diagnosenschemas (1938). Formanek gehörte zu dem Kreis österreichischer Nationalsozialisten an der Deutschen Forschungsanstalt Vgl. Weber, Ernst Rüdin, S. 249.
277 Aus Untersuchungen in einer gehobenen Durchschnittsbevölkerung: Krankheits- und Begabungsprognose für die Kinder einer Bevölkerungsauslese (1938). Vgl. Weber, Ernst Rüdin, S. 249.
278 Konstitution und Rasse bei oberbayerischen endogenen Psychotikern (1936); Rasse und Körperkonstitution bei Schizophrenie. Weitere Ergebnisse aus Untersuchungen in Oberbayern (1937). Es sind dies die beiden einzigen Vorträge auf den Jahresversammlungen der Gesellschaft Deutscher Neurologen und Psychiater, die auf den Faktor »Rasse« Bezug nehmen. Zum Hintergrund: Andrea Adams, Psychopathologie und »Rasse«. Verhandlungen »rassischer« Differenz in der Erforschung psychischer Leiden (1890-1933), Bielefeld 2013. – Harrasser gehörte zu dem Kreis österreichischer Nationalsozialisten an der Deutschen Forschungsanstalt. Weber, Ernst Rüdin, S. 247 f. Vgl. allgemein: Roelcke, Programm.
279 Geburt und Schwachsinn (1938). Käthe Hell war – neben Friedrich Stumpfl und Julius Deussen – an Untersuchungen im oberbayerischen »Wanderhof Herzogsägmühle« beteiligt. Vgl. Weber, Ernst Rüdin, S. 248.
280 Die Intelligenz bei Zwillingen mit angeborenem Klumpfuß (1936). Vgl. Weber, Ernst Rüdin, S. 246.
281 Zur Ätiologie des Schwachsinns. Neue Untersuchungen an Hilfsschulzwillingen (1938). Vgl. Weber, Ernst Rüdin, S. 144, 244 f.
282 Anatomische Anmerkungen zu den Beziehungen zwischen Epilepsie und Idiotie (1935).
283 Empirische Untersuchungen über die Bedeutung beidseitiger Belastung mit endogenen Psychosen. Vgl. Weber, Ernst Rüdin, S. 144 f., 243.
284 Über die Art der Erbanlage bei Schwerkriminellen (1935); Untersuchungen an psychopathischen Zwillingen (1936); Ergebnisse von Untersuchungen an einer lückenlosen Serie psychopathischer, nichtkrimineller Zwillinge (1937). Vgl. Weber, Ernst Rüdin, S. 248. Auch Stumpfl gehörte zu dem Kreis österreichischer Nationalsozialisten an der Deutschen Forschungsanstalt. Vgl. ebd., S. 248.

Hildegard Then Berg[285] und Karl Thums[286] zu nennen.[287] Stark vertreten waren ferner Forscher vom Rheinischen Provinzial-Institut für psychiatrisch-neurologische Erbforschung in Bonn um *Kurt Pohlisch* (1893-1955) und Friedrich Panse.[288] Dagegen kamen Forscher aus dem Kaiser-Wilhelm-Institut für Anthropologie, menschliche Erblehre und Eugenik, dem zweiten Zentrum humangenetischer Forschung, das in scharfer Konkurrenz zur Deutschen Forschungsanstalt für Psychiatrie stand, auf den Jahresversammlungen der Gesellschaft Deutscher Neurologen und Psychiater kaum zu Wort.[289] Immerhin fand die in Dahlem entwickelte Zwillingsforschung – neben der Empirischen Erbprognose und der Genealogie – in den erbbiologischen Vorträgen auf den Jahresversammlungen der Gesellschaft Deutscher Neurologen und Psychiater ein nachhaltiges Echo.[290]

»Energische Berücksichtigung der erbbiologischen Forschung«. Die Zeitschriften

Im Januar 1935 erläuterte Carl Schneider, nun auch offiziell Herausgeber der »Allgemeinen Zeitschrift für Psychiatrie und psychisch-gerichtliche Medizin«, seine Vorstellungen in der »Zeitschriftenfrage«. Grundsätzlich erklärte er sich damit einverstanden, dass die »Allgemeine Zeitschrift für Psychiatrie« und die »Zeitschrift für psychische Hygiene« »miteinander verschmolzen«[291] würden – dabei wollte er letztere »auflösen« und gleichzeitig »einen erheblichen Teil der darin erschienenen Arbeiten aussieben«. Der Anteil der Arbeiten zum Gebiet der psychischen Hygiene, deren Qualität Schneider sehr kritisch sah, sollte deutlich verkleinert werden. Wichtig war es Schneider, den Verlag dazu zu bringen, (histologische) Abbildungen zuzulassen, damit die »Allgemeine Zeitschrift für Psychiatrie« die »Gesamtpsychiatrie« abdecken könnte und damit wieder »wettbewerbsfähig« würde, nachdem sie mit der Zeit hinter den anderen psychiatrischen Fachzeitschriften zurückgeblieben sei. Dass die Erbbiologie künftig breiten Raum einnehmen sollte, sei ihm, so Schneider, »selbstverständlich« und »auch deswegen erwünscht«, weil er die Zeitschrift gerne »unter der Parole: Bereinigung der Kluft zwischen Anstalten und Kliniken« führen wollte und »die Anstalten gerade in der Erbbiologie ebenso wie in der Histopathologie große gesamtpsychiatrische Möglichkeiten entfalten« könnten.

Aus den hochfliegenden Plänen wurde jedoch nichts. Schon 1937 teilte Carl Schneider mit, dass es ihm »infolge des ihm in Heidelberg mit der Zeit erwachsenen großen Pflichtenkreises nicht möglich

---

285 Zur Frage der psychischen und neurologischen Erscheinungen bei Diabeteskranken und deren Verwandten (1938). Vgl. Weber, Ernst Rüdin, S. 246.

286 Vorläufige Mitteilung über Zwillingsuntersuchungen bei multipler Sklerose (1935); Zwillingsuntersuchungen bei cerebraler Kinderlähmung (Littlescher Krankheit, angeborener spastischer Hemi-, Di- und Tetraplagie) (1936); Neue neurologische Zwillingsuntersuchungen: Angeborene cerebrale Kinderlähmung und Erbgesundheitspflege (1938). Thums gehörte ebenfalls zu dem Kreis österreichischer Nationalsozialisten an der Deutschen Forschungsanstalt. Vgl. Weber, Ernst Rüdin, S. 247.

287 In diese Reihe gehört schließlich auch der Vortrag von Franz Kallmann über »Erbprognose und Fruchtbarkeit bei den verschiedenen klinischen Formen der Schizophrenie«, der 1935 verlesen wurde.

288 Florin Laubenthal, Encephalographische Erfahrungen bei der erblichen Epilepsie (1936); Kurt Pohlisch, Epilepsie (Bericht; 1937); *Konrad Troeger* († 1939), Sippen von krampfkranken Hirnverletzten und von Kranken mit erblicher Fallsucht – eine Gegenüberstellung (1937); Friedrich Panse, Huntington-Sippen des Rheinlandes (1937); *Günter Elsäßer* (* 1907), Endogen geisteskranke Elternpaare und ihre Nachkommen (1938). Troeger war von Panse eingestellt worden, obwohl er als Sozialdemokrat galt. Forsbach, Medizinische Fakultät, S. 209 f. Zu Elsäßer vgl. ebd., S. 221-224.

289 *Peter Emil Becker* (1908-2000), Zur Erblichkeit der Motorik (1937); *Horst Geyer* (1907-1958), Subcorticale Mechanismen bei schlafenden Zwillingen (1937); Horst Geyer/Ole Pedersen, Zur Erblichkeit der Neubildungen des Zentralnervensystems (1938). Vgl. Schmuhl, Grenzüberschreitungen, S. 215 f.

290 Zehn Vorträge stützten sich explizit auf die Zwillingsmethode, davon stammten acht aus der Deutschen Forschungsanstalt für Psychiatrie.

291 Aktennotiz Carl Schneider (Abschrift), 14.1.1935, MPIP-HA: GDA 129.

gewesen [sei], sich der Umgestaltung der Zeitschrift so zu widmen, wie er selbst gewünscht und für nötig gehalten«[292] hätte. Nach einer Besprechung mit dem Verlag Walter de Gruyter & Co. am 7. Juni 1937 wandten sich Nitsche und Rüdin mit der Anfrage an Hans Roemer, ob er nicht die Herausgabe der »Allgemeinen Zeitschrift für Psychiatrie« übernehmen wolle. Bei dieser Gelegenheit entwarfen sie ihre Vorstellungen über die Zukunft der Zeitschrift. Die angestrebte »Hebung des Niveaus« glaubten sie durch eine »energische Berücksichtigung der erbbiologischen Forschung« erreichen zu können. »Während früher naturgemäß das eigentliche Anstaltswesen eine sehr starke Berücksichtigung fand, wird dies in bisherigem Maße nicht mehr notwendig und wünschenswert sein. Dafür soll eben die praktische Tätigkeit der Psychiater, aber auch die psychiatrische Arbeit der Amtsärzte in Durchführung der neuen erbbiologischen Aufgaben weitgehend berücksichtigt werden.« Angeregt wurden »zusammenfassende Sammelberichte«, die »die erbbiologische Forschung«, »die Klinik der Erbkrankheiten«, »die Entwicklung der Spruchpraxis der Erbgesundheitsgerichte«, »Ehefragen«, »die psychiatrische Gutachtertätigkeit« u.a. berücksichtigen sollten. Die jährlichen Literaturberichte, die bis dahin als Beilage der »Allgemeinen Zeitschrift für Psychiatrie« erschienen waren, sollten wegfallen. Die Vereinigung mit der »Zeitschrift für psychische Hygiene« wurde erneut als Möglichkeit in den Raum gestellt.

Paul Nitsche bat Ernst Rüdin, vor einer endgültigen Übereinkunft mit Hans Roemer die »Zeitschriftenfrage« noch einmal im Beirat der Gesellschaft Deutscher Neurologen und Psychiater zu besprechen.[293] Rüdin lehnte dies mit der Begründung ab, dass im Beirat »immer nur kritisiert und nichts Brauchbares vorgeschlagen«[294] werde. Schließlich einigte man sich im engsten Kreis. Von 1938 an wurde die »Allgemeine Zeitschrift für Psychiatrie und ihre Grenzgebiete« – wie sie fortab hieß – von Hans Roemer herausgegeben. Der Redaktionsstab, dem bis dahin *Josef Berze* (1866-1957),[295] Eugen Bleuler, Karl Bonhoeffer, *Max Fischer* (1862-1940)[296] und Karl Kleist angehört hatten, wurde durch Ernst Rüdin und seine wichtigsten Verbündeten in der Wissenschaft – Friedrich Ast, Ernst Kretschmer, Paul Nitsche und Carl Schneider – und in der Politik – Arthur Gütt und Hans Reiter – ergänzt. Die Zeitschrift trat nun als »Offizielles Organ der Gesellschaft Deutscher Neurologen und Psychiater (Psychiatrische Abteilung)« auf.[297] Roemer war von 1938 an auch der alleinige Herausgeber der »Zeitschrift für psychische Hygiene«, die sich als »Offizielles Organ des Deutschen Ausschusses für psychische Hygiene der Gesellschaft Deutscher Neurologen und Psychiater« bezeichnete und als »Beilage der Allgemeinen Zeitschrift für Psychiatrie« erschien. Bis dahin war die Zeitschrift von einem Herausgebergremium, bestehend aus Nitsche, Roemer, Rüdin, Sommer und Weygandt, besorgt worden. Fortab wurde Roemer von einem Redaktionsstab unterstützt, dem Nitsche, Rüdin, Weygandt und nun auch Kurt Pohlisch angehörten.

---

292 Nitsche an Roemer, 8.6.1937, MPIP-HA: GDA 130. Danach auch die folgenden Zitate.

293 Nitsche an Rüdin, 5.8.1937, MPIP-HA: GDA 130. Hier warf Nitsche beiläufig auch die Frage auf, ob man Johannes Breslers »Psychiatrisch-Neurologische Wochenschrift« eingehen lassen sollte.

294 Rüdin an Nitsche, 7.8.1937, MPIP-HA: GDA 130.

295 Zu seiner Rolle bei der Umsetzung des Sterilisierungsprogramms in Wien: Claudia Andrea Spring, Zwischen Krieg und Euthanasie. Zwangssterilisationen in Wien, 1940-1945, Wien u.a. 2009, S. 132 f. Zur Biographie: Eberhard Gabriel, Josef Berze (1866-1957). Anstaltspsychiater, Psychopathologe, Schizophrenieforscher, Reformpsychiater, in: Schriftenreihe der Deutschen Gesellschaft für Geschichte der Nervenheilkunde 20 (2014), S. 285-300.

296 Max Fischer war bis 1927 Direktor der Heil- und Pflegeanstalt Wiesloch gewesen. Nach seiner Pensionierung holte ihn sein Cousin Eugen Fischer als Mitarbeiter an das Kaiser-Wilhelm-Institut für Anthropologie, menschliche Erblehre und Eugenik. Kreuter, Neurologen, S. 341-344; Schmuhl, Grenzüberschreitungen, S. 78.

297 Die alte Angabe auf dem Titelblatt »herausgegeben von Deutschlands Irrenärzten«, auf die man bis dahin großen Wert gelegt hatte, verschwand. – Ernst Rüdin stellte dem 107. Band der »Allgemeinen Zeitschrift für Psychiatrie und ihre Grenzgebiete« einen programmatischen Aufsatz voran: Ernst Rüdin, Die empirische Erbprognose, die Zwillingsmethode und die Sippenforschung in ihrer Bedeutung für die psychiatrische Erbforschung und für die Psychiatrie überhaupt, in: Allg. Zschr. Psychiatr. 107 (1938), S. 3-20.

Betrachtet man die Originalbeiträge in der »Allgemeinen Zeitschrift für Psychiatrie«, so erkennt man, dass ab Band 102 (1934) – also schon vor der offiziellen Übernahme der Herausgeberschaft durch Carl Schneider – regelmäßig Themen aus dem Bereich der Erbbiologie und mehr noch der Erbgesundheitspolitik (Begutachtung einzelner Krankheitsbilder vor den Erbgesundheitsgerichten, die Frage der Abtreibung, die Rolle der Außenfürsorge bei der »erbbiologischen Bestandsaufnahme«, eugenische Gesichtspunkte des Ehe- und Familienrechts, Unterbringung vermindert zurechnungsfähiger Straftäter in Heil- und Pflegeanstalten, eugenische Gesetzgebung im Ausland usw.) behandelt wurden, eine Tendenz, die sich ab Band 107 (1938) zunächst noch verstärkte und mit Band 112 (1939), der Festschrift zum 65. Geburtstag Ernst Rüdins, ihren Höhepunkt erreichte, um danach wieder deutlich zurückzugehen. Sieht man von diesem Band ab, so drängten Erbbiologie und Erbgesundheitspolitik andere Themenbereiche jedoch keineswegs völlig in den Hintergrund. So fällt die überraschend hohe Zahl von Beiträgen zu den neuen Somatotherapien (Insulinkoma-, Cardiazol- und Elektrokrampftherapie) ins Auge[298] – dazu später mehr.

»... dass uns die guten Ausländer doch keinen aufrichtigen Gegenwert dafür geben«. Die Gesellschaft Deutscher Neurologen und Psychiater und die internationalen Konferenzen für psychische Hygiene

»Was ist das nur für ein schreckliches Zeug mit dieser psychischen Hygiene immer! So verworren dieser Begriff [...] und so symbolisch die ganze Sache ist, so ist [es] aber doch wohl richtig für uns Deutsche, [...] die Fühlung mit den anderen Ländern aus diesem Anlass aufrechtzuerhalten.«[299] Dieser Stoßseufzer Paul Nitsches bringt nicht nur seine, sondern auch die Haltung Ernst Rüdins auf den Punkt: An sich hatten die beiden für die *Mental Health*-Bewegung wenig übrig, deren Treffen boten ihnen aber – da es vergleichbare internationale Psychiatriekongresse nicht gab – die einzige Plattform, um im Ausland *unter Fachkollegen* für ihr Konzept der psychiatrischen Genetik und Rassenhygiene und für die Erbgesundheitspolitik des nationalsozialistischen Staates zu werben. Während Ernst Rüdins Rolle auf den Konferenzen der *International Federation of Eugenic Organizations* in Zürich im Jahre 1934 und in Scheveningen im Jahre 1936 als gut erforscht gelten kann,[300] liegt die Politik Rüdins und Roemers, des Deutschen Verbandes für psychische Hygiene und der Gesellschaft Deutscher Neurologen und Psychiater im Hinblick auf die internationalen Konferenzen auf dem Feld der psychischen Hygiene ab 1933 noch weitgehend im Dunkeln.[301] Ihr soll daher an dieser Stelle das besondere Augenmerk gelten.

298 Zu entsprechenden Tendenzen in der Zeitschrift »Der Nervenarzt« vgl. Roelcke, Funding, S. 85.

299 Nitsche an Rüdin, 8.11.1935, MPIP-HA: GDA 130.

300 Dazu grundlegend: Stefan Kühl, Die Internationale der Rassisten. Aufstieg und Niedergang der internationalen Bewegung für Eugenik und Rassenhygiene im 20. Jahrhundert, Frankfurt/New York 1997, S. 127-131, 137-144. Rüdin nutzte seine Position als Präsident der IFEO, um Einfluss auf den Kreis der Teilnehmer an den internationalen Konferenzen zu nehmen. So verhinderte er die Teilnahme Rainer Fetschers an der Konferenz im Juli 1934 in Zürich und des katholischen Eugenikers *Hermann Muckermann* (1877-1962) an der Konferenz im Juli 1936 in Scheveningen. Im Falle Fetschers berief sich Rüdin auf den »Gesundheitskommissar für Sachsen«, Ministerialrat Wegner, der »Einspruch« gegen den Auftritt Fetschers in Zürich erhoben habe. Rüdin fragte bei Fetscher an, ob er sich dem »Wunsche« Wegners »fügen« wolle. »Im Weigerungsfalle würde sich dieser besondere Maßnahmen vorbehalten« (IFEO/Rüdin an Fetscher, 24.6.1934, Privatbesitz). – Auf den Konferenzen in Zürich und Scheveningen kam nur vereinzelt Kritik von niederländischen und französischen Delegierten an der nationalsozialistischen Erbgesundheitspolitik auf. Auch nachdem der Schwede *Torsten Sjögren* (1896-1974) im Jahre 1936 die Präsidentschaft übernommen hatte, entwickelte sich die IFEO weiter »zu einem willfährigen Propagandainstrument der nationalsozialistischen Regierung« (Kühl, Internationale, S. 141). Der nächste Kongress der IFEO sollte vom 26. bis 28. August 1940 in Wien stattfinden (ebd., S. 143).

301 Knappe Bemerkungen bei: Plezko, Handlungsspielräume, S. 32-35.

Seit 1927 bestand ein »Europäischer Viererausschuss«, bestehend aus den Franzosen *Édouard Toulouse* (1865-1947) und *Georges Genil-Perrin* (1882-1964), dem Belgier *Auguste Ley* sowie Robert Sommer, der den Austausch zwischen den europäischen Verbänden für psychische Hygiene organisieren sollte. Bei einem Treffen der europäischen Organisationen für psychische Hygiene im September 1931 in Paris wurde dieser Ausschuss durch den Briten *Hubert Bond* (1870-1945), den Schweizer *André Repond* (1886-1973) sowie Wilhelm Weygandt ergänzt. Bei dieser Gelegenheit hatte man auch beschlossen, in den Jahren, in denen kein Internationaler Kongress für psychische Hygiene abgehalten wurde, so genannte »Europäische Vereinigungen (Reunionen) für psychische Hygiene« zu veranstalten.[302]

Internationale Tagungen zur psychischen Hygiene, 1930 – 1939

Erster Internationaler Kongress für psychische Hygiene, 1930, Washington;

Erste Europäische Vereinigung (Reunion) für psychische Hygiene, Mai 1932, Paris;

Zweite Europäische Vereinigung (Reunion) für psychische Hygiene, September 1933, Rom;

(Informelles Treffen der europäischen Organisationen für psychische Hygiene, November 1934, Bern);

Dritte Europäische Vereinigung (Reunion) für psychische Hygiene, Juli 1935, Brüssel;

Vierte Europäische Vereinigung (Reunion) für psychische Hygiene, Oktober 1936, London;

Zweiter Internationaler Kongress für psychische Hygiene, Juli 1937, Paris;

Fünfte Europäische Vereinigung (Reunion) für psychische Hygiene, August 1938, München;

Sechste Europäische Vereinigung (Reunion) für psychische Hygiene, Juni 1939, Lugano.

Im Mai 1932 fand die erste solche Veranstaltung in Paris statt, bei der Ernst Rüdin über »Eugenik und geistige Prophylaxe« sprach – »die Versammlung interessierte sich lebhaft für das eugenische Referat«.[303] Die Zweite Europäische Vereinigung für psychische Hygiene folgte dann im September 1933 in Rom. Hier referierte Hans Roemer über »Die Bedeutung der Familie für die psychische Hygiene«, wobei er die »Regierung der nationalen Erhebung« lobte, gleich nach der Machtübernahme Maßnahmen gegen die hemmungslose Fortpflanzung von »»Ballastexistenzen‹« – »Schwachsinnigen«, »Psychopathen« und »Antisozialen« – ergriffen zu haben.[304] Wie Roemer im Nachhinein berichtete, löste »die Erwähnung des Sterilisationsgesetzes […] eine außerordentlich lebhafte Erörterung aus.«[305] Hier deutet sich bereits an, dass das »Gesetz zur Verhütung erbkranken Nachwuchses« auf der internationalen Bühne kontrovers diskutiert wurde.

---

302 Roemer, Organisation, S. 38.
303 Niederschrift über die III. Mitgliederversammlung des Deutschen Verbandes für psychische Hygiene und Rassenhygiene in Münster i. W. in der Bücherei der Psychiatrischen- und Nervenklinik der Universität am 24. Mai 1934, 18 Uhr, MPIP-HA: GDA 127. Danach auch das folgende Zitat. – Die Jahresangaben in dem Bericht von Roemer, Organisation, S. 38, sind fehlerhaft.
304 Hans Roemer, Die Bedeutung der Familie für die psychische Hygiene (Abdruck des Referats in Rom vom 27. September 1933), in: Zschr. psych. Hyg. 7 (1934), S. 18-27, Zitat: S. 24.
305 Niederschrift über die III. Mitgliederversammlung des Deutschen Verbandes für psychische Hygiene und Rassenhygiene in Münster i. W. in der Bücherei der Psychiatrischen- und Nervenklinik der Universität am 24. Mai 1934, 18 Uhr, MPIP-HA: GDA 127.

Die Dritte Europäische Vereinigung sollte 1934 in Wien, die Zweite Internationale Konferenz für psychische Hygiene 1935 in Paris stattfinden. Die Vorbereitungen für Paris liefen bereits Mitte 1933 an. Robert Sommer unterbreitete dem Präsidenten des Internationalen Verbandes für psychische Hygiene, *René Charpentier*, am 29. Juni 1933 Vorschläge zum Rahmenthema »Prophylaxe der Nerven- und Geisteskrankheiten«,[306] obwohl die Zukunft des Deutschen Verbandes für psychische Hygiene zu diesem Zeitpunkt noch völlig offen war. Hermann Simon, der Nestor im Vorstand des Deutschen Verbandes für psychische Hygiene, mahnte zur Zurückhaltung. Finanziell sei man von den Regierungen des Reiches und Preußens abhängig, und es sei doch »sehr zweifelhaft«,[307] ob für die Pariser Konferenz Mittel in größerem Umfang zur Verfügung gestellt würden. »Da wir zudem über das weitere Schicksal unseres deutschen Verbandes vorläufig noch ganz im Dunkeln sind, haben wir allen Anlass, bis zu einer eintretenden Klärung uns vorsichtig zurückzuhalten.« Vielleicht werde man schon bald gar nicht mehr in der Lage sein, »dem Auslande gegenüber« als Deutscher Verband für psychische Hygiene aufzutreten. Inhaltlich waren Simon die Vorschläge Sommers viel zu gemäßigt: »Unter Prophylaxe (der *exogenen* Schädlichkeiten) vermisse ich das wichtigste: die *Verweichlichung der Kulturvölker* in Kulturfortschritt und Zivilisation und *den Kotau vor allem Kranken und Minderwertigen.*«[308] Simon konspirierte zu dieser Zeit, wie bereits erwähnt, schon mit Ernst Rüdin, um diesen anstelle von Robert Sommer an die Spitze der Fachgesellschaft für psychische Hygiene zu bringen. Simon hielt Rüdin deshalb über den Stand der Planungen zur Pariser Konferenz auf dem Laufenden und erläuterte seine eigene Linie, »*jetzt* einer eingehenden Erörterung der Pariser Angelegenheit etwas aus[zu]weichen. Erst müssen doch unsere deutschen Verbandsangelegenheiten in sich etwas konsolidiert und geklärt sein, ehe wir dem Ausland gegenüber als Korporation auftreten.«[309] Wenige Tage später, auf der Vorstandssitzung am 16. Juli 1933 in Kassel, wurde Ernst Rüdin zum neuen Vorsitzenden des Deutschen Verbandes für psychische Hygiene gewählt und konnte daran gehen, die Planungen für Paris in seinem Sinne voranzutreiben.

Zunächst aber stand im August 1934 die Dritte Europäische Vereinigung für psychische Hygiene in Wien an. Da sich jedoch im Laufe des Jahres 1933 die Beziehungen zwischen Deutschland und Österreich dramatisch verschlechterten – Hitler unterstützte die terroristischen Aktionen der österreichischen Nationalsozialisten, um einen »Anschluss« an das Deutsche Reich zu erzwingen, die autoritäre Regierung Österreichs unter dem Bundeskanzler Engelbert Dollfuß verbot daraufhin im Juni die NSDAP und ihre Gliederungen –, wurde die Veranstaltung in Wien unter außenpolitischen Gesichtspunkten unversehens zu einem heißen Eisen. Am 22. Januar 1934 wandte sich daher Privatdozent Dr. *Heinrich (v.) Kogerer* (1887-1958),[310] stellvertretender Vorsitzender des Unterausschusses für psychische Hygiene der Österreichischen Gesellschaft für Volksgesundheit, mit der vertraulichen Anfrage an Hans Roemer, »ob und unter welchen Bedingungen«[311] der Deutsche Verband für psychische Hy-

---

306 Sommer an Charpentier, MPIP-HA: GDA 127.

307 Simon an Sommer, 12.7.1933, MPIP-HA: GDA 127. Danach auch die folgenden Zitate.

308 Ebd. (Hervorhebungen im Original). Simon fuhr fort: »Das Irrenanstaltswesen würde ich gerne auf dem nächsten Congresse für Psychische Hygiene ganz in den Hintergrund treten sehen. Das gehört mehr auf einen Congress für Psychiatrie.«

309 Simon an Rüdin, 12.7.1933, MPIP-HA: GDA 127 (Hervorhebung im Original).

310 Kogerer arbeitete ab März 1938 im »Deutschen Institut für Psychologische Forschung und Psychotherapie« in Berlin mit und übernahm die Leitung der »arisierten« psychoanalytischen Einrichtungen in Wien. Die 1938 verliehene Mitgliedschaft in der NSDAP musste er 1939 wegen seiner »halbjüdischen« Ehefrau niederlegen, 1942 erhielt er sein Parteibuch aber wieder zurück. Vgl. Maria Wolf, Eugenische Vernunft. Eingriffe in die reproduktive Kultur durch die Medizin, 1900-2000, Wien u.a. 2008, S. 154 f.; Klee, Personenlexikon, S. 327 f.

311 Kogerer an Roemer, 22.1.1934, MPIP-HA: GDA 127. Erster Vorsitzender des Unterausschusses für psychische Hygiene der Österreichischen Gesellschaft für Volksgesundheit war der außerordentliche Professor für Neurologie und Psychiatrie an der Universität Wien, *Martin Pappenheim* (1881-1943). Er sei, so Kogerer, »gegenwärtig [...] von Wien abwesend«. Pappenheim war Jude, Sozialdemokrat, Mitglied der Wiener Psychoanalytischen Vereinigung und Angehö-

giene an der Vereinigung in Wien teilnehmen würde. Im Falle einer Absage aus Deutschland wollte Kogerer – in Absprache mit Julius Wagner-Jauregg – die Veranstaltung ausfallen lassen. Roemer leitete die Anfrage an Rüdin weiter, verbunden mit der Empfehlung, man sollte die grundsätzliche Bereitschaft erklären, »die Beziehungen zu den ausländischen Organisationen auch künftig aufrecht zu erhalten und insbesondere mit den Kollegen in Österreich zusammenzuarbeiten.«[312] Ob man an der Vereinigung in Wien werde teilnehmen können, sei jedoch angesichts »der gegenwärtigen unübersichtlichen Lage« noch nicht abzusehen – derzeit sei es unmöglich, »auch nur über die allernächsten Wochen zu disponieren.« Es bleibe nichts anderes übrig, als »die weitere politische Entwicklung abzuwarten«. Rüdin folgte den Empfehlungen Roemers und teilte Kogerer mit, dass der Deutsche Verband für psychische Hygiene erst dann eine bindende Zusage für Wien geben könne, wenn der Termin geklärt sei, das Programm feststehe und absehbar sei, ob »die politische Lage in Österreich voraussichtlich so konsolidiert sein wird, dass der Kongress ungestört tagen kann und die auswärtigen reichsdeutschen Mitglieder desselben mit Aussicht auf freien Meinungsaustausch und wissenschaftlichen und praktischen Gewinn daran teilnehmen können. Alles auch natürlich unter der Voraussetzung, dass wir Ausreise- und Einreise-Erlaubnis bekommen.«[313]

Daraufhin teilte Dr. *Karl Nowotny* (1895-1965),[314] Mitglied im Vorstand der Österreichischen Gesellschaft für Psychotherapie und Psychohygiene, dem Vorsitzenden des Europäischen Ausschusses für psychische Hygiene, Genil-Perrin, am 9. März 1934 mit, dass sich auf Seiten der Veranstalter »sehr ernste Bedenken« gegen die Durchführung der Tagung ergeben hätten. Diese Bedenken gründeten sich in der Hauptsache auf den Umstand, dass Österreich »das einzige Land Europas« sei, »in das die Kollegen aus dem Deutschen Reich unter den derzeitigen Verhältnissen nicht kommen können. Bekanntlich muss von jedem Deutschen, der nach Österreich reist, eine Ausreisetaxe von 1.000 Mark erlegt werden. Ein Festhalten an dem Kongressort Wien würde damit ein bewusstes Ausschalten der deutschen Kollegen bedeuten, da nicht zu erwarten ist, dass eine nennenswerte Anzahl deutscher Kollegen die Ausreisebedingungen erfüllen können.«[315] Damit war der Plan, die Dritte Europäische Vereinigung für psychische Hygiene in Wien abzuhalten, hinfällig.

Genil-Perrin unterrichtete Rüdin über die neue Situation. Hans Roemer, dem Rüdin den Schriftwechsel zwischen Wien, Paris und München zur Kenntnis gegeben hatte, stellte den Gedanken in den Raum, ob man die Veranstaltung nicht kurzfristig nach München verlegen sollte, zumal Robert Sommer bei der Zweiten Europäischen Vereinigung für psychische Hygiene in Rom im September 1933 ohnehin schon eine Einladung nach Deutschland für 1935 ausgesprochen und darauf auch eine vorläufige Zusage erhalten hatte. »Natürlich müsste man sich, wollte man dieser Frage näher treten, vorher Gewissheit verschaffen, ob in Berlin Bedenken gegen die Einreise der Österreicher bestünden«, räumte Roemer ein. Andererseits sei zu erwarten, dass »bei dem Interesse des Auslandes für die Sterilisierung [...] eine solche internationale Sachverständigenzusammenkunft [...] gut besucht würde.«[316]

riger des engeren Kreises um Sigmund Freud. Er befand sich zu dieser Zeit auf einer Reise nach Palästina, von der er auf Anraten von Freunden nicht zurückkehren sollte. Er war in den folgenden Jahren maßgeblich am Aufbau der Psychiatrie und Psychoanalyse in Palästina beteiligt. Vgl. G. Roth, Martin Pappenheim, in: Österreichisches Biographisches Lexikon 1815-1950, Wien 1978, S. 323; Röder/Strauss (Hg.), Handbuch, S. 887 f.

312 Roemer an Rüdin, 25.1.1934, MPIP-HA: GDA 127. Danach auch die folgenden Zitate. »Ich finde es sehr anerkennenswert, dass die Wiener Kollegen nicht ohne uns tagen wollen«, urteilte Roemer.

313 Rüdin an Kogerer, 19.2.1934, MPIP-HA: GDA 127.

314 Nowotny arbeitete seit 1931 als Assistenzarzt an der Psychiatrisch-Neurologischen Filialabteilung des Allgemeinen Krankenhauses in Wien, wo er das Individualpsychologische Ambulatorium leitete. Er gehörte zur individualpsychologischen Schule Alfred Adlers. 1938 wurde Nowotny als evangelischer Christ teilweise jüdischer Herkunft aus rassenpolitischen Gründen entlassen. Knappe biographische Angaben in: Rudolf Dreikurs, Karl Nowotny 1895-1965, in: Journal of Individual Psychology 21 (1965), S. 234.

315 Nowotny an Genil-Perrin, 9.3.1934, MPIP-HA: GDA 127.

316 Roemer an Rüdin, 7.4.1934, MPIP-HA: GDA 127.

Rüdin nahm die Idee indes überaus skeptisch auf. Nach dem, was Roemer »von Italien«[317] erzählt habe, und nach dem, was er selbst von Benito Mussolini (1883-1945)[318] wisse, sei »die Stimmung doch nicht so günstig und auch die ganze rassenhygienische Politik in Italien, soweit sie offiziell ist, scheint ja Deutschland gegenüber wenig Sympathie zu haben.« Auch die Österreicher könnten »in Deutschland doch nicht so reden, wie sie wollen«. Zudem würde eine solche Veranstaltung Geld kosten und vor Ort viel Arbeit machen. Rüdin befürchtete, »dass uns die guten Ausländer doch keinen aufrichtigen Gegenwert dafür geben.« Falls aber Roemer meine, »dass dadurch die Stimmung gegen Deutschland besser« werde, möge er einen Plan entwerfen, den Rüdin »wohlwollend [zu] prüfen« versprach.

Diese Überlegungen wurden allerdings von einer Initiative aus der Schweiz überholt. Am 14. Mai 1934 richtete Repond im Namen des Schweizerischen Nationalkomitees für geistige Hygiene an den Vorsitzenden des Europäischen Ausschusses, Genil-Perrin, eine offizielle Einladung zu einer Europäischen Vereinigung für psychische Hygiene im Anschluss an die Tagung der Schweizer Gesellschaft für Psychiatrie in Bern im Herbst 1934. Gleichzeitig unterrichtete Repond auch Roemer von seinem Vorstoß und bat nachdrücklich um dessen Unterstützung. In konzertierter Aktion solle man versuchen, eine Mehrheit für diesen Vorschlag im Europäischen Ausschuss zustande zu bekommen – andernfalls könne man auch »auf dem Wege einer Urabstimmung sämtlicher interessierter europäischer Ligen zu einer günstigen Entscheidung kommen«.[319] Den Schweizern, so versicherte Repond, sei es wichtig, dass die Beziehungen zwischen den europäischen Organisationen für psychische Hygiene trotz der internationalen Spannungen nicht abrissen. Rüdin unterstützte die Schweizer Initiative und erklärte am 26. Mai 1935 im Namen des Deutschen Verbandes für psychische Hygiene, man ziehe aus »Rücksicht auf die österreichischen Kollegen«[320] die in Rom ausgesprochene Einladung nach Deutschland zu Gunsten des Schweizer Antrages zurück, »um das Zustandekommen einer Reunion im Jahre 1934 bei der vorgerückten Zeit nicht durch weitere Verhandlungen in Frage zu stellen.« Grundsätzlich sprach sich Rüdin dafür aus, dass der Europäische Ausschuss unabhängig von der jeweiligen politischen Lage an seinen jährlichen Zusammenkünften festhalten sollte.

Der Vorgang zeigt, dass die Fachgesellschaften für psychische Hygiene in Österreich und der Schweiz dem Deutschen Verband für psychische Hygiene auch nach dessen »Selbstgleichschaltung« und trotz seiner eindeutigen Parteinahme für die nationalsozialistische Sterilisationsgesetzgebung freundlich gesonnen blieben. Im Europäischen Ausschuss gab es aber doch wohl Widerstände gegen die gemeinsame Initiative der Österreicher, Deutschen und Schweizer. Man einigte sich darauf, der Zusammenkunft in Bern inoffiziellen Charakter zu geben und sie nicht als Europäische Vereinigung für psychische Hygiene anzukündigen. Die Zusammenkunft fand am Rande der Jahresversammlung der Schweizer Gesellschaft für Psychiatrie statt, die ihrerseits Themen der psychischen Hygiene in den Mittelpunkt ihrer Verhandlungen stellte.

Unter diesen Umständen, so ließ Rüdin wissen, habe er »offen gestanden gar keine Lust, nach Bern zu gehen«.[321] Er bat Roemer, den Deutschen Verband für psychische Hygiene bei dieser Zusammenkunft zu vertreten und »alle Argumente zu entkräften, welche die Leute vorbringen«. Einer Publikation

---

317 Rüdin an Roemer, 10.4.1934, MPIP-HA: GDA 127. Danach auch die folgenden Zitate. – Rüdins eigener Standpunkt war klar: »Ich nehme an, wer wirklich ein gediegenes Interesse [für] die Sterilisierung in Deutschland hat, nicht bloß Neugier, der wird den Weg auch so nach Deutschland finden.«

318 Vgl. den Appell an Mussolini, eugenische Gesichtspunkte in seiner Bevölkerungspolitik zu berücksichtigen, den die IFEO anlässlich einer Sitzung in Rom im Jahre 1929 verabschiedete, abgedruckt in Schmuhl, Grenzüberschreitungen, S. 153.

319 Repond an Roemer, 10.4.1934, MPIP-HA: GDA 127. Danach auch das folgende Zitat. Nach Angaben Reponds hatte er bereits den belgischen Vertreter im Europäischen Ausschuss, Ley, um Unterstützung gebeten.

320 Rüdin an Dr. Genil Perrin, Paris, 26.5.1934, MPIP-HA: GDA 127.

321 Rüdin an Roemer, 4.9.1934, MPIP-HA: GDA 127.

von Hans W. Maier hatte Rüdin entnommen, dass »die Schweizer wie andere Opponenten nichts gegen die Sterilisation an und für sich einzuwenden« hätten, »wohl aber gegen den Zwang.«[322]

Kurz darauf, am 26. September 1934, meldete sich Wilhelm Weygandt bei Hans Roemer und bekundete sein lebhaftes Interesse, in Bern mit einem Vortrag aufzutreten. Er habe es immer als »peinlich empfunden«,[323] dass er auf den internationalen Konferenzen zur psychischen Hygiene »nie ein offizielles Referat« habe halten dürfen, obwohl er »mit dem größten Teil der Materie doch wirklich genau vertraut« sei und ihm »das Vortragen, auch in fremden Sprachen«, sehr liege. Es wäre ihm »schmerzlich«, wenn der Deutsche Verband für psychische Hygiene, dem er »soviel Tätigkeit und innere Anteilnahme auch unter Opfern gewidmet« habe, »in seinen Beziehungen zu den auswärtigen Kollegen ganz versacken würde«. Das Angebot Weygandts war insofern heikel, als er bei den neuen Machthabern *persona non grata* war, obwohl er vor 1933 zu den entschiedenen Verfechtern der Rassenhygiene gehört und die Machtübernahme der Nationalsozialisten ausdrücklich begrüßt hatte. Sein am 15. Mai 1933 gestellter Antrag auf Mitgliedschaft in der NSDAP wurde indes abgelehnt – seine frühere Mitgliedschaft in der Deutschen Demokratischen Partei, seine langjährige Zugehörigkeit zu einer Freimaurerloge, die Betreuung »nichtarischer« Habilitanden – wobei die Habilitation *Walter Kirschbaums* (1894-1982) erst *nach* der Machtübernahme erfolgte – und schließlich Weygandts abweichende Meinung in Fragen der Rassenpolitik machten ihn verdächtig. Der Hamburger Ärzteführer Willy Holzmann polemisierte seit dem Sommer 1933 gegen Weygandt, verhinderte den von Weygandt geplanten Vorlesungszyklus über »Rassenhygiene des Geistes und der Nerven« und bewirkte schließlich die vorzeitige Emeritierung Weygandts am 9. März 1934.[324] Ernst Rüdin hatte 1933 die Zusammenarbeit mit Weygandt zunächst fortgesetzt, obwohl sich Falk Ruttke, Geschäftsführer des »Reichsausschusses für hygienische Volksbelehrung«, bereits im Juli 1933 besorgt erkundigt hatte, ob Weygandt noch ohne Bedenken zur Mitarbeit herangezogen werden könne.[325] Im Januar 1934 hatte Weygandt noch an dem Münchner Kursus über »Erblehre und Rassenhygiene im völkischen Staat« mitgewirkt – dazu später

---

322 Rüdin bezog sich auf einen Vortrag Maiers über die »Bekämpfung der Erbkrankheiten besonders auf psychiatrischem Gebiet«, veröffentlicht in: Gesundheit und Wohlfahrt/Revue suisse d'hygiene, 1934, H. 9, S. 409-423. Maier äußerte sich an dieser Stelle gegenüber der Entwicklung in Deutschland zurückhaltend, aber nicht schroff ablehnend: Man habe »ein zwangsweises Vorgehen« in der Schweiz »aus prinzipiellen Gründen« immer abgelehnt: »Es hat zweifellos doch für unser allgemeines ärztliches Empfinden etwas Stoßendes [sic], einen Eingriff in die körperliche Integrität eines Menschen gegen dessen Willen durchzuführen« (S. 413, Anm. 1). Das »Gesetz zur Verhütung erbkranken Nachwuchses« gehe »in einer sehr einschneidenden Weise« vor, »welche die Interessen des Individuums hinter denen der Gesellschaft und der zukünftigen Generationen absolut und absichtlich zurücktreten lässt« (S. 415). Dies habe eine »gewisse Beunruhigung« zur Folge: »Es wird sich in der Zukunft zeigen, ob die Ausführung des Gesetzes später eine derartige sein wird, dass solche begreifliche Beunruhigungen wieder verschwinden« (S. 416). Man müsse »ohne Vorurteile« (S. 416) prüfen, ob eine derartige Regelung auch in der Schweiz in Frage komme. Abschließend gelangte Maier aber zu dem Schluss, dass die Sterilisation »in unseren schweizerischen Verhältnissen vom Einverständnis des zu Operierenden und, wenn ein solcher vorhanden, seines gesetzlichen Vertreters abhängig sein« (S. 422) sollte. Die »Erfahrung« werde dann lehren, ob nach dem Vorbild der Regelung im Kanton Waadt »für *ausnahmsweise* liegende Fälle unbelehrbarer antisozialer Elemente, die eine Fortpflanzung ihres Defektes befürchten lassen, z.B. immer wieder rückfällige Verbrecher und erblich Schwachsinnige, sich die Einführung einer Spezialbestimmung als unumgänglich erweisen wird, wodurch die Sterilisation auch zwangsweise durchgeführt werden kann« (S. 422 f., Hervorhebung im Original).

323 Weygandt an Roemer, 26.9.1934, MPIP-HA: GDA 127. Danach auch die folgenden Zitate.

324 Dazu ausführlich: Weber-Jasper, Wilhelm Weygandt, S. 14-18: Als Anstaltsleiter unterlag Weygandt den Bestimmungen des Beamtenruhestandsgesetzes, das eine Pensionierung mit Vollendung des 63. Lebensjahres vorsah, als Hochschullehrer hätte er seine Tätigkeit bis zur Vollendung des 70. Lebensjahres fortsetzen können. Ein entsprechender Antrag Weygandts war im August 1933 – kurz bevor er 63 Jahre alt wurde – genehmigt worden, wurde aber im März 1934 widerrufen.

325 Ruttke an Rüdin, 10.7.1933, MPIP-HA: GDA 127: »Wie ist seine wissenschaftliche Grundanschauung zur Frage der Sterilisation und Kastration?«

mehr. Erst nach der Emeritierung Weygandts ging Rüdin auf vorsichtige Distanz.[326] Es stellte sich nun die Frage, wie Rüdin mit dem Wunsch Weygandts umgehen sollte. Er gönne Weygandt die Reise nach Bern, ließ er Roemer wissen, es wäre aber besser, Weygandt würde vom Europäischen Ausschuss für psychische Hygiene eingeladen.[327] Am Ende war Wilhelm Weygandt aber doch Teil der vom Deutschen Verband für psychische Hygiene entsandten dreiköpfigen Delegation, der neben ihm auch Ernst Rüdin und Hans Roemer angehörten. Rüdin hatte sich doch noch zu der Reise in die Schweiz entschlossen, nachdem er vom Vorsitzenden der Schweizer Gesellschaft für Psychiatrie, Dr. *Flournoy* in Genf, zu einem Vortrag über das »Gesetz zur Verhütung erbkranken Nachwuchses« eingeladen worden war. Roemer sollte ihn begleiten, »um gegebenenfalls über die praktischen Erfahrungen mit dem Gesetz in der Diskussion zu berichten.«[328] Im Auftrag Rüdins[329] erstattete Roemer am 16. Oktober 1934 – zwei Wochen vor Beginn der Veranstaltung – Arthur Gütt im Reichsinnenministerium Bericht. Dabei betonte Roemer, wie ihm aufgetragen worden war, dass Rüdin glaube, die Einladung nach Bern, obwohl sie ihm »ungelegen komme«, »im Interesse Deutschlands nicht ablehnen zu können«. Roemer fügte hinzu, er selbst habe, als er im August 1934 beim Fortbildungskurs der Internationalen Krankenhausgesellschaft in Bern aufgetreten sei,[330] feststellen müssen, »wie notwendig die Aufklärung des Auslandes über unser Gesetz ist«.[331] Gütt antwortete umgehend und erklärte sich mit der Delegation des Deutschen Verbandes für psychische Hygiene – auch mit Wilhelm Weygandt[332] – einverstanden.

So hielt Ernst Rüdin auf der Versammlung der Schweizer Gesellschaft für Psychiatrie am 3. November 1934 einen Vortrag über »Das Deutsche Gesetz zur Verhütung erbkranken Nachwuchses« und Wilhelm Weygandt einen weiteren über »Die rassenhygienische Bewertung des angeborenen Schwachsinns«.[333] Am zweiten Verhandlungstag, dem 4. November 1934, der in der Heilanstalt Waldau stattfand, kam es dann, wie Hans Roemer dem Reichsinnenministerium berichtete, zu einem offenen Schlagabtausch:

> »Der Vortrag Rüdins […] wurde von der Versammlung in größter Aufmerksamkeit angehört und löste gegen Ende der Tagung eine lebhafte Aussprache aus. Hans W. Maier Zürich-Burghölzli erörterte das Für und Wider der Zwangssterilisierung in sachlicher und vornehmer Weise, Roemer teilte Erfahrungen über den praktischen Vollzug mit, wobei er den unerwartet hohen Hundertsatz der freiwilligen Anträge nach § 2 hervorhob und [Mieczyslaw] Minkowski-Zürich brachte zum Schluss seine

---

326 Rüdin an Roemer, 10.4.1934, MPIP-HA: GDA 127: »Was zu Weygandts Pensionierung geführt hat, ist mir ganz unbekannt. Ich bin auch in keiner Weise mehr mit Weygandt von irgendeiner Seite befasst worden. Er hat mich gefragt, ob ich was für ihn noch tun könnte. Aber ich weiß ja so gar nicht, was in Hamburg vorgeht, dass mir ganz unklar ist, wie und wo ich anpacken soll. Offenbar ist es auch sehr rasch gekommen, und eine vollendete Tatsache wird man kaum revozieren.« Vgl. S. 70.
327 Rüdin an Roemer, 1.10.1934, MPIP-HA: GDA 127.
328 Roemer an Weygandt, 7.10.1934, MPIP-HA: GDA 127.
329 Rüdin an Roemer, 11.10.1934, MPIP-HA: GDA 127.
330 Roemer hatte bei dieser Gelegenheit ein Referat über das Thema »Wie kann das Krankenhaus am zweckmäßigsten den Aufgaben der psychischen Hygiene nutzbar gemacht werden?« gehalten. Roemer, Organisation, S. 38. Für dieses Referat war ursprünglich Wilhelm Alter, Düsseldorf, vorgesehen, doch habe dieser das Referat mit Zustimmung des Reichsinnenministeriums Hans Roemer angeboten. Roemer an Rüdin, 9.6.1934, MPIP-HA: GDA 127. Vgl. Peszko, Handlungsspielräume, S. 33 f. Möglicherweise erfolgte dieser Schritt nicht freiwillig. Vgl. S. 141.
331 Roemer an Gütt, 16.10.1934, MPIP-HA: GDA 128.
332 Rüdin an Roemer, 20.10.1934, MPIP-HA: GDA 127. Am 20. Dezember 1934 hatte Weygandt dann noch einen Auftritt auf der in Paris stattfindenden Tagung der »Internationalen Gesellschaft für kriminelle Prophylaxe«. Eine Vortragsreise nach Südafrika im Jahre 1936 wurde hingegen von den Hamburger Behörden hintertrieben und schließlich vom Reichswissenschaftsministerium förmlich verboten. Weber-Jasper, Wilhelm Weygandt, S. 18 f. Die Deutsche Kongresszentrale teilte daraufhin Rüdin vertraulich mit, dass Weygandt als »ungeeignet für die Vertretung deutscher Belange im Auslande bezeichnet« worden sei. Deutsche Kongresszentrale an Rüdin, 3.8.1936, MPIP-HA: GDA 128.
333 Roemer, Organisation, S. 38.

zahlreichen Bedenken gegen das Gesetz, die offensichtlich mehr gefühlsmäßig als wissenschaftlich begründet waren, in temperamentvoller Weise vor und fand damit bei der überwiegenden Mehrzahl der Teilnehmer lebhaften Beifall.«[334]

Rüdin fügte hinzu,

»dass in Bern alle rassenhygienischen Maßnahmen *höflich* vorgetragen und auch von den Teilnehmern diskutiert wurden, dass aber, nach dem starken Grad der Beifallsbekundungen zu den verschiedenen Darlegungen zu schließen, die Mehrzahl der Teilnehmer der Versammlung der Art des Vorgehens in Deutschland *ungünstig* und zum Teil direkt *feindlich* gegenüberstanden, was sich, wie ich von in Bern ansässigen Kennern der schweizerischen Verhältnisse, die ebenfalls teilnahmen, hörte, zum großen Teil damit erklärt, dass sich die Zuhörer über die Hälfte aus Nicht-Ariern, Emigranten und Psychoanalytikern zusammensetzte.«[335]

Die Dritte Europäische Vereinigung, die im Juli 1935 in Brüssel abgehalten wurde, fand ohne deutsche Beteiligung statt – die Teilnahme deutscher Delegierter sei, so berichtete Roemer, »durch widrige Umstände in letzter Stunde vereitelt«[336] worden. An der Vierten Europäischen Vereinigung in London im Oktober 1936 nahmen dann als Vertreter des Deutschen Ausschusses für psychische Hygiene Robert Sommer und Hans Roemer teil, wobei Roemer ein Referat über »Psychische Hygiene und Pflegerin« hielt.[337]

Seit November/Dezember 1935 liefen die Vorbereitungen für den Zweiten Internationalen Kongress für psychische Hygiene, der 1937 in Paris stattfinden sollte. Dabei ging es um zwei Punkte: Zum einen wollte man Vorsorge treffen, dass der Kongress nicht zu einer Plattform der Kritik an der nationalsozialistischen Erbgesundheitspolitik wurde. Zum anderen arbeitete man darauf hin, Ernst Rüdin Sitz und Stimme im Internationalen Komitee für psychische Hygiene zu verschaffen. Hans Roemer wies

---

334 Roemer an Reichsinnenministerium, 14.12.1934, MPIP-HA: GDA 127.

335 Rüdin an Reichsinnenministerium, 14.12.1934, MPIP-HA: GDA 127 (Hervorhebungen im Original).

336 Roemer, Organisation, S. 38. Im Vorfeld hatte Roemer vorgeschlagen, mit Rücksicht auf den Tagungsort Brüssel – es werde wohl auch eine Besichtigung der Kolonie Gheel stattfinden – das Thema der »Familienpflege« zu behandeln. Da die Gastgeber wohl auch die »offene Fürsorge« besprechen wollten, könnte die deutsche Delegation das Thema »Die Bedeutung der Sterilisierung für die offenen psychiatrischen Verpflegungsformen (Familienpflege und offene Fürsorge)« vorschlagen. Als weitere mögliche Themen nannte Roemer »die eugenisch-psychiatrische Volksbelehrung bzw. Volkserziehung« – »aber allzu viel Positives kann man hierzu nicht sagen« – oder die »psychiatrische Heiratsberatung« – diese aber sei »heute noch mehr ein wissenschaftliches Arbeitsziel als ein Thema für ein solches Referat«. Als mögliches zweites Thema »in Reserve« regte Roemer ein Referat Carl Schneiders zur »Arbeitstherapie« an. Roemer an Rüdin, 14.10.1934, MPIP-HA: GDA 129. – Referatthemen in Brüssel waren schließlich »Die Familienpflege der Geisteskranken«, »Strafe und Zwang in der Familie und in der Schule« und »Die psychische Hygiene und die Presse«. Deutsche Referenten waren nicht vorgesehen. Psychiatr.-Neurol. Wschr. 37 (1935), S. 249; Hans Roemer, Die III. Europäische Vereinigung für psychische Hygiene in Brüssel am 20. und 21. Juli 1935, in: Zschr. psych. Hyg. 8 (1935), S. 154-158.

337 Vgl. Roemer an Rüdin, 19.5.1936, MPIP-HA: GDA 129. In diesem Schreiben berichtete Roemer, die Veranstalter hätten der deutschen Delegation drei Themen zur Auswahl gestellt: »Schule und psychische Hygiene«, »psychische Hygiene und Kino« und »psychische Hygiene und Pflegepersonal«. Roemer selbst hatte für das letztgenannte Thema zugesagt. »Ein weiteres Referat wird für die Vertreter Deutschlands unter diesen Umständen kaum zu erlangen sein. Man muss die Einladung abwarten, ob doch noch die Möglichkeit zu Vortragsanmeldungen besteht oder nicht.« Falls nicht, müsse man sich in den Diskussionen zu Wort melden. Die Aussicht, dass man in London einen Vortrag zu einem anderen Thema, etwa zur »Arbeitstherapie«, plazieren könnte, sei gering. Diese Voraussage sollte sich als richtig erweisen. Vgl. Hans Roemer, Die IV. Europäische Vereinigung für psychische Hygiene in London vom 5.-8. Oktober 1936, in: Zschr. psych. Hyg. 9 (1936), S. 177-192 (Roemers Referat über »Psychische Hygiene und die Pflegerin«, ebd., S. 182 ff.); Bericht über die gemeinsame Sitzung des Deutschen Ausschusses für psychische Hygiene und des Ausschusses für praktische Psychiatrie am 23. September 1937 in München anlässlich der 3. Jahresversammlung der Gesellschaft Deutscher Neurologen und Psychiater, in: Zschr. psych. Hyg. 11 (1938), S. 1-30, hier: S. 11-16.

bereits am 5. November 1935 darauf hin, dass man – nach den Erfahrungen auf dem Internationalen Krankenhauskongress in Rom im Jahre 1935 – in Paris mit kritischen Bemerkungen der »Romanen«, »Skandinavier«, »Engländer« und »Amerikaner« zur deutschen Erbgesundheitspolitik rechnen müsse. Die Rahmenbedingungen seien nicht günstig, da auf der entscheidenden Sitzung der Programmkommission – zu der keine deutschen Vertreter eingeladen waren – der deutschen Delegation statt der erhofften drei nur zwei Hauptreferate eingeräumt worden waren: Ernst Rüdin sollte über »Die Bedeutung der Eugenik für die Prophylaxe psychischer Erkrankungen«, Ernst Kretschmer über »Die Rolle der Vererbung und der Konstitution in der Ätiologie der seelischen Störungen« referieren. Trotz der restriktiven Rahmenbedingungen meinte Hans Roemer, »dass man die Gelegenheit, die neue Entwicklung bei uns zur Darstellung zu bringen, nicht versäumen soll.«[338] Er schlug vor, »Leute mobil [zu] machen«, die sich für einen Vortrag oder eine Diskussionsbemerkung vormerken lassen sollten. Gut wäre es, wenn ein Diskutant kurz die Methodik der Deutschen Forschungsanstalt für Psychiatrie erläutern »und auf die sich gegenseitig bestätigenden Ergebnisse der empirischen Erbprognose und der Zwillingsforschung hinweisen würde.« Andere sollten in der Diskussion den hohen Anteil »freiwilliger« Anträge nach dem »Gesetz zur Verhütung erbkranken Nachwuchses«, das fortschrittliche »Badische Irrenfürsorgegesetz«, die »Maßnahmen zur Sicherung und Besserung« und die Regelungen zur »verminderten Zurechnungsfähigkeit« sowie die »erbbiologische Bestandsaufnahme« ansprechen. Kurz: Hans Roemer entwarf die Grundzüge eines Drehbuchs, um die Diskussion in Paris zu beeinflussen.

Rüdin erklärte sich mit diesen Überlegungen vollkommen einverstanden. Die deutsche Delegation – zu der Hermann Hoffmann, Ernst Kretschmer, Hans Roemer, Robert Sommer und vielleicht auch Wilhelm Weygandt gehören sollten – müsse sich eng abstimmen, um die Interessen der deutschen Psychiatrie und insbesondere der Rassenhygiene »aktiv wahrzunehmen«.[339] In diesem Sinne hatte Rüdin auch gegen eine Teilnahme Weygandts nichts einzuwenden – falls dieser sich wirklich vornehme, »überall da einzuspringen, wo es notwendig ist nach einem Aktivitätsplan, den wir für alle dann entwerfen müssen«. Allerdings, so Rüdin, müssten »alle streng darauf sehen, dass wir nicht nur die Interessen der reinen Wissenschaft, sondern auch die Interessen des Reichs wahrnehmen und Propaganda für alles machen, was schiefe Ansichten und Urteile im Ausland über Reich und Partei betrifft.« Aus diesem Grund wünschte Rüdin, dass »ein etwas forscher junger Parteigenosse und gleichzeitig junger Psychiater« in die Delegation aufgenommen würde.«[340] In der Folgezeit machten sich Rüdin und Roemer daran, »ein Häuflein weltanschaulich zuverlässiger und sachlich beschlagener Deutscher (Nicht-Juden) zusammenzubringen«.[341]

Im Internationalen Komitee für psychische Hygiene war Deutschland bis dahin von Robert Sommer als Vizepräsident vertreten worden,[342] der aber jetzt von sich aus bei einem Besuch bei Hans Roemer

---

338 Roemer an Rüdin, 5.11.1935, MPIP-HA: GDA 129. Danach auch die folgenden Zitate. – Vgl. auch Roemer an Rüdin, 6.1.1935, MPIP-HA: GDA 129: Die Franzosen behaupteten, sie hätten eine Einladung zu einem Vorbereitungstreffen nach Deutschland geschickt. Roemer gab an, er habe kein solches Schreiben erhalten, Sommer auch nicht. Deutschland war deshalb auf dem Vorbereitungstreffen in Paris nicht vertreten und bekam nur zwei Referate zugeteilt. Mit einer Einladung Sommers zu einer Sitzung des Programmkomitees sei nicht zu rechnen, die Franzosen würden nicht zu einem Treffen nach Deutschland kommen, insbesondere »der ausgesprochen psychopathische Toulouse« gehe nicht ins Ausland.

339 Rüdin an Roemer, 9.12.1935, MPIP-HA: GDA 129.

340 Rüdin hatte jedoch keine Idee, wie diese Rolle zu besetzen sei, und bat Roemer um Vorschläge. »Mauz kenne ich zu wenig und ich weiß auch nicht, ob er uns nun gerade viel in der Verteidigung der Reichsinteressen und der Interessen der deutschen Psychiatrie und der deutschen Rassenhygiene nützen und helfen wird.«

341 Rüdin an Roemer, Dezember 1935, MPIP-HA: GDA 129. Vgl. auch Roemer an Rüdin, 15.1.1937; Rüdin an Roemer, 18.1.1937, MPIP-HA: GDA 129.

342 Roemer hatte sich von Anfang an dafür ausgesprochen, Robert Sommer in die Planungen für Paris einzubeziehen. An Rüdin schrieb er: »Er gilt ja im Ausland [...] viel mehr als im Inland und kann uns und speziell Ihnen als Mitglied des Internationalen Ausschusses (›Vicepräsident‹) ohne Zweifel die Wege ebnen«. Roemer an Rüdin, 5.11.1935, MPIP-HA: GDA 129.

in der Heil- und Pflegeanstalt Illenau eine Übergabe des Staffelstabs an Ernst Rüdin vorschlug. Dabei wies er darauf hin, dass die Mitglieder des Internationalen Komitees durch Kooptation bestimmt wurden – es habe daher keinen Sinn, wenn er sein Mandat im Vorfeld des Kongresses zugunsten Rüdins niederlege, bestehe doch die Gefahr, dass es in diesem Fall für Deutschland verloren gehe. Sommer wollte daher gemeinsam mit Rüdin in der Sitzung des Internationalen Komitees in Paris erscheinen und diesen »nach vorheriger schriftlicher Fühlungnahme«[343] mit Clifford W. Beers als seinen Nachfolger vorstellen – so wären die Weichen für eine sofortige Zuwahl Rüdins gestellt. Auf Grund der bisherigen Entwicklung der internationalen Bewegung für psychische Hygiene würde er, so warnte Sommer, »die Preisgabe unserer Beziehungen und den Verzicht auf Paris für eine schwere Unterlassung halten.« Roemer pflichtete diesem Urteil bei, »zumal es ja keine internationale Organisation für Psychiatrie gibt, bei der wir für die Sterilisation eintreten könnten.« Rüdin erklärte sich denn auch bereit, nach Paris zu reisen und sich dort zur Verfügung zu halten, so dass er – sobald seine Zuwahl erfolgt war – zur Komiteesitzung hinzukommen konnte.[344] Dieser Plan ging tatsächlich auf. Dagegen scheiterte der Plan, den Dritten Internationalen Kongress nach Berlin zu holen – das Internationale Komitee wies den entsprechenden Vorschlag Rüdins zurück und entschied sich für Rio de Janeiro.[345]

Auch gelang es nicht, kritische Stimmen durch eine gesteuerte Diskussion mundtot zu machen. Die deutsche Delegation bestand aus Ernst Rüdin, seinem Mitarbeiter Friedrich Stumpfl (der einen kurzen Vortrag über »Untersuchungen über die Vererbung des Charakters« hielt), Ernst Kretschmer sowie Kurt Pohlisch,[346] Friedrich Panse,[347] Florin Laubenthal, *Herbert Mäurer* (* 1908) und *Wilhelm Simmendinger* aus Bonn.[348] Vor allem Pohlisch trat mit zahlreichen Diskussionsbeiträgen hervor. Ernst Rüdins Ausführungen über die mit dem nationalsozialistischen Sterilisierungsprogramm verwirklichte »eliminierende Rassenhygiene« und das Gegenreferat der französischen Psychiaterin polnisch-jüdischer Herkunft *Françoise Minkowska-Brokman* (1882-1950)[349] lösten eine kontroverse Diskussion aus, an der sich neben anderen einmal mehr der Zürcher Hans W. Maier beteiligte, der die Grundlagen der Diagnosestellung in Frage stellte. Rüdin berichtete später dem Reichswissenschaftsministerium, sein Referat habe erwartungsgemäß »in einer lebhaften, jedoch höflichen Diskussion sehr starken Widerspruch«[350] herausgefordert, »wobei die bekannten, immer wieder gemachten und längst widerlegten Einwände vorgebracht wurden bezüglich Genie und Unfruchtbarmachung, gegen den Zwang, über

343 Roemer an Rüdin, 6.12.1935, MPIP-HA: GDA 129. Danach auch die folgenden Zitate. – Beers scheint dem Deutschen Verband für psychische Hygiene durchaus gewogen gewesen zu sein. Jedenfalls gab es Pläne, dass er vor dem Pariser Kongress mit einer amerikanischen Delegation deutsche Anstalten bereisen sollte. Roemer an Rüdin, 6.12.1935, MPIP-HA: GDA 129.

344 Rüdin an Roemer, 9.12.1935, MPIP-HA: GDA 129.

345 Castell u.a., Geschichte, S. 54 f.

346 Kurt Pohlisch, ein Schüler Karl Bonhoeffers, war seit 1934 Ordinarius für Psychiatrie und Neurologie sowie Direktor der Universitätsklinik und der Universitätspoliklinik für psychisch und Nerven-Kranke, der Provinzial-Heil- und Pflegeanstalt, der »Provinzial-Kinderanstalt für seelisch Abnorme« und des »Rheinischen Provinzial-Instituts für psychiatrisch-neurologische Erbforschung« in Bonn. Vgl. Forsbach, Medizinische Fakultät, S. 200-213.

347 Friedrich Panse übernahm 1936 den Posten des leitenden Arztes am »Rheinischen Provinzial-Institut für psychiatrische Erbforschung« in Bonn. Vgl. Forsbach, Medizinische Fakultät, S. 213-216.

348 Laubenthal und Mäurer waren Assistenten Pohlischs, wobei Mäurer als Standartenarzt der SA tätig war. Simmendinger, ein SS-Mann, war Pohlisch als Habilitand vorgeschlagen worden – er lehnte ihn aber ab, weil er ihn für ungeeignet hielt, ab. Vgl. Forsbach, Medizinische Fakultät, S. 206-209. – Hans Roemer nahm am Zweiten Internationalen Kongress für psychische Hygiene schließlich doch nicht teil, ebenso wenig Weygandt, der aber beim Elften Internationalen Kongress für Psychologie dabei war, der vom 25. bis 31. Juli 1937 ebenfalls in Paris stattfand. Castell u.a., Geschichte, S. 52, 57 f.

349 Sie war die Ehefrau des Psychiaters und Philosophen *Eugène Minkowski* (1885-1972).

350 Ernst Rüdin, Bericht über die Pariser Kongresse 1937, S. 1, MPIP-HA: GDA 41. Danach auch die folgenden Zitate. Dazu auch der schön gefärbte Bericht Rüdins vor den Ausschüssen der Gesellschaft Deutscher Neurologen und Psychiater: Bericht über die gemeinsame Sitzung 23. September 1937, S. 2-11. Vgl. Weiss, Nazi Symbiosis, S. 208.

die Gefahren einer Entvölkerung durch negative Rassenhygiene, einer Übervölkerung durch positive Rassenhygiene usw. usw.« Im Gegensatz zu den Debatten auf dem Internationalen Krankenhauskongress in Rom 1935 und dem Kongress der IFEO in Scheveningen 1936 sei der Grundtenor der Diskussion in Paris »im allgemeinen entschieden sympathisch für die deutsche Auffassung« gewesen, was Rüdin als deutlichen »Fortschritt« wertete. Manche »irrige Vorstellungen über Deutschlands eugenische Gesundheitspolitik« hätten »berichtigt« werden können. Von »klerikaler Seite« habe es keine Opposition mehr gegeben, »sondern dies geschah diesmal in der Hauptsache durch nicht-arische Elemente unter den Zuhörern«. Dass er sich genötigt sah, nach dem Ende des Kongresses eine ausführliche »Schlussbemerkung« für das Kongress-Sekretariat des Internationalen Komitees für psychische Hygiene zu verfassen, um alle Einwände anderer Delegationen zu widerlegen, spricht jedoch dafür, dass Rüdin in Paris doch stärker unter Druck geraten war, als er dem Ministerium gegenüber einräumen mochte.

Rüdin war in Paris übrigens Leiter der deutschen Delegation auf drei Konferenzen, die im Rahmen der Weltausstellung stattfanden: Neben dem Zweiten Internationalen Kongress für psychische Hygiene vom 19. bis 25. Juli waren dies der Erste Internationale Kongress für Kinderpsychiatrie vom 24. Juli bis 1. August[351] und der von der *International Union for the Scientific Investigation of Population Problems* (IUSIPP) veranstalteten Weltkongress für Bevölkerungswissenschaft vom 29. Juli bis 1. August 1937.

Nachdem der vorangegangene Weltkongress für Bevölkerungswissenschaft, der – wie bereits erwähnt – vom 26. August bis zum 1. September 1935 in Berlin stattgefunden hatte, für die Gastgeber »ein voller Erfolg«[352] gewesen war, formierte sich innerhalb der IUSIPP in der Folgezeit hartnäckiger Widerstand gegen eine deutsche Hegemonie.[353] Im Vorfeld der Pariser Konferenz bahnte sich eine offene Konfrontation an. Die französische Gruppe *Races et Racisme*, eine Initiative französischer Wissenschaftler um *Henri Laugier* (1888-1973), *Célestin Bouglé* (1870-1940) und *Paul Rivet* (1876-1958) gegen die nationalsozialistische Rassenpolitik, hatte während der Weltausstellung eine Tagung über Rassismus abgehalten und sich sodann als Teilnehmer der Weltbevölkerungskonferenz angeschlossen. Sie bildete gemeinsam mit dem amerikanischen Kulturanthropologen *Franz Boas* (1858-1942) und seinen tschechischen Kollegen *Ignaz Zollschan* (1877-1948) und *Maximilian Beck* eine starke Phalanx gegen die deutsche Delegation, die ursprünglich von Eugen Fischer angeführt werden sollte. Fischer musste jedoch krankheitsbedingt die Delegationsleitung an Rüdin abgeben. Der Vorbereitungsausschuss um den französischen Arbeitsminister *Adolphe Landry* (1874-1952) ergriff verschiedene Maßnahmen, um eine Politisierung der Konferenz zu verhindern, wobei sich die erstmals durchgeführte Vorprüfung der Beiträge eher gegen die Gegner der deutschen Politik richtete. Gleichwohl konnte die Kritik nicht zum Verstummen gebracht werden. Boas, Zollschan und Beck richteten scharfe Angriffe gegen die deutsche Rassenhygiene und -anthropologie, auf die die deutsche Seite äußerst gereizt mit gehässigen antisemitischen Ausfällen reagierte. Karl Thums etwa kommentierte, die Vorträge der »Juden Beck, Prag, Zollschan, Prag, Boas, New York«[354] und die Diskussionsbemerkungen »ihrer Rassengenossen« seien eines wissenschaftlichen Kongresses unwürdig gewesen. Ihre Argumente hätten nicht den »gesicherten Tatsachen und Ergebnissen« der Forschung entsprochen, sondern seien dem

351 Vgl. S. 276.

352 Kühl, Internationale, S. 131-137, Zitat: S. 135. Dazu auch: Ursula Ferdinand, Bevölkerungswissenschaft und Rassismus. Die internationalen Bevölkerungskongresse der International Union of the Scientific Investigation of Population Problems (IUSIPP) als paradigmatische Foren, in: Rainer Mackensen (Hg.), Bevölkerungslehre und Bevölkerungspolitik im »Dritten Reich«, Opladen 2004, S. 61-98, hier: S. 74-83; Weiss, Nazi Symbiosis, S. 204 ff.; Lösch, Rasse, S. 268 f.

353 Zum Folgenden: Kühl, Internationale, S. 148-152; Weiss, Nazi Symbiosis, S. 206 ff. Zur Rolle von Franz Boas: Hans-Walter Schmuhl, Feindbewegungen. Das Kaiser-Wilhelm-Institut für Anthropologie, menschliche Erblehre und Eugenik und seine Auseinandersetzung mit Franz Boas, 1927-1942, in: ders. (Hg.), Kulturrelativismus und Antirassismus. Der Anthropologe Franz Boas (1858-1942), Bielefeld 2009, S. 187-209.

354 Karl Thums, Rückblick auf den internationalen Kongress für Bevölkerungswissenschaft in Paris 1937, in: Ziel und Weg 7 (1937), S. 531-536, Zitat: S. 534. Danach auch die folgenden Zitate. Dazu auch: Horst Geyer, Der internationale Kongress für Bevölkerungswissenschaft in Paris, in: Der Erbarzt 4 (1937), S. 124-126.

»Hasse gegen das nationalsozialistische Deutschland« entsprungen. Auch der Vortrag Rüdins hatte »ganz besonders den weltanschaulichen Widerspruch der nicht-arischen Zuhörer«[355] herausgefordert. Es sei ihm aber, so berichtete Rüdin, gelungen, »diese sehr erregbaren und erregten angriffslustigen Zuhörer« zu beruhigen. Die deutsche Delegation habe »sachlich und moralisch zweifellos einen Sieg davongetragen.« Insgesamt zog Rüdin eine positive Bilanz der Woche in Paris. Es war jedoch nicht zu übersehen, dass sich das Klima auf der internationalen Ebene gegenüber dem Kongress der IUSIPP in Berlin deutlich abgekühlt hatte.[356]

Umso wichtiger erschien es, dass Ernst Rüdin hinter den Kulissen einen Beschluss herbeigeführt hatte, die Fünfte Europäische Vereinigung für psychische Hygiene vom 22. bis 25. August 1938 in München abzuhalten. Das Programm sah am 22./23. August drei große Blöcke vor:[357]

- »Heiratsprophylaxe und Psychische Hygiene«. Berichterstatter: Dr. *Walter Morgenthaler* (1882-1965), Bern, Ernst Rüdin, München;
- »Prophylaxe des Rauschgiftmissbrauchs (Alkoholismus, Morphinismus, Opiumismus, Cocainismus, Schlafmittelmissbrauch)«. Berichterstatter: Prof. Dr. *L. Stanojewitsch* (Belgrad); Prof. Dr. Kurt Pohlisch, Bonn; Dr. habil. Friedrich Panse, Bonn. Anschließend: Bericht über die internationalen Maßnahmen zur Bekämpfung der Opiatsucht durch den Leiter der Reichszentrale zur Bekämpfung von Rauschgiftvergehen beim Reichskriminalpolizeiamt Berlin, Kriminalkommissar *W. Thomas*;
- »Bedeutung der Beschäftigung (Arbeitstherapie) für die Behandlung psychisch Kranker«. Berichterstatter: Prof. Dr. *F. Bonfiglio* (Rom), Prof. Dr. Kurt Beringer, Freiburg i.Br.; »Bedeutung der Beschäftigung (Arbeitstherapie) für die Behandlung körperlich Kranker«. Berichterstatter: Obermedizinalrat Dr. *H. Trachte* (Berlin, Abteilungsdirektor und Dezernent des Krankenhauswesens im Hauptgesundheitsamt der Reichshauptstadt Berlin).[358]

Der zweite Verhandlungstag endete mit einem »Empfang der Reichsregierung«. Am 24. August 1938 stand die Besichtigung des Hirnverletztenheims und der Kuranstalt für nervenkranke Kriegs- und Arbeitsopfer sowie der Heckschen Nervenheil- und Forschungsanstalt mit kinderpädagogischer Anstalt, der Deutschen Forschungsanstalt für Psychiatrie, der Kriminalbiologischen Sammelstelle im Zuchthaus Straubing und der Psychiatrischen und Nervenklinik München auf dem Programm, am 25. August eine Fahrt in die Heil- und Pflegeanstalt Eglfing-Haar (mit einer »Führung durch die Insulinabteilung und das Kinderhaus Haar«) und die Heil- und Pflegeanstalt Gabersee bei Wasserburg am Inn (mit Besichtigung der »arbeitstherapeutischen Einrichtungen«).

Einen wissenschaftlichen Ertrag hatte diese Tagung wohl kaum. Vielmehr ging es um eine Leistungsschau der deutschen Psychiatrie und psychischen Hygiene. Das Kalkül der Veranstalter ging aber nicht auf, da einige in der internationalen Bewegung für psychische Hygiene wichtige Staaten in München nicht vertreten waren – so meldeten sich etwa aus den Niederlanden keine Referenten an. Um dies zu überspielen, entschlossen sich Rüdin und Roemer zu einer aufwändigen Propagandaaktion. Die Beiträge der Veranstaltung wurden – in Absprache mit Ministerialrat Herbert Linden im Reichsinnen-

---

355 Ernst Rüdin, Bericht über die Pariser Kongresse 1937, S. 9, MPIP-HA: GDA 41. Danach auch die folgenden Zitate.

356 Die Spannung zwischen den deutschen Rassenhygienikern und den niederländischen Eugenikern pflanzte sich bis in das Exekutivkomitee der IUSIPP fort und führte dazu, dass diese Organisation nach 1937 kaum noch Aktivitäten entfaltete. Fischer war auf Vorschlag Rüdins 1937 zu einem der stellvertretenden Präsidenten gewählt worden. Kühl, Internationale, S. 151 f.

357 Psychiatr.-Neurol. Wschr. 40 (1938), S. 339 f. (23.7.1938). Vgl. auch Zschr. psych. Hyg. 11 (1938), S. 65-67.

358 Als Diskutanten hatten sich angemeldet: Dr. *Corrado Tumiati* (1885-1966; Florenz), Dr. André Repond (Monthey), Dr. *Doris Odlum* (* 1890; London), Prof. *Eugenio Medea* (Mailand), Prof. *Carlo Ferrio* (Turin), Fahrettin Kerim Gökay (Istanbul), Dr. *Michele Emma* (Mailand) sowie Viktor v. Weizsäcker (Heidelberg). Hermann Simon war als Ehrengast zu der Sektion über die Arbeitstherapie geladen. Doris Odlum kam schließlich doch nicht.

ministerium – ins Englische, Französische und Italienische übersetzt. Als sich die immensen Kosten des mehrsprachigen Tagungsbandes abzeichneten, wollte die Gesellschaft Deutscher Neurologen und Psychiater zunächst auf die italienischen Übersetzungen verzichten, doch bestand das Reichspropaganda-ministerium darauf, »das Italienische an erster Stelle unter den Fremdsprachen zu berücksichtigen«.[359] Rüdin und Roemer sahen sich daher genötigt, beim Reichsinnenministerium, das im Vorfeld der Ver-anstaltung einen Zuschuss von 1.500 Reichsmark in Aussicht gestellt hatte,[360] um eine Aufstockung des Etats zu ersuchen. Am Ende ging ein Reichszuschuss in Höhe von 2.500 Reichsmark auf dem Konto des Ausschusses für psychische Hygiene ein, der ausreichte, um das entstandene Defizit auszugleichen.[361] Wie es aussieht, war das Geld vergeudet, denn der Tagungsband ist wohl nicht mehr erschienen.

Auf der Sechsten Europäischen Vereinigung für psychische Hygiene, die vom 4. bis 6. Juni 1939 in Lugano zusammenkam, hielten von deutscher Seite aus Ernst Kretschmer und Hans v. Hattingberg Referate.[362] Sie verlief, so berichtete Hans Roemer, »harmonisch, ohne irgendwelche Taktlosigkeiten oder sonstige Störungen«.[363] Der Europäische Ausschuss für psychische Hygiene gab sich am Rande der Veranstaltung eine neue Satzung und richtete eine jeweils auf drei Jahre gewählte »Geschäftsstelle« ein, die die jährlichen Versammlungen organisieren sollte. Daran war auch Hans Roemer beteiligt.[364] In ihrer ersten Sitzung beschäftigte sich die neue Geschäftsstelle mit einer genaueren Abgrenzung des Gebiets der psychischen Hygiene. »Die Leitidee bleibt: Die Psychiater sollen im Rahmen der psychi-schen Hygiene die psychopathologischen oder medizinisch-psychologischen Ergebnisse auf die ver-schiedenen kulturellen Gebiete anwenden und diese Bestrebungen durch gegenseitigen Erfahrungs-austausch fördern.« Die »internationale Verständigung« falle dabei gleichsam als »Nebenprodukt« an. Die Veranstaltung in Lugano stand wohl schon im Schatten des nahenden Krieges. »Im Privatgespräch«, so Roemer, sei »vielfach politisiert« worden. Letztlich sei man aber übereingekommen, »dass der allge-meine Eindruck, wie schwer eine solche allgemeine Verständigung von Volk zu Volk sei, zwar etwas niederschmetternd sei, aber andererseits doch als erster Schritt zu einer wirklichen Verständigungs-arbeit betrachtet werden müsse.« Man einigte sich darauf, die nächste Europäische Vereinigung 1940 in Stockholm abzuhalten.

Mit Beginn des Zweiten Weltkriegs kam die internationale Kooperation jedoch zum Erliegen. 1940 kam noch einmal ein Signal aus der Schweiz, als Repond, der eine Übersetzung des Buches »A Mind That Found Itself« (1908) von Clifford W. Beers ins Deutsche plante, wegen eines Vorworts aus Deutsch-land anfragte. Roemer erteilte in Absprache mit Rüdin eine freundliche Absage,[365] die er Rüdin mit

359 Gesellschaft Deutscher Neurologen und Psychiater an Reichsministerium des Innern, 5.10.1938, MPIP-HA: GDA 129.
360 Roemer an Rüdin, 8.9.1938, MPIP-HA: GDA 129.
361 Gesellschaft Deutscher Neurologen und Psychiater an Reichsministerium des Innern, 8.5.1939, MPIP-HA: GDA 129; Roemer an Rüdin, 12.5.1939, MPIP-HA: GDA 129. Insgesamt waren Kosten von 762 Reichsmark für die Organisation der Veranstaltung und 2.575 Reichsmark für den Tagungsband angefallen. Roemer an Rüdin, 5.10.1938, MPIP-HA: GDA 129
362 Roemer an Rüdin, 3.3.1939, MPIP-HA: GDA 129: Kretschmer war von Repond eingeladen worden, ein Referat über »Die biologischen Wurzeln des Verstehens und der Verständigung« zu halten. Roemer und Rüdin gaben »mit Rück-sicht auf unsere freundschaftlichen Beziehungen mit der Schweizer Psychiatrie« grünes Licht. Hans v. Hattingberg hatte sich von sich aus angeboten. Roemer war damit einverstanden, da Hattingberg »doch zu den Vernünftigen unter den deutschen Psychotherapeuten« gehöre. Walter Creutz, der zunächst Interesse bekundet hatte, verlor dieses, nachdem er das Programm gelesen hatte. Roemer an Rüdin, 31.3.1939, MPIP-HA: GDA 129.
363 Roemer an Rüdin, 7.6.1939, MPIP-HA: GDA 129. Danach auch die folgenden Zitate.
364 Präsident war Auguste Ley (Belgien), als Vizepräsidenten amtierten René Charpentier (Frankreich), Doris Odlum (Großbritannien), Eugenio Medea (Italien), *Klaas Herman Beerta Bouman* (1874-1947; Niederlande), Hans Roemer (Deutschland). Geschäftsführer war *Henri Bersot* (1896-1955), Direktor der Klinik Bellevue in Landeron bei Neuchâtel/ Schweiz und Mitglied des Schweizerischen Komitees für geistige Hygiene. Fernando Vidal, Piaget before Piaget, Lon-don 1994, S. 14 f.
365 Roemer an Repond, 24.10.1940, MPIP-HA: GDA 128. Vgl. Clifford W. Beers, Eine Seele, die sich wiederfand. Autobio-graphie des Begründers der »Geistigen Hygiene«, übersetzt von Otto Reuter, Basel 1940.

der Bemerkung zur Kenntnis brachte, man habe sich »auf diese Weise […] nicht unnötig exponiert und […] zugleich die Höflichkeit gewahrt; denn man wird ja immer damit zu rechnen haben, dass auch auf dem internationalen bzw. europäischen Gebiet der psychischen Hygiene Deutschland seinen Führungsanspruch erheben wird.«[366]

Wissenschaftliche Politikberatung im Zusammenhang mit dem »Gesetz zur Verhütung erbkranken Nachwuchses«

Das wichtigste Projekt nationalsozialistischer Biopolitik in den ersten Jahren des »Dritten Reiches« war zweifellos das Sterilisationsprogramm nach dem »Gesetz zur Verhütung erbkranken Nachwuchses« – und hier kam den psychiatrisch-neurologischen Fachgesellschaften eine Schlüsselstellung in der wissenschaftlichen Politikberatung zu. Um den größeren Zusammenhang zu wahren, geht die Darstellung, die Chronologie durchbrechend, im Folgenden noch einmal bis in die Jahre 1933/34 zurück, kam doch der im Entstehen begriffenen Fachgesellschaft gerade im ersten halben Jahr nach dem Inkrafttreten des »Gesetzes zur Verhütung erbkranken Nachwuchses« am 1. Januar 1934 eine enorme strategische Bedeutung als Clearingstelle für offene Fragen aus dem Bereich der Anstaltspsychiatrie zu. Die Diskussionen rund um den Lehrgang »Erbbiologie und Rassenhygiene im völkischen Staat« an der Deutschen Forschungsanstalt für Psychiatrie im Januar 1934 und in einer nicht öffentlichen Sitzung am Rande der Jahresversammlung des Deutschen Vereins für Psychiatrie im Mai 1934 werden – ebenso wie die Auseinandersetzungen um die Rechtsprechung der Erbgesundheitsgerichte in den Jahren von 1934 bis 1939 – im Detail dargestellt, kann man hier doch in allen Einzelheiten verfolgen, wie die biowissenschaftliche Politikberatung durch die Fachgesellschaft funktionierte.

Das Ende der »diplomatischen Vorsicht«? Das Merkblatt des Deutschen Verbandes für psychische Hygiene »zur Verhütung der erblichen Geistes- und Nervenkrankheiten«, Mai/Juni 1933

Im Mai/Juni 1933 kam es, wie bereits erwähnt, innerhalb des Vorstandes des Deutschen Verbandes für psychische Hygiene zu einer scharfen Auseinandersetzung um die Frage der eugenischen *Zwangs-sterilisation*. Anlass war ein Merkblatt »zur Verhütung der erblichen Geistes- und Nervenkrankheiten«, das der Verband nach seiner – unter dem Thema »Die eugenischen Aufgaben der psychischen Hygiene« stehenden – Zweiten Jahresversammlung am 21. Mai 1932 erarbeitet hatte und im März/April 1933 veröffentlichte.[367] Im Hinblick auf Maßnahmen der negativen Eugenik war dieses Merkblatt mit Rücksicht auf die nach wie vor ungeklärte Rechtslage überaus zurückhaltend formuliert worden:

> »Zur Verhütung der Fortpflanzung erblich Belasteter haben manche Staaten das Eheverbot für erblich Kranke und erblich schwerer Belastete eingeführt. Noch wirksamer ist die künstliche Unfruchtbarmachung (Sterilisierung), die ein ungefährliches Verfahren darstellt. Ihre Einführung sollte in Deutschland, wie es in mehreren anderen Ländern bereits der Fall ist, durch eine gesetzliche Regelung, welche die Mitwirkung des Facharztes sicherstellt, ermöglicht und auf dem Wege der Freiwilligkeit angebahnt werden.«[368]

366 Roemer an Rüdin, 25.10.1940, MPIP-HA: GDA 128.
367 Vgl. Zschr. Psych. Hyg. 6 (1933), S. 59 ff. (Heft 2). Das Merkblatt erschien im Verlag Walter de Gruyter & Co. Roemer, Organisation, S. 37.
368 Merkblatt des Deutschen Verbandes für psychische Hygiene zur Verhütung der erblichen Geistes- und Nervenkrankheiten, hg. von der Geschäftsstelle des Deutschen Verbandes für psychische Hygiene, Illenau b. Achern (Baden), o. D. [1932], gedruckt, MPIP-HA: GDA 127.

Tatsächlich hatte die Strafrechtskommission, die seit Beginn der Weimarer Republik über eine Novellierung des Deutschen Strafgesetzbuches beriet, am 28. Januar 1932 in erster Lesung einer Neufassung des Paragraphen zur schweren Körperverletzung zugestimmt, die nach Meinung der Kommissionsmehrheit die freiwillige eugenische Sterilisierung zuließ, sofern sie nicht gegen die »guten Sitten« verstieß.[369] Eine Verabschiedung der neuen Regelung im Rahmen des gesamten Reformpaketes durch den Reichstag stand allerdings noch aus und konnte keineswegs als gesichert gelten. Weiterhin hatte sich der Ausschuss für Bevölkerungswesen und Eugenik des Preußischen Landesgesundheitsrates am 2. Juli 1932 mit der Frage der gesetzlichen Freigabe der eugenischen Sterilisierung beschäftigt und eine Kommission eingesetzt, die am 30. Juli 1932 einen Gesetzentwurf zur *freiwilligen* Unfruchtbarmachung vorlegte, der aber in den politischen Wirren der untergehenden Weimarer Republik keine Gesetzeskraft mehr erlangte.[370] Auf diese Entwicklungen nahm das Merkblatt Bezug – man kann es als vorsichtige Empfehlung lesen, durch die vorgeschlagene Änderung des Strafgesetzbuches oder ein eigenes Gesetz die freiwillige Sterilisierung aus eugenischer Indikation freizugeben.

Nach der Machtübernahme drängten mehrere Mitglieder des Vorstandes, vor allem Hermann Simon und Wilhelm Weygandt, auf eine Neufassung. Tatsächlich entsprach die Passage über die eugenische Sterilisierung bald schon nicht mehr dem rechtlichen *status quo*. Am 26. Mai 1933 wurde – entsprechend dem Entwurf der Strafrechtskommission aus dem Jahre 1932 – die eugenische Sterilisierung, sofern sie mit »Einwilligung« des Betroffenen erfolgte und mit den »guten Sitten« vereinbar war, auf dem Wege der Strafrechtsnovellierung legalisiert. Dabei konnte das Prinzip der Freiwilligkeit im Falle von Menschen, die in Heil- und Pflegeanstalten untergebracht waren, bereits ausgehebelt werden, so etwa, wenn eine Entlassung von einer – formal freiwilligen – Unfruchtbarmachung abhängig gemacht wurde.[371] Der nächste logische Schritt war der Übergang zur gesetzlich geregelten Zwangssterilisierung, und Hermann Simon und Wilhelm Weygandt waren in Sorge, dass der Deutsche Verband für psychische Hygiene den Anschluss an die Entwicklung verpassen könnte. »Zur Zeit der Herausgabe des Merkblattes durfte man dem Volke mit einem Zwang nach dieser Richtung nicht kommen«,[372] begründete Simon seine Initiative, nun aber sei »diese diplomatische Vorsicht« nicht mehr am Platze. Das Merkblatt müsse »der neuen Situation entsprechend schärfer gefasst werden«.[373] Simon sprach sich für eine deutliche Empfehlung der eugenischen Sterilisierung aus, wobei man nicht auf die Frage des Zwangs einzugehen brauche. »*Zwang oder Nichtzwang ist eine Angelegenheit des politischen Staates, nicht des ärztlichen Rates.*« Die Durchsetzung des Zwangs könne man getrost den »Machtmittel[n]« des Staates überlassen – wobei Simon keinen Zweifel daran ließ, dass er staatlich angeordnete Zwangssterilisierungen begrüßte: »Bei der übrigen Hygiene ist ja der Staat mit seinen Eingriffen in das ›freie Wollen‹ des Einzelnen auch nicht so zimperlich!«, meinte er unter Hinweis auf seuchenpolizeiliche Machtbefugnisse. Wilhelm Weygandt war selbst die Position Simons nicht radikal genug. Der Deutsche Verband für psychische Hygiene, so schrieb er Ernst Rüdin, müsse sich jetzt zu »einem aktiveren

---

369 Joachim Müller, Sterilisation und Gesetzgebung bis 1933, Husum 1985; Weingart/Kroll/Bayertz, Rasse, S. 283-306; Weindling, Health, S. 388-393, 441-457; Michael Schwartz, Sozialistische Eugenik. Eugenische Sozialtechnologien in Debatten und Politik der deutschen Sozialdemokratie 1890-1933, Bonn 1995, S. 264-327; Richter, Katholizismus, S. 197-256, 288-311; Schmuhl, Grenzüberschreitungen, S. 133-137.

370 Eugenik im Dienste der Volkswohlfahrt. Dazu auch: Müller, Sterilisation, S. 95-99; Weingart/Kroll/Bayertz, Rasse, S. 294-298; Weindling, Health, S. 454-456; Schwartz, Eugenik, S. 318-322; Richter, Katholizismus, S. 294-305; Thomas Saretzki, Reichsgesundheitsrat und Preußischer Landesgesundheitsrat in der Weimarer Republik, Berlin 2000, S. 336-344; Schmuhl, Grenzüberschreitungen, S. 141-148.

371 Vgl. Zschr. Psych. Hyg. 6 (1933), S. 127 f.; Gisela Bock, Zwangssterilisation im Nationalsozialismus. Studien zur Rassenpolitik und Frauenpolitik, Opladen 1986/ND Münster 2010, S. 83.

372 Simon an Aufklärungsamt für Bevölkerungspolitik und Rassenpflege bei den Spitzenverbänden der deutschen Ärzteschaft, 12.6.1933, zit. n. Walter, Psychiatrie, S. 414. Danach auch das folgende Zitat.

373 Simon an Sommer, 11.6.1933, zit. n. Walter, Psychiatrie, S. 414. Danach auch die folgenden Zitate (Hervorhebung im Original).

Vorgehen«[374] entschließen – es gehe um nichts weniger als seine »Existenzberechtigung«. Man dürfe im neuen Staat »mit den Bedenken, wie sie [Ludwig] Ebermayer in Bonn 1932 gegen die Zwangssterilisation als unvereinbar mit dem ›Selbstbestimmungsrecht‹ vorbrachte, nicht mehr kommen.« Simons Standpunkt, »dass uns die Zwangsfrage überhaupt nichts angehe, da sie politisch und nicht ärztlich sei«, erschien Weygandt als »übertriebene Zurückhaltung«. Zumindest könne man doch »vom psychologischen Standpunkt« aus die Meinung vertreten, »dass die Erwartung eines größeren Erfolges bei der Freiwilligkeit der Sterilisation fehl geht und daher Zwang unumgänglich sein wird.«[375]

Am 7. Juli 1933 schließlich schickte Hermann Simon den Entwurf einer schärferen Neufassung des Merkblattes an Rüdin nach München. »Wenn man nicht eine recht deutliche, ja bis zu einem gewissen Grade sogar grobe Sprache spricht«, bemerkte Simon dazu, »läuft man immer Gefahr, nicht verstanden, ja noch nicht einmal gehört zu werden.«[376] Simons Entwurf ließ allerdings im Hinblick auf eine klare Sprache nichts zu wünschen übrig:

> »Geisteskranke, Idioten und Schwachsinnige, Psychopathen, Schwächlinge und Nervöse, Verbrecher, Säufer und Trottel taugen weder zur Erzeugung noch zur Heranziehung eines starken und tüchtigen Nachwuchses. Der Staat, will er seine Zukunft nicht in Frage stellen, muss für sich das Recht in Anspruch nehmen, das untüchtige, wertlose und schädliche Erbgut an der Fortpflanzung zu hindern, soweit es nötig ist, auch mit Zwang. Unfruchtbarmachung (Sterilisierung) durch eine kleine ungefährliche Operation ist ein dazu geeignetes Verfahren, das im Übrigen das Wohlbefinden nicht beeinträchtigt.«[377]

Ob das Merkblatt in dieser verschärften Fassung in den Druck ging, ist fraglich. Ernst Rüdin hatte sich auf den ersten Vorstoß Wilhelm Weygandts hin skeptisch gezeigt. Hans Roemer unterstützte ihn darin nachdrücklich. Roemer sperrte sich zwar nicht grundsätzlich dagegen, dass der Vorstand des Deutschen Verbandes für psychische Hygiene, weil ihm die alte Fassung des Merkblatts »zu wenig ›zeitgemäß‹«[378] erschien, eine »energischere Fassung« verabschieden wollte. Er selbst sah dazu jedoch auch angesichts des politischen Umschwungs keine Notwendigkeit. Roemer begründete dies mit dem klassischen Argument der hygienischen Volksbelehrung: Das Merkblatt solle »die Tatsachen der Erb-

---

374 Weygandt an Rüdin, 27.6.1933, MPIP-HA: GDA 127. Danach auch die folgenden Zitate.
375 Weygandt fügte hinzu: »Ich möchte noch weitergehen und auch Kastration nicht nur für Geschlechtsverbrecher, sondern auch für degenerative Gewalttätigkeitsverbrecher, auch rückfällige Affektverbrecher, vorschlagen. Die Erfahrungen mit Kastration in Dänemark sind nach den Darlegungen des dänischen Oberreichsanwalts Goll doch ganz überwiegend günstig.« – Zur vorsichtigen Haltung Robert Sommers: Meyer zum Wischen, »Seele«, S. 50 f.
376 Simon an Rüdin, 7.7.1933, MPIP-HA: GDA 127. Man merke doch schon sehr deutlich, dass nun »ein frischer Wind« wehe, schreibt Simon an dieser Stelle. »Wenn man bisher in irgendeinem ärztlichen oder sonst gebildeten Kreise von Eugenik oder psychischer Hygiene zu reden anfing, pflegte kaum jemand hinzuhören. Einen gelegentlich öffentlichen Vortrag (wie z. B. von [Bernhard] Bavink [1879-1947]) fand man ›interessant‹, ohne dass er eine nachhaltige Wirkung hinterließ. Man fand es langweilig, wenn unsereiner immer ›dasselbe wiederholte‹, was vielen doch im Grunde genommen nicht passte. Es fehlte eben der – überall doch so nötige! – Druck von oben.« Zu Bavink: Michael Schwartz, Bernhard Bavink. Völkische Weltanschauung – Rassenhygiene – »Vernichtung lebensunwerten Lebens«, Bielefeld 1993.
377 Merkblatt zur Verhütung der erblichen Geistes- und Nervenkrankheiten, Änderungs-Entwurf Dr. Simon, 7.7.1933, MPIP-HA: GDA 127. Der Entwurf war die Kurzfassung eines Textes mit dem Titel »Eugenische Maßnahmen als Vorbeugung gegen die Zunahme geistiger und nervöser Krankheiten und Unzulänglichkeiten«. Ebd.
378 Roemer an R., 1.6.1933, MPIP-HA: GDA 127. Danach auch die folgenden Zitate. Er wisse sich, schrieb Roemer, mit Rüdin in der Sache völlig einig. – Zur erbgesundheitspolitischen Positionierung Hans Roemers nach der Machtübernahme der Nationalsozialisten vgl. auch: ders., Die eugenischen Aufgaben der praktischen Psychiatrie, in: Zschr. Psych. Hygiene 6 (1933), S. 97-115. Hier handelte es sich um die Schriftfassung des Berichtes, den Roemer auf der gemeinsamen Sitzung des Deutschen Verbandes für psychische Hygiene und des Verbandes der Deutschen Hilfsvereine für Geisteskranke in Würzburg am 19. April 1933 gehalten hatte.

biologie der Bevölkerung nahe bringen«. Für Roemer bildeten »eugenische Aufklärung, Betreuung und Eheberatung« den »Schlussstein der sozialen Hygiene« – die Menschen sollten »zu einer gesundheitsmäßigen Lebensführung und zur Anerkennung der Gesundheitspflicht erzogen werden«, die Vermittlung der wissenschaftlichen Fakten müsse »mit dem Appell an das persönliche Verantwortlichkeitsgefühl« verbunden werden, es gehe darum, eine »eugenische Gesinnung zu verbreiten«. Deshalb solle man für die *freiwillige* Sterilisierung werben. Die *Zwangs*sterilisierung werde in naher Zukunft ohnehin kommen, »einerlei, ob sich manche Leute dagegen sperren oder nicht, aber auch einerlei, ob einige Verbände dafür sind oder nicht.« Vor diesem Hintergrund sei es »überflüssig, die Allgemeinheit mit der Erwähnung der Zwangssterilisierung im jetzigen Augenblick zu beunruhigen und vor allem die Front aller Vernünftigen […] durch diese umstrittene Frage, die keineswegs vor das Forum der Allgemeinheit oder der Parlamente mehr gehört, zu sprengen.« Vor allem solle man den Eindruck vermeiden, »als werde wieder einmal eine staatliche Maßnahme dem Einzelnen die verantwortliche Mitarbeit abnehmen.«

Roemer stellte im gleichen Atemzug klar, dass er »keineswegs ein grundsätzlicher Gegner der Zwangssterilisierung« sei. Er habe die Forderung nach ihrer Freigabe bisher »aus taktischen Gründen zurückgestellt zugunsten der freiwilligen Sterilisierung«. Er plädierte dafür, hinter den Kulissen »bei den maßgebenden Stellen« die Möglichkeit der Zwangssterilisierung zu befürworten, »anstatt sie in ein allgemein orientierendes Merkblatt aufzunehmen, zumal juristische und katholische Kreise schweren Anstoß nehmen würden und die öffentliche Meinung heutzutage weder ein Hindernis noch eine Förderung für die Einführung einer solchen staatlichen Maßnahme darstellen kann.«

Schließlich wies Roemer darauf hin, dass »die allermeisten der jetzt so laut rufenden Ärzte […] durchaus im Unklaren darüber [seien], wie gering sich die Zahl der absolut sicher zu beurteilenden und zu sterilisierenden Fälle erweisen wird, weil sie die ganze psychiatrische Erbbiologie eben nur vom Hörensagen kennen. Wenn ein Kommissar neulich erklärt hat, man dürfe nicht überängstlich sein und müsse lieber einen Fall zu viel als zu wenig sterilisieren, so ergibt sich hieraus schon, dass unser Verband aus der Überlegung des wirklich Sachverständigen heraus heute unbedingt die Pflicht hat, unklaren Übertreibungen gegenüber in Bälde zu warnen.«

»Erbbiologie und Rassenhygiene im völkischen Staat«. Der Lehrgang an der Deutschen Forschungsanstalt für Psychiatrie im Januar 1934

In diesem Zusammenhang schien bereits die Idee zu einem »erbbiologischen Kurs in seminaristischer Form« auf, um praktische Psychiater in erbbiologischen Fragen fortzubilden, da künftig in jeder Heil- und Pflegeanstalt wenigstens ein in psychiatrischer Genetik geschulter Arzt vorhanden sein sollte. Offensichtlich war diese Frage im Vorstand des Deutschen Verbandes für psychische Hygiene bereits erwogen worden, ohne dass man indessen zu einem endgültigen Entschluss gelangt war. Nachdem die Verbindung zu Ernst Rüdin hergestellt war, bekamen diese Pläne einen Zug ins Große, eröffnete sich jetzt doch die Möglichkeit eines zentralen erbbiologischen Kurses an der Deutschen Forschungsanstalt für Psychiatrie in München.[379] Gustav Kolb, der vormals dem Vorstand des Deutschen Verbandes für psychische Hygiene angehört hatte, berichtete Hans Roemer am 21. Juni 1933 von einem persönlichen Treffen mit Rüdin. Dieser, so Kolb, scheine der Idee eines »eugenischen Herbstkurs[es] in München«[380]

---

379 Vgl. auch Roemer an Rüdin, 12.6.1933, MPIP-HA: GDA 127: »Wegen meines Vorschlages eines erbbiologischen Kurses in Ihrem Institut habe ich von H. Sommer bisher noch keine Antwort, er scheint besonders überlastet zu sein.«

380 Kolb an Römer, 21.6.1933, MPIP-HA: GDA 127. Auch Fritz Lenz, so berichtete Kolb weiter, habe sich für einen solchen Kurs ausgesprochen, und auch Oswald Bumke »würde wohl eine Beteiligung nicht ablehnen, wenn man ihn darum bitten würde, sofern Herr Rüdin diese Bitte befürworten würde«. Allerdings scheine Bumke in Sorge zu sein, »die NSDAP werde von ihm zuerst Einblick in seine beabsichtigten Ausführungen verlangen.«

nicht abgeneigt. Kolb selber sprach sich nachdrücklich für eine enge Zusammenarbeit mit Rüdin aus. Es sei ebenso »gerecht« wie »klug«, Rüdin um Vorschläge zur Organisation, zum Programm, zu den Referenten und dem einzuladenden Personenkreis zu bitten: »gerecht, weil wir alle wissen, dass es im Wesentlichen der zielbewussten Tätigkeit Rüdins zu danken ist, wenn die psychiatrischen Eugeniker mit scharfen Waffen in den Kampf eintreten können«; »klug, weil der Deutsche Verband auf Beihilfen des Reiches angewiesen ist – die Beziehungen, die der Deutsche Verband früher zu den damals maß-gebenden Kreisen hatte, werden jetzt eher ein Hindernis als eine Förderung bilden.« Die aktiven Mit-glieder des Vorstandes stimmten dem vorbehaltlos zu. Wilhelm Weygandt etwa wandte sich – bereits mit Blick auf die Vorarbeiten zu einem Sterilisierungsgesetz im Reichsinnenministerium – am 27. Juni 1933 an Rüdin und warb eindringlich für einen Kurs in München, obwohl er selber einen Vorlesungs-zyklus an der Hamburger Universität unter Beteiligung von Friedrich Meggendorfer, *Ernst Rittershaus* (1881-1945) und *Albrecht Langelüddecke* (1889-1977) plante. Doch auch wenn Weygandt »mit einer Zuhörerschaft von vielen Hunderten«[381] rechnete, war dies doch eine regionale Aktion von eher sym-bolischer Bedeutung. Bei einem Kurs in München hingegen würde »es sich ja um ein tieferes Eindrin-gen und sozusagen um eine Ausbildung von Ärzten und Fachleuten handeln.« In der Notwendigkeit eines solchen Kurses waren sich alle einig, und so stand bereits bei der Vorstandssitzung des Deutschen Verbandes für Psychische Hygiene am 16. Juli 1933, bei der Rüdin formell anstelle von Sommer zum Vorsitzenden gewählt wurde, der Münchner Kurs auf der Tagesordnung.[382]

Inzwischen war eine neue Situation entstanden. Am 14. Juli 1933 hatte das Kabinett das »Gesetz zur Verhütung erbkranken Nachwuchses« verabschiedet. Es wurde zwar mit Rücksicht auf den in der glei-chen Kabinettssitzung gebilligten Abschluss des Reichskonkordats erst am 26. Juli öffentlich bekannt gegeben, doch dürfte der Vorstand des Deutschen Verbandes für psychische Hygiene bei seiner Sitzung in Kassel am 16. Juli 1933 durch Ernst Rüdin, der an der Ausarbeitung des Gesetzes maßgeblich beteiligt war, genau unterrichtet gewesen sein. Es war klar, dass sich hier die Möglichkeit zu einem eugenischen Sterilisierungsprogramm eröffnete, das alle bis dahin bekannten Dimensionen sprengte. Klar war auch, dass Ärzte in verschiedenen Funktionen – als Amtsärzte, niedergelassene Allgemein- und Fachärzte und vor allem als praktische Psychiater in Heil- und Pflegeanstalten, Krankenhäusern und Kliniken, aber auch in der Außenfürsorge – in diesem Programm eine Schlüsselrolle spielen würden: bei der Erfassung potentieller Sterilisandinnen und Sterilisanden, als Beisitzer und Gutachter an den neu ein-zurichtenden Erbgesundheitsgerichten und schließlich bei der Durchführung der Unfruchtbar-machungen. Damit rückte die erbbiologisch-rassenhygienische Fortbildung vor allem praktischer Psy-chiater in den Fokus. Vor diesem Hintergrund bekam der geplante Kurs an der Deutschen Forschungs-anstalt für Psychiatrie eine immense strategische Bedeutung, zumal die hier entwickelte Methode der empirischen Erbprognose durch das »Gesetz zur Verhütung erbkranken Nachwuchses« von Seiten des

---

381 Weygandt an Rüdin, 27.6.1933, MPIP-HA: GDA 127. Danach auch das folgende Zitat. – Der Hamburger Vorlesungs-zyklus wurde aus der Kasse des Deutschen Verbandes für psychische Hygiene mit 100 Reichsmark bezuschusst (Sommer an den engeren Vorstand des Deutschen Verbandes und an Rüdin, 27.6.1933, MPIP-HA: GDA 127). – Mit der Hamburger Veranstaltungsreihe gab es übrigens erhebliche Probleme, weil Wilhelm Holzmann, der sich zu dieser Zeit seinerseits um den neu eingerichteten Lehrstuhl für Rassen- und Kulturbiologie bemühte, massive Kritik an dem Vorhaben äußerte. Insbesondere stieß sich Holzmann an dem Titel »Rassenhygiene des Geistes und der Nerven« – hier witterte der Hamburger Ärzteführer »Intellektualismus«. Auf Anraten des Rektors zogen Weygandt und seine Mitstreiter den Vorlesungszyklus daraufhin aus dem allgemeinen Vorlesungsverzeichnis zurück und boten ihn als »Publice-Vorlesung« an. Außerdem änderten sie den Titel um in »Pflege der Rasse vom Standpunkt des Psychiaters und Nervenarztes«. Weber-Jasper, Wilhelm Weygandt, S. 15 f.
382 Sommer an den engeren Vorstand des Deutschen Verbandes und an Rüdin, 27.6.1933; Roemer an Rüdin, 27.6.1933, MPIP-HA: GDA 127.

Staates offiziell zur wissenschaftlichen Grundlage der Indikationsstellung zur eugenischen Sterilisierung erhoben wurde.[383]

Schon wenige Tage, nachdem der Vorstand des Deutschen Verbandes für psychische Hygiene über den Kurs beraten hatte, am 22. Juli 1933, legte Hans Roemer – schon mit Blick auf die Vorstandssitzung des Deutschen Vereins für Psychiatrie am 29. Juli, bei der Ernst Rüdin und seine Verbündeten ihre Zuwahl erzwingen wollten – einen ersten Programmentwurf vor.[384] Bald darauf kündigte der Deutsche Verband für psychische Hygiene *und Rassenhygiene* – wie er sich jetzt nannte – in den einschlägigen psychiatrischen Fachzeitschriften wie auch im »Deutschen Ärzteblatt« an, dass er vom 23. bis zum 28. Oktober an der Deutschen Forschungsanstalt für Psychiatrie in München einen Fortbildungskurs für Psychiater zur Umsetzung des »Gesetzes zur Verhütung erbkranken Nachwuchses« plane. Da sich aber der Erlass der Ausführungsverordnung zum »Gesetz zur Verhütung erbkranken Nachwuchses« bis zum 5. Dezember 1933 hinzog, wurde der Kurs zweimal verschoben. Er fand schließlich vom 8. bis 16. Januar 1934 statt.[385]

Treibende Kraft hinter dem Münchner Kursus war Hans Roemer. Ernst Rüdin gab sich eher zögerlich. Noch am 4. August 1933 warf er die Frage auf, »ob wir die Sache mit dem psychiatrischen Lehrgang wirklich machen sollen«?[386] Letztendlich tat Ernst Rüdin kaum mehr, als seinen Namen und die Infrastruktur seines Instituts zur Verfügung zu stellen und beim Kurs selbst einen Auszug aus seinem Medizinischen Kommentar zum »Gesetz zur Verhütung erbkranken Nachwuchses« zu referieren. Alles andere – die Akquise öffentlicher Mittel, die Organisation des Kurses, die Abordnung der Teilnehmer durch die Landes- und Provinzialverwaltungen unter Vermittlung des Reichsinnenministeriums, die Zusammenstellung und das »Briefing« der Referenten – all das lag in der Hand Roemers. Dazu ein Beispiel: Bedenken hegte Roemer im Hinblick auf die Vorträge von Ernst Kretschmer über »Konstitutionslehre und Rassenhygiene« und von *Arthur Hübner* (1878-1934), Ordinarius für Psychiatrie und Direktor der Universitätsnervenklinik und der Provinzial-Heil- und Pflegeanstalt Bonn,[387] der (wie schon auf der Zweiten Jahresversammlung des Deutschen Verbandes für psychische Hygiene in Bonn 1932) über die »Bedeutung der psychiatrischen Eheberatung für die Rassenhygiene« sprechen sollte. Roemer fürchtete wohl, dass diese beiden Referenten einen allzu wissenschaftlichen Vortrag halten würden. Er wolle ihnen daher, so schrieb er an Rüdin, »ausdrücklich klar machen«,[388] dass es in Mün-

---

383 Dies geschah durch den verbindlichen Gesetzeskommentar, der von Arthur Gütt, Ernst Rüdin und Falk Ruttke verfasst wurde. Danach galten als »Erbleiden« solche, die entweder nachgewiesenermaßen nach den Mendelschen Regeln vererbt wurden oder aber »nach sonstigen systematischen erbprognostischen Untersuchungen an einer großen Zahl von kranken Familien als zweifellos erblich übertragbar erwiesen« waren. Arthur Gütt/Ernst Rüdin/Falk Ruttke, Gesetz zur Verhütung erbkranken Nachwuchses vom 14. Juli 1933 mit Auszug aus dem Gesetz gegen gefährliche Gewohnheitsverbrecher und über Maßregeln der Sicherung und Besserung vom 24. November 1933, 2. Aufl. 1936, S. 109. Dazu auch Roelcke, Programm, S. 56 f.

384 Roemer an Rüdin, 22.7.1933, MPIP-HA: GDA 127. Roemer regte an, dass man sich wegen Tafeln und Lichtbildreihen zur empirischen Erbprognose und Rassenhygiene an das Deutsche Hygiene-Museum in Dresden wenden sollte, legte eine Mitgliederliste des Deutschen Verbandes für psychische Hygiene vor, um Anhaltspunkte zu gewinnen, welche Kollegen zum Münchner Kurs »aufzufordern« seien, und bot an, sich in Berlin mit Vertretern des Reichsinnenministeriums und auch mit Falk Ruttke zu treffen, um diese für den Deutschen Verband für psychische Hygiene – und wohl auch für den geplanten Kurs in München – zu interessieren.

385 Vgl. z.B. die Mitteilungen in der Psychiatr.-Neurol. Wschr. 35 (1933), Nr. 34 (26.8.1933), S. 423, Nr. 38 (23.9.1933), S. 468, Nr. 45 (11.11.1933), S. 547, Nr. 52 (30.12.1933), S. 633. In der ersten Ankündigung waren bereits Vortragstitel und Referenten genannt worden. Rüdin war damit nicht glücklich, da sich im Programm noch Änderungen ergeben könnten. Roemer konnte aber »kein Unglück darin [sehen], wenn die Notiz jetzt schon erscheint; denn es ist doch noch wichtiger für die Sache, für uns, für das Ministerium und auch für unsere Verhandlung mit dem Deutschen Verein [für Psychiatrie], dass der Kurs jetzt angezeigt wird, damit er wirklich gelingt.« Roemer an Rüdin, 26.8.1933, MPIP-HA: GDA 127.

386 Rüdin an Roemer, 4.8.1933, MPIP-HA: GDA 127.

387 Forsbach, Medizinische Fakultät, S. 196 f.

388 Roemer an Rüdin, 26.8.1933, MPIP-HA: GDA 127.

chen nicht um »geistreiche Ausführungen« gehe, »sondern um die didaktische Herausarbeitung dessen, was jeder von seiner Erfahrung zu dem jetzt aktuellen praktischen Programm der Regierung beizutragen« habe. Ziel sei es, »eine stoßkräftige öffentliche Meinung von den Fachleuten zustande« zu bringen. Alles andere solle »aus Gründen der Ökonomie«, »zur Vermeidung von Missverständnissen« und um die Aufmerksamkeit des Publikums nicht abzulenken, in den Hintergrund treten. Roemer war zuversichtlich, dass er Kretschmer und Hübner dazu bewegen könnte, »Disziplin« zu wahren, und wusste sich mit Rüdin einig, »dass der didaktische Charakter des Kurses zu betonen« sei.

Im Oktober 1933 wandte sich Roemer – nach Absprache mit Rüdin – an Gütt, um die Abordnung von praktischen Psychiatern zu dem Münchner Kurs zu organisieren. Roemer schlug vor, die Teilnahme an dem Kurs auf Direktoren von Heil- und Pflegeanstalten und deren bevollmächtigte Vertreter zu beschränken. Zur Begründung führte Roemer an, dass »für das erbbiologisch-eugenische Wirken in einer Anstalt [...] der Direktor die ausschlaggebende Stelle [sei]. Ohne seine tatkräftige Unterstützung wird auch der bestausgebildete Anstaltsarzt sich nicht so an der erbbiologischen Forschung und an der rassenhygienischen Praxis beteiligen können, wie dies im Sinne unserer Bestrebungen liegt.«[389] Das Reichsinnenministerium möge deshalb die Länderregierungen anweisen, beschleunigt eine Liste der Direktoren aufzustellen, die sie zur Teilnahme am Kurs für besonders geeignet hielten. Dabei sollten jüngere, aufstrebende Direktoren bevorzugt werden. Keinen Sinn habe es, Direktoren, die dicht vor der Pensionierung stünden, noch zu dem Kurs abzuordnen. Besondere Berücksichtigung sollten auch Direktoren finden, deren Anstalten so abgelegen seien, dass sie keine Möglichkeit hätten, an Universitäten oder Akademien an rassenhygienischen Kursen und Vorlesungen teilzunehmen. Um die gesamte deutsche Anstaltspsychiatrie zu erreichen, sollten die hundert zur Verfügung stehenden Plätze nach einem festen Länderschlüssel vergeben werden: Preußen sollte 56 Teilnehmer entsenden, Bayern zehn, Sachsen acht, Württemberg, Baden und Hessen je vier, Mecklenburg und Thüringen je drei, Hamburg zwei, Bremen, Braunschweig, Lübeck, Oldenburg, Anhalt und Lippe je einen. Die ausgewählten Direktoren sollten von den Länderregierungen zur Teilnahme am Kurs abgeordnet und angewiesen werden, sich bei der Deutschen Forschungsanstalt für Psychiatrie zu melden oder einen geeigneten Anstaltsarzt als Vertreter zu schicken. Die Reise- und Aufenthaltskosten sollten von den Ländern ersetzt werden.

Arthur Gütt ging auf die Vorschläge ein, und so konnte der Lehrgang – wie geplant – vom 8. bis 16. Januar 1934 im Hörsaal der Deutschen Forschungsanstalt für Psychiatrie in München stattfinden. Es nahmen etwa 130 Psychiater, überwiegend Direktoren und Oberärzte der Heil- und Pflegeanstalten, teil.[390] Im Rahmen des Lehrgangs wurden sechs öffentliche Abendvorträge gehalten:

- *Walter Schultze* (1894-1979),[391] Ministerialdirektor im Bayerischen Ministerium des Innern, »Die Bedeutung der Rassenhygiene für Staat und Volk in Gegenwart und Zukunft«;
- *Fritz v. Wettstein* (1895-1945), Direktor des Botanischen Instituts München, »Die erbbiologischen Grundlagen der Rassenhygiene«;
- Theodor Mollison, Direktor des Anthropologischen Instituts München, »Rassenkunde und Rassenhygiene«;
- *Friedrich Burgdörfer* (1890-1967), Direktor beim Statistischen Reichsamt Berlin, »Bevölkerungsstatistik, Bevölkerungspolitik und Rassenhygiene«;

---

389 Roemer an Gütt, 24.10.1933, MPIP-HA: GDA 127.
390 Die Angaben zur Teilnehmerzahl schwanken zwischen 120 und 130. Hans Roemer, Niederschrift über die III. Mitgliederversammlung des Deutschen Verbandes für psychische Hygiene und Rassenhygiene in Münster i.W. in der Bücherei der Psychiatrischen und Nervenklinik der Universität am 24. Mai 1934, 18 Uhr (MPIP-HA: GDA 127), spricht von 127 Teilnehmern, ganz überwiegend leitenden Ärzten von Kliniken und öffentlichen und privaten Heil- und Pflegeanstalten. Es ist an dieser Stelle aber auch von »mehreren Militärärzten« die Rede.
391 Zur Biographie Schultzes: Grüttner, Lexikon, S. 156.

- Falk Ruttke, Sachverständigenbeirat für Bevölkerungs- und Rassenpolitik beim Reichsinnenministerium, »Rassenhygiene und Recht«;
- Arthur Gütt, Ministerialdirektor im Reichsinnenministerium, »Ausmerze und Lebensauslese in ihrer Bedeutung für Erbgesundheits- und Rassenpflege«.

Im nicht öffentlichen Teil des Lehrgangs wurden zudem 21 Referate gehalten:

- Hans Roemer, Direktor der Badischen Heil- und Pflegeanstalt Illenau, »Die rassenhygienischen Aufgaben der praktischen Psychiatrie unter besonderer Berücksichtigung der offenen Fürsorge«;
- Ernst Rüdin, Direktor des Kaiser-Wilhelm-Instituts für Genealogie und Demographie an der Deutschen Forschungsanstalt für Psychiatrie München, »Empirische Erbprognose«;
- Ernst Rüdin, »Das deutsche Sterilisationsgesetz (Medizinischer Kommentar)«;
- *Adalbert Gregor* (1877/78-1971), Obermedizinalrat im Badischen Justizministerium, »Über die Sterilisierung minderwertiger Fürsorgezöglinge«;
- Ernst Kretschmer, Direktor der Universitäts-Nervenklinik Marburg, »Konstitutionslehre und Rassenhygiene«;
- Hermann F. Hoffmann, Direktor der Universitäts-Nervenklinik Gießen, »Die erbbiologischen Ergebnisse in der Neurosenlehre«;
- Wilhelm Weygandt, Direktor der Universitätsklinik und Staatskrankenanstalt Friedrichsberg-Hamburg, »Die erbbiologischen Ergebnisse bei organischen Nervenkrankheiten«;
- Friedrich Meggendorfer, Oberarzt der Universitätsklinik und Staatskrankenanstalt Friedrichsberg-Hamburg »Die erbbiologischen Ergebnisse in der übrigen Medizin«;
- Arthur H. Hübner, Direktor der Universitätsnervenklinik Bonn, »Psychiatrische Eheberatung«;
- Bruno Schulz, Assistenzarzt am Kaiser-Wilhelm-Institut für Genealogie und Demographie an der Deutschen Forschungsanstalt für Psychiatrie München, »Über die Methoden der psychiatrisch-erbbiologischen Forschung«;
- Hans Luxenburger, Medizinalstatistiker am Kaiser-Wilhelm-Institut für Genealogie und Demographie an der Deutschen Forschungsanstalt für Psychiatrie München, »Rassenhygienisch wichtige Probleme und Ergebnisse der Zwillingspathologie«;
- Friedrich Stumpfl, Assistenzarzt am Kaiser-Wilhelm-Institut für Genealogie und Demographie an der Deutschen Forschungsanstalt für Psychiatrie München »Grundlagen und Aufgaben der Kriminalbiologie«;
- *Theodor Viernstein* (1878-1949), Leiter der Kriminalbiologischen Sammelstelle im Zuchthaus Straubing und Ministerialrat im Bayerischen Ministerium des Innern, »Erbwertliche Erforschung und Beurteilung abgrenzbarer Bevölkerungsschichten«;
- Wilhelm Weygandt, »Über Kastration«;
- *Theo Lang* (* 1898), Assistenzarzt am Kaiser-Wilhelm-Institut für Genealogie und Demographie an der Deutschen Forschungsanstalt für Psychiatrie München, »Kropf- und Kretinenforschung und Prophylaxe der Endemie«.[392]

Aus der Sicht der Veranstalter war der Kurs ein voller Erfolg. Dass die Umsetzung des »Gesetzes zur Verhütung erbkranken Nachwuchses« in den Heil- und Pflegeanstalten ab dem 1. Januar 1934 in rasantem Tempo einsetzte und sehr rasch in eine in der Geschichte der Eugenik bis dahin beispiellose

---

392 Vgl. auch Weber, Ernst Rüdin, S. 215 (Tab. 6.5). Rüdin hatte übrigens auch daran gedacht, Carl Schneider als »Hörer-Gast« oder als »Vortrags-Gast« nach München einzuladen. Rüdin fragte bei Nitsche an, worüber Schneider vortragen könnte, »so dass er gegenüber der bisherigen, rassenhygienisch unfruchtbaren Richtung der Psychiatrie etwas bringen könnte, was mit Erbbiologie oder Rassenhygiene Bezug hätte.« Rüdin an Nitsche, 1.12.1933, MPIP-HA: GDA 127.

Dimension vorstieß, verdankte sich ganz wesentlich der Schulung der leitenden Ärzte in den Heil- und Pflegeanstalten – und der Münchner Kursus war ein zentraler Baustein in dieser Schulungsarbeit.[393]

Ein Bericht aus dem Kreis der Teilnehmer zeigt, wie detailliert in München die praktische Umsetzung des Gesetzes besprochen wurde, wobei manche offene Frage zur Sprache kam. Aus der preußischen Provinz Westfalen war Medizinalrat Dr. *Heinrich Petermann* (1894-1969), Leiter der psychiatrischen Fachberatung in der Fürsorgeerziehungsbehörde der Provinzialhauptverwaltung in Münster, nach München entsandt worden – er wurde kurz darauf zum neuen Direktor der Provinzialheilanstalt Warstein ernannt.[394] Am 31. Januar 1934 legte Petermann der westfälischen Anstaltsdirektorenkonferenz einen ausführlichen Bericht über den Lehrgang vor – da dieses Dokument widerspiegelt, wie der Kurs vor Ort, in den Länder- und Provinzialverwaltungen und in den von diesen betriebenen Heil- und Pflegeanstalten, rezipiert wurde, sei es an dieser Stelle eingehender behandelt.[395]

In seiner Begrüßungsansprache habe Ernst Rüdin zunächst auf die Bedeutung des Tagungsortes hingewiesen, »München, das einmal die Wiege der nationalistischen Bewegung sei und dann die Wirkungsstätte Kraepelins war, der durch die Schaffung des Forschungsinstitutes erst die Möglichkeit gegeben habe, die wissenschaftlichen Grundlagen für das biologische Regierungsprogramm zu schaffen.« Mit dem »Gesetz zur Verhütung erbkranken Nachwuchses«, das wenige Tage zuvor, am 1. Januar 1934, in Kraft getreten war, sei »die Zeit des Diskutierens und Kritisierens über dieses Problem vorbei«. Gegen »Kritiker und Nörgeler« habe Rüdin ins Feld geführt, es seien die gerade die Forscher, die »aufs Handeln drängten, trotzdem sie die Lücken der Forschung kennten«. Sie sähen sich »durch die bisherigen exakten Ergebnisse der Erblehre« dazu veranlasst, aber auch »durch den Gedanken, dass eine von falschen Gesichtspunkten ausgehende Fürsorge Minderwertiges fortzüchtete, während die Gesunden den Nachwuchs einschränkten.« Rüdin habe hervorgehoben, »es hänge viel davon ab, dass das Gesetz günstig starte. Alle Beteiligten müssten mit Begeisterung, Fleiß und Sachverständnis mitarbeiten; gezwungen, rein gesetzmäßig gehe es nicht. Wer innerlich nicht mit der Rassenhygiene einverstanden sein könne, müsse sich zurückziehen.«

---

393 Zwei weitere Gruppen waren für das Gelingen des »Gesetzes zur Verhütung erbkranken Nachwuchses« von strategischer Bedeutung: Die Amts-, Kreis- und Bezirksärzte sowie die Richter, die als Vorsitzende der Erbgesundheits- und Erbgesundheitsobergerichte eingesetzt wurden. Die Schulung dieser Gruppen lag maßgeblich beim Kaiser-Wilhelm-Institut für Anthropologie, menschliche Erblehre und Eugenik in Berlin-Dahlem. Hier fanden zwischen 1933 und 1935 acht einwöchige Fortbildungskurse für beamtete Ärzte statt. Gleichsam das Gegenstück zu dem Münchner Lehrgang bildete der Sonderlehrgang für Juristen, der vom 12. bis 14. Februar 1934 unter maßgeblicher Beteiligung des Kaiser-Wilhelm-Instituts für Anthropologie von der Staatsmedizinischen Akademie im Hörsaal des Harnack-Hauses in Dahlem abgehalten wurde. Dazu wurden die Vorsitzenden der Erbgesundheits- und Erbgesundheitsobergerichte vom Preußischen Justizministerium abgeordnet. Zu den Vortragenden in Dahlem gehörten auch Friedrich Burgdörfer, Arthur Gütt, Fritz Lenz und Kurt Pohlisch. Dazu ausführlich: Hans-Walter Schmuhl, erbgesundheitswissenschaftliches »Briefing« der Juristen: Die Rolle des Kaiser-Wilhelm-Instituts für Anthropologie, menschliche Erblehre und Eugenik, in: Juristische Zeitgeschichte Nordrhein-Westfalen 17 (2008), S. 83-92. – Die Deutsche Forschungsanstalt für Psychiatrie war an zwei Vortragsreihen für die Vorsitzenden Richter der süddeutschen Erbgesundheitsgerichte 1933 und 1936 beteiligt. Weber, Ernst Rüdin, S. 213.

394 Zu Beginn des Zweiten Weltkriegs wurde Petermann zunächst als Stabsarzt zur Wehrmacht eingezogen, dann aber unabkömmlich gestellt, so dass er sein Amt als Direktor der Provinzialheilanstalt Warstein wieder antreten konnte; zudem übernahm er die Stellvertretung des vakanten Direktorenpostens in der Provinzialheilanstalt Marsberg. 1941 gehörte er zu der Kommission, die die Zusammenstellung der Verlegungslisten vor den ersten großen Krankentransporten aus Westfalen abschließend überprüfte. Bei der Kinder-»Euthanasie« in Westfalen übernahm er administrative Aufgaben. Kersting, Anstaltsärzte, S. 305-309. Begleitet wurde Petermann von Dr. *Ferdinand Hegemann* (1878-1943), dem amtierenden Direktor der Provinzialheilanstalt Warstein, der kurze Zeit später wegen seiner Nähe zum katholischen Zentrum nach dem »Gesetz zur Wiederherstellung des Berufsbeamtentums« zum Oberarzt herabgestuft und an die Provinzialheilanstalt Münster versetzt wurde. Kersting, Anstaltsärzte, S. 236 ff.

395 Das Dokument findet sich fast vollständig abgedruckt in: Kersting/Schmuhl (Hg.), Quellen, S. 483-492 (Nr. 122). Danach auch die folgenden Zitate.

In seinen Erläuterungen zum »Gesetz zur Verhütung erbkranken Nachwuchses« habe Rüdin, so berichtete Petermann weiter, davor gewarnt, das Gesetz zu weit auszulegen »und etwa zum angeborenen Schwachsinn auch den moralischen Schwachsinn« zu rechnen, »um damit auch die Psychopathen, die eben nicht unter das Gesetz fallen, sterilisieren zu können«. Ein solch rigoroses Vorgehen berge die Gefahr, dass das Gesetz im Volk auf Unverständnis und Ablehnung stoße. »Wenn das Volk weiter aufgeklärt und die Forschung weiter vorgeschritten sei, würden zweifellos Novellen zu dem Gesetz erscheinen.« Innerhalb des vom Gesetz abgesteckten Rahmens legte Rüdin den versammelten Psychiatern dann aber doch eine großzügige Antragstellung nahe. Zunächst wies er auf die Indikation des »angeborenen Schwachsinns« hin, der weiter gefasst war als der des »erblichen Schwachsinns« und alle Fälle einschloss, bei denen eine exogene Ursache nicht eindeutig nachgewiesen werden konnte – so dass die Beweislast den Sterilisandinnen und Sterilisanden und ihren Familien aufgebürdet wurde. Das gleiche gelte für die Schizophrenie, das »zirkuläre Irresein« und vor allem auch die Epilepsie – gerade bei dieser brauche man »nicht kleinlich mit Sterilisierungsanträgen zu sein«. Da der »Schwachsinn« die »verheerendste Erbkrankheit« sei, sollten »auch die leichten Grade, zumal wenn sie asoziales Verhalten zeigen, erfasst werden. Es wird daher notwendig sein, dass alle Hilfsschüler und diejenigen Volksschüler, die zweimal sitzen geblieben sind, vor der Schulentlassung auf etwaige Erbkrankheit untersucht werden.« Auch die Diagnose »schwerer Alkoholismus« – er wurde als ein Symptom verschiedener erblicher Belastungen interpretiert – biete die Möglichkeit, »manche asoziale Psychopathen zu erfassen.« Ansonsten wurde im Hinblick auf die »asozialen Psychopathen« auf die künftige Forschung verwiesen.

Der Lehrgang befasste sich ferner mit vielen Fragen der praktischen Umsetzung der gesetzlichen Vorgaben, die zu dieser Zeit die Heil- und Pflegeanstalten beschäftigten. Arthur Gütt habe von Seiten des Reichsinnenministeriums ausdrücklich betont, dass es »der Wille des Gesetzgebers« sei, »kein Mittel unversucht zu lassen, den Erbkranken selbst oder dessen Vertreter zu veranlassen, den Antrag zu stellen. Anwendung von Zwang soll möglichst vermieden werden.« Sei eine formal freiwillige Antragstellung nicht zu erreichen, so müssten die Anstaltsleiter den Antrag stellen. Manche der anwesenden Direktoren vertraten die Meinung, man sollte sich in diesen Fällen auf die vorgeschriebene Anzeigepflicht beschränken und es dem Amtsarzt überlassen, den Antrag auf Unfruchtbarmachung beim Erbgesundheitsgericht zu stellen, »um die an sich schon beim Volke belasteten Anstalten nicht noch unbeliebter zu machen. Auch bei dieser Regelung könne das Gutachten natürlich durch den behandelnden Arzt ausgestellt werden.« Im Rahmen der psychiatrischen Außenfürsorge, so erfuhren die in München versammelten Psychiater, bestehe nur die Anzeigepflicht, nicht aber die Möglichkeit der Antragstellung. Gerade in der Außenfürsorge sei »psychologisch vorsichtiges Vorgehen« ratsam, »um die Kranken nicht von den Sprechstunden fernzuhalten.« Den Patientinnen und Patienten, aber auch den Familien, dem Personal und der Bevölkerung gegenüber wurde ganz allgemein »zu einer recht vorsichtigen Propaganda geraten, die auf das geistige Niveau und die religiöse Einstellung Rücksicht zu nehmen habe.«

Große Unsicherheit bestand auf Seiten der Heil- und Pflegeanstalten, wie man nach dem Inkrafttreten des »Gesetzes zur Verhütung erbkranken Nachwuchses« mit der Familienpflege sowie mit Entlassungen, Beurlaubungen und Freigängen umgehen sollte, zumal sich die Erbgesundheitsgerichte noch nicht konstituiert hatten. Rüdin habe die Kursteilnehmer in dieser Hinsicht beruhigt, es sei nachgerade »unmöglich, das Gesetz während der Einführungszeit ideal zu befolgen.« Ein »Ein Schema, eine Regel« könne man nicht aufstellen, doch solle man sich bei Reihenfolge der Meldung an den Amtsarzt und der Antragstellung bei den Erbgesundheitsgerichten nach der »Fortpflanzungsgefährlichkeit« der potentiellen Sterilisandinnen und Sterilisanden richten. Allgemein ging in München die Meinung dahin, »dass es unmöglich und auch unnötig sei, die offenen und die halboffenen Abteilungen der Anstalten in geschlossene umzuwandeln, und die Familienpfleglinge sämtlich in die Anstalten zurückzunehmen.« Hier – wie auch bei den Beurlaubungen – möge man sich ebenfalls vom Kriterium der »Fortpflanzungsgefährlichkeit« leiten lassen. »Allzu strenge Maßnahmen jetzt bei der Einführung würden der Popularität des Gesetzes schaden.« Die von manchen Seiten befürchtete Überfüllung der Anstalten in der Übergangszeit infolge eines Entlassungsstaus werde, so die Voraussage Rüdins, nicht allzu dramatisch ausfallen, »zumal wahrscheinlich auch ein Teil der Familien aus falscher Einstellung zum Gesetz mit der Überweisung ihrer kranken Angehörigen zurückhaltend sein werde.« Die in München versammelten Psychiater wurden schließlich auch auf die künftigen Aufgaben der »erbbiologischen Bestandsaufnahme« eingestimmt.

Die Diskussionen waren auf Veranlassung von Dr. *Joseph Klüber* (1873-1936), Direktor der Pfälzischen Heil- und Pflegeanstalt Klingenmünster, stenographiert worden.[396] Nach dem Lehrgang trat Klüber mit dem Plan an Rüdin heran, diese Mitschriften – parallel zu der ohnehin geplanten Publikation der Vorträge – zu veröffentlichen. Hans Roemer sprach sich strikt dagegen aus. Der Kurs sei »keine öffentliche Tagung«[397] gewesen, vielmehr habe man ausdrücklich hervorgehoben, »jeder könne rückhaltlos reden, doch wohl in dem Sinne, dass man ganz unter sich sei.« Dabei habe man »mit der Möglichkeit politischer Untertöne« gerechnet. Er selbst, so Roemer, habe solche Untertöne »nur einmal andeutungsweise gehört, als der Medizinalreferent im badischen Innenministerium Dr. *Otto Schmelcher* (1888-1950)[398] auf eine Bemerkung […] bezüglich der Taubstummen von ›liberalistischen Gedankengängen‹ sprach, von denen man sich frei machen müsse. Herr Luxenburger wies dies energisch zurück und fand damit reichen Beifall.« Das Beispiel reiche hin, »um das Risiko einer wörtlichen Wiedergabe der Diskussion zu kennzeichnen.« Mögliche Folgen wolle er nicht verantworten: »Es wird dann immer, wenn irgendwo ein Unsinn geschieht, auf irgendeine Einzelheit des Berichtes Bezug genommen.«

Außerdem habe man, fügte Roemer hinzu, die Referenten gebeten, Gesichtspunkte aus der Diskussion in die Schriftfassung ihrer Vorträge aufzunehmen. In diesem Zusammenhang regte Roemer an, Hans Luxenburger möge in Ergänzung der Beiträge Rüdins einen Beitrag über »Spezielle empirische Erbprognose in der Psychiatrie« schreiben, der auf die Nachfragen zur Erblichkeit psychischer Erkrankungen beim Lehrgang eingehen sollte – was auch tatsächlich geschah. Mittlerweile hatte die Publikation der Tagungsbeiträge feste Gestalt angenommen. Roemer und Rüdin hatten Angebote der Verlage Walter de Gruyter und J.F. Lehmanns eingeholt, und da Lehmann das günstigere Angebot unterbreitete, erhielt er den Zuschlag. Nachdem man sich über die Modalitäten einig geworden war,[399] konnte die Drucklegung zügig erfolgen, und noch im Jahre 1934 erschien der von Hans Roemer minutiös redigierte, offiziell von Rüdin »in Gemeinschaft mit namhaften Fachgelehrten« herausgegebene Sammel-

---

396 Die stenographische Mitschrift wurde von Assistenzarzt Dr. *Heinrich Schmidt* (1893-1951) angefertigt. Direktor Josef Klüber begrüßte zwar die Erbgesundheitspolitik des nationalsozialistischen Staates – so wurde er 1934 als ärztlicher Beisitzer an das Erbgesundheitsobergericht Zweibrücken berufen. Zugleich geriet er wegen seiner Distanz zur NSDAP in schwere interne Konflikte, die am Abend des 8. Juli 1935 in einem gewalttätigen Übergriff gipfelten, als Klüber wegen der Suspendierung einer Pflegerin wegen Krankenmisshandlung von Anstaltsbediensteten und Teilen der Bevölkerung Klingenmünsters in seinem Haus angegriffen und schwer misshandelt wurde. Er ließ sich daraufhin zum 1. Januar 1936 pensionieren. Karl Scherer/Otfried Linde/Roland Paul, Die Heil- und Pflegeanstalt Klingenmünster 1933-1945, 3. Aufl., Kaiserslautern 2003, S. 11 ff., 21 f., 28-36. Zur Durchführung des »Gesetzes zur Verhütung erbkranken Nachwuchses« in Klingenmünster: ebd., S. 22-24 (die Mitschrift war offenbar als Grundlage eines »erbbiologischen Anschauungskurses« in Klingenmünster gedacht, ebd., S. 24); Christoph Beyer, Von der »Kreis-Irrenanstalt« zum Pfalzklinikum. Eine Geschichte der Psychiatrie in Klingenmünster, [Kaiserslautern] 2009, S. 128-141. Vgl. auch Weiss, Nazi Symbiosis, S. 144.
397 Roemer an Rüdin, 4.2.1934, MPIP-HA: GDA 127. Danach auch die folgenden Zitate.
398 Zur Biographie: Lötsch, Menschenwürde, S. 136.
399 Der ursprüngliche Plan Rüdins und Roemers war, einen Band mit allen Beiträgen des Lehrgangs in einer Auflage von 1.500 Exemplaren zu veröffentlichen und einen Separatdruck, der nur die sechs Abendvorträge enthielt, in einer Auflage von 3.000 Exemplaren. Der Verlag J.F. Lehmann hatte dagegen die Abendvorträge und die Kursreferate je für sich publizieren wollen. Man einigte sich schließlich auf eine, alle Beiträge umfassende Publikation. Roemer an Rüdin, 25.1.1934, MPIP-HA: GDA 127.

band »Erblehre und Rassenhygiene im völkischen Staat«.[400] Nach dem Willen der Herausgeber sollte dieser Band, zu dessen Drucklegung das Reichsinnenministerium knapp 1.000 Reichsmark beisteuerte,[401] allen, »die zur Mitarbeit an der seelisch-geistigen Aufartung unseres Volkes berufen sind, zum brauchbaren Hilfsmittel werden.«[402]

»... dass das Gesetz einen richtigen Start bekommt«. Der Erfahrungsaustausch über das »Gesetz zur Verhütung erbkranken Nachwuchses«, 1934/35

Vielleicht noch wichtiger als der Münchner Kurs im Januar 1934 war für die Umsetzung des »Gesetzes zur Verhütung erbkranken Nachwuchses« in den Heil- und Pflegeanstalten dessen Nachfolgeveranstaltung, eine gemeinsame, nicht öffentliche Sitzung des Deutschen Verbandes für psychische Hygiene und der Anstaltsdirektorenkonferenz,[403] die am 23. Mai 1934 am Rande der Jahresversammlung des Deutschen Vereins für Psychiatrie in Münster in Anwesenheit Rüdins stattfand. Hans Roemer, der diese Veranstaltung moderierte, verwies in seiner Einführung darauf, dass es das gemeinsame Interesse sei, »dass das Gesetz einen richtigen Start bekommt«.[404] Es sei nur natürlich, dass das Gesetz »bei diesem neuen Gebiete, auf dem man sich bewegt, nicht von Anfang an 100prozentig sofort das Richtige hat treffen können«,[405] es sei zweifellos »verbesserungs- und ergänzungsfähig oder [-]bedürftig«. Rüdin sei gekommen, um die »Wünsche, Erfahrungen und Anregungen der Praktiker«[406] entgegenzunehmen, um ihnen im Reichsinnenministerium Geltung zu verschaffen. Jeder möge daher frei von der Leber weg reden. Die Aussprache finde bewusst unter Ausschluss der Öffentlichkeit statt, man wolle vermeiden, dass die Inhalte »womöglich an die Presse gelangen«,[407] was leicht zu »Missverständnissen« führen könne. Es gehe vielmehr darum, durch eine offene und vertrauliche Aussprache über die ersten Praxiserfahrungen »richtunggebenden Einfluss auf die weitere Gestaltung des Gesetzes auszuüben«. Insofern sei die Veranstaltung in Münster »eine logische und, wie wir hoffen, eine organische Fortsetzung der Aussprache in München«.[408]

Schon in seiner Einführung erwähnte Roemer eine Reihe von offenen Fragen: Wie sollte man Patientinnen und Patienten zu einem freiwilligen Antrag auf Sterilisierung bewegen und wie mit renitenten Angehörigen umgehen? Welche Erfahrungen hatte man mit der Zusammensetzung der Erbgesundheitsgerichte gemacht? Wer hatte die Kosten der Unfruchtbarmachung und einer möglichen

---

400 Ernst Rüdin (Hg.), Erblehre und Rassenhygiene im völkischen Staat, München 1934. Der Band wurde vom Deutschen Verband für psychische Hygiene und den Mitarbeitern des Kaiser-Wilhelm-Instituts für Genealogie und Demographie der Deutschen Forschungsanstalt für Psychiatrie Ernst Rüdin zum 60. Geburtstag gewidmet. – Zwischenzeitlich hatte der Verlag vorgeschlagen, dem Sammelband den Titel »Rassenhygienische Richtlinien im völkischen Staat« zu geben, was aber auf den Widerstand Rüdins und Roemers stieß (Roemer an Rüdin, 1.2.1934, MPIP-HA: GDA 127). Immerhin trug der erste Teil des Bandes die Zwischenüberschrift »Rassenhygienische Tatsachen und Richtlinien im völkischen Staat«.

401 Reichsministerium des Innern an Deutschen Verband für psychische Hygiene, 29.3.1934, MPIP-HA: GDA 127.

402 Rüdin (Hg.), Erblehre, Zur Einführung.

403 Rüdin hatte sich dafür ausgesprochen, »dass man eine Diskussion über die Durchführung des Gesetzes zur Verhütung erbkranken Nachwuchses in den Kreis der Direktorenkonferenz verlegt, aber die Herren Universitätskliniker usw. auch dazu einlädt. Denn sie haben ja wohl auch wichtige Erfahrungen mitzuteilen und Anregungen zu geben.« Rüdin an Roemer, 10.4.1934, MPIP-HA: GDA 127.

404 Bericht des Deutschen Verbandes für psychische und Rassenhygiene und der Deutschen Anstaltsdirektorenkonferenz am 23.5.1934 in Münster, über den Vollzug des Sterilisierungsgesetzes, Transkription der stenographischen Mitschrift, S. 1, MPIP-HA: GDA 18.

405 Ebd., S. 2. Danach auch das folgende Zitat.

406 Ebd., S. 1.

407 Ebd., S. 2. Danach auch die folgenden Zitate.

408 Ebd., S. 3.

Anschlussbehandlung zu tragen? Im weiteren Verlauf der Sitzung kam es tatsächlich zu einer intensiven, teilweise kontroversen Diskussion, die stenographisch mitgeschrieben und später transkribiert wurde. Vier Problemkreise beschäftigten die praktischen Psychiater ganz besonders: die Reichweite der Anzeigepflicht und des Antragsrechtes, die Antragstellung bei Bewohnerinnen und Bewohnern von Heil- und Pflegeanstalten, deren Geschäftsfähigkeit in Zweifel gezogen wurde, und die Bestellung von Pflegerinnen und Pflegern für geschäftsunfähige oder »beschränkt geschäftsfähige« Menschen, die Handhabung von Entlassungen, Beurlaubungen und Ausgängen im schwebenden Sterilisierungsverfahren und schließlich die Beteiligung von Psychiatern als Beisitzer oder Gutachter an den Erbgesundheitsgerichten.

Nach der Ausführungsverordnung zum »Gesetz zur Verhütung erbkranken Nachwuchses« vom 5. Dezember 1933 bestand für alle mit der Heilbehandlung befassten Personen, insbesondere für approbierte Ärzte, eine *Anzeigepflicht*, d.h. sie hatten potentielle Sterilisandinnen und Sterilisanden beim zuständigen Amtsarzt zu *melden*, der dann zu beurteilen hatte, ob die Voraussetzungen vorlagen, einen *Antrag* auf Unfruchtbarmachung beim Erbgesundheitsgericht zu stellen. Klar war, dass die Heil- und Pflegeanstalten diejenigen ihrer Bewohnerinnen und Bewohner beim Amtsarzt anzuzeigen hatten, die von ihrer Diagnose her unter das Gesetz fallen könnten. Was aber war mit *entlassenen* Patientinnen und Patienten? Arthur Gütt hatte in München inoffiziell mitgeteilt, dass die Anzeigepflicht sich nur auf Patientinnen und Patienten beziehen sollte, die den Ärzten der Heil- und Pflegeanstalten ab dem 1. Januar 1934 zur Kenntnis gelangten. Dies schien aber manchem praktischen Psychiater nicht ausreichend. In der Diskussion berichtete Dr. *Gottfried Edenhofer* (1878-1948) von der Pfälzischen Heil- und Pflegeanstalt Klingenmünster, man habe an alle Bezirksärzte ein Verzeichnis der aus ihren Bezirken stammenden Kranken aus den letzten dreißig Jahren geschickt. »Wir überlassen es den Bezirksärzten, ob sie davon Anzeige machen oder nicht.«[409] Fritz Koester schilderte eingehend die »erbbiologische Bestandsaufnahme« im Rahmen der seit zehn Jahren laufenden offenen Fürsorge in Bonn: »Wir haben eine Kartothek, in der sämtliche Fälle aufgeführt sind, die psychisch irgendwie erkrankt gewesen sind oder erkrankt sind. Ich stehe mit sämtlichen Amts- und Kreisärzten in Verbindung, stehe mit ihnen sehr gut, und mit ihnen bespreche ich sämtliche Fälle, die ich kenne und die mir noch zugeführt werden, und bei denen mache ich die Anzeige, – auch über die, die früher schon dagewesen sind. Das geht nicht von heute auf morgen. Ich nehme die dringenden Fälle, die ich kenne, heraus. Nach und nach erledige ich die sämtlich. Ich habe zwischen 5.000 und 6.000 Kranke in der Kartothek«.[410] Rüdin bezeichnete die Durchsicht der »ganzen alten Bestände«[411] unter dem Gesichtspunkt der »erbbiologischen Bestandsaufnahme« als durchaus wünschenswert, warnte aber vor der damit verbundenen »ungeheure[n] Arbeit« – das »Material, das früher einmal behandelt worden« sei, müsse man »ganz allmählich aufarbeiten.« Die »erbbiologische Bestandsaufnahme« durch die Heil- und Pflegeanstalten sollte in den kommenden Jahren zu einem wichtigen Thema auch innerhalb der Gesellschaft Deutscher Neurologen und Psychiater werden.

Das »Gesetz zur Verhütung erbkranken Nachwuchses« und seine Ausführungsverordnung unterschieden zwischen der *Anzeigepflicht* und dem *Antragsrecht*. Der Antrag auf Unfruchtbarmachung konnte zum einen nach § 2 des »Gesetzes zur Verhütung erbkranken Nachwuchses« von der zu sterilisierenden Person selbst oder ihrem gesetzlichen Vertreter gestellt werden. Zum anderen waren aber

---

409 Ebd., S. 12. Zur Zusammenarbeit der Anstalt Klingenmünster mit den Bezirksärzten vgl. Beyer, Kreis-Irrenanstalt, S. 137-141. Edenhofer wurde Nachfolger des pensionierten Josef Klüber. Vgl. Scherer/Linde/Paul, Heil- und Pflegeanstalt Klingenmünster, S. 37-39. – Bezeichnend ist, dass keiner der Diskutanten Bedenken formulierte, ob die Anzeigepflicht nach dem »Gesetz zur Verhütung erbkranken Nachwuchses« mit der ärztlichen Schweigepflicht vereinbar sei.

410 Bericht des Deutschen Verbandes für psychische und Rassenhygiene und der Deutschen Anstaltsdirektorenkonferenz am 23.5.1934 in Münster, über den Vollzug des Sterilisierungsgesetzes, Transkription der stenographischen Mitschrift, S. 1, MPIP-HA: GDA 18, S. 14.

411 Ebd., S. 13. Danach auch die folgenden Zitate.

nach § 3 auch beamtete Ärzte, also die zuständigen Amts- oder Kreisärzte und ihre Stellvertreter, ferner die Leiter bzw. leitenden Ärzte von Heil- und Pflege-, Kranken- und Strafanstalten für deren Insassen antragsberechtigt.[412] Dass sich das Antragsrecht der Anstalten auch auf die in Familienpflege untergebrachten Patientinnen und Patienten erstreckte, war unstrittig. Unklar war, wie es in der Außenfürsorge gehandhabt werden sollte. Aus Breslau berichtete Dr. *Weise*, man habe sich »mit dem Kreisarzt geeinigt, dass die Anstalt für alle Kranken (Insassen und Außenfürsorge) Anzeige erstattet und Gutachten erstellt, der Kreisarzt aber den Antrag stellt.«[413] Die Meinungen über diese Praxis gingen auseinander. Während sich Hans Roemer skeptisch zeigte, begrüßte Dr. *Wolf Skalweit* (1900-1986) aus Königsberg die Regelung: »Damit wären wir von dem Odium entlastet, dass einer in die Anstalt kommt und sterilisiert wird.«[414]

Allgemein galt nach wie vor, dass die Ärzte in den Heil- und Pflegeanstalten alles daran setzen sollten, ihre Patientinnen und Patienten dazu zu bewegen, von sich aus einen – formal freiwilligen – Antrag auf Unfruchtbarmachung zu stellen, und auch die Zustimmung der Angehörigen zu erlangen.[415] Bei Patientinnen und Patienten, die als geschäftsfähig galten und sich damit vor dem Erbgesundheitsgericht selbst vertreten konnten, galt diese Praxis als unproblematisch. Anders lagen die Dinge, wenn Zweifel an der Geschäftsfähigkeit bestanden. Mehrere der in Münster anwesenden Praktiker – etwa Friedrich Ast und Hermann F. Hoffmann – stellten in solchen »Zweifelsfällen« den Antrag selbst. Dr. *Friedrich Baumann*, der Direktor der brandenburgischen Heil- und Pflegeanstalt Sorau, verfuhr ebenso, beantragte aber zugleich beim Vormundschaftsgericht eine Pflegschaft.[416] Wieder anders ging Dr. *Gustav Adolf Waetzoldt* (1890-1945) von den Wittenauer Heilstätten in Berlin vor. Man habe die Anträge nach Möglichkeit von den Kranken selbst unterschreiben lassen und dabei die Geschäftsfähigkeit »großzügig ausgelegt«. Das Erbgesundheitsgericht habe dies auch nicht beanstandet. Da die Bestellung eines Pflegers wochenlang dauere, habe man davon abgesehen, eine Pflegschaft zu beantragen. »Es ist in Berlin oft eine ganz spontane Sache gewesen: Die Angehörigen haben

---

412 Amts-, Kreis- und Bezirksärzte waren »antragsverpflichtet«. Astrid Ley, Zwangssterilisation und Ärzteschaft. Hintergründe und Ziele ärztlichen Handelns, 1934-1945, Frankfurt/Main 2004, S. 73 f. Der Text des Gesetzes ist abgedruckt in: Kersting/Schmuhl (Hg.), Quellen, S. 444-448 (Nr. 111).

413 Bericht des Deutschen Verbandes für psychische und Rassenhygiene und der Deutschen Anstaltsdirektorenkonferenz am 23.5.1934 in Münster, über den Vollzug des Sterilisierungsgesetzes, Transkription der stenographischen Mitschrift, S. 1, MPIP-HA: GDA 18, S. 25. Roemer beklagte in seiner Einführung die oftmals fehlende Zusammenarbeit zwischen den Amts- und den Fürsorgeärzten: »Da das Menschenmaterial den Fürsorgeärzten und Fürsorgeschwestern durchaus bekannt ist, ist es unnütze Mehrarbeit, wenn auch der Amtsarzt, der die Menschen gar nicht kennt, sich mit ihnen befassen soll. Ein Weg zu einer Zusammenarbeit sollte gefunden werden.« Natürlich könne der Amtsarzt ein Gutachten unterschreiben, das der Fürsorgearzt geschrieben habe, das seien »Gefühls- und Geschmackssachen«. Für seine Person lehnte Roemer ein solches Arrangement ab. Ebd., S. 6.

414 Ebd., S. 25. Skalweit stieß aber sofort auf Widerspruch. Alfred Schmidt, Direktor der Provinzialheilanstalt Lengerich, entgegnete unter Anspielung auf die Anbindung der Außenfürsorge an die Bezirksfürsorgeverbände im westfälischen Ruhrgebiet (»Gelsenkirchener Modell«): »Herr Skalweit, ich kann aufgrund meiner Erfahrungen als westfälischer Anstaltsdirektor nur dringend warnen, sich nicht zu weit mit den Kreisärzten einzulassen! (Heiterkeit)«. Vgl. Kersting/Schmuhl (Hg.), Quellen, S. 18 f.

415 Hans Roemer wies in seiner Einführung allerdings auf den Umstand hin, dass Patienten, die selber den Antrag auf Unfruchtbarmachung gestellt hatten, den »Selbstantrag« jederzeit zurücknehmen konnten. Dadurch wurde selbst ein bereits gefasster Gerichtsbeschluss ungültig, die Betroffenen konnten nicht gegen ihren Willen sterilisiert werden. In Baden, so Roemer, sei man daher dazu übergegangen, »freiwillige Anträge, die zurückgezogen werden, durch Amtsanträge zu ersetzen« (Bericht des Deutschen Verbandes für psychische und Rassenhygiene und der Deutschen Anstaltsdirektorenkonferenz am 23.5.1934 in Münster, über den Vollzug des Sterilisierungsgesetzes, Transkription der stenographischen Mitschrift, S. 1, MPIP-HA: GDA 18, S. 4). Mit Runderlass vom 19. Mai 1934 ordnete das Reichsinnenministerium an, dass die Amtsärzte sich freiwilligen Anträgen »vorsorglich« mit eigenen Anträgen anschließen sollten. Ley, Zwangssterilisation, S. 74.

416 Hier handelte es sich um eine »Gebrechlichenpflegschaft« nach § 1910 des Bürgerlichen Gesetzbuches, die allerdings von der Einwilligung des »Gebrechlichen« abhängig war. Ley, Zwangssterilisation, S. 80.

an den Direktor den Antrag gestellt, er möchte doch den Betreffenden sterilisieren lassen. Damit haben wir eine gewisse Freiwilligkeit erlangt, die uns auf dem Präsentierteller angeboten worden ist«.[417] Mit anderen Worten: Arzt und Angehörige wirkten gemeinsam auf die Betroffenen ein, um sie zu einer formal freiwilligen Unfruchtbarmachung zu überreden. Die Einschaltung eines vom Gericht bestellten Pflegers wurde als zu zeitaufwändig abgelehnt – und es ging wohl auch darum, eine unabhängige Vertretung der Sterilisandinnen und Sterilisanden vor Gericht zu verhindern. Dr. *Hermann Grimme* (1879-1969), der Direktor der Heil- und Pflegeanstalt Hildesheim, wies darauf hin, dass der Gesetzgeber wohl irrtümlich davon ausgegangen sei, dass alle in einer Heil- und Pflegeanstalt untergebrachten Menschen einen gesetzlichen Vertreter hätten. Manche Erbgesundheitsgerichte würden in den Fällen, in denen dies nicht der Fall sei, regelmäßig die Bestellung eines Pflegers verlangten, der dann »gewissermaßen der Verteidiger des Betreffenden«[418] sei. Dies sei, meinte Grimme, durchaus im Sinne des Gesetzgebers, der »schon nach außen hin den Anschein einer Vergewaltigung zu vermeiden wünscht«.

Oswald Bumke kritisierte den Begriff der »beschränkten Geschäftsfähigkeit« scharf. Das Bürgerliche Gesetzbuch kenne ihn nicht, entweder ein Patient sei geschäftsfähig oder nicht, entweder könne er den Antrag selber stellen oder nicht – das sei nicht anders als bei der Heirat oder beim Autokauf. Im Hinblick auf geschäftsunfähige Patienten vertrat Bumke eine eindeutige Position. In seiner Klinik würde der Antrag auf Unfruchtbarmachung bei geschäftsunfähigen Patienten bislang vom Direktor gestellt – in Zukunft wolle man freilich dazu übergehen, Anzeige zu erstatten »mit dem Bemerken, dass die Stellung eines Antrages angemessen erscheint«.[419] In den Fällen, in denen geschäftsunfähige Patienten keinen gesetzlichen Vertreter hätten, teile man dem Vormundschaftsgericht mit, dass ein Antrag beim Erbgesundheitsgericht gestellt worden sei und das Gericht deshalb einen gesetzlichen Vertreter bestellen möge – was nach anfänglichen Schwierigkeiten mittlerweile auch regelmäßig geschehe. Bumke hielt dieses Verfahren für rechtlich unbedingt geboten, das im »Gesetz zur Verhütung erbkranken Nachwuchses« festgeschriebene Recht auf Berufung dürfe einem Menschen nicht genommen werden, weil er geschäftsunfähig sei. »Das widerspräche allen Rechtsgrundsätzen. Jeder Mensch hat einen Vertreter, Vormund oder dergleichen, der seine Rechte wahrnehmen kann, wenn er es nicht selbst vermag«. In München werde also für jeden geschäftsunfähigen Patienten ein Vertreter bestellt, der dann den Entscheid des Erbgesundheitsgerichts zugestellt bekomme – und der in der Regel auf eine Berufung verzichte. »So gehen die Dinge ganz glatt ihren Weg.« Trotzdem müsse ein Vertreter bestellt werden, schon allein wegen Möglichkeit von Regressforderungen. Paul Nitsche stimmte dem zu, regte aber die Schaffung von »Anstaltspflegschaften« an. Die Unsicherheit im Hinblick auf Pflegschaft und gesetzliche Vertretung führte schließlich dazu, dass mit der Dritten Ausführungsverordnung zum »Gesetz zur Verhütung erbkranken Nachwuchses« vom 25. Februar 1935 das »Instrument einer beschränkten Entmündigung«[420] geschaffen wurde: Fortab konnten die Erbgesundheitsgerichte für die Dauer des Prozesses einen »Erbpfleger«[421] bestimmen, der im Verfahren »die umfassenden Rechte eines gesetzlichen Vertreters« hatte, während »die übrigen Lebensbereiche des Betroffenen [...] von der Pflegschaft unberührt blieben.« War eine solche »Verfahrenspflegschaft« angeordnet, hatten die Betroffenen praktisch keine Rechte mehr – so lag es im Ermessen des Pflegers, ob gegen die Entscheidung des Erbgesundheitsgerichts Berufung eingelegt werden sollte. Dass man das gesetzlich vorgeschriebene Berufungsrecht auch schon vorher nicht besonders ernst genommen hatte, wird aus der Diskussion in Münster deutlich. Dr. *Thürwächter* aus Freiberg (Schlesien) berichtete freimütig, dass sein Direktor in

---

417 Bericht des Deutschen Verbandes für psychische und Rassenhygiene und der Deutschen Anstaltsdirektorenkonferenz am 23.5.1934 in Münster, über den Vollzug des Sterilisierungsgesetzes, Transkription der stenographischen Mitschrift, S. 19, MPIP-HA: GDA 18.

418 Ebd., S. 17. Danach auch das folgende Zitat.

419 Ebd., S. 21. Danach auch die folgenden Zitate.

420 Ley, Zwangssterilisation, S. 80.

421 Ebd., S. 81. Danach auch die folgenden Zitate.

eigener Verantwortung Sterilisierungen durchführen lasse, ohne die Widerspruchsfrist von vier Wochen abzuwarten.[422]

Allgemein klagte die Runde über den »langsamen und schleppenden Verlauf des Verfahrens«.[423] Da Entlassungen oder Beurlaubungen im schwebenden Verfahren an sich nicht zulässig waren, drohte ein Entlassungsstau – vielerorts bahnte sich eine Überfüllung der Anstalten an. Auch zögerten viele Familien, psychisch erkrankte Angehörige von sich aus in die Anstalten zu geben, entwickelten diese sich doch geradezu zu einer Falle. Wieder war es Oswald Bumke, der klare Worte fand: »Dieser Zustand ist unmöglich, dass jemand seine Frau oder Tochter in eine Klinik bringen kann, ohne zu wissen, ob er sie vielleicht wieder herauskriegt. [...] Wenn man das nicht regelt, so sabotiert man, ohne es zu wollen, das Gesetz. Das Ergebnis ist dann, dass die Leute nicht mehr in die Klinik kommen und dass kein Mensch Anzeige erstatten will. Deshalb halten wir es für unbedingt notwendig, dass man das Odium von diesem ersten Fangapparat abnimmt!«[424] Freilich zeigte die Diskussion, dass die gesetzliche Regelung von den Mittelbehörden oder den Anstalten unterlaufen wurde. Baumann teilte mit, dass man in der Provinz Brandenburg in »besonders gelagerten Fällen« auch fortpflanzungsfähige Kranke entlassen, beurlauben oder ausgehen lassen dürfe, während das Verfahren noch laufe – dies sei natürlich »kautschukmäßig«.[425] Der Ärztliche Direktor der Wittenauer Heilstätten, Gustav Adolf Waetzoldt, erklärte frank und frei, dass man sich in Berlin mit dem Instrument der »Notentlassung«[426] behelfe. Es sei ihm klar, dass dies »ungesetzlich« sei, widerspreche es doch der Ausführungsverordnung »in jedem Worte«, es sei aber die einzige Art, den klinischen Belangen gerecht zu werden. Friedrich Ast forderte, den Direktoren der Heil- und Pflegeanstalten einen breiten Ermessensspielraum einzuräumen, um im Einzelfall angemessen entscheiden zu können. »Wir werden mit der furchtbaren menschlichen Härte und dem Odium der Durchführung und des Vollzuges in allerärgster Weise belastet.«[427] Nitsche plädierte gar für eine Begrenzung der Frist, innerhalb derer ein Sterilisand in der Anstalt festgehalten werden durfte, auf vier Wochen. In Sachsen war Nitsche aber mit diesem Vorschlag gescheitert. Er bat um Unterstützung, um beim Reichsinnenministerium für eine solche Regelung zu werben.[428]

Die Erbgesundheitsgerichte setzten sich aus einem Amtsrichter als Vorsitzendem, einem beamteten Arzt sowie einem weiteren Arzt, der mit der Erbgesundheitslehre vertraut sein sollte, zusammen. Die Rolle des zweiten Beisitzers, so stellte die Diskussionsrunde fest, werde oft mit »Alten Kämpfern« besetzt – dies könne durchaus auch ein Haut- oder Augenarzt sein. Die leitenden Ärzte der Heil- und Pflegeanstalten seien in vielen Regionen nicht in den Erbgesundheitsgerichten vertreten, was überwiegend als Manko angesehen wurde. Skalweit hingegen vertrat die Ansicht, es sei wichtiger, dass der praktische Psychiater als Gutachter am Verfahren teilnehme: »Letzten Endes braucht man ihn doch!

422 Bericht des Deutschen Verbandes für psychische und Rassenhygiene und der Deutschen Anstaltsdirektorenkonferenz am 23.5.1934 in Münster, über den Vollzug des Sterilisierungsgesetzes, Transkription der stenographischen Mitschrift, S. 22, MPIP-HA: GDA 18.

423 Ebd., S. 7.

424 Ebd., S. 28. Bumke wie auch Hoffmann sprachen sich dagegen aus, die Universitätskliniken als geschlossene Häuser zu führen, »denn wir schneiden uns dadurch das Beobachtungsmaterial ab« (ebd., S. 32). *Franz Enke*-Stralsund hielt dem entgegen, dass »die Kliniken das Odium in dieser Hinsicht auf die Anstalten abwälzen« (ebd.).

425 Ebd., S. 29.

426 Ebd., S. 30. Danach auch die folgenden Zitate. Zur Biographie Waetzoldts: Norbert Emmerich, Die Wittenauer Heilstätten 1933-1945, in: Arbeitsgruppe zur Erforschung der Geschichte der Karl-Bonhoeffer-Nervenklinik (Hg.), Totgeschwiegen 1933-1945. Zur Geschichte der Wittenauer Heilstätten, seit 1957 Karl-Bonhoeffer-Nervenklinik, 2. Aufl., Berlin 1989, S. 77-92, hier: S. 79 f.

427 Bericht des Deutschen Verbandes für psychische und Rassenhygiene und der Deutschen Anstaltsdirektorenkonferenz am 23.5.1934 in Münster, über den Vollzug des Sterilisierungsgesetzes, Transkription der stenographischen Mitschrift, S. 22, MPIP-HA: GDA 18, S. 31.

428 Zu Nitsches weiteren Bemühungen als beratender Psychiater des sächsischen Innenministeriums vgl. Mäckel, Paul Nitsche, S. 67-69.

Er fällt als Gutachter aus, wenn er im Erbgesundheitsgericht sitzt. Als Gutachter ist er wesentlich wertvoller denn als Beisitzer«.[429] *Schütte* wies schließlich auf eine weitere offene Frage hin – ob nämlich der Direktor einer Heil- und Pflegeanstalt Antragsteller und Gutachter in einer Person sein dürfe. »In Hannover wird von dem Erbgesundheitsgericht gefordert, dass der Direktor das Gutachten nicht unterschreiben darf, wenn er den Antrag stellt. Das Erbgesundheitsgericht stellt sich auf den Standpunkt, dass es unzulässig ist, dass jemand, der den Antrag stellt, auch das Gutachten unterschreibt (Dr. Roemer: Einzigartig!) Ja, aber es ist in Hannover angeordnet worden«.[430] Dass sich die versammelten Psychiater über diese unter rechtlichen Gesichtspunkten eigentlich selbstverständliche Trennung der Funktionen empörten, deutet auf ihren Anspruch auf eine zentrale Rolle in der staatlichen Erbgesundheitspolitik hin.

Im Zusammenhang mit der Besprechung in Münster unterbreitete der Direktor der brandenburgischen Landesheilanstalt Neuhaldensleben, *August Metz*, eine Reihe von Anträgen zum technischen Vollzug des Sterilisierungsgesetzes, in denen es u.a. um die Beurlaubung und Entlassung »nicht fortpflanzungsgefährliche Erbkranker«[431] und das Antragsrecht der leitenden Anstaltsärzte im Hinblick auf uneinsichtige »Erbkranke in der Außenfürsorge« ging. Weiter regte Metz an, man möge bei der Mitteilung des Beschlusses des Erbgesundheitsgerichts die Diagnose nicht ausdrücklich nennen. Denn die Diagnose »angeborener Schwachsinn« könne als »Beleidigung« aufgefasst werden, Schizophrenie sei wegen der Presseberichterstattung als »progressives Leiden« gefürchtet – den Betroffenen mitzuteilen, dass sie an Schizophrenie litten, sei, so Metz, als würde man einem unheilbar Krebskranken »reinen Wein einschenken«. Tatsächlich sollte die Dritte Verordnung zum »Gesetz zur Verhütung erbkranken Nachwuchses« vom 25. Februar 1935 die Möglichkeit einräumen, bei Beschlüssen, die dem Sterilisanden oder der Sterilisandin auszuhändigen waren, von der Angabe der Entscheidungsgründe abzusehen, wenn die »geistige Verfassung« der »Unfruchtbarzumachenden« dadurch »ungünstig beeinflusst werden könnte«.[432] Weiter regte Metz an, die Sterilisierung von Patient*innen* auch in den Landesheilanstalten zu ermöglichen, wenn dort ein Operationssaal zur Verfügung stehe und ein Facharzt der Chirurgie oder Gynäkologie den Eingriff vornehme. Aus Neuhaldensleben, so berichtete Metz, müssten die Frauen in das dreißig Kilometer entfernte Magdeburg gebracht werden. In den dortigen Allgemeinkrankenhäusern sei man auf psychisch kranke Menschen nicht eingestellt. Die Folge seien »psychotische Zustände, Selbstmordneigungen, Fluchtbestrebungen«, kurz: »erhebliche Gefährdungen«. Im Einzelfall kann man nachweisen, dass tatsächlich Arrangements im Sinne dieses Vorschlags getroffen

---

429 Bericht des Deutschen Verbandes für psychische und Rassenhygiene und der Deutschen Anstaltsdirektorenkonferenz am 23.5.1934 in Münster, über den Vollzug des Sterilisierungsgesetzes, Transkription der stenographischen Mitschrift, S. 37, MPIP-HA: GDA 18.

430 Ebd., S. 42.

431 Anträge zum technischen Vollzug des Sterilisierungsgesetzes vom Direktor der Landesheilanstalt Neuhaldensleben, undatiert [1935], MPIP-HA: GDA 20. Danach auch die folgenden Zitate.

432 Gleichwohl konnte der Betroffene auf der Ausfertigung eines vollständigen Beschlusses bestehen. »Eine andere Regelung würde allzuleicht unberechtigtes Misstrauen in die Praxis der Erbgesundheitsgerichte hervorrufen.« Gütt/Rüdin/Ruttke, Gesetz zur Verhütung erbkranken Nachwuchses, S. 248. Nach dem »Gesetz zur Verhütung erbkranken Nachwuchses« war der Beschluss des Erbgesundheitsgerichts den Betroffenen oder ihren gesetzlichen Vertretern vollständig – also einschließlich der ärztlichen Gutachten und der Diagnose – zuzustellen. Dies wurde vor allem in konfessionellen Anstalten mit Unbehagen aufgenommen, erfuhren die Sterilisanden und Sterilisandinnen doch auf diese Weise, was die behandelnden Ärzte in ihren Gutachten ausgeführt hatten. Die v. Bodelschwinghschen Anstalten in Bethel regten daher an, den Patienten und Patientinnen in den Heil- und Pflegeanstalten aus der Begründung des Bescheids des Erbgesundheitsgerichts nur noch das zur Kenntnis gegeben wurde, was den Ärzten unter medizinischen Gesichtspunkten angemessen erschien. Die Anregung wurde vom Ständigen Ausschuss für Eugenetische Fragen beim Central-Ausschuss für Innere Mission an das Reichsinnenministerium weitergeben und dürfte beim Zustandekommen der Dritten Verordnung zum »Gesetz zur Verhütung erbkranken Nachwuchses« eine Rolle gespielt haben. Vgl. Schmuhl, Ärzte in der Anstalt Bethel, S. 41.

wurden.[433] Für die Feinjustierung des Sterilisierungsprogramms waren solche vertraulichen Anregungen – fünf Monate nach dem Inkrafttreten des Gesetzes – von eminenter Bedeutung. Sie wurden durch Ernst Rüdin unmittelbar in die wissenschaftliche Politikberatung eingespeist.

Die Jahresversammlung des Deutschen Vereins für Psychiatrie am 24./25. Mai 1934 in Münster stand ganz im Zeichen der psychiatrischen Genetik, der Rassenhygiene und des »Gesetzes zur Verhütung erbkranken Nachwuchses«. Neben Ernst Rüdin, der, wie bereits erwähnt, seine Programmatik über »Psychiatrie und Rassenhygiene« entwickelte, hielt Oswald Bumke ein Referat über »Klinische Psychiatrie und Eugenik«, das ganz auf den Indikationenkatalog des »Gesetzes zur Verhütung erbkranken Nachwuchses« abgestellt war – und in dem sich Bumke eindeutig *für* die *Zwangs*sterilisierung aussprach.[434] Auf diese beiden Referate folgten Vorträge von Horst Geyer, Kiel, über »Endogene und exogene Faktoren bei angeborenem Schwachsinn«, von Willi Enke, Marburg, über »Konstitutionstypologie und Erbforschung«, Kurt Pohlisch, Bonn, über »Nachkommen männlicher und weiblicher Morphinisten (Frage der Keim- und Fruchtschädigung)«,[435] Ernst Fünfgeld, Frankfurt/Main »Über den Erbgang der zykloiden Psychosen«, Walter Betzendahl, Berlin, über den »Degenerationsbegriff und die endogenen Psychosen« sowie *Gerhard Behnsen*, Rickling in Holstein, »Zur Frage der Unfruchtbarmachung bei Alkoholismus«.[436] Es schloss sich eine lebhafte Aussprache an, die indessen alle offenen und umstrittenen Fragen aussparte, die tags zuvor hinter verschlossenen Türen angesprochen worden waren. Vielmehr ging die Tendenz dahin, eine Ausweitung der Sterilisierungsgesetzgebung zu empfehlen.

Hier tat sich *Ferdinand Kehrer* (1883-1966), Ordinarius für Psychiatrie in Münster, hervor, der dringend zu einer Novelle des Gesetzes riet, um die Indikation »schwere erbliche Nerven- und Muskelkrankheiten«[437] oder »schwerer erblicher Nervenschwund« in den Katalog aufzunehmen und

---

433 Die »Westfälische evangelische Heilerziehungs-, Heil- und Pflegeanstalt Wittekindshof« bei Bad Oeynhausen, eine Einrichtung der Inneren Mission, war zunächst nur zur Durchführung der Sterilisierung von Männern im eigenen Krankenhaus Bethanien ermächtigt, weil dort kein Facharzt für Chirurgie oder Gynäkologie zur Verfügung stand. Nachdem man eine Übereinkunft mit einem Gynäkologen in Bad Oeynhausen getroffen hatte, wurde die Ermächtigung auf Frauen ausgeweitet. Vgl. Schmuhl/Winkler, »Schreien«, S. 324.

434 Ilberg, Jahresversammlung des Deutschen Vereins für Psychiatrie 1934, S. 394.

435 Hier ging es um die Frage, ob man die Morphiumsucht, wie den »schweren Alkoholismus«, als Indikator für eine »psychopathische Anlage« in die Sterilisierungsgesetzgebung aufnehmen sollte. Pohlisch stellte aber die methodischen Schwierigkeiten heraus: »Abgrenzung der Psychopathie von der Norm, Trennung des Exogenen vom Endogenen, Unexaktheit bei der Klassifizierung der Psychopathieformen und schließlich die Zerlegung des Einzelfalles in solche Persönlichkeitsmerkmale, die womöglich erbgenetische Radikale darstellen.« Pohlischs Fazit lautete: »Es gibt keine psychopathische Anlage zum Süchtigwerden schlechthin«, die Einbeziehung der »psychopathischen Morphinisten« in das Sterilisierungsgesetz schon jetzt ist kaum erforderlich.« Ilberg, Jahresversammlung des Deutschen Vereins für Psychiatrie 1934, S. 407, 408.

436 Behnsen ging ausdrücklich auf den Umstand ein, dass die Indikation »schwerer Alkoholismus« im Gegensatz zu den mehr oder weniger scharf umrissenen Erbkrankheiten eine »Verhaltensweise« zum Kriterium für die Anwendung des »Gesetzes zur Verhütung erbkranken Nachwuchses« machte. Ein »Krankheitsbild« ergebe sich erst nach lang andauerndem schwerem Alkoholmissbrauch. Behnsen stellte klar, dass es dem Gesetzgeber darauf ankomme, »die durch Alkoholmissbrauch gekennzeichneten schweren Psychopathen und sonstigen Abnormen zu erfassen und bei ihnen […] die Keimbahn zu sperren. Hier wird also der Alkohol als Test benutzt, um krankhaftes Erbgut zu erkennen und aus dem Volkskörper auszuscheiden.« Ilberg, Jahresversammlung des Deutschen Vereins für Psychiatrie 1934, S. 410, 411. Behnsen war von 1931 bis 1935 leitender Arzt in Rickling. Vgl. Eckhard Heesch, Nationalsozialistische Zwangssterilisierungen psychiatrischer Patienten in Schleswig-Holstein, in: Demokratische Geschichte. Jahrbuch zur Arbeiterbewegung und Demokratie in Schleswig-Holstein 1995/Nr. 9, S. 55-102, hier: S. 92.

437 Ilberg, Jahresversammlung des Deutschen Vereins für Psychiatrie 1934, S. 414. Danach auch die folgenden Zitate. – Kehrer hatte in dieser Frage bereits 1933 mit Ernst Rüdin und Arthur Gütt korrespondiert. Vgl. Ioanna Mamali, Das »naturwissenschaftliche Ideal«. Von der Zwangsbehandlung zur NS-Erbgesundheitspolitik. Ferdinand Kehrer, 1915-1945, in: Schmuhl/Roelcke (Hg.), »Heroische Therapien«, S. 251-267, hier: S. 259-262. Dazu auch: dies., Psychiatrische und Nervenklinik Münster. Anfänge der Universitätspsychiatrie in Westfalen zur Zeit des Nationalsozialismus, med. Diss. Münster 2011. Zur Biografie Kehrers ferner: Rainer Tölle, Ferdinand Kehrers (1883-1966) Beiträge zur Psychia-

die »nervösen Heredodegenerationen und -konstitutionen« zur »Ausmerzung« zu bringen. *Ewald Stier* (1874-1962), Berlin, forderte, bei einer Novelle des Gesetzes den Erbgesundheitsgerichten das Recht zu geben, zugleich mit der Sterilisierung von »erbkranken« Frauen auch den Abbruch einer bereits bestehenden Schwangerschaft zu verfügen. Diese Forderung stieß jedoch auf Widerspruch. Der Bezirksarzt der Stadt Nürnberg, Dr. *Hans Glückel*, warnte vor der Gefahr eines Missbrauchs der eugenischen Indikation, könnten doch »sub forma Eugenik [...] soziale [...] Motive sich einzuschleichen versuchen«.[438] Oswald Bumke, der in seinem Referat aus eben diesem Grund große Bedenken gegen den eugenischen Schwangerschaftsabbruch angemeldet hatte, erklärte sich in seinem Schlusswort mit Stiers Forderung einverstanden – bei einer Einschaltung der Erbgesundheitsgerichte sei die Gefahr, dass unter dem Deckmantel der eugenischen Schwangerschaftsunterbrechung die soziale Indikation Platz greife, gering.[439] Insgesamt entstand der Eindruck eines klaren Bekenntnisses der versammelten Psychiater zur Erbgesundheitspolitik des neuen Staates.[440] Einzig Karl Bonhoeffer, mittlerweile ein Vorsitzender auf Abruf, schlug in seinem Eröffnungsvortrag nachdenkliche und vorsichtig kritische Töne an und warnte davor, dass »der Kampf für die Erbgesundheit der kommenden Generationen«[441] für die Psychiatrie »eine unerwünschte und nicht beabsichtigte Rückwirkung« haben könnte, nämlich eine »Diskreditierung des Berufes«.

Am 1. September 1935, dem Tag, bevor die Erste Jahresversammlung der Gesellschaft Deutscher Neurologen und Psychiater eröffnet wurde, trat erstmals der »Ausschuss für praktische Psychiatrie« der neu gegründeten Fachgesellschaft zusammen.[442] Zu dieser Sitzung, die für alle Mitglieder der Gesellschaft Deutscher Neurologen und Psychiater geöffnet war, erschienen etwa 250 Interessierte, darunter Anstaltsleiter und -ärzte, Kliniker, Stadt- und Kreisärzte, Regierungs- und Verwaltungsbeamte im Hörsaal des Stadtkrankenhauses Löbtauer Straße in Dresden. »Die Fülle der Mitteilungen und Anregungen« sei »so außerordentlich groß«[443] gewesen, so berichtete *Johannes Bresler* (1866-1942)[444] in seiner »Psychiatrisch-Neurologischen Wochenschrift«, dass die Sitzung über vier Stunden gedauert habe. Hans Roemer stellte bei dieser Gelegenheit die Ergebnisse einer Umfrage zur Umsetzung des »Gesetzes zur Verhütung erbkranken Nachwuchses« vor, die er im Frühjahr 1935 im Auftrag der Ge-

---

trie und Psychotherapie, in: Gerhard Nissen/Frank Badura (Hg.), Schriftenreihe der Deutschen Gesellschaft für Geschichte der Nervenheilkunde, Bd. 6, Würzburg 2000, S. 291-301; ders., Ferdinand Adalbert Kehrer (1883-1966), in: Hanns Hippius u.a. (Hg.), Nervenärzte, Bd. 2, Stuttgart 2006, S. 107-114.

438 Ilberg, Jahresversammlung des Deutschen Vereins für Psychiatrie 1934, S. 416.

439 Ebd., S. 418.

440 Auch hier gilt jedoch, dass Erbbiologie und Rassenhygiene zwar den wichtigsten Schwerpunkt der Tagung bildeten, aber nicht die einzigen Themen waren, die zur Sprache kamen. Wie bereits an anderer Stelle erwähnt, gab es auch Schwerpunkte im Bereich der Enzephalographie (mit einem Referat von Jacobi und Löhr über »Fortschritte in der kombinierten Encephal-Arteriographie«) und der Psychotherapie.

441 Ilberg, Jahresversammlung des Deutschen Vereins für Psychiatrie 1934, S. 391.

442 Er war, wie bereits erwähnt, aus der alten Direktorenkonferenz hervorgegangen. Nach der ersten Sitzung überlegten Nitsche und Rüdin, eine Art geschäftsführenden Vorstand für dieses Gremium einzurichten, bestehend aus Nitsche, Ast und Roemer, ferner dem Direktor der Anstalt Landsberg/Warthe, *Rein*, der früher den »Reichsverband beamteter deutscher Psychiater« geleitet hatte, sowie je einem Vertreter der städtischen Krankenhäuser und der Universitätskliniken. Nitsche an Rüdin, 17.11.1935, MPIP-HA: GDA 130. 1936 ließ sich Nitsche von Wegner aus der Liste der Gauobmänner des NSDÄB »je einen politisch zuverlässigen Psychiater aus den einzelnen Gauen nennen [...], um zu wissen, wen man zu engerer Mitarbeit in unserem Ausschuss für praktische Psychiatrie heranziehen kann.« Nitsche an Rüdin, 13.8.1937, MPIP-HA: GDA 130.

443 Psychiatr.-Neurol. Wschr. 37 (1935), Nr. 37 (14.9.1935), S. 445-447, Zitat: S. 447.

444 Bresler begann seinen Bericht mit einer Eloge auf Ernst Rüdin. Bei dessen Schlusswort am 4. September hätten die Anwesenden »Bewunderung für die gewaltige Persönlichkeit dieses Mannes« gespürt, »der Jahrzehnte lang für das Ziel der Eugenik gearbeitet und gekämpft hat, bis die Vorsehung Adolf Hitler sandte, der für die Anwendung dieser Wissenschaft die Bahn frei machte«. Ebd., S. 445. Bresler erklärte unter dem Eindruck der Ersten Jahresversammlung seinen Beitritt zur Gesellschaft Deutscher Neurologen und Psychiater. Vgl. Liste der Personen, die ihre Aufnahme in die Gesellschaft Deutscher Neurologen und Psychiater beantragt haben, MPIP-HA: GDA 130.

sellschaft Deutscher Neurologen und Psychiater durchgeführt hatte.[445] Danach waren vom 1. Januar bis zum 31. Dezember 1934 insgesamt 60.321 Patientinnen und Patienten aus 138 Heil- und Pflegeanstalten, Kliniken und Stadtasylen als potentielle Sterilisandinnen und Sterilisanden gemeldet worden. 18.160 Anträge auf Sterilisation waren bei den Erbgesundheitsgerichten gestellt worden, von denen 13.611 Fälle bereits entschieden waren. 11.903 Sterilisierungen waren im ersten Jahr durchgeführt worden. Insgesamt zog Roemer eine positive Bilanz, das Sterilisierungsprogramm vollziehe sich im Allgemeinen reibungslos. Die Erfahrungen im Hinblick auf Freiwilligkeit und Zwang fasste Roemer folgendermaßen zusammen:

> »Eine Gruppe von Kranken lässt sich verhältnismäßig leicht von der Notwendigkeit des Eingriffs überzeugen und zur eigenen Antragstellung bestimmen; eine weitere Gruppe stimmt auf entsprechende Belehrung der U.M. [Unfruchtbarmachung] grundsätzlich zu, will aber infolge innerer Hemmung oder aus Rücksicht auf die Familie den eigenen Namen nicht unter den Antrag setzen und die Antragstellung dem Anstaltsleiter überlassen; nur ein verhältnismäßig kleiner Rest leistet zunächst, für längere Zeit oder auch auf die Dauer Widerstand, so dass ein stärkerer moralischer Zwang und bei einem verschwindend geringen Hundersatz schließlich auch ein mechanischer Zwang nicht zu umgehen ist.«[446]

Vor den versammelten Fachkollegen stellte Roemer fest, dass »seit der Besprechung in Münster«[447] durch die drei Ausführungsverordnungen in vielen Punkten Verbesserungen vorgenommen worden seien. Ausdrücklich nannte er »die Zuständigkeit des für den Anstaltsort zuständigen Erbgesundheitsgerichts für die Anstaltsinsassen, die ausdrückliche Zulässigkeit des Verzichtes auf die Beschwerde, die Verkürzung der Beschwerdefrist, die Regelung der ausnahmsweisen Beurlaubung und Entlassung mit Zustimmung des Amtsarztes, die Aufstellung des Sterilisierungspflegers ohne Mitwirkung des Vormundschaftsgerichtes, die Zustellung des abgekürzten Gerichtsschlusses ohne Angabe der Gründe an den Erbkranken, die Aussetzung des Eingriffs bei Lebensgefahr oder aus sonstigen gesundheitlichen Gründen und nicht zuletzt die Klärung der Kostenfrage.« Die geringe Zahl der Abänderungsvorschläge, die bei der Umfrage im Frühjahr 1935 eingegangen sei, zeige, dass die Ausführungsverordnungen »kaum mehr einer Verbesserung bedürftig«[448] seien. Beklagt würden nach wie vor die »Langwierigkeit« des Verfahrens, die unterschiedliche Handhabung des Antragsrechts – in manchen Anstalten beließ man es anscheinend bei freiwilligen Anträgen der Bewohnerinnen und Bewohner und verzichtete im Weigerungsfall auf den Amtsantrag des Anstaltsleiters, während umgekehrt in vielen Anstalten durchweg Amtsanträge gestellt wurden und die Möglichkeit eines freiwilligen Antrags außer Betracht blieb – und schließlich die unzureichende Berücksichtigung der Anstaltsärzte bei der Besetzung der Erbgesundheitsgerichte.

Ein praktisches Problem blieb die Ausweisung von »geschlossenen Anstalten«. In der Sitzung des Ausschusses für praktische Psychiatrie am 1. September 1935 forderte Weise (Breslau), die Psychiatrischen Universitätskliniken von den diesbezüglichen Regelungen auszunehmen – dürften sie »fort-

---

445 Im Druck: Hans Roemer, Die Durchführung und weitere Ausgestaltung des Sterilisierungsgesetzes, in: Zschr. Psych. Hyg. 8 (1935), H. 5, S. 131-141. Danach auch die folgenden Zahlenangaben. Ein Jahr später veröffentlichte Roemer leicht abweichende endgültige Zahlen: Hans Roemer, Die Leistungen der psychiatrischen Kliniken und der öffentlichen Heil- und Pflegeanstalten bei der Durchführung des Gesetzes zur Verhütung erbkranken Nachwuchses im ersten Jahr des Vollzuges (1934), in: Zschr. psych. Hyg. 9 (1936), S. 47-53. Hier gab Roemer an, dass 27 Prozent aller in Heil- und Pflegeanstalten untergebrachten Menschen 1934 zur Anzeige gebracht worden waren.

446 Roemer, Durchführung, S. 132. Zu den Sterilisierungen in Baden und insbesondere in der Anstalt Illenau: Heinz Faulstich, Von der »Irrenfürsorge« zur »Euthanasie«. Geschichte der badischen Psychiatrie bis 1945, Freiburg 1993, S. 176-201; Plezko, Handlungsspielräume, S. 42 f.

447 Roemer, Durchführung, S. 133. Danach auch das folgende Zitat.

448 Ebd., S. 134. Danach auch das folgende Zitat.

pflanzungsgefährliche« und »erbkranke« Patientinnen und Patienten vor Abschluss des Erbgesundheitsgerichtsverfahrens nicht mehr entlassen, drohe eine Überfüllung. Weise stieß jedoch sowohl bei Friedrich Ast als auch bei Ernst Rüdin und – was den Ausschlag gab – bei Arthur Gütt auf energischen Widerspruch. Die Universitätskliniken müssten solche Patientinnen und Patienten einfach beizeiten in Heil- und Pflegeanstalten überführen.[449] Ein anderes Problem ergab sich erst nach der Dresdner Versammlung. Das Reichsinnenministerium forderte von den Ländern Listen der »geschlossenen Anstalten« an. Paul Nitsche besichtigte daraufhin im Auftrag des sächsischen Innenministeriums die »zweifelhaften Anstalten«[450] im Freistaat. Auf seinen Rat hin erkannte man in Sachsen – neben den psychiatrischen Heil- und Pflegeanstalten und Universitätskliniken – nur solche Anstalten und Abteilungen als »geschlossen« an, die unter psychiatrischer Leitung standen. Zur Begründung führte Nitsche an, dass es an sich unproblematisch sei, »harmlose psychisch Erbkranke« in »Siechenhäusern« oder reinen »Pflegeanstalten« unterzubringen – für sie genügten »die geringfügigen Sicherungsmaßnahmen« dieser Einrichtungen. Es müsse aber eine psychiatrische Beobachtung stattfinden, damit die »jederzeit mögliche Verschlimmerung des psychischen Zustandes der Pfleglinge (z.B. akute schizophrene Schübe, autonome oder reaktive Verstimmungen von Schwachsinnigen, epileptische Ausnahmezustände usw.)« erkannt würden und Entweichungen verhindert werden könnten. Dies müsse auch für den Fall gelten, »dass man den Klöstern das Zugeständnis macht, geschlossene Abteilungen für Erbkranke einzurichten«. Nitsche regte an, eine entsprechende Bestimmung in den Gesetzeskommentar aufzunehmen.[451] Eine solche Regelung war vor allem für die Einrichtungen der Inneren Mission und der Caritas für Menschen mit geistiger Behinderung oder Epilepsie von Bedeutung – eine psychiatrische Oberleitung gefährdete deren Eigenständigkeit.

Neben dem Sterilisierungsprogramm stellten auch die Familienpolitik und die Eheberatung im Sinne der Eugenik einen wichtigen Gegenstand der Jahresversammlungen der Gesellschaft Deutscher Neurologen und Psychiater dar. So beklagte Wilhelm Weygandt auf der Ersten Jahresversammlung die unbefriedigenden Erfahrungen mit den eugenischen Eheberatungsstellen: »Viele Ehekandidaten fragen lieber Heilmystiker als ernste Beratungsstellen.«[452] Die Menschen, die in die Beratungsstellen kämen, befolgten »die Ratschläge, besonders das Abraten, nur ausnahmsweise«. Mit einer freiwilligen Beratung komme man daher nicht weiter, es müsse »zu gesetzlichen Vorschriften über Eheverbot und -erlaubnis auf erbbiologischer Grundlage kommen«, eine Forderung, die übrigens einen Monat nach diesem Vortrag mit dem »Gesetz zum Schutze der Erbgesundheit des deutschen Volkes« vom 18. Oktober 1935 vom Gesetzgeber erfüllt wurde.

Schon vor der Ersten Jahresversammlung der Gesellschaft Deutscher Neurologen und Psychiater hatte das nationalsozialistische Sterilisierungsprogramm durch das Änderungsgesetz zum »Gesetz zur Verhütung erbkranken Nachwuchses« vom 26. Juni 1935 eine bedeutende Erweiterung erfahren – nun waren auch Abtreibungen aus eugenischer Indikation möglich, wenn von einem Erbgesundheitsgericht rechtskräftig auf die Sterilisierung der Frau erkannt worden war.[453] Nach der Diskussion auf der Jahresversammlung des Deutschen Vereins für Psychiatrie 1934 war dieses Thema – soweit die Quellen dies erkennen lassen – im Rahmen der psychiatrischen Fachgesellschaft nicht mehr thematisiert worden. Allerdings bemühte sich Rüdin hinter den Kulissen, das Reichsinnenministerium unter Hinweis auf die durch das Änderungsgesetz gestiegene Bedeutung der Erbgesundheitsgerichte dazu zu bewegen,

---

449 Psychiatr.-Neurol. Wschr. 37 (1935), Nr. 37 (14.9.1935), S. 446 f.

450 Nitsche an Rüdin, 13.12.1935, MPIP-HA: GDA 130.

451 In diesem Punkt konnte sich die Gesellschaft Deutscher Neurologen und Psychiater nicht durchsetzen. Es blieb dabei, dass die Amtsärzte bzw. Gesundheitsämter für die Aufsicht derartiger »geschlossener Anstalten« zuständig waren. Vgl. Gütt/Rüdin/Ruttke, Gesetz, S. 183.

452 Rüdin/Nitsche, Jahresversammlung der Gesellschaft Deutscher Neurologen und Psychiater 1935, S. 12. Danach auch das folgende Zitat.

453 Bock, Zwangssterilisation, S. 96-99.

das Gesetz dahingehend zu ändern, dass der zweite ärztliche Beisitzer im Erbgesundheitsgericht nicht nur mit Fragen der Vererbung vertraut, sondern darüber hinaus *Psychiater von Beruf* sein musste.[454]

Im Vorfeld der Zweiten Jahresversammlung der Gesellschaft Deutscher Neurologen und Psychiater warf Rüdin die Frage auf, ob man im Ausschuss für praktische Psychiatrie eine weitere Diskussionsrunde über die Erfahrungen bei der Umsetzung des »Gesetzes zur Verhütung erbkranken Nachwuchses« ansetzen sollte. Die Thematik hatte aber an Bedeutung verloren. Eine weitere Umfrage, so Hans Roemer, sei wohl entbehrlich – »Änderungsvorschläge kommen für absehbare Zeit nicht in Frage«.[455] Wahrscheinlich würden sich die Diskussionsbemerkungen auf die Urteilspraxis der Erbgesundheitsgerichte und -obergerichte beziehen. Es wäre deshalb gut, wenn Rüdin oder Luxenburger bei der Sitzung anwesend wäre. Auch solle man dafür sorgen, »dass Vertreter der Regierung anwesend sind«. Die Bemerkungen zielten auf verschiedene Auseinandersetzungen um strittige Erbgesundheitsgerichtsurteile ab, bei denen es im Grunde um die im »Gesetz zur Verhütung erbkranken Nachwuchses« aufgeführten Diagnosen ging.

»Manchmal möchte man sich die Haare ausraufen.«
Das Ringen um die Deutungshoheit über den Indikationenkatalog des »Gesetzes zur Verhütung erbkranken Nachwuchses«

Hier hatte Karl Bonhoeffer zwischen dem Münchner Kursus im Januar und der Jahresversammlung in Münster im Mai 1934 einen eigenen Akzent gesetzt: Im März 1934 – das »Gesetz zur Verhütung erbkranken Nachwuchses« war gerade erst in Kraft getreten – fand an der Psychiatrischen und Nervenklinik der Charité der erste Erbbiologische Kurs für Neurologen und Psychiater statt – offiziell als eine Tagung der »Berliner Gesellschaft für Neurologie und Psychiatrie«. Bonhoeffer gab die sieben Vorträge unter dem Titel »Die psychiatrischen Aufgaben bei der Ausführung des Gesetzes zur Verhütung erbkranken Nachwuchses« als Broschüre heraus.[456] Diese Publikation, so Bonhoeffer in seinem Vorwort, verfolge das Ziel, »dass durch regelmäßige Mitteilung der Erfahrungen aus den verschiedenen Kliniken der weitere Ausbau einer sachgemäßen Eugenik im Sinne des Gesetzes am besten gefördert wird.«[457] Durch das Sterilisierungsgesetz seien »für die psychiatrische Forschung starke Anregungen gegeben worden.« Dies ist von verschiedenen Autoren als positives Votum zum »Gesetz zur Verhütung erbkranken Nachwuchses« gewertet worden.[458] An dieser Stelle sei hingegen nachdrücklich die Deutung von Uwe Gerrens unterstützt, dass hier eine versteckte Kritik geäußert wird, zumal das Vorwort noch einmal ausdrücklich auf die Probleme der Differentialdiagnostik hinweist.[459] Der Kurs zielte darauf ab,

---

454 Schultze an Rüdin, 12.11.1935 (Ernst Schultze wies darauf hin, dass die Beiziehung eines Psychiaters auch deshalb unbedingt notwendig sei, weil die Erbgesundheitsgerichte »als Berufungsinstanz bei der Anfechtung eines Ehetauglichkeitszeugnisses in Betracht« kämen); Rüdin an Schultze, 25.11.1935, MPIP-HA: GDA 130.

455 Roemer an Nitsche, 29.5.1936, MPIP-HA: GDA 130.

456 Karl Bonhoeffer (Hg.), Die psychiatrischen Aufgaben bei der Ausführung des Gesetzes zur Verhütung erbkranken Nachwuchses mit einem Anhang: Die Technik der Unfruchtbarmachung. Klinische Vorträge im erbbiologischen Kurs Berlin, März 1934, Berlin 1934.

457 Bonhoeffer, Vorwort, in: ebd., S. IV. Danach auch das folgende Zitat.

458 Ursula Grell, Karl Bonhoeffer und die Rassenhygiene, in: Totgeschwiegen 1933-1945. Zur Geschichte der Wittenauer Heilstätten, seit 1957 Karl-Bonhoeffer-Nervenklinik, hg. v. Arbeitsgruppe zur Erforschung der Geschichte der Karl-Bonhoeffer-Nervenklinik, 2. Aufl., Berlin 1989, S. 207-218; Klaus-Jürgen Neumärker/Michael Seidel, Karl Bonhoeffer und seine Stellung zur Sterilisierungsgesetzgebung, in: ebd., S. 269-286. Die Kontroverse, die sich an die erste Auflage dieses Sammelbandes anschloss, ist dokumentiert in: ebd., S. 223-268; Hanfried Helmchen, Bonhoeffers Position zur Sterilisation psychisch Kranker, in: Der Nervenarzt 86 (2015), S. 77-82. Zur Biographie: Klaus-Jürgen Neumärker, Karl Bonhoeffer – Leben und Werk eines deutschen Psychiaters und Neurologen in seiner Zeit, Leipzig 1990, bes. S. 140-183.

459 Gerrens, Ethos, S. 87-97.

die Diagnosen, die als Grundlage zur eugenischen Sterilisierung dienten, möglichst genau und eng einzugrenzen. Es zeigt sich hier einmal mehr, dass Karl Bonhoeffer die Sterilisierung aus eugenischer Indikation zwar keineswegs prinzipiell ablehnte, aber doch für ein vorsichtiges Vorgehen plädierte. So sprach Bonhoeffer im Zusammenhang mit dem »Manisch-Depressiven Irresein« zwar von einer »außerordentlich starken Vererbungstendenz, wobei offenbar ein dominanter Einschlag in Betracht kommt.«[460] Es sei »keine eng umschriebene Krankheit, die sich in allen ihren Äußerungsformen scharf von der Norm abhebt«. Manisch-depressive Menschen seien oft Künstler und besäßen wertvolles Erbgut. Deshalb wolle er »im allgemeinen sagen, dass dieser *Personenkreis der Mehrzahl nach nicht in den Bereich der Auszumerzenden gehört*«.[461] Ja, man solle nicht zögern, »die Fortpflanzung dieser Temperamentseigenart eher zu fördern als zu verhindern«.[462] »Schematismus« sei nicht angebracht, »sondern sorgfältigstes Prüfen jedes Einzelfalles«.

Bonhoeffers Votum ging in die Rechtsprechung mit ein. Das Erbgesundheitsobergericht Frankfurt lehnte, gestützt auf ein Gutachten Karl Kleists, das sich auf Bonhoeffers Aufsatz bezog, die Sterilisierung Manisch-Depressiver wegen »Hochwertigkeit« in einem Grundsatzurteil ab. Dieses von Kritikern so genannte »Frankfurter Fehlurteil« wurde heftig angefeindet. So ereiferte sich Paul Nitsche in einem Brief an Rüdin über das »unglaubliche Urteil«,[463] das »natürlich unter Bezugnahme auf den Berliner Kursus« gefällt worden sei. Handschriftlich fügte er hinzu: »Die alte Sache. Die Gerichte können vielfach von dem Grundsatz ›in dubio pro aegroto‹ [im Zweifel für den Kranken] nicht loskommen, der ihnen aus der lediglich auf das Individuum abgestellten Urteils- und Gutachtenpraxis geläufig ist.« Da sich jedoch das Frankfurter Gericht, Kleist und Bonhoeffer auf die »Kann-Bestimmung« in § 1 des »Gesetzes zur Verhütung erbkranken Nachwuchses« beriefen, war es schwierig, ihren Rechtsstandpunkt zu verwerfen. Herbert Linden schlug daher im März 1935 der Arbeitsgemeinschaft II des Sachverständigenbeirates für Bevölkerungspolitik und Rassenhygiene vor, den Wortlaut des Gesetzes an diesem Punkt zu ändern und die Kann- durch eine Muss-Bestimmung zu ersetzen. Der Vorschlag wurde indessen von der Mehrheit der Arbeitsgemeinschaft aus Rücksicht auf den wachsenden Widerstand in der Bevölkerung verworfen.[464]

Ernst Rüdin war ernsthaft beunruhigt über diese Entwicklung. Als der Gießener Ordinarius Hermann F. Hoffmann im September 1935 mitteilte, dass Kleist auf einer Tagung der »Hessischen Vereinigung für gerichtliche Psychologie und Psychiatrie« über das »Gesetz zur Verhütung erbkranken Nachwuchses« sprechen wolle,[465] riet ihm Rüdin, Kleist nahezulegen, sein Skript dem zuständigen Gauleiter zur Genehmigung vorzulegen: »Man kann ja diese Bitte sehr wohl damit begründen, dass in letzter Zeit allerlei über die Sterilisation in bekannten und verbreiteten Zeitschriften veröffentlicht worden ist, was große Unruhe und Unsicherheit in verschiedene Kreise der Bevölkerung hineingetragen hat und heftig gegen das Sterilisationsgesetz überhaupt ausgebeutet worden ist.«[466] Kleist stehe »im Großen und Ganzen durchaus auf dem Boden des Sterilisationsgesetzes«; er sei aber »in klinischen

---

460 Karl Bonhoeffer, Das manisch-depressive Irresein, in: ders. (Hg.), Aufgaben, S. 54-62, Zitat: S. 54. Danach auch das folgende Zitat.

461 Ebd., S. 59 (Hervorhebung im Original).

462 Ebd., S. 62. Danach auch das folgende Zitat.

463 Nitsche an Rüdin, 28.2.1935, MPIP-HA: GDA 130. Danach auch die folgenden Zitate. – Zu einem anderen Erbgesundheitsgerichtsverfahren, an dem Kleist beteiligt war, vgl. Ley, Zwangssterilisation, S. 306-327.

464 Gerrens, Ethos, S. 93 f.

465 Hoffmann an Rüdin, 6.9.1935, MPIP-HA: GDA 128. Vorsichtig erkundigte sich Hoffmann nach der politischen Beurteilung Kleists: »Ich weiß nicht, ob ich mich richtig erinnere, dass Sie einmal davon gesprochen haben, es läge eine Beschwerde gegen ihn vor hinsichtlich seiner Gutachtertätigkeit? Es würde einen sehr peinlichen Konflikt geben, falls Sie es für besser halten, ihn nicht sprechen zu lassen. Schon seit längerer Zeit sind Abmachungen getroffen, und es wäre schwer, einen plausiblen Grund zu finden, ihm abzusagen. Kleist sitzt im Obergericht [Erbgesundheitsobergericht] in Frankfurt.«

466 Rüdin an Hoffmann, 11.9.1935, MPIP-HA: GDA 128. Danach auch die folgenden Zitate.

Dingen vielfach ein Einzelgänger« und ziehe aus den »nur ihm eigenen klinischen Anschauungen Schlüsse auf die Sterilisation, [...] mit denen viele nicht einverstanden sein werden.« Das »Frankfurter Urteil« habe »sehr großen Anstoß erregt«. Ein taktvoller Hinweis könnte Kleist »Schwierigkeiten von anderer Seite ersparen«, die Rüdin umso mehr vermeiden wollte, »als wir ja doch gerne nächstes Jahr in Frankfurt tagen möchten, was dann natürlich wohl nicht mehr ginge, wenn Herrn Kleist unterdessen, gegen seine gewiss ehrlichen Absichten, etwas passieren würde.«[467]

Ende 1934 hatten Ernst Rüdin und Hans Roemer über einen zweiten Kurs »für die ärztlichen Beisitzer der Erbgesundheitsgerichte und weiter für die Oberärzte der Anstalten, Kliniken und städtischen Fachabteilungen« nachgedacht. Der ursprüngliche Gedanke eines kleinen Workshops bei Carl Schneider in Heidelberg[468] wurde schnell fallengelassen. Roemer plädierte nachdrücklich für einen zweiten, groß angelegten Kurs an der Deutschen Forschungsanstalt in München, der sich an ärztliche Beisitzer der Erbgesundheitsgerichte sowie Oberärzte der Heil- und Pflegeanstalten, Kliniken und städtischen Fachabteilungen richten sollte. »Dabei wäre zu überlegen, ob dieser zweite Kurs, der sowieso ein etwas anderes Gesicht als der erste haben wird, auch auf die klinischen Fragen der Differentialdiagnose Rücksicht nehmen soll. Falls die Klinik hierfür nicht in Frage kommt, könnte man daran denken, hierfür einige Stunden in Eglfing mit dem dortigen Material vorzusehen.«[469] Der Hinweis auf die Differentialdiagnostik deutet darauf hin, dass dieser zweite Kurs auch als Reaktion auf Bonhoeffers ersten Kurs an der Charité gedacht war.[470] Der zweite Kurs in München kam jedoch nicht zustande.[471]

Stattdessen nahm Ernst Rüdin auf der Ersten Jahresversammlung der Gesellschaft Deutscher Neurologen und Psychiater zwei Vorträge in das Programm auf, die sich mit dem wohl gravierendsten Problem befassten, vor das sich die Erbgesundheitsgerichte gestellt sahen: der Grenzziehung zwischen krankhaftem »Schwachsinn« und gewöhnlicher »Dummheit«. Friedrich Meggendorfer, seit 1934 Ordinarius in Erlangen, stellte die Behauptung auf, dass »in der langen Reihe fließender Übergänge von hoher Begabung zu tiefem Schwachsinn [...] zwei ihrem Wesen nach ganz verschiedene Arten von Begabungsschwankungen enthalten«[472] seien, nämlich die »normalen Variationen der Begabung« und die »krankhaften Schwankungen von leichter Debilität bis zu schwerer Idiotie«. In »Grenzfällen« komme es darauf an zu prüfen, ob ein durch eine Intelligenzprüfung oder ein »Versagen in Schule und Leben« offenbar werdender »Mangel der Verstandestätigkeit der krankhaften Schwankungsreihe angehört«. Indizien hierfür seien »Unbeherrschtheit des Trieblebens, sexuelle Hemmungslosigkeit, moralische Minderwertigkeit, Süchtigkeit, Neigung zu asozialem und antisozialem Verhalten, Schädelmissbildungen und Entartungszeichen«, sowohl bei den Probanden als auch innerhalb ihrer Familien.

---

467 Rüdin fügte folgendes Postskriptum hinzu: »Nach Befolgung der von mir vorgeschlagenen Anregungen würde ich es selbstverständlich begrüßen, wenn Kleist dort sprechen würde.« Zu Kleists Referat auf der Zweiten Jahresversammlung der Gesellschaft Deutscher Neurologen und Psychiater vgl. S. 181-183. – Vgl. Weber, Ernst Rüdin, S. 216 f.: 1937 protestierte Ernst Rüdin bei *Julius Springer* (1880-1968), dem Verleger der »Zeitschrift für die gesamte Neurologie und Psychiatrie« gegen die Veröffentlichung eines Aufsatzes von Karl Kleist, der nach Ansicht Rüdins geeignet sei, weitere Verwirrung über das Wesen der Schizophrenie zu stiften. Der Protest führte zu einer Verzögerung der Publikation und zu einer kritischen Anmerkung der Herausgeber. K.[arl] Kleist/W. Driest, Die Katatonie auf Grund katamnestischer Untersuchungen, in: Zschr. Neurol. Psychiatr. 157 (1937), S. 479-556.
468 Rüdin an Roemer, 14.12.1934, MPIP-HA: GDA 127. Für Heidelberg war eine kleine Runde mit etwa 15 Teilnehmern angedacht.
469 Roemer an Rüdin, 16.12.1934, MPIP-HA: GDA 127.
470 Roemer merkte an dieser Stelle noch an: »Die Kurse in Berlin, an denen auch Leute aus dem Reichsgesundheitsamt beteiligt sind, helfen uns nichts, da die klinische Psychiatrie darin fehlt.« Hier waren sehr wahrscheinlich die Kurse gemeint, die vom Kaiser-Wilhelm-Institut für Anthropologie, menschliche Erblehre und Eugenik veranstaltet wurden.
471 Es blieb bei kleineren Fachtagungen, bei denen zweimal jährlich – zur Vorbereitung auf die Physikatsprüfung – die künftigen Kreisärzte in der Bayerischen Akademie für ärztliche Fortbildung in München zusammengerufen wurden. Weber, Ernst Rüdin, S. 216.
472 Rüdin/Nitsche, Jahresversammlung der Gesellschaft Deutscher Neurologen und Psychiater 1935, S. 103. Danach auch die folgenden Zitate.

Karl Pönitz, stellvertretender Direktor der Universitätsnervenklinik Halle/Saale, berichtete über seine Erfahrungen als »Obergutachter«[473] am Erbgesundheitsobergericht. Der Arzt dürfe sich keinesfalls »auf eine formale Intelligenzprüfung beschränken«, sondern müsse die »›Lebensprobe‹« mit in Rechnung stellen. Es sei unmöglich, »Störungen der Intelligenz völlig vom Charakterologischen zu trennen«. Zumindest in »Grenzfällen« müsse man »die Charakterstruktur eines Menschen mit berücksichtigen«.

An die beiden Vorträge schloss sich eine lebhafte Aussprache an, bei der mehrere Psychiater, die sich zu Wort meldeten – Paul Schröder, *Ewald Meltzer* (1869-1940), Großhennersdorf, und *Walther Kaldewey* (1896-1954), Eickelborn – mit der Tendenz der beiden Vorträge übereinstimmten. Es gab aber auch zwei abweichende Stimmen. Die eine gehörte einmal mehr Karl Kleist. Er habe als Gutachter und ärztlicher Beisitzer am Erbgesundheitsobergericht sein Hauptaugenmerk zwar auch »auf begleitende charakterliche Mängel und bedenkliche psychopathische Eigenschaften gelegt«,[474] sich aber »stets sorgfältig gehütet, solche Eigenschaften als Äußerungen des Schwachsinns selbst erscheinen zu lassen, wie es öfter in Gutachten und Entscheidungen« geschehe. Denn »Schwachsinn und Psychopathie müssen begrifflich scharf auseinandergehalten werden, sonst verfällt man wieder in die jahrelang überwundene Vorstellung eines ›moralischen Schwachsinns‹, während Moral und Intelligenz nichts miteinander zu tun haben.« Stattdessen plädierte Kleist dafür, die »Psychopathie« offiziell in den Indikationenkatalog des »Gesetzes zur Verhütung erbkranken Nachwuchses« aufzunehmen, um schließlich auch »die weit gefährlicheren intelligenten psychopathischen Gemeinschaftsschädlinge« zu treffen. Robert Gaupp, Ordinarius in Tübingen, argumentierte ganz ähnlich. Das Bedürfnis, das Sterilisierungsgesetz »sinngemäß anzuwenden«,[475] habe in der Praxis dazu geführt, »den Begriff des Schwachsinns immer mehr zu erweitern, ja bis zur Unkenntlichkeit umzubiegen.« Infolgedessen würden »intelligente Halunken und unerfreuliche Asoziale [...] zu Schwachsinnigen abgestempelt, um sie unfruchtbar machen zu können, wobei man dann die Diagnose des vorwiegend ethischen oder moralischen Schwachsinns« anwende. Er halte dies »nicht für richtig«, mindere es doch »das Ansehen des Arztes und unserer Wissenschaft beim Richter und Laien, dem es nicht einleuchten kann, dass man einen intelligenten Kriminellen oder Asozialen wegen ›Schwachsinns‹ sterilisieren will.«[476] Auch Gaupp sprach sich dafür aus, die »Lücke im Gesetz«[477] zu schließen und auch »die asozialen Psychopathen und erblich degenerativen Kriminellen« einzubeziehen.

An sich hätte Ernst Rüdin gegen eine Ausweitung des »Gesetzes zur Verhütung erbkranken Nachwuchses« in diese Richtung nichts einzuwenden gehabt, wie man seinen Ausführungen im Erbbiologischen Kurs im Januar 1934 entnehmen kann. In einem Schreiben an Ernst Schultze, der eine entsprechende Anregung gegeben hatte,[478] gab Rüdin im November 1935 indessen seinem Bedauern darüber Ausdruck, dass die erbpsychiatrischen Forschungsbefunde nicht ausreichten, um mit Aussicht auf Erfolg einen Vorstoß beim Gesetzgeber zu versuchen:

> »Ob man die Sterilisation der asozialen Psychopathie jetzt schon erreichen kann, will ich weiterhin versuchen. Ich habe ja vor vielen Monaten darüber ein Referat im Sachverständigenbeirat des Reichsministeriums des Innern erstattet. Aber die erbbiologischen Unterlagen sind noch ganz knapp. Wo sind die Arbeiten, welche die Minderwertigkeit der Kinder der zu sterilisierenden Psychopathen

---

473 Ebd., S. 104. Danach auch die folgenden Zitate.
474 Ebd., S. 105. Danach auch die folgenden Zitate.
475 Ebd., S. 106. Danach auch die folgenden Zitate.
476 Ebd., S. 106 f.
477 Ebd., S. 107. Danach auch das folgende Zitat.
478 Ernst Schulze an Rüdin, 7.12.1935, MPIP-HA: GDA 129: »Und schließlich die asozialen Psychopathen! Gewiss olle Kamellen. Aber da die Frage mir gerade mit Rücksicht auf meine Liebhaberei für das Strafrecht sehr am Herzen liegt, müssen Sie mir schon mildernde Umstände zubilligen!«

aufzeigen? Ich muss ja alles hier am Institut selber machen. In der ganzen Welt ist ja überall nur die bekannte unbrauchbare Belastungsakrobatik getrieben worden und dazu noch ohne Vergleichsmaterial. Sie können versichert sein, niemandem liegt mehr als mir eine vernünftige Ausdehnung des Bereichs des Sterilisationsgesetzes am Herzen. Aber wir müssen Beweise haben, die auch in erbbiologischer Hinsicht bei den Gesetzgebern unbedingt einschlagen.«[479]

Rüdin musste sich damit begnügen, die Ergebnisse zu den Vererbungsverhältnissen bei »Psychopathen«, »Asozialen« und »Kriminellen«, die in der Deutschen Forschungsanstalt für Psychiatrie erarbeitet worden waren, auf den Jahresversammlungen zu präsentieren.

Das Zweite Änderungsgesetz zum »Gesetz zur Verhütung erbkranken Nachwuchses« wurde am 4. Februar 1936 erlassen. Es brachte lediglich mit Blick auf die Methoden der Sterilisierung eine Neuerung, indem es auch die Unfruchtbarmachung durch Röntgen- und Radiumstrahlen für zulässig erklärte. Die Beratungen über ein Drittes Änderungsgesetz kamen im Konflikt zwischen der staatlichen und der parteiamtlichen Gesundheitsführung schließlich zum Erliegen. Reichsärzteführer Gerhard Wagner und sein Stab kritisierten öffentlich die Praxis der Erbgesundheitsgerichte, die sich bei ihren Entscheidungen allzu sehr an rein wissenschaftlichen Befunden zur Erblichkeit einer Erkrankung orientierten und dem Moment der »Lebensbewährung« zu wenig Beachtung schenkten.[480] Unter diesen Umständen war an eine Ausweitung des Indikationenkatalogs des »Gesetzes zur Verhütung erbkranken Nachwuchses« in Richtung auf die »Psychopathie« nicht mehr zu denken.

Auf Rüdin und seinen Kreis musste es wie ein rotes Tuch wirken, dass Karl Bonhoeffer im März 1936 einen zweiten Erbbiologischen Kurs an der Charité abhielt. Sein Referat »Rückwirkungen des Sterilisationsgesetzes auf die klinische Psychiatrie« lief der von Rüdin und seinen Verbündeten verfolgten Linie diametral entgegen. Aus der hohen Verantwortung des psychiatrischen Gutachters, dessen Diagnose einschneidende Folgen für die Betroffenen und ihre Familien haben könnte, so mahnte Bonhoeffer an dieser Stelle, folge »eine Nötigung zu diagnostischer Sauberkeit und zu klarer Heraushebung des empirisch Gesicherten und Scheidung dieses wirklich gesicherten wissenschaftlichen Besitzstandes vom Hypothetischen.«[481] Bei der Schizophrenie etwa sei es wahrscheinlich, »dass [...] Fehldiagnosen infolge der Überbewertung einer schizophrenieähnlichen Symptomatologie gestellt worden und exogene Erkrankungsformen verkannt worden sind.«[482] Im Hinblick auf die Indikation des »angeborenen Schwachsinns« warf Bonhoeffer – an die Argumentation der Reichsärzteführung anknüpfend – die Frage der Lebensbewährung auf: »ob man hier nicht das intellektuelle Minus gegenüber dem charakterologischen Plus bei der Frage der Unfruchtbarmachung zurücktreten lassen soll«?[483] Im Hinblick auf die »Zyklothymie« wiederholte Bonhoeffer seinen Standpunkt von 1934, und auch im Hinblick auf die Epilepsie warnte er, die Erblichkeit bestimmter Formen sei noch nicht hinreichend gesichert. Bonhoeffers scharfe Scheidung zwischen »genuiner Epilepsie« und »Epilepsie unbekannter Ätiologie«,[484] die ihren Weg auch in die Rechtsprechung der Erbgesundheitsgerichte fand, sorgte bei Rüdin und der Gesellschaft Deutscher Neurologen und Psychiater und bei ihrem politischen Bündnispartner Arthur Gütt und der Abteilung Gesundheitswesen im Reichsinnenministerium für Unruhe. Möglicherweise hatte Rüdin seine Hände

---

479 Rüdin an Schultze, 25.11.1935, MPIP-HA: GDA 130.
480 Bock, Zwangssterilisation, S. 339-349.
481 Karl Bonhoeffer, Rückwirkungen des Sterilisationsgesetzes auf die klinische Psychiatrie, in: ders. (Hg.), Die Erbkrankheiten. Klinische Vorträge im 2. erbbiologischen Kurs, Berlin, März 1936, Berlin 1936, S. 1-12, Zitat: S. 2.
482 Ebd., S. 4.
483 Ebd., S. 9.
484 Ebd., S. 11 f.

dabei im Spiel, dass Bonhoeffer die Abhaltung weiterer erbbiologischer Kurse an der Charité »vom Braunen Haus«[485] untersagt wurde.

Dass die Gesellschaft Deutscher Neurologen und Psychiater auf ihrer Dritten Jahresversammlung 1937 einen Schwerpunkt auf die Epilepsie und ihre Diagnostik legte, dürfte auch eine Reaktion auf Bonhoeffers Publikationen gewesen sein. Kurt Pohlisch – immerhin ein Schüler Karl Bonhoeffers – übernahm den klinischen Teil des Referates. Pohlisch forderte zunächst, »die chaotische Klassifikation und Nomenklatur zu vereinfachen«.[486] Die »Zwillings- und Familienforschung« habe nachgewiesen, dass es, trotz der möglichen »Mitwirkung exogener Faktoren«, tatsächlich eine »erbliche Fallsucht« gebe. Die Bezeichnung »Epilepsie« solle, so Pohlisch, »nachweislich erbbedingten oder vorwiegend erbbedingten Krampfkrankheiten vorbehalten bleiben, sonst ist keine Ordnung in die ätiologisch ver- schiedenartigen Krampfkrankheiten zu bringen.«[487] Dies aber sei wichtig, um »das Krankheitsbild der erblichen Fallsucht und darüber hinaus deren Konstitutions- und Erbkreis zu umgrenzen.« Pohlisch plädierte daher dafür, den Begriff der »symptomatischen Epilepsie«, die zu einer »Verlegenheitsdia- gnose«[488] geworden sei, aufzugeben und in der Diagnosetabelle zwischen »erbliche[r] Fallsucht«[489] und »Krampfkrankheiten unklarer Ursache« klar zu trennen. Klaus Conrad, der »Über die erb- und konstitutionsbiologische Forschung am Epilepsieproblem« berichtete, räumte – unter ausdrücklichem Verweis auf den noch weitgehend unbekannten »Weg von der Genwirkung zum Phänotypus« – ein, »dass die empirisch gesicherten Daten im Erbkreis der Epilepsie zwar im ganzen noch gering«[490] seien, »aber gleichwohl schon eine tragfeste Grundlage bilden, auf der mit Erfolg weiter gebaut werden« könne. Seine eigene, genealogisch angelegte Untersuchung habe ergeben, so Conrad, dass nur sechs bis acht Prozent der Nachkommen von Epilepsiekranken ihrerseits an Epilepsie litten, ein weitaus größerer Prozentsatz aber an »Schwachsinn, Psychosen, neurologischen Krankheiten, Psychopathie und körperliche[n] Defektzustände[n]« – insgesamt komme man auf »über 42 % Abnorme aller Art«. Dies darf man getrost als Argument für eine rigorose Sterilisierungspraxis auffassen, trotz der einleitenden Hinweise auf Forschungsdesiderate.[491]

---

485 So Karl Bonhoeffer, Lebenserinnerungen. Geschrieben für die Familie, in: J. Zutt/E. Straus/H. Scheller (Hg.), Karl Bonhoeffer. Zum hundertsten Geburtstag am 31. März 1968, Berlin u.a. 1969, S. 8-107, Zitat: S. 102. Vgl. die Bemer- kung von Carl Schneider, S. 155, Anm. 111.

486 Paul Nitsche, Kurzbericht über die 3. Jahresversammlung der Gesellschaft Deutscher Neurologen und Psychiater, in: Allg. Zschr. Psychiatr. 107 (1938), S. 313-375, Zitat: S. 335. Danach auch die folgenden Zitate.

487 Ebd., S. 336. Danach auch das folgende Zitat.

488 Ebd., S. 335.

489 Ebd., S. 336. Danach auch die folgenden Zitate.

490 Ebd., S. 337. Danach auch die folgenden Zitate.

491 Im Themenschwerpunkt »Epilepsie« ging es allerdings nicht nur um Fragen der Differentialdiagnostik, sondern auch um hirnanatomische, serologische und therapeutische Fragen – hier vor allem um die Anwendung der neuartigen Cardiazolkrampftherapie bei Epilepsiekranken. Im Hintergrund dürfte auch ein Gesichtspunkt mitgespielt haben, den Hans Roemer ins Feld geführt hatte, als es um die Mitarbeit des Ausschusses für psychische Hygiene in der Inter- nationalen Liga gegen Epilepsie ging: »Endlich kann die Gesellschaft auf diese Weise sich im Laufe der Zeit um ein Gebiet kümmern, das zum großen Teil von der charitativen [sic] Fürsorge und oft ohne ausreichende fachpsychia- trische und neurologische Kontrolle betreut wird.« Roemer an Rüdin, 20.9.1936, MPIP-HA: GDA 128. Das von der Jahresversammlung der Gesellschaft Deutscher Neurologen und Psychiater 1937 ausgesandte Signal wurde auf Seiten der konfessionellen Einrichtungen wohl verstanden. Werner Villinger, Chefarzt der Anstalt Bethel, reichte am 23. April 1938 eine Denkschrift beim Reichsinnenministerium ein, die für den Erhalt von besonderen Anstalten für Epilepsiekranke plädierte (abgedruckt in: Kersting/Schmuhl, Quellen, S. 421-425 [Nr. 103]). Ernst Rüdin, dem die Denkschrift vom Ministerialrat Herbert Linden zur Stellungnahme weitergeleitet wurde, machte sich den Standpunkt Villingers zu Eigen, vorausgesetzt, die ärztliche Leitung solcher Spezialeinrichtungen für Epilepsiekranke war ge- sichert. Der Ausschuss für praktische Psychiatrie werde auf seiner Sitzung anlässlich der Jahresversammlung der Gesellschaft Deutscher Neurologen und Psychiater 1938 die Frage besonderer Einrichtungen für Epilepsiekranke nicht behandeln. Linden an Villinger, 19.7.1938, HAB 2/13-18. Dazu ausführlich: Hans-Walter Schmuhl, Eckardtsheim und der Nationalsozialismus (1931-1941), in: Matthias Benad/Hans-Walter Schmuhl (Hg.), Bethel – Eckardtsheim. Von der Gründung der ersten deutschen Arbeiterkolonie bis zur Auflösung als Teilanstalt (1882-2001), Stuttgart 2006, S. 455-489, hier: S. 480-482.

Neben der Epilepsie stand die Schizophrenie im Brennpunkt der Auseinandersetzungen um den Indikationenkatalog des »Gesetzes zur Verhütung erbkranken Nachwuchses«. Im Juli 1935 beschwerte sich Carl Schneider bei Ernst Rüdin über den greisen Alfred Hoche, der »selbst in ganz klaren Fällen von Schizophrenie, bei denen alle bisherigen Gutachter und auch die Nachprüfung die Schizophrenie ziemlich eindeutig ergibt, eine außerordentlich skeptische Haltung«[492] einnehme. Ganz besonders erbost zeigte sich Schneider darüber, dass Hoche im Fall der *Margarete Safrin* »auf Grund einer einmaligen Sprechstundenuntersuchung ein Gegengutachten abgegeben« habe, »durch welches die Angehörigen und die Patientin selbst mit allen möglichen, meiner Ansicht nach für die jetzige wissenschaftliche Situation nicht mehr stichhaltigen Gründen über die Unklarheit unseres Wissens in der Schizophrenie versorgt werden.« Schließlich berichtete Schneider von einem persönlichen Zusammenstoß mit Hoche. Dieser habe auf der Wanderversammlung der Südwestdeutschen Neurologen und Psychiater in Baden-Baden am 29. Juni 1935 die Schizophrenie als »klinisches Monstrum« bezeichnet. Dabei habe Hoche die Gefahr beschworen, dass »durch die Sterilisation Unrecht geschähe«. Seine eigene Rolle habe Hoche als die einer Putzfrau gekennzeichnet, die alle Unordnung mal wieder in Ordnung bringen müsse. Schneider habe ihn daraufhin in der Diskussion scharf angegriffen und ausgeführt, dass der Schizophreniebegriff auf sicherer Grundlage stehe, die Erbbiologie der Schizophrenie hinreichend gesichert sei und dass man auf die Schizophrenen »erziehlich« einwirken müsse, damit sie von sich aus in den Eingriff einwilligten. Durch die Aktivere Krankenbehandlung sei das »Verantwortlichkeitsgefühl der Kranken für die Fragen der Allgemeinheit gehoben«. Rüttele eine Putzfrau an den Fundamenten eines neuen Hauses, müsse man sie in ihre Schranken verweisen. Hoche habe ihm daraufhin »den Vorwurf mangelnder Kinderstube« gemacht. Im Grunde, so urteilte Schneider, habe Hoche »den ganzen Entwurf des Sterilisationsgesetzes diskreditiert«, gegenüber einer solchen »verschleierten Sabotage« müsse man sich energisch absetzen. Rüdin stimmte zu und dankte Schneider für seine Intervention in Baden-Baden.[493] Er bekräftigte, dass Maßnahmen ergriffen werden sollten, »um eine Sabotage-Wirkung« zu verhindern, und bat um Vorschläge.

Ein gutes halbes Jahr später beklagte sich Schneider bei Nitsche bitter über die Erbgesundheitsgerichte:

> »Hinsichtlich der Sterilisation machen wir sehr eigenartige Erfahrungen. Neulich ist ein ganz klarer manisch-depressiver Mann mit mehreren Manien und Depressionen entgegen unserm Antrag nicht sterilisiert worden mit der Begründung, 1) sei die Ehe biologisch abgeschlossen (der Mann ist Ende 40, die Frau etwa Mitte 30, vielleicht noch etwas älter), es kann gar keine Rede davon sein, dass sie wirklich abgeschlossen ist, und 2) er sei eine sittlich hochstehende Persönlichkeit. So geht das ununterbrochen mit ähnlichen Begründungen weiter. Eine Schizophrenie wurde von einem Erbgesundheitsobergericht abgelehnt. Es handle sich wahrscheinlich nicht um eine Schizophrenie.

Villinger stand auch in direktem Kontakt zu Rüdin. Im August 1937 bat Villinger sowohl Fritz Lenz als auch Ernst Rüdin um eine Stellungnahme zu der Frage, ob die v. Bodelschwinghschen Anstalten die Originale der Akten und Krankengeschichten von Patientinnen und Patienten, die vom Provinzialverband Westfalen aus Bethel abgezogen wurden, den aufnehmenden Provinzialanstalten überlassen müssten. Rüdin unterstützte die Position Villingers, dass Bethel die Akten aus wissenschaftlichen Gründen behalten müsse. Villinger an Rüdin, 25.8.1937; Rüdin an Villinger, 6.9.1937, HAB, Bethelkanzlei 5. Dem Briefwechsel zwischen Villinger und Lenz ist zu entnehmen, dass die Anstalt Bethel im Hinblick auf Forschungen zur Erblichkeit der Epilepsie sowohl mit der Deutschen Forschungsanstalt für Psychiatrie als auch dem Kaiser-Wilhelm-Institut für Anthropologie, menschliche Erblehre und Eugenik in Verbindung stand. Villinger an Lenz, 25.8.1937; Lenz an Villinger, 11.9.1937, HAB, Bethelkanzlei 5. Danach hatte der Betheler Oberarzt *Karl Volland* (1873-1942) eine Arbeit über die »Nachkommenschaft von Epileptikern« (in der es wohl um den Nachweis eines dominanten Erbgangs ging) verfasst, die er mit Rüdin in München besprochen hatte.

492 Schneider an Rüdin, 1.7.1935, MPIP-HA: GDA 20. Danach auch die folgenden Zitate. Als Anlage lag dem Schreiben Schneiders das Gutachten Hoches im Fall Margarete Safrin v. 9.5.1935 bei. – Zur Biographie Hoches: G.W. Schimmelpenning, Alfred Erich Hoche (1865-1943), in: Schliack/Hippius (Hg.), Nervenärzte, S. 21-29.

493 Rüdin an Schneider, 3.7.1935, MPIP-HA: GDA 20. Danach auch das folgende Zitat. – Rüdin fügte hinzu: »Umso mehr war ich aber erstaunt zu hören, dass sich sonst niemand gegen Herrn Hoche gerührt hat.«

Dabei hat der Patient Vergiftungsideen, Halluzinationen und kam von auswärts nach Abschluss des Verfahrens vor dem Erbgesundheitsobergericht mit einem schweren schizophrenen Schub zu uns. Manchmal möchte man sich die Haare ausraufen.«[494]

Im Vorfeld der Vierten Jahresversammlung der Gesellschaft Deutscher Neurologen und Psychiater 1938 wandte sich Carl Schneider erneut an Ernst Rüdin. Er bedauerte, nicht nach Köln kommen zu können, da er gerne einige Erbgesundheitsgerichtsurteile mit Rüdin besprochen hätte. Stattdessen übersandte Schneider ein solches Urteil – den Bescheid des Erbgesundheitsobergerichts Stuttgart im Fall der *Irene Hofmann* vom 30. August 1938 – an Rüdin. Schneider war darüber empört: »Nach meiner Ansicht ist die Argumentation des Obergerichts Stuttgart vollständig abwegig. Wo wollen wir hinkommen, wenn ein einfaches Gegengutachten genügt, um eine sichere Schizophrenie abzulehnen? Die Begründung, dass widersprechende ärztliche Gutachten zur Ablehnung genügen, ist doch meiner Ansicht nach auch juristisch zumal im nationalsozialistischen Staat unmöglich.«[495]

Mit der Zeit rückte die Schizophrenie in den Diskussionen um das »Gesetz zur Verhütung erbkranken Nachwuchses« immer weiter in den Mittelpunkt. Schon im Januar 1937 fragte Rüdin bei Roemer nach, wann seine »Schizophreniearbeit« wohl herauskäme. »Sie wird jetzt mit Bezug auf allerlei Bestrebungen in neuerer Zeit besonders wichtig sein.«[496] Was war gemeint? Im Juli 1933 hatte Hans Roemer vom »Kommissar für das badische Gesundheitswesen« in Karlsruhe, Theodor Pakheiser, grünes Licht für gemeinsam mit Bruno Schulz geplante erbbiologische Arbeiten »mit Hilfe des hiesigen Krankengeschichtenmaterials«[497] erhalten. Es ging hierbei um die wegweisenden Studien von Bruno Schulz über Kinder, deren Eltern an Schizophrenie, manisch depressivem Irresein oder einer anderen Affektpsychose oder Epilepsie erkrankt waren.[498] Schulz bediente sich dabei u.a. des Krankenaktenmaterials der Anstalt Illenau, wobei um die Jahreswende 1935/36 zwei psychiatrisch vorgebildete Ärzte, von denen einer »erbbiologisch schon etwas orientiert«[499] sei, in der Illenau eingestellt wurden, um die »Schizophreniearbeit« weiter zu fördern. Auch die von der Heil- und Pflegeanstalt Illenau aus betriebene Außenfürsorgestelle in Karlsruhe sollte in das Forschungsprojekt eingebunden werden – dazu später noch mehr. Im Oktober 1938 konnte Roemer mitteilen, dass er »das vorläufige Ergebnis der hiesigen Schizophrenieuntersuchung (vorerst nur nach den Akten, ohne Katamnesen)«[500] mit Schulz und Luxenburger erörtert habe und nach nochmaliger Überprüfung an Schulz senden wolle – vielleicht könne man zur Fünften Jahresversammlung der Gesellschaft Deutscher Neurologen und Psychiater in Wiesbaden im März 1939 »etwas fertig bringen«.[501] Dies glückte allerdings nicht, die Arbeit an dem

---

494 Schneider an Nitsche, 22.2.1936, MPIP-HA: GDA 129.
495 Schneider an Rüdin, 23.9.1938, MPIP-HA: GDA 129. Das Urteil war als Anlage angefügt. Das Gegengutachten stammte von Dr. *Wrede*, dem Direktor der Heil- und Pflegeanstalt Rottenmünster.
496 Rüdin an Roemer, 18.1.1937, MPIP-HA: GDA 128.
497 Roemer an Rüdin, 22.7.1933, MPIP-HA: GDA 127. Rüdin wollte zu dieser Zeit den Vorstand der Badischen Gesellschaft für Rassenhygiene umbesetzen, da er von dem bisherigen Vorsitzenden, dem Karlsruher Schularzt *Hermann Paull* vom »Bund der Kinderreichen«, nicht wusste, »wie weit und tief seinerzeit sein Einverständnis mit Muckermann gegangen« sei. Er fragte daher bei Roemer an, ob Pakheiser für diesen Posten geeignet wäre. Rüdin an Roemer, 26.7.1933, MPIP-HA: GDA 127. Vgl. auch Faulstich, Irrenfürsorge, S. 200.
498 Vgl. Weber, Ernst Rüdin, S. 243.
499 Roemer an Rüdin, 13.1.1935 [sic, muss heißen: 1936], MPIP-HA: GDA 127.
500 Roemer an Rüdin, 5.10.1938, MPIP-HA: GDA 129.
501 Da die Befunde Roemers und Schulz' auf sich warten ließen, platzierte Rüdin auf der Vierten Jahresversammlung der Gesellschaft Deutscher Neurologen und Psychiater 1938 einen Vortrag seines Mitarbeiters Reinhart Formanek »Zur Frage der symptomatischen Entstehung von Psychosen«. Von insgesamt 117 Probanden, die unter Nr. 9 des »Würzburger Schlüssels« fielen, habe er, so Formanek, lediglich vier sichere und fünf fragliche Fälle ausmachen können, die als exogen entstandene »reine Delirien« im Sinne Bonhoeffers einzustufen seien. Die Bezeichnung »Symptomatische Psychose« könne daher »zunächst nur als Fragestellung genommen werden«. Paul Nitsche, Verhandlungen der Gesellschaft Deutscher Neurologen und Psychiater. Kurzbericht über die 4. Jahresversammlung in Köln vom 25. bis 27. September 1938, in: Allg. Zschr. Psychiatr. 111 (1939), S. 178-227, Zitate: S. 185.

Illenauer Material zog sich bis in die Kriegszeit hin. Im Oktober 1939 sorgte sich Ernst Rüdin um den Fortgang des Projekts: »Unmittelbar vor der Krise habe ich Herrn Kollegen Schulz noch den Kredit bewilligt zur Durchführung der weiteren Forschung über die Schizophreniearbeit. Die Explorationsverhältnisse wurden dann aber so ungemütlich, dass wir noch von Reisen absahen, und es wäre ja jetzt bei Ihnen zur Zeit gar nicht mehr möglich. Sobald die Kriegslage sich wieder günstig ändert, werden wir sofort dafür sorgen, dass das schöne, von Ihnen gesammelte Material seine Ergänzung und Publikationsreife findet. Können Sie nicht auch Schritte tun, dass für den schlimmsten Fall, der hoffentlich nicht eintritt, auch die übrigen 25.000 Krankengeschichten Ihres hundertjährigen Archivs ebenfalls irgendwohin in Sicherheit gebracht werden? Es wäre doch ein schrecklicher Verlust für die ganze Erb- und Rassenpflege.«[502]

Die Forschungen von Bruno Schulz zu den Erbverhältnissen bei der Schizophrenie waren von großer strategischer Bedeutung, umso mehr, als Ministerialrat Herbert Linden in einer Unterredung mit Hans Roemer im Mai 1939 den Wunsch äußerte, die Gesellschaft Deutscher Neurologen und Psychiater möge »Richtlinien für die Diagnose der Schizophrenie im UM [Unfruchtbarmachungs-] Verfahren«[503] erarbeiten. Roemer schlug vor, einen klinischen Psychiater mit dieser Aufgabe zu beauftragen und dessen Entwurf dann von mehreren Sachverständigen redigieren zu lassen. Weiter regte Roemer an, die Richtlinien in der von Rüdin »mitbearbeiteten Monographie« erscheinen zu lassen, damit sie »gewissermaßen als autoritativer Fingerzeig« verstanden würden. »Es ist ja unbedingt notwendig, dass derartige Anweisungen zentral einheitlich gegeben werden und nicht eine interne Fachdiskussion in der Literatur herbeigeführt wird, die dann bei den weniger sachverständigen Interessenten allerhand Missverständnisse verursachen und vor allem skrupellosen Rechtsanwälten im UM [Unfruchtbarmachungs]-Verfahren wider besseres Wissen und Gewissen Anhaltspunkte für eine Prozessverschleppung liefern. Derartige Dinge scheinen leider nicht selten vorzukommen und würden bei einer derartigen Diskussion ohne jeden Zweifel in ganz unkontrollierbarer Weise für dunkle Zwecke ausgenützt werden.« Da Linden starken Druck ausübte, machte sich Roemer »unter Zurückstellung des Abrisses über die Fürsorge für Geisteskranke und Psychopathen«[504] selber an den Entwurf der Richtlinien, die er – in Absprache mit Linden – am 23. Juli an Friedrich Ast weiterreichte, dessen Änderungsvorschläge er in seinen Entwurf einarbeitete. Den überarbeiteten Entwurf sandte er dann am 11. August 1939 an Ernst Rüdin, der versprach, sie umgehend durchzuarbeiten.[505] Durch den Beginn des Zweiten Weltkriegs verzögerte sich die geplante Abschlussbesprechung,[506] die schließlich am 13. Dezember 1939 in München stattfand.[507]

502 Rüdin an Roemer, 11.10.1939, MPIP-HA: GDA 128. Vgl. die Personalbibliographie Bruno Schulz in: Weber, Ernst Rüdin, S. 314 f., sowie ebd., S. 243.

503 Roemer an Rüdin, 12.5.1939, MPIP-HA: GDA 128. Danach auch die folgenden Zitate.

504 Roemer an Rüdin, 6.7.1939, MPIP-HA: GDA 128. Hier ist wohl die Stellungnahme der Gesellschaft Deutscher Neurologen und Psychiater zur Unterbringung von vermindert zurechnungsfähigen Straftätern in Heil- und Pflegeanstalten gemeint. Vgl. S. 252-254.

505 Roemer an Rüdin, 3.8.1939; Rüdin an Roemer, 12.8.1939; Roemer an Rüdin, 17.8.1939, MPIP-HA: GDA 128.

506 Rüdin an Roemer, 11.10.1939, MPIP-HA: GDA 128. Offenbar hatte Rüdin den Entwurf an einen Kollegen – möglicherweise Berthold Kihn – weitergereicht, der eingezogen worden war. Mit Blick auf das Reichsinnenministerium schrieb Rüdin:»Dass Herr Ministerialrat Linden manches einfacher und manches wieder komplizierter ansieht als der Fachpsychiater, rührt natürlich daher, dass er ja nicht Fachpsychiater ist.«

507 Kostenaufstellung, MPIP-HA: GDA 128.

»Erbbiologische Bestandsaufnahme«, »Außendienst«, »Irrenstatistik« und »Sektionspflicht«

Im Oktober 1910 traten Emil Kraepelin und sein Schüler Ernst Rüdin mit dem Vorschlag hervor, durch groß angelegte statistische Erhebungen dem Erbgang psychischer Erkrankungen auf die Spur zu kommen. Dabei zeichnete sich bereits das Fernziel einer erbbiologischen Totalerfassung der gesamten Bevölkerung ab. 1911 legte Ernst Rüdin seine theoretisch-methodischen Überlegungen in der Abhandlung »Einige Wege und Ziele der Familienforschung mit Rücksicht auf die Psychiatrie« nieder. Er plädierte für eine systematische Untersuchung der psychisch auffälligen Probanden und aller ihrer lebenden Angehörigen, die genealogische Tiefenanalyse der vorangegangenen Generationen, die Erstellung von »Sippschaftstafeln«[508] – anstelle der bis dahin üblichen getrennten Ahnen- und Nachkommentafeln – und die Anlage eines »Personalbogens oder Personakts« für jeden Probanden mit genauen Angaben zu »Schulzeugnissen, Lebensbeschreibung, literarischen Produkten, Krankengeschichten, Photographien, Auszügen aus Strafakten, Ehescheidungsakten«. Zur Erstellung des Katasters sollten die Materialien der Kliniken und Krankenhäuser, der Pfarr- und Standesämter, der Schulen, der Militärbehörden, der Armenverbände, der Polizei und Justiz usw. zusammengeführt werden. Die auf diese Weise gewonnenen Massendaten sollten mit Hilfe der von dem Stuttgarter Arzt *Wilhelm Weinberg* (1862-1937) im Jahre 1908 – zeitgleich mit dem amerikanischen Statistiker *Godfrey Harold Hardy* (1877-1947) – entwickelten Formel zur Häufigkeitsverteilung von Allelen und Genotypen statistisch ausgewertet werden.[509] Endzweck dieser groß angelegten Familienforschung sei, so Rüdin bereits im Jahre 1911, die »generative Prognosebestimmung für einen gegebenen Probanden«[510] – hier deutete sich bereits die Verschränkung von erbpsychiatrischem Forschungsinteresse und eugenischer Steuerung generativen Verhaltens an. Die »empirische Erbprognose« nahm Gestalt an.

Mit seiner im Jahre 1916 erschienenen Studie »Zur Vererbung und Neuentstehung der Dementia praecox«, die sich auf die Untersuchung von 700 Patienten aus der Münchner Universitätsnervenklinik sowie der Heil- und Pflegeanstalt Eglfing-Haar und ihrer Angehörigen stützte, setzte Rüdin seinen methodischen Ansatz erstmals praktisch um und begründete damit das neue Forschungsfeld der psychiatrischen Genetik in Deutschland.[511] Mit der Gründung der Deutschen Forschungsanstalt für Psychiatrie im Jahre 1917 und der Übernahme ihrer Genealogisch-Demographischen Abteilung durch Ernst Rüdin waren die organisatorischen Voraussetzungen geschaffen, um diese Forschungen in großem Stil fortzuführen.[512] Unabhängig davon baute Wilhelm Weinberg, mit dem Ernst Rüdin schon bei der Abfassung seiner Abhandlung über die Dementia praecox eng zusammengearbeitet hatte, seit 1914 ein »Württembergisches Kataster der Geisteskrankheiten« auf, in das Material aus den württembergischen Heil- und Pflegeanstalten und Universitätskliniken sowie dem Stuttgarter Bürgerspital einging. Die Fülle des Materials – das Kataster umfasste schließlich etwa 30.000 Zählkarten – erschwerte die Auswertung, so dass Weinberg sein Kataster wohl nach der Rückkehr Rüdins aus Basel der Genealogisch-Demographischen Abteilung der Deutschen Forschungsanstalt leihweise zur Verfügung stellte.[513] Hier sammelten unterdessen die Mitarbeiter Rüdins seit Mitte der 1920er Jahre im Allgäu und in anderen Regionen Bayerns Material als Grundlage für die »empirische Erbprognose«.[514]

---

508 Ernst Rüdin, Einige Wege und Ziele der Familienforschung, mit Rücksicht auf die Psychiatrie, in: Zschr. ges. Neurol. Psychiatr. 7 (1911), S. 487-585, Zitat: S. 541. Danach auch die folgenden Zitate. Vgl. Weber, Ernst Rüdin, S. 105 ff.
509 Dazu: Weber, Ernst Rüdin, S. 101-104.
510 Rüdin, Wege, S. 560.
511 Ernst Rüdin, Studien über Vererbung und Entstehung geistiger Störungen. I. Zur Vererbung und Neuentstehung der Dementia praecox, Berlin 1916. Dazu auch: Weber, Ernst Rüdin, S. 109-112.
512 Dazu ausführlich: Weber, Ernst Rüdin, S. 114-124.
513 Ebd., S. 113.
514 Ebd., S. 125.

In der ausgehenden Weimarer Republik konnten diese Erhebungen beschleunigt vorangetrieben werden, nachdem die *Rockefeller Foundation* für den Zeitraum von 1930 bis 1934 jährlich 25.000 Dollar für Projekte bewilligt hatte, die im Rahmen des von der Notgemeinschaft initiierten Programms »Rassenkundliche und erbpathologische Erhebungen am Deutschen Volke« auf eine anthropologisch-erbbiologische Totalerfassung der Bevölkerung ausgewählter Regionen abzielten. Es gelang Rüdin, einen großen Teil der von der *Rockefeller Foundation* bereitgestellten Mittel für die Deutsche Forschungsanstalt für Psychiatrie zu sichern.[515]

Ab 1933 flossen die verschiedenen Ansätze zu einer genealogisch-statistischen Forschung auf dem Feld der psychiatrischen Genetik in das Großprojekt der »erbbiologischen Bestandsaufnahme« ein, das der nationalsozialistischen Erbgesundheitspolitik ein Instrument an die Hand geben sollte, um diejenigen Erblinien aufzuspüren, die mit Hilfe negativer Eugenik abgeschnitten werden sollten. Die Datenerfassung diente nun nicht mehr nur der erbpsychiatrischen Forschung, sondern gewann unversehens eine immense praktische Bedeutung im Hinblick auf die positive und negative Eugenik, vor allem das »Gesetz zur Verhütung erbkranken Nachwuchses«. Dementsprechend drängten sich jetzt auf dem Feld der »erbbiologischen Bestandsaufnahme« viele Instanzen: die durch das »Gesetz zur Vereinheitlichung des Gesundheitswesens« verstaatlichten Gesundheitsämter mit ihren »Beratungsstellen für Erb- und Rassenpflege«, die Heil- und Pflegeanstalten mit ihren Außenfürsorgestellen, die Universitäten angegliederten Erbbiologischen Institute, die Kriminalbiologischen Sammelstellen, die NSDAP, ihre Gliederungen und angeschlossenen Verbände wie die Deutsche Arbeitsfront oder der »Reichsnährstand«. Dabei liefen die verschiedenen Initiativen weitgehend unkoordiniert nebeneinander her.[516] Das Interesse Ernst Rüdins und der Deutschen Forschungsanstalt für Psychiatrie musste in dieser Situation zum einen dahin gehen, die Datenerhebung – zumindest im Bereich der praktischen Psychiatrie – zu koordinieren und zu standardisieren, damit die bei der »erbbiologischen Bestandsaufnahme« generierten Daten für die Forschung zur »empirischen Erbprognose« genutzt werden konnten, und umgekehrt die Erkenntnisse der Forschung in die »erbbiologische Bestandsaufnahme« einzubringen und den staatlichen Maßnahmen zur negativen wie positiven Eugenik eine wissenschaftliche Grundlage zu geben. Zum anderen musste es im Interesse Ernst Rüdins und der Deutschen Forschungsanstalt liegen, dass die »empirische Erbprognose« – soweit dies irgend möglich war – an die praktische Psychiatrie angebunden blieb, und dies hieß konkret: dass dem seit der ausgehenden Weimarer Republik zu beobachtenden Abbau der offenen Fürsorge ein Ende gesetzt würde.

Hier fand Rüdin einen Verbündeten in Hans Roemer, der in den 1920er Jahren als Obermedizinalrat im badischen Ministerium des Innern die offene Fürsorge in seinem Zuständigkeitsbereich entscheidend vorangebracht hatte[517] und 1933 nachdrücklich für die »erbbiologische Bestandsaufnahme« durch die Heil- und Pflegeanstalten eintrat,[518] wobei er bemüht war, die Bedeutung der Außenfürsorge für die Erbgesundheitspolitik herauszustellen.[519] Seit Juni 1933 arbeiteten Rüdin und Roemer im Hinblick auf die »erbbiologische Bestandsaufnahme« zusammen. So entwarf Roemer auf Wunsch Rüdins

---

515 Ebd., S. 161 f. Zum Gesamtprogramm »Rassenkundliche und erbpathologische Erhebungen am Deutschen Volke«, auch zu den (rassen-)anthropologischen Projekten, vgl. Schmuhl, Grenzüberschreitungen, S. 114-122.

516 Vgl. Karl Heinz Roth, »Erbbiologische Bestandsaufnahme« – ein Aspekt »ausmerzender« Erfassung vor der Entfesselung des Zweiten Weltkrieges, in: ders. (Hg.), Erfassung zur Vernichtung. Von der Sozialhygiene zum »Gesetz über Sterbehilfe«, Berlin 1984, S. 57-100, hier: S. 75-89.

517 Hans Roemer, Über den Stand der offenen Geisteskrankenfürsorge in Baden, in: Allg. Zschr. Psychiatr. 88 (1928), S. 460-468. Vgl. Faulstich, »Irrenfürsorge«, S. 116-121.

518 So wies er in seinem Bericht über »Die eugenischen Aufgaben der praktischen Psychiatrie« für die gemeinsame Sitzung des Deutschen Verbandes für psychische Hygiene und des Verbandes der Deutschen Hilfsvereine für Geisteskranke in Würzburg am 19. April 1933 darauf hin, dass aus Anstalten, die seit der Zeit vor 1870 ihre Krankengeschichten archivierten, bereits 400.000 Akten »sichergestellt« seien. Roemer, Aufgaben, S. 104, 110 (Tab.). An dieser Stelle auch der Bericht über diese Sitzung, an der Roemer selbst nicht teilnahm (Zschr. Psych. Hygiene 6 (1933), S. 125-127).

519 Roemer an Rüdin, 26.8.1933, MPIP-HA: GDA 127.

– gemeinsam mit Bruno Schulz – eine standardisierte »erbbiologische Kartothekkarte«.[520] Es handelte sich hier um eine der 1933/34 von verschiedenen Instituten, Kliniken sowie Heil- und Pflegeanstalten probeweise eingeführten Karteikarten.[521]

Bald schon zeichnete sich die Notwendigkeit ab, die verschiedenen regionalen und lokalen Initiativen zur »erbbiologischen Bestandsaufnahme« zu bündeln und die Erfassungsmethoden zu standardisieren. Aus diesem Grund setzte die Arbeitsgemeinschaft der Anstaltsdezernenten der Länder und Provinzen beim Deutschen Gemeindetag im Herbst 1934 eine »Erbbiologische Kommission« unter *Wilhelm Stemmler* (* 1888), dem Leiter der Abteilung Erb- und Rassenpflege der Provinzialverwaltung Hessen-Nassau, ein.[522] Als Vertreter des Deutschen Verbandes für psychische Hygiene war auch Hans Roemer in dieser Kommission vertreten, Ernst Rüdin wurde als sachverständiger Berater in die Arbeit der Kommission eingebunden.[523]

Kurz vor Abschluss der Kommissionsberatungen erging am 21. Mai 1935 ein Erlass des Reichsinnenministeriums, der den Aufbau von »Beratungsstellen für Erb- und Rassenpflege« in den Gesundheitsämtern anordnete. In diesem Erlass wurde den Gesundheitsämtern zum Zweck der Eheberatung »die Ausfüllung einer Sippen- und Übersichtstafel und die Sammlung einer erbbiologischen Kartei« zur Aufgabe gemacht, »die allmählich zu einem lückenlosen Nachschlagewerk über die im Bereich des Gesundheitsamtes wohnenden erbkranken Sippen werden und später auch die erbgesunden und wertvollen Sippen enthalten«[524] sollte. Die Kommission beschloss daraufhin, die den Gesundheitsämtern vorgegebenen Arbeitsmittel – Sippentafel, Personenkarteikarte und Sammelmappe – auch bei der »erbbiologischen Bestandsaufnahme« durch die Heil- und Pflegeanstalten zur Anwendung zu bringen. Doppel der Karteikarten mit Durchschlägen der Sippentafeln sollten an das zuständige Gesundheitsamt und an die »erbbiologische Landeszentrale« gehen, bei der alle Informationen aus einem Land oder einer Provinz zusammenlaufen sollten.[525]

Hier wird deutlich, dass mit den durch das »Gesetz zur Vereinheitlichung des Gesundheitswesens« vom 3. Juli 1934 geschaffenen staatlichen Gesundheitsämtern[526] mit ihren »Erbarchiven« und »Erbkarteien« eine neue Ebene der »erbbiologischen Bestandsaufnahme« eingezogen worden war, die in einem Spannungsverhältnis zu dem von den Heil- und Pflegeanstalten aus betriebenen »Außendienst« stand. Das musste die Psychiater zutiefst beunruhigen. Roemer und Rüdin wandten sich daher im Dezember 1934 im Namen des Deutschen Verbandes für psychische Hygiene an das Reichsinnenministerium, um für den Erhalt der psychiatrischen Außenfürsorge zu werben:

»Seit Kriegsende haben sich die meisten deutschen Heil- und Pflegeanstalten nach dem Vorgang von [Gustav] Kolb-Erlangen die nachgehende Fürsorge zur Betreuung der entlassenen und der sonstigen in Freiheit lebenden Geisteskranken angegliedert. Durch diesen Außendienst, der teils unmittelbar von der Anstalt, teils von den Fürsorgestellen der Anstalten aus, betrieben wird,

520 Roemer an Rüdin, 12.6.1933, MPIP-HA: GDA 127.

521 Solche regionalen Initiativen gingen z.B. von Karl Astel im Thüringischen Landesamt für Rassenwesen in Weimar, *Leopold Vellguth* (* 1877) im Sächsischen Erbgesundheitsamt in Dresden und Wilhelm Stemmler in der Erbbiologischen Zentralstelle für das Land Nassau in Wiesbaden aus. Vgl. Hans Roemer, Die erbbiologische Bestandsaufnahme in den Krankenanstalten, in: Zschr. psych. Hyg. 8 (1935), S. 161-173, hier: S. 164 f.

522 Peter Sandner, Auf der Suche nach dem Zukunftsprojekt. Die NS-Leitwissenschaft Psychiatrie und ihre Legitimationskrise, in: Heiner Fangerau/Karen Nolte (Hg.), »Moderne« Anstaltspsychiatrie im 19. Jahrhundert. Legitimation und Kritik, Stuttgart 2006, S. 117-142, hier: S. 120 f.

523 Roemer an Rüdin, 6.1.1935, MPIP-HA: GDA 129.

524 Roemer, Bestandsaufnahme, S. 167.

525 Rüdin/Nitsche, Jahresversammlung der Gesellschaft Deutscher Neurologen und Psychiater 1935, S. 112.

526 Dazu grundlegend: Labisch/Tennstedt, Weg; dies., Gesundheitsamt oder Amt für Volksgesundheit? Zur Entwicklung des öffentlichen Gesundheitsdienstes seit 1933, in: Norbert Frei (Hg.), Medizin und Gesundheitspolitik in der NS-Zeit, München 1991, S. 35-66.

konnten sie die Anstaltsunterbringung weitgehend ersetzen und auf diese Wese die gesundheitlichen, menschlichen und nicht zuletzt wirtschaftlichen Belange der Kranken und ihrer Familien erfolgreich fördern und zugleich die Träger der Anstaltsfürsorge erheblich entlasten. Während nach
einer Umfrage des Deutschen Verbandes für psychische Hygiene und Rassenhygiene im Jahre 1931
nicht weniger als 80 v. H. der Anstalten die offene Fürsorge betrieben haben, ist in den letzten
Jahren ein gewisser Stillstand, ja bei manchen Verwaltungen eine Einschränkung der offenen Fürsorge der Anstalten aus wirtschaftlichen Überlegungen heraus zu verzeichnen, obwohl eine Einsparung dieser Einrichtung, die ohne Zweifel eine wirksame Ersparnismaßnahme darstellt, vom wirtschaftlichen Standpunkt aus als abwegig und zugleich als sozialhygienischer Rückschritt bezeichnet
werden muss. Wie nun die Erfahrung, namentlich in Bayern, gezeigt hat, *erweist sich der Außendienst
der Anstalten als ein bedeutsames Organ für ihre Mitwirkung beim Vollzug des Gesetzes zur Verhütung
erbkranken Nachwuchses:* Er setzt die Fürsorgeärzte und Fürsorgepflegerinnen der Anstalten in-
stand, die freilebenden Erbkranken, einerlei ob sie früher in einer Anstalt untergebracht waren oder
nicht, auf dem Wege der Fürsorge zu erfassen, die Amtsärzte bei der Antragstellung und fachärzt-
lichen Begutachtung wesentlich zu unterstützen, die erbkranken Familien für die rassenhygienische
Praxis und Forschung ausfindig zu machen, die erbbiologische Aufklärung in die Bevölkerung zu
tragen und die psychiatrische Heiratsberatung anzubahnen. […]
*Ein Abbau des Außendienstes würde daher die Anstalten ihres wichtigsten Organes zur Lösung ihrer
heutigen rassenhygienischen Aufgaben berauben* und ihnen die Fortsetzung ihrer bisherigen Arbeit
unmöglich machen, die auf andere Weise nur mit einem ungleich größeren Aufwand an persönlichen Kräften, geldlichen Mitteln und organisatorischen Einrichtungen und zweifellos für lange Zeit
ohne denselben Erfolg in Angriff genommen werden könnte.
Der Deutsche Verband für psychische Hygiene und Rassenhygiene erlaubt sich deshalb, an den
Herrn Reichsminister des Innern die ergebene Bitte zu richten, er möge an die Provinzial- und
Länderverwaltungen als an die Träger der Anstaltsfürsorge eine Anregung dahin ergehen lassen,
dass bei der bevorstehenden Neuregelung des Gesundheitswesens eine *Einschränkung des Außendienstes der Heil- und Pflegeanstalten künftig vermieden und vielmehr der Ausbau dieser Einrichtung
und ihre Heranziehung zur Lösung der rassenhygienischen Aufgaben der Anstalten in die Wege geleitet
wird.* […]«[527]

Dem Schreiben beigefügt war ein Aufsatz von Friedrich Ast und Valentin Faltlhauser über »Die dem
Außendienst der öffentlichen Heil- und Pflegeanstalten erwachsenden Aufgaben im neuen Staate«.[528]
Darin wurde die Bedeutung des »Außendienstes« – der Begriff wurde bewusst anstelle des bis dahin
üblichen Begriffs der »offenen Fürsorge« verwendet, um deren eugenischen Funktionen hervorzuheben – für die »erbbiologische Bestandsaufnahme«, die Umsetzung des »Gesetzes zur Verhütung erbkranken Nachwuchses«, die »fachärztliche Betreuung und eugenische Durchuntersuchung der privaten
karitativen Anstalten«[529] und die »eugenische Propaganda« hervorgehoben. Mit der Einrichtung der
staatlichen Gesundheitsämter durch das »Gesetz zur Vereinheitlichung des Gesundheitswesens« sei der
psychiatrische Außendienst nicht überflüssig geworden. Die Amtsärzte allein könnten die bei der
»erbbiologischen Bestandsaufnahme« anfallende Arbeit nicht bewältigen, auch fehle ihnen die »ins
Tiefe gehende Fachkenntnis in Psychiatrie und Erbbiologie«.[530]

---

527 Rüdin und Roemer an den Reichsminister des Innern, 24.12.1934, MPIP-HA: GDA 127 (Hervorhebung im Original).
     Eine Abschrift der Eingabe an das Reichsinnenministerium vom Dezember 1934 übersandte Hans Roemer auf dessen
     ausdrücklichen Wunsch hin auch dem Deutschen Gemeindetag.
528 Friedrich Ast/Valentin Faltlhauser, Die dem Außendienst der öffentlichen Heil- und Pflegeanstalten erwachsenden
     Aufgaben im neuen Staate, in: Zeitschr. psych. Hyg. (1934), S. 131-142.
529 Ebd., S. 137. Danach auch das folgende Zitat.
530 Ebd., S. 141.

Nitsche hakte im April 1935 bei Roemer nach: Man müsse das Reichsinnenministerium dazu bewegen, auf die Länder- und Provinzialverwaltungen einzuwirken, damit die Gesundheitsämter den psychiatrischen Außendienst auch wirklich in die »erbbiologische Bestandsaufnahme« einbezögen.[531] Am 25. April 1935 wiederholte daher der Deutsche Verband für psychische Hygiene in einer weiteren Eingabe an das Reichsinnenministerium seine Empfehlung zum Ausbau der Außenfürsorge. Schließlich wurde das Thema auf der Sitzung des Ausschusses für praktische Psychiatrie am 1. September 1935 im Beisein Arthur Gütts besprochen. Das Reichsinnenministerium, so versicherte Gütt bei dieser Gelegenheit, strebe eine »Arbeitsgemeinschaft der Gesundheitsämter mit allen Spezialgebieten, so auch mit dem psychiatrischen Außendienst«[532] an. Auch für einen Kostenträger werde gesorgt werden, versprach Gütt. Das »Gesetz zur Verhütung erbkranken Nachwuchses« sei »nicht das A und O der Eugenik, sondern der Anfang«, begründete Gütt die Förderung der »erbbiologischen Bestandsaufnahme« durch die Außenfürsorge.

Am 15. November 1935 tagte die Arbeitsgemeinschaft der Anstaltsdezernenten beim Deutschen Gemeindetag in Hannover.[533] Mit dem Ergebnis zeigte sich Roemer sehr zufrieden.[534] Die Erbbiologische Kommission legte eine minutiöse »Anleitung zur erbbiologischen Bestandsaufnahme in den Landesheilanstalten« vor, die wohl auf Vorschläge Rüdins zurückging.[535] Auch in der Folgezeit machte die Gesellschaft Deutscher Neurologen und Psychiater energisch Werbung für diese Anleitung, die durch einen Erlass des Reichsinnenministeriums vom 8. Februar 1936 verbindlich gemacht wurde.[536] Die Erbbiologische Kommission des Deutschen Gemeindetages wandelte sich in eine »Zentrale für die erbbiologische Bestandsaufnahme in den Heil- und Pflegeanstalten« um, die wiederum dort, wo noch keine »erbbiologischen Landeszentralen« existierten, »Landesobmänner« einsetzte.

Das besondere Augenmerk Hans Roemers und Ernst Rüdins galt der von der Heil- und Pflegeanstalt Illenau unterhaltenen Fürsorgestelle in Karlsruhe, war diese doch mit Blick auf die Forschungen, die Bruno Schulz gemeinsam mit Hans Roemer betrieb, von strategischer Bedeutung. Im Oktober 1935 wurde bekannt, dass Pläne bestanden, die Fürsorgestelle in Karlsruhe dem dortigen Staatlichen Gesundheitsamt zu übertragen – was, wie Roemer besorgt anmerkte, »für die Katamnesen für unsere hiesige (Schizophrenie-)Untersuchung schwer zu überwindende Hindernisse schaffen«[537] könnte. Roemer äußerte die Hoffnung, Arthur Gütt möge rasch ein Zeichen im Sinne der am 1. September 1935 in Dresden gegebenen Zusage zur Förderung des Außendienstes geben. Rüdin ermutigte Roemer, »eindringlich«[538] an Gütt zu schreiben. Doch Roemer zögerte: Er würde sich, ließ er Rüdin wissen, »in dieser Sache […] nur sehr ungern […] nach Berlin wenden, da ein autoritärer Ratschlag von dort in Karlsruhe zur Zeit natürlich böses Blut machen würde.«[539] Stattdessen wandte sich Roemer an den Staatskommissar für Gesundheitswesen im Badischen Innenministerium, Theodor

531 Nitsche an Roemer, 4.4.1935, MPIP-HA: GDA 130.
532 Psychiatr.-Neurol. Wschr. 37 (1935), S. 446. Danach auch das folgende Zitat.
533 Roemer an Rüdin, 31.10.1935, MPIP-HA: GDA 128. »Außerdem«, so Roemer im Vorfeld des Treffens, »wäre es wohl ganz zweckmäßig, wenn einmal außer der offenen Fürsorge die Familienpflege unter dem Gesichtspunkt der Rassenhygiene genauer unter die Lupe genommen würde. Ich möchte von unserer Rundfrage die Zahlen über den Stand des Außendienstes und der Familienpflege besonders herausziehen und zusammenstellen.« Im Rahmen der Zusammenkunft besichtigten die Dezernenten die Familienpflege in Ilten.
534 Roemer an Rüdin, 25.11.1935, MPIP-HA: GDA 128.
535 Anleitung zur erbbiologischen Bestandsaufnahme in den Landesheilanstalten, in: Der Erbarzt 3 (1936), S. 38 ff.; Roemer an Rüdin, 31.10.1935; Rüdin an Roemer, 2.11.1935, MPIP-HA: GDA 128.
536 Nitsche an Rüdin, 11.12.1936, MPIP-HA: GDA 130. Vgl. Roth, »Bestandsaufnahme«, S. 80.
537 Roemer an Rüdin, 31.10.1935, MPIP-HA: GDA 128. In Klammern: handschriftlicher Zusatz.
538 Rüdin an Roemer, 2.11.1935, MPIP-HA: GDA 128.
539 Römer an Rüdin, 13.1.1935 [sic, muss heißen: 1936], MPIP-HA: GDA 127.

Pakheiser.[540] Im Mai 1936 zeigte sich Roemer noch zuversichtlich. Er wollte das Erbbiologische Institut Pohlischs in Bonn besuchen, da in Baden »ähnliche Verhältnisse, wenn auch in kleinerem Maßstabe«,[541] herrschten wie in Bonn. Obwohl der neue Referent für das Anstaltswesen, Ministerialdirektor *Ludwig Sprauer* (1884-1962) – Pakheiser war mittlerweile zum Stab des »Stellvertreters des Führers« nach München gewechselt – den psychiatrischen Außendienst durchaus unterstützte, konnte nicht verhindert werden, dass die Karlsruher Fürsorgestelle am 1. September 1936 an das mittlerweile von Otto Schmelcher geleitete Staatliche Gesundheitsamt überging.[542] Gleichwohl beauftragte Sprauer im Dezember 1936 Hans Roemer mit der »erbbiologischen Bestandsaufnahme« in Baden, genehmigte ihm zu diesem Zweck auch einen Arzt und eine Schreibhilfe und betraute ihn auch »auf dem Umweg über den Hilfsverein für Nerven- und Gemütskranke« mit der »nachgehende[n] Betreuung«, die »natürlich für die Bestandsaufnahme verwertet werden«[543] könne.

Im Zusammenhang mit der »erbbiologischen Bestandsaufnahme« stand auch die Frage der »Irrenstatistik«. Sie war früher vom Statistischen Reichsamt geführt worden, hatte jedoch vor dem Hintergrund der Weltwirtschaftskrise im Jahre 1931 erheblich eingeschränkt werden müssen, woraufhin der Deutsche Verein für Psychiatrie, wie bereits erwähnt, die Statistik, gestützt auf seine neue Diagnosetabelle und finanziert aus Mitteln der Heinrich-Laehr-Stiftung, in eigener Regie fortgeführt hatte. Der Beirat der Gesellschaft Deutscher Neurologen und Psychiater beschloss in seiner Sitzung anlässlich der Zweiten Jahresversammlung in Frankfurt im August 1936, das Reichsgesundheitsamt zu bitten, die »Irrenstatistik« zu übernehmen. Die Gründe dafür waren zum einen finanzieller Natur – die Heinrich-Laehr-Stiftung musste zu diesem Zweck jährlich 400 Reichsmark aufbringen[544] –, zum anderen hoffte man, dass sich alle Anstalten und Kliniken an der Erhebung beteiligen würden, wenn diese amtlichen Charakter bekam, während die Statistik bisher doch die eine oder andere Lücke aufwies. Da Regierungsrat Dr. *Max Kresiment* (* 1902) vom Reichsgesundheitsamt in Frankfurt anwesend war, konnte Nitsche ihm den Wunsch des Beirats im persönlichen Gespräch übermitteln, die geplante förmliche

---

540 Roemer an Rüdin, 25.11.1935, MPIP-HA: GDA 128. Roemers Verhältnis zu Pakheiser war indes nicht ohne Spannungen. Vgl. Roemer an Rüdin, 14.10.1934, MPIP-HA: GDA 129. – Rüdin hatte sich bereits im Mai 1934 an Pakheiser gewandt, nachdem er erfahren hatte, dass die Zuständigkeit für die Fürsorgeerziehung in Baden vom Justiz- auf das Innenministerium übergehen sollte. Er, Rüdin, habe im Januar bei dem Vortrag von Adalbert Gregor im Erbbiologischen Kurs Gelegenheit gehabt, »das von ihm vertretene System der zentralen fachpsychiatrischen Leitung der Fürsorgeerziehung kennenzulernen. Ich halte eine solche zentrale Organisation unter Mitwirkung eines auf diesem psychiatrischen Sondergebiet erfahrenen Fachmannes für besonders wertvoll sowohl für die rechtzeitige Sterilisierung der vorwiegend endogenen, als auch für die heilpädagogische Beeinflussung der vorwiegend exogenen Fälle.« Das System sollte, so Rüdin, beim Wechsel der Zuständigkeiten möglichst erhalten bleiben. Rüdin an Pakheiser, 3.5.1934, MPIP-HA: GDA 127.

541 Roemer an Rüdin, 19.5.1936, MPIP-HA: GDA 128.

542 Roemer an Rüdin, 1.9.1936, MPIP-HA: GDA 128.

543 Roemer an Rüdin, 15.1.1937, MPIP-HA: GDA 128. Vgl. Faulstich, Irrenfürsorge, S. 194 f. Der Hilfsverein für Geisteskranke in Baden hatte 1933 begonnen, mit Hilfe eines »Wissenschaftlichen Arbeitsdienstes« im Haus der Gesundheit in Karlsruhe die irrenstatistischen Zählkarten der Jahre 1910 bis 1930 zu einer alphabethisch geordneten Kartei zusammenzuführen. Hans Roemer, Bemerkungen zur Einführung von Karteien für die Krankengeschichtsarchive der Heil- und Pflegeanstalten, in: Zschr. Psych. Hyg. 6 (1933), S. 135-140, hier: S. 139 f. – Auch Carl Schneider hatte im Hinblick auf die »erbbiologische Bestandsaufnahme« seine eigenen Pläne. Man sei in Heidelberg, schrieb er im Februar 1936, »mit einer groß angelegten Untersuchung einiger Orte im Odenwald, erbbiologische Bestandsaufnahme und vor allen Dingen genaueste Familienforschung usw.« beschäftigt. Er wolle damit »an das Heterozygotenproblem etwas heran«. Er benötige dazu eine Schreibkraft und jährlich etwa 2.000 Reichsmark. Leider habe sich ein Vertreter des Reichsgesundheitsamtes, dem er den Plan unterbreitet habe, bedeckt gehalten. Schneider an Rüdin, 22.2.1936, MPIP-HA: GDA 129.

544 Die Heinrich-Laehr-Stiftung stellte jährlich 1.500 Reichsmark für die Deutsche Forschungsanstalt für Psychiatrie bereit, dazu 600 Reichsmark für die Heinrich-Laehr-Preise. Der Zuschuss an die Deutsche Forschungsanstalt wurde auch noch zur Zeit des Zweiten Weltkriegs gezahlt, als die Aktivitäten der Gesellschaft Deutscher Neurologen und Psychiater weitgehend zum Erliegen gekommen waren. Vgl. Rüdin an Kurt [Pohlisch], 30.11.1942, MPIP, GDA 128.

Eingabe unterblieb. Der Präsident des Reichsgesundheitsamtes, Hans Reiter, zeigte sich aufgeschlossen und sagte seine Unterstützung zu – unklar war indes zunächst, ob dies die Übernahme der Statistik meinte.[545] Die Dinge klärten sich bei einer Besprechung im Reichsgesundheitsamt am 25. Oktober 1937, bei der Paul Nitsche die Interessen der Gesellschaft Deutscher Neurologen und Psychiater vertrat. Dabei erklärten die Vertreter des Reichsgesundheitsamtes ihre Bereitschaft, die Statistik fortzuführen. Sie beharrten jedoch darauf, dass die Teilnahme an der Erhebung auch weiterhin »eine freiwillige Leistung der Anstalten«[546] sein sollte. Vollständigkeit sollte durch die Einbeziehung der Fachverbände – des Reichsverbandes der freien gemeinnützigen Kranken- und Pflegeanstalten, des Reichsverbandes deutscher Privatkrankenanstalten und des Deutschen Gemeindetages – erreicht werden, deren Vertreter in Berlin mit am Tisch saßen. Diese Maßnahme ließ auf eine stärkere Beteiligung der Anstalten in privater und freigemeinnütziger Trägerschaft hoffen. Mit seinem Vorschlag, auch die »Siechenanstalten« in die Statistik einzubeziehen, drang Nitsche nicht durch, weil Ministerialrat Herbert Linden vom Reichsinnenministerium »Bedenken wegen Fehlens fachärztlicher Versorgung« erhob, »wodurch eine einwandfreie Diagnosenstellung nicht gegeben zu sein scheint.« Dagegen erreichte Nitsche in der Diskussion, dass die Anregungen des Regierungsrates Dr. *Fred Dubitscher* (1905-1978) – er war Leiter der Unterabteilung für allgemeine und angewandte Erb- und Rassenpflege am Reichsgesundheitsamt und Oberarzt an der Poliklinik für Erb- und Rassenpflege in Berlin-Charlottenburg – zur Abänderung der Diagnosentabelle zurückgestellt wurden. Sie sollten später »unter Hinzuziehung von Professor Rüdin« besprochen werden – mit anderen Worten: Sie wurden auf die lange Bank geschoben.[547]

Versprach man sich von der »Irrenstatistik« vor allem epidemiologische Daten zur Ergänzung der »erbbiologischen Bestandsaufnahme«, so sollte eine Sektionspflicht zur Ergänzung der klinischen Beobachtungen durch anatomische und histologische Untersuchungen beitragen. So forderte Berthold Ostertag, der neue Direktor des Virchow-Krankenhauses in Berlin, auf der Ersten Jahresversammlung der Gesellschaft Deutscher Neurologen und Psychiater die Heranziehung von »geschulten Fachpathologen« zur Klärung strittiger Fragen bei der »erbbiologischen Bestandsaufnahme« und zur »Untermauerung des Gesetzes zur Verhütung erbkranken Nachwuchses«.[548] Tags zuvor hatte auch der Ausschuss für praktische Psychiatrie über dieses Thema diskutiert. Dabei wurde die Forderung erhoben, die Leichen »Schwachsinniger« regelmäßig zu obduzieren. Arthur Gütt zeigte sich indessen skeptisch: »Bei der Mentalität des Volkes« ließen sich »Sektionen in solchen Fällen nicht erzwingen«.[549] Auch Rüdin riet zur Vorsicht: »Vorläufig ist das Volk noch nicht vorbereitet für Zwangssektionen.« Einzelne Teilnehmer des Treffens hatten weniger Skrupel: Walther Kaldewey, Direktor der westfälischen Provinzial-Heilanstalt Marsberg, gab an, er lasse in seiner Anstalt alle Leichen sezieren, Beanstandungen kämen kaum vor. Und auch Fahrettin Kerim Gökay berichtete, dass er in seiner Istanbuler Klinik alle Leichen obduziere.[550] Die Frage wurde in den folgenden Jahren immer wieder einmal vorsichtig angeschnitten. Doch erst 1939 schien die Zeit reif zu sein. In der Sitzung des Ausschusses für praktische Psychiatrie am 25. März 1939 anlässlich der Fünften Jahresversammlung der Gesellschaft Deutscher

---

545 Nitsche an Ast, 7.9.1936, MPIP-HA: GDA 128. Dazu auch Ast an Rüdin, 10.9.1936, MPIP-HA: GDA 128.

546 Verhandlungsbericht über die Besprechung am 25.10.1937, MPIP-HA: GDA 129.

547 Vgl. auch Nitsche an Rüdin, 13.3.1937, MPIP-HA: GDA 130. Zu Dubitscher ausführlich: Susanne Doetz, Alltag und Praxis der Zwangssterilisation. Die Berliner Universitätsfrauenklinik unter Walter Stoeckel 1942-1944, med. Diss. Berlin 2010, S. 128-146; Maitra, »… wer imstande«, S. 144 f., Anm. 161. 1937 erschien der erste Band des »Handbuchs der Erbkrankheiten« mit dem Titel »Der Schwachsinn« aus der Feder Dubitschers. 1942 folgte die Monographie »Asoziale Sippen«. Zum Aufbau der Abteilung L des Reichsgesundheitsamtes (»Erb- und Rassenpflege« bzw. »Erbmedizin«) vgl. [Hans] Reiter, Die Entwicklung des Reichsgesundheitsamts nach der Machtübernahme durch den Nationalsozialismus, in: ders. (Hg.), Ziele, S. 16-27, hier: S. 23 f.; [Eduard] Schütt, Die Abteilung für Erb- und Rassenpflege, in: ebd., S. 71-76; Maitra, »… wer imstande«, S. 371-379.

548 Rüdin/Nitsche, Jahresversammlung der Gesellschaft Deutscher Neurologen und Psychiater 1935, S. 10.

549 Psychiatr.-Neurol. Wschr. 37 (1935), S. 446. Danach auch das folgende Zitat.

550 Gökay/Şükrü Aksel, Geschichte, S. 406. Danach war die Obduktion in der Türkei bereits Vorschrift.

Neurologen und Psychiater hielt Julius Hallervorden ein Referat über »Die Einrichtung von Prosekturen in Heil- und Pflegeanstalten«, das mit dem Vorschlag einer Resolution endete, deren zentrale Aussage lautete:

> »Die Gesellschaft Deutscher Neurologen und Psychiater hält es im Interesse des Volkswohls für notwendig, dass bei allen Kranken der öffentlichen Heil- und Pflegeanstalten im Todesfalle die Leichenöffnung vorgenommen wird. Bei der Wichtigkeit dieser Maßnahme für die Klärung und Erfassung der Erbkrankheiten wird die gesetzliche Einführung einer Sektionspflicht für diese Anstalten gefordert.«[551]

Alle Teilnehmer der anschließenden Diskussion – darunter Hugo Spatz und Ernst Rüdin (der die Sektion auch für alle außerhalb der Anstalten sterbenden »Erbkranken« forderte) – stimmten der Resolution zu.[552] Es wurde beschlossen, sie dem Reichsinnenministerium sowie der Deutschen Gesellschaft für Pathologie zuzustellen. Hallervorden, Spatz und Rüdin, die sich an dieser Stelle für den Sektionszwang einsetzten, sollten kurz darauf bei der massenhaften anatomischen und histologischen Untersuchung der Gehirne von »Euthanasie«-Opfern eine Schlüsselrolle spielen.

»Der durch die Entmannung dem Einzelnen zugefügte Schaden ist nicht sonderlich groß«. Kastrationen nach dem »Gewohnheitsverbrechergesetz«

Das »Gesetz gegen gefährliche Gewohnheitsverbrecher und über Maßregeln der Sicherung und Besserung« vom 24. November 1933 regelte – neben einer Strafverschärfung für Rückfalltäter und der Einführung der unbefristeten Sicherungsverwahrung für »gefährliche Gewohnheitsverbrecher« – auch die Unterbringung von zurechnungsunfähigen und vermindert zurechnungsfähigen Straftätern in Heil- und Pflegeanstalten. Darüber hinaus ermöglichte es die Kastration von »gefährlichen Sittlichkeitsverbrechern«.[553] Die immense Bedeutung der neuen Regelungen zur Verwahrung forensischer Patienten und Patientinnen in Heil- und Pflegeanstalten für die praktische Psychiatrie liegt auf der Hand – dazu gleich mehr. Aber auch die Kastration von Sexualstraftätern tangierte die Psychiatrie, war doch vor dem Eingriff ein ärztliches Gutachten über den voraussichtlichen Erfolg der Entmannung einzuholen,[554] und hier waren nach Lage der Dinge vor allem die Psychiater gefragt. In dieser Frage meldete sich Ernst Schultze, bis zu seiner Emeritierung im Jahre 1933 Ordinarius für Psychiatrie und Neurologie an der Universität Göttingen und Direktor der dortigen Heil- und Pflegeanstalt, zu Wort. Schultze, der durch sein Gutachten über den Serienmörder *Fritz Haarmann* (1879-1925) zu einer gewissen Berühmtheit

551 Ernst Rüdin/Hans Romer, Bericht über die vom Ausschuss für praktische Psychiatrie am 25. März 1939 in Wiesbaden anlässlich der 5. Jahresversammlung der Gesellschaft Deutscher Neurologen und Psychiater veranstaltete Sitzung, in: Zschr. Psych. Hyg. 12 (1939), S. 119-130, Zitat: S. 126. Nitsche schlug vor, die Resolution an das Reichsinnenministerium sowie die Länder- und Provinzialregierungen zu verschicken. Außerdem hatte die Deutsche Pathologische Gesellschaft um Mitteilung gebeten. Nitsche an Creutz, 17.4.1939, NAW, Record Group 549, Stack 290, Row 59, Comp. 17, Bl. 124902.

552 Positiv äußerte sich auch *Hermann Pfannmüller* (1886-1961), seit 1938 Direktor der Heil- und Pflegeanstalt Eglfing-Haar, der an seiner Anstalt eine »Kinderfachabteilung« und »Hungerhäuser« einrichtete und als »Gutachter« auch an der »Aktion T4« beteiligt war.

553 Das »Gesetz gegen gefährliche Gewohnheitsverbrecher und über Maßregeln der Sicherung und Besserung« vom 24. November 1933 fügte einen entsprechenden § 42k in das Reichsstrafgesetzbuch ein. Reichsgesetzblatt I 1933, S. 995-999. Vgl. allg. Christian Müller, Das Gewohnheitsverbrechergesetz vom 24. November 1933, Berlin 1997.

554 Das Ausführungsgesetz zum »Gesetz gegen gefährliche Gewohnheitsverbrecher und über Maßregeln der Sicherung und Besserung« vom 24. November 1933 fügte einen entsprechenden § 80a in die Strafprozessordnung ein. Reichsgesetzblatt I 1933, S. 1000-1008, hier: S. 1000.

gelangt war, regte im November 1935 an, Rüdin möge bei der Zweiten Jahresversammlung der Gesellschaft Deutscher Neurologen und Psychiater ein Referat zu dieser Problematik auf die Tagesordnung setzen. Zugleich nannte Schultze eine Reihe möglicher Referenten, von denen er allerdings die meisten selber von vornherein ausschloss: *Victor Müller-Hess* (1883-1960) und *Ferdinand Wiethold* (1893-1961), Rechtsmediziner an der Berliner Charité, weil sie keine Psychiater waren, Gustav Aschaffenburg, einen der Pioniere der forensischen Psychiatrie, weil er als Jude 1933 nach dem »Gesetz zur Wiederherstellung des Berufsbeamtentums« in den Ruhestand versetzt worden war; den Wiener Psychiater *Alexander Pilcz* (1871-1959), weil er Österreicher war; schließlich auch *Albrecht Böhme*, der soeben eine Monographie über »Psychotherapie und Entmannung« veröffentlicht hatte, »nicht etwa, weil er Jurist ist (ich liebe ja die Juristen, wie Sie wissen!), sondern weil er Anschauungen vertritt, die man im heutigen Staat kaum aufrechterhalten kann. Will er doch vor einer Kastration Psychotherapie anwenden und deren Erfolg abwarten.«[555] Dagegen, so Schultze, solle man eine Einladung an Hans W. Maier von der Anstalt Zürich-Burghölzli »ernstlich erwägen«. Dem setzte wiederum Ernst Rüdin nach dem vorangegangenen Austritt Maiers aus der Gesellschaft Deutscher Neurologen und Psychiater mit einer Randglosse ein entschiedenes »Nein!« entgegen. Für Rüdin war letztlich nur einer der von Schultze genannten Namen akzeptabel: Johannes Lange, Ordinarius für Psychiatrie in Breslau.[556] Rüdin bat Schultze, das Thema konkreter zu umreißen, ehe er Lange ansprechen wollte. Allerdings warf Rüdin die Frage auf, »ob die Bearbeitung des Themas vom Standpunkte des empirisch bei den Einzelnen festgestellten Erfolge der Entmannung nicht noch etwas früh ist.«[557]

In seinem Antwortschreiben berichtete Schultze, dass er »immer wieder und wieder« höre, »dass die Sachverständigen, die ja vom Gericht vor dem Ausspruch der Entmannung gehört werden müssen, und das sind (wohl immer) Psychiater, vielfach nicht wissen, auch wohl nicht wissen können, nach welchen Gesichtspunkten sie ihr Gutachten erstatten sollen.«[558] Natürlich könne »der Sachverständige niemals mit Sicherheit einen Erfolg versprechen«, dennoch sollten die Psychiater – so Schultze – keine allzu großen Skrupel haben, eine Kastration zu empfehlen, weil »der dem Einzelnen durch die Entmannung etwa zugefügte [...] Schaden nicht sonderlich groß« sei. »Jedenfalls muss er gegenüber dem Schutze der Allgemeinheit zurücktreten.« Hier sollte den psychiatrischen Gutachtern eine Leitlinie an die Hand gegeben werden. Zudem wollte Schultze eine weitere Frage zur Diskussion stellen. Es sei »dringend erwünscht, dass auch die Zurechnungsunfähigen entmannt werden dürfen, was bisher nicht zulässig (ist). Vielleicht sah man deshalb von der Entmannung ab, weil derartige Individuen in der Anstalt verwahrt werden. Aber wenn sie entlassen werden? Oder wenn sie sich selbst entlassen, d.h. entweichen? Auch ein Schutz der anderen Anstaltsinsassen und der Anstaltsbeamten ist unter Umständen geboten. Ich würde deshalb gegebenenfalls eine Entmannung auch bei Zurechnungsunfähigen wenigstens fakultativ grundsätzlich zulassen.«

Rüdin fragte seinen Geschäftsführer Paul Nitsche nach seiner Meinung. Dieser fand den Themenvorschlag »beachtlich«.[559] In der Sache stimmte Nitsche vollkommen mit Schultze überein. Er habe

---

555 Schultze an Rüdin, 12.11.1935 (Postskriptum vom 19.11.1935), MPIP-HA: GDA 129. Danach auch die folgenden Zitate.
    – Schultze bezog sich hier auf: Albrecht Böhme, Psychotherapie und Entmannung. Die Bedeutung der Psychotherapie als Erziehungs- und Ausscheidungsmethode für sexuell Abwegige und Sittlichkeitsverbrecher, dargestellt an Fällen aus der Kriminalpraxis, unter Heranziehung der Graphologie als Hilfswissenschaft, München 1935.
556 Schultze an Rüdin, 12.11.1935, MPIP-HA: GDA 129. Hier nannte Schultze auch noch *Jarreis*-Köln.
557 Rüdin an Schultze, 25.11.1935, MPIP-HA: GDA 129.
558 Schultze an Rüdin, 7.12.1935, MPIP-HA: GDA 129. Danach auch die folgenden Zitate (in runden Klammern: handschriftliche Ergänzungen). – Vgl. Schultze an Rüdin, 31.12.1935, MPIP-HA: GDA 129. Hier wies Schultze auf eine neue Arbeit von Medizinalrat Franz Knapp, dem Leiter der Kriminalbiologischen Forschungsstelle am staatlichen Gefängnis Köln, hin. Gemeint ist wohl: Franz Knapp, Weitere Gesichtspunkte zur Frage der Entmannung gefährlicher Sittlichkeitsverbrecher, in: Deutsche Zeitschrift für die gesamte gerichtliche Medizin 26 (1936), S. 402-412.
559 Nitsche an Rüdin, 16.1.1936, MPIP-HA: GDA 130. Danach auch die folgenden Zitate (in runden Klammern: handschriftliche Ergänzungen).

bereits auf der Versammlung der Vereinigung mitteldeutscher Psychiater und Neurologen in Dresden im November 1934, als einer seiner Mitarbeiter auf seine Anregung hin die Frage behandelt habe,[560] in der Diskussion seinen Standpunkt öffentlich klar gemacht: »Wenn man auch, soweit bisher bekannt, im einzelnen Falle von der Kastration von Sexualverbrechern keine sichere therapeutische Wirkung erwarten könne, so dürfe das doch für die Gutachter im Allgemeinen kein Anlass sein, ihre Gutachten im negativen (oder skeptischen) Sinne zu erstatten. Der Unsicherheit des therapeutischen Erfolges stehe anderseits die Tatsache gegenüber, dass bei den in der großen Mehrzahl in Frage kommenden Individuen, wenn nicht bei allen, eine andere Möglichkeit der therapeutischen Einwirkung ausgeschlossen sei; auch sonst operiere man doch in der Medizin oft genug auf die bloße ernste Möglichkeit oder Wahrscheinlichkeit des Erfolges hin, und das umso eher, je weniger andere therapeutische Möglichkeiten neben dem operativen Eingriff in Frage kämen.«

Trotzdem hatte Nitsche Bedenken, das Thema auf einer Jahresversammlung der Gesellschaft Deutscher Neurologen und Psychiater öffentlich zu behandeln. Die Schwierigkeit liege darin, »dass, wenn auch unausgesprochen, dem Gesetzgeber bei der Kastration wohl auch nicht-therapeutische Gründe vorgeschwebt haben, die man begreiflicher Weise wohl im Volke allgemein wirksam haben will, ohne sie aus volkspsychologischen und anderen taktischen Gründen jetzt ausdrücklich auszusprechen.«[561] Und überhaupt sei »die Sache sehr delikat« und müsse »vorsichtig angefasst werden, damit nicht unbesonnene Leute in der Diskussion wie die Elefanten im Porzellanladen sich gebärden.«

Letztlich sahen Rüdin und Roemer davon ab, das Thema auf die Tagesordnung der Jahresversammlung zu setzen. Für diese Entscheidung dürfte ausschlaggebend gewesen sein, dass sie in der anderen heiklen Frage, die sich aus dem »Gesetz gegen gefährliche Gewohnheitsverbrecher und über Maßregeln der Sicherung und Besserung« ergab, im Vorfeld der Jahresversammlung ein deutliches Warnsignal von politischer Seite erhalten hatten.

»Dass unsere Heilanstalten nicht mit Schwerverbrechern belastet werden dürfen, ist selbstverständlich.« Die Unterbringung vermindert zurechnungsfähiger Straftäter in Heil- und Pflegeanstalten

Mit dem »Gesetz gegen gefährliche Gewohnheitsverbrecher und über Maßregeln der Sicherung und Besserung« vom 24. November 1933 wurde in das Reichsstrafgesetzbuch der § 51 Absatz 2 eingefügt, der den Begriff der verminderten Zurechnungsfähigkeit einführte.[562] Vermindert zurechnungsfähige Straftäter sollten nach dem neu gefassten § 42b Reichstrafgesetzbuch zukünftig – wie zurechnungs*un*fähige Straftäter – vom Gericht in Heil- und Pflegeanstalten eingewiesen werden, »wenn die öffentliche Sicherheit es erfordert«.[563] Dabei trat die Unterbringung bei vermindert Zurechnungsfähigen »neben

---

560 Störring (Sonnenstein), Zur Frage der Entmannung auf Grund des entsprechenden Gesetzes vom 24.11.1933. Vgl. das Programm der 34. Versammlung der Vereinigung mitteldeutscher Psychiater und Neurologen am 4. November 1934, in: Psychiatr.-Neurol. Wschr. 36 (1934), S. 525.

561 Dass dieser Eindruck nicht täuschte, belegt der Fall eines Serienmörders, der 1936 zum Tode verurteilt wurde, wobei das Gericht zugleich die Entmannung und Sicherungsverwahrung nach dem »Gesetz gegen gefährliche Gewohnheitsverbrecher« verfügte. Kathrin Kompisch, »Zur Verhinderung schwerster Sexualverbrechen«. Sterilisations- bzw. Kastrationsdiskurse in bezug auf Kriminelle in der Massenpresse der Weimarer Republik und des Nationalsozialismus, in: Juristische Zeitgeschichte Nordrhein-Westfalen, Bd. 17, S. 27-38, hier: S. 32.

562 § 51 Reichstrafgesetzbuch erhielt folgende Fassung: »(Absatz 1) Eine strafbare Handlung ist nicht vorhanden, wenn der Täter zur Zeit der Tat wegen Bewusstseinsstörung, wegen krankhafter Störung der Geistestätigkeit oder wegen Geistesschwäche unfähig ist, das Unerlaubte der Tat einzusehen oder nach dieser Einsicht zu handeln. (Absatz 2) War die Fähigkeit, das Unerlaubte der Tat einzusehen oder nach dieser Einsicht zu handeln, zur Zeit der Tat aus einem dieser Gründe erheblich vermindert, so kann die Strafe nach den Vorschriften über die Bestrafung des Versuchs gemildert werden.« Reichsgesetzblatt I 1933, S. 998.

563 Reichsgesetzblatt I 1933, S. 996. Danach auch die folgenden Zitate.

die Strafe«. Nach § 42f war die Dauer der Unterbringung an keine Frist gebunden, das Gericht hatte alle drei Jahre darüber zu entscheiden, ob die Unterbringung fortgeführt werden sollte. Eine Entlassung aus der Heil- und Pflegeanstalt galt nach § 42h »nur als bedingte Aussetzung der Unterbringung«. Straftäter, die als vermindert zurechnungsfähig eingestuft wurden, konnten also mit einer kürzeren Gefängnis- oder Zuchthausstrafe rechnen, doch drohte ihnen zusätzlich eine langjährige Unterbringung in der Psychiatrie, eine Möglichkeit, von der die Gerichte auch großzügigen Gebrauch machten.

Dies musste wiederum die Psychiater auf den Plan rufen, insbesondere jene, die im Sinne der Weimarer Reformpsychiatrie das Anstaltswesen in Richtung auf einen klinischen Betrieb umgestalten wollten. Der erste, der innerhalb der wissenschaftlichen Fachgesellschaft auf die Brisanz des Themas aufmerksam machte, war Paul Schröder, seit 1925 Ordinarius für Psychiatrie und Neurologie und Direktor der Psychiatrischen und Nervenklinik der Universität Leipzig.[564] Er schrieb im April 1935 einen Brandbrief an Walter Jacobi, der zu diesem Zeitpunkt aber bereits in Ungnade gefallen war. Jacobi leitete den Brief Schröders daher an Rüdin weiter, der wiederum Nitsche konsultierte. Rüdin war sich unschlüssig, ob die neue Gesellschaft Deutscher Neurologen und Psychiater in dieser Angelegenheit aktiv werden sollte. In der Sache vertrat er einen klaren Standpunkt: »Mein Gedanke wäre ja immer, dass man den Strafvollzug so zweckmäßig gestalten könnte, dass man dort auch vermindert Zurechnungs- fähige anständig unterbringen, behandeln und erziehen könnte. Dass unsere Heilanstalten nicht mit Schwerverbrechern belastet werden dürfen, ist selbstverständlich.«[565] Im Zweifel war Rüdin, ob zu diesem Thema nicht schon alles gesagt sei. Er bat Nitsche um seine Einschätzung, ob sich in letzter Zeit neue Gesichtspunkte ergeben hätten, die es rechtfertigten, sich des Themas anzunehmen. Dabei sprach Rüdin auch die amtliche Strafrechtskommission an, die weiter über die Reform des Reichsstrafgesetz- buches beriet – es schien damals noch nicht ausgemacht, dass es mit der durch das »Gesetz gegen gefähr- liche Gewohnheitsverbrecher« eingeführten Regelung sein Bewenden haben würde. Rüdin bat deshalb Nitsche um seine Meinung, ob die Gefahr bestehe, »dass in den Strafrechtskommissionen die Psychiater nicht genügend gehört werden«. Um hier Abhilfe zu schaffen, könne man, so Rüdins Idee, den mit einem Vortrag zu diesem Thema betrauten Psychiater mit zwei Münchner Strafrechtlern – darunter *Edmund Mezger* (1883-1962) – »in Beziehung bringen«, die der amtlichen Strafrechtskommission angehörten.

Paul Nitsche hatte sich vorgenommen, anlässlich einer Konferenz in Leipzig am 6. Mai 1935 mit Paul Schröder zu sprechen. Da er aber die Teilnahme kurzfristig absagen musste, richtete er eine schrift- liche Anfrage an Schröder, die dieser umgehend beantwortete.[566] Dieses Schreiben verdient es – nicht zuletzt wegen seines pathetischen Stils –, ausführlich wiedergegeben zu werden:

»Ich bin von sehr gut informierter juristischer Seite darauf hingewiesen worden, dass bei Beratung des neuen endgültigen Strafgesetzbuches anscheinend keine Neigung bestehe, den § 42 b der Novelle vom 24.XI.33 (gefährliche Gewohnheitsverbrecher), nach welcher zurechnungsunfähige und vermindert zurechnungsfähige Verbrecher, wenn die öffentliche Sicherheit es erfordert, in einer Heil- und Pflegeanstalt unterzubringen sind[, zu ändern]. Sie haben ganz recht: in diesem Falle würde man einfach über unsere nur allzu berechtigten psychiatrischen Bedenken und über *unsere* Auffassung von dem, was eine Heilanstalt ist, hinweggehen.

Dass die Arbeitsgemeinschaft der Anstaltsdezernenten zu dem Beschluss einer abwartenden Hal- tung gekommen ist, imponiert mir gar nicht; der papa male informatus ist melius informandus,[567] und zwar ehe es zu spät ist.

---

564 Zu seiner Biographie ausführlich: Castell u.a., Geschichte, S. 436-442.
565 Rüdin an Nitsche, 24.4.1935, MPIP-HA: GDA 130. Danach auch das folgende Zitat.
566 Nitsche an Rüdin, 6.5.1935, MPIP-HA: GDA 130.
567 Anspielung auf ein Zitat von *Martin Luther* (1483-1546): *a papa male informato ad papam melius informandum* (»vom schlecht unterrichteten Papst zum besser zu unterrichtenden«).

Die *Novelle* vom 24.XI.33 ist *nicht* endgültig, ich weiß schon allerlei, was geändert werden wird, endgültig aber für lange Zeit wird das Neue Deutsche Strafgesetzbuch sein. [...]
Ich würde es bei dieser Sachlage für dringend erforderlich halten, dass wir nicht auch, wie die Herren Dezernenten, ›abwarten‹.
Mich geht es ja eigentlich wenig an, erstlich weil ich zufällig Kliniker bin, zweitens wegen hohen Alters; aber Sie kennen meine Agape zu den Anstalten und ihrem Wohlergehen, also mag ich nicht schweigen.
Wie Sie es aufziehen wollen, erscheint mir gleichgültig, jedenfalls aber zum Schluss ein ›flammender‹ Protest der Gesamtheit der Psychiater einschl. der kochenden Volksseele gegen die Verhunzung der Anstalten: Verbrecherische Psychopathen (Sie wissen, wie ich sie liebe) gehören nicht langfristig in die *Heil*anstalten. Nunquam retrorsus. Dixi!«[568]

Der Appell zeigte durchaus Wirkung. Nitsche kündigte an, er werde sich mit Friedrich Ast, Hans Roemer und anderen Anstaltsdirektoren in Verbindung setzen und dann Rüdin einen Vorschlag für eine »Resolution« unterbreiten. Nach Nitsches Vorstellungen sollte Schröder diese »Resolution« auf der Ersten Jahresversammlung der Gesellschaft Deutscher Neurologen und Psychiater »mit wenigen Worten der Begründung« vorstellen, »die ja genügen werden, da wir sachlich alle wissen, um was es sich handelt, und in unserem Kreise Dinge, die Jahrzehnte lang unter uns erörtert worden sind und über die wir uns alle einig sind, nicht nochmals breitgetreten zu werden brauchen.«[569] Rüdin erklärte sich mit diesem Plan einverstanden.[570]

Eine förmliche Resolution wurde in Dresden dann aber doch nicht verabschiedet. Paul Schröder erstattete, wie verabredet, einen kurzen Bericht über »Die Verwahrung vermindert zurechnungsfähiger Verbrecher in Heil- und Pflegeanstalten«. Darin verwies er auf das Ergebnis einer Umfrage, die Nitsche im Juli 1935 durchgeführt und die ergeben hatte, dass zu diesem Zeitpunkt in den deutschen Heil- und Pflegeanstalten insgesamt 463 Personen nach dem neuen § 42 RStGB untergebracht waren, von denen mehr als ein Drittel als vermindert zurechnungsfähig galt. Nach dem Bericht der Amtlichen Strafrechtskommission fielen auch »Psychopathen« unter den Begriff der verminderten Zurechnungsfähigkeit, »wenn ihre Abweichungen erheblich« waren. Hier bezog Schröder dezidiert Stellung: »Die deutschen Psychiater haben seit langem gegen die Unterbringung gerade der schweren Psychopathen unter den Rechtsbrechern in unsern Heilanstalten gekämpft, weil sie unvereinbar sei mit dem Geist der Anstalten als Krankenhäuser.«[571] Er schlug vor, dass alle deutschen Heil- und Pflegeanstalten über ihre Erfahrungen berichten und dabei insbesondere auf die Frage eingehen sollten, ob die in den meisten Bezirken auf dem Verwaltungsweg erfolgte Zusammenlegung aller vermindert zurechnungsfähigen Rechtsbrecher in einer einzigen Anstalt oder Abteilung ausreiche, um »den Charakter der Heilanstalten als solcher zu wahren.« Falls die Antwort auf diese Frage negativ ausfalle, so Schröder abschließend, müsste ein Zusatz zu § 42 der Novelle zum Reichstrafgesetzbuch vom 24. November 1933 »befürwortet« werden, der es erlaube, für vermindert zurechnungsfähige Rechtsbrecher, »welche ungeeignet für eine Heil- und Pflege-Anstalt sind (wegen Unbeeinflussbarkeit, Unheilbarkeit)«, Sicherungsverwahrung anzuordnen, auch wenn sie keine »gefährlichen Gewohnheitsverbrecher« im Sinne des Gesetzes seien.

---

568 Schröder an Nitsche, 6.5.1935, MPIP-HA: GDA 130 (Hervorhebungen im Original). *Nunquam retrorsus* bedeutet »niemals rückwärts«; *dixi* spielt an auf einen Vers in der Vulgata: *dixi et salvavi animam meam* (»ich habe gesprochen und meine Seele gerettet«).

569 Nitsche an Rüdin, 9.5.1935, MPIP-HA: GDA 130.

570 Nitsche an Rüdin, 13.5.1935, MPIP-HA: GDA 130.

571 Rüdin/Nitsche, Jahresversammlung der Gesellschaft Deutscher Neurologen und Psychiater 1935), S. 103. Danach auch die folgenden Zitate.

Das Thema blieb aktuell. Ernst Schultze schlug im November 1935 vor, parallel zu dem Referat zur Kastration ein weiteres zur Strafrechtsreform auf die Tagesordnung der Jahresversammlung der Gesellschaft Deutscher Neurologen und Psychiater im Jahre 1936 zu setzen. Dabei ging er freilich davon aus, dass die Strafrechtskommission den Entwurf des neuen Strafgesetzbuches bis Ende 1935 dem Reichskabinett vorlegen werde, was jedoch nicht der Fall war. Unter diesen Umständen schien eine Erörterung der Strafrechtsreform nicht opportun: »Ich glaube nicht, dass Sie oder irgend jemand die Erlaubnis bekommt, über den Strafgesetzbuch-Entwurf öffentlich bei uns zu referieren, bevor derselbe im Reichskabinett verabschiedet ist«,[572] schrieb Rüdin an Schultze. Tatsächlich kam das geplante Referat weder 1936 noch 1937 zustande – obwohl sich Schultze erneut anbot –, weil die Dinge noch immer in der Schwebe waren.[573]

Im März 1936 meldete sich *Hans Trunk*, Arzt im Zuchthaus Straubing, bei Rüdin und bot an, auf der Zweiten Jahresversammlung der Gesellschaft Deutscher Neurologen und Psychiater einen Vortrag zum Thema der verminderten Zurechnungsfähigkeit und Unzurechnungsfähigkeit zu halten. Rüdin erkundigte sich daraufhin bei Theodor Viernstein, dem Leiter der Bayerischen Kriminalbiologischen Sammelstelle in Straubing und seit 1933 Ministerialrat im Bayerischen Innenministerium in München, ob er Trunk für einen solchen Vortrag für geeignet hielt.[574] Über Viernstein gelangte die Anfrage Rüdins zu Walter Schultze, seit 1933 »Staatskommissar für Gesundheitswesen« sowie Ministerialdirektor und Leiter der Abteilung Volksgesundheit im Bayerischen Innenministerium, der sich veranlasst sah, Rüdin eine »prinzipielle Stellungnahme«[575] zu schicken. Kein anderes Dokument aus dieser Zeit lässt eine derart unmittelbare und unverhüllte Einflussnahme auf das Programm einer Tagung der Gesellschaft Deutscher Neurologen und Psychiater aus der Sphäre der Politik erkennen wie dieses Schreiben:

»Mein Medizinalreferent, Herr Ministerialrat Dr. Viernstein, teilt mir soeben mit, dass die Absicht besteht, in der Jahresversammlung der Gesellschaft für Psychiatrie und Neurologie Herrn Medizinalrat Dr. Trunk-Straubing ein Referat halten zu lassen darüber, ob die wegen Unzurechnungsfähigkeit oder geminderter Zurechnungsfähigkeit in Sicherungsverwahrung genommenen oder in Heil- bzw. Trinkerheilanstalten usw. eingewiesenen Kriminellen nach den bisherigen Erfahrungen auch immer zu Recht oder allenfalls auch zu Unrecht so behandelt worden seien. Vorausgesetzt, dass die mir in dieser Form gegebene Meldung stimmt – und ich habe keinen Grund dazu, dies etwa zu bezweifeln –, erlaube ich mir meine Meinung dahingehend zu äußern, dass ich dieses Thema nicht nur nicht für glücklich, sondern für eine öffentliche Erörterung für untragbar halte.

Das Referat, in voller, wenn auch wissenschaftlicher Öffentlichkeit gehalten, bedeutet notwendig eine Kritik an einem unserer wichtigsten bevölkerungspolitischen Gesetze. Die Gegner sehen in etwaigen Fehlurteilen, die ja vielleicht unterlaufen sein könnten, eine hochwillkommene Gelegen-

---

572 Rüdin an Schultze, 25.11.1935, MPIP-HA: GDA 129. Vgl. Schultze an Rüdin, 12.11.1935; Schulze an Rüdin, 7.12.1935; Schultze an Rüdin, 31.12.1935, MPIP-HA: GDA 129; Rüdin an Nitsche, 8.1.1936, MPIP-HA: GDA 27.

573 Schultze an Nitsche, 15.4.1937; Nitsche an Rüdin, 30.4.1937; Rüdin an Nitsche, 28.5.1937, MPIP-HA: GDA 130.

574 Rüdin an Nitsche, 31.3.1936, MPIP-HA: GDA 27. Rüdin und Viernstein arbeiteten seit 1930, als die Deutsche Forschungsanstalt für Psychiatrie mit ihren kriminalbiologischen Studien begann, eng zusammen – tatsächlich wurde die Kriminalbiologische Sammelstelle zu diesem Zeitpunkt in die Genealogisch-Demographische Abteilung der Deutschen Forschungsanstalt nach München verlegt. Rüdin gehörte dem wissenschaftlichen Beirat der Sammelstelle an, Viernstein saß als Ministerialbeamter im Stiftungsrat der Deutschen Forschungsanstalt. Er hatte auch zu den Referenten beim Erbbiologischen Kurs in München im Januar 1934 gehört. Vgl. Weber, Ernst Rüdin, S. 162, 199, 215; Wolfgang Burgmair/Nikolaus Wachsmann/Matthias M. Weber, »Die soziale Prognose wird damit sehr trübe …«. Theodor Viernstein und die kriminalbiologische Sammelstelle in Bayern, in: Michael Farin (Hg.), Polizeireport München, München 1999, S. 250-287; Thomas Kailer, Vermessung des Verbrechers. Die Kriminalbiologische Untersuchung in Bayern, 1923-1945, Bielefeld 2011, bes. S. 165 ff., 200, 227-238.

575 Rüdin an Nitsche, 31.3.1936, MPIP-HA: GDA 27.

heit zur Hetze an Staat und Bewegung. Ich halte es für bedenklich, gegenwärtig einem psychiatrischen Forum zu gestatten, derartige Wäsche zu waschen, zumal dies nach Umständen in einseitiger psychiatrischer Weise geschehen könnte. Ich erinnere mich in diesem Zusammenhang immer daran, wie gerne manche zünftigen Psychiater das Forum des doch faktisch hiezu reichlich ungeeigneten Erbgesundheitsgerichtes oder -obergerichtes dazu benützen, große wissenschaftliche Erörterungen über Fragen differentialdiagnostischer Art usw. von Stapel zu lassen.

Dazu kommt, dass die Beobachtungs- und Erfahrungszeit über das Gesetz und seine Wirkung noch zu kurz ist, um jetzt schon ein wirkliches Urteil zu fällen. Die Gegner werden darum nicht so sehr die Masse der richtig beurteilten Fälle sehen, sondern sich an die vielleicht gerügten fehlgängig beurteilten halten und werden letztere weidlich ausschlachten.

Die Arbeit, die Trunk vorschwebt, ist an sich zweifellos wichtig, aber nur für den *internen* Gebrauch der Justiz, nicht für die wissenschaftliche und sonstige Öffentlichkeit. In dieser wirkt sie eher nachteilig für Gesetz, Staat und Bewegung.

Ich bitte Sie daher, dieses Thema von der Tagesordnung abzusetzen, wie ich überhaupt der grundsätzlichen Auffassung bin, dass man die Erörterung derartiger Fragen in der gegenwärtigen Zeit grundsätzlich unterlassen sollte. Meine Erfahrungen mit den Erfolgen, aber auch mit den Arbeitsmethoden mancher Erbgesundheitsgerichte geben mir die Berechtigung zu behaupten, dass wir in der Praxis noch lange nicht so weit sind, wie es vielleicht vom grünen oder braunen Tisch aus aussehen mag, und dass wir es uns daher noch lange nicht leisten können, großzügig oder gar weich zu werden.«[576]

Mit derart massivem politischen Druck konfrontiert, gab Ernst Rüdin sofort nach. Es sei »selbstverständlich«,[577] ließ er Nitsche wissen, dass die Behandlung des Themas, wenn man es so aufziehe, wie es Schultze befürchte, »abzulehnen« sei, das sei »ganz richtig.« An dieser Stelle wird auch deutlich, dass sich Rüdin der Loyalität der Fachkollegen keineswegs sicher war: »Wir haben ja noch sehr viele Feinde, die nur auf Gelegenheiten lauern, wo sie durch die Blume sabotieren können.« Bei Trunk, Schröder oder Ernst Schultze sei das nicht der Fall, »aber so mancher andere kann damit gemeint sein.« Die Frage sei, »ob wir so etwas ganz intern und geheim aufziehen können und ob wir der Sache so ganz sicher sind, dass wir nicht Verräter in unseren eigenen Kreisen haben.« Offenkundig waren sich Rüdin und Nitsche ihrer Sache *nicht* sicher, denn sie verwiesen das Thema »Unterbringung in Heil- und Pflegeanstalten als Sicherungsmaßnahme« auf der Frankfurter Jahresversammlung in die Sitzung des Ausschusses für praktische Psychiatrie am 22. August 1936, zu der nur Mitglieder und geladene Gäste zugelassen waren. Referenten waren Trunk und Schultze.[578] Hans Roemer, im Vorfeld von Nitsche um Vorschläge gebeten, hatte als mögliche Referenten *Karl Kolb*, der soeben zum Direktor der Landesheil- und Pflegeanstalt Uchtspringe avanciert war, Valentin Faltlhauser und Heinrich Petermann ins Spiel gebracht.

Im selben Schreiben hatte Roemer auch auf den neuen Medizinaldezernenten in der rheinischen Provinzialverwaltung, *Walter Creutz* (1898-1971) aufmerksam gemacht.[579] Dieser zeige ein besonderes Interesse für die »erbbiologische Bestandsaufnahme« und habe den rheinischen Landeshauptmann dazu bewegt, 100.000 Reichsmark für diesen Zweck – »Erbärzte, Schreibhilfen, Fürsorgeauto, Schreibmaschine usw.«[580] – zur Verfügung zu stellen. Roemer regte an, Creutz im Ausschuss für praktische

---

576 Staatsministerium des Innern München, Schultze, an Rüdin, 30.3.1936, MPIP-HA: GDA 129.
577 Rüdin an Nitsche, 31.3.1936, MPIP-HA: GDA 27. Danach auch die folgenden Zitate.
578 Ankündigung in: Psychiatr.-Neurol. Wschr. 38 (1936), S. 353. Vgl. Hans Trunk, Unterbringung in Heil- und Pflegeanstalten als Sicherungsmaßnahme, in: Zschr. Psych. Hyg. 9 (1936), S. 120-126.
579 Vgl. (mit Diskussion der älteren Literatur): Hans-Walter Schmuhl, Walter Creutz und die NS-»Euthanasie«. Kritik und kritische Antikritik, in: Arbeitskreis zur Erforschung der nationalsozialistischen »Euthanasie« und Zwangssterilisation (Hg.), Schatten und Schattierungen – Perspektiven der Psychiatriegeschichte im Rheinland, Münster 2013, S. 23-56 (Kurzfassung: ders., Walter Creutz).
580 Roemer an Nitsche, 29.6.1936, MPIP-HA: GDA 130. Danach auch das folgende Zitat.

Psychiatrie über die »erbbiologische Bestandsaufnahme« referieren zu lassen, »um der Sache hierdurch Schwung zu verleihen und der drohenden Entmutigung vorzubeugen, denn nur wenn die Verwaltungen in ähnlich großzügiger Weise die technischen Voraussetzungen schaffen, können die Ärzte der Anstalten ihre schwierige und umfangreiche Arbeit mit Aussicht auf Erfolg aufnehmen.« Auch dieser Vorschlag fand keine Berücksichtigung. Berichterstatter zum Thema »Die erbbiologische Bestandsaufnahme in den Anstalten« waren schließlich Hans Roemer und Wilhelm Stemmler. Gleichwohl war Walter Creutz in das Blickfeld des Netzwerkes um Ernst Rüdin gerückt – seine Mitarbeit schien sowohl im Hinblick auf die »erbbiologische Bestandsaufnahme« als auch und vor allem im Hinblick auf das Problem der Unterbringung vermindert zurechnungsfähiger Rechtsbrecher in Heil- und Pflegeanstalten gerade deshalb sehr erwünscht, weil hier ein Arzt im Verwaltungsdienst sprach.

Walter Creutz, seit 1927 – zuletzt als Oberarzt – an der Heil- und Pflegeanstalt Düsseldorf-Grafenberg tätig, wurde im Februar 1935 in die Provinzialhauptverwaltung nach Düsseldorf versetzt und nach halbjähriger Probezeit zum Landesmedizinalrat ernannt. Der junge Mediziner – er war zu diesem Zeitpunkt gerade 37 Jahre alt – hatte zielstrebig und geradlinig Karriere gemacht, ungeachtet der Umwälzung der politischen Verhältnisse. Der NSDAP war Creutz am 1. Mai 1933 beigetreten. Er war ganz sicher »kein eifernder Nationalsozialist«.[581] Um als beamteter Arzt im »Dritten Reich« Karriere machen zu können, war eine Parteimitgliedschaft – als Ausdruck der Anpassung an die veränderten politischen Verhältnisse – ein Muss. Offen bekannte sich Walter Creutz freilich zur nationalsozialistischen Erbgesundheitspolitik. So veröffentlichte er 1937 im »Nervenarzt« einen Artikel über die »Aufgaben und Organisation der erbbiologischen Bestandsaufnahme und die Mitwirkung des Psychiaters und Neurologen«.[582] Darin bekannte er sich nachdrücklich zu einer umfassenden »erbbiologischen Bestandsaufnahme«, definierte diese – in kritischer Abgrenzung zum Einsatz von »Laienhelfern«[583] – als eine eindeutig »ärztliche *Aufgabe*« und plädierte dafür, den Heil- und Pflegeanstalten und ihrer Außenfürsorge – neben den Gesundheitsämtern – dabei eine wichtige Rolle einzuräumen, gehe es vorrangig doch darum, die »*negative Auslese*«, also jene »*Sippen, in denen Erbkrankheiten vorkommen*«, zu erfassen und bei ihnen »die gesetzlichen Maßnahmen der Ausmerze krankhafter Erbanlagen anzuwenden«.[584] In seiner Funktion als Medizinaldezernent der rheinischen Provinzialverwaltung förderte Creutz das von Kurt Pohlisch geleitete »Rheinische Provinzialinstitut für psychiatrisch-neurologische Erbforschung« in Bonn. Wie bei so manchem deutschen Psychiater seiner Generation verbanden sich in Creutz' Denken Eugenik und Psychiatriereform zu *einem* Konzept. Er begrüßte die in der Weimarer Republik vollzogenen Reformschritte, die »Aktivere Krankenbehandlung«, die Einführung der neuartigen Krampf- und Schocktherapien und die Abkehr von den überkommenen körperlichen Zwangsmitteln. 1935 etwa beklagte er die Verhältnisse in der evangelischen Anstalt Waldbröl. Hier beanstandete Creutz u. a. »besonders auf der Frauenseite einige körperliche Zwangsmaßnahmen bei Kranken, wie Festbinden derselben an den Betten« und die ungenügende »Heranziehung der Kranken zur Arbeitstherapie«.[585]

Creutz' wissenschaftliche Interessen richteten sich – abgesehen von seinen Studien auf dem Feld der Medizingeschichte – auf die forensische Psychiatrie. Schon 1931 hatte er in der »Allgemeinen Zeitschrift für Psychiatrie« einen Aufsatz über den »Einfluss der ›erblichen Belastung‹ und der ›Umwelt‹ bei Kriminellen«[586] veröffentlicht, in dem er, biologische und soziologische Erklärungsmomente für

581 Ebd.
582 Walter Creutz, Aufgaben und Organisation der erbbiologischen Bestandsaufnahme und die Mitwirkung des Psychiaters und Neurologen, in: Der Nervenarzt 10 (1937), S. 281-286.
583 Ebd., S. 281.
584 Ebd., S. 282 (Hervorhebungen im Original).
585 Zit. n. Uwe Kaminsky, Zwangssterilisation und »Euthanasie« im Rheinland, Köln 1995, S. 249.
586 Walter Creutz, Der Einfluss der »erblichen Belastung« und der »Umwelt« bei Kriminellen, in: Allg. Zschr. Psychiatr. 95 (1931), S. 73-106.

kriminelles Verhalten kombinierend, für eine differenzierte Sichtweise plädierte. So lag es nahe, dass die Führung der Gesellschaft Deutscher Neurologen und Psychiater ihn bat, sich der Problematik der Unterbringung unzurechnungsfähiger oder vermindert zurechnungsfähiger Rechtsbrecher in der Psychiatrie anzunehmen. Creutz wertete die 1935 angeregte Umfrage der Gesellschaft Deutscher Neurologen und Psychiater unter den Heil- und Pflegeanstalten des Deutschen Reiches zu diesem Thema aus, ergänzte sie um detailliertes Material aus den rheinischen Anstalten und präsentierte die Ergebnisse vor dem Ausschuss für praktische Psychiatrie im Rahmen der Vierten Jahresversammlung der Gesellschaft Deutscher Neurologen und Psychiater in Köln am 24. September 1938.[587] Das Referat wurde 1939 unter dem Titel »Psychiatrische Erfahrungen mit §§ 42b und 42c des Gesetzes gegen gefährliche Gewohnheitsverbrecher und über Maßregeln der Sicherung und Besserung vom 24. November 1933« in der »Allgemeinen Zeitschrift für Psychiatrie« publiziert.[588]

Creutz kam in seinem Referat zu dem Ergebnis, dass es infolge einer »Überdehnung«[589] des § 51 Abs. 2 StGB zu einer nicht unbeträchtlichen Zahl von »Fehlunterbringungen in Heil- und Pflegeanstalten«[590] gekommen sei. Als besonders problematisch kennzeichnete er zwei Teilgruppen: einmal die »aktiven, lebendigen, triebhaften, hemmungslosen, trotz mangelhaften Intellekts gerissenen, sehr häufig sexuell besonders erregbaren und zur homosexuellen Betätigung geneigten [Schwachsinnigen]«,[591] zum anderen eine Teilgruppe der »Psychopathen«, »unter denen sich intellektuell ganz unbeeinträchtigte, kühl berechnende, hemmungs- und skrupellose Gewohnheits- und Berufsverbrecher« fänden, »Routiniers des Strafvollzugs, auf die man den Begriff des ›Delinquente nato‹ [geborenen Verbrechers] schon anwenden möchte«.[592] Diese beiden »Gruppen der aktiven antisozialen leicht Schwachsinnigen und Psychopathen«, seien – so Creutz – in der Heil- und Pflegeanstalt fehl am Platze – ja, sie gefährdeten den Charakter der Heil- und Pflegeanstalten als Krankenhäuser. Deshalb seien die »festen Häuser« oder »Bewahrungshäuser« in den psychiatrischen Einrichtungen – in der Rheinprovinz gab es solche in Düren und Bedburg-Hau – nicht der Weisheit letzter Schluss.[593] Man könne verstehen, dass die Heil- und Pflegeanstalten diese Gruppen an »besondere Anstalten des Strafvollzugs« – etwa im Rahmen der Sicherungsverwahrung[594] – abgeben wollten. An diese Ausführungen schloss sich ein höchst problematischer Absatz an:

> »Auch mit der Einführung der Sonderanstalt ist freilich das Problem der Versorgung der schwierigen Kriminellengruppe praktisch noch nicht völlig gelöst. Hinzutreten muss der straffe Arbeitszwang und die Möglichkeit einer täglichen geregelten Arbeit bis zur Ermüdung. Da man hierbei mit Tütenkleben und Bürstenmachen nicht auskommen kann und es kaum möglich sein wird, in genügendem Umfange eine schwerere Arbeit zu beschaffen, die sich innerhalb des gesicherten Anstaltskomplexes verrichten lässt, taucht die Frage der Außenarbeit auf und damit sogleich das Problem der Bewaffnung des Aufsichtspersonals und des Waffengebrauchs, etwa nach den Regeln des Strafvollzugs.«

---

587 Es folgte eine lebhafte Diskussion. Vgl. Bericht über die Sitzung des Ausschusses für praktische Psychiatrie am 24. September 1938 in Köln anlässlich der IV. Jahresversammlung der Gesellschaft Deutscher Neurologen und Psychiater, in: Allg. Zschr. Psychiatr. 111 (1939), S. 171-177.

588 Walter Creutz, Psychiatrische Erfahrungen mit §§ 42b und 42c des Gesetzes gegen gefährliche Gewohnheitsverbrecher und über Maßregeln der Sicherung und Besserung vom 24. November 1933, in: Allg. Zschr. Psychiatr. 111 (1939), S. 137-168.

589 Ebd., S. 162.

590 Ebd., S. 164.

591 Ebd., S. 160.

592 Ebd., S. 161.

593 Vgl. ebd., S. 165 f.

594 Ebd., S. 166

Creutz dachte an »Erd- und Kultivierungsarbeiten«.

> »Da diese Arbeiten aber nur ausnahmsweise unmittelbar von einer Anstalt aus durchzuführen sind, müssen die Überlegungen konsequenterweise noch einen Schritt weiter gehen und die Unterbringung dieser Kriminellengruppe in einem gesicherten Arbeitslager zur Diskussion stellen.«[595]

Problematisch ist an dieser Passage, dass Walter Creutz im Interesse der Heil- und Pflegeanstalten, die ihren Charakter als psychiatrische Krankenhäuser wahren sollten – oder genauer gesagt: die nach seinen Zielvorstellungen mehr und mehr diesen Krankenhauscharakter annehmen sollten –, bereit war, eine Gruppe von forensischen Patienten auszugrenzen und in besondere Anstalten abzuschieben, wodurch ihnen – zumindest potentiell – der Schutz der verminderten Zurechnungsfähigkeit entzogen wurde. Es ist gelegentlich behauptet worden, Creutz habe hier die Forderung erhoben, dass »Gelegenheitsdiebe ebenso wie Kritiker des NS-Regimes [...] in KZ-ähnliche ›Arbeitslager‹ gesteckt und [...] unter Waffenandrohung zur Zwangsarbeit bis zum physischen Zusammenbruch verurteilt werden sollten«.[596] Hier schlage »die Idee der Vernichtung durch Arbeit«[597] durch. Dem ist entgegenzuhalten, dass Creutz zwar die Delikte der Verurteilten aus dem Rheinland nach Gruppen aufschlüsselte und unter der Rubrik »Politische Delikte« kommentarlos und kritiklos dreißig Fälle zusammenfasste, in denen eine Verurteilung wegen Hoch- und Landesverrats, nach der Reichstagsbrandverordnung oder dem »Heimtückegesetz« unter Zubilligung verminderter Zurechnungsfähigkeit und Zurechnungsunfähigkeit erfolgt war.[598] Seine sich anschließende Aufschlüsselung nach Deliktgruppen *und* Diagnose belegt aber eindeutig, dass die allermeisten der wegen politischer Delikte Verurteilten den Gruppen der Alkohol- und Suchtkranken sowie der Schizophrenen zugeordnet waren, die Creutz *gerade nicht* aus den psychiatrischen Anstalten verlegt sehen wollte.[599] Und wenn Creutz von »besonderen Anstalten des Strafvollzugs« sprach, meinte er nicht die regulären Konzentrationslager, sondern die so genannten »Strafgefangenenlager«, die an verschiedenen Stellen des Deutschen Reiches unter der Regie der Justizbehörden eingerichtet worden waren.[600]

Für die Gesellschaft Deutscher Neurologen und Psychiater war das Referat von großer strategischer Bedeutung, eben weil Walter Creutz als Medizinaldezernent einer Provinzialverwaltung die Kritik des Fachverbandes öffentlich vortrug. Hans Roemer drängte darauf, den Text möglichst schnell im Druck erscheinen zu lassen, da er für »Verhandlungen in Berlin«[601] genutzt werden sollte. Ernst Rüdin hatte Creutz bereits am 10. August 1938, also noch vor dessen Auftritt im Ausschuss für praktische Hygiene, in den Beirat der Gesellschaft Deutscher Neurologen und Psychiater eingeladen, weil diese »Ihre Erfahrungen und Ihren Einfluss im deutschen Irrenwesen dringend brauche«.[602] Binnen Jahresfrist sollte Creutz sogar zum Geschäftsführer der Gesellschaft aufsteigen.

---

595 Ebd., S. 167.
596 Harry Seipolt, »... kann der Gnadentod gewährt werden. Zwangssterilisation und NS-»Euthanasie« in der Region Aachen, Aachen 1995, S. 21.
597 Harry Seipolt, Veronika A. zum Beispiel. Eine Gangelter Psychiatrie-Patientin im Strudel der »Vernichtung lebensunwerten Lebens«, in: Ralf Seidel/Wolfgang Franz Werner (Hg.), Psychiatrie im Abgrund. Spurensuche und Standortbestimmung nach den NS-Psychiatrie-Verbrechen, Köln 1991, S. 53-73, Zitat: S. 55.
598 Vgl. Creutz, Erfahrungen, S. 149; S. 157.
599 Vgl. ebd., S. 151.
600 Vgl. z.B. Jörg van Norden, Das Strafgefangenenlager Oberems bei Gütersloh, in: 96. Jahresbericht des Historischen Vereins für die Grafschaft Ravensberg, Bielefeld 2011, S. 99-128.
601 Roemer an Rüdin, 3.8.1939, MPIP-HA: GDA 128.
602 Rüdin an Creutz, 10.8.1938, MPIP-HA: GDA 128. Creutz nahm die Berufung in den Beirat umgehend an. Creutz an Rüdin, 12.8.1938, MPIP-HA: GDA 128.

»Im Stadium der Erprobung« oder »Heilmethode von unschätzbarem Wert«? Die Förderung der Insulinkoma- und Cardiazolkrampftherapie

Unter der Regie Ernst Rüdins und seiner Verbündeter hatte sich der Fokus der Fachgesellschaft vom leidenden Menschen – seiner Betreuung und Pflege, der Linderung seiner Ängste und Obsessionen, seiner Schmerzen und Beschwerden, seines physischen und psychischen Verfalls, womöglich sogar seiner Heilung und Wiedereingliederung in die bürgerliche Gesellschaft – hin zum »Volksganzen« verschoben, das als Organismus höherer Ordnung verstanden wurde, dessen körperliche, geistige und seelische Kräfte es zu erhalten und womöglich zu steigern galt. Dementsprechend erweiterte sich das Aufgabenspektrum der Psychiatrie und Neurologie um die genetische Grundlagenforschung und die »erbbiologische Bestandsaufnahme«, die Aufklärung und Erziehung der Bevölkerung im Sinne der psychischen Hygiene, die Eheberatung, die wissenschaftliche Anleitung staatlicher Bevölkerungs-, Sozial- und Gesundheitspolitik und schließlich die Mitarbeit am Programm negativer Eugenik bis hin zu Sterilisierung, Abtreibung und Kastration. Die individuelle Prophylaxe, Therapie und Rehabilitation fanden in diesem auf die »Volksgesundheit« ausgerichteten Konzept ihren Platz dort, wo sie als sinnvolle Ergänzung des *social engineering* erschienen: bei den »erbgesunden« Menschen, die durch die Ungunst der Umweltverhältnisse erkrankten, und bei den »erbkranken« Menschen, deren Arbeits- und Leistungsfähigkeit so weit wiederhergestellt werden konnte, dass sie zu »sozial brauchbaren« Gliedern der Gesellschaft wurden – wobei die Weitergabe ihres »minderwertigen Erbguts« mit den Mitteln negativer Eugenik zu verhindern war.

Es steht daher keineswegs im Widerspruch zur erbbiologisch-rassenhygienischen Neuausrichtung der Psychiatrie im Nationalsozialismus, dass das Interesse an innovativen Formen der Individualtherapie ungebrochen blieb. Das gilt, wie die Programme der Jahresversammlungen der Gesellschaft Deutscher Neurologen und Psychiater und die Inhaltsverzeichnisse der von ihr kontrollierten Zeitschriften zeigen, für die Fortentwicklung der Ansätze der Weimarer Reformpsychiatrie, die Aktivere Krankenbehandlung und die offene Fürsorge, ebenso wie für manche Formen der Psychotherapie und vor allem auch für die neuartigen Somatotherapien. Noch immer fanden die von Julius Wagner-Jauregg eingeführte Malariatherapie der Progressiven Paralyse und andere in der Folgezeit entwickelte Fieberkuren große Aufmerksamkeit. Und auch die von dem österreichischen Psychiater *Manfred Sakel* (1900-1957) im Oktober 1933[603] erstmals angewandte Insulinkomatherapie und die im Januar 1934 von dem ungarischen Psychiater *Ladislas v. Meduna* (1896-1964) entwickelte Cardiazolkrampftherapie, die schon bald auf der internationalen Ebene als Durchbruch in der Behandlung der Schizophrenie galten, wurden von der Gesellschaft Deutscher Neurologen und Psychiater nach anfänglichem Zögern nachdrücklich gefördert. Die Einschätzung von Matthias Hamann-Roth, »erbbiologisch orientierte und einflussreiche Psychiater wie Rüdin und Nitsche« hätten die »Propagierung der Insulinschockbehandlung ›auf kleiner Flamme‹ zu halten« gewünscht, »um die Politik der Zwangssterilisation nicht zu beeinflussen«,[604] kann, wie sogleich gezeigt werden soll, allenfalls bis Sommer 1936 Geltung beanspruchen. Die ansonsten vorzügliche Studie Hamann-Roths endet leider mit der Dritten Jahresversammlung der Gesellschaft Deutscher Neurologen und Psychiater im September 1937, so dass die entscheidende Phase politischer Einflussnahme zugunsten der neuen Behandlungsform außerhalb der Betrachtung bleibt.

Manfred Sakel berichtete 1934/35 in einer Serie von Artikeln in der »Wiener Medizinischen Wochenschrift« über seine ersten Versuche mit der Insulinkomatherapie. Anfang 1935 erschienen diese

---

603 Zur Datierung: Matthias Hamann-Roth, Die Einführung der Insulinschocktherapie im Deutschen Reich 1935 bis 1937, Wetzlar 2001, S. 5, 13, 21. Vgl. allg.: Therese Walther, Die »Insulin-Koma-Behandlung«. Erfindung und Einführung des ersten modernen psychiatrischen Schockverfahrens, München 2004.

604 Hamann-Roth, Einführung, S. 169.

Artikel dann als »erweiterter Separatdruck« in Buchform.[605] Die neue Therapiemethode wurde im Deutschen Reich zwar wahrgenommen, aber erst im Sommer 1935 von *Wilhelm Ederle* (1901-1966) an der Psychiatrischen und Nervenklinik der Universität Gießen unter Hermann F. Hoffmann praktisch erprobt.[606] Die Initiative ging dabei von Ederle selbst aus, Hoffmann räumte rückblickend freimütig ein, dass er selbst, weil er »in einer Phase des therapeutischen Nihilismus aufgewachsen« sei, anfangs nicht viel von der neuen »Schockbehandlung« gehalten, sich »aber bald eines besseren [habe] belehren«[607] lassen. Ab Februar 1936 folgten weitere deutsche Kliniken und Anstalten und testeten die Insulinkoma- und auch die Cardiazolkrampftherapie, manchmal auch die Kombination dieser beiden Behandlungsformen.[608]

Im Vorfeld der Zweiten Jahresversammlung der Gesellschaft Deutscher Neurologen und Psychiater im August 1936 in Frankfurt erörterte man im engeren Führungszirkel der Fachgesellschaft, ob und wie man die ersten Ergebnisse der Insulinkomatherapie in Deutschland thematisieren sollte.[609] Wilhelm Ederle, der inzwischen mit seinem Vorgesetzten Hermann F. Hoffmann von Gießen nach Tübingen gewechselt war und dort seine Versuche fortgesetzt hatte, wollte auf der Jahresversammlung über die ersten Erfahrungen mit der Insulinkomabehandlung der Schizophrenie referieren. Angemeldet wurde der Vortrag von Hoffmann im Juni 1936.[610] Rüdin zögerte nicht und gab die Anmeldung umgehend mit der Bemerkung an seinen Geschäftsführer Nitsche weiter, dieser Vortrag müsse »unbedingt steigen«.[611] Gleichzeitig ließ er Hoffmann wissen, dass seine Anmeldung Berücksichtigung finden würde, wenngleich das Programm schon »furchtbar überlastet mit Referaten und Vorträgen sei«.[612] Allerdings stellte Rüdin in diesem Schreiben auch unmissverständlich klar, dass er großen Wert darauf legte, die Diskussion über die Insulinkomatherapie auf dem Forum der Fachgesellschaft in bestimmte Bahnen zu lenken. Zum einen mahnte er ein methodisch sauberes Vorgehen bei den Versuchen mit der neuen Behandlungsform an, um dem Vorwurf der Kurpfuscherei zu entgehen, zum anderen wollte Rüdin die Diskussion um die Individualtherapie der Schizophrenie in den Rahmen der psychiatrischen Genetik einordnen:

> »Allerdings müssen wir Erbbiologen uns [...] ins Benehmen miteinander setzen, ob der Vortrag in richtiger Weise in die Öffentlichkeit dringt. Ich bin wiederholt aufgefordert worden, den vielen marktschreierischen Praktiken über die Heilung der Schizophrenie durch Insulin, durch Vitaminpräparate usw. entgegenzutreten. Ich habe es bisher nicht getan, weil ich nicht jedem Kurpfuscher antworten kann. Es wird also darauf ankommen, dass im Anschluss an diesen Vortrag das gesagt wird, was überhaupt über solche Versuche zu sagen ist, nämlich, dass man sie wissenschaftlich anzustellen hat, nur an Hand von Kontrollserien (was ja bekanntlich sehr schwierig ist), weil man nur dann sagen kann, ob behandelte Schizophrenien mehr Remissionen oder gar ›Heilungen‹ verursachen als nichtbehandelte. Ferner wird zu sagen sein und das müssen wir einstimmig tun, selbst wenn Schizophrenie einmal ›geheilt‹ werden könnte durch irgendein Präparat oder durch irgendeine Behandlung, so wäre doch die Erbanlage noch vorhanden, die wir nicht einfach durch

---

605 Ebd., S. 14. Manfred Sakel, Neue Behandlungsmethode der Schizophrenie, Wien/Leipzig 1935.

606 Hamann-Roth, Einführung, S. 44-49. Hamann-Roth datiert den Beginn der Behandlungen in Gießen »auf spätestens Anfang August 1935«. Ebd., S. 44 f.

607 Aus einem autobiographischen Manuskript Hoffmanns mit dem Titel »Das Meine« aus dem Jahre 1941. Zit. n. Hamann-Roth, Einführung, S. 46, Anm. 87.

608 Dazu ausführlich: ebd., S. 49-94.

609 Zum Folgenden ausführlich: ebd., S. 94-107.

610 Hoffmann an Rüdin, 27.6.1936, MPIP-HA: GDA, 27.

611 Rüdin an Nitsche, MPIP-HA: GDA 27.

612 Rüdin an Hoffmann, MPIP-HA 127. Danach auch das folgende Zitat. – Das Schreiben wird ausführlich zitiert bei Hamann-Roth, Einführung, S. 96 f.

Panmyxie [sic][613] in unser Volk unterschiedslos sich verbreiten lassen können. Ich bitte Sie also, sich des Vortrages des Herrn Ederle recht sorgfältig annehmen zu wollen, weil im Anschluss an diesen Vortrag prinzipielle Erörterungen über die oben geschilderte Notwendigkeit folgen werden.«

Hoffmann beeilte sich zu versichern, dass Ederle »vorsichtig und kritisch«[614] argumentieren werde und dass man sich völlig einig sei, dass individualtherapeutische Erfolge bei der Behandlung der Schizophrenie »niemals die Sterilisation unnötig machen« würde. Er – Hoffmann – werde »dafür sorgen, dass diese Frage schon im Vortrag von Herrn Ederle in diesem Sinne abgetan« werde. In diesem Punkt stimmten Rüdin und Nitsche,[615] Hoffmann und Ederle überein.

Zur selben Zeit schaltete sich auch Hans Roemer in die Diskussion ein. In der Heil- und Pflegeanstalt Illenau begann gerade eben – Anfang Juli 1936 – Dr. *Egon Küppers* (1887-1980) mit der Insulinkomatherapie, die er bei einer Hospitation bei Wilhelm Ederle in Tübingen kennengelernt hatte – und Hans Roemer als Direktor der Illenau unterstützte Küppers nach Kräften.[616] In einem Schreiben an Nitsche berichtete Roemer, dass am Rande der Wanderversammlung Südwestdeutscher Neurologen und Psychiater, die vom 4. bis 6. Juli 1936 in Baden-Baden stattgefunden hatte, die Insulinkomatherapie mehrmals Gesprächsthema gewesen sei. Dabei habe Friedrich Mauz – der zu dieser Zeit gerade den Lehrstuhl in Gießen vertrat und dort die von Ederle begonnenen Versuche mit der Insulinkomatherapie fortsetzte – angeregt, auf der Zweiten Jahresversammlung der Gesellschaft Deutscher Neurologen und Psychiater »zunächst in kleinerem Kreis einen Erfahrungsaustausch herbeizuführen«.[617] Damit war der Ausschuss für praktische Psychiatrie gemeint. Roemer hatte sich nach der Versammlung in Baden-Baden telephonisch mit Rüdin in Verbindung gesetzt und dabei vereinbart, dass Ederle seinen Vortrag doch im Plenum und nicht im Ausschuss für praktische Psychiatrie halten sollte. »Anschließend [sollten] von anderen Untersuchern tunlichst weitere Erfahrungen mitgeteilt und die Aussprache vorher [...] in der Weise vorbereitet« werden, »dass unerwünschte Folgen nach Möglichkeit vermieden werden«. Als solche verstand Roemer »die voreilige Besprechung in der Tagespresse, Erweckung vorschneller Hoffnungen, Unterschätzung der wissenschaftlichen Kautelen und der mit dem Verfahren verbundenen Schwierigkeiten«. Rüdin, dem das Schreiben Roemers an Nitsche in Kopie zuging, vermisste in dieser Aufzählung den für sein Verständnis entscheidenden Punkt: Er habe – so stellte Rüdin gegenüber Nitsche klar – Roemer »ausdrücklich am Telephon gesagt [...], dass alle diese Behandlungsfragen und Versuche der Schizophrenie unter gar keinen Umständen eine störende Rückwirkung auf die Durchführung des Sterilisationsgesetzes haben dürfen, weil man mit einer Therapie, auch wenn sie noch so günstig ist, die furchtbare Erbanlage nicht aus der Welt schaffen kann.«[618] Dies müsse ganz deutlich zum Ausdruck kommen, wenn man das Thema im Plenum behandeln wolle. Rüdin ließ allerdings an dieser Stelle einstweilen noch offen, ob man »nicht lieber die ganze Sache in den Ausschuss für praktische Psychiatrie verweisen« sollte. Im offiziellen Programm der Zweiten Jahresversammlung der Gesellschaft Deutscher Neurologen und Psychiater, das am 18. Juli 1936 in der »Psychiatrisch-Neurologischen Wochenschrift« zum Abdruck kam,[619] tauchte Ederles Beitrag in der alphabethischen Liste der angemeldeten Vorträge auf – ob zu diesem Zeitpunkt bereits entschieden war, den Vortrag vor

613 Panmixie (»Allmischung«) bezeichnet die zufällige Vermischung von Erbanlagen, ohne dass Selektionsfaktoren wirksam werden.

614 Hoffmann an Rüdin, 4.7.1936, MPIP-HA: GDA 27. Danach auch die folgenden Zitate.

615 Nitsche an Rüdin, 9.7.1936, MPIP-HA: GDA 27.

616 Dazu ausführlich: Hamann-Roth, Einführung, S. 53, 71-86; Plezko, Handlungsspielräume, S. 44-48.

617 Roemer an Nitsche, 6.7.1936, MPIP-HA: GDA 27. Danach auch die folgenden Zitate. Das Schreiben wird auch ausführlich zitiert bei: Hamann-Roth, Einführung, S. 97 f.

618 Rüdin an Nitsche, 7.7.1936, MPIP-HA: GDA 27. Danach auch das folgende Zitat.

619 Psychiatr.-Neurol. Wschr. 38 (1936), Nr. 29 (18.7.1936), S. 353.

das Plenum zu bringen, kann nicht mit Sicherheit gesagt werden. Am Vorabend der Jahresversammlung fand jedenfalls eine vertrauliche Besprechung statt, an der Rüdin und Nitsche, Roemer und Küppers, Hoffmann und Ederle sowie zwei Fachvertreter teilnahmen, die der neuen Therapie eher skeptisch gegenüberstanden: Friedrich Mauz und Martin Reichardt, der Direktor der Psychiatrischen und Nervenklinik der Universität Würzburg,[620] der wohl auch Versuche mit der Insulinkomatherapie begonnen, aber rasch wieder aufgegeben hatte.[621] Bei diesem Treffen dürfte das Drehbuch der Diskussion, die sich an Ederles Vortrag anschließen sollte, im Detail abgestimmt worden sein.

Wilhelm Ederle hielt seinen Vortrag in der Sitzung der Psychiatrischen Abteilung der Gesellschaft Deutscher Neurologen und Psychiater am 25. August 1936. Nach seinen Angaben waren bis dahin in Gießen und Tübingen insgesamt 81 Patientinnen und Patienten einer Insulinkomatherapie unterzogen worden. In etwa einem Drittel der Fälle sei es zu einer Vollremission gekommen, ein weiteres Drittel sei wesentlich gebessert, das letzte Drittel »blieb stationär oder verschlechterte sich«.[622] Diese Ergebnisse waren nicht so günstig wie die Sakels in Wien, schienen aber doch so ermutigend, dass »eine möglichst breite Nachprüfung« empfohlen wurde. Abschließend fügte Ederle – wie man annehmen darf: auf einen Wink Hoffmanns hin – noch hinzu: »Selbstverständlich müssen auch die Patienten, die wesentlich gebessert werden oder in eine Vollremission kommen, sterilisiert werden, da natürlich die schizophrene Erbanlage nicht beeinflusst wird.«

An das Referat schloss sich eine lebhafte Diskussion an, deren Tenor man als verhalten optimistisch bezeichnen könnte. Mehrere Diskutanten gaben sich zurückhaltend: Friedrich Mauz berichtete von 41 Fällen, die dort seit dem 1. April 1936 mit Insulin behandelt worden waren. Dabei wären zwar teilweise »erstaunliche Besserungen beobachtet worden«, die aber »nach den bisherigen Erfahrungen nicht anzuhalten scheinen.« Der »vorläufige Eindruck« gehe dahin, dass die Erfolgsaussichten der Insulinkomatherapie längst nicht so günstig einzuschätzen seien, wie es aus Wien berichtet werde. Fahrettin Kerim Gökay hatte in seiner Istanbuler Klinik auch schon mit Insulin experimentiert, allerdings nur mit geringen Dosen, und dabei »keine guten Resultate erzielt«.[623] Gerade bei »Paranoiden Wahnzuständen« hätten sich die Symptome sogar verschlimmert. *Hermann Lehmann-Facius* berichtete aus der Universitätsklinik Frankfurt-Niederrad, dass dort seit zwei Jahren Fälle von Schizophrenie mit Anästhesulf, einem fiebererzeugenden Schwefelpräparat, mit gutem Erfolg behandelt würden. Bei einigen Fällen, in denen das Anästhesulf nicht angeschlagen habe, namentlich bei »jugendlichen Katatonen«, habe man es nunmehr mit einer Insulinkomatherapie versucht, wobei das Ergebnis nicht überzeugend gewesen sei. Schützenhilfe bekam Wilhelm Ederle von Egon Küppers, der gleichsam ein Ko-Referat hielt. Von den 23 bis dahin in der Illenau behandelten Probanden, »keineswegs nur frische Fälle«, seien sechs »praktisch geheilt«, vier weitere »sichtlich auf dem Wege der Besserung«. Und auch die »refraktären Fälle« seien »günstig beeinflusst«, so dass die »unruhige Abteilung ein ganz anderes Bild bietet als vorher« – das allein schon bedeute »einen großen Fortschritt«. Auch Küppers beeilte sich, der Kongressregie entsprechend, hinzuzusetzen: »Die Sterilisierung der Schizophrenen wegen der

---

620 Nitsche an Hoffmann, Ederle, Roemer, Mauz, Küppers und »Reichert«, 14.8.1936, MPIP-HA: GDA 27. Es ist Hamann-Roth, Einführung, S. 99, Anm. 203, zuzustimmen, dass hier aller Wahrscheinlichkeit nach Martin Reichardt gemeint war.

621 Nitsche an Rüdin, 29.7.1936, MPIP-HA: GDA 27.

622 Rüdin/Nitsche, Jahresversammlung der Gesellschaft Deutscher Neurologen und Psychiater 1936, S. 222. Danach auch die folgenden Zitate. Ausführlichere Fassung: Wilhelm Ederle, Über unsere seitherigen Erfahrungen mit der Insulinschockbehandlung der Schizophrenie (2. Jahresversammlung der Gesellschaft Deutscher Neurologen und Psychiater, Frankfurt a.M. 23.8.-25.8.1936, Vortrag vom 25.8.1936), in: Zschr. Neurol. Psychiatr. 158 (1937), S. 422-424 (nach dieser Fassung zitiert Hamann-Roth, Einführung, S. 100 f.). Dazu auch Wilhelm Ederle, Insulinschocktherapie der Schizophrenie, in: Münchener Medizinische Wochenschrift 84 (1937), S. 1811-1814.

623 Rüdin/Nitsche, Jahresversammlung der Gesellschaft Deutscher Neurologen und Psychiater 1936, S. 223. Danach auch die folgenden Zitate. Die Diskussion ist auch wiedergegeben in: Zschr. Neurol. Psychiatr. 158 (1937), S. 422-424 (nach dieser Fassung zitiert Hamann-Roth, Einführung, S. 102-106).

Erfolge der Insulinbehandlung aufzugeben, wäre gerade so, als wollte man deswegen, weil das Diphterieheilserum gefunden worden ist, aufhören, die Diphteriekranken zu isolieren.« Großen Eindruck dürfte die ausführliche Diskussionsbemerkung von *Karl Theo Dussik* (1908-1968) von der Psychiatrischen Universitätsklinik in Wien hinterlassen haben – es war das erste Mal, dass ein enger Mitarbeiter Manfred Sakels in Deutschland das Wort ergriff.[624] In Wien, so Dussik, habe man seit Oktober 1933 insgesamt 160 Patientinnen und Patienten mit der Insulinkomatherapie behandelt – dabei seien siebzig Prozent »Vollremissionen« und achtzig Prozent »Berufsrückkehr«[625] erzielt worden. Hermann Hoffmann fasste die Diskussion schließlich dahingehend zusammen, dass die Ergebnisse der Insulinkomatherapie »zweifellos zu gewissen Hoffnungen«[626] berechtigten, auch wenn »bezüglich der Dauer der Erfolge vorläufig noch Zurückhaltung am Platze« sei. Die mit der Insulinbehandlung verbundenen Gefahren seien »um so geringer, je sachgemäßer und vorsichtiger« verfahren werde. Sie seien jedenfalls »kein Gegengrund für die Anwendung des Verfahrens, das Aussichten bietet, ein unheilbares Leiden günstig zu beeinflussen.«[627]

In der Folgezeit förderten Ernst Rüdin und der innere Führungszirkel der Gesellschaft Deutscher Neurologen und Psychiater die Ausbreitung der Insulinkoma- und der Cardiazolkrampftherapie nach Kräften.[628] Dass die deutsche Psychiatrie auf diesem Gebiet trotzdem in Rückstand geraten war, zeigte sich bei der von *Max Müller* (1894-1980) veranstalteten Jahrestagung der Schweizerischen Gesellschaft für Psychiatrie am 29.-31. Mai 1937 in Münsingen, zu der 213 Teilnehmer aus 13 Ländern anreisten, um sich über die neuen Therapien zur Behandlung der Schizophrenie (Insulinkoma-, Cardiazolkrampf- und Dauerschlafbehandlung) auszutauschen. Zu dieser Tagung, die der Insulinkoma- und Cardiazolkrampfbehandlung international zum Durchbruch verhalf, reisten aus Deutschland insgesamt 21 Teilnehmer an, doch nur Hans Roemer und Egon Küppers hielten Referate.[629] Küppers erstattete Mitte Juni 1937 dem Rektor der Freiburger Universität einen schriftlichen Bericht über die Münsinger Tagung. Darin ließ er an der Bedeutung dieser Veranstaltung keinen Zweifel: »Wer mit der Meinung nach Münsingen gekommen wäre, es handele sich […] um ein Stelldichein der internationalen Judenschaft mit dem Zweck, die Leistung des Juden *Sakel* propagandistisch zu feiern, konnte nur enttäuscht werden.«[630] Die in Wien erzielten guten Behandlungsergebnisse würden allenthalben bestätigt. Küppers warnte, dass Deutschland den Anschluss an die Entwicklung verpassen könnte. Hätten sich deutsche Ärzte umstandslos an der Wiener Klinik über die Insulinkomatherapie unterrichten können, so

624 So Hamann-Roth, Einführung, S. 104.
625 Rüdin/Nitsche, Jahresversammlung der Gesellschaft Deutscher Neurologen und Psychiater 1936, S. 224.
626 Ebd., S. 225. Danach auch die folgenden Zitate.
627 In der Fassung der abschließenden Diskussionsbemerkung Hoffmanns, die in der »Zeitschrift für die gesamte Neurologie und Psychiatrie« zum Abdruck gelangte, hieß es, die »Unterlassung dieser Behandlungsmethode« könne zwar noch nicht als »Kunstfehler« bezeichnet werden, er, Hoffmann, würde aber »mit allen Mitteln die Durchführung einer Insulinbehandlung betreiben«, wenn ein »verwandter oder befreundeter Mensch an einer Schizophrenie erkranken« würde. (2. Jahresversammlung der Gesellschaft Deutscher Neurologen und Psychiater, Frankfurt a.M. 23.8.-25.8.1936, Diskussionsbemerkung), in: Zschr. Neurol. Psychiatr. 158 (1937), S. 427 f. Vgl. Hamann-Roth, Einführung, S. 105 f.
628 So etwa Hans Roemer und Friedrich Ast auf der Sitzung der Arbeitsgemeinschaft der Anstaltsdezernenten beim Deutschen Gemeindetag am 9./10. Oktober 1936 in Düsseldorf. Vgl. Hamann-Roth, Einführung, S. 107-112. Vgl. auch das Sammelreferat von Hans Roemer, Die Veröffentlichungen über die Insulin-Behandlung der Schizophrenie, in: Zschr. Psych. Hyg. 10 (1937), S. 23-29.
629 Tagungsband: Bericht über die wissenschaftlichen Verhandlungen auf der 89. Versammlung der Schweizerischen Gesellschaft für Psychiatrie in Münsingen b. Bern am 29.-31. Mai 1937. Die Therapie der Schizophrenie. Insulinschock – Cardiazol – Dauerschlaf (Ergänzungsheft zum Schweizer Archiv für Neurologie und Psychiatrie, Bd. XXXIX), Zürich 1937. Vgl. Hamann-Roth, Einführung, S. 113-126. Zur Bedeutung der Münsinger Tagung: Urs Germann, Ein Insulinzentrum auf dem Land. Die Einführung der Insulinbehandlung und der therapeutische Aufbruch in der Schweizer Psychiatrie der Zwischenkriegszeit, in: Schmuhl/Roelcke (Hg.), »Therapien«, S. 149-167.
630 Küppers an den Rektor der Albert-Ludwig-Universität Freibug, 14.6.1937, zit. n. Hamann-Roth, Einführung, S. 124 (Hervorhebung im Original). Danach, S. 124 f., auch die folgenden Zitate.

Küppers, würde man jetzt nicht etwa ein Jahr hinter der Schweiz hinterherhinken. Wolle man »das in der Behandlung der Geisteskranken verlorene Gelände wiedererobern«, müsse »die Einführung der neuen Behandlungsmethode sofort allen deutschen Anstalten zur Pflicht gemacht« werden. Was die Möglichkeiten der Insulinkomatherapie anging, so gab sich Küppers euphorisch: Die allgemeine Einführung der neuen Behandlungsform könnte die Einsparung von etwa zehn Prozent der Anstaltsbetten in Deutschland nach sich ziehen, wodurch der Neubau von Anstalten für zwanzig bis dreißig Jahre überflüssig werde. Karl Bonhoeffer, der über das Reichswissenschaftsministerium Kenntnis von Küppers' Bericht erhielt, zeigte sich überaus skeptisch: Küppers' Prognose zeuge »von einem beneidenswerten Optimismus«.[631] Was die scheinbaren Erfolge der neuen Methode anging, so kommentierte Bonhoeffer sarkastisch, sie erinnerten ihn »sehr an die vorübergehenden Erfolge, wie sie vor 100 Jahren [...] mit den Übergießungen von 50 Eimern eiskalten Wassers oder der Horn'schen Rotiermaschine erreicht worden« seien. Auch dabei habe »es sich um Shokwirkungen gehandelt«. Bonhoeffer plädierte daher für eine vorsichtige Prüfung.

Im Gegensatz dazu hatten Ernst Rüdin und sein innerer Kreis ihre anfänglichen Bedenken, die Insulinkomatherapie könnte die erbbiologisch-rassenhygienische Neuausrichtung der Psychiatrie gefährden, längst aufgegeben. Wohl unter dem Eindruck der Münsinger Tagung beauftragte Rüdin im Juli 1937 Küppers mit der Durchführung einer Umfrage unter den deutschen Heil- und Pflegeanstalten nach dem Stand der Insulinkoma- und Cardiazolkrampftherapie. In der gemeinsamen Sitzung des Ausschusses für psychische Hygiene und des Ausschusses für praktische Psychiatrie am 23. September 1937, die im Anschluss an die Dritte Jahresversammlung der Gesellschaft Deutscher Neurologen und Psychiater in München stattfand, referierte Küppers über die Ergebnisse seiner Umfrage. Antworten waren von 128 Kliniken und Heil- und Pflegeanstalten eingegangen, von denen 64 mit Insulin oder Cardiazol oder einer Kombination der beiden Mittel experimentiert hatten. 45 Kliniken und Anstalten hatten Erfolgsstatistiken eingereicht. Danach konnte bei Patientinnen und Patienten, deren Erkrankung innerhalb des letzten Jahres aufgetreten war, bei der Anwendung von Cardiazol in 53 Prozent, bei der Anwendung von Insulin in 39 Prozent aller Fälle eine »Vollremission« erreicht werden. Die durchschnittliche Sterberate wurde mit 0,4 Prozent beim Cardiazol und 1,6 Prozent beim Insulin angegeben.[632] Im Anschluss an das Referat von Küppers erstattete Karl Theo Dussik Bericht über den Fortgang der Insulinkomatherapie in Wien.[633] Ferner verlas Hoffmann in Abwesenheit des Referenten einen Text von Wilhelm Ederle, der – nunmehr auf der Basis von 210 abgeschlossenen Insulinbehandlungen – eine Remissionsrate von 72 Prozent bei den »frischen Schizophrenien« angab.[634] Wieder war es Hoffmann, der die Ergebnisse der Referate auf den Punkt brachte: »Die Erfolge sind offensichtlich und durch Zahlen exakt zu belegen, so dass es heute nicht mehr verantwortet werden kann, frische schizophrene

631 Bonhoeffer an den Minister für Wissenschaft, Erziehung und Volksbildung, 21.7.1937, zit. n. Hamann-Roth, Einführung, S.125. Danach, S. 126, auch das folgende Zitat. – Vgl. auch: Lara Rzesnitzek, »Schocktherapien« im nationalsozialistischen Deutschland am Beispiel der Berliner Psychiatrie, in: Der Nervenarzt 85 (2014), S. 1175-1181.

632 Ernst Rüdin/Friedrich Ast/Hans Roemer, Bericht über die gemeinsame Sitzung des Deutschen Ausschusses für psychische Hygiene und des Ausschusses für praktische Psychiatrie am 23. September 1937 in München anlässlich der 3. Jahresversammlung der Gesellschaft Deutscher Neurologen und Psychiater, in: Zschr. Psych. Hyg. 11 (1938), S. 1-30, hier: S. 17. Ausführliche Schriftfassung: Egon Küppers, Die Insulin- und Cardiazolbehandlung der Schizophrenie, in: Allg. Zschr. Psychiatr. 107 (1938), S. 76-96. Vgl. auch Hamann-Roth, Einführung, S. 141-143.

633 Hamann-Roth, Einführung, S. 146. Rüdin/Ast/Roemer, Bericht, S. 18. Vgl. Hamann-Roth, Einführung, S. 146-148.

634 Rüdin/Ast/Roemer, Bericht, S. 19-21. Ausführliche Schriftfassung: Ederle, Insulinschocktherapie. Vgl. Hamann-Roth, Einführung, S. 149. – Weiterhin berichteten in der Ausschusssitzung Oberarzt Dr. *Hanns Ruffin* über erste Erfahrungen mit der Insulinkomatherapie in der Psychiatrischen Universitätsklinik in Freiburg/Br., Prof. Dr. *Dietrich Jahn* (1900-1969), Oberarzt an der Medizinischen Klinik in Freiburg, trug die Ergebnisse von Stoffwechseluntersuchungen an den Freiburger Patientinnen und Patienten während der Insulin- und Cardiazolbehandlung vor. Rüdin/Ast/Roemer, Bericht, S. 22 f.

Erkrankungen unbehandelt zu lassen.«[635] In der Aussprache traf diese Einschätzung auf ungeteilte Zustimmung.[636] *Anton Edler v. Braunmühl* (1901-1957), der seit November 1936 in der Heil- und Pflegeanstalt Eglfing-Haar mit der Insulinkomatherapie experimentierte, bekräftigte die Forderung »dass jeder frische Fall von Schizophrenie, wenn nicht besondere Gegenanzeigen vorliegen, der Insulinbehandlung zugeführt werden muss.«[637] Gottfried Ewald ging auf die Risiken der Insulinkomatherapie ein. Die Gefahren seien »praktisch gleich null«, eine Sterblichkeit in einer Größenordnung von ein bis zwei Prozent falle »nicht ins Gewicht, wenn es um die geistige Gesundheit geht.«[638] Mehrere Diskutanten hoben die Bedeutung der Cardiazolkrampftherapie hervor, nicht zuletzt deshalb, weil sie ungleich kostengünstiger war als die Insulinkomatherapie, was für die Heil- und Pflegeanstalten kein unwesentlicher Gesichtspunkt war.[639]

Hans Roemer zog schließlich das »Fazit«[640] der Diskussion, das er in ausgearbeiteter Form auch in der »Allgemeinen Zeitschrift für Psychiatrie« veröffentlichte. Darin unterstrich er noch einmal unter Verweis auf alle in der Diskussion angeführten Argumente nachdrücklich die Forderung, »dass jeder frische Fall von Schizophrenie diesen Behandlungsweisen zuzuführen« sei; es handele sich »nicht mehr um einen erlaubten Versuch, sondern um eine ärztliche Verpflichtung.«[641] Daraus ergab sich eine praktische Folgerung: »Es wird sich empfehlen, dass die Gesellschaft Deutscher Neurologen und Psychiater bzw. der Ausschuss für praktische Psychiatrie beim Herrn Reichs- und Preußischen Minister des Innern die allgemeine Übernahme der Kosten durch die Fürsorgeverbände und Krankenkassen, denen die Erfolge der Kuren durch Abkürzung der Anstaltsunterbringung unmittelbar zugute kommen, beantragt.«[642] Roemer sprach hier ein wesentliches Hemmnis für die flächendeckende Einführung der teuren Insulinkomatherapie an. In vielen Fällen weigerten sich nämlich Fürsorgeverbände und Krankenkassen, die hohen Kosten zu tragen, wobei sie sich auf einen Erlass des Reichsarbeitsministeriums stützen konnten.[643] Das Ministerium wiederum berief sich auf eine Stellungnahme des Reichsgesund-

---

635 Rüdin/Ast/Roemer, Bericht, S. 21.

636 Dabei war die österreichische Psychiatrie mit Prof. Dr. *Erwin Stransky* (1877-1962), Wien, Dr. *Ernst Sorger* (1892-1945), Anstalt Feldhof bei Graz, und Dr. *Stefanie Brücke*, Psychiatrisch-Neurologische Klinik Graz, vertreten. Aus Deutschland berichteten u.a. Lehmann-Facius, Dr. *Johann Recktenwald* (1882-1964), Direktor der Heil- und Pflegeanstalt Andernach, und Dr. *Heinrich Tewes*, Städtische Nervenklinik in Chemnitz, über praktische Erfahrungen.

637 Rüdin/Ast/Roemer, Bericht, S. 28. An die Ausschusssitzung schloss sich eine Besichtigung der von v. Braunmühl geleiteten »Insulinstation« in Eglfing-Haar an. Vgl. Lothar Ziegelroth, Bericht über Besichtigung der Insulinstation der Heilanstalt Eglfing, in: Psychiatr.-Neurol. Wschr. 39 (1937), S. 496-498.

638 Rüdin/Ast/Roemer, Bericht, S. 24. Zur Einführung der neuen Somatotherapien in der Provinz Hannover vgl. Christoph Beyer, Die Einführung der »heroischen« Therapien in den Heil- und Pflegeanstalten der Provinz Hannover, in: Schmuhl/Roelcke (Hg.), »Therapien«, S. 233-250.

639 Rüdin/Ast/Roemer, Bericht, S. 27. Die ersten Erfahrungen mit der Cardiazolkrampftherapie waren Gegenstand von drei Vorträgen im Plenum der Dritten Jahresversammlung: G. Stiefler/F. Langsteiner, Linz, »Über den Wert des Cardiazolversuches bei der Epilepsie«; Albrecht Langelüddecke, Marburg, »Über Cardiazolkrämpfe«; J. v. Steinau-Steinrück, »Cardiazolversuch bei Epilepsieverdacht«. Vgl. auch Hamann-Roth, Einführung, S. 141-143.

640 Lothar Ziegelroth, Bericht über die 3. Jahresversammlung der Gesellschaft Deutscher Neurologen und Psychiater in München vom 20. bis 23. September 1937, in: Psychiatr.-Neurol. Wschr. 39 (1937), S. 572-575, 583-587, 596-598, Zitat: S. 598.

641 Hans Roemer, Die praktische Einführung der Insulin- und Cardiazolbehandlung an den Heil- und Pflegeanstalten, in: Allg. Zschr. Psychiatr. 107 (1938), S. 121-129, Zitat: S. 121. Roemer warnte aber auch vor der Einführung der Insulinkomatherapie »auf eigene Faust«, also ohne dass zuvor eine Hospitation auf einer etablierten »Insulinabteilung« stattgefunden hatte. Dies sei »nach dem übereinstimmenden Urteil aller Sachverständigen geradezu als Kunstfehler« zu bezeichnen. Ebd., S. 123. Vgl. Hamann-Roth, Einführung, S. 155-158.

642 Roemer, Einführung, S. 127. In Baden, so berichtete Roemer an dieser Stelle, hätten sich die Fürsorgeverbände auf Veranlassung des Innenministeriums bereiterklärt, die Kosten zu übernehmen, während sich die Krankenkassen unter Berufung auf das Reichsgesundheitsamt sträubten.

643 [Georg] Tidow, Insulinbehandlung Schizophrener auf Kosten der Krankenkassen, in: Medizinische Klinik 33 (1937), S. 1377.

heitsamtes, wonach das Verfahren der Insulinbehandlung »wissenschaftlich noch nicht so weit erprobt« sei, »dass es als allgemein anerkanntes Heilverfahren angesehen werden«[644] könne. Das Reichsgesundheitsamt stützte sich wiederum auf Stellungnahmen aus dem Kreis um Karl Bonhoeffer. Hier nun wollte die Gesellschaft Deutscher Neurologen und Psychiater Lobbyarbeit leisten. Roemer und Nitsche begannen damit gleich am nächsten Tag, dem 24. September 1937, als – »das erste Mal in zeitlichem und örtlichem Zusammenhang mit einer Tagung der Gesellschaft Deutscher Neurologen und Psychiater«[645] – die Arbeitsgemeinschaft der Anstaltsdezernenten beim Deutschen Gemeindetag in München zusammentrat.

In den folgenden Monaten intervenierte die Fachgesellschaft mehrmals im Reichsinnenministerium, um zu erreichen, dass die Krankenkassen und Fürsorgeverbände die Kosten der teuren Insulinkomatherapie übernahmen. Unmittelbar nach dem Erscheinen des Münsinger Tagungsbandes im Dezember 1937 wandte sich Rüdin an seinen wichtigsten Ansprechpartner in der Politik, Arthur Gütt. Die Münsinger Tagung, so Rüdin, habe gezeigt, »dass die Insulin- und Cardiazolbehandlung der Schizophrenie heute von den Fachkreisen aller Kulturvölker aufgenommen worden«[646] sei. Unter Verweis auf das Referat von Küppers machte Rüdin eine Erfolgsbilanz auf: »Demnach haben zu dem genannten Zeitpunkt (1.8.) 30 Kliniken und Anstalten 962 mit Insulin behandelte und 22 Kliniken und Anstalten 262 mit Cardiazol behandelte Fälle abgeschlossen. Die hierbei erzielten Erfolge haben bei Fällen mit einer Krankheitsdauer unter einem Jahr beim Insulin 79, beim Cardiazol 78 v.H. betragen. Diese Erfolgsziffern erreichen annähernd die in Wien und in der Schweiz erzielten günstigen Ergebnisse und tragen schon heute wesentlich zur Abkürzung der Anstaltsbehandlung und damit zur Entlastung der Anstalten bei.«

Im Januar 1938 erhielt die Gesellschaft Deutscher Neurologen und Psychiater Kenntnis von einem Vorgang, der sie erneut aktiv werden ließ. Prof. *W. Runge*, der Leiter der Städtischen Nervenklinik in Chemnitz, hatte die Ortskrankenkassen in Chemnitz dringend zur Übernahme der Kosten für die Insulinkomatherapie bei schizophrenen Patienten an seiner Klinik aufgefordert. Zur Begründung hatte er angeführt, dass der noch immer gültige Erlass des Reichs- und Preußischen Arbeitsministeriums vom 19. Mai 1937 »überholt«[647] sei, weil die »Insulinkur« nach den Feststellungen auf der Jahresversammlung der Gesellschaft Deutscher Neurologen und Psychiater »jetzt so weit begründet« sei, »dass sie unbedingt bei schizophren Erkrankten angewendet werden muss, um eine möglichst baldige Heilung und Abkürzung des Klinikaufenthaltes herbeizuführen.« Die Ortskrankenkassen wandten sich daraufhin an den Reichsverband der Ortskrankenkassen in Berlin-Charlottenburg, der wiederum den Chefarzt der neurologischen und psychiatrischen Abteilung des Rudolf-Virchow-Krankenhauses, Dr. *Hans Knospe* (* 1899), um eine Stellungnahme bat. Dieser vertrat die Ansicht, dass die Insulinkomatherapie trotz des positiven Votums der Gesellschaft Deutscher Neurologen und Psychiater »noch nicht allgemein anerkannt« sei. Die Erfahrungen an der Nervenklinik der Charité unter Karl Bonhoeffer sprächen dagegen, die Insulinkomatherapie »allgemein zu empfehlen«. Auch das Reichsgesundheitsamt hege ernste Bedenken, da »in vielen Fällen schwere und lebensbedrohliche Zustände« aufträten und auch schon »eine Reihe von Todesfällen« vorgekommen seien. Die »Gefährlichkeit der Methode« sei noch keineswegs behoben, »weshalb auch von fachärztlicher Seite zum Teil noch vor der Methode gewarnt« werde. Aufgrund dieser Stellungnahme stellte sich die Reichshauptstelle der Ortskrankenkassen auf den Standpunkt, dass die Krankenkassen nicht verpflichtet werden könnten, die Kosten für diese »noch im Stadium der Erprobung« begriffene Therapieform zu tragen. Runge reagierte auf die entsprechende Mitteilung der Chemnitzer Ortskrankenkassen mit einem

---

644 Reichsverband der Ortskrankenkassen, Landesgeschäftsstelle Baden, an Badisches Ministerium des Innern, 5.7.1937, zit. n. Hamann-Roth, Einführung, S. 163.

645 Hamann-Roth, Einführung, S. 161. Vgl. ebd., S. 161-165.

646 Rüdin an Gütt, 15.12.1937, MPIP-HA: GDA 129. Danach auch das folgende Zitat.

647 Nitsche an Rüdin, Ast und Roemer, 13.1.1938, MPIP-HA: GDA 129. Danach auch die folgenden Zitate.

unwirschen Brief. Er halte es für falsch, »die Entscheidung über den Wert der Insulinbehandlung von dem Urteil einer oder zweier Kliniken abhängig zu machen.« Nach Meinung der meisten Kliniken und Anstalten sei die Insulinkomatherapie eine »Heilmethode« von »unschätzbarem Wert«, weil es ihr in einem »nicht unerheblichen Prozentsatz« gelinge, »eine Wiederherstellung bis zur Arbeitsfähigkeit zu erzielen«. Die Gefahren hielten sich zumindest bei erfahrenen Ärzten in Grenzen. Nicht zu Unrecht verwies Runge darauf, dass auch die Malariatherapie der Progressiven Paralyse angewendet würde, obwohl die Sterblichkeit dabei höher sei als bei der Insulinkomatherapie.

Runge brachte den Schriftwechsel dem Reichsgeschäftsführer der Gesellschaft Deutscher Neurologen und Psychiater zur Kenntnis, und Nitsche informierte umgehend Rüdin, Roemer und Ast, um eine Intervention bei Ministerialrat Herbert Linden im Reichsinnenministerium abzustimmen. Nitsche sprach in dieser Angelegenheit am 18. Februar 1938 persönlich bei Linden vor und verhandelte auch mit Direktor Dr. *Paul Wiedel* (1878-1953) im Reichsgesundheitsamt.[648] Eine Woche später, am 25. Februar 1938, schob er einen Brief an Linden nach. Es erreichten ihn, so warnte Nitsche, »sehr viel Klagen aus Kollegenkreisen«[649] wegen der ablehnenden Haltung der Krankenkassen, die sich auf die »skeptische Haltung« des Reichsgesundheitsamtes stützten, das »jetzt noch beeinflusst ist von einer zweifelnden Stellungnahme der Bonhoefferschen Klinik zur Insulintherapie.« Nitsche erinnerte an die Verhandlungen im Ausschuss für praktische Psychiatrie am 23. September 1937 – an denen auch Herbert Linden teilgenommen hatte – und folgerte daraus, »dass diese Bonhoeffersche Haltung jetzt nicht mehr berechtigt« sei. Nitsche gab sich überzeugt, dass ein Anruf Lindens im Reichsgesundheitsamt genügen würde, um dort »die letzten Bedenken zu zerstreuen«, und bat den Ministerialrat dringend darum. Rüdin sekundierte am 12. März 1938 mit einem weiteren Schreiben an Gütt.[650] Dieser teilte am 8. April 1938 mit, dass er Hans Reiter, den Präsidenten des Reichsgesundheitsamtes, um Überprüfung seiner vor Jahresfrist vertretenen Stellungnahme zur Insulinbehandlung gebeten habe. Reiter habe nunmehr die Insulin- und auch die Cardiazolbehandlung als »erprobt« bezeichnet, so dass Linden nun das Arbeitsministerium um eine Empfehlung an die Krankenkassen gebeten habe.[651] Tatsächlich verfügte das Reichsarbeitsministerium mit Runderlass vom 25. Mai 1938, dass die Krankenkassen die Kosten der Insulinkomatherapie übernehmen müssten, wenn diese »ärztlicherseits verordnet« sei, da die Insulinkur »wirksamer als die bisher bekannten Behandlungsarten« sei und als »erprobt« gelten könne.[652] Für die Etablierung der Insulinkomatherapie gerade in den Heil- und Pflegeanstalten war dieser Vorgang von großer Bedeutung. Es bleibt festzuhalten, dass die Änderung der Erlasslage auf die energische Intervention der Gesellschaft Deutscher Neurologen und Psychiater zurückzuführen war.[653]

Auf der Jahresversammlung 1938 setzte die Gesellschaft Deutscher Neurologen und Psychiater auf der symbolischen Ebene noch einmal ein Zeichen: Zwei der vier in diesem Jahr vergebenen Preise der Heinrich-Laehr-Stiftung gingen an Anton v. Braunmühl und Egon Küppers für ihre Verdienste »um die praktische und wissenschaftliche Förderung der Insulintherapie bei der Schizophrenie«.[654] Betrach-

---

648 Rüdin an Gütt, 12.3.1938, MPIP-HA: GDA 129.

649 Nitsche an Linden, 25.2.1938, MPIP-HA: GDA 129.

650 Rüdin an Gütt, 12.3.1938, MPIP-HA: GDA 129.

651 Gütt an Rüdin, 8.4.1938, MPIP-HA: GDA 129.

652 Runderlass des Reichsarbeitsministeriums, 25.5.1938, MPIP-HA: GDA 129. Vgl. Siemen, Menschen, S. 155.

653 Dies in Ergänzung zu Hamann-Roth, Einführung, S. 164, wo die Revision des früheren Erlasses des Reichsarbeitsministeriums erwähnt, aber nicht kommentiert wird. – Werner Villinger setzte sich zur selben Zeit von Bethel aus für die Kostenübernahme der Cardiazolkrampfbehandlung durch die Krankenkassen ein. Vgl. Hans-Walter Schmuhl, Psychiatrie in Bethel, 1886-1979, in: Kerstin Stockhecke/Hans-Walter Schmuhl (Hg.), Von Anfang an evangelisch. Geschichte des Krankenhauses Gilead in Bielefeld, 2. Aufl., Bielefeld 2014, S. 335-354, hier: S. 349 f.

654 Rüdin an v. Braunmühl, 26.10.1938; Rüdin an Küppers, 26.10.1938, MPIP-HA: GDA 128. Die beiden übrigen Preise gingen an Friedrich Panse für seine »erbbiologischen Arbeiten« und an Oberarzt Dr. *Karl Friedrich Scheid* (1906-1945), München, für seine Arbeiten »über die körperlichen Grundlagen der Schizophrenie«. Rüdin an Panse, 26.10.1938, MPIP-HA: GDA 128; Rüdin an Scheid, 26.10.1938, MPIP-HA: GDA 129. Die Preise waren mit jeweils 150 Reichsmark dotiert.

tet man schließlich die inhaltlichen Schwerpunkte der von der Gesellschaft Deutscher Neurologen und Psychiater gesteuerten Zeitschriften, so erkennt man auch hier, dass nach anfänglichem Zögern der Diskurs über die neuen Therapien energisch forciert wurde. Thematisiert wurden die angewandten Techniken, die in Frage kommenden klinischen Krankheitsbilder, die Erfolgsraten, die Langzeitprognose der behandelten Patienten, mögliche Wirkmechanismen, aber auch Risiken und Komplikationen, etwa Knochenbrüche bei den Krampftherapien.[655] Man sieht: Für das Netzwerk um Ernst Rüdin bestand kein Widerspruch zwischen diesem »therapeutischen Aufbruch« und einer rassenhygienisch angeleiteten Erbgesundheitspolitik. In ihrem Selbstverständnis bildeten die anatomische, histologische, serologische und pathophysiologische Grundlagenforschung, die Aktivere Krankenbehandlung und offene Fürsorge, Schock- und Krampftherapien, Neurochirurgie, Psychotherapie, psychische Hygiene, empirische Erbprognose und negative Eugenik allesamt Elemente eines Kontinuums psychiatrisch-neurologischer Wissenschaft und Praxis.

Die Krise der Psychiatrie

Mitte der 1930er Jahre blickten Ernst Rüdin und sein Netzwerk noch optimistisch in die Zukunft: Die Fortschritte der psychiatrischen Genetik schienen die Grundlage dafür zu bieten, erblich (mit-)verursachte psychische Erkrankungen und geistige Behinderungen in der Generationenfolge allmählich zum Verschwinden zu bringen. Darüber hinaus hatte sich das Arsenal der individualtherapeutischen Behandlungsformen durch die Aktivere Krankenbehandlung, die offene Fürsorge und die neuen Somatotherapien deutlich erweitert. Doch sollte sich die Hoffnung auf ein »goldenes Zeitalter« der Psychiatrie nicht erfüllen. Indem die Gesellschaft Deutscher Neurologen und Psychiater ihr Teil dazu beitrug, Psychiatrie und Neurologie der Erbgesundheits- und Rassenpolitik des Regimes nutzbar zu machen und Expertenwissen für die Durchführung der »erbbiologischen Bestandsaufnahme« und des »Gesetzes zur Verhütung erbkranken Nachwuchses« zur Verfügung zu stellen, half sie, die Psychiatrie »in eine tiefe Legitimationskrise«[656] zu manövrieren. Die Fachgesellschaft begann dies Mitte der 1930er Jahre daran zu spüren, dass der ärztliche Nachwuchs in den Heil- und Pflegeanstalten immer spärlicher wurde. Die »Ärztenot«[657] wurde bereits in der Sitzung des Ausschusses für praktische Psychiatrie am 1. September 1935 thematisiert. Ernst Rüdin sprach Arthur Gütt am Rande der Ersten Jahresversammlung der Gesellschaft Deutscher Neurologen und Psychiater auf dieses Problem an und stellte eine Denkschrift in Aussicht, die Gütt »wohlwollend prüfen« wollte. Rüdin reichte die angekündigte Denkschrift am 9. März 1936 mit der Bemerkung bei Gütt ein, die Gewinnung eines hoch qualifizierten ärztlichen Nachwuchses sei für die Rassenhygiene, das »Gesetz zur Verhütung erbkranken Nachwuchses«, die »erbbiologische Bestandsaufnahme« und die Umsetzung des neuen »Ehegesundheitsgesetzes« von »grundlegender Bedeutung«.[658] Leider bestünde auch in maßgebenden Kreisen die Ansicht, »dass durch die neue rassenhygienische Gesetzgebung die Anstalten und ihre Ärzte in absehbarer Zeit überflüssig würden, was ja ein ganz verhängnisvoller Irrtum wäre.« Gleichzeitig übersandte Rüdin diese Denkschrift auch Herbert Linden und bat um dessen Unterstützung.[659]

---

655 So wurden in der »Allgemeinen Zeitschrift für Psychiatrie« zwischen 1936 und 1942 insgesamt 53 Beiträge veröffentlicht, die sich mit der Insulinkomatherapie (23), der Cardiazolkrampftherapie (21), der Elektrokrampftherapie (5), der Malaria- bzw. Dauerschlafbehandlung (2), der Krampfbehandlung mit Azoman, Aneurin (Vitamin B1), Ammoniumchlorid und Acetylcholin (je 1) oder allgemein mit den Schock- und Krampfverfahren (8) befassten.

656 Sandner, Suche, S. 117. Zum Folgenden: ebd., S. 122-124.

657 Nitsche an Gütt, 6.3.1936, MPIP-HA: GDA 128.

658 Rüdin an Gütt, 9.3.1936, MPIP-HA: GDA 128.

659 Rüdin an Linden, 9.3.1936, MPIP-HA: GDA 128.

Das Problem des Ärztemangels überlagerte sich indes sogleich mit dem Problem der Besoldung der Direktoren der Heil- und Pflegeanstalten. Paul Nitsche hatte in seiner Eigenschaft als psychiatrischer Referent im sächsischen Innenministerium erfahren, dass im Reichsfinanzministerium Verhandlungen über eine Änderung der Besoldungsordnung schwebten. Hierbei ging es um die Einstufung einzelner Anstaltsdirektoren in die höchste Besoldungsstufe 1a (wie sie etwa auch für Landesgerichtspräsidenten oder Ministerialräte galt) – diese sollten herabgestuft werden, so dass künftig alle Direktoren von Heil- und Pflegeanstalten die zweithöchste Besoldungsstufe 1b beziehen würden. Nitsche war alarmiert und verständigte sogleich Rüdin und Gütt.[660] Rüdin schob am 14. März 1936 einen Brief an Gütt nach, in dem er eindringlich bat, dieser möge »vom Standpunkt der Treuhänder der Erbgesundheitspflege, welche ja die Psychiater heutzutage unter meiner Leitung auch sind«, intervenieren.[661] Im September 1936 bat Nitsche, Rüdin möge in dieser Sache noch einmal bei Gütt vorsprechen, nachdem Roemer »alarmierende Nachrichten«[662] erhalten habe. Kurz darauf, im Oktober 1936, regte Nitsche an, Rüdin möge auch mit Gerhard Wagner sprechen – er habe »von einem gut orientierten, der Partei angehörenden Kollegen« erfahren, »dass der Reichsärzteführer angeblich sehr wenig übrig haben soll für die beamteten Ärzte.«[663]

Rüdin und Nitsche erarbeiteten daraufhin eine ausführliche Denkschrift, die sie im November/Dezember 1936 an hochrangige Beamte im Reichsfinanzministerium, im Reichsinnenministerium und im Reichsrechnungshof weiterleiteten.[664] In dieser Denkschrift wurde versucht, standespolitische Interessen unter Verweis auf die biopolitische Rolle der Psychiater zur Geltung zu bringen. »Die Anstaltslaufbahn«,[665] hieß es dort, biete dem »angehenden Arzt wenig Verlockendes«. Das lange »Verweilen in unselbstständigen Stellungen«, die »Geringfügigkeit der Nebeneinnahmen«, die geringe Zahl der »Vorrückungsstellen« und die abgelegene Lage vieler Heil- und Pflegeanstalten – das alles spreche dagegen, diesen Karriereweg einzuschlagen. Als »einziger Anreiz« bleibe die Stellung des Anstaltsdirektors, »die am Schluss der Laufbahn winkt«. Das »Ansehen der gesamten Berufslaufbahn« hänge davon ab, »wie weit man es in ihr bringen kann«. Könne man im Anstaltsdienst nicht bis in die höchste Besoldungsstufe aufsteigen, würden die Spitzenkräfte in die psychiatrischen Fachabteilungen der Krankenhäuser abwandern, wo sie durch die Ausübung der Privatpraxis erheblich mehr verdienen könnten. Auf diese Weise würde der hoch qualifizierte und engagierte ärztliche Nachwuchs nicht mehr in die Direktorenstellen einrücken – mit fatalen Folgen, komme es doch auf »eine *wissenschaftlich und praktisch auf der Höhe stehende*, lebendige *Persönlichkeit* an der Spitze der Anstalt« entscheidend an: »›der Geist der Anstalt ist der Geist des Anstaltsdirektors‹«. Eindringlich warnte die Denkschrift davor, die Heil- und Pflegeanstalten könnten »auf den Stand reiner Verwahrungsanstalten herabsinken«. Die Gegenwart verlange es aber,

»dass durch eine möglichst aktive und intensive ärztliche Tätigkeit der fortschreitenden Ansammlung chronisch Kranker in der verhältnismäßig teueren Anstaltspflege entgegengearbeitet und jede sich irgend bietende Möglichkeit der wohlfeileren offenen Betreuung ausgeschöpft wird; sie verlangt heutzutage, dass die Anstalten als die großen Sammelbecken der Erbkranken zu Mittelpunkten der rassenhygienischen Politik, der erbbiologischen Bestandsaufnahmen sowie der psychiatri-

660 Nitsche an Gütt, 6.3.1936, MPIP-HA: GDA 128.
661 Rüdin an Gütt, 14.3.1936, MPIP-HA: GDA 128.
662 Nitsche an Rüdin, 26.9.1936, MPIP-HA: GDA 130.
663 Nitsche an Rüdin, 9.10.1936, MPIP-HA: GDA 130.
664 Rüdin an Oberregierungsrat Weber, Reichsfinanzministerium, 20.11.1936, MPIP-HA: GDA 129; Rüdin an Ministerialrat Dr. Delbrücke, Reichsinnenministerium, 20.11.1936, MPIP-HA: GDA 128; Rüdin an Reichsinnenministerium, 25.11.1936, MPIP-HA: GDA 128; Nitsche an Rüdin, 28.11.1936, MPIP-HA: GDA 130; Rüdin an Linden, 17.12.1936, MPIP-HA: GDA 128.
665 Denkschrift »Über Berechtigung und Notwendigkeit der Einstufung gewisser Anstaltsdirektorenstellen in Gruppe 1 a«, MPIP-HA: GDA 128. Danach auch die folgenden Zitate (Hervorhebungen im Original).

schen Ausbildung möglichst zahlreicher junger Ärzte und nicht zuletzt zu Vermittlungsstellen zwischen der psychiatrischen Praxis und der dringlichen erbbiologischen Forschung ausgestaltet werden.«

Wie man einem Schreiben Nitsches entnehmen kann, spielte Rüdin mit dem Gedanken, den politischen Entscheidungsträgern eine Liste derjenigen Direktoren von Heil- und Pflegeanstalten zukommen zu lassen, die in die höchste Besoldungsstufe eingruppiert werden sollten. Nitsche riet jedoch davon ab, da in den letzten Jahren die »Fühlung« mit den Anstalten ein Stück weit verloren gegangen sei und viele »junge Leute«[666] in maßgebliche Positionen vorgerückt seien, so dass es schwer falle, sich zu orientieren. Man sollte es deshalb bei der allgemeinen Forderung belassen. Gleichwohl setzte sich Rüdin in den nächsten Jahren immer wieder einmal für Gehaltserhöhungen einzelner Anstaltsärzte ein.[667]

Dies waren jedoch eher hilflose Versuche, der sich abzeichnenden Krise der Psychiatrie zu begegnen. Zum einen war die Psychiatrie in der Wahrnehmung der Öffentlichkeit nachhaltig diskreditiert. Das hatte mit dem propagandistischen Dauerfeuer gegen die vermeintlich »erblich minderwertigen« Menschen mit psychischen Krankheiten und geistigen Behinderungen zu tun – auch der Profession der Psychiater und Neurologen haftete mittlerweile ein ausgeprägtes Negativimage an.

Während dieser Zusammenhang den Fachvertretern klar vor Augen stand, wurde eine gegenläufige Unterströmung von ihnen nicht wahrgenommen: Die massenhaften Zwangssterilisierungen nach dem »Gesetz zur Verhütung erbkranken Nachwuchses« stießen in breiten Schichten der Bevölkerung auf Kritik, weil sie viele bis dahin nicht psychiatrisierte Menschen trafen – die Psychiatrie wurde deshalb in manchen Kreisen mittlerweile als eine Art »Erbgesundheitspolizei« mit Misstrauen betrachtet. Zum anderen sah sich die praktische Psychiatrie gegen Ende der 1930er Jahre mit einer radikalen Sparpolitik der Fürsorgeverwaltungen in den Ländern und Provinzen konfrontiert. In den Heil- und Pflegeanstalten musste allenthalben rigoros gespart werden, selbst an Heizung und Verpflegung, wodurch es mancherorts bereits zu einem Anstieg der Sterberaten kam, die Anstalten waren überfüllt, es fehlte an qualifiziertem Personal, die Behandlung drohte gerade in dem Augenblick zum Erliegen zu kommen, als das therapeutische Arsenal sich infolge der Entwicklung innovativer Therapieformen ausweitete. Gerechtfertigt wurde die Sparpolitik mit dem Hinweis, in den Heil- und Pflegeanstalten würden ohnehin nur »erblich minderwertige Ballastexistenzen« verwahrt. Auf der Prioritätenliste der »Gesundheitsführung« rückten die Heil- und Pflegeanstalten immer weiter nach unten.

Auf Seiten der Fachgesellschaft wurde dies mit großer Sorge wahrgenommen. Ernst Rüdin nutzte seine Eröffnungsansprache zur Fünften Jahresversammlung in Wiesbaden am 26. März 1939 – es sollte sein letzter öffentlicher Auftritt als Vorsitzender der Gesellschaft Deutscher Neurologen und Psychiater sein –, um kritische Töne anzuschlagen. Für das Ansehen der Psychiatrie, so warnte er, bestehe »die Gefahr einer gewissen Krise «[668] – »nicht von innen heraus, sondern von außen her«. Das Prestige der praktischen Psychiatrie werde vielfach dadurch »untergraben [...], dass der Psychiater als auf verlorenem Posten stehend, seine Arbeit entwertet, diskreditiert und als nutzlos hingestellt wird.« Wie schon Karl Bonhoeffer im Jahre 1934, so warnte nun – fünf Jahre später – auch Ernst Rüdin vor einer Diskreditierung der Psychiatrie, die sich aus dem Engagement für die Rassenhygiene ergab. Rüdin

---

666 Nitsche an Rüdin, 28.11.1936, MPIP-HA: GDA 130.
667 Vgl. z.B. Rüdin an Linden, 2.12.1937, MPIP-HA: GDA 128 (Gruhle/Zwiefalten).
668 Walter Creutz (Hg.), Verhandlungen der Gesellschaft Deutscher Neurologen und Psychiater. Fünfte Jahresversammlung in Wiesbaden vom 26.-28. März 1939, Berlin 1939, S. 3. Danach auch die folgenden Zitate. – Dieser Text ist nicht mit dem Redemanuskript Rüdins identisch. Der Herausgeber Walter Creutz teilte Rüdin am 15. Mai 1939 mit, dass seine »Eröffnungsansprache [...] entsprechend Ihrem Wunsche nicht in der Form des ersten Manuskripts, sondern in der des nachträglich eingegangenen zweiten Manuskripts [in die Druckfahne] eingesetzt« worden sei. Creutz an Rüdin, 15.5.1939, MPIP-HA: GDA 128.

interpretierte diese Entwicklung aber anders als Bonhoeffer. Hatte dieser zumindest angedeutet, dass die Tätigkeit des Rassenhygienikers in einem Spannungsverhältnis zu der des Arztes stand, so führte Rüdin den Ansehensverlust allein auf irrige Vorstellungen der Öffentlichkeit und auch einzelner politischer Entscheidungsträger zurück. Es sei, so Rüdin, grundfalsch zu meinen, »die Geistes- und Nervenkranken bräuchten keine oder nur ein Minimum von Betreuung, und der Psychiater werde immer überflüssiger, weil ja auf Grund unserer rassenhygienischen Gesetze die Geisteskranken doch bald aussterben.« Hoch qualifizierte Psychiater würden schon allein »zur Unterscheidung der Erbkrankheiten von den Umweltkrankheiten«[669] gebraucht. Die Opfer nicht erbbedingter psychischer Erkrankungen seien »oft genug […] wertvolle Volksgenossen« und hätten »genau das gleiche Anrecht auf Pflege und erstklassige Behandlung […] wie innere, Ohren- oder Augenkranke.« Rüdin rechtfertigte aber auch die individualtherapeutische Betreuung der »Erbkranken«, weil sie »im wohlverstandenen finanziellen Interesse aller Beteiligten« sei, kürze sie doch die Krankheitsdauer ab und spare auf diese Weise Kosten ein, während eine Vernachlässigung der praktischen Psychiatrie umgekehrt zu einer »Verteuerung der Krankenbehandlung« führen müsse. Auch der Verweis auf die Rassenhygiene rechtfertige keine »Störungsversuche an einem geordneten, finanziell richtig durchgerechneten und am Wohl des Volksganzen orientierten, die Individualfürsorge nicht überspannenden Irrenwesen.« Hier nun führte Rüdin ganz dezidiert die strategische Bedeutung der von der Psychiatrie geleisteten erbbiologischen Forschung ins Feld:

>»Aber man bilde sich nicht ein, diese Forschungen seien schon zu Ende, und wir wüssten alles, was für rassenhygienische Gesetze und eine von Verantwortung getragene Eheberatung notwendig ist! Man bilde sich auch nicht ein, eine gediegene erbbiologische Bestandsaufnahme, von der so viel die Rede ist, ohne wirklich tüchtige Ärzte und Diagnostiker durchführen zu können. Man bilde sich nicht ein, Erbgesundheitsgerichte und andere Behörden, welche Gutachten über den Geisteszustand brauchen, könnten noch arbeiten, wenn man sich auf die Diagnosen der Ärzte nicht mehr verlassen dürfte«.

Schließlich steigerte sich Rüdin zu einem pathetischen Appell. Die Psychiatrie, die mit so vielen »gefährlichen Erbkranken« zu tun habe, brauche die »tüchtigsten Ärzte«: »Denn ein Individualtherapeut kann zwar durch seine Stümperei das eine oder andere Menschenleben verderben oder vernichten, ein schlechter Erbarzt aber ganze Generationen.«[670]

3. Zusammenfassung

In den Jahren von 1935 bis 1939 etablierte sich die Gesellschaft Deutscher Neurologen und Psychiater als wichtigste deutsche Fachgesellschaft auf dem Feld der Psychowissenschaften. Die Organisationsstrukturen waren freilich noch im Fluss. Die bisherigen Mitglieder des Deutschen Vereins für Psychiatrie, des Deutschen Verbandes für psychische Hygiene und der Gesellschaft Deutscher Nervenärzte wurden umstandslos als Mitglieder der neuen Fachgesellschaft geführt. Darunter befand sich auch eine Reihe von Ärzten und Ärztinnen jüdischen Glaubens oder jüdischer Herkunft – lediglich der Deutsche Verband für psychische Hygiene hatte sich im Mai 1934 für »judenfrei« erklärt. Die genaue Zahl »jüdischer« Mitglieder kann nicht angegeben werden, weil keine Mitgliederlisten des Deutschen Vereins für Psychiatrie, der Gesellschaft Deutscher Nervenärzte oder der Gesellschaft Deutscher Neurologen und Psychiater überliefert sind. Die Frage, wie mit »Juden« zu verfahren sei, blieb bis Herbst 1938

---

669 Creutz (Hg.), Verhandlungen, S. 4. Danach auch die folgenden Zitate.
670 Ebd., S. 5.

in der Schwebe. Rüdin und Nitsche entschieden sich, wohl nicht zuletzt mit Blick auf mögliche Reaktionen des Auslands, für einen pragmatischen Kurs: In der Satzung der Gesellschaft Deutscher Neurologen und Psychiater wurde ein »Arierparagraph« für die Mitglieder des Vorstands und des Beirats verankert; die bestehenden Mitgliedschaften von Ärzten und Ärztinnen jüdischen Glaubens oder jüdischer Herkunft wurden stillschweigend fortgeführt; bei Neuanträgen auf Mitgliedschaft behielt sich der Vorstand die Entscheidung im Einzelfall vor; öffentliche Auftritte von Mitgliedern jüdischen Glaubens oder jüdischer Herkunft bei den Jahresversammlungen sollten nach Möglichkeit vermieden werden. Erst im Herbst 1938, als den »jüdischen« Ärzten die Approbation entzogen wurde, vollzog man, den Richtlinien des Reichsgesundheitsamtes folgend, den formellen Ausschluss der letzten Mitglieder jüdischen Glaubens oder jüdischer Herkunft. Diese abwartende Haltung entsprach einem Muster, das sich auch für andere medizinische Fachgesellschaften feststellen lässt. In mehreren Fällen lässt sich nachweisen, dass Ärzte jüdischen Glaubens oder jüdischer Herkunft, die aus dem nationalsozialistischen Deutschland emigrierten, aus der Mitgliederliste der Gesellschaft Deutscher Neurologen und Psychiater gestrichen wurden – ob auf eigenen Wunsch oder ohne ihr Wissen und gegen ihren Willen, ist nicht ganz klar. Da die Mitgliederlisten selbst nicht mehr vorliegen, lässt sich die genaue Zahl der Mitglieder, die aus rassischen Gründen verfolgt, in das Exil oder in den Suizid getrieben wurden, nicht angeben, auch lässt sich nicht sagen, wie viele der Ärzte und Ärztinnen, die dem Völkermord an den europäischen Juden zum Opfer fielen, Mitglieder der Fachgesellschaft gewesen waren.

Mit der »Judenfrage« eng verknüpft war die Frage, wie man mit ausländischen Mitgliedern umgehen wollte, bekannte sich die Gesellschaft Deutscher Neurologen und Psychiater in ihrer Satzung doch ausdrücklich zum nationalsozialistischen Deutschland. In einigen wenigen Fällen verlieh die neue Fachgesellschaft ausländischen, nicht in Deutschland approbierten Ärzten die außerordentliche Mitgliedschaft. Was Einladungen an ausländische Fachkollegen zu den Jahresversammlungen anging, so verfolgte der Vorstand einen restriktiven Kurs – das Interesse an einem internationalen Austausch war nicht allzu stark ausgeprägt. Reaktionen der Gesellschaft Deutscher Neurologen und Psychiater auf die Annexion des Sudetenlandes oder den »Anschluss« Österreichs – etwa im Sinne einer forcierten Mitgliederwerbung oder »Gleichschaltung« der dortigen Vereine und Verbände – sind nicht überliefert.

Die Landschaft der Fachgesellschaften auf dem Gebiet der Psychowissenschaften war nach wie vor in Bewegung. Gerne hätte Ernst Rüdin die Zahl der lokalen und regionalen psychiatrisch-neurologischen Fachgesellschaften und vor allem die Zahl der von ihnen abgehaltenen Tagungen reduziert – auch um einer möglichen Opposition gegen den Kurs der von ihm dominierten neuen nationalen Fachgesellschaft kein Forum zu bieten –, doch stieß eine entsprechende vorsichtige Andeutung in seiner Eröffnungsansprache zur Ersten Jahresversammlung der Gesellschaft Deutscher Neurologen und Psychiater sofort auf Widerspruch. Rüdin schätzte seine Position als Reichsleiter der Gesellschaft Deutscher Neurologen und Psychiater als nicht so stark ein, als dass er die Auflösung der lokalen und regionalen Fachgesellschaften ohne weiteres verfügen wollte – zumal die Tagungen dieser Gesellschaften letztendlich die Möglichkeit boten, das Programm der Jahresversammlungen der Gesellschaft Deutscher Neurologen und Psychiater zu entlasten.

Ungeklärt war noch immer die Verortung der Neurologie im Spannungsfeld von Psychiatrie und Innerer Medizin. Heinrich Pette tat als Leiter der Neurologischen Abteilung der Gesellschaft Deutscher Neurologen und Psychiater nicht mehr als nötig, um die auf der Ersten Jahresversammlung – noch von Walter Jacobi konzipierte – erbbiologische Neuausrichtung des Fachs voranzutreiben. Ihm war es vor allem um die Selbstständigkeit der Neurologie gegenüber der Psychiatrie zu tun. Die Neurochirurgie wollte er eng an die Neurologie anbinden – hier konnte sich Pette freilich nicht gegen Wilhelm Tönnis durchsetzen, der eigene Neurochirurgische Kliniken anstrebte und dabei die Unterstützung Rüdins fand. Letztlich gelang es Pette nicht, sich die Position eines Legatus auf dem Feld der Neurologie zu sichern. Mit den Beiratsmitgliedern Maximinian de Crinis und – ab 1937 – Wilhelm Tönnis konnte Rüdin unter Umgehung Pettes in die Neurologische Abteilung »hineinregieren«. Nur zögernd ging die

Gesellschaft Deutscher Neurologen und Psychiater auf das Drängen des Reichsgesundheitsamtes ein, sich einer internistischen Arbeitsgruppe wissenschaftlicher Fachgesellschaften anzuschließen. Einerseits wollte man die Selbstständigkeit der psychiatrisch-neurologischen Fachgesellschaft gegenüber der Inneren Medizin wahren, andererseits konnte man sich der Einsicht nicht verschließen, dass künftige Fortschritte der Forschung – jenseits der psychiatrischen Genetik – im Grenzbereich zur Inneren Medizin zu erwarten waren.

Diffizil blieb auch das Verhältnis zwischen der Gesellschaft Deutscher Neurologen und Psychiater und der Deutschen Allgemeinen Ärztlichen Gesellschaft für Psychotherapie, die sich Anfang 1935 einer neuen Dachorganisation für »Neue Deutsche Heilkunde« angeschlossen und damit in den Einflussbereich des Reichsärzteführers Gerhard Wagner begeben hatte. Mit der Rückendeckung Wagners grenzte Matthias H. Göring die von ihm geführte psychotherapeutische Fachgesellschaft gegen die Gesellschaft Deutscher Neurologen und Psychiater ab – der Gegensatz zwischen den beiden Fachgesellschaften, zwischen Rüdin und Göring, spiegelte den Gegensatz zwischen der staatlichen und der parteiamtlichen »Gesundheitsführung«, zwischen Arthur Gütt und Gerhard Wagner wider. Die Anbindung an die »Neue Deutsche Heilkunde« erwies sich indes rasch als Sackgasse. Bald schon strebte Göring den kollektiven Anschluss seiner Deutschen Allgemeinen Ärztlichen Gesellschaft für Psychotherapie an die Gesellschaft Deutscher Neurologen und Psychiater an – wobei ihm für sich selbst die Rolle eines Abteilungsleiters vorschwebte, mit ähnlichen Freiräumen, wie sie Hans Roemer sich auf dem Gebiet der psychischen Hygiene bewahrt hatte. Rüdin, der über Ernst Speer bestens über die Absichten Görings unterrichtet war, vor allem aber Ernst Kretschmer, der als Legatus Rüdins die ärztlichen Psychotherapeuten in die Gesellschaft Deutscher Neurologen und Psychiater einbinden sollte, wehrten sich gegen eine solche Fusion, weil sie die nichtärztlichen Psychotherapeuten außen vor lassen wollten. Nach der Gründung des Deutschen Instituts für psychologische Forschung und Psychotherapie im Mai 1936 erlahmte das Interesse Görings an einem Zusammenschluss der beiden Fachgesellschaften, verfügte er doch nun über ein eigenes Ressourcenensemble, das er an der Schnittstelle von Wissenschaft und Politik in Stellung bringen konnte – zumal die Deutsche Allgemeine Ärztliche Gesellschaft für Psychotherapie durch ihr Engagement in der vom Reichsgesundheitsamt initiierten internistischen Arbeitsgruppe wissenschaftlicher Fachgesellschaften wieder eine engere Anbindung an die »Schulmedizin« erreichte. Die letzten Jahre vor dem Zweiten Weltkrieg lebten die beiden Fachgesellschaften in einer mehr oder weniger friedlichen Koexistenz.

In den vier Jahren zwischen September 1935 und September 1939 gelang es der Gesellschaft Deutscher Neurologen und Psychiater, an der Schnittstelle zwischen Wissenschaft und Politik die Funktion einer *Clearing*-Stelle einzunehmen, die einerseits den Bedarf der nationalsozialistischen Biopolitik nach erbpsychiatrisch-rassenhygienischer Expertise in den wissenschaftlichen Diskurs einspeiste und andererseits die Erkenntnisfortschritte der Erbpsychiatrie an die mit der Biopolitik befassten Machtaggregate weitergab und dabei auch die Belange der *praktischen* Psychiatrie im Vollzug der Biopolitik zur Geltung zu bringen versuchte. Dabei standen der Fachgesellschaft verschiedene Mittel und Möglichkeiten zu Gebote: durch entsprechende Schwerpunktsetzungen in den Programmen der Jahresversammlungen, durch die Redaktion von Zeitschriften in ihrem Einflussbereich, durch die Entsendung von Delegationen zu internationalen Konferenzen konnte die Gesellschaft Deutscher Neurologen und Psychiater den wissenschaftlichen Diskurs auf nationaler und auch internationaler Ebene im Sinne der Erbpsychiatrie beeinflussen. Dabei war ein von Hans Luxenburger formuliertes Konzept psychiatrischer Genetik leitend, das keineswegs auf einen grobschlächtigen genetischen Determinismus hinauslief, sondern ganz im Gegenteil von einem komplexen Zusammenspiel von Anlage- und Umweltfaktoren bei der Entstehung und Entwicklung von psychischen Erkrankungen ausging und dementsprechend bei der Behandlung eine Kombination von Individualtherapie und eugenischer Prophylaxe nahelegte. In diesem Sinne befassten sich zahlreiche Berichte und Vorträge auf den Jahresversammlungen der Gesellschaft Deutscher Neurologen und Psychiater mit erbbiologischen

Fragen, während erbgesundheits*politische* Themen – sieht man von der Gründungsversammlung im Jahre 1935 ab – seltener auf dem Programm standen. Sie wurden eher hinter verschlossenen Türen in den Ausschusssitzungen verhandelt.

Eine Schlüsselrolle spielten Ernst Rüdin und sein Netzwerk seit der Jahreswende 1933/34 bei der praktischen Umsetzung des »Gesetzes zur Verhütung erbkranken Nachwuchses«. Der Lehrgang »Erbbiologie und Rassenhygiene im völkischen Staat«, der auf Initiative des Deutschen Verbandes für psychische Hygiene im Januar 1934 an der Deutschen Forschungsanstalt für Psychiatrie in München stattfand, und mehr noch dessen Nachfolgeveranstaltung, die gemeinsame, nicht öffentliche Sitzung des Deutschen Verbandes für psychische Hygiene und der Anstaltsdirektorenkonferenz am Rande der Jahresversammlung des Deutschen Vereins für Psychiatrie im Mai 1934 in Münster, waren entscheidend dafür, dass in den Heil- und Pflegeanstalten des Deutschen Reiches die Massensterilisationen nach dem »Gesetz zur Verhütung erbkranken Nachwuchses« in atemberaubender Geschwindigkeit anliefen – bot sich hier doch die Gelegenheit, Probleme, die sich beim Vollzug des Gesetzes ergaben, zeitnah in informeller Runde zur Sprache zu bringen, mögliche Lösungen zu diskutieren, Handlungsempfehlungen zu formulieren und offene Fragen an die politischen Entscheidungsträger weiterzugeben – über Ernst Rüdin gelangten diese Impulse unmittelbar in das Reichsinnenministerium. Anhand mancher Details lässt sich nachweisen, dass diese Impulse alsbald in der »Feinjustierung« des Sterilisationsprogramms ihren Niederschlag fanden. Als der Ausschuss für praktische Psychiatrie am Rande der Gründungsversammlung der Gesellschaft Deutscher Neurologen und Psychiater am 1. September 1935 abermals zusammentrat, konnte er befriedigt festhalten, dass die Monita der Ärzte aus den Heil- und Pflegeanstalten in den bisher erlassenen Ausführungsverordnungen des »Gesetzes zur Verhütung erbkranken Nachwuchses« weitestgehend berücksichtigt worden waren.

In der Folgezeit verlagerte sich die durch die Gesellschaft Deutscher Neurologen und Psychiater organisierte wissenschaftliche Politikberatung im Zusammenhang mit dem »Gesetz zur Verhütung erbkranken Nachwuchses« auf die Rechtsprechung der Erbgesundheitsgerichte im Hinblick auf die Diagnosen »Manisch-depressives Irresein«, »Schwachsinn« (insbesondere die Ausweitung dieser Diagnose in Richtung auf »moralischen Schwachsinn«, »Psychopathie« und »Asozialität«), Epilepsie und Schizophrenie. Hier arbeitete das Netzwerk um Ernst Rüdin gegen das Netzwerk um Karl Bonhoeffer, das zwar keinen Einfluss mehr auf die Fachgesellschaft hatte, mit den beiden Erbbiologischen Kursen an der Charité in Berlin aber noch eigene Akzente setzen konnte, die sich durchaus in der Spruchpraxis der Erbgesundheitsgerichte niederschlagen.

Nachdrücklich setzte sich die Gesellschaft Deutscher Neurologen und Psychiater für die »Erbbiologische Bestandsaufnahme« sowie deren Anbindung an den Außendienst der Heil- und Pflegeanstalten und die Nutzbarmachung der »Irrenstatistik« zu erbstatistischen Zwecken ein. Auch nahm die psychiatrisch-neurologische Fachgesellschaft Stellung zu den Auswirkungen des »Gesetzes gegen gefährliche Gewohnheitsverbrecher und über Maßregeln der Sicherung und Besserung« auf die praktische Psychiatrie. Dabei ging es – abgesehen von der Heranziehung von Psychiatern als Gutachter bei der Kastration von »gefährlichen Sittlichkeitsverbrechern« – vor allem um die Unterbringung von vermindert zurechnungsfähigen Straftätern in Heil- und Pflegeanstalten. Diese Praxis drohte die von der Gesellschaft Deutscher Neurologen und Psychiater nachdrücklich unterstützten Bestrebungen, in den Heil- und Pflegeanstalten einen klinischen Betrieb aufzuziehen, zu durchkreuzen – deshalb plädierte die von Walter Creutz verfasste quasi offiziöse Stellungnahme der Fachgesellschaft für eine gesonderte Unterbringung der vermindert zurechnungsfähigen Straftäter.

Nach anfänglichem kurzem Zögern unterstützte die Gesellschaft Deutscher Neurologen und Psychiater die Einführung der neuartigen Insulinkoma- und Cardiazolkrampftherapie – auf ihre Intervention ist es zurückzuführen, dass die Krankenkassen im Mai 1938 vom Reichsarbeitsministerium angewiesen wurden, die Kosten der teuren Insulinkomatherapie zu übernehmen. Dabei konnte das Netzwerk um Ernst Rüdin die Behörden davon überzeugen, dass die neuen Somatotherapien »erprobte« Behandlungsarten seien – gegen die dezidierte Stellungnahme Karl Bonhoeffers. Rüdin und seine Mitstreiter sahen keinen Widerspruch zwischen ihrem Engagement für die neuen Therapieformen und dem von ihnen propagierten Primat der psychiatrischen Genetik. In ihrem Behandlungskonzept fügten sich die verschiedenen Ansätze der Individualtherapie und die eugenische Prophylaxe zu einem umfassenden Behandlungskonzept zusammen.

Mit Sorge nahmen Ernst Rüdin und sein Netzwerk zur Kenntnis, dass sich die Psychiatrie in dem Maße, wie sie sich in den Dienst der nationalsozialistischen Biopolitik stellte, in eine tiefe Legitimationskrise manövrierte – in Politik und Öffentlichkeit entstand mitunter der Eindruck, dass die Psychiatrie sich nur mit »Ballastexistenzen« abgebe und durch das rassenhygienische Sterilisationsprogramm über kurz oder lang obsolet werden würde. Als sichtbarster Ausdruck dieser »Krise der Psychiatrie« wurde ein sich verschärfender Mangel an ärztlichem Nachwuchs wahrgenommen. Hier versuchte die Gesellschaft Deutscher Neurologen und Psychiater gegenzusteuern, indem sie sich für eine großzügige Besoldung der Direktoren der Heil- und Pflegeanstalten einsetzte, um Karriereanreize zu schaffen. Das war indes ein eher hilfloser Versuch, der fortschreitenden Diskreditierung des Psychiaterberufs etwas entgegenzusetzen. Bei seinem letzten öffentlichen Auftritt als Vorsitzender der Gesellschaft Deutscher Neurologen und Psychiater auf deren Fünfter Jahresversammlung im März 1939 warnte Ernst Rüdin eindringlich vor den Folgen der »Krise der Psychiatrie« – zu der er mit seinem erbpsychiatrisch-rassenhygienischen Kurs selber maßgeblich beigetragen hatte.

Die Gesellschaft Deutscher Neurologen und Psychiater im Zweiten Weltkrieg

Mit Beginn des Zweiten Weltkriegs kam es – als Folge der Einberufung wichtiger Protagonisten – zu einer deutlichen Beeinträchtigung der Organisationsstrukturen der Gesellschaft Deutscher Neurologen und Psychiater. Im Verlauf des Krieges lösten sich die formalen Strukturen weiter auf, während das informelle Netzwerk, das die Fachgesellschaft zusammenhielt, weitgehend intakt blieb und es an der Schnittstelle von Wissenschaft und Politik zu neuen Konstellationen und Kooperationen kam. Das folgende Kapitel untersucht zunächst die Verflechtungen der Gesellschaft Deutscher Neurologen und Psychiater mit dem Machtapparat, der den Massenmord an Menschen mit geistigen Behinderungen und psychischen Erkrankungen ins Werk setzte. Zentrale Figur war in diesem Zusammenhang Paul Nitsche, dessen Vorrücken in eine Schlüsselposition im Grenzbereich von Politik, psychiatrischer Praxis und Wissenschaft in den Jahren 1937/38 in einem Exkurs nachvollzogen wird. Die Verbindungen zwischen der Gesellschaft Deutscher Neurologen und Psychiater, der Zentrale der »Aktion T4«, ihrem Gutachterstab, den beiden von ihr betriebenen Forschungsabteilungen und der Deutschen Forschungsanstalt für Psychiatrie sollen im Detail nachvollzogen werden. Dabei werden mehrere Psychiater aus dem Netzwerk um Ernst Rüdin vorgestellt, die in verschiedenen Funktionen am »Euthanasie«-Programm mitwirkten oder sich auf je eigene Art und Weise *gegen* dieses Programm stellten, dazu auch mehrere Ärzte aus Heil- und Pflegeanstalten, die die informellen Netzwerke zu nutzen versuchten, um gegen die »Euthanasie« zu intervenieren. Auf diese Weise soll auch das Spektrum möglicher Verhaltensweisen angesichts des Massenmordes an Menschen mit geistigen Behinderungen und psychischen Erkrankungen ausgeleuchtet werden.

Im Mittelpunkt des Kapitels steht das Programm der Sechsten Jahresversammlung der Gesellschaft Deutscher Neurologen und Psychiater, die 1941 stattfinden sollte, wegen des Kriegsverlaufs jedoch kurzfristig abgesagt werden musste und trotz aller Bemühungen bis zum Kriegsende nicht mehr zustande kam. Anhand dieses Programms lassen sich die Themen herausarbeiten, die die Fachgesellschaft in der Kriegszeit beschäftigten: das Verhältnis zwischen Psychiatrie und Psychotherapie, die Bildung einer eigenen kinderpsychiatrischen Fachgesellschaft, die Fortschritte der Neurochirurgie im Hinblick auf die Behandlung der Hirn-, Rückenmark- und Nervenverletzungen und schließlich der Einsatz innovativer Therapieformen bei der Behandlung der Psychosen – vor diesem Hintergrund sollten die versammelten Psychiater und Neurologen auf das »Euthanasie«-Programm eingestimmt werden. Schließlich werden mehrere wichtige Denkschriften und Berichte vorgestellt, die der Kreis um Ernst Rüdin in den letzten Kriegsjahren im Namen der Gesellschaft Deutscher Neurologen und Psychiater an politische Entscheidungsträger richtete, um die psychiatrische Forschung im Sinne der Biopolitik auszurichten und die psychiatrische Praxis auf der Basis der »Euthanasie«-Aktion neu zu ordnen.

1. Die Gesellschaft Deutscher Neurologen und Psychiater und die »Aktion T4«

»In der Schwebe«. Die Organisationsstrukturen der Gesellschaft Deutscher Neurologen und Psychiater, 1939/40

Von September 1935 bis Januar 1939 änderte sich an der Zusammensetzung der Vereinsorgane der Gesellschaft Deutscher Neurologen und Psychiater kaum etwas. Ernst Rüdin amtierte als Vorsitzender – die Bezeichnung »Reichsleiter« war 1936 aufgegeben worden[1] –, Heinrich Pette als sein Stellvertreter, Paul Nitsche als Geschäftsführer. Als der Beirat am 24. September 1938 – unmittelbar vor dem Beginn

---

1 Der Beirat der Gesellschaft Deutscher Neurologen und Psychiater hatte 1936 beschlossen, dass die Bezeichnungen »Reichsleiter«, »stellvertretender Reichsleiter« und »Reichsgeschäftsführer« in den Satzungen durch die Bezeichnungen »Vorsitzender«, »stellvertretender Vorsitzender« und »Geschäftsführer« zu ersetzen seien. Rüdin/Nitsche, Jahresversammlung der Gesellschaft Deutscher Neurologen und Psychiater 1936, S. 235.

der Jahresversammlung in Köln – zu seiner vierten Sitzung zusammentrat, gehörten ihm – neben Rüdin, Pette und Nitsche – nach wie vor die 1935 ernannten Mitglieder Friedrich Ast, Maximinian de Crinis, Hans Demme, Hermann Hoffmann, Ernst Kretschmer, Hans Roemer, Carl Schneider und Paul Schröder sowie die 1937 neu berufenen Mitglieder Hugo Spatz, Wilhelm Tönnis und Viktor v. Weizsäcker an.[2] Wohl mit Rücksicht darauf, dass Ernst Rüdin an dieser Sitzung krankheitsbedingt nicht teilnehmen konnte, wurde über die Bestätigung der bei der Gründung der Gesellschaft Deutscher Neurologen und Psychiater berufenen Beiratsmitglieder nicht gesprochen, obwohl diese laut Satzung vom Vorsitzenden nur für drei Jahre ernannt worden waren. Auch war keine Rede mehr davon, dass der Vorsitz in der Fachgesellschaft auf den Leiter der Neurologischen Abteilung übergehen könnte, obwohl die Satzung vorsah, dass sich die beiden Abteilungsleiter »nach Möglichkeit« alle drei Jahre im Amt des Vorsitzenden abwechseln sollten. Rüdins Stellung innerhalb der Gesellschaft war allzu beherrschend, als dass Pette mit Aussicht auf Erfolg einen Anspruch auf den Vorsitz hätte geltend machen können – wenn er es denn gewollt hätte.

Erst zu Beginn des Jahres 1939 kam Bewegung in die institutionellen Strukturen. Im Bericht über die Mitgliederversammlung, die am Rande der Fünften Jahresversammlung am 28. März 1939 in Wiesbaden zusammenkam, heißt es, dass von den 1935 berufenen Beiratsmitgliedern Maximinian de Crinis, Ernst Kretschmer und Hans Roemer vom Vorsitzenden für weitere drei Jahre bestätigt worden seien. Dagegen schieden Hans Demme, Hermann Hoffmann, Carl Schneider und Paul Schröder aus dem Beirat aus.[3] Von Friedrich Ast war gar nicht mehr die Rede. Wahrscheinlich hatte der Direktor der Heil- und Pflegeanstalt Eglfing-Haar, der zum 1. Oktober 1937 wegen Erreichens der Altersgrenze in den Ruhestand getreten war,[4] von sich aus auf seinen Sitz im Beirat verzichtet, wenngleich er sich, wie seine Mitarbeit an den Richtlinien zur Begutachtung der Schizophrenie zeigt, weiter in der Gesellschaft Deutscher Neurologen und Psychiater engagierte.

Welche Motive lagen der Entscheidung Rüdins zugrunde, de Crinis, Kretschmer und Roemer im Beirat zu belassen und Demme, Hoffmann, Schneider und Schröder nicht mehr zu berücksichtigen? Hans Roemer schien als Geschäftsführer des Ausschusses für psychische Hygiene sowie als Herausgeber der »Allgemeinen Zeitschrift für Psychiatrie und ihre Grenzgebiete« und der »Zeitschrift für psychische Hygiene« unverzichtbar – erst aufgrund seines Widerspruchs gegen die »Euthanasie« wurde er später aus dem inneren Zirkel um Ernst Rüdin ausgegrenzt. Ernst Kretschmer spielte als designierter Leiter einer neu einzurichtenden psychotherapeutischen Abteilung nach wie vor eine Rolle in den strategischen Überlegungen Rüdins. Dass diese Pläne letztlich nicht zum Ziel führen würden, war zu diesem Zeitpunkt noch nicht abzusehen – auch seine Mitwirkung im Beirat schien daher unverzichtbar.

Dagegen bedarf die Bestätigung Maximinian de Crinis' der näheren Erläuterung. De Crinis war, wie an anderer Stelle ausführlich dargestellt, durch seinen Freund Walter Jacobi in den Beirat gekommen und konnte seine Position auch nach dessen Sturz behaupten. De Crinis machte im »Dritten Reich« zielstrebig Karriere, zunächst als Ordinarius für Psychiatrie in Köln,[5] dann, ab 1938, als Nach-

---

2 Bericht über die 4. Beiratssitzung, 24.9.1938, MPIP-HA: GDA 128. Bei dieser Sitzung waren lediglich Pette, de Crinis, Demme, Hoffmann, Roemer, Schröder, Spatz und Tönnis anwesend. Laut Satzung war der Beirat ohne Rücksicht auf die Zahl der erschienenen Mitglieder beschlussfähig, wenn die schriftliche Einladung rechtzeitig erfolgt war.

3 Ernst Rüdin/Paul Nitsche, Bericht über die Mitgliederversammlung vom 28. März 1939 in Wiesbaden, in: Allg. Zschr. Psychiatr. 114 (1940), S. 219-221, hier: S. 220. Diese Passage ist wahrscheinlich nachträglich in den am 28. März 1939 vorgetragenen Bericht eingefügt worden. Im Typoskript (MPIP-HA: GDA 128) fehlt sie noch. Erstmals festgehalten wurden die Veränderungen im Beirat in einer Aktennotiz vom 13. April 1939, MPIP-HA: GDA 130. Anlässlich der Fünften Jahresversammlung der Gesellschaft Deutscher Neurologen und Psychiater scheint der Beirat selbst nicht getagt zu haben.

4 Richarz, Heilen, S. 138.

5 Jasper, Maximinian de Crinis, S. 65 f. De Crinis profitierte davon, dass der Ordinarius für Psychiatrie und Direktor der psychiatrischen und Nervenklinik der Universität Köln, Gustav Aschaffenburg, wegen seiner jüdischen Herkunft selber einen Antrag auf Emeritierung gestellt hatte. Während seiner Kölner Zeit organisierte de Crinis vor Ort die Vierte Jahresversammlung der Gesellschaft Deutscher Neurologen und Psychiater.

folger Karl Bonhoeffers als Ordinarius für Psychiatrie und Neurologie in Berlin.[6] Damit war das Netzwerk um Bonhoeffer endgültig zerschlagen – 1941 übernahm de Crinis von Bonhoeffer auch noch das Amt des ersten Vorsitzenden der Berliner Gesellschaft für Psychiatrie und Neurologie,[7] so dass Störfeuer von dort kaum mehr zu erwarten war.[8] De Crinis baute in Berlin sein eigenes Netzwerk auf, dessen Fäden sowohl in die Wissenschaft als auch in die Politik hineinreichten. So wurde er 1938, noch vor seinem Wechsel in die Reichshauptstadt, in das Kuratorium des Kaiser-Wilhelm-Instituts für Hirnforschung in Berlin-Buch berufen.[9] Auch verfügte de Crinis als Vorkämpfer des Nationalsozialismus in Österreich, Mitglied der SS (seit 1936) und Freund des Chefs der Spionageabwehr Inland im Reichssicherheitshauptamt, *Walter Schellenberg* (1910-1952),[10] über ein großes politisches Kapital. Dies dürften die ausschlaggebenden Gründe gewesen sein, die Rüdin bewogen, an de Crinis festzuhalten. Dessen Berufung zum Ministerialreferenten (Sachbearbeiter für medizinische Fragen) im Amt Wissenschaft des Reichsministeriums für Wissenschaft, Erziehung und Volksbildung zum 1. Januar 1940[11] zeigte, dass dies ein kluger Schachzug gewesen war – über de Crinis bekam das Netzwerk um Ernst Rüdin erstmals einen unmittelbaren Zugang zum Reichswissenschaftsministerium. Die Position de Crinis' im informellen Beziehungsgeflecht der Gesellschaft Deutscher Neurologen und Psychiater sollte während der Kriegszeit zusehends stärker werden.

Carl Schneider war 1935 in seiner Eigenschaft als Herausgeber der »Allgemeinen Zeitschrift für Psychiatrie und psychisch-gerichtliche Medizin« in den Beirat aufgenommen worden. Nachdem er dieses Amt niedergelegt hatte, schien sein Verbleib im Beirat offenbar nicht mehr zwingend notwendig – Schneider blieb aber, wie noch zu zeigen sein wird, dem Netzwerk um Ernst Rüdin und Paul Nitsche auf der informellen Ebene eng verbunden. Dasselbe gilt wohl auch für Hermann Hoffmann und Paul Schröder. Beide hatten, wie weiter oben eingehend beschrieben, in den vorangegangenen Jahren im Rahmen der wissenschaftlichen Fachgesellschaft enger mit Ernst Rüdin zusammengearbeitet – Hoffmann vor allem im Hinblick auf die Etablierung der Insulinkomatherapie, Schröder im Zusam-

6 Jasper, Maximinian de Crinis, S. 78-80. Dazu auch: Volker Roelcke, Politische Zwänge und individuelle Handlungsspielräume. Karl Bonhoeffer und Maximinian de Crinis im Kontext der Psychiatrie im Nationalsozialismus, in: Sabine Schleiermacher/Udo Schagen, (Hg.), Die Charité im Dritten Reich. Zur Dienstbarkeit medizinischer Wissenschaft im Nationalsozialismus, Paderborn u.a. 2008, S. 67-85; Thomas Beddies, Universitätspsychiatrie im Dritten Reich. Die Nervenklinik der Charité unter Karl Bonhoeffer und Maximinian de Crinis, in: Rüdiger vom Bruch/Rebecca Schaarschmidt (Hg.), Die Berliner Universität in der NS-Zeit, Bd. 2: Fachbereiche und Fakultäten, Stuttgart 2005, S. 55-72; ders., Zwangssterilisation und »Euthanasie«. Die Psychiatrische und Nervenklinik der Charité unter Karl Bonhoeffer und Maximinian de Crinis, in: Hanfried Helmchen (Hg.), Psychiater und Zeitgeist. Zur Geschichte der Psychiatrie in Berlin, Lengerich 2008, S. 275-287.
7 Berliner Gesellschaft für Psychiatrie und Neurologie. Offizielles Protokoll der Sitzung vom 13. Januar 1941, in: Zbl. Neurol. Psychiatr. 103 (1943), S. 38; Jasper, Maximinian de Crinis, S. 87. Zur Geschichte der Berliner Gesellschaft für Psychiatrie und Nervenkrankheiten ausführlich: Eisenberg, »Nervenplexus«, S. 200-235.
8 Freilich setzte die Berliner Gesellschaft für Psychiatrie und Neurologie auch weiterhin eigene Akzente, so etwa in ihren Sitzungen am 6. Mai und 8. Juni 1942, in denen es um die »Differentialdiagnose der Anfallserkrankungen« ging. Im Anschluss an die Sitzung am 6. Mai, bei der Maximinian de Crinis über »Die Klinik der Epilepsie, insbesondere ihre Differentialdiagnose und ihre therapeutischen Möglichkeiten« und Jürg Zutt über »Die Fallsucht im Erbgesundheitsverfahren« referierte, äußerte sich Fritz Lenz am 8. Juni auf Bitten de Crinis' zur »Erbbedingtheit der Epilepsie«, wobei er die Schlussfolgerungen, die Claus Conrad aus seinen Zwillingsforschungen an der Deutschen Forschungsanstalt für Psychiatrie gezogen hatte, offen in Frage stellte. Berliner Gesellschaft für Psychiatrie und Neurologie, in: Zbl. Neurol. Psychiatr. 104 (1944), S. 488-496, hier: S. 488-492. Überhaupt konnte Karl Bonhoeffer über die letzte ihm verbleibende Zeitschrift, eben das »Zentralblatt für die gesamte Neurologie und Psychiatrie«, noch Nadelstiche setzen. Vgl. S. 370-372.
9 Jasper, Maximinian de Crinis, S. 88-91. Dazu auch Hans-Walter Schmuhl, Hirnforschung und Krankenmord. Das Kaiser-Wilhelm-Institut für Hirnforschung 1937-1945, in: Vierteljahrshefte für Zeitgeschichte 50. 2002, S. 559-609, hier: S. 586 f. In dieser Funktion stand de Crinis in Verbindung mit Hugo Spatz, Julius Hallervorden und Wilhelm Tönnis, die ebenfalls in das Netzwerk um Ernst Rüdin eingebunden waren.
10 Jasper, Maximinian de Crinis, S. 77, 101 f. Weiterhin war de Crinis von 1934 bis 1938 Führer der Dozentenschaft der Universität Köln, Mitglied im NSDÄB und im Verein Lebensborn.
11 Jasper, Maximinian de Crinis, S. 92-101.

menhang mit dem sensiblen Thema der Unterbringung vermindert zurechnungsfähiger Straftäter in den Heil- und Pflegeanstalten. Auf beiden Themenfeldern hatte sich die Gesellschaft Deutscher Neurologen und Psychiater mittlerweile eindeutig positioniert, so dass die Mitgliedschaft Hoffmanns und Schröders im Beirat womöglich entbehrlich schien.

In Schröders Fall kam ein weiteres Moment hinzu. Vom 24. Juli bis zum 1. August 1937 hatte der erste Internationale Kongress für Kinderpsychiatrie in Paris mit 350 Teilnehmern aus 49 Ländern stattgefunden. Der deutschen Delegation, die von Ernst Rüdin angeführt wurde, hatte auch Paul Schröder angehört.[12] Im Rahmen dieses Kongresses wurde am 28. Juli 1937 ein Internationales Komitee für Kinderpsychiatrie gegründet, um den nächsten Kongress vorzubereiten – und zum Präsidenten dieses Komitees wurde Paul Schröder gewählt.[13] Im Hintergrund dieser Personalie stand der Beschluss, den zweiten Internationalen Kongress für Kinderpsychiatrie nach Deutschland zu holen – er sollte 1940 oder 1941 in Leipzig stattfinden.[14] Schröder trieb die Planungen zu diesem Kongress offenbar in Abstimmung mit Rüdin voran. Jedenfalls findet sich im Bericht über die vierte Beiratssitzung der Gesellschaft Deutscher Neurologen und Psychiater am 24. September 1938 der Hinweis, dass im Jahr 1940 eine »Tagung für Kinderpsychiatrie«[15] in Leipzig stattfinden sollte, bei der Rüdin den »Vorsitz« übernehmen und Schröder als »Geschäftsführer« auftreten sollte.

Geplant war, diese Veranstaltung mit einem zweiten Internationalen Kongress für Heilpädagogik zusammenzulegen.[16] Vorgespräche in dieser Richtung am Rande des ersten Internationalen Kongresses für Heilpädagogik, der im Juli 1939 in Genf stattfand, führten jedoch nicht zum Ziel – und durch den Beginn des Zweiten Weltkriegs rückte dieses Ziel in noch weitere Ferne. Paul Schröder arbeitete nun, im Einvernehmen mit dem Reichsgesundheitsamt, auf die Gründung einer »Deutschen Gesellschaft für Kinderpsychiatrie und Heilpädagogik« hin, die eine Organisationsstruktur bieten sollte, um die projektierte, beide Fachgebiete abdeckende Tagung – mit internationaler Beteiligung aus dem verbündeten und neutralen Ausland – doch noch verwirklichen zu können.

Am Rande der Fünften Jahresversammlung der Gesellschaft Deutscher Neurologen und Psychiater, am 27. März 1939, fand in Wiesbaden ein erstes Treffen des Arbeitsausschusses des Internationalen Komitees für Kinderpsychiatrie statt, bei dem Schröder mitteilte, dass er eine »Deutsche Arbeitsge-

12 In der offiziellen deutschen Delegation finden sich aus dem Netzwerk Rüdins ferner Hans Bürger-Prinz, Fred Dubitscher, Ernst Kretschmer, Kurt Pohlisch, Hans Aloys Schmitz und Rudolf Thiele, dazu *Albrecht Peiper* (1889-1968) aus Wuppertal-Barmen, *Jussuf Ibrahim* (1877-1953) aus Jena, *Heinrich Többen* (1880-1951) aus Münster sowie *Hahn* aus Frankfurt. Nach Angaben Rüdins nahmen außerdem auch Hans Heinze und Wilhelm Weygandt an dem Kongress teil. Paul Schröder hielt einen Vortrag über »charakterlich Abartige«. Castell u.a., Geschichte, S. 34 ff.

13 Ebd., S. 45 f.

14 Anon., Bericht über die 1. Tagung der Deutschen Gesellschaft für Kinderpsychiatrie und Heilpädagogik, in: Zeitschrift für Kinderforschung 49 (1943), S. 1-118, hier: S. 9.

15 Bericht über die 4. Beiratssitzung, 24.9.1938, MPIP-HA: GDA 128. Danach auch die folgenden Zitate. Dazu auch: Castell u.a., Geschichte, S. 62. Die Autoren sehen hier den Versuch, »Schröders Einfluss auf die sich entwickelnde Kinderpsychiatrie zugunsten Rüdins schwinden zu lassen.« An dieser Stelle wird dagegen die Auffassung vertreten, dass Schröder und Rüdin in Abstimmung miteinander handelten.

16 Zum Folgenden: Freundliche Auskunft von Klaus Schepker. Die Vor- und Gründungsgeschichte der Deutschen Gesellschaft für Kinderpsychiatrie und Heilpädagogik ist Gegenstand des laufenden, von Heiner Fangerau, Klaus Schepker und Sascha Topp durchgeführten Forschungsprojekts im Auftrag der Deutschen Gesellschaft für Kinder- und Jugendpsychiatrie. Die Arbeit der »Gesellschaft für Heilpädagogik« war nach der nationalsozialistischen Machtübernahme zum Erliegen gekommen, der »Deutsche Verein zur Fürsorge für jugendliche Psychopathen« wurde – unter tätiger Mitwirkung Ernst Rüdins – bereits im Juli 1933 aufgelöst. Auf Empfehlung Rüdins wurde zudem die öffentliche Förderung der Arbeit der Geschäftsführerin des Vereins (und Schriftleiterin der »Zeitschrift für Kinderforschung«), *Ruth von der Leyen* (1888-1935), beendet. Sie beging, ihrer beruflichen Möglichkeiten beraubt, im Jahre 1935 Suizid. Dazu jetzt: Renate Schepker/Klaus Schmeck/Michael Kölch/Klaus Schepker, Eine frühe Gen-Umwelt-Theorie der Störungen des Sozialverhaltens versus »Anethischer Psychopathie«, in: Praxis der Kinderpsychologie und Kinderpsychiatrie 64 (2015), S. 290-307, hier: S. 301 f.

meinschaft für Kinderpsychiatrie«[17] als »Untergruppe« der »Deutschen Gesellschaft für Neurologie und Psychiatrie« [sic] ins Leben gerufen habe, die die Gründung einer deutschen Fachgesellschaft für Kinderpsychiatrie vorbereiten sollte. Die Eingliederung einer solchen Fachgesellschaft als eigene Abteilung unter dem Dach der Gesellschaft Deutscher Neurologen und Psychiater warf indes ähnliche Probleme auf wie die der Deutschen Allgemeinen Ärztlichen Gesellschaft für Psychotherapie: Denn eine Fachgesellschaft für Kinderpsychiatrie war nicht nur für Psychiater interessant, sondern auch für Pädiater und darüber hinaus für andere Berufsgruppen wie Heilpädagogen, Sonderschullehrer oder Psychologen. Die Überlegungen gingen daher offenbar in Richtung einer lockeren Anbindung der künftigen Fachgesellschaft für Kinderpsychiatrie an die Gesellschaft Deutscher Neurologen und Psychiater – nicht aber in Richtung auf die Gründung eines Konkurrenzunternehmens. Die »Deutsche Gesellschaft für Kinderpsychiatrie und Heilpädagogik« wurde schließlich im Rahmen einer »Kinderkundlichen Woche« in Wien am 5. September 1940 aus der Taufe gehoben – die Verhandlungen über eine festere Verbindung mit der Gesellschaft Deutscher Neurologen und Psychiater gingen weiter. Dazu später mehr, hier genügt zunächst der Hinweis, dass das Ausscheiden Schröders aus dem Beirat der Gesellschaft Deutscher Neurologen und Psychiater im Jahre 1939 mit den Bestrebungen zur Gründung der kinderpsychiatrisch-heilpädagogischen Fachgesellschaft zusammenhängen könnte.[18]

Was schließlich Hans Demme angeht, so hatte er 1935 zu den von Max Nonne ins Spiel gebrachten Kandidaten gehört, und Rüdin, der es in der sensiblen Phase der Verschmelzung des Deutschen Vereins für Psychiatrie und der Gesellschaft Deutscher Nervenärzte nicht riskieren wollte, den Nestor der deutschen Neurologie zu brüskieren, hatte, wie erwähnt, Demme in den Beirat berufen, um Heinrich Pette außen vor lassen zu können. Nachdem sich die Dinge anders entwickelt hatten und Pette anstelle von Jacobi an die Spitze der Neurologischen Abteilung gerückt war, entschloss sich Rüdin im Jahre 1939, den Posten Demmes neu zu besetzen. An seiner Stelle rückte Georges Schaltenbrand, seit 1937 Inhaber des Lehrstuhls für Neurologie an der Universität Würzburg, in den Beirat. Hinzu kamen Kurt Pohlisch, dessen Institut für psychiatrisch-neurologische Erbforschung in Bonn eine strategische Rolle bei der »erbbiologischen Bestandsaufnahme« spielte und der innerhalb des Netzwerks um Ernst Rüdin zusehends an Bedeutung gewann, und schließlich Walter Creutz, der durch sein Engagement in Sachen der Unterbringung vermindert zurechnungsfähiger Straftäter in den Heil- und Pflegeanstalten auf sich aufmerksam gemacht hatte.[19]

Kurz vor der Fünften Jahresversammlung der Gesellschaft Deutscher Neurologen und Psychiater hatte Paul Nitsche gegenüber Ernst Rüdin erklärt, dass er das Amt des Geschäftsführers niederlegen wolle. Rüdin fragte daraufhin bei Walter Creutz nach, ob er das Amt des »Schriftführers« zu übernehmen bereit sei, während das Amt des »Kassenwartes« in andere Hände gegeben werden sollte. Creutz teilte auf die Anfrage Rüdins mit, dass Nitsche schon bei ihm vorgefühlt hatte. Dabei habe Nitsche ihn wissen lassen, dass er das Amt des Geschäftsführers »lediglich infolge ungünstiger äußerer Umstände«[20] glaubte niederlegen zu sollen. Creutz habe gemeint, »es müsse sich ein Weg finden, Herrn Prof. Nitsche die technische Möglichkeit zur Weiterführung seines Amtes sicherzustellen, so dass er der Gesellschaft und Ihnen doch noch einige Jahre zur Verfügung stehen könne. Leider hat Herr Prof. Nitsche aber mitgeteilt,

---

17 Bericht in: Zschr. für Kinderpsychiatrie 6 (1939), S. 62 f. Danach auch die folgenden Zitate. Dazu auch: Castell u.a., Geschichte, S. 61. Das Treffen war ursprünglich am Nachmittag des 28. März 1939 anberaumt worden (Psych.-Neurol. Wschr. 41 (1939), S. 74 [11.2.1939]), was zu einer Terminüberschneidung mit der Mitgliederversammlung der Gesellschaft Deutscher Neurologen und Psychiater hätte führen können. Zu dem Treffen am 27. März erschienen lediglich drei ausländische Kinderpsychiater. Wieviele deutsche Kinderpsychiater anwesend waren, geht aus dem Bericht nicht hervor. Es wurde ein internationaler Kongress für Kinderpsychiatrie im Jahre 1941 ins Auge gefasst.
18 Eine Rolle könnte aber auch das Alter Schröders gespielt haben. Er war 1938 emeritiert worden.
19 Rüdin/Nitsche, Bericht Mitgliederversammlung 28. März 1939, S. 220; Aktennotiz v. 13.4.1939, MPIP-HA: GDA 130.
20 Creutz an Rüdin, 4.3.1939, MPIP-HA: GDA 128. Danach auch die folgenden Zitate. – Die Anfrage Rüdins erfolgte danach am 19. Februar 1939. Sie ist nicht überliefert.

dass er seinen Entschluss als endgültig betrachte und hierüber mit Ihnen auch bereits übereingekommen sei.« Unter diesen Umständen betrachte er, Creutz, es als seine »Pflicht«, dem Ruf Rüdins zu folgen. Also übernahm Walter Creutz im Mai 1939[21] die Schriftführung der Gesellschaft Deutscher Neurologen und Psychiater, während sich Kurt Pohlisch künftig um die Kassenführung kümmerte. Offiziell fungierte Creutz als »Geschäftsführer«, da die Satzung der Gesellschaft das Amt des »Schriftführers« nicht kannte.[22] Creutz machte sich gleich ans Werk und übernahm von Nitsche die Herausgabe des Berichts über die Fünfte Jahresversammlung der Gesellschaft Deutscher Neurologen und Psychiater.[23] Die Mitglieder wurden im Juli 1939 offiziell von dem Wechsel in der Geschäftsführung in Kenntnis gesetzt.[24]

Über die Gründe, die Paul Nitsche veranlasst hatten, das Amt des Geschäftsführers niederzulegen, kann man nur Vermutungen anstellen. Das Schreiben von Creutz an Rüdin legt nahe, dass Nitsches Entscheidung mit Mittelkürzungen in seinem Arbeitsbereich als Direktor der Heil- und Pflegeanstalt Sonnenstein und als Beratender Psychiater im Sächsischen Ministerium des Innern zusammenhing. Das Amt des Geschäftsführers war mit einem erheblichen Maß an Verwaltungsarbeit verbunden – er trug nicht nur die Hauptlast der Korrespondenz im Zusammenhang mit der Organisation der Jahresversammlungen, sondern hatte auch die Mitgliedsbeiträge einzuziehen und die Vereinskasse zu führen. Nitsche hatte alle diese Arbeiten von seinem Büroapparat auf dem Sonnstein nebenbei erledigen lassen. Es ist wahrscheinlich, dass diese Praxis den rigorosen Sparmaßnahmen im sächsischen Anstaltswesen in der unmittelbaren Vorkriegszeit zum Opfer gefallen war, zumal Nitsche, wie noch zu zeigen sein wird, seit 1937 im Konflikt mit dem sächsischen Innenministerium lag. Keinesfalls war sein Rücktritt als Geschäftsführer auf Differenzen innerhalb der Gesellschaft Deutscher Neurologen und Psychiater zurückzuführen. Nitsche blieb in allen Angelegenheiten der Fachgesellschaft der wichtigste Ansprechpartner Rüdins. Auf der formalen Ebene fand dies seinen Ausdruck darin, dass Nitsche – nun als vom Vorsitzenden berufenes Mitglied – im Beirat verblieb.

Der Beirat setzte sich also fortab zusammen aus dem Vorsitzenden Ernst Rüdin, dem stellvertretenden Vorsitzenden Heinrich Pette, dem Geschäftsführer Walter Creutz sowie Maximinian de Crinis, Ernst Kretschmer, Paul Nitsche, Kurt Pohlisch, Hans Roemer, Georges Schaltenbrand, Hugo Spatz, Wilhelm Tönnis und Viktor v. Weizsäcker.[25] Allerdings tagte er niemals in dieser Zusammensetzung,[26] da sich kurz nach dem personellen Revirement die Organisationsstrukturen der Gesellschaft Deutscher Neurologen und Psychiater weitgehend auflösten.

---

21 Creutz an Rüdin, 15.5.1939, MPIP-HA: GDA 128. Rüdin hatte Creutz am 2. Mai 1939 offiziell mit dem Amt des Geschäftsführers betraut.

22 Es wäre sonst eine Satzungsänderung notwendig gewesen. Darauf machte Nitsche im Zusammenhang mit der Meldung an das Vereinsregister aufmerksam. Er wies auch darauf hin, dass die Bestellung Pohlischs zum »Kassierer« nicht angezeigt werden musste, weil dies kein offizielles Organ der Gesellschaft war. Nitsche an Rüdin, 13.4.1939, MPIP-HA: GDA 130.

23 Creutz an Rüdin, 15.5.1939, MPIP-HA: GDA 128.

24 Psych.-Neurol. Wschr. 41 (1939), S. 326 (15.7.1939). Creutz hatte die hier abgedruckte Mitteilung im Namen Rüdins zusammen mit der Einladung zum »Allgemeinen ärztlichen Fortbildungskurs für Psychotherapie und Konstitutionsforschung« am 1. Juli 1939 an alle Mitglieder verschickt. Creutz an Rüdin, 1.7.1939, MPIP-HA: GDA 128. Bei der Mitgliederversammlung am 28. März war – entgegen dem später in der »Allgemeinen Zeitschrift für Psychiatrie« veröffentlichten Bericht – lediglich der Rücktritt Nitsches bekannt gegeben worden, da die Nachfolge zu diesem Zeitpunkt noch nicht abschließend geregelt war.

25 Rüdin/Nitsche, Bericht Mitgliederversammlung 28. März 1939, S. 220; Aktennotiz v. 13.4.1939, MPIP-HA: GDA 130.

26 Der Beirat sollte im Rahmen der Sechsten Jahresversammlung der Gesellschaft Deutscher Neurologen und Psychiater am 4. Oktober 1941 in Würzburg wieder zusammenkommen. Dabei stand auch die »künftige Zusammensetzung des Beirats« auf dem Programm. Einladungsschreiben, undatiert, unterzeichnet von Walter Creutz, NAW, Record Group 549, Stack 290, Row 59, Comp. 17, Bl. 125835. Vgl. Nitsche an Creutz, 26.7.1941, NAW, Record Group 549, Stack 290, Row 59, Comp. 17, Bl. 124964-124965. Hier weist Nitsche darauf hin, dass für die 1937 berufenen Beiratsmitglieder die dreijährige Amtszeit bereits abgelaufen sei. Handschriftlich fügte er hinzu, dass für die 1938 bestellten Mitglieder (die ja formal eigentlich erst im März 1939 in ihr Amt eingesetzt worden waren) die Frist im Jahre 1941 ablaufe. Aus den Angaben Nitsches lässt sich folgern, dass der Beirat seit März 1939 zu keiner außerplanmäßigen Sitzung zusammengekommen war.

Tatsächlich konnte sich nicht einmal die neue Geschäftsführung etablieren. Kaum hatte Walter Creutz die Arbeit aufgenommen,[27] wurde er auch schon am 26. August 1939 zur Wehrmacht eingezogen und diente – mit Urlaubsunterbrechungen – bis November 1940 als Sanitätsoffizier. Erst am 1. Dezember 1940 nahm er seinen Dienst als Landesmedizinalrat in Düsseldorf wieder auf.[28] In diesem Zeitraum war die Stelle des Geschäftsführers der Gesellschaft Deutscher Neurologen und Psychiater faktisch unbesetzt. Creutz teilte Rüdin seine Einberufung am 10. September 1939 mit und regte an, Nitsche zu bitten, die Geschäftsführung wieder zu übernehmen. Nitsche werde »unter den derzeitigen Umständen trotz seiner bisherigen Bedenken wohl zweifellos bereit sein [...], vorläufig erneut für die Gesellschaft tätig zu sein«.[29] Rüdin folgte dieser Anregung und versuchte umgehend, Nitsche zu erreichen, doch war auch dieser, wie seine Ehefrau mitteilte, am 27. August 1939 als Beratender Psychiater einberufen worden und befand sich zu dieser Zeit »an der Ostfront« in Polen.[30] Creutz versuchte ebenfalls vergeblich, mit Nitsche in Verbindung zu treten – auch zu Kurt Pohlisch und Heinrich Pette hatte er von der Truppe aus keinen Kontakt herstellen können.[31] Daraufhin schlug Rüdin vor, dass Creutz die Geschäftsführung vorübergehend nach München abgeben sollte: »Da es jetzt für jeden Psychiater bis auf Weiteres wohl unsicher ist, ob er sein Dauerquartier beibehalten kann, so würde ich es noch für das Beste halten, dass Sie Ihre Sekretärin anweisen, dass vorläufig mir das ganze Material zugesandt wird, wobei getrennt die Dinge herausgehoben werden müssten, welche noch nicht erledigte Korrespondenz darstellen.«[32] Creutz folgte diesem Vorschlag, im Oktober 1939 wurden einige die Gesellschaft Deutscher Neurologen und Psychiater betreffende Unterlagen von Düsseldorf nach München überstellt.[33] Rüdin fragte noch einmal bei Nitsche nach, ob er diese Unterlagen nach Dresden weiterleiten sollte,[34] doch hatte Nitsche jetzt anderes zu tun, als die Geschäfte der Gesellschaft Deutscher Neurologen und Psychiater zu führen. Als er Anfang 1940 seine zivile Tätigkeit wieder aufnahm, musste er sich um die Abwicklung der am 9. Oktober 1939 geschlossenen Landesanstalt Sonnenstein kümmern. Zum 1. Januar 1940 wurde Nitsche als Direktor an die Landesanstalt Leipzig-Dösen versetzt.[35]

Zwischen September 1939 und November 1940 hatte die Gesellschaft Deutscher Neurologen und Psychiater daher mit Walter Creutz einen »allerdings leider zur Zeit zur Untätigkeit verurteilten Geschäftsführer«.[36] Er hoffe, so schrieb er im Februar 1940 an Rüdin, »in einer nicht allzu fernen Zeit die Tätigkeit des Truppenarztes wieder mit meinem Zivilamt vertauschen und alsdann auch wieder für die Gesellschaft Deutscher Neurologen und Psychiater tätig sein zu können.« Doch stand Creutz erst ab Dezember 1940 wieder zur Verfügung. Unter diesen Umständen war an die Abhaltung einer Sechsten Jahresversammlung der Gesellschaft Deutscher Neurologen und Psychiater, die an sich im Septem-

---

27 Neben der Herausgabe des Berichts über die Fünfte Jahresversammlung, der Einladung zu dem psychotherapeutischen Kurs und der Mitteilung über den Wechsel in der Geschäftsführung lassen sich bis Ende August 1939 nur vereinzelte Vorgänge nachweisen, an denen Walter Creutz beteiligt war: So leitete er am 1. August 1939 einen von Linden übersandten Bericht der Deutschen Gesandtschaft in Lima über den zweiten Panamerikanischen Psychiater-Kongress an Rüdin weiter. Creutz an Rüdin, 1.8.1939, MPIP-HA: GDA 128.
28 Vgl. Schmuhl, Walter Creutz und die NS-»Euthanasie«, S. 31-35.
29 Creutz an Rüdin, 10.9.1939, MPIP-HA: GDA 128.
30 Rüdin an Nitsche, 14.9.1939 (nebst handschriftlicher Antwort von Frau Nitsche), MPIP-HA: GDA 130. Nach Angabe der Ehefrau war Nitsche in der Nähe von Kielce stationiert. Vgl. auch Böhm/Markwardt, Paul Nitsche, S. 86.
31 Creutz an Rüdin, 24.9.1939, MPIP-HA: GDA 128. Dazu auch: Creutz an Nitsche, 15.9.1939, NAW, Record Group 549, Stack 290, Row 59, Comp. 17, Bl. 124901.
32 Rüdin an Creutz, 26.9.1939, MPIP-HA: GDA 128.
33 Frau Oettgen (Sekretärin Creutz') an Rüdin, 25.10.1939, MPIP-HA: GDA 129.
34 Rüdin an Nitsche, 28.10.1939, MPIP-HA: GDA 130.
35 Böhme/Markwardt, Paul Nitsche, S. 86. Zur weiteren Geschichte der Anstalt Sonnenstein: Thomas Schilter, Unmenschliches Ermessen. Die nationalsozialistische »Euthanasie«-Tötungsanstalt Pirna-Sonnenstein 1940/41, Leipzig 1999. Zur Anstalt Leipzig-Dösen: Christiane Roick, Heilen, Verwahren, Vernichten. Die Geschichte der sächsischen Landesanstalt Leipzig-Dösen im Dritten Reich, med. Diss. Leipzig 1997.
36 Creutz an Rüdin, 8.2.1940, MPIP-HA: GDA 128. Danach auch das folgende Zitat.

ber 1940 in Wien oder Prag hatte stattfinden sollen, nicht zu denken.[37] Noch im Februar 1941 teilte Rüdin auf eine diesbezügliche Nachfrage hin mit, dass eine Tagung der Gesellschaft Deutscher Neurologen und Psychiater im laufenden Jahr »bis auf Weiteres nicht angesetzt«[38] sei. Zwei Monate später, im April 1941, wandte sich Ernst Rüdin – übrigens auf eine Anregung Paul Nitsches hin – an den Kassenwart Kurt Pohlisch und bat ihn, im Jahre 1941 keine Beiträge einzuziehen, »weil ja doch schon seit einiger Zeit das Gesellschaftsleben in der Schwebe ist«.[39]

Zu dieser Zeit stellte Paul Nitsche jedoch schon Überlegungen an, die Sechste Jahresversammlung der Gesellschaft Deutscher Neurologen und Psychiater doch noch im Jahre 1941 stattfinden zu lassen. Hintergrund war der seit Januar 1940 laufende Massenmord an psychisch erkrankten und geistig behinderten Menschen, in den Nitsche – und mit ihm andere Psychiater und Neurologen aus dem Netzwerk, das die Gesellschaft Deutscher Neurologen und Psychiater umspannte – tief verstrickt waren. Bevor diese Verstrickungen näher in den Blick genommen werden, soll zunächst in einem längeren Exkurs ein Vorgang aus dem Jahre 1937/38 dargestellt werden, der zeigt, dass Paul Nitsche auch schon in der Vorkriegszeit als Kandidat für eine oberste biopolitische Steuerungsinstanz gehandelt wurde.

Exkurs: Paul Nitsche und der Plan zu einem »Ausschuss für Erbgesundheitsfragen«, 1937/38

Seit 1907 war Paul Nitsche in Sachsen tätig,[40] zunächst als Oberarzt an der Städtischen Heil- und Pflegeanstalt Dresden, von 1913 bis 1918 als Oberarzt und stellvertretender Direktor der Landesanstalt Sonnenstein bei Pirna, von 1918 bis 1928 als Direktor der Landesanstalt Leipzig-Dösen, ab 1928 – als Nachfolger Georg Ilbergs – als Direktor auf dem Sonnenstein. 1927 wurde Nitsche, dem die sächsische Regierung im Jahre 1925, sicher auch in Anerkennung seines Engagements bei der Reform der praktischen Psychiatrie, den Titel eines Professors verliehen hatte, zudem zum psychiatrischen Sachbearbeiter des sächsischen Ministeriums des Innern berufen, eine Tätigkeit, die ihn fortab durchschnittlich einen Tag in der Woche in Anspruch nahm.[41] Nitsche blieb auch im Zuge der nationalsozialistischen Machtübernahme auf diesem Posten. Offenkundig galt er als linientreu, trat er doch in die NSDAP, den NSDÄB und die NSV ein und wurde förderndes Mitglied der SS.[42] Mit dem politischen Umschwung kam es zu einer Umstrukturierung im sächsischen Innenministerium. Die Verantwortung für die Heil- und Pflegeanstalten ging an die neu geschaffene Abteilung II (»Volkspflege«) über, die von 1934 bis 1937 von Dr. Ernst Wegner geleitet wurde, der in Personalunion auch als »Gaugesundheitsführer«

---

37 Als Schwerpunktthemen waren »die Wechselbeziehungen der erblichen und exogenen Faktoren bei der Entstehung und Gestaltung der Nervenkrankheiten« sowie »die Wechselbeziehungen der erblichen und Umweltfaktoren bei der Entstehung der Asozialität und Kriminalität« vorgesehen. Bericht über die Mitgliederversammlung am 28. März 1938, MPIP-HA: GDA 128. So auch noch in: Rüdin/Nitsche, Bericht Mitgliederversammlung 28. März 1939, S. 219. – Vgl. auch ein Schreiben Pettes an Rüdin vom 21. Juli 1939: »Vor einigen Tagen teilte mir Herr Spatz mit, dass Herr Pötzl in Wien darüber leicht verstimmt sei, dass er offiziell von unserem Plan, im nächsten Jahre in Wien zu tagen, noch nichts gehört habe. Ich habe Herrn Spatz, der auch nur ganz vorsichtig an diese Sache gerührt haben wollte, geschrieben, dass es bis heute auch noch keineswegs feststehe, ob wir nach Wien oder nach Prag gehen.« Pette an Rüdin, 21.7.1939, MPIP-HA: GDA 128.

38 Rüdin an Oberstabsarzt Dr. Haenisch, Kolberg, 3.2.1941, MPIP-HA: GDA 128.

39 Rüdin an Pohlisch, 26.4.1941, MPIP-HA: GDA 128. Die Aktivitäten der Fachgesellschaft beschränkten sich 1941/42 weitgehend auf Verhandlungen mit dem Finanzamt München wegen der Festsetzung der Körperschaftssteuer in der Folge des veränderten Steuerrechts. Dazu finden sich umfangreiche Unterlagen in MPIP-HA: GDA 128.

40 Die folgenden biographischen Angaben nach: Mäckel, Paul Nitsche, S. 13-27; Böhm/Markwardt, Paul Nitsche, S. 72-86.

41 Gleichzeitig wurde Nitsche ordentliches Mitglied der ersten Abteilung des sächsischen Landesgesundheitsamtes. Böhm/Markwardt, Paul Nitsche, S. 77.

42 Ebd., S. 80 f. 1917 war Nitsche in die Konservative Partei eingetreten, 1919 wechselte er in die Deutsche Volkspartei über, die er 1924 wieder verließ.

(Leiter des Sächsischen Gauamtes für Volksgesundheit der NSDAP) und Gaubobmann des NSDÄB in Sachsen fungierte.[43] Nitsche hatte es fortab im Ministerium also mit Wegner zu tun, und es scheint, als habe Nitsche mit diesem »Staatskommissar für Gesundheitswesen« durchaus vertrauensvoll zusammengearbeitet – so konsultierte er ihn, wie bereits erwähnt, bei den Beratungen über die Satzung der Gesellschaft Deutscher Neurologen und Psychiater.

Gleichwohl kam es 1937 zu einem heftigen Konflikt zwischen Nitsche und dem Ministerium.[44] Worum es dabei im Kern ging, geht aus den spärlich überlieferten Quellen nicht eindeutig hervor, es hat aber den Anschein, dass sich der Konflikt an der Frage der Gehaltseinstufung Nitsches entzündete. Jedenfalls bemühte sich dieser Mitte 1937 nachdrücklich um eine andere Stellung. In dieser Situation erhielt er ein Angebot aus Berlin, über das er in zwei Briefen an Ernst Rüdin Andeutungen machte.[45] Am 18. Juni 1937 berichtete Nitsche nach München:

> »Der junge [Hermann] Vellguth [* 1906], der mit [Falk] Ruttke gesprochen hat und mich jetzt anrief, meinte, es handele sich dort für mich um eine in noch nicht greifbarer Zeit erst realisierbare Sache. Also wird [es] wohl nichts werden, denn da werde ich ja womöglich zu alt. Und Wegner, mit dem ich dieser Tage natürlich in ganz anderem Zusammenhang, auf die Frage eines obersten Erbges.[undheits-] Gerichtes zu sprechen kam, natürlich ohne meinerseits irgendein Wissen darum zu verraten, meinte, daraus würde überhaupt bestimmt nichts werden. So scheint also die Stimmung bei Gerhard W.[agner] zu sein!«[46]

Tags darauf jedoch teilte Nitsche mit, dass er für den 26. Juni 1937 von Falk Ruttke eine Einladung nach Berlin erhalten habe.[47] Dieses Treffen fand tatsächlich statt. Was dabei besprochen wurde, darüber erging sich Nitsche gegenüber Rüdin wieder nur in Andeutungen:

> »Dann, vertraulich natürlich, Folgendes. Ru.[ttke] war neulich sehr entgegenkommend und hat offenbar den besten Willen, mir in B.[erlin] eine Tätigkeit zu verschaffen. Beim kommenden obersten E.[rbgesundheits-] Gericht werden aber die Ärzte wieder nur ehrenamtlich beschäftigt. Dafür würde ich mich natürlich auch gut eignen, wenn ich ohnehin in B.[erlin] sein würde. Was R.[uttke] im Auge hat, hat freilich mit Psychiatrie nichts direkt zu tun, würde mich aber, soweit ich über die betr. Sache orientiert bin,[48] locken, da ich so noch mit meinen frischen Kräften beim großen Neubau mithelfen könnte. Ru.[ttke] hat mir bei dieser ersten Besprechung allerdings absolutes Stillschweigen auferlegt. Er sagte aber, dass er auch nach Paris[49] gehe, im übrigen auch mit Ihnen allerlei zu besprechen

---

43 Boris Böhm, Funktion und Verantwortung des Sächsischen Innenministeriums während der »Aktion T4«, in: Arbeitskreis zur Erforschung der nationalsozialistischen »Euthanasie« und Zwangssterilisation (Hg.), Der sächsische Sonderweg bei der NS-»Euthanasie«. Fachtagung vom 15. bis 17. Mai 2001 in Pirna-Sonnenstein, Ulm 2001, S. 63-90, hier: S. 63. Zu Wegner auch: Stephan, Hygiene-Museum, S. 446 f.

44 Darauf weisen auch Böhm/Markwardt, Paul Nitsche, S. 85, unter Verweis auf ein Schreiben Carl Schneiders an den sächsischen Innenminister Karl Fritsch (1901-1944) aus dem Jahre 1937 hin, in dem Schneider darum bat, seinen Freund und Kollegen Nitsche im Anstaltsdienst zu belassen.

45 Vgl. auch: Roelcke, Wissenschaft, S. 126-128; Roelcke/Hohendorf/Rotzoll, Genetik, S. 63. Die von Roelcke erwähnten Schreiben von Nitsche an Rüdin v. 11. Dezember 1936 bzw. 13. August 1937 beziehen sich indes nicht auf Nitsches eigene Suche nach einer neuen Stellung, sondern auf Verhandlungen zur Eingruppierung der Gehälter der Anstaltsdirektoren. Hier besteht nur ein indirekter Zusammenhang.

46 Nitsche an Rüdin, 18.6.1937, MPIP-HA: GDA 130.

47 Nitsche an Rüdin, 19.6.1937, MPIP-HA: GDA 130.

48 An dieser Stelle fügte Nitsche eine, allerdings schwer leserliche Randglosse hinzu: »Leider kann ich darüber z. Zt. nicht Ihre Meinung erbitten; vielleicht sagt Ihnen Herr Ru.[ttke] [etwas ?] darüber. Sie können ja [nachdenklich?] ihn merken lassen, dass Sie von meinem Besuch bei ihm an sich wissen.«

49 Hier waren wohl die drei internationalen Kongresse für psychische Hygiene, Kinderheilkunde und Bevölkerungswissenschaft gemeint, die vom 19. Juli bis 1. August 1937 im Rahmen der Pariser Weltausstellung stattfanden. Vgl. S. 201-205.

habe, weswegen er am liebsten demnächst einmal nach München kommen wolle, da Sie in Berlin immer so in Anspruch genommen seien. Ich will Ihnen also soweit, wie hiermit geschehen konnte, Nachricht geben. Jedenfalls bin ich nunmehr entschlossen, im Frühjahr hier zu gehen, und zwar gleichgiltig [sic], ob sich für mich noch eine andere Tätigkeitsmöglichkeit bietet oder nicht. Meine Gründe werden Sie nach dem neulich von mir und Dr. V.[ellguth] Ihnen Gesagten verstehen. Ich habe mittlerweile in Dr.[esden] noch sehr intensive und von meiner Seite mit aller Deutlichkeit und Unverhohlenheit (ja Schroffheit) geführte Auseinandersetzungen gehabt. (Natürlich will man mich in Dr.[esden] nicht etwa los sein.).«[50]

Wer war dieser Falk Ruttke?[51] Er hatte von 1912 bis 1914 und von 1918 bis 1920 Rechts- und Staatswissenschaften an der Universität Halle/Saale studiert. 1921 war er zum Dr. jur. promoviert worden, hatte aber noch im selben Jahr – weil er das römische Recht ablehnte, wie er in einem Lebenslauf aus dem Jahre 1939 angab[52] – sein Referendariat abgebrochen. In den 1920er Jahren arbeitete er als Geschäftsführer für verschiedene Interessenverbände, von 1931 bis 1933 war er als Richter am Arbeitsgericht in Groß-Berlin tätig. Schon 1932 wechselte der frühere Freikorpskämpfer, Angehörige des Deutschvölkischen Schutz- und Trutzbundes und Stahlhelmer von der DNVP zur NSDAP über, ab 1933 war er Mitglied der SS, 1938 wurde er zum SS-Sturmbannführer befördert – in dieser Eigenschaft führte er schließlich 1940 im Auftrag des Höheren SS- und Polizeiführers im »Warthegau« eine Schulung der im besetzten Polen eingesetzten SS-Stäbe in Rassenfragen durch. Nach der nationalsozialistischen Machtübernahme machte Ruttke zielstrebig Karriere. Er trat als juristischer Sachbearbeiter und Hilfsreferent in die Abteilung Volksgesundheit (Referat Bevölkerungspolitik, Erb- und Rassenpflege) des Reichs- und Preußischen Ministeriums des Innern ein, wo er 1937 zum Oberregierungsrat befördert wurde. Zudem übernahm er die Geschäftsführung des »Reichsausschusses für Volksgesundheitsdienst« und der »Reichszentrale für Gesundheitsführung« im Reichsinnenministerium und des »Reichsausschusses für hygienische Volksbelehrung«, der eng mit dem Deutschen Hygiene-Museum in Dresden verzahnt war.

Ruttke war zudem im Mai 1933 in den »Sachverständigenbeirat für Bevölkerungs- und Rassenpolitik« berufen worden, dem, wie bereits erwähnt, auch Ernst Rüdin in führender Stellung angehörte. Seitdem arbeiteten Ruttke und Rüdin zusammen. Ruttke gehörte bekanntlich gemeinsam mit Gütt und Rüdin zu den Kommentatoren des »Gesetzes zur Verhütung erbkranken Nachwuchses« und war, wie erwähnt, auch beim Erbbiologischen Kurs an der Deutschen Forschungsanstalt für Psychiatrie im Januar 1934 mit einem Vortrag über »Rassenhygiene und Recht« vertreten. Gemeinsam mit Nitsche sollte Ruttke auf der Ersten Jahresversammlung der Gesellschaft Deutscher Neurologen und Psychiater ein Hauptreferat über »Erbpflege im Familienrecht« halten, in dem er die Grundzüge eines neuen Ehe- und Familienrechts »mit nordischem Rechtsstil« anstelle des bisher vorherrschenden »jüdischen Rechtsstiles«[53] entwerfen wollte. Dabei sprach er sich dafür aus, die Eheschließung durch den Standesbeamten vom Vorliegen eines vom zuständigen Gesundheitsamt ausgestellten Ehetauglichkeitszeug-

50 Nitsche an Rüdin, 3.7.1937, MPIP-HA: GDA 130 (in runden Klammern: handschriftliche Einfügungen). Am unteren Ende des Schreibens findet sich noch eine kaum zu entziffernde Randglosse. Offenbar empfand Nitsche ein Angebot des sächsischen Innenministeriums als einen »Tritt in den Hintern«. Vielleicht bezieht sich dies auf den kw (künftig wegfallend)-Vermerk, den seine Stelle in diesen Tagen bekam. Vgl. Nitsche an Rüdin, 7.7.1937, MPIP-HA: GDA 130.

51 Die folgenden biographischen Angaben nach: Labisch/Tennstedt, Weg, S. 484 f.; Klee, Personenlexikon, S. 516; Grüttner, Lexikon, S. 143 f.; Annett Hamann, »Männer der kämpfenden Wissenschaft«: Die 1945 geschlossenen NS-Institute der Universität Jena, in: Uwe Hoßfeld/Jürgen John/Oliver Lemuth/Rüdiger Stutz (Hg.), »Kämpferische Wissenschaft«. Studien zur Universität Jena im Nationalsozialismus, Köln u.a. 2003, S. 202-234, hier: S. 216-218; Jörg Opitz, Die Rechts- und Wirtschaftswissenschaftliche Fakultät der Universität Jena und ihr Lehrkörper im »Dritten Reich«, in: ebd., S. 471-518, hier: S. 486-489.

52 Hamann, »Männer«, S. 216.

53 [Falk] Ruttke, Erbpflege im Familienrecht, insbesondere bei Eheschließung und Ehelösung, in: Allg. Zschr. Psychiatr. 104 (1936), S. 233-256, Zitate: S. 234. Das Referat in Dresden entfiel. Psychiatr.-Neurol. Wschr. 37 (1935), S. 507.

nisses abhängig zu machen, wobei er bei einer Verweigerung eines solchen Zeugnisses die Erbgesund-heitsgerichte und -obergerichte als Berufungsinstanzen einschalten wollte. Seine Vorstellungen wurden unmittelbar nach der Gründungsversammlung der Gesellschaft Deutscher Neurologen und Psychiater mit dem »Gesetz zum Schutze der Erbgesundheit des deutschen Volkes (»Ehegesundheitsgesetz«) vom 18. Oktober 1935 praktisch umgesetzt. Schützenhilfe hatte Ruttke von Nitsche bekommen, der sich bereits seit den 1920er Jahren für die »psychiatrische Eheberatung« interessierte.[54] In seinem Dresdner Referat forderte Nitsche nicht nur umfassende Eheverbote für »Erbkranke« und »Psychopathen«, sondern auch eine Neuordnung der Ehescheidung und Eheanfechtung unter eugenischen Gesichts-punkten – solange die empirische Erbprognose noch nicht vervollkommnet sei, müsse die Auflösung erbbiologisch unerwünschter Ehen erleichtert werden. Seiner Meinung nach musste »bei Erkrankung eines Ehegatten an einem Erbleiden«[55] eine Ehescheidung »grundsätzlich möglich« sein, wie auch die »Erkrankung eines Kindes der Eheleute an einer Erbkrankheit grundsätzlich«[56] als Grund für eine Eheauflösung anerkannt werden solle. Das dürfte wiederum eine willkommene Expertenmeinung für Falk Ruttke gewesen sein, der als Referent im Reichsinnenministerium zumindest auch einen Fall zu bearbeiten hatte, in dem es um die Nichtigkeitserklärung einer Ehe wegen einer »Geisteskrankheit« der Ehefrau ging.[57]

Falk Ruttke war auch beteiligt an den Planungen zu einem »Reichserbgesundheitsgericht«.[58] Diese hingen mit den scharfen Auseinandersetzungen zwischen dem Reichsinnenministerium und der Reichs-ärzteführung, zwischen Arthur Gütt und Gerhard Wagner, über die Handhabung des »Gesetzes zur Verhütung erbkranken Nachwuchses« seit 1936 zusammen.[59] Wagner legte seine Monita in einer Denk-schrift nieder, die sich der »Stellvertreter des Führers« *Rudolf Heß* (1894-1987), zu dessen Stab der Reichsärzteführer gehörte, zu Eigen machte und zur Vorlage bei Adolf Hitler an den Chef der Reichs-kanzlei, Staatssekretär *Hans Heinrich Lammers* (1879-1962), weitergab. Hitler wiederum erteilte dem Chef der Reichskanzlei den Auftrag, den Streit zu schlichten.[60] Inhaltlich ging es in der Denkschrift, wie

54 Mäckel, Paul Nitsche, S. 18.
55 Paul Nitsche, Erbpflege im Familienrecht. Psychiatrische Gesichtspunkte für rassedienstliche Auslegung und Aus-gestaltung des Eherechts, in: Allg. Zschr. Psychiatr. 104 (1936), S. 208-232, Zitat: 225. Danach auch das folgende Zitat.
56 Ebd., S. 226.
57 Hamann, »Männer«, S. 216. – Am 30. Juli 1936 fällte das Reichsgericht eine Entscheidung, die das Recht zur Anfechtung einer Ehe auch bei nicht manifesten krankhaften Erbanlagen eines Ehepartners begründete. Dies stieß interessanter-weise auf den entschiedenen Widerspruch Hans Luxenburgers, der vorrechnete, dass, wenn man dieser Entscheidung folge, jede »2. bis 3. Ehe allein aus Gründen der Belastung eines gesunden Ehegatten mit schizophrenen Anlagen auflösungsbedürftig« sei – hier nun, so Luxenburger, sei der »Punkt erreicht, an dem Vernunft Unsinn, Wohltat Plage wird«. Schließlich sei die Familie »die Keimzelle des Volkes, die Ehe das Band, das die Familie zusammenhält«. Hans Luxenburger, Zur Frage der Anfechtung der Ehe wegen krankhafter Erbanlagen. (Einige rechnerische Überlegungen), in: Zschr. psych. Hyg. 10 (1938), S. 185-189, Zitate: S. 187. Luxenburgers Argumentation wird ausführlich dargelegt in: Kaufmann, Utopie, S. 322 f.
58 Hamann, »Männer«, S. 216.
59 Zum Folgenden: Hans-Ullrich Brändle, Aufartung und Ausmerze. NS-Rassen- und Bevölkerungspolitik im Kräftefeld zwischen Wissenschaft, Partei und Staat am Beispiel des »angeborenen Schwachsinns«, in: Projektgruppe »Volk und Gesundheit« (Hg.), Volk und Gesundheit. Heilen und Vernichten im Nationalsozialismus, Tübingen 1982, S. 149-169; Bock, Zwangssterilisation, S. 339-349; Hans-Walter Schmuhl, Rassenhygiene, Nationalsozialismus, Euthanasie. Von der Verhütung zur Vernichtung »lebensunwerten Lebens«, 1890-1945, 2. Aufl., Göttingen 1992, S. 164-166; Ganssmüller, Erbgesundheitspolitik, S. 100-115.
60 Wagner an Himmler, 24.1.1938, BArch., NS 19/3434. Aus diesem Schreiben erfährt man auch etwas über die Hinter-gründe der Denkschrift. Nachdem Wagner und sein Stellvertreter Fritz Bartels in der Öffentlichkeit scharfe Kritik am »Gesetz zur Verhütung erbkranken Nachwuchses« geäußert hatten, war Mitte 1936 beim »Stellvertreter des Führers« ein Beschwerdeschreiben Arthur Gütts eingegangen, in dem dieser dem Reichsärzteführer »Sabotage am National-sozialismus« vorgeworfen hatte. Auf Anraten Martin Bormanns hatte Wagner daraufhin Hitler Bericht erstattet und war von diesem gegen Ende 1936 mit der Anfertigung der Denkschrift beauftragt worden. An der Denkschrift hatten auch Fritz Bartels und Theodor Pakheiser mitgewirkt.

an anderer Stelle bereits erwähnt, vor allem um die Diagnose des »angeborenen Schwachsinns«, bei der sich die Erbgesundheitsgerichte, so die Kritik Wagners, allzu sehr auf die formale Intelligenzprüfung verließen, ohne die »Lebensbewährung« hinreichend zu berücksichtigen. Der springende Punkt war jedoch, dass Wagner versuchte, der Partei einen bestimmenden Einfluss in den Erbgesundheitsgerichtsverfahren zu verschaffen. Er forderte nämlich die Einsetzung eines »Beauftragten der Partei zur inhaltlichen Steuerung des Gesetzes und zur Aussetzung schon ergangener rechtskräftiger Beschlüsse von Erbgesundheitsobergerichten zwecks nochmaliger Prüfung unter rein biologischen, nationalsozialistischen Gesichtspunkten«.[61] Dagegen leistete nun das Reichsinnenministerium vehemente Gegenwehr. Es kam zu einem Konflikt, der sich bis zum Juli 1938 hinziehen sollte und in den sich auch der Reichsführer-SS *Heinrich Himmler* (1900-1945) und der Chef der Sicherheitspolizei *Reinhard Heydrich* (1904-1942) als Vermittler einschalteten. Um der Forderung der Reichsärzteführung nach einer übergeordneten Schiedsstelle für strittige Fragen im Zusammenhang mit der Durchführung des »Gesetzes zur Verhütung erbkranken Nachwuchses« entgegenzukommen, erarbeitete die Medizinalabteilung des Reichsinnenministeriums auf Anordnung des Staatssekretärs *Hans Pfundtner* (1881-1945) wohl noch im Jahre 1937 den Entwurf eines Dritten Änderungsgesetzes zum »Gesetz zur Verhütung erbkranken Nachwuchses«, der die Einrichtung eines »Reichserbgesundheitsgerichtes« vorsah.[62] Dies wiederum wurde von Gerhard Wagner, der die Erbgesundheitsgerichte am liebsten durch »Ausschüsse für Erbgesundheitspflege« ersetzen wollte, rundweg abgelehnt.[63] Bei einem Treffen zwischen Wagner, Lammers und Pfundtner am 18. Mai 1938 schloss sich der Chef der Reichskanzlei dieser Auffassung an.[64] Er votierte stattdessen für die Einrichtung eines übergeordneten »Ausschusses für Erbgesundheitsfragen«. Es sei »schwer zu sagen, wie sich das auswirken«[65] werde, stellte Arthur Gütt in einer ersten Stellungnahme für Heinrich Himmler fest. Wagner habe selbst »zugegeben, dass es sich letzten Endes auch darum handele, dass die Ämter für Volksgesundheit mit gewissen staatlichen Aufgaben betraut und finanziert werden müssten«. Er, so hielt Gütt dagegen, »müsse daher dies als einen Versuch ansehen«, Konkurrenzunternehmen auf Kosten des Staates aufzuziehen, die letzten Endes nur zu Schwierigkeiten und zum Verwischen der Zuständigkeiten führen müssen«. Es sei daher größte Vorsicht geboten, wolle man nicht »im öffentlichen Gesundheitsdienst ein Durcheinander wie auf vielen anderen Gebieten erreichen«.

Gleichwohl sah sich das Reichsinnenministerium veranlasst, am 11. Juni 1938 einen weiteren Entwurf zum »Dritten Gesetz zur Änderung des Gesetzes zur Verhütung erbkranken Nachwuchses« vorzulegen. Dieser sah vor, die Erbgesundheitsgerichte beizubehalten, aber um zwei Laienrichter zu ergänzen, »deutsche Staatsangehörige deutschen oder artverwandten Blutes, bei denen auf Grund ihrer persönlichen Lebensführung Verständnis für die Familienpflege vorausgesetzt werden«[66] könne. Gedacht war an »Hoheitsträger« des Nationalsozialismus und an »deutsche Mütter«: Jeweils eine der beiden Laienrichterstellen sollte mit einer Frau besetzt werden (§ 6, Abs. 1). Neu war auch der Passus über die Einrichtung eines »Ausschusses für Erbgesundheitsfragen«, an den sich die Erbgesundheitsobergerichte zu wenden hätten, wenn sie sich anschickten, eine Grundsatzentscheidung zu fällen oder von den Entscheidungen anderer Erbgesundheitsobergerichte abzuweichen. Auch das Reichsinnen- und das Reichsjustizministerium sowie der Stab des »Stellvertreters des Führers« sollten sich in strittigen Fällen an diesen Ausschuss wenden können, dessen Gutachten bindend sein sollten. Der Ausschuss

---

61 Zit. n. Brändle, Aufartung, S. 160. Ausführlich zu Wagners Denkschrift auch: Ganssmüller, Erbgesundheitspolitik, S. 103-105.

62 Dazu ausführlich: Ganssmüller, Erbgesundheitspolitik, S. 107-111.

63 Heydrich an Himmler, undatiert [vor dem 18.5.1938], BArch., NS 19/3434.

64 Heydrich an Himmler, 23.5.1938, BArch., NS 19/3434. Vgl. Ganssmüller, Erbgesundheitspolitik, S. 111 f.

65 Gütt an Himmler, 21.5.1938, BArch. NS 19/3434. Danach auch die folgenden Zitate.

66 Entwurf zum »Dritten Änderungsgesetz zum Gesetz zur Verhütung erbkranken Nachwuchses«, BArch. NS 19/3434. Danach auch die folgenden Zitate. »Unverheiratete und Kinderlose« sollten, so hieß es in den Erläuterungen, keine Laienrichter werden. Vgl. Ganssmüller, Erbgesundheitspolitik, S. 112.

sollte sich aus einem Vorsitzenden – der längere Zeit den Vorsitz eines Erbgesundheitsgerichts oder -obergerichts innegehabt haben musste und vom Reichsinnen- und Reichsjustizministerium sowie vom »Stellvertreter des Führers« gemeinsam dem Reichskanzler zur Ernennung vorzuschlagen war – und vier Beisitzern zusammensetzen, die Hitler vom Reichsinnenministerium vorgeschlagen werden sollten, wobei der »Stellvertreter des Führers« dem Ministerium zwei Kandidaten »zum Vorschlag namhaft« machen konnte. Voraussetzung einer Berufung zum Beisitzer im »Ausschuss für Erbgesundheitsfragen« sollten »hervorragende Erfahrungen in Erbgesundheitsfragen« sein (§ 10, a-c).[67]

Letztlich war es auf ein energisches Veto aus dem Reichsjustizministerium zurückzuführen, dass dieser Entwurf nicht verwirklicht wurde. Wie Heydrich am 2. Juli 1938 an Himmler berichtete, habe der Sachbearbeiter des Reichsjustizministeriums – es handelte sich um Oberlandesgerichtsrat *Franz Maßfeller* (1902-1966)[68] – wissen lassen, dass Minister *Franz Gürtner* (1881-1941), dem der Entwurf noch nicht vorgelegen hatte, unter diesen Umständen sicherlich anregen werde, »auf die Erbgesundheits-*gerichte* überhaupt zu verzichten«.[69] Lammers wiederum sei zwar für die Beibehaltung der Erbgesundheitsgerichte, habe aber klargestellt, »dass er dem Führer zur Zeit nicht mit dem Plan eines Reichsgesundheitsgerichts kommen könne, da sich beim Führer in letzter Zeit eine immer stärker werdende Abneigung dagegen entwickelt habe, die Zuständigkeiten der Gerichte zu verstärken.« Heydrich meinte hingegen, Hitler habe dem Reichsgesundheitsgericht im Grundsatz bereits zugestimmt. Die »Form der Bindung der Erbgesundheitsverfahren an die Gerichte« sei bei »Erlass des Gesetzes bewusst deshalb gewählt worden, weil […] eine unabhängige, von den Eingriffen aller übrigen Stellen freie Entscheidung erforderlich war. Es sollte ferner durch diese Bindung das Gedankengut der Erb- und Rassenpflege auch in die übrigen Zweige der Rechtspflege hineingetragen werden.« Die Entscheidungspraxis der Erbgesundheitsgerichte könne zwar nicht voll befriedigen, doch müsste man hier durch eine sorgfältigere Auswahl der Richter und Beisitzer gegensteuern. Mit der Abschaffung der Erbgesundheitsgerichte würde »vor aller Öffentlichkeit und auch dem Ausland gegenüber an den verfahrensmäßigen Grundlagen der ausmerzenden Erbpflege gerüttelt werden, was unter allen Umständen bedenklich erscheinen muss.« Angesichts dieser Konstellation hatte weder das Reichserbgesundheitsgericht noch der Ausschuss für Erbgesundheitsfragen eine Chance. Die Verhandlungen um das Dritte Änderungsgesetz zum »Gesetz zur Verhütung erbkranken Nachwuchses« gingen daher aus wie das Hornberger Schießen.[70]

In der Forschung ist umstritten, ob sich im Zusammenhang mit dem »Dritten Änderungsgesetz zum Gesetz zur Verhütung erbkranken Nachwuchses« nicht doch informell ein Ausschuss für Erbgesundheitsfragen im Reichsinnenministerium bildete, aus dem dann später der »Reichsausschuss zur Erfassung erb- und anlagebedingter schwerer Leiden« hervorging, der die Kinder-»Euthanasie« organisierte.[71] Ein Schreiben Ernst Rüdins an Paul Nitsche vom 6. Februar 1941 spricht dagegen. Darin geht

---

67 Aufgrund von Bedenken aus dem Reichsjustizministerium wurde der Passus über den Ausschuss für Erbgesundheitsfragen kurzfristig noch einmal geändert. Der dritte Entwurf des dritten Änderungsgesetzes, vorgelegt am 18. Juni 1938, sah vor, dass die Gutachten des Ausschusses für die Erbgesundheitsgerichte und Erbgesundheitsobergerichte *nicht* bindend sein sollten. Ganssmüller, Erbgesundheitspolitik, S. 112 f.

68 Ganssmüller, Erbgesundheitspolitik, S. 112. Maßfeller hatte 1936 gemeinsam mit Arthur Gütt und Herbert Linden den Kommentar zum »Blutschutz- und Ehegesundheitsgesetz« geschrieben.

69 Heydrich an Himmler, 2.7.1938, BArch. NS 19/3434 (Hervorhebung im Original). Danach auch die folgenden Zitate.

70 Die Verhandlungen wurden noch bis in den August 1938 hinein fortgesetzt, führten aber zu keiner Annäherung der Positionen. Ganssmüller, Erbgesundheitspolitik, S. 113-115.

71 So Karl-Heinz Roth/Götz Aly, Das »Gesetz über die Sterbehilfe bei unheilbar Kranken«. Protokolle der Diskussion über die Legalisierung der nationalsozialistischen Anstaltsmorde in den Jahren 1938-1941, in: Karl-Heinz Roth (Hg.), Erfassung zur Vernichtung. Von der Sozialhygiene zum »Gesetz über Sterbehilfe«, Berlin 1984, S. 101-179, hier: S. 104. Dagegen: Udo Benzenhöfer, Bemerkungen zur Planung der NS-»Euthanasie«, in: Arbeitskreis zur Erforschung der nationalsozialistischen »Euthanasie« und Zwangssterilisation (Hg.), Der sächsische Sonderweg bei der NS-»Euthanasie«. Fachtagung vom 15. bis 17. Mai 2001 in Pirna-Sonnenstein, Ulm 2001, S. 21-53, hier: S. 26 f., Anm. 13; ders., »Kinderfachabteilungen« und »NS-Kindereuthanasie«, Wetzlar 2000, S. 10-15.

es einmal mehr um ein strittiges Erbgesundheitsgerichtsverfahren, in dem Rüdin auf Veranlassung Nitsches zu einem Gutachten aufgefordert worden war. Dieses war zwar noch »in Bearbeitung«,[72] Rüdin kündigte aber schon einmal an, dass er sich Nitsches Auffassung anschließen und die in diesem Fall aufgekommenen »Bedenkenmeiereien« zurückweisen werde. Rüdin bat Nitsche, Ministerialrat Herbert Linden im Reichsinnenministerium Bericht über den Fall zu erstatten, damit dieser sehe,

> »wie recht ich habe, wenn ich auf eine grundsätzliche Sanierung der sterilisatorischen Begut-
> achterei und Rechtsprechung drängen muss. Ich hoffe ja, es wird bald eine oberste Entscheidungs-
> instanz kommen, aber solange diese noch nicht eingerichtet werden kann, könnte man sich doch
> mit regelmäßigen Informationen der Gerichte und der Gesundheitsämter über Untragbarkeiten im
> Begutachtungswesen helfen. Auch glaube ich, dass es keine unerlaubte Beeinflussung der Richter
> wäre, wenn man sie auf den sehr verschiedenen Wert der Schlussfolgerungen aufmerksam machen
> würde, welche von den verschiedenen Gutachtern gezogen werden.«[73]

Aus Rüdins Ausführungen geht hervor, dass es eine »oberste Entscheidungsinstanz« in Erbgesundheits-gerichtsverfahren zu dieser Zeit *nicht* gab – deshalb wollte er durch informelle Kanäle die Gerichte und Gesundheitsämter beeinflussen.

Der Konflikt zwischen Arthur Gütt und Gerhard Wagner konnte letztlich nicht beigelegt werden, die von Himmler und Heydrich angestrebte Versöhnung kam nicht mehr zustande: Wagner starb im März 1939 an den Folgen einer Krebserkrankung, Gütt erlitt bei einem Jagdunfall um die Jahreswende 1938/39 schwerste Verletzungen und wurde im September 1939 pensioniert.

Die Verbindung zwischen Falk Ruttke und Paul Nitsche im Juni/Juli 1937 ist zweifellos vor dem Hintergrund dieses Konflikts zwischen der Medizinalabteilung des Reichsinnenministeriums und der Reichsärzteführung zu betrachten. Ruttke war im Zuge dieses Konflikts selber unter starken Druck geraten, nachdem der Reichsärzteführer und sein Stellvertreter *Fritz Bartels* (1892-1968) wiederholt, auch in öffentlichen Versammlungen, eine – wie Gütt urteilte – »pöbelhafte Kritik«[74] gegen den Kom-mentar zum »Gesetz zur Verhütung erbkranken Nachwuchses« vom Stapel gelassen hatten. Ruttke sah sich genötigt, eine schriftliche »Widerlegung von Angriffen gegen den Kommentar zum Gesetz zur Verhütung erbkranken Nachwuchses«[75] zu verfassen. Gleichwohl drohte er ausgebootet zu werden. Wagner forderte die Überarbeitung des Kommentars unter Mitwirkung eines Vertreters der Reichsärzte-führung. Dies wiederum lehnte Gütt strikt ab, der Ministerialdirektor war aber bereit, Walter Groß,

---

72 Rüdin an Nitsche, 6.2.1941, NAW, Record Group 549, Stack 290, Row 59, Comp. 17, Bl. 124894-124896. Danach auch die folgenden Zitate.

73 Ebd., Bl. 124896. Rüdin machte kein Hehl daraus, gegen wen sich seine Polemik richtete: »Ich will nur ganz vertraulich ein Beispiel sagen: Wenn ein positives Gutachten von Ihnen vorliegt und ein negatives von Kleist, so sollte man eben die Richter dazu bringen, aufgrund der freien Beweiswürdigung, die jedem Richter zusteht, sich den Schlussfolgerun-gen Ihres Gutachtens und nicht den Schlussfolgerungen des Herrn Kleist anzuschließen. Heute gehen die Gerichte leider vielfach oder meistens in solchen Fällen so vor, dass sie sagen (was sehr bequem ist), Nitsche und Kleist sind beide gleich große Autoritäten, kommen aber zu verschiedenen Schlussfolgerungen. Also: Non liquet [Es ist nicht klar]. Erbkrankheit steht nicht mit genügender Sicherheit fest, Unfruchtbarmachung abgelehnt, und das ist eben meiner Ansicht nach grundfalsch und könnte sehr wohl geändert werden. Und wie Kleist würde ich auch solche Leute wie [Hans-Gerhard] Creutzfeldt [1885-1964, seit 1937 Ordinarius und Direktor der Psychiatrischen und Neurologi-schen Klinik der Universität Kiel, zuvor Oberarzt der Nervenklinik der Charité und Beisitzer am Erbgesundheitsoberge-richt Berlin] behandeln, und wie es scheint, ist nun auch Kretschmer mit einem Fall in dieses Lager übergegangen. Aber wahrscheinlich gibt es noch andere liebe Kollegen, vor deren Schlussfolgerungen die Richter zu warnen, bzw. vorsichtig zu machen wären.«

74 Gütt an Himmler, 21.5.1938, BArch., NS 19/3434. Zu Bartels: Karl-Peter Reeg, Friedrich Georg Christian Bartels (1892-1968). Ein Beitrag zur Entwicklung der Leistungsmedizin im Nationalsozialismus, Husum 1988.

75 »Widerlegung von Angriffen gegen den Kommentar zum Gesetz zur Verhütung erbkranken Nachwuchses«, BArch., NS 19/3434.

den Leiter des Rassenpolitischen Amtes der NSDAP, anstelle von Falk Ruttke in das Herausgebergremium aufzunehmen.[76] Letztendlich sollte Ruttke seine Stellung behaupten, er wechselte 1940 an die Universität Jena, wo er 1941 zum ordentlichen Professor und Direktor des neu geschaffenen »Instituts für Rasse und Recht« berufen wurde.[77]

1937/38 arbeitete Ruttke Hand in Hand mit Gütt, um den Einfluss der Reichsärzteführung auf das Sterilisierungsprogramm einzudämmen – das Reichserbgesundheitsgericht sollte die beherrschende Stellung der staatlichen »Gesundheitsführung« sicherstellen. In diesem Zusammenhang dachte Ruttke offenbar auch schon über die Besetzung eines solchen obersten Gerichts nach. Er hatte offenbar von dem Konflikt zwischen Nitsche und dem sächsischen Innenministerium erfahren, vermutlich über Hermann Vellguth, der 1940 zum Leiter des Hauptgesundheitsamtes im »Reichsgau Wien« aufsteigen sollte. Vellguth war von 1933 bis 1936 als Abteilungsleiter für Erb- und Rassenpflege am Deutschen Hygiene-Museum in Dresden, zudem im Rassenpolitischen Amt der NSDAP in Sachsen und als ärztlicher Beisitzer am Erbgesundheitsobergericht in Dresden tätig gewesen, ehe er – nach mehreren Zwischenstationen – im April 1937 als Medizinalrat und Referent für Erb- und Rassenpflege in das Reichsinnenministerium überwechselte.[78] Er war also mit den sächsischen Verhältnissen bestens vertraut und kannte sicher auch Paul Nitsche recht gut, der eng mit dem Rassenpolitischen Amt zusammenarbeitete und von 1935 bis 1938 ebenfalls dem Erbgesundheitsobergericht in Dresden angehörte.[79]

Aus den Andeutungen, die Nitsche in seinen beiden Schreiben an Rüdin machte, kann man folgern, dass Ruttke zum einen daran dachte, Nitsche als (ehrenamtlichen) ärztlichen Beisitzer an das zu gründende Reichserbgesundheitsgericht zu berufen; zum anderen wollte er Nitsche wohl als (hauptberuflichen) psychiatrischen Experten in das Reichsinnenministerium holen, wobei vielleicht schon an ein Gremium wie den 1938 diskutierten Ausschuss für Erbgesundheitsfragen gedacht war. Ernst Rüdin übrigens zeigte sich von dieser Perspektive nicht sonderlich begeistert. Indirekt riet er seinem Freund Paul Nitsche zum Bleiben: »Ob Sie in Sachsen den ganzen Krempel hinschmeißen sollen, müssen Sie selbst entscheiden. Man kann aber auch anders darüber denken, wenigstens was die allgemeine Sache angeht. Wenn man Ihnen für Sie allein jetzt in unserem Sinne entgegenkommen will, so spräche vieles dafür, dass Sie das für Ihre Person annähmen, indem Sie das Erreichbare einmal akzeptieren. Dann kann man immer noch für die Beibehaltung dieser Einstufung für Ihren Nachfolger agitieren.«[80] Da die Pläne zur Einrichtung eines Reichserbgesundheitsgerichts und eines Ausschusses für Erbgesundheitsfragen im Reichsinnenministerium im Sande verliefen, blieb Paul Nitsche tatsächlich auf seinem Posten als Direktor der Landesanstalt Sonnenstein und als psychiatrischer Sach-

---

76 Gütt an Himmler, 21.5.1938, BArch., NS 19/3434. Im Zusammenhang mit diesem Konflikt geriet auch Ernst Rüdin in die Kritik der Reichsärzteführung, und Arthur Gütt sah sich genötigt, seinen Verbündeten energisch in Schutz zu nehmen. Rüdins Beitritt zur NSDAP am 18. Oktober 1937, der auf Anraten Gütts erfolgte, dürfte mit diesen Vorgängen in enger Verbindung stehen. In diesem Sinne argumentiert Weiss, Nazi Symbiosis, S. 160. Vgl. Weber, Ernst Rüdin, S. 255.

77 Hamann, »Männer«, S. 217 f.

78 Zur Biographie: Herwig Czech, Erfassen, begutachten, ausmerzen. Das Wiener Hauptgesundheitsamt und die Umsetzung der »Erb- und Rassenpflege« 1938 bis 1945, in: Heinz-Eberhard Gabriel/Wolfgang Neugebauer (Hg.), Vorreiter der Vernichtung? Eugenik, Rassenhygiene und Euthanasie in der österreichischen Diskussion vor 1938. Zur Geschichte der NS-Euthanasie in Wien, Teil III, Wien 2005, S. 19-52, hier: S. 24 f.; Hans-Christian Harten/Uwe Neirich/Matthias Schwerendt, Rassenhygiene als Erziehungsideologie des Dritten Reichs. Bio-bibliographisches Handbuch, Berlin 2006; Winfried Süß, Der »Volkskörper« im Krieg. Gesundheitspolitik, Gesundheitsverhältnisse und Krankenmord im nationalsozialistischen Deutschland 1939-1945, München 2003, S. 109, 479; Stephan, Hygiene-Museum, S. 438-440. Vellguth nahm an den Beratungen über ein »Gesetz über Sterbehilfe« im Oktober 1940 und auch an der – weiter unten zu schildernden – »Musterbegutachtung« im Arbeitshaus Berlin-Rummelsburg im Dezember 1941 teil.

79 Böhm/Markwardt, Paul Nitsche, S. 83 f.

80 Rüdin an Nitsche, 17.7.1937, MPIP-HA: GDA 130.

bearbeiter im sächsischen Innenministerium in Dresden, bis er am 27. August 1939 zur Wehrmacht eingezogen wurde.[81]

Paul Nitsche und die »Aktion T4«

Seit 1933 dachte Paul Nitsche darüber nach, wie man die Kosten des Anstaltswesens weiter herabsetzen könnte.[82] Im Jahresbericht der Landesanstalt Sonnenstein für das Jahr 1936 erwähnte er erstmals eine »Sonderkost«, die er an 160 hinfällige, nicht mehr arbeitsfähige Bewohnerinnen und Bewohner ohne Aussicht auf Heilung verabreichen ließ. Diese »Breikost« habe sich als »durchaus ausreichend«[83] erwiesen, behauptete Nitsche, wie er in seinem Bericht überhaupt hervorhob, dass bei allen Patientinnen und Patienten auf eine menschenwürdige Behandlung zu achten sei, weshalb er auch der Ansicht widersprach, »bei ›Minderwertigen‹ komme es ja nicht so darauf an.«[84] Sehr deutlich wird aber aus Nitsches Berichten aus der Landesanstalt Sonnenstein, dass er sein Hauptaugenmerk auf die Heilung der Heilbaren, vor allem auf die Aktive Krankenbehandlung, aber auch auf die neue Insulinkoma- und Cardiazolkrampftherapie richtete und die keiner Therapie mehr zugänglichen Bewohnerinnen und Bewohner als Belastung des Anstaltsbetriebs empfand. Die Zahl der Patientinnen und Patienten auf dem Sonnenstein, die eine »Sonderkost« erhielten, stieg auf 180 (1938) weiter an[85] – 1938 wurden alle sächsischen Anstalten verpflichtet, die »Sonderkost« einzuführen, Anfang 1939 erhielten nach den Berechnungen von Heinz Faulstich 17 Prozent aller Patientinnen und Patienten in Sachsen diese eingeschränkten Lebensmittelrationen, was zu einem – von den Verantwortlichen zumindest billigend in Kauf genommenen – deutlichen Anstieg der Sterberaten führte.[86]

Bevor er im August 1939 seinen Urlaub antrat, rief Nitsche in seiner Eigenschaft als Beratender Psychiater des sächsischen Innenministeriums die Direktoren der Landesanstalten in Dresden zusammen, um Maßnahmen zu besprechen, die im Falle eines Krieges zu ergreifen seien. Dazu gehörte auch der stärkere Einsatz von Sedativa im Falle von Personalengpässen, wobei ein erhöhtes Sterberisiko bewusst in Kauf genommen werden sollte.[87] »Als dann der Krieg tatsächlich ausbrach, konvergierten und kumulierten diese gefährlichen Tendenzen und führten zum ersten großen regionalen Hungersterben während des zweiten Weltkrieges.«[88] Innerhalb des letzten Quartals des Jahres 1939 wurde der Verpflegungssatz für die Patientinnen und Patienten in den sächsischen Anstalten von 60 auf 35 Pfennig pro Kopf und Tag herabgesetzt. Nach einer Aufstellung des sächsischen Innenministeriums vom 4. Dezember 1939 erhielten mittlerweile 3.500 der insgesamt 8.000 Patientinnen und Patienten die »Brei- oder Suppenkost«. Die Hungernden wurden mit Sedativa ruhiggestellt, ihr Sterben dadurch beschleunigt. Auf diese Weise wurde der Tod von mindestens 1.500 Menschen bewusst herbeigeführt,

---

81 Mäckel, Paul Nitsche, S. 27 f.; Böhm/Markwardt, Paul Nitsche, S. 85 f. Zur Entschärfung der Situation in Dresden könnte auch beigetragen haben, dass es in der Abteilung II des sächsischen Innenministeriums im Februar 1938 zu einem Leitungswechsel kam. Ernst Wegner wurde von Dr. *Alfred Fernholz* (1904-1993) abgelöst. Böhm, Funktion, S. 63.

82 Vgl. S. 52. Zum Folgenden: Heinz Faulstich, Hungersterben in der Psychiatrie 1914-1949. Mit einer Topographie der NS-Psychiatrie, Freiburg 1998, S. 191-202; ders., Der sächsische Sonderweg bei der NS-»Euthanasie«, in: Arbeitskreis zur Erforschung der nationalsozialistischen »Euthanasie« und Zwangssterilisation (Hg.), Der sächsische Sonderweg bei der NS-»Euthanasie«. Fachtagung vom 15. bis 17. Mai 2001 in Pirna-Sonnenstein, Ulm 2001, S. 55-62; Böhm/Markwardt, Paul Nitsche, S. 84-97.

83 Zit. n. Faulstich, Hungersterben, S.196.

84 Zit. n. ebd., S. 195.

85 Ebd., S. 197.

86 Ebd. S. 197-201; ders., Sonderweg, S. 55.

87 Faulstich, Sonderweg, S. 56; Böhm/Markwardt, Paul Nitsche, S. 85.

88 Faulstich, Sonderweg, S. 56. Vgl. ders., Hungersterben, S. 480-484. Danach auch die folgenden Zahlenangaben.

kam es zu »dramatisch steigende[n] Sterberaten«[89] schon im Vorfeld des systematischen Massenmordes.

Als gegen Ende des Jahres 1939 ein Stab von Ärzten zusammengestellt wurde, die bei dem bevorstehenden, groß angelegten Vernichtungsprogramm in den Heil- und Pflegeanstalten mitwirken sollten, fiel Paul Nitsche von vornherein eine Schlüsselrolle zu: Mit der von ihm veranlassten Einführung der Hungerkost in den sächsischen Anstalten hatte er unter Beweis gestellt, dass er keinerlei Skrupel hatte, denjenigen Teil der Anstaltsbevölkerung, den er für therapeutisch unbeeinflussbar und sozial unbrauchbar hielt, dem Tod zu überantworten – und dass er über einige Phantasie verfügte, wie man ein solches Massensterben unauffällig ins Werk setzen konnte. Zudem hatte er große Erfahrungen als psychiatrischer Experte im Staatsdienst – und er war schon 1938 als Mitglied eines beim Reichsinnenministerium angesiedelten Expertenstabs im Gespräch gewesen.

Die Organisation des Vernichtungsprogramms lag bei der »Kanzlei des Führers«[90] unter Reichsleiter *Philipp Bouhler* (1899-1945),[91] der gemeinsam mit Hitlers »Begleitarzt« *Karl Brandt* (1904-1948) in einem auf den 1. September 1939 zurückdatierten geheimen Ermächtigungsschreiben Hitlers beauftragt wurde, »die Befugnisse namentlich zu bestimmender Ärzte so zu erweitern, dass nach menschlichem Ermessen unheilbar Kranken bei kritischster Beurteilung ihres Krankheitszustandes der Gnadentod gewährt werden kann.«[92] Die praktische Umsetzung dieses Auftrags lag bei *Viktor Brack* (1904-1948), dem Leiter des Hauptamtes II der »Kanzlei des Führers«, der zu diesem Zweck eng mit Ministerialrat Herbert Linden, dem Sachbearbeiter für das Anstaltswesen im Reichsinnenministerium, zusammenarbeitete. Daraus entstand ein konspirativ arbeitender Machtapparat außerhalb des »Normenstaates«, der sich hinter mehreren Tarnorganisationen verbarg: der »Reichsarbeitsgemeinschaft Heil- und Pflegeanstalten«, zuständig vor allem für die Erfassung der Opfer mit Hilfe von Meldebögen, die über Lindens Abteilung im Reichsinnenministerium an die Heil- und Pflegeanstalten des Deutschen Reiches verschickt wurden, der »Gemeinnützigen Krankentransportgesellschaft« (GEKRAT), die den Abtransport der Mordopfer in sechs mit Gaskammern ausgerüstete »Tötungsanstalten« erledigte,[93] und der »Gemeinnützigen Stiftung für Anstaltspflege«, der die finanzielle Abwicklung des Programms oblag.[94] Im April 1940 wurde der größte Teil dieses Apparats in eine Villa in der Tiergartenstraße 4 in Berlin verlagert. Daraus leitete sich die Bezeichnung »Aktion T4« ab, die für die Vergasung von mehr als 70.000 Bewohnerinnen und Bewohnern der Heil- und Pflegeanstalten des Deutschen Reiches zwischen Januar 1940 und August 1941 steht.

---

89 Faulstich, Hungersterben, S. 231.

90 Die »Kanzlei des Führers der NSDAP« war nach der Übernahme des Reichspräsidentenamtes durch Adolf Hitler durch Erlass vom 17. November 1934 gegründet worden. Dieser halbamtliche Stab, dessen leitende Angestellte Parteifunktionäre waren, betonte die »Volksführerrolle« Hitlers neben seinen Ämtern als Reichskanzler, Staatsoberhaupt und Parteichef. Von daher ergab sich der ursprüngliche Aufgabenbereich der »Kanzlei des Führers«, die Bearbeitung aller persönlich an Hitler gerichteten Eingaben. Das Nebeneinander von Kanzleien (»Kanzlei des Führers«, Reichskanzlei, Präsidialkanzlei), Sekretären und Adjutanten war typisch für das polykratische Herrschaftssystem des Nationalsozialismus. Dazu grundlegend: Martin Broszat, Der Staat Hitlers. Grundlegung und Entwicklung seiner inneren Verfassung, 7. Aufl., München 1978, S. 389 f.

91 Hans-Walter Schmuhl, Philipp Bouhler – ein Vorreiter des Massenmordes, in: Ronald Smelser/Enrico Syring/Rainer Zitelmann (Hg.), Die braune Elite II. 21 weitere biographische Skizzen, 2. Aufl., Darmstadt 1999, S. 39-50.

92 Internationaler Militärgerichtshof Nürnberg, Der Nürnberger Prozess gegen die Hauptkriegsverbrecher vom 14. November 1945 bis 1. Oktober 1946. Urkunden und anderes Beweismaterial, Bd. 26, Nürnberg 1947/ND München 1989, S. 169.

93 Die sechs »Tötungsanstalten« der »Aktion T4« waren Grafeneck (Januar 1940 bis Dezember 1940), das ehemalige Zuchthaus Brandenburg an der Havel (Februar 1940 bis Oktober 1940), Schloss Hartheim bei Linz (Mai 1940 bis Dezember 1944), Sonnenstein bei Pirna (Juni 1940 bis September 1942), Bernburg an der Saale (November 1940 bis Juli 1943) und Hadamar bei Limburg (Januar 1941 bis Juli 1942). – Jüngste Gesamtdarstellung: Götz Aly, Die Belasteten. »Euthanasie« 1939-1945. Eine Gesellschaftsgeschichte, Frankfurt/Main 2013.

94 Im April 1941 kam als vierte Tarnorganisation die Zentralverrechnungsstelle Heil- und Pflegeanstalten« hinzu, die im Mittelpunkt der Reorganisation des Abrechnungsverfahrens stand.

Im Hinblick auf die Auswahl der Opfer und die Leitung der Liquidationen rekrutierte die T4-Zentrale einen mehr als fünfzig Personen umfassenden ärztlichen Expertenstab. Als Leiter der Medizinischen Abteilung der »Reichsarbeitsgemeinschaft Heil- und Pflegeanstalten« konnte unter Vermittlung des Reichsführers-SS Heinrich Himmler *Werner Heyde* (1902-1964) gewonnen werden. Heyde, damals noch Privatdozent für Neurologie und Psychiatrie an der Universität Würzburg sowie Oberarzt an der Psychiatrischen und Nervenklinik und Leiter der angeschlossenen Poliklinik, hatte 1936 mit Vorschlägen zur Reform des »Gesetzes zur Verhütung erbkranken Nachwuchses« die Aufmerksamkeit Arthur Gütts auf sich gezogen und wurde daraufhin vom Reichsarzt-SS *Ernst Grawitz* (1899-1945) mit dem psychiatrisch-neurologischen Dienst der SS und der »erbbiologischen Überwachung« der Konzentrationslager sowie mit einer Gutachtertätigkeit für das Geheime Staatspolizeiamt in Berlin betraut. Im Zusammenhang mit diesen Tätigkeiten wurde Heyde, der im Mai 1933 der NSDAP beigetreten war,[95] zum 1. Juni 1936 unter sofortiger Ernennung zum SS-Hauptsturmführer in die SS aufgenommen und der Sanitätsabteilung der SS-Totenkopfverbände zugeteilt. Für Heyde sprach seine unbedingte politische Linientreue. Von der wissenschaftlichen Reputation her musste er indessen als Leichtgewicht gelten – erst am 5. April 1939 war er zum außerordentlichen Professor ernannt worden und erst zum 1. Dezember 1939 wurde er, auch auf Fürsprache durch den »Stab Bouhler«,[96] auf den Lehrstuhl für Psychiatrie und Neurologie der Universität Würzburg berufen. Es lag daher der Gedanke nahe, ihm einen erfahrenen Kollegen an die Seite zu stellen, vorzugsweise einen renommierten Praktiker. Hier nun musste Paul Nitsche, der ja bereits in der Vorkriegszeit als ärztlicher Beisitzer an einem zu schaffenden Reichserbgesundheitsgericht und als Mitglied eines obersten Ausschusses für Erbgesundheitsfragen gehandelt worden war, als die erste Wahl gelten, zumal bei einer ersten Gesprächsrunde zur Rekrutierung des ärztlichen Personals, die im Juli oder August 1939 stattfand, mit Carl Schneider ein enger Freund Nitsches in den ärztlichen Stab der »Reichsarbeitsgemeinschaft Heil- und Pflegeanstalten« aufgenommen worden war.[97] Es ist sehr wahrscheinlich, dass Schneider – vielleicht auch Maximinian de Crinis, der bei dieser Sitzung ebenfalls anwesend war[98] – auf Paul Nitsche aufmerksam machte. Auf jeden Fall arbeitete Nitsche seit Oktober/November 1939 am »Euthanasie«-

---

95 Eigenen Angaben zufolge hing der Eintritt in die NSDAP damit zusammen, dass Heyde im März 1933 dem SS-Oberführer *Theodor Eicke* (1892-1943), der aufgrund einer parteiinternen Intrige in die Würzburger Klinik eingewiesen worden war, geistige Gesundheit bescheinigt und damit dessen Rehabilitierung bewirkt hatte. Von daher rührte die enge Verbindung Heydes zu Eicke, der kurz darauf erster Kommandant des KZ Dachau wurde, ehe er 1934 zum Inspekteur der Konzentrationslager sowie Führer der SS-Wachverbände befördert wurde. Eicke hatte den Eintritt in die Partei empfohlen und förderte Heyde in den Folgejahren. Zur Biographie auch: Friedrich Karl Kaul, Die Psychiatrie im Strudel der »Euthanasie«. Ein Bericht über die erste industriemäßig durchgeführte Mordaktion des Naziregimes, Köln/Frankfurt 1979, S. 56 f., Bert Honolka, Die Kreuzelschreiber. Ärzte ohne Gewissen. Euthanasie im Dritten Reich, Hamburg 1961, S. 108-116; Ernst Klee, »Euthanasie« im NS-Staat, Frankfurt/Main 1983, S. 59 ff.; Hermann Hennermann, Werner Heyde und seine Würzburger Zeit, in: Gerhardt Nissen/Gundolf Keil (Hg.), Psychiatrie auf dem Wege zur Wissenschaft, Stuttgart/New York 1985, S. 55-61; Klaus-Detlev Godau-Schüttke, Die Heyde/Sawade-Affäre, 2. Aufl., Baden-Baden 2001; Thomas Vormbaum (Hg.), »Euthanasie« vor Gericht. Die Anklageschrift des Generalstaatsanwalts beim OLG Frankfurt/M. gegen Dr. Werner Heyde u.a. vom 22. Mai 1962, Berlin 2005; Julian Clement/Björn Rohwer, Der Skandal um den »Euthanasie«-Arzt Werner Heyde in den ost- und westdeutschen Medien, in: Sönke Zankel (Hg.), Skandale in Schleswig-Holstein. Beiträge zum Geschichtswettbewerb des Bundespräsidenten, Kiel 2012, S. 129-166.
96 Hennermann, Werner Heyde, S. 56. Heydes politische Position war durchaus prekär. Ein SS-internes Untersuchungsverfahren wegen vermeintlicher Homosexualität wurde im Oktober 1939 eingestellt. Der Verdacht der Homosexualität hielt sich aber hartnäckig.
97 Über diese Sitzung – und die Teilnehmer daran – berichtete Werner Heyde in seiner Nachkriegsaussage. Danach wurde sie von Bouhler und Brandt in Zusammenarbeit mit Linden einberufen. Vgl. Klee, »Euthanasie«, S. 83 f.
98 Maximinian de Crinis lehnte zwar wegen Arbeitsüberlastung eine formelle Mitarbeit im »Euthanasie«-Apparat ab, gehörte aber im weiteren Verlauf des Mordprogramms der »planenden Intelligenz« an. Dazu ausführlich: Jasper, Maximinian de Crinis, S. 119-128.

Programm mit.[99] Man trug ihm die Leitung der mit Gaskammern ausgerüsteten Tötungsanstalten der »Aktion T4« an, was er jedoch unter Hinweis auf sein Alter – Nitsche war zu diesem Zeitpunkt 63 Jahre alt – ablehnte.[100] Nitsche gab als Tötungsmethode überdosierten Medikamentengaben gegenüber Vergasungen den Vorzug, er konnte sich mit dieser Meinung allerdings nicht durchsetzen. Dennoch wurde er von Brack beauftragt, Tötungsversuche mit Medikamenten durchzuführen. Diese im ersten Vierteljahr 1940 in der Landesanstalt Leipzig-Dösen von Nitsche und zwei Assistenzärzten durchgeführten Versuche, bei denen die Opfer durch wiederholte Gaben von Luminal unauffällig getötet wurden, forderten etwa sechzig Menschenleben[101] – Nitsche mordete also auch mit eigener Hand. Das bei den Versuchen entwickelte »Luminal-Schema« sollte nach dem Stopp der »Aktion T4« zur »Standardmordmethode der zweiten Phase der ›Euthanasie‹«[102] werden.

Mit Wirkung zum 1. Mai 1940 wurde Nitsche unter Fortzahlung seiner Bezüge vom sächsischen Gauleiter beurlaubt. Er zog nach Berlin und trat am 6. Mai seine Stellung als stellvertretender ärztlicher Leiter der »Reichsarbeitsgemeinschaft Heil- und Pflegeanstalten« an. Schon seit dem 28. Februar 1940 gehörte er zu den »Gutachtern« der »Aktion T4«, die auf den von den Stammanstalten ausgefüllten Meldebögen mit einem einfachen Plus- oder Minuszeichen über den Tod von Menschen entschieden. Im September 1940 avancierte er – neben Werner Heyde – zum zweiten »Obergutachter« der »Aktion T4«. In dieser Funktion oblag ihm in tausenden von Fällen, in denen die beiden »Gutachter« nicht zu einem einstimmigen Urteil gelangt waren, die endgültige Entscheidung. Als Werner Heyde aufgrund wiederholter Konflikte mit Viktor Brack im November 1941 sein Amt als ärztlicher Leiter der »Aktion T4« niederlegte, rückte Paul Nitsche an seine Stelle. Mittlerweile, im August 1941, war die »Aktion T4« durch eine mündliche Anweisung Hitlers abgebrochen worden. Paul Nitsche war einer der Hauptverantwortlichen dieses in der Weltgeschichte beispiellosen Massenmordes an geistig behinderten und psychisch erkrankten Menschen – und er empfand offenkundig keinerlei Skrupel dabei. Mindestens einmal wohnte er einer Vergasung auf dem Sonnenstein bei, also an seiner alten Wirkungsstätte, wo er seit den 1920er Jahren versucht hatte, die Ansätze der Weimarer Reformpsychiatrie umzusetzen.

Mit dem Stopp der »Aktion T4« war Nitsches Tätigkeit in der »Euthanasie«-Zentrale keineswegs beendet. Fortan war er – in enger Kooperation mit Herbert Linden, der im Oktober 1941 zum »Reichsbeauftragten für die Heil- und Pflegeanstalten« bestellt worden war – bemüht, eine Zentralkartei aufzubauen, um alle in den deutschen Heil- und Pflegeanstalten, nach Möglichkeit auch die in den Alters- und Pflegeheimen der Caritas und der Inneren Mission untergebrachten Menschen zu erfassen – bei einer Wiederaufnahme der zentralen »Euthanasie« wollte man die Morde in großem Stil fortsetzen.[103] Im Dezember 1941 lud Nitsche verschiedene Experten in das Arbeitshaus Berlin-Rummelsburg ein, um bei einer »Musterbegutachtung« die Bewohner nach einem Verfahren zu selektieren, das der »Aktion T4« ähnelte – 314 Bewohner, etwa ein Viertel der Anstaltsbevölkerung, wurden aussortiert und in das KZ Sachsenhausen verschleppt.[104] Hier wird die Absicht erkennbar, die »Euthanasie« auch auf die »Gemeinschaftsfremden« auszudehnen. Nitsche gehörte außerdem zu den Ärzten, die im Rahmen der »Sonderbehandlung 14f13« die Konzentrationslager bereisten und nach medizinischen,

---

99 Nach Kaul, Psychiatrie, S. 60, wurde Nitsche am 7. November 1939 offiziell in die »Kanzlei des Führers« bestellt und angeworben. Er nahm aber schon am 9. Oktober 1939 an einer Sitzung teil, bei der u.a. über die Mordmethode beraten wurde. Ebd., S. 63 f. Zu Nitsches Tätigkeit im »Euthanasie«-Programm vgl. Mäckel, Hermann Paul Nitsche, S. 84-99; Böhm/Markwardt, Hermann Paul Nitsche, S. 86-97.

100 Böhm/Markwardt, Hermann Paul Nitsche, S. 87.

101 Ebd.; Faulstich, Sonderweg, S.57.

102 Faulstich, Sonderweg, S. 57.

103 Götz Aly, Medizin gegen Unbrauchbare, in: Beiträge zur nationalsozialistischen Gesundheits- und Sozialpolitik 1 (1985), S. 9-74; Schmuhl, Rassenhygiene, S. 224-229.

104 Aly, Medizin, S. 45-49; Michael Burleigh, Tod und Erlösung. Euthanasie in Deutschland 1900-1945, Zürich 2002, S. 281 f. Allgemein: Wolfgang Ayaß, »Asoziale« im Nationalsozialismus, Stuttgart 1995.

aber auch sozialen und politischen, zunehmend auch rassischen Kriterien Häftlinge für die Vergasungen selektierten.[105] Seit 1943 versuchte Nitsche im Verbund mit Karl Brandt, die Morde, die seit dem August 1941 in vielen Heil- und Pflegeanstalten, zum großen Teil gelenkt von den Landes- und Provinzialverwaltungen, durchgeführt wurden, wieder zentraler Steuerung oder doch zentraler Überwachung zu unterwerfen.

Paul Nitsche und Ernst Rüdin

Durch die »Euthanasie« veränderte sich die Netzwerkstruktur der Gesellschaft Deutscher Neurologen und Psychiater. Bis 1939 war sie auf einen einzigen zentralen Knotenpunkt ausgerichtet, der von Ernst Rüdin eingenommen wurde. Spätestens ab 1935 hielt er in der Rolle eines Mandarins alle Fäden innerhalb der im Entstehen begriffenen vereinigten Fachgesellschaft fest in der Hand, die Kommunikation lief fast ausschließlich über ihn, die letzte Entscheidung in allen wichtigen Fragen war ihm vorbehalten, wenngleich andere Akteure in der Rolle eines Socius, Adlatus oder Legatus durch ihre Zuarbeit durchaus Einfluss auf die Entscheidungsbildung nehmen konnten. Rüdin verfügte in diesem Zeitraum über eine Fülle von Ressourcen – die wichtigste war seine Bestellung zum »Reichskommissar für Rassenhygiene«, die ihm eine unmittelbare Verbindung in das Reichsinnenministerium und damit eine Monopolstellung an der Schnittstelle zwischen Wissenschaft und Politik sicherte. Keiner der anderen Akteure innerhalb des Netzwerks rund die wissenschaftliche Fachgesellschaft stellte den Primat Rüdins in Frage – auch Paul Nitsche nicht, der in der Rolle eines Socius mit Rüdin verbündet war. Nitsche verfügte bereits zu dieser Zeit, wie wir gesehen haben, durchaus über eigene Ressourcen, sowohl in der Sphäre der Wissenschaft (hier sind etwa die weiter zurückreichenden Verbindungen zu der Gruppe um Karl Bonhoeffer zu nennen, die es Nitsche erlaubten, im Zusammenhang mit der Geschäftsführung des Deutschen Vereins für Psychiatrie mit beiden Seiten zu verhandeln) als auch in der NSDAP und ihren Gliederungen (als »Parteigenosse« galt Nitsche als politisch linientreu) sowie (als Referent im sächsischen Innenministerium) im Staatsapparat – wenn auch nur auf Länderebene. Entscheidend ist aber, dass die Kommunikation zu den zentralen Akteuren aus der Politik – Arthur Gütt, Herbert Linden, Hans Reiter – über Ernst Rüdin lief. Mit den 1937/38 angestellten Überlegungen, Paul Nitsche als psychiatrischen Experten an das Reichsinnenministerium zu holen, deutet sich die künftige Umgruppierung der Ressourcenensembles und damit die Verschiebung der Gewichte zwischen Paul Nitsche und Ernst Rüdin an. Da die Berufung nach Berlin aber nicht zustande kam, blieb die Netzwerkstruktur, wie sie sich von 1933 bis 1935 herausgeformt hatte, bis 1939 in den Grundzügen erhalten.

Dann kam Bewegung in diese Struktur. Ernst Rüdin hatte mit der Kaltstellung Arthur Gütts seinen unmittelbaren Zugang zur Sphäre der Politik verloren. Zudem musste er sich seit 1940/41 gegen eine »feindliche Übernahme« der Deutschen Forschungsanstalt für Psychiatrie durch das SS-»Ahnenerbe« zur Wehr setzen, nachdem er im Juni 1939 ein Kooperationsverhältnis mit dieser Organisation eingegangen war.[106] Ende 1941 dachten Himmler, Heydrich und der Präsident der Deutschen Forschungsgemeinschaft, SS-Oberführer Prof. *Rudolf Mentzel* (1900-1987) sogar darüber nach, Ernst Rüdin durch eine konzertierte Aktion von seinem Direktorenposten zu verdrängen. Hinzu kamen heftige interne Konflikte mit dem SS-Stipendiaten Heinz Riedel, die sogar vor Gericht ausgetragen wurden – auch dies

105 Peter Chroust (Hg.), Friedrich Mennecke. Innenansichten eines Medizinischen Täters im Nationalsozialismus. Eine Edition seiner Briefe 1935-1947, 2 Bde., 2. Aufl., Hamburg 1988; Walter Grode, Die »Sonderbehandlung 14f13« in den Konzentrationslagern des Dritten Reiches. Ein Beitrag zur Dynamik faschistischer Vernichtungspolitik, Frankfurt/Main 1987; Astrid Ley, Die »Aktion 14f13« in den Konzentrationslagern, in: Günter Morsch/Bertrand Perz (Hg.), Neue Studien zu nationalsozialistischen Massentötungen durch Giftgas, Berlin 2011, S. 231-243.

106 Dazu Weber, Ernst Rüdin, S. 258-267. Vgl. auch Weindling, Health, S. 537 ff.; Weiss, Nazi Symbiosis, S. 162-172 (»The Munich Pact«).

eine heikle Angelegenheit, da Riedel seinen Vorgesetzten Rüdin öffentlich der »Untergrabung der Wehrfreudigkeit« und einer »judenfreundlichen«[107] Gesinnung beschuldigte. Matthias M. Weber spricht davon, dass Rüdin die Deutsche Forschungsanstalt für Psychiatrie durch seine Kooperation mit dem »Ahnenerbe« in eine »schwerwiegende Existenzkrise«[108] manövrierte.

Dagegen hatte sich Paul Nitsche mit seiner Beteiligung am »Euthanasie«-Programm einen eigenen exklusiven Zugang zur Sphäre der Politik eröffnet – genauer gesagt, er entwickelte sich selber zu einem *politischen* Akteur innerhalb des nationalsozialistischen »Maßnahmenstaates«, der Sphäre der – durch keinerlei rechtliche Normen eingehegten – willkürlichen Machtausübung: Als (stellvertretender) ärztlicher Leiter der »Reichsarbeitsgemeinschaft Heil- und Pflegeanstalten« war er faktisch in die »Kanzlei des Führers« integriert und stand in unmittelbarer Verbindung zu Oberdienstleiter Viktor Brack, zu Ministerialrat Herbert Linden (mit dem Nitsche jetzt unabhängig von Rüdin kommunizieren konnte), zu Reichsleiter Philipp Bouhler und zu Hitlers »Begleitarzt« Karl Brandt. Hier deutet sich ein grundlegender Rollenwechsel an: Die Rolle, die Nitsche ab 1940 spielte, wies Züge eines Warlords mit eigener Machtbasis auf. Über den ärztlichen Mitarbeiterstab der »Euthanasie« stand er zudem in leitender Position einer Gruppe von etwa fünfzig, teilweise hochrangigen Fachkollegen vor, was ihm – insbesondere nachdem er Werner Heyde als ärztlichen Leiter der »Reichsarbeitsgemeinschaft Heil- und Pflegeanstalten« abgelöst hatte – sehr weitgehende Einflussmöglichkeiten eröffnete.

Das Netzwerk, das sich Paul Nitsche über den »Euthanasie«-Apparat aufbaute, durchdrang jenes, mit dem Ernst Rüdin die Gesellschaft Deutscher Neurologen und Psychiater steuerte. So entstand eine doppelte Netzwerkstruktur mit zwei zentralen Knotenpunkten. Zugleich aber verlagerten sich die Gewichte tendenziell von München nach Berlin. Rüdin sah sich fortab genötigt, in wichtigen Fragen, die die Gesellschaft Deutscher Neurologen und Psychiater betrafen, eine *Entscheidung* Nitsches herbeizuführen oder zumindest dessen *Einverständnis* einzuholen. Damit geriet die Fachgesellschaft mittelbar in den Einflussbereich der T4-Zentrale. Das bedeutete nicht, dass Ernst Rüdin ab 1940 innerhalb des Netzwerks der wissenschaftlichen Fachgesellschaft keine zentrale Position mehr eingenommen hätte: In allen Punkten, in denen es um rein wissenschaftliche oder wissenschafts*politische* Belange ging (etwa die Frage nach der weiteren Umgestaltung der Landschaft der wissenschaftlichen Fachgesellschaften), war und blieb Rüdin der entscheidende Akteur. Nitsche konnte aber – wie noch zu zeigen sein wird – gemäß der eingangs zitierten Maxime des »Maßnahmenstaates«, dass »politisch ist, was die politischen Instanzen für politisch erklären«, die Entscheidungskompetenz jederzeit an sich ziehen – bis hin zu der Frage, ob die Gesellschaft Deutscher Neurologen und Psychiater öffentlich tagen sollte oder nicht.

Im Folgenden sollen die wichtigsten Knoten und Verbindungslinien in den parallelen Netzwerkstrukturen herausgearbeitet werden: die Forschungsabteilung in der Landesanstalt Brandenburg-Görden und ihre Verbindung zum Kaiser-Wilhelm-Institut für Hirnforschung, die Forschungsabteilung in der badischen Anstalt Wiesloch bzw. der Universitätsklinik in Heidelberg und ihre Verbindung zur Deutschen Forschungsanstalt für Psychiatrie sowie die Querverbindungen zwischen dem Netzwerk der Gesellschaft Deutscher Neurologen und Psychiater und der Gruppe der T4-Gutachter.

Die Forschungsabteilung in Brandenburg-Görden und das Kaiser-Wilhelm-Institut für Hirnforschung

In seiner Eigenschaft als ärztlicher Leiter der »Reichsarbeitsgemeinschaft Heil- und Pflegeanstalten« war Paul Nitsche auch zuständig für die Forschungen, die im Rahmen des Massenmordes an geistig behinderten und psychisch erkrankten Menschen stattfanden. Dieser eröffnete der psychiatrischen

---

107 Zit. n. Weber, Ernst Rüdin, S. 264. Zu Rudolf Mentzel: Grüttner, Lexikon, S. 117.
108 Weber, Ernst Rüdin, S. 267.

Forschung ganz neue Möglichkeiten, indem man Menschen, die im Zuge der Selektion aussortiert und zur Vernichtung freigegeben worden waren, als »interessante Fälle« aber die Aufmerksamkeit der Forscher auf sich gezogen hatten, zunächst klinisch beobachtete, bevor man sie ermordete, um sodann ihre Gehirne zu sezieren und pathologisch zu untersuchen. Zu Beginn des Jahres 1941 – wahrscheinlich am 23. Januar – fand eine Konferenz beim Reichsdozentenführer statt, bei der ein groß angelegter Forschungsplan in Verbindung mit der »Euthanasie« entworfen wurde. In die vorgesehenen Massenuntersuchungen sollten vierzehn der dreißig anatomischen Institute des Deutschen Reiches einbezogen werden.[109] Zwar ließ sich dieser ambitionierte Plan aufgrund der Kriegsentwicklung nicht verwirklichen, doch unterhielt die »Euthanasie«-Zentrale von 1942 an zwei Forschungsabteilungen, die eine in der Anstalt Brandenburg-Görden unter Leitung von *Hans Heinze* (1895-1983),[110] die andere in der badischen Anstalt Wiesloch bzw. in der Universitätsklinik Heidelberg unter Leitung von Carl Schneider. Gerade über diesen Forschungsverbund entstand ein Beziehungsgeflecht, das eng mit dem Netzwerk verwoben war, das die Gesellschaft Deutscher Neurologen und Psychiater zusammenhielt.

Hans Heinze legte bei Ausbruch des Ersten Weltkriegs im August 1914 das Notabitur ab, meldete sich als freiwilliger Kriegskrankenpfleger und arbeitete bis November 1918 in einem Kriegslazarett. Seit dem Wintersemester 1916/17 war er im Fach Medizin an der Universität Leipzig immatrikuliert. Nach Kriegsende konnte er mit dem Studium beginnen. Nach der Staatsprüfung, der Approbation und Promotion arbeitete er von 1923 bis 1925 als Assistenzarzt am Pathologischen Institut, von 1925 bis 1934 als Assistenzarzt an der Psychiatrischen und Nervenklinik der Universität Leipzig, wo er sich unter dem Einfluss Paul Schröders auf die Kinder- und Jugendpsychiatrie spezialisierte und im Jahre 1932 habilitierte. Am 1. Mai 1933 wurde er Mitglied der NSDAP, später auch des Rassenpolitischen Amtes der Partei im Gau Kurmark, des Beamtenbundes, des NS-Dozentenbundes und der NSV. 1934 übernahm Heinze die Stellung des Direktors der Brandenburgischen Landesanstalt Potsdam. 1935 wurde er als Privatdozent an die Medizinische Fakultät der Universität Berlin umhabilitiert – von diesem Zeitpunkt ab hielt er an der Universität Berlin Vorlesungen und Übungen über Kinder- und Jugendpsychiatrie ab. Der Gesellschaft Deutscher Neurologen und Psychiater trat er unmittelbar nach deren Gründungsversammlung bei.[111]

In Potsdam kam Hans Heinze in enge Verbindung mit Julius Hallervorden.[112] Dieser war seit 1913 als Assistenz-, später als Oberarzt an der Landesanstalt Landsberg/Warthe tätig, wo er neben seiner

---

109 Aktennotiz Nitsches v. 18.9.1941, BArch. R 96 I/5; Bericht Carl Schneiders »über Stand, Möglichkeiten und Ziele der Forschung an Epileptikern im Rahmen der Aktion« für Paul Nitsche, 24.1.1944, BArch. R 96 I/4. Die Datierung aufgrund eines Dokuments mit dem Titel »Anatomischer Forschungsplan gemäß Besprechung vom 23. Januar 1941«, BArch. All. Proz. 7, Roll 12, Fr. 220.

110 Zur Biographie: Udo Benzenhöfer, Hans Heinze: Kinder- und Jugendpsychiatrie und »Euthanasie«, in: Thomas Oelschläger (Bearb.), Beiträge zur NS-»Euthanasie«-Forschung 2002. Fachtagungen vom 24. bis 26. Mai 2002 in Linz und Hartheim/Alkoven und vom 15. bis 17. November 2002 in Potsdam, Ulm 2003, S. 9-51; Castell u.a., Geschichte, S. 340-366.

111 Liste der Personen, die ihre Aufnahme in die GDNP beantragt haben, 19.10.1935, MPIP-HA: GDA 130. Ernst Rüdin wurde im Mai 1939 von Paul Nitsche auf Hans Heinze aufmerksam gemacht. Bei dieser Gelegenheit empfahl Nitsche den Potsdamer Direktor als möglichen Bearbeiter des klinischen Teils im Kapitel »Psychopathien und pathologische Reaktionen« des seit 1937 von Arthur Gütt herausgegebenen »Handbuchs der Erbkrankheiten« (Nitsche an Rüdin, 20.5.1939, MPIP-HA: GDA 130). Rüdin zeigte sich aufgeschlossen: »Wenn Sie mir versichern können, dass Herr Direktor Heinze in der Psychopathiefrage nicht ebenso steril ist wie sein Lehrer Herr Paul Schröder (ganz im Vertrauen gesagt), so werde ich ihn sehr gerne bitten. [...] Dass Heinze sehr viel Verständnis für Orientierung des Psychopathiebegriffs am Leistungs- und Gemeinschaftsgedanken hat, hat mich sehr gefreut zu hören« (Rüdin an Nitsche, MPIP-HA: GDA 130). Tatsächlich arbeitete Hans Heinze am vierten Band des »Handbuchs der Erbkrankheiten« (»Zirkuläres Irresein/Psychopathische Persönlichkeiten«) mit, der 1942 erschien.

112 Vgl. Jürgen Peiffer, Hirnforschung im Zwielicht. Beispiele verführbarer Wissenschaft aus der Zeit des Nationalsozialismus. Julius Hallervorden – H.-J. Scherer – Berthold Ostertag, Husum 1997, S. 14 f., sowie Archiv zur Geschichte der Max-Planck-Gesellschaft (AMPG), II. Abt., Rep. 1 A, PA Julius Hallervorden, 1.

klinischen Tätigkeit ein kleines neuropathologisches Laboratorium betrieb. 1921 verschaffte ihm Walther Spielmeyer ein Stipendium an der Deutschen Forschungsanstalt für Psychiatrie, wo Hallervorden sich auch mit Hugo Spatz anfreundete – 1922 beschrieben die beiden die nach ihnen benannte »Hallervorden-Spatzsche Krankheit«.[113] Obwohl seine wissenschaftlichen Leistungen weithin Beachtung fanden und er in regem Austausch mit Spielmeyer, Spatz und *Max Bielschowsky* (1869-1940), bis 1933 Leiter der Abteilung für Hirnpathologie am Kaiser-Wilhelm-Institut für Hirnforschung, stand, blieb Hallervorden in Landsberg. 1929 wurde er von der klinischen Tätigkeit entbunden, um die Leitung der Zentralprosektur der psychiatrischen Anstalten der Provinz Brandenburg (Landsberg, Potsdam, Lübben, Brandenburg-Görden, Teupitz, Treuenbrietzen, Neuruppin, Eberswalde, Wittstock) zu übernehmen. Diese Prosektur wurde 1936 nach Potsdam verlegt. Hallervorden äußerte sich begeistert über die Arbeit Heinzes: »Dieser Mann hat einen geradezu fabelhaften klinischen Betrieb wie an einer Universitätsklinik geschaffen und es ist daher begreiflich, dass wir uns beide wie magisch anziehen.«[114]

Als Hugo Spatz, der mittlerweile zum Direktor des Kaiser-Wilhelm-Instituts für Hirnforschung in Berlin-Buch aufgestiegen war, im Jahre 1937 mit dem Angebot an Julius Hallervorden herantrat, als Leiter der Histopathologischen Abteilung und stellvertretender Institutsdirektor an sein Institut zu wechseln, hatte Hallervorden anfangs starke Bedenken, da er die Prosektur in Potsdam nicht aufgeben wollte. Vor diesem Hintergrund reifte der Plan heran, die Potsdamer Prosektur mit der Histopathologischen Abteilung des Kaiser-Wilhelm-Instituts zu verschmelzen. Vom 1. Januar 1938 an wurde die Prosektur der brandenburgischen Landesanstalten offiziell an das Kaiser-Wilhelm-Institut für Hirnforschung verlegt, das Laboratorium in Potsdam galt als Außenstelle des Berliner Instituts, wurde von der Kaiser-Wilhelm-Gesellschaft finanziert und mit einem Assistenzarzt besetzt. Hans Heinze wiederum wurde als Sachverständiger für die Erforschung des »Schwachsinns« im Kindesalter und Berater der Abteilung für Histopathologie in das Kuratorium des Kaiser-Wilhelm-Instituts für Hirnforschung berufen.[115]

Im Zuge der Planungen zum Ausbau Berlins zur »Hauptstadt Germania« wurde der Amtssitz der Provinzialverwaltung Mark Brandenburg im Jahre 1938 von Berlin in die Landesanstalt Potsdam verlegt.[116] Die Potsdamer Anstalt wiederum wurde aufgelöst, ihre 1.110 Patientinnen und Patienten, darunter 990 Kinder und Jugendliche, in die Landesanstalt Brandenburg-Görden verlegt.[117] Hans Heinze

---

113 Heute: Neurodegeneration mit Eisenablagerung im Gehirn.

114 Hallervorden an Spatz, 29.11.1935, zit. nach Peiffer, Hirnforschung, S. 22.

115 Im Zuge der Umstrukturierung des Kuratoriums wurden zudem Karl Kleist als Sachverständiger für Hirnpathologie und Berater der anatomischen Abteilung, Johannes Lange, Ordinarius für Psychiatrie an der Universität Breslau, als Sachverständiger für menschliche Erbforschung und Berater der Abteilung für Erb- und Konstitutionslehre sowie Heinrich Pette als Sachverständiger für klinische Neurologie und Berater der Nervenklinik des Instituts kooptiert, dazu – auf Druck Leonardo Contis – Maximinian de Crinis als Sachverständiger für Chemie. Nach dem überraschenden Tod Johannes Langes noch im Jahre 1938 rückte – in Absprache mit Ernst Rüdin – Willibald Scholz von der Deutschen Forschungsanstalt für Psychiatrie in das Kuratorium nach. Zu den Einzelheiten: Schmuhl, Hirnforschung, S. 582-587.

116 Christian Engeli/Kristina Hübener, Provinziallandtag und Provinzialverwaltung 1919-1933/1945, in: Kurt Adamy/Kristina Hübener (Hg.), Geschichte der Brandenburgischen Landtage. Von den Anfängen 1823 bis in die Gegenwart, Potsdam 1998, S. 163-223, S. 215 f. (hier ist nur von einem »provinzeigenen Gebäudekomplex« als Ausweichquartier die Rede); Marco Zabel, Die brandenburgischen Landesanstalten Lübben und Potsdam in der NS-Zeit, in: Kristina Hübener (Hg.), Brandenburgische Heil- und Pflegeanstalten in der NS-Zeit, Berlin 2002, S. 105-128, hier: S. 120-123; Beatrice Falk/Friedrich Hauer, Brandenburg-Görden. Geschichte eines psychiatrischen Krankenhauses, Berlin 2007, S. 82.

117 Zahlenangabe nach: Falk/Hauer, Brandenburg-Görden, S. 85 f. Der Umzug der Potsdamer Anstalt nach Görden machte umfangreiche Verlegungen zwischen den brandenburgischen Landesanstalten notwendig.
Zur Rolle Gördens in der »Euthanasie«: Kristina Hübener, Heilen, Pflegen, Töten – Brandenburgische Provinzialanstalten im Nationalsozialismus, in: Menora. Jahrbuch für deutsch-jüdische Geschichte 1993, S. 334-359; dies., Brandenburgische Heil- und Pflegeanstalten in der NS-Zeit. Sterilisation und »Vernichtung lebensunwerten Lebens«, in: Dietrich Eichholtz (Hg.), Verfolgung, Alltag, Widerstand. Brandenburg in der NS-Zeit. Studien und Dokumente, Berlin 1993, S. 230-246; Sabine Hanrath, Zwischen »Euthanasie« und Psychiatriereform. Anstaltspsychiatrie in Westfalen und Brandenburg: Ein deutsch-deutscher Vergleich (1945-1964), Paderborn u.a. 2002, S. 139-148.

übernahm im November 1938 die Leitung Gördens und brachte seinen Mitarbeiterstab mit – und auch die Außenstelle des Kaiser-Wilhelm-Instituts für Hirnforschung zog im Januar 1939 nach Görden um. Die Anstalt, die nach der Umstrukturierung 2.345 Patientinnen und Patienten, darunter 1.099 Kinder und Jugendliche zählte,[118] entwickelte sich unter Hans Heinze zu einem der Zentren der »Euthanasie«. Als sich die »Kanzlei des Führers« im Frühjahr/Sommer 1939 – noch bevor die Vorbereitungen zur »Aktion T4« anliefen – daran machte, die so genannte Kinder-»Euthanasie« ins Werk zu setzen, kam sie auch auf Hans Heinze zu. Er wurde Mitglied des »Reichsausschusses zur wissenschaftlichen Erfassung erb- und anlagebedingter schwerer Leiden«[119] und war in dieser Funktion an den Beratungen zur Planung der Kinder-»Euthanasie« unmittelbar beteiligt. Zudem war er Mitglied des dreiköpfigen Gutachtergremiums, das über Leben und Tod der angezeigten Kinder entschied. Brandenburg-Görden wurde – wahrscheinlich schon im letzten Quartal des Jahres 1939[120] – Sitz der ersten »Kinderfachabteilung« des Deutschen Reiches. Diese sechzig bis achtzig Betten umfassende, großzügig ausgestattete Abteilung diente ab 1940 als »Reichsschulstation« zur Ausbildung der Ärzte, die als Leiter weiterer »Kinderfachabteilungen« vorgesehen waren.[121] Bis zum Ende des Zweiten Weltkrieges wurden den Aufnahmebüchern zufolge 172 Kinder in die »Kinderfachabteilung« Brandenburg-Görden eingewiesen, von denen 147 starben.[122] Alles in allem starben von den etwa 4.000 Kindern und Jugendlichen, die zwischen Mai 1938 und August 1944 in Görden aufgenommen wurden, 1.270 in der Anstalt. Weitere 430 minderjährige Patientinnen und Patienten aus Brandenburg-Görden kamen zudem in den Gaskammern der »Aktion T4« ums Leben. Hinzu kommt eine nicht genau zu beziffernde Zahl von Kindern und Jugendlichen, die in den späteren Phasen der »Euthanasie« ab 1942 in andere Anstalten verlegt und dort ermordet wurden oder die als »unerziehbare Fürsorgezöglinge« in »Jugendschutzlager« oder Konzentrationslager überführt wurden.[123] Im Rahmen der »Aktion T4« gingen zahlreiche Transporte von Brandenburg-Görden aus in die »Tötungsanstalten« im ehemaligen Zuchthaus Brandenburg/Havel und Bernburg/Saale, in den späteren Phasen der »Euthanasie« in die Anstalten Eichberg, Hadamar, Ansbach und Meseritz-Obrawalde. Hatten im November 1939 noch 2.088 Bewohnerinnen und Bewohner in der Anstalt Brandenburg-Görden gelebt, so waren es im Februar 1945 nur noch etwa 500.[124]

Paul Nitsche regte im September 1941 an, die Anstalt für die Forschung nutzbar zu machen, indem »man nach Görden als Zwischenanstalt einfach aus den nicht zu weit entfernt liegenden Abgabeanstalten die Fälle von angeborenem Schwachsinn und Epilepsie verlegt, um sie dann nach Durchführung

---

118 Falk/Hauer, Brandenburg-Görden, S. 87.

119 Benzenhöfer, Bemerkungen; Sascha Topp, Der »Reichsausschuss zur wissenschaftlichen Erfassung erb- und anlagebedingter schwerer Leiden«. Zur Ermordung minderjähriger Kranker im Nationalsozialismus 1939-1945, in: Thomas Beddies/Kristina Hübener (Hg.), Kinder in der NS-Psychiatrie, Berlin 2004, S. 17-54. Ab wann genau Hans Heinze im »Reichsausschuss« mitarbeitete, ist unklar. Er war wohl nicht von Anfang an mit dabei, stieß aber noch vor dem geheimen Runderlass des Reichsinnenministeriums vom 18. August 1939 hinzu, mit dem die Erfassung der Opfer in die Wege geleitet wurde. Falk/Hauer, Brandenburg-Görden, S. 91.

120 Die offizielle Mitteilung über die Einrichtung der »Kinderfachabteilung« in Brandenburg-Görden erfolgte allerdings erst am 1. Juli 1940. Falk/Hauer, Brandenburg-Görden, S. 92.

121 Topp, »Reichsausschuss«, S. 38-42; Falk/Hauer, Brandenburg-Görden, S. 101 f. Zu den »Kinderfachabteilungen«: Benzenhöfer, »Kinderfachabteilungen«, S. 21-84; Topp, »Reichsausschuss«, S. 23-38.

122 Falk/Hauer, Brandenburg-Görden, S. 92. Detaillierte Analyse bei Thomas Beddies, Kinder und Jugendliche in der brandenburgischen Heil- und Pflegeanstalt Görden als Opfer der NS-Medizinverbrechen, in: Hübener (Hg.), Heil- und Pflegeanstalten, S. 129-154, hier: S. 141 f.; dazu auch: Lothar Pelz, Kinderärzte im Netz der »NS-Kindereuthanasie« am Beispiel der »Kinderfachabteilung« Görden, in: Monatsschrift Kinderheilkunde 151 (2005), S. 1027-1032.

123 Beddies, Kinder; ders., Kinder-»Euthanasie« in Berlin-Brandenburg, in: ders./Kristina Hübener (Hg.), Dokumente zur Psychiatrie im Nationalsozialismus, Berlin 2003, S. S. 219-248, hier: S. 220 ff.

124 Falk/Hauer, Brandenburg-Görden, S. 108-112.

der notwendigen Untersuchungen in eine unserer Anstalten weiter zu geben.«[125] Von November 1941 bis Januar 1942 fand zwischen Nitsche und Heinze eine Reihe von Vorbesprechungen statt. Aufgrund einer Vereinbarung zwischen der »Reichsarbeitsgemeinschaft Heil- und Pflegeanstalten« und dem Provinzialverband der Provinz Mark Brandenburg standen der Forschungsabteilung vom 26. Januar 1942 an achtzig Plätze der Anstalt Görden zur Verfügung. Ursprünglich waren 160 Plätze vorgesehen, doch musste im Juni 1942 die Hälfte der Betten der Wehrmacht überlassen werden. Am 6. Juli 1942 musste nochmals die Hälfte der Plätze, die der Forschungsabteilung zur Verfügung standen, an die Wehrmacht abgetreten werden, so dass die Forschung auf vergleichsweise wenige Fälle beschränkt werden musste. Bis zum September 1942 waren in der Forschungsabteilung Görden 97 Patienten untersucht worden, ein Jahr später, im September 1943, war ihre Zahl auf 135 angestiegen. Bislang konnten 98 Kinder im Alter von drei bis 19 Jahren identifiziert werden, von denen 48 nach teilweise mehrjährigem Aufenthalt in der Anstalt verstarben, darunter dreißig vor dem 31. März 1945.[126]

In einem Forschungsbericht, den Heinze am 9. September 1942 bei der »Euthanasie«-Zentrale einreichte, zeichneten sich zwei Forschungsschwerpunkte ab: Zum einen ging es Heinze um die Nosologie der »Schwachsinnsformen«. Dabei wurde auch die »Dressurfähigkeit tiefstehender Schwachsinniger« untersucht. Bereits am 15. April 1941 berichtete Heinze in einem Brief an Brack über die schon in der Vorkriegszeit in der Anstalt Brandenburg-Görden eingerichtete »Lebensschule«, dort würden »schwachsinnige« Kinder, deren theoretische Intelligenz zu gering sei, um z.B. Lesen und Schreiben zu lernen, deren praktische Intelligenz aber ausreiche, um manuelle Arbeiten auszuführen, zu Hilfsarbeitern ausgebildet. Zum anderen bildete die differentialdiagnostische Unterscheidung zwischen verschiedenen Formen des »Schwachsinns« und zwischen geistigen Behinderungen und neurodegenerativen Erkrankungen einen Forschungsschwerpunkt Heinzes. Offiziell wurde die Forschungsabteilung zum 31. März 1943 aufgelöst, von Seiten der Anstalt wurde die Arbeit jedoch mit Unterstützung der »Reichsarbeitsgemeinschaft Heil- und Pflegeanstalten« bis 1945 fortgesetzt.

Schon 1940 wurde auch das Kaiser-Wilhelm-Institut für Hirnforschung unmittelbar in die Begleitforschung zur »Euthanasie« eingebunden. Am 29. April 1940 wurde Julius Hallervorden – zusammen mit anderen Professoren – über die »Aktion T4« *offiziell* in Kenntnis gesetzt (es ist freilich mehr als wahrscheinlich, dass er über Heinze bereits viel früher über das »Euthanasie«-Programm Bescheid wusste[127]). Bereits am 15. Mai 1940 erhielt er – im Rahmen der Kinder-»Euthanasie« – die ersten Gehirne von im Zuchthaus Brandenburg getöteten Kindern. Bis in den Herbst hinein gingen diese Lieferungen weiter. Dr. *Heinrich Bunke* (1914-2001), von August bis Oktober 1940 Tötungsarzt in Brandenburg, sagte aus, dass in seiner Zeit etwa hundert Kinder aus Görden – vermutlich in zwei Transporten – in das Zuchthaus Brandenburg verlegt und dort vergast wurden. Am 28. Oktober 1940 ging der letzte Transport mit sechzig Kindern und Jugendlichen aus Görden in die Gaskammer von Brandenburg. Die Gehirne von etwa vierzig Kindern aus diesem Transport finden sich in der Sammlung Hallervorden. Aus dem Notizbuch des damaligen Tötungsarztes von Brandenburg, Dr. *Irmfried Eberl* (1910-1948), ist zu entnehmen, dass Hallervorden und Heinze an der Sektion dieser Kinder an Ort und Stelle beteiligt waren.[128]

Hallervorden und Spatz erhielten auch nach dem Herbst 1940 Gehirne von »Euthanasie«-Opfern, teils aus der Prosektur in Brandenburg-Görden, teils aus den Tötungsanstalten Bernburg und Sonnen-

---

125 Aktennotiz Nitsche vom 20. September 1941, BArch., R 96 I/5. Zum Folgenden auch: Falk/Hauer, Brandenburg-Görden, S. 112-118.

126 Thomas Beddies, Die Forschungsabteilung in der Landesanstalt Brandenburg-Görden, in: ders./Kristina Hübener (Hg.), Dokumente zur Psychiatrie im Nationalsozialismus, Berlin 2003, S. 261-270; ders., Kinder, S. 146 ff.

127 So die These von Peiffer, Hirnforschung, S. 23, 35.

128 Peiffer, Hirnforschung, S. 37. Vgl. auch Götz Aly, Der saubere und der schmutzige Fortschritt, in: Beiträge zur nationalsozialistischen Gesundheits- und Sozialpolitik, Bd. 2: Reform und Gewissen. »Euthanasie« im Dienst des Fortschritts, Berlin 1985, S. 9-78, hier: S. 69.

stein, teils aus der Anstalt Leipzig-Dösen und anderen Anstalten, seit Anlaufen der »Aktion T4« auch von Erwachsenen. Am 8. Mai 1944 wurde die Abteilung Hallervorden wegen der Bombenangriffe auf die Reichshauptstadt von Berlin-Buch nach Dillenburg verlegt.[129] Nach eigenen Angaben hatte Hallervorden bis zu diesem Zeitpunkt »697 Gehirne erhalten einschließlich derer, die ich einmal in Brandenburg selbst herausgenommen habe. Auch die in Dösen sind mit einberechnet.«[130] Jürgen Peiffer ist zu dem Ergebnis gelangt, dass von den 1.168 von 1939 bis 1944 in den Abteilungen Hallervorden und Spatz untersuchten Gehirnen 698 sicher oder wahrscheinlich von »Euthanasie«-Opfern stammten.[131] Durch die Vermittlung von Maximinian de Crinis erhielt Julius Hallervorden sogar Mittel der Deutschen Forschungsgemeinschaft für Forschungen an Gehirnen aus der Außenstelle der Prosektur in Brandenburg-Görden.[132]

Die Forschungsabteilung in Wiesloch/Heidelberg und die Deutsche Forschungsanstalt für Psychiatrie

Die zweite Forschungsabteilung des »Euthanasie«-Apparates entstand, wie bereits erwähnt, in der Heil- und Pflegeanstalt Wiesloch bzw. in der Psychiatrischen Klinik der Universität Heidelberg unter der Leitung von Carl Schneider.[133] Schneider hatte sich schon im Juli/August 1939 zur Mitarbeit am »Euthanasie«-Programm bereit erklärt, wurde seit dem 20. April 1940 als »Gutachter« der »Aktion T4« geführt, im August 1940 zu Besprechungen über die filmische Propaganda zur »Euthanasie« hinzugezogen und nahm an den Beratungen über den Entwurf eines »Euthanasie«-Gesetzes im Oktober 1940 teil. Vor allem aber wirkte Schneider seit Januar 1941 an der Entwicklung eines Forschungsplans auf der Grundlage der »Euthanasie« mit und war auch in die Vorbereitungen zur Gründung der Forschungsabteilung in Brandenburg-Görden involviert.[134] Kaum hatte diese ihren Betrieb aufgenommen, da plante Schneider bereits den Aufbau einer eigenen Forschungsabteilung in der Anstalt Wiesloch bei

---

129 Ein Bombenangriff am 7. April 1944 hatte schwere Schäden am Institutsgebäude angerichtet. Vgl. AMPG, I. Abt., Rep. 1 A, 1633.

130 Aktennotiz Hallervorden, BArch., R 96 I/2.

131 Jürgen Peiffer, Neuropathologische Forschung an »Euthanasie«-Opfern in zwei Kaiser-Wilhelm-Instituten, in: Doris Kaufmann (Hg.), Die Kaiser-Wilhelm-Gesellschaft im Nationalsozialismus, Bd. 1, Göttingen 2000, S. 151-173, hier: S. 163. Dazu jetzt auch: Paul J. Weindling, Victims and Survivors of Nazi Human Experiments. Science and Suffering in the Holocaust, London u.a. 2015, S. 35-41.

132 Dazu ausführlicher: Schmuhl, Hirnforschung, S. 604 f.

133 Vgl. Volker Roelcke/Gerrit Hohendorf/Maike Rotzoll, Psychiatric Research and »Euthanasia«: The Case of the Psychiatric Department at the University of Heidelberg, 1941-1945, in: History of Psychiatry 5 (1994), S. 517-532; Gerrit Hohendorf/Volker Roelcke/Maike Rotzoll, Innovation und Vernichtung – Psychiatrische Forschung und »Euthanasie« an der Heidelberger Psychiatrischen Klinik 1939-1945, in: Der Nervenarzt 67 (1996), S. 935-946; Volker Roelcke/Gerrit Hohendorf/Maike Rotzoll, Erbpsychologische Forschung im Kontext der »Euthanasie«. Neue Dokumente und Aspekte zu Carl Schneider, Julius Deussen und Ernst Rüdin, in: Fortschritte der Neurologie – Psychiatrie 66 (1998), S. 331-336; Gerrit Hohendorf/Stephan Weibel-Shah/Volker Roelcke/Maike Rotzoll, Die »Kinderfachabteilung« der Landesheilanstalt Eichberg 1941 bis 1945 und ihre Beziehungen zur Forschungsabteilung der Psychiatrischen Universitätsklinik Heidelberg unter Carl Schneider, in: Christina Vanja u.a. (Hg.), Wissen und irren. Psychiatriegeschichte aus zwei Jahrhunderten. Eberbach und Eichberg, Kassel 1999, S. 221-243; Roelcke/Hohendorf/Rotzoll, Genetik; Roelcke, Wissenschaft; Volker Roelcke/Gerrit Hohendorf/Maike Rotzoll, Die Forschungsabteilung der Psychiatrischen Universitätsklinik Heidelberg 1943-1945 und ihre Verwicklung in die nationalsozialistische »Euthanasie«, in: Christoph Mundt/Gerrit Hohendorf/Maike Rotzoll (Hg.), Psychiatrische Forschung und NS-»Euthanasie«. Beiträge zu einer Gedenkveranstaltung an der Psychiatrischen Universitätsklinik Heidelberg, Heidelberg 2001, S. 41-62; Roelcke, Ernst Rüdin; Gerrit Hohendorf/Maike Rotzoll, Medical Research and National Socialist Euthanasia: Carl Schneider and the Heidelberg Research Children from 1942 until 1945, in: Sheldon Rubenfeld/Susan Benedict (Hg.), Human Subjects Research after the Holocaust, Heidelberg u.a. 2014, S. 127-138; Aly, Belasteten, S. 199-212.

134 Aktennotiz Nitsche für »Jennerwein« (Brack), 25.2.1943, BArch. R 96 I/5.

Heidelberg.[135] Tatsächlich beabsichtigte er, die beiden Forschungsabteilungen in Görden und Wiesloch »unter seiner Gesamtleitung zusammenzuführen«.[136] Was Schneider vorschwebte, war ein auf 15 Jahre angelegtes, umfassendes Forschungsprogramm, dessen Kosten er auf jährlich eine Million Reichsmark veranschlagte.[137] Am 1. Dezember 1942 nahm die als Außenabteilung der Psychiatrischen Klinik der Universität Heidelberg geführte Forschungsabteilung Wiesloch ihren Betrieb auf. Bis zum 18. Januar 1943 waren 16 Fälle, darunter sechs bis sieben aus der Privatklientel Schneiders, untersucht worden.[138] Aus einem ersten Forschungsbericht geht hervor, dass Schneider und seine Mitarbeiter sich, abgesehen von mehreren Versuchsreihen zur Krampfbehandlung, vor allem mit der Materialsammlung zur »Idiotie« beschäftigten.[139]

Die Forschungsabteilung Wiesloch wurde schon zum 31. März 1943 – vor dem Hintergrund der Niederlage von Stalingrad – wieder aufgelöst. Bis dahin waren 35 geistig behinderte oder epilepsiekranke Patientinnen und Patienten der Anstalt Wiesloch untersucht worden, von denen mehrere später in den Tötungsanstalten der »Euthanasie« ums Leben kamen.[140] Da Schneider erkrankte, ruhte die Arbeit eine Zeitlang. Im Juni 1943 jedoch teilte er mit, dass er im August die Arbeit wiederaufnehmen wolle. Zur Fortführung der Forschungstätigkeit sollten drei bis vier Betten der Universitätsklinik Heidelberg zur Verfügung gestellt werden.[141] Von August 1943 bis Ende Dezember 1944 wurden in der Heidelberger Klinik 52 Kinder und Jugendliche im Alter von zwei bis 22 Jahren untersucht. Sie stammten aus der abgebrannten Anstalt Frankenthal/Pfalz, aus der Anstalt Schwarzacher Hof bei Aglasterhausen in Baden, aber auch aus der Privatklientel Schneiders und schließlich aus der Anstalt Eichberg bei Wiesbaden.[142] Die Probandinnen und Probanden wurden für etwa sechs Wochen aufgenommen. In dieser Zeit fand ein umfassendes Untersuchungsprogramm statt, das – neben der Erhebung des psychiatrischen, neurologischen und internistischen Befundes – verschiedene Stoffwechselexperimente, Röntgenuntersuchungen der Lunge und des Skeletts, eine Pneumenzephalographie mit Liquorpunktion, anthropometrische Messungen und das Anfertigen von Photographien des nackten Körpers, der Kopfes, der Ohren, Hände und Füße sowie einer »Bewegungsaufnahme«, die Dokumentation der Familienverhältnisse und die Erstellung einer Sippentafel, ferner standardisierte Tests zur Bestimmung

---

135 Schneider an Sprauer, 17.3.1942, BArch. R 96 I/4.

136 Hohendorf/Roelcke/Rotzoll, Innovation, S. 941.

137 Zu den Einzelheiten ebd.

138 Schneider an Nitsche, 18.1.1943, BArch. R 96 I/4. Zur Heil- und Pflegeanstalt Wiesloch vgl. Franz Peschke, Ökonomie, Mord und Planwirtschaft. Die Heil- und Pflegeanstalt Wiesloch im »Dritten Reich«, Bochum 2012.

139 Schneider an Reichsarbeitsgemeinschaft Heil- und Pflegeanstalten, 21.1.1943, BArch. R 96 I/4. Danach waren acht spezielle Projekte in Wiesloch geplant: 1) »Motilitätsentwicklung an Hand der Erfahrungen an Idioten« (*Johannes Suckow* [1896-1994]); 2) »Spezielle Indikation von Insulin- und Schocktherapie bei verschiedenen psychischen Erkrankungszuständen« (Suckow); 3) »experimentelle Erfahrungen über die Unterschiede von provoziertem und Spontankrampf« (*Ernst Adolf Schmorl* [1906-1964]); 4) »Wasserstoffversuch bei Krampfkranken einschließlich Idioten« (Schmorl); 5) »Konstitutionstypen der exogenen Krampferkrankungen einschließlich der Hirnverletzten des Krieges« (*Friedrich-Georg Schmieder* [1911-1988]); 6) »Verhütung von Wirbelfrakturen beim Krampfschock« (Schmieder); 7) »Hirnhistopathologie der Idioten« (*Hans-Joachim Rauch* [1909-1997]); 8), »Materialsammlung über die endokrinen Funktionsstörungen im Rahmen entwicklungsmäßig bedingter körperlicher Dysplasien, insbesondere an Hand der Idiotenerfahrungen« (*Carl Friedrich Wendt* [1912-1989]). Von diesen Projekten gelangte aber nur Schmorls Arbeit zur Unterscheidung von provozierten und spontanen Krampfanfällen zu einem gewissen Abschluss. Hohendorf/Roelcke/Rotzoll, Innovation, S. 942, Anm. 10. Zu Johannes Suckow: Roick, Heilen, S. 185-189; Marina Lienert, Deutsche Psychiatrie im 20. Jahrhundert. Der Lebensweg des Psychiaters Johannes Suckow (1896-1994), in: Sudhoffs Archiv 84 (2000), S. 1-16; dies., »Euthanasie«-Arzt oder Forscher mit weißer Weste? – Der Psychiater Johannes Suckow (1896-1994) und seine Tätigkeit in der Forschungsabteilung in der Heil- und Pflegeanstalt Wiesloch 1942/43, in: Boris Böhm/Norbert Haase (Hg.), Täterschaft – Strafverfolgung – Schuldentlastung. Ärztebiographien zwischen nationalsozialistischer Gewaltherrschaft und deutscher Nachkriegsgeschichte, Leipzig 2007, S. 41-62.

140 Hohendorf/Roelcke/Rotzoll, Innovation, S. 942.

141 Schneider an Nitsche, 19.6.1943, BArch. R 96 I/4.

142 Hohendorf/Roelcke/Rotzoll, Innovation, S. 943.

des Intelligenzalters und der psychomotorischen Entwicklung und schließlich so genannte »Funktions-prüfungen« umfasste (z.B. den »Schimpansengarten«, einen Versuch, bei dem geprüft wurde, ob das untersuchte Kind in der Lage war, ein Werkzeug zu benutzen, um an ein Stück Zucker zu kommen).[143]

Logischer Abschluss des Untersuchungsprogramms war – wie ein den Akten der »Forschungs-kinder« vorangestellter Laufzettel belegt[144] – die Sektion, insbesondere die makroskopische und histo-logische Untersuchung des Gehirns. Schon seit 1942 gingen aus verschiedenen Anstalten Gehirne von verstorbenen und auch von gezielt ermordeten Patientinnen und Patienten zur histopathologischen Untersuchung ein, wobei besonders enge Beziehungen zu der hessischen Landesanstalt Eichberg be-standen.[145]

In einem »Bericht über Stand, Möglichkeiten und Ziele der Forschung an Idioten und Epileptikern im Rahmen der Aktion«[146] vom 24. Januar 1944 konstatierte Schneider, dass man eine »unerwartet große Fülle verschiedenster Schwachsinnszustände« habe feststellen sowie die »ungeheure Verschie-denheit der erblichen Belastungen und die große Bedeutung der Erbkrankheiten, insbesondere der Schizophrenie für schwere Schwachsinnszustände« herausarbeiten können. Um die Bedeutung dieses Forschungsbefundes hervorzuheben, fügte Schneider seinem Bericht einen kurzen historischen Exkurs ein: Da im 19. Jahrhundert Fälle von »Idiotie«, »Schwachsinn« und Epilepsie aus der »staatlichen Irrenfürsorge« ausgegliedert und – ohne psychiatrische Versorgung – in den Einrichtungen der Caritas und der Inneren Mission untergebracht worden seien, habe man der Frage der Erblichkeit dieser Leiden keine Aufmerksamkeit geschenkt – mit Folgen, die unter dem Gesichtspunkt der Rassenhygiene be-denklich erschienen: Eltern, »bei denen ein erblich schwerer Schwachsinn in der Kinderreihe aufge-treten« sei, könnten »nicht rechtzeitig von der Zeugung weiterer Kinder« abgehalten werden. Anderer-seits würden »gerade die verantwortungsbewussten Eltern« mit einem schwer geistig behinderten Kind auf weitere Kinder verzichten, auch wenn es sich um eine »nichterbliche Schwachsinnsform« handele – dies sei angesichts des gegenwärtigen »Existenzkampfes« des deutschen Volkes »unerträglich«.

Mit Blick auf seine eigene Forschungsabteilung stellte Schneider mit Genugtuung fest, dass die aufgeworfenen Fragen einer »weitgehendsten Lösung« zugeführt worden seien, »weil dank der Aktion eine rasche anatomische und histologische Klärung erfolgen konnte«. Da die anatomischen Untersu-chungen »überraschende Befunde« ergeben hätten, sei es »dringend zu wünschen, dass wir im größeren Umfange Gehirne von Idioten und schwer Schwachsinnigen zugeleitet bekommen«. Zu dieser Zeit bemühte sich Schneider, die Kinder und Jugendlichen, die in Heidelberg untersucht und dann wieder in ihre Heimatanstalten entlassen worden waren, in die »Kinderfachabteilung« auf dem Eichberg ver-

---

143 Dazu ausführlich: Hohendorf/Roelcke/Rotzoll, Innovation, S. 943-945; Roelcke, Wissenschaft, S. 141-144. Die von Julius Deussen entwickelten »Funktionsprüfungen« sollten dem empirischen Nachweis der von Carl Schneider pos-tulierten körperlichen, psychischen und sozialen »Funktionsverbände« dienen. Schneiders Konzeption zufolge ent-wickelten sich daraus im Falle einer psychischen Störung »Symptomverbände«, die man von drei Seiten aus angehen konnte: durch psychologische Beeinflussung, durch eine somatische Behandlung (z.B. mit einem Psychopharmakon) oder durch die therapeutische Gestaltung sozialer Interaktion (z.B. durch eine gezielte Arbeitstherapie). Roelcke, Wissenschaft, S. 143.

144 Faksimile in: Hohendorf/Weibel-Shah/Roelcke/Rotzoll, »Kinderfachabteilung« Eichberg, S. 236 f.

145 Dazu ausführlich: ebd., S. 232 f.: Der Kontakt wurde durch *Friedrich Mennecke* (1904-1947) hergestellt, der im Rahmen der »Aktion T4« mit Schneider zusammengearbeitet hatte – so gehörten beide der Ärztekommission an, die im Februar 1941 in den v. Bodelschwinghschen Anstalten in Bethel die Meldebögen ausfüllten. Im Anschluss an eine Tagung von »T4-Ärzten« in Heidelberg am 11./12. Mai 1942 fand ein Treffen zwischen Nitsche, Linden, Schneider und dem Wiesbadener Landesrat *Fritz Bernotat* (1890-1951) auf dem Eichberg statt, kurz darauf – vom 8. Juni bis 18. Juli 1942 – hospitierte Mennecke in der Heidelberger Klinik, um die neuen »Schocktherapien« zu erlernen. Schon am 27. Mai 1942 wies Bernotat die ihm unterstellten Anstalten an, alle bei Obduktionen anfallenden Hirnpräparate nach Heidelberg einzusenden. Auf dem Eichberg kam man dieser Anordnung besonders eifrig nach. Mindestens 86 Ge-hirne gingen von hier aus nach Heidelberg.

146 Bericht von Prof. Schneider, Heidelberg, v. 24.1.1944 an Prof. Nitsche mit Nachtrag vom 2.2.1944, BArch. R 96 I/4. Danach auch die folgenden Zitate.

legen zu lassen. Tatsächlich wurden von den 52 in Heidelberg untersuchten Kindern und Jugendlichen 21 auf dem Eichberg ermordet, in mehreren Fällen gelangten die Gehirne wieder nach Heidelberg.[147]

Zwischen der Forschungsabteilung Heidelberg und der Deutschen Forschungsanstalt für Psychiatrie bestand – wie Volker Roelcke in den letzten Jahren überzeugend dargelegt hat – eine enge Verbindung. Diese lief über *Julius Deussen* (1906-1974).[148] Deussen, der einen Doktorgrad sowohl in Medizin als auch in Philosophie hatte, arbeitete – nach der Erteilung der ärztlichen Approbation im Jahre 1936 – zunächst als Assistent, dann als Leiter der neu eröffneten »Insulin-Station« an der Psychiatrischen Universitätsklinik in Freiburg und als Oberarzt an der hessischen Landesheilanstalt Haina. 1938/39 absolvierte er einen Ausbildungslehrgang am Institut für Erbbiologie und Rassenhygiene an der Universität Frankfurt/Main unter Otmar Freiherr v. Verschuer. Von März 1939 an war er dann an der Deutschen Forschungsanstalt für Psychiatrie in München tätig, wo er in der Nachfolge Friedrich Stumpfls die Leitung der Abteilung für Erbpsychologie übernahm.[149] Während des Zweiten Weltkriegs führte Deussen im Auftrag des Reichsinnenministeriums Forschungen über das Problem der »nichtsesshaften Asozialen«[150] und für die Heeressanitätsinspektion – gemeinsam mit Albert Harrasser –»erbbiologische Untersuchungen bei den in der Deutschen Wehrmacht dienenden Zwillingen«[151] durch. 1942/43 war er Beratender Psychiater in Frankreich und Russland.

Wie er in einem im Mai 1944 verfassten Lebenslauf angab, wurde Julius Deussen im Dezember 1943 von Carl Schneider »mit erbbiologischen und psychologischen Arbeiten zur Erforschung des jugendlichen Schwachsinns«[152] an der Psychiatrischen Klinik der Universität Heidelberg betraut. In einem späteren Lebenslauf aus dem Jahre 1957 gab Deussen an, er habe von 1943 bis 1945 – neben seinem militärärztlichen Dienst im Reservelazarett der Psychiatrisch-Neurologischen Klinik Heidelberg – »im Auftrag des Münchener KWI.-Instituts [sic]« eine »Abteilung für Leib-Seele-Forschung«[153] geleitet und sich dort 1944 für Psychiatrie und Neurologie habilitiert. Thema und Betreuer der Habilitation wurden hier wohlweislich verschwiegen, um zu verschleiern, dass es sich hier um eine leitende Tätigkeit in der im Zuge

---

147 Hohendorf/Weibel-Shah/Roelcke/Rotzoll, »Kinderfachabteilung« Eichberg, S. 235.

148 Die folgenden biographische Angaben nach: Roelcke/Hohendorf/Rotzoll, Forschung, S. 333; Volker Roelcke, Kontinuierliche Umdeutungen: Biographische Repräsentationen am Beispiel der Curricula vitae des Psychiaters Julius Deussen (1906-1974), in: Kornelia Grundmann/Irmtraut Sahmland (Hg.), Concertino. Ensemble aus Kultur- und Medizingeschichte. Festschrift zum 65. Geburtstag von Prof. Dr. Gerhard Aumüller, Marburg 2008, S. 221-232; Günter Grau, Julius Deussen (1906-?1974), in: Sigusch/Grau (Hg.), Personenlexikon, S. 114-117. Der NSDAP trat Deussen im März 1933 bei. Von 1933 bis 1935 gehörte er zudem der SA an, zeitweise als politischer Ausbilder und Pressereferent. 1937 wurde er Ortsgruppenschulungsleiter der Partei. Mit seinem Wechsel nach München im März 1939 meldete er sich zur Mitarbeit im Rassenpolitischen Amt der Gauleitung München-Oberbayern.

149 Den Kontakt nach München hatte ihm Käthe Hell vermittelt. Roelcke, Umdeutungen, S. 226 f., Anm. 6. Käthe Hell führte in der Genealogisch-Demographischen Abteilung der Deutschen Forschungsanstalt für Psychiatrie als Stipendiatin des Reichsführers-SS körperliche und psychiatrische Untersuchungen an »Anstalts-Schwachsinnigen-Zwillingen« durch. 1941 übernahm sie die »psychiatrische Betreuung« der Zöglinge des Jugenderziehungsheimes Indersdorf bei Dachau und die »psychiatrische Beurteilung« der Korrigendinnen des Arbeitshauses für Frauen in Bischofsried am Ammersee – beide Einrichtungen unterstanden dem Landesverband für Wander- und Heimatdienst Bayerns – hier ging es darum, zu untersuchen, inwieweit »Prostitution, Arbeitsscheu, Asozialität usw.« dieser Frauen »aus ihrem Wesen heraus erklärbar« seien. Hell oblag ferner die psychiatrische Betreuung der Münchener Hilfsschulen. XXI. Bericht über die Deutsche Forschungsanstalt für Psychiatrie, Kaiser-Wilhelm-Institut in München, in: Zschr. Neurol. Psychiatr. 173 (1941), S. 783-796, hier: S. 793; XXII. Bericht über die Deutsche Forschungsanstalt für Psychiatrie, in: Zschr. ges. Neurol. Psychiatr. 175 (1942), S. 476-484, hier: S. 481; XXIII. Bericht über die Deutsche Forschungsanstalt für Psychiatrie, in: Zschr. ges. Neurol. Psychiatr. 177 (1943), S. 311-320, hier: S. 317 f. Käthe Hell bildete gemeinsam mit Heinz Riedel und *Erwin Schröter* eine »SS-Zelle« im Münchener Institut. Weiss, Nazi Symbiosis, S. 168.

150 So in einem im Mai 1944 verfassten Lebenslauf Deussens, zit. nach: Roelcke, Umdeutungen, S. 225.

151 Aus dem Lebenslauf Deussens vom Mai 1944, zit. nach: ebd.

152 Ebd. Ernst Rüdin war schon im November 1943 über die Abordnung Deussens nach Heidelberg im Bilde. Roelcke, Wissenschaft, S. 140, Anm. 84.

153 Zit. n. Roelcke, Umdeutungen, S. 223.

der »Euthanasie« eingerichteten Forschungsabteilung Heidelberg handelte. Tatsächlich war Julius Deussen der »Koordinator«[154] des Forschungsprogramms. Er bereiste die Anstalten im weiteren Einzugsbereich der Heidelberger Klinik, um Kinder für das Programm auszuwählen, führte die Korrespondenzen mit den Angehörigen, forderte bei den Behörden Aktenmaterial an, erstellte die Sippentafeln und führte die psychologischen Untersuchungen der Kinder durch. Mehr noch: Deussen hatte das Design der erbpsychologischen Forschung, das in Heidelberg zur Anwendung gelangte, während seiner Tätigkeit in der von ihm errichteten »erbbiologischen Forschungsstation« in der berüchtigten Fürsorgeerziehungsanstalt Herzogsägmühle kreiert.[155] Er legte es in einem Artikel mit dem Titel »Psychologische Grundfragen und Methoden der erbwissenschaftlichen Forschung« nieder, der in einem Sonderheft des »Archivs für Rassen- und Gesellschaftsbiologie« anlässlich des 70. Geburtstags Ernst Rüdins am 19. Juli 1944 erschien.[156] Wie tief Julius Deussen in die Begleitforschung zur »Euthanasie« verstrickt war, zeigt sich daran, dass er noch am 23. November 1944 zwei Kinder mit dem Auto auf den Eichberg brachte – von denen eines umgebracht wurde – und sechs Gehirne mit nach Heidelberg zurückbrachte, darunter zwei, die von Kindern stammten, die zuvor in der Forschungsabteilung Heidelberg untersucht worden waren.[157]

Matthias M. Weber hat in seiner Monographie über Ernst Rüdin angegeben, dass Julius Deussen nur »vorübergehend«[158] im Jahre 1938 an der Deutschen Forschungsanstalt in München tätig gewesen sei – wodurch suggeriert wird, dass Ernst Rüdin mit der Tätigkeit Deussens in den Jahren von 1943 bis 1945 nichts zu tun gehabt habe. Demgegenüber haben Volker Roelcke, Gerrit Hohendorf und Maike Rotzoll eindeutig nachgewiesen, dass Julius Deussen bis Dezember 1945 als Mitarbeiter der Deutschen Forschungsanstalt geführt wurde, der lediglich zeitweilig an eine andere Forschungseinrichtung entsandt war. Deussens Tätigkeit in Heidelberg wurde aus dem Etat der Deutschen Forschungsanstalt mit finanziert. Am 28. August 1944 setzte sich Rüdin nachdrücklich für Deussen ein, als der Dekan der Heidelberger Fakultät zögerte, das Habilitationsverfahren einzuleiten, weil keine eigentliche Habilitationsschrift vorlag. Dabei wies Rüdin auf »die für unsere Erkenntnis und Praxis der Gesundheitssteuerung so viel verheißende Forschungsarbeit [Deussens] über die Ätiologie gewisser Idiotieformen«[159] hin – ein weiterer starker Beleg dafür, dass er über die Arbeit der Forschungsabteilung Heidelberg genau im Bilde war und sie nach Kräften unterstützte.[160] Tatsächlich hatte Rüdin bereits im Jahre 1942 in einer

---

154 Roelcke/Hohendorf/Rotzoll, Forschung, S. 334. Danach auch das Folgende.

155 Die dort erhobenen Befunde publizierte Deussen nach dem Krieg: Julius Deussen, Erbbiologische Probleme bei der Jugendkriminalität. Kriminologische Untersuchungen an 500 jugendlichen Kriminellen, in: Acta genetica et statistica medica 7 (1957), S. 454-474. Vgl. XIX. Bericht über die Deutsche Forschungsanstalt für Psychiatrie, Kaiser-Wilhelm-Institut in München, in: Zschr. Neurol. Psychiatr. 166 (1939), S. 788-811, hier: S. 800.

156 Julius Deussen, Psychologische Grundfragen und Methode der erbwissenschaftlichen Forschung, in: Archiv für Rassen- und Gesellschaftsbiologie 37 (1944), S. 162-171 (zur institutionellen Anbindung des Verfassers heißt es bezeichnenderweise: »Aus dem Kaiser-Wilhelm-Institut für Genealogie und Demographie der Deutschen Forschungsanstalt für Psychiatrie in München«). Seit 1943 wirkte Deussen an der Redaktion des von Ernst Rüdin herausgegebenen »Archivs für Rassen- und Gesellschaftsbiologie« mit. Roelcke/Hohendorf/Rotzoll, Forschung, S. 333.

157 Hohendorf/Weibel-Shah/Roelcke/Rotzoll, »Kinderfachabteilung« Eichberg, S. 238. Dazu jetzt auch: Weindling, Victims, S. 112 f.

158 Weber, Ernst Rüdin, S. 272. Vgl. ders., Forschungen, S. 106, 108.

159 Zit. n. Roelcke/Hohendorf/Rotzoll, Forschung, S. 335. Ähnlich argumentierte Rüdin in einem weiteren Schreiben vom 14. Februar 1945, in dem er sich dafür einsetzte, Deussen eine Dozentur zu verleihen.

160 Dazu jüngst noch einmal: Roelcke, Ernst Rüdin. In der neuesten Publikation von Matthias M. Weber heißt es: »Rüdin selbst wusste über einen früheren Mitarbeiter, der seit 1943 an der Universität Heidelberg forschte, von der ›Euthanasie‹ geistig behinderter Kinder in Heidelberg und stand der damit in Zusammenhang stehenden Forschung wohlwollend gegenüber.« Matthias M. Weber/Wolfgang Burgmair, Das Max-Planck-Institut für Psychiatrie/Deutsche Forschungsanstalt für Psychiatrie, in: Peter Gruss/Reinhard Rürup (Hg.), Denkorte. Max-Planck-Gesellschaft und Kaiser-Wilhelm-Gesellschaft 1911-2011, Dresden 2011, S. 166-173, Zitat: S. 171. Diese Darstellung trägt noch immer apologetische Züge, wird doch die institutionelle Anbindung Julius Deussens an die Deutsche Forschungsanstalt während seiner Heidelberger Tätigkeit trotz überzeugender Quellenbelege nach wie vor in Abrede gestellt.

Denkschrift für den Reichsgesundheitsführer Forschungen, wie sie dann ab 1943 in Heidelberg durchgeführt wurden, als kriegswichtig empfohlen – dazu später mehr.

»Gutachter« für die »Aktion T4«: Kurt Pohlisch, Friedrich Panse, Friedrich Mauz

Verschiedene »Gutachter« der »Aktion T4« – Valentin Faltlhauser,[161] Walther Kaldewey, Friedrich Mauz, Paul Nitsche, Friedrich Panse, Kurt Pohlisch, Carl-Heinz Rodenberg, Carl Schneider, Ernst Sorger und Werner Villinger – waren schon vor 1939 mehr oder weniger fest in das Netzwerk eingebunden, das sich rund um die Gesellschaft Deutscher Neurologen und Psychiater ausbildete. Drei von ihnen – Kurt Pohlisch, Friedrich Panse und Friedrich Mauz – seien an dieser Stelle angesprochen, später soll dann noch von Werner Villinger die Rede sein.

Kurt Pohlisch war im Jahre 1934 – gegen den Willen der Fakultät – zum Ordinarius für Psychiatrie und Neurologie sowie Direktor der Universitätsklinik und der Universitätspoliklinik für psychisch und Nerven-Kranke, der Provinzial-Heil- und Pflegeanstalt, der »Provinzial-Kinderanstalt für seelisch Abnorme« und des »Rheinischen Provinzial-Instituts für psychiatrisch-neurologische Erbforschung« in Bonn berufen worden, wobei Ernst Rüdin, der Pohlisch von einem Gastaufenthalt an der Deutschen Forschungsanstalt im Jahre 1932 her kannte, zu dessen Gunsten interveniert hatte.[162] Seitdem waren die beiden eng befreundet – die Übertragung der Kasse der Gesellschaft Deutscher Neurologen und Psychiater an Kurt Pohlisch im Jahre 1939 war Ausdruck dieses Vertrauensverhältnisses.[163]

In Bonn arbeitete Pohlisch eng mit Friedrich Panse zusammen, der 1936 zum leitenden Arzt am dortigen Institut für psychiatrische Erbforschung berufen worden war. Die beiden spielten, wie bereits erwähnt, im Rahmen der »erbbiologischen Bestandsaufnahme« und von daher auch im Netzwerk der Gesellschaft Deutscher Neurologen und Psychiater eine wichtige Rolle. Pohlisch wurde vom 30. Juli 1940 bis zum 6. Januar 1941, Panse vom 14. Mai bis zum 16. Dezember 1940 als »Gutachter« der »Aktion T4« geführt. Eigenen Angaben zufolge bearbeitete Pohlisch in diesem Zeitraum etwa 400, Panse etwa 600 Meldebögen – dabei wollen beide mit Tötungsempfehlungen äußerst zurückhaltend gewesen sein, eine Darstellung, die durchaus zweifelhaft erscheint. Dennoch scheint man mit den Entscheidungen Pohlischs und Panses in der T4-Zentrale nicht zufrieden gewesen zu sein – dies führte wahrscheinlich zu ihrem Ausscheiden aus dem Kreis der »Gutachter« um die Jahreswende 1940/41.[164] Gleichwohl zeigt die Mitwirkung Pohlischs an den Beratungen zu einem »Gesetz über Sterbehilfe« im Oktober 1940, dass er durchaus das Vertrauen der Leitung der T4-Zentrale genoss.

Friedrich Mauz hingegen spielte in dem Netzwerk rund um die Gesellschaft Deutscher Neurologen und Psychiater nur eine randständige Rolle als Schüler Ernst Kretschmers.[165] Mauz arbeitete 1933 als Oberarzt an der Psychiatrischen und Nervenklinik der Universität Marburg. In den folgenden Jahren geriet seine Karriere ins Stocken, nicht weil er politisch aneckte – er trat am 1. Mai 1937 der NSDAP bei und war Mitglied im NSDÄB und im Dozentenbund –, sondern weil sein wissenschaftliches Werk

---

161 Zu Faltlhausers Rolle grundlegend: Ulrich Pötzl, Sozialpsychiatrie, Erbbiologie und Lebensvernichtung. Valentin Faltlhauser, Direktor der Heil- und Pflegeanstalt Kaufbeuren-Irsee in der Zeit des Nationalsozialismus, Husum 1995.

162 Dazu: Roelcke, Programm. S. 58, Anm. 58.

163 Ders., Wissenschaft, S. 133, Anm. 61.

164 Forsbach, Medizinische Fakultät, S. 493 f. Vgl. Uwe Heyll, Friedrich Panse und die psychiatrische Erbforschung, in: Michael G. Esch u.a. (Hg.), Die Medizinische Akademie Düsseldorf im Nationalsozialismus, Essen 1997, S. 318-340; Linda Orth, Nur Opfer und keine Täter? Bonn als Hochburg der erbbiologischen Forschung, in: Ralf Forsbach (Hg.), Medizin im »Dritten Reich«. Humanexperimente, »Euthanasie« und die Debatten der Gegenwart, Münster 2006, S. 173-192; Forsbach, Friedrich Panse.

165 Zum Folgenden ausführlich: Silberzahn-Jandt/Schmuhl, Friedrich Mauz; Philipp Rauh, Der Psychiater Friedrich Mauz (1900-1979) – Eine Hochschulkarriere im 20. Jahrhundert, in: Ursula Ferdinand/Hans-Peter Kröner/Ioanna Mamali (Hg.), Medizinische Fakultäten in der deutschen Hochschullandschaft 1925-1950, Heidelberg 2013, S. 231-250.

schmal war und als wenig originell galt, er zudem mit der Konstitutionsforschung und der Psycho-therapie Interessenschwerpunkte gewählt hatte, die – namentlich seit der Machtübernahme der Natio-nalsozialisten – im Schatten der erbpsychiatrischen Forschung standen. Nach dem Zweiten Weltkrieg nahm Mauz – seine eigene Bedeutung maßlos überzeichnend – für sich in Anspruch, durch seine Monographie »Die Veranlagung zu Krampfanfällen« wesentlich dazu beigetragen zu haben, die Steri-lisierung Epilepsiekranker einzudämmen. Tatsächlich diente sich Mauz der NS-Erbgesundheitspolitik an. Als Antragsteller, Gutachter und ärztlicher Beisitzer des Erbgesundheitsobergerichts Kassel von 1935 bis 1939 wirkte er am Sterilisierungsprogramm mit. Nach vielen Enttäuschungen gelang Mauz am Vorabend des Zweiten Weltkriegs doch noch der berufliche Durchbruch. Am 1. April 1939 wurde er mit der Vertretung des Lehrstuhls für Psychiatrie und Neurologie an der Universität Königsberg be-auftragt, wo er am 1. September 1939 zum außerordentlichen, am 1. September 1941 schließlich zum ordentlichen Professor ernannt wurde.

In der Zeit zwischen der Verleihung der außerplanmäßigen und der planmäßigen Professur ließ sich Mauz als T4-»Gutachter« anwerben. Dies geschah in der von der »Reichsarbeitsgemeinschaft Heil- und Pflegeanstalten« für den 15. August 1940 in der Tiergartenstraße 4 in Berlin anberaumten Sit-zung zur Anwerbung von »Gutachtern«, in der der Göttinger Ordinarius Gottfried Ewald vehemen-ten Protest gegen die laufende »Euthanasie«-Aktion einlegte.[166] 1948 sagte Mauz zunächst aus, er sei in der Sitzungspause gegangen und nicht von der T4-Zentrale angeworben worden,[167] in einer zweiten Vernehmung im Jahre 1960 räumte er dann aber ein, bis zum Schluss geblieben und als »Gutachter« verpflichtet worden zu sein. Mitgemacht habe er, um »zu retten, was zu retten« war. Er habe insgesamt nur eine Sendung mit etwa 25 Meldebögen erhalten, diese monatelang liegen gelassen und erst, nach-dem er gemahnt worden sei, zurückgeschickt und sich dabei in allen Fällen gegen die »Euthanasie« ausgesprochen.[168] In der Mitarbeiterliste der T4-Zentrale ist sein Name mit dem Hinweis vermerkt, dass er vom 2. September 1940 bis zum 29. Januar 1941 als »Gutachter« tätig gewesen sei.[169] Hinweise, dass er nur widerstrebend mitgemacht und das Verfahren verschleppt habe, finden sich in der internen Korrespondenz der T4-Zentrale nicht – im Gegensatz etwa zu Werner Villinger. Dass Mauz im Oktober 1940 zu den Beratungen über ein künftiges »Gesetz über Sterbehilfe« hinzugezogen wurde, spricht auch in seinem Falle eher dafür, dass er das uneingeschränkte Vertrauen der T4-Zentrale hatte.

---

166 Zu Ewald: Thorsten Sueße/Heinrich Meyer, Abtransport der »Lebensunwerten«. Die Konfrontation niedersächsischer Anstalten mit der NS-»Euthanasie«, Hannover 1988, S. 100-104; Ulrich Beushausen/Hans-Joachim Dahms/Thomas Koch/Almuth Massing/Konrad Obermann, Die Medizinische Fakultät im Dritten Reich, in: Heinrich Becker/Hans-Joachim Dahms/Cornelia Wegeler (Hg.), Die Universität Göttingen unter dem Nationalsozialismus. Das verdrängte Kapitel ihrer 250jährigen Geschichte, 2. Aufl., München 1998, S. 183-286, hier: S. 222-227; E. Rüther/R[icarda] Stobäus, Gottfried Ewald (1888-1963), in: Schliack/Hippius (Hg.), Nervenärzte, S. 86-91; Ricarda Stobäus, »Euthanasie« im Nationalsozialismus. Gottfried Ewald und der Protest gegen die »Aktion T4«, in: Andreas Frewer/Clemens Eickhoff (Hg.), »Euthanasie« und die aktuelle Sterbehilfe-Debatte. Die historischen Hintergründe medizinischer Ethik, Frank-furt/Main 2000, S. 177-192; Beyer, Gottfried Ewald. Die Darstellung bei Robert Jay Lifton, Ärzte im Dritten Reich, Stuttgart 1988, S. 93-100, ist hingegen wegen einiger sachlicher Fehler, Ungenauigkeiten und Missverständnisse und daraus resultierender Fehlinterpretationen höchst problematisch. So entbehrt die – auf eine Äußerung der Witwe Ewalds gestützte – Behauptung, dieser habe nach dem Krieg 51 am »Euthanasie«-Programm beteiligte Ärzte an seiner Klinik »versteckt« (ebd., S. 99), jeder Grundlage. – Ewald musste es hinnehmen, dass im September 1940 zwölf Patienten und Patientinnen jüdischen Glaubens oder jüdischer Herkunft nach Wunstorf, im Rahmen der »Aktion T4« im März/April 1941 insgesamt weitere 226 Patientinnen und Patienten nach Großschweidnitz, Weilmünster und Altscherbitz abtransportiert wurden. Durch Zurückstellungen versuchten er und seine Assistenzärzte, einen größe-ren Teil der zur Verlegung bestimmten Menschen zu bewahren, wobei sie den von der T4-Zentrale vorgegebenen Rahmen für Zurückstellungen deutlich überschritten. Auf diese Weise gelang es, 148 Menschen vor dem Abtransport zu bewahren.

167 Vernehmung durch Staatsanwalt Richter, 31.8.1948, BArch. B 162/18133.

168 Vernehmung durch Staatsanwalt Zinnall, 10.8.1960, BArch. B 162/18133.

169 BArch. Berlin, R 96/I, 1.

Festzuhalten bleibt, dass eine Reihe von Akteuren aus dem Netzwerk, das die Gesellschaft Deutscher Neurologen und Psychiater umspannte, ab 1939/40 eine Rolle im »Euthanasie«-Programm übernahm. Es gab aber auch zumindest zwei Protagonisten aus der Gesellschaft Deutscher Neurologen und Psychiater, die den Massenmord an psychisch erkrankten und geistig behinderten Menschen ablehnten und auf je eigene Weise versuchten, ihm Einhalt zu gebieten: Hans Roemer, der Geschäftsführer des Ausschusses für psychische Hygiene, weigerte sich, an dem Massenmord mitzuwirken, und legte sein Amt als Direktor der Landesheil- und Pflegeanstalt Illenau nieder. Walter Creutz, der Geschäftsführer (Schriftführer) der Gesamtgesellschaft, blieb zwar auf seinem Posten als Anstaltsdezernent der Rheinprovinz, versuchte aber, das »Euthanasie«-Programm in seinem Zuständigkeitsbereich im Rahmen des legal Möglichen einzudämmen. Diese beiden Fälle sollen, da sie in der Literatur bereits eingehend behandelt worden sind, im Folgenden nur kurz skizziert werden.

Hans Roemer – Ablehnung der »Euthanasie« und Verweigerung der Mitarbeit an der »Aktion T4«

Am 9. Oktober 1939 wurden die Meldebögen der »Aktion T4« an alle Heil- und Pflegeanstalten Badens verschickt.[170] Aus der Anstalt Illenau gingen 413 ausgefüllte Bögen zurück nach Berlin. Nach Aussage Hans Roemers aus dem Jahr 1947 war ihm der Zweck der Meldebögen zu diesem Zeitpunkt noch nicht bekannt. Nachfragen im badischen Innenministerium hätten keinen Aufschluss gebracht. Erst bei der jährlichen Überprüfung der Anstalt durch den Medizinalreferenten des badischen Innenministeriums, Ministerialrat Dr. Ludwig Sprauer, und seinen Stellvertreter Otto Schmelcher am 5. Dezember 1939 habe er, so sagte Roemer rückblickend aus, erfahren, dass ein »Führerbefehl« zur Tötung psychisch erkrankter Menschen vorliege.

Für ihn sei von vornherein klar gewesen, dass er die Mitwirkung verweigern würde, habe er doch die »Euthanasie« schon immer grundsätzlich abgelehnt. Diese Einlassung wird durch den Umstand bestätigt, dass Roemer im Jahre 1937 eine von dem Bielefelder Amtsgerichtsrat Dr. *Franz Neukamp* (1889-1956) verfasste Rezension des Romans »Sendung und Gewissen« – der Vorlage zu dem späteren Spielfilm »Ich klage an« – des Augenarztes *Hellmuth Unger* (1891-1953) in der von ihm herausgegebenen »Zeitschrift für psychische Hygiene« zum Abdruck gebracht hatte. »Wer dem Arzt das Recht zugestehen wollte, einem unheilbar Kranken mit oder ohne ernstliches Verlangen des Kranken den Gnadentod zu geben, verkennt die hohe Sendung und Aufgabe des Arztes im Dritten Reich«,[171] hieß es in diesem Artikel. »Nicht die vorsätzliche, wenn auch gewiss nur aus den edelsten und menschenfreundlichsten Beweggründen verübte Tötung, sondern allein *Dienst am Leben* ist die einzige, höchste, schwerste, vielseitigste, verantwortungsreichste und oft auch noch undankbare Aufgabe des deutschen Arztes.«[172] Der Abdruck dieser Rezension ist umso bemerkenswerter, als der Kritiker, Franz Neukamp, als Christ jüdischer Herkunft im »Dritten Reich« rassischer Verfolgung ausgesetzt war,[173] während der Kritisierte, Hellmuth Unger, als Pressereferent des Reichsärzteführers und der Reichsärztekammer tätig war und später an der Vorbereitung der Kinder-»Euthanasie« beteiligt sein sollte.[174]

170 Zum Folgenden ausführlich: Faulstich, Irrenfürsorge, S. 237-252; Lötsch, Menschenwürde, S. 70-73, 105-111; Plezko, Handlungsspielräume, S. 54-62; Roelcke, Hans Roemer.
171 Franz Neukamp, Zum Problem des Gnadentodes oder der Sterbehilfe, in: Zschr. psych. Hyg. 10 (1937), S. 161-167, Zitat: S. 163. Die Rezension bezieht sich auf: Hellmuth Unger, Sendung und Gewissen, Berlin 1936.
172 Neukamp, Problem, S. 164 (Hervorhebung im Original).
173 Monika Minninger/Joachim Meynert/Friedhelm Schäffer, Antisemitisch Verfolgte registriert in Bielefeld 1933-45. Eine Dokumentation jüdischer Einzelschicksale, Bielefeld 1985, S.164.
174 Claudia Sybille Kiessling, Dr. med. Hellmuth Unger (1891-1953). Dichterarzt und ärztlicher Pressepolitiker in der Weimarer Republik und im Nationalsozialismus, Husum 1999.

Seiner Aussage aus dem Jahre 1947 zufolge wollte sich Hans Roemer auch an die Gesellschaft Deutscher Neurologen und Psychiater wenden, um Unterstützung gegen das Mordprogramm zu mobilisieren. Er sei noch im Dezember 1939 nach München gereist, habe zunächst mit dem früheren Direktor der Heil- und Pflegeanstalt Eglfing-Haar, Friedrich Ast, gesprochen, der ebenfalls einen ablehnenden Standpunkt eingenommen habe, und schließlich habe er Ernst Rüdin aufgesucht. Dieser habe sich »in der Sache unorientiert«[175] gezeigt, jedoch versprochen, mit »Berlin« Rücksprache zu halten. Wenige Tage später habe Rüdin ihn jedoch – so Roemer – in einem Schreiben davor gewarnt, in dieser Sache weiter etwas zu unternehmen. Dennoch habe er am 18. Dezember 1939 auch an Paul Nitsche geschrieben, nicht ahnend, dass dieser kurz zuvor seine Mitarbeit am »Euthanasie«-Programm zugesagt hatte. Auf Roemers Vorschlag, so bald wie möglich ein Treffen praktischer Psychiater anzuberaumen, um die Situation zu besprechen, habe Nitsche »krass ablehnend«[176] reagiert.

Offenbar hatte Roemer diesen Vorschlag auch Rüdin unterbreitet. Darauf deutet jedenfalls eine etwas dunkle Bemerkung in einem Schreiben Rüdins an Nitsche vom 18. Januar 1940 hin: »Eine Besprechung herbeizuführen, wie sie Herr Roemer wünscht, ist für mich unmöglich, da ich sie ja nicht ohne Diskretionsbruch, der mir ja von 2 Herren auferlegt worden ist, veranstalten könnte. […] Ich habe ihm nur noch von B.[erlin] aus persönlich den schriftlichen, einfachen, kurzen Rat gegeben, in der Sache in seinem Interesse nichts weiter zu unternehmen. Für die Gesellschaft habe ich Herrn Roemer noch nicht aufgefordert.«[177] Die Passage legt nahe, dass Rüdin tatsächlich schon im Dezember 1939 im Gespräch mit Roemer von der bevorstehenden Mordaktion erfuhr, dass er sich daraufhin, wie er es Roemer gegenüber angekündigt hatte, umgehend in Berlin danach erkundigte, dass er dort die Bestätigung erhielt, dass solche Pläne verfolgt wurden, und dass ihm Stillschweigen auferlegt wurde.

Mit wem Rüdin um die Jahreswende 1939/40 in Berlin verhandelte, muss offen bleiben. Es hätte nahe gelegen, dass er sich an Herbert Linden, seinen unmittelbaren Ansprechpartner im Reichsinnenministerium gewandt hätte. Dies tat er aber offenkundig nicht, denn Linden schrieb Rüdin, nachdem im Sommer 1940 verschiedene Nachfragen bei diesem eingegangen waren, am 16. September 1940:

»Ich habe bisher absichtlich davon abgesehen, Ihnen von den Vorgängen Kenntnis zu geben, damit Sie, falls Sie von irgendwelchen Kollegen danach gefragt werden sollten, mit Recht angeben konnten, dass Sie davon nichts wüssten. Nachdem nun aber, wie ich erfahren habe, an Sie in verstärktem Maße derartige Fragen herangetragen werden, halte ich es für erforderlich, Sie eingehend über das gesamte Problem zu unterrichten. Ich bitte Sie daher, sich bei mir baldmöglichst einzufinden«.[178]

Lindens Schritt könnte auch mit dem weiteren Vorgehen Hans Roemers zusammenhängen. Dieser hatte sich nach dem vergeblichen Vorstoß bei Rüdin und Nitsche vom 23. Januar bis zum 30. April 1940 zur Kur in ein Sanatorium begeben, wodurch sich der Beginn der »planwirtschaftlichen Maßnahmen« in der Illenau verzögerte. Am 29. Februar 1940 teilte Ludwig Sprauer mit, dass er veranlasst habe, eine bevorstehende Verlegung zu verschieben, bis Roemer zurück sei, weil er dessen Stellvertreter nicht informieren wolle. Zurück aus der Kur, unternahm Roemer einen Versuch, eine Sonderregelung für seine Einrichtung zu erreichen. Er hatte erfahren, dass die Nervenkliniken der Universitäten Heidelberg und Freiburg von der »Aktion T4« ausgenommen seien, und schlug vor, die Illenau ebenfalls als Nervenklinik oder Fachabteilung eines Krankenhauses zu behandeln, da sie als Aufnahmestation für

---

175 Zit. n. Faulstich, Irrenfürsorge, S. 238.

176 Zit. n. Plezko, Handlungsspielräume, S. 55.

177 Rüdin an Nitsche, 18.1.1940, MPIP-HA: GDA 131. Dieses Schreiben wird erstmals erwähnt in: Roelcke, Wissenschaft, S. 131, dann auch zit. in: Plezko, Handlungsspielräume, S. 55. Dieses Dokument – wie auch die Aussage Roemers – widersprechen der von Matthias M. Weber gegebenen Chronologie zu Rüdins Kenntnissen über das »Euthanasie«-Programm.

178 Linden an Rüdin, 16.9.1940, MPIP-HA: PNR, zit. n. Weber, Ernst Rüdin, S. 275.

akut erkrankte Menschen in Mittelbaden dieselbe Funktion ausübe wie die Nervenklinik in Freiburg für Südbaden. Roemer drang jedoch mit diesem Vorschlag nicht durch und konnte den Abtransport von 75 Patientinnen und Patienten aus der Illenau in die »Tötungsanstalt« Grafeneck am 18. Mai 1940 nicht verhindern, ja er sah sich, da die Zahl der zu Verlegenden kurzfristig heraufgesetzt worden war, gezwungen, an der Auswahl mitzuwirken. Am 31. Mai 1940 wurde Roemer wieder bei Sprauer in Karlsruhe vorstellig, der ihn aufforderte, seine Bedenken in einer Denkschrift niederzulegen.

Diese – gemeinsam mit dem Ortsgruppenleiter von Achern verfasste – Schrift legte Roemer am 12. Juni 1940 vor. Zentrales Argument Roemers war, »dass die Durchführung der Maßnahme in ihrer bisherigen, nicht legalisierten Form die ahnungslosen Familien der erfassten Kranken, die sich auf die Organe der Anstalt ja oft jahrzehntelang rückhaltlos verlassen konnten […], wie ein Blitz aus heiterem Himmel treffen und von ihnen als schwerster Vertrauensbruch empfunden wird. […] Dabei werden sie selbstverständlich in erster Linie den Anstaltsdirektor als die verantwortliche Person zur Rechenschaft ziehen.«[179] Die Folge wäre, so Roemer, dass sich Menschen in frühen Stadien einer psychischen Erkrankung nicht mehr freiwillig in Anstaltsbehandlung begeben würden. Weiter argumentierte er, dass – wenn die Deportationen im selben Umfang wie bisher weitergingen – auch Patientinnen und Patienten, die auf dem Wege der Besserung seien und zur Arbeit eingesetzt werden könnten, mit verlegt würden, was auch unter wirtschaftlichen Gesichtspunkten unsinnig sei. Auch verwies Roemer auf die psychische Belastung des Personals und den zu erwartenden Motivationsverlust, und schließlich machte er darauf aufmerksam, dass wissenschaftliche Forschungen, etwa zu den neuen somatischen Therapien, in der Folge der Deportation zum Erliegen kommen könnten. In seiner Denkschrift argumentierte Hans Roemer also *nicht* mit ethischen Prinzipien – wenngleich durchaus davon auszugehen ist, dass er der »Euthanasie« grundsätzlich ablehnend gegenüberstand. Vielmehr führte er, wohl mit Blick auf die Adressaten der Denkschrift – er hoffte, dass sie vom badischen Innenministerium an die zuständigen Reichsbehörden weitergeleitet würde –, *pragmatische* Argumente ins Feld, die an sein Engagement für die offene Fürsorge, eine aktivierende Anstaltsbehandlung, die Qualifizierung des Personals, die Einführung der neuen Somatotherapien und an seine Forschungen zur Schizophrenie an der Illenau anknüpften. Dieses taktische Vorgehen ist typisch: *Alle* Denkschriften und Memoranden gegen die »Euthanasie«, die uns vorliegen, verzichten mit Blick auf die Adressaten weitgehend auf den Rekurs auf moralische Appelle und ethische Argumente und konzentrieren sich ganz auf pragmatische Gesichtspunkte.[180]

Ludwig Sprauer beharrte darauf, dass die von Roemer angestrebte Ausnahmeregelung für die Illenau nicht in Frage komme, sagte aber zu, dass die Anstalt zwei oder drei Monate lang, bis zu der nach Meinung Sprauers unmittelbar bevorstehenden Legalisierung der »Aktion T4«, verschont bleiben sollte, um die Bevölkerung zu beruhigen. Sprauer brach diese Zusage aber schon bald und ordnete am 18. Juni 1940 die Verlegung von weiteren achtzig Patientinnen und Patienten an, wobei Roemer wieder bei der Auswahl mitwirken sollte. Daraufhin meldete sich Roemer am 28. Juni 1940 erneut krank – da auch sein Stellvertreter erkrankte, wurde die Leitung der Illenau am 3. Juli Dr. *Arthur Schreck* (1878-1963) übertragen, der als Direktor der Pflegeanstalt Rastatt, die am 15. Juni 1940 endgültig aufgelöst worden war, einen großen Teil seiner Patientinnen und Patienten nach Grafeneck ausgeliefert hatte und einer der eifrigsten T4-»Gutachter« war.[181] Roemer entschloss sich zu einem letzten Schritt und suchte um ein Treffen mit Herbert Linden nach, das schließlich am 27. Juli 1940 in Berlin stattfand. Dabei habe Linden, so sagte Roemer nach dem Krieg aus, folgende Devise ausgegeben: »Es müssten alle Kranken, die nicht in das freie Leben zurückgeführt werden können, unter die Maßnahme fallen, da man ihnen nicht zumuten könne, ihr ganzes Leben hinter Anstaltsmauern zu verbringen. Schwachsinnige müssten

---

179 Zit. n. Plezko, Handlungsspielräume, S. 58. Zum Folgenden: Roelcke, Hans Roemer, S. 1067.
180 So auch die bekannte Denkschrift von Pastor Paul Gerhard Braune.
181 Vgl. Faulstich, Irrenfürsorge, S. 216 f., 226-229.

ihr sofort unterworfen werden, bei frisch erkrankten Schizophrenen könne zunächst ein Versuch mit den neuen Behandlungsweisen [Insulinkoma- und Cardiazolkrampftherapie] unternommen werden.«[182] Der Vorstoß bei Linden überzeugte Roemer, dass jeder weitere Widerspruch aussichtslos sei. Er beantragte seine Pensionierung zum 31. Oktober 1940.[183]

Zwischen dem 18. Mai und dem 16. August 1940 gingen fünf Transporte mit insgesamt 355 Patientinnen und Patienten aus der Heil- und Pflegeanstalt Illenau nach Grafeneck, Reichenau, Emmendingen und Wiesloch ab. Am 19. Dezember 1940 wurde die Illenau aufgelöst. Nach gegenwärtigem Wissensstand fielen etwa 260 der 674 Illenauer Patientinnen und Patienten der »Euthanasie« zum Opfer – mit einer »Opferquote« von 39 Prozent lag die Illenau damit deutlich unter den anderen staatlichen Heil- und Pflegeanstalten in Baden.[184] Dies dürfte in erster Linie auf das Verhalten des Direktors Hans Roemer zurückzuführen sein. Er war zwar ein »überzeugter Eugeniker«[185] – wie in den vorangegangenen Kapiteln eingehend dargelegt, spielte er bei der eugenischen Neuausrichtung der psychiatrisch-neurologischen Fachgesellschaften seit 1933 eine wichtige Rolle. Gleichwohl hielt Roemer, wie seine Denkschrift eindrucksvoll belegt, am Kern des überkommenen ärztlichen Berufsethos fest. Über dem Engagement für die »Erbgesundheit« des »Volksganzen« verlor er den einzelnen Kranken nicht aus dem Blick. Das Vertrauensverhältnis zwischen dem Arzt, dem Patienten und seiner Familie war für ihn ein hohes Gut, das der Arzt nicht dadurch aufs Spiel setzen durfte, dass er die unheilbar Kranken dem Tod überantwortete. Aus dieser Überzeugung heraus lehnte er es ab, sich an der Vorbereitung der Verlegungen zu beteiligen, entzog sich nach Möglichkeit der Mitwirkung, indem er sich krank meldete, und ließ sich schließlich, nachdem er alle rechtlich zulässigen Einspruchsmöglichkeiten ausgeschöpft hatte und sein Versuch gescheitert war, für die eigene Anstalt eine Ausnahmeregelung zu erwirken, in den Ruhestand versetzen. Dies führte zu längeren Verzögerungen im Ablauf der »planwirtschaftlichen Maßnahmen« in der Illenau, was »möglicherweise ein entscheidender Grund dafür«[186] war, dass die Zahl der Opfer hier relativ geringer ausfiel als anderswo. Vor die Wahl gestellt, sich entweder an der »Euthanasie«-Aktion zu beteiligen, dadurch an dem Mordprogramm mitschuldig zu werden, aber auch die Möglichkeit zu behalten, seinen Einfluss zugunsten einzelner Patientinnen und Patienten geltend zu machen, oder aber die Mitwirkung grundsätzlich zu verweigern, entschied sich Roemer, einer gesinnungsethischen Linie folgend, für die zweite Option. Auf die Selektion der Patientinnen und Patienten nach seinem Ausscheiden aus dem Dienst hatte er dadurch freilich keinen Einfluss mehr – dies verdeutlicht das Dilemma, in das sich alle Ärzte in den Heil- und Pflegeanstalten, konfrontiert mit der perfiden Organisation der »Euthanasie«-Aktion, gestellt sahen: mitschuldig zu werden durch *Tun* oder aber durch *Unterlassen*.

Seine Kritik an der »Euthanasie« brachte Hans Roemer sowohl in mündlicher als auch schriftlicher Form gegenüber den politisch Verantwortlichen auf Landes- wie auf Reichsebene unmissverständlich zum Ausdruck – ein Schritt, der ein gehöriges Maß an Zivilcourage erforderte. Hervorzuheben ist, dass sich Roemer mit seiner Kritik zunächst an Ernst Rüdin und Paul Nitsche wandte: Zu Recht ging er davon aus, dass die Gesellschaft Deutscher Neurologen und Psychiater dazu berufen gewesen wäre, um in der Sphäre der Politik im Namen der Psychiatrie gleichsam offiziell Protest gegen das Vernichtungsprogramm einzulegen. Roemers Fall belegt jedoch eindeutig, dass die Führung der Fachgesellschaft – weit davon entfernt, eine kritische Position einzunehmen – im Gegenteil ihre Aufgabe darin sah, Protest

182 Zit. n. Plezko, Handlungsspielräume, S. 60.
183 Von Oktober 1943 bis September 1945 vertrat Roemer dann noch den zur Wehrmacht eingezogenen Direktor der Privatklinik Christophsbad in Göppingen. Dort soll er sich ebenfalls gegen die »Euthanasie« engagiert haben. Plezko, Handlungsspielräume, S. 61 f.
184 Zahlen nach: Faulstich, Irrenfürsorge, S. 241 f.
185 Roelcke, Hans Roemer.
186 Ebd., S. 1067. Zu berücksichtigen wäre aber auch die Zusammensetzung der Anstaltsbevölkerung nach Diagnosen, Grad der Erkrankung, Arbeitsfähigkeit usw.

aus den eigenen Reihen nach Möglichkeit zu unterdrücken. Tatsächlich unternahm Hans Roemer – soweit des die Quellen erkennen lassen – keine weiteren Schritte in dieser Richtung, etwa indem er den Ausschuss für psychische Hygiene zu mobilisieren versuchte. Er musste – wie auch andere Kritiker, die nach ihm ihre Stimme erhoben – die bittere Erfahrung machen, dass die Führung der Gesellschaft Deutscher Neurologen und Psychiater selbst in das Vernichtungsprogramm verstrickt war.

Noch einmal: Ernst Rüdin und die »Euthanasie«

Ernst Rüdin, so schreibt sein Biograph Matthias M. Weber, gestützt auf eine Aussage Gottfried Ewalds im Rahmen des Spruchkammerverfahrens im Jahre 1949 sowie ein Interview mit der Tochter Rüdins etwa fünf Jahrzehnte nach dem Geschehen, habe den unter dem Deckmantel der »Euthanasie« laufenden Massenmord an geistig behinderten und psychisch erkrankten Menschen persönlich abgelehnt. Auch habe er »nach bisheriger Quellenkenntnis« nicht zu der Gruppe gehört, »die im Umkreis der Kanzlei des Führers die ›T4-Aktion‹ anregte, aktiv plante und praktisch durchführte«.[187] Doch habe sich Rüdin seit 1933 »mit den staatlichen Vorgaben in einem Ausmaß identifiziert, dass Opposition selbst dann außerhalb der für ihn vorstellbaren Verhaltensweisen lag, wenn er fachlich oder persönlich nicht mehr zustimmte.«[188] Indem er »auf eine offizielle Stellungnahme oder öffentliche Kritik« verzichtete, so räumt Weber ein, »wirkte sein Schweigen insbesondere auf psychiatrische Fachkollegen als Billigung.«[189]

Die Deutung Webers ist auf den vehementen Widerspruch Volker Roelckes gestoßen.[190] Zu Recht kritisiert Roelcke die unsichere Quellenbasis, auf die Weber seine Aussage, Rüdin habe die »Euthanasie« innerlich abgelehnt, aufbaut.[191] Es existiert zwar ein Gutachten Rüdins aus dem Jahre 1923, in dem er sich »wegen der Gefahr des Missbrauchs, der Verletzung altruistischer und religiöser Vorstellungen sowie der Beeinträchtigung rassenhygienischer Ideale gegen die ›Vernichtung des wenn auch unwerten, so doch schon in die Welt gesetzten, geborenen und daher menschlich fühlenden und empfindenden Lebens‹«[192] ausspricht. Ob er diese Position auch nach der »braunen Revolution« von 1933 noch vertrat, wie er sich 1939/40 konkret zur »Aktion T4« stellte, darüber liegen keine Quellen aus der Zeit vor[193] – zumal in der Überlieferung der Korrespondenz zwischen Rüdin und Nitsche bezeichnenderweise die Briefe von November 1939 bis Februar 1941 fehlen.[194] Die schroffe Reaktion auf den Vorstoß Hans Roemers spricht eher dagegen, dass Rüdin der »Aktion T4« ablehnend gegenüberstand. Ähnliche Erfahrungen mussten – wie weiter unten noch zu zeigen sein wird – auch andere Psychiater machen, die sich im Frühjahr/Sommer 1940 an Rüdin wandten, um ihn zu einer kritischen Stellungnahme zur »Aktion T4« zu bewegen. Die Entsendung Julius Deussens nach Heidelberg im Jahre 1943 und die nachdrückliche Unterstützung der Arbeit der Heidelberger Forschungsabteilung belegt darüber hinaus eindeutig, dass Rüdin die »Euthanasie« billigte und die Begleitforschung zur »Euthanasie« maßgeblich unterstützte. Ferner kann gezeigt werden, dass Rüdin in seiner Eigenschaft als Vorsitzender der Gesell-

---

187 Weber, Ernst Rüdin, S. 279.

188 Ebd., S. 280.

189 Ebd., S. 275.

190 Sehr dezidiert zuletzt wieder in: Roelcke, Ernst Rüdin.

191 Roelcke/Hohendorf/Rotzoll, Forschung, S. 332.

192 Zit. n. Weber, Ernst Rüdin, S. 271.

193 Roelcke, Wissenschaft, S. 130. Ob man zwei Interviews Rüdins aus dem 1935, in denen er die Meinung vertrat, eine »Vernichtung lebensunwerten Lebens«, wie sie im Pflanzen- und Tierreich in Erscheinung trete, sei auf den Menschen nicht anwendbar, in diesem Sinne deuten kann, ist unklar. Vgl. Weiss, Nazi Symbiosis, S. 176. In ihrer abgewogenen Diskussion stellt auch Sheila Weiss heraus, dass das öffentliche Schweigen Rüdins und die Entsendung Julius Deussens nach Heidelberg schwer wiegen. Ebd., S. 174-180.

194 Darauf wiesen bereits Roelcke/Hohendorf/Rotzoll, Genetik, S. 62, hin.

schaft Deutscher Neurologen und Psychiater im Jahre 1941 gemeinsam mit Paul Nitsche eine Jahresversammlung vorbereitete, deren erklärtes Ziel es war, die Fachöffentlichkeit über die Hintergründe und Grundlagen der »Euthanasie« aufzuklären, dass er 1942 in einer Aufstellung kriegswichtiger Forschungen dazu anregte, die »Euthanasie« zur Grundlagenforschung zu nutzen, und dass er sich 1943 als Mitautor einer Denkschrift zur künftigen Gestaltung der Psychiatrie positiv zur »Euthanasie« äußerte.[195] Dies alles zusammengenommen, soll an dieser Stelle die Position Roelckes nachdrücklich unterstützt werden.

Walter Creutz – bereitwillige Mitwirkung oder teilnehmender Widerstand?

Walter Creutz, seit Mai 1939 neuer Geschäftsführer der Gesellschaft Deutscher Neurologen und Psychiater, wurde – wie bereits erwähnt – am 26. August 1939 zur Wehrmacht eingezogen und diente mit Unterbrechungen bis November 1940 als Sanitätsoffizier.[196] Am 1. Dezember 1940 nahm er seinen Dienst als Landesmedizinalrat wieder auf. Über die Geschehnisse in den folgenden Monaten liegen fast nur Unterlagen aus den Nachkriegsprozessen vor – also Zeugenaussagen sowie Dokumente, die den Gerichten in Durchschrift oder Abschrift vorlagen. Creutz selbst sagte aus, dass er zunächst Erkundigungen bei Ärzten und Anstaltsleitern eingezogen und daraufhin beschlossen habe, eine überregionale »Abwehrfront« gegen die »Euthanasie« aufzubauen. Dieser Begriff der »Abwehrfront« ist im Düsseldorfer »Euthanasie«-Prozess 1948 geprägt und seither in der Literatur immer wieder aufgegriffen worden. Er suggeriert einen koordinierten und organisierten Widerstand mehrerer Provinzialverwaltungen gegen das »Euthanasie«-Programm und greift damit viel zu weit. Creutz sagte nach 1945 lediglich aus, dass er vertraulichen Kontakt zu den Verwaltungen der Provinzen Hannover und Westfalen aufgenommen habe, um ein gemeinsames Vorgehen vorzubereiten.[197]

Im Januar 1941 verfasste Creutz eine Denkschrift gegen die »Euthanasie«-Maßnahmen und legte sie dem Landeshauptmann *Heinz Haake* (1892-1945) vor.[198] Schaut man sich den Text näher an, sieht man, dass auch sie auf ethische Argumente weitestgehend verzichtete und stattdessen »systemimma-

---

195 So auch schon: Roelcke/Hohendorf/Rotzoll, Forschung; Roelcke, Wissenschaft, S. 135-138.

196 In diese Zeit fällt die erste Konfrontation einer rheinischen Heil- und Pflegeanstalt mit der NS-»Euthanasie«: Die Anstalt Bedburg-Hau wurde zu zwei Dritteln geräumt, um Platz für ein großes Reservelazarett zu schaffen. Die Zentrale der »Aktion T4« schaltete sich in diese kriegsbedingte, deshalb wohl auch zunächst unverdächtige Verlegungsaktion ein und lenkte die Transporte in die frühen Zentren der »Euthanasie«. Dazu grundlegend: Ludwig Hermeler, Die Euthanasie und die späte Unschuld der Psychiater. Massenmord, Bedburg-Hau und das Geheimnis rheinischer Widerstandslegenden, Essen 2002, S. 49-85. Hermeler äußert den Verdacht, Creutz selbst habe – vom Militärdienst vorübergehend beurlaubt – diese frühe Deportation von seinem Schreibtisch in Düsseldorf aus organisiert (ebd., S. 60-61, 166, 183). Diese Darstellung ist aber bei genauerer Prüfung nicht haltbar. Zur kontroversen Diskussion um die Rolle Walter Creutz' in der NS-»Euthanasie« vgl. Wolfgang Franz Werner, Walter Creutz – Widerstandskämpfer?, in: Folgen der Ausgrenzung. Studien zur Geschichte der NS-Psychiatrie in der Rheinprovinz, bearbeitet v. Wolfgang Schaffer, Köln 1995, S. 173-195; Uwe Kaminsky, Walter Creutz – »diplomatischer und wendiger Verwaltungsfachmann«, in: Frühjahrstagung 1996 des Arbeitskreises zur Erforschung der Geschichte der »Euthanasie« und Zwangssterilisation vom 10.–12. Mai 1996 in Bedburg-Hau, o.O. o.J., S. 50-74; Wolfgang Franz Werner, Die Morde an rheinischen Psychiatriepatienten und die Haltung des Gesundheitsdezernenten des Provinzialverbandes, Walter Creutz, in: ebd., S. 75-90; Schmuhl, Walter Creutz. Im Folgenden fasse ich meinen Beitrag noch einmal zusammen.

197 Sueße/Meyer, Abtransport, S. 44-66; Walter, Psychiatrie, S. 704-744.

198 Abgedruckt in: Hermeler, Euthanasie, S. 271-279. Die Denkschrift lag dem Düsseldorfer Schwurgericht 1948 in einer Abschrift vor. Das Gericht hat die Echtheit dieses Dokuments anerkannt, obwohl wichtige Angaben auf der Abschrift fehlen. Diese »Formlosigkeit« (Werner, Walter Creutz, S. 184) des Schriftstücks hat in der jüngeren Forschung Veranlassung gegeben, seine Authentizität anzuzweifeln. Insbesondere wird die Datierung auf die zweite Januarhälfte 1941 in Zweifel gezogen. Es gibt keinen sicheren Anhaltspunkt dafür, wann die Denkschrift verfasst wurde, es liegen aber auch keine stichhaltigen Indizien vor, dass die von Creutz vorgenommene Datierung nicht stimmen könnte.

nente und technokratische«[199] Zweckmäßigkeitserwägungen in den Vordergrund stellte. Die angestrebte Geheimhaltung sei bei der Größenordnung der Massenvernichtung nicht durchzuhalten, dadurch würden Gerüchte entstehen, Unruhe in die Bevölkerung getragen, der Feindpropaganda Nahrung gegeben. Die Verwaltung gerate in Unordnung, in den Sterbeurkunden würden »bewusst unrichtige« und teilweise »offensichtlich völlig willkürliche Angaben über die Todesursache«[200] gemacht, die Provinzialverwaltungen würden übergangen, der Überblick über die in Privatanstalten auf Kosten der Provinzen untergebrachten Patienten gehe verloren, es bestehe Unsicherheit, was mit den »Selbstzahlern«[201] in den Heil- und Pflegeanstalten passieren solle. Das Selektionsverfahren sei in Anbetracht des Umstandes, dass es um eine »Entscheidung [...] über Leben und Tod«[202] gehe, völlig unzureichend; die Meldebögen seien teilweise »oberflächlich und flüchtig ausgefüllt«,[203] teilweise sei die Arbeitsleistung der Patienten sogar bewusst niedriger angegeben worden, weil man den Abzug wertvoller Arbeitskräfte aus der eigenen Anstalt gefürchtet habe. Darüber hinaus seien die Kriterien der Selektion völlig undurchschaubar. Weiter verwies Creutz auf die seelische Belastung der Patienten und ihrer Angehörigen – wegen der »regen Verbindungen der Anstaltskranken mit der Außenwelt« und ihres »Gedankenaustausch[s] untereinander«[204] werde der Mord allgemein bekannt werden, es sei eine »Panikstimmung«[205] zu befürchten. Das Misstrauen der Bevölkerung gegenüber der Psychiatrie nehme zu, was im Interesse einer »Frühbehandlung«[206] sehr nachteilig sei. Schließlich merkte Creutz noch beamtenrechtliche Probleme an: Es werde von Beamten verlangt, an einer Straftat mitzuwirken – offen sprach Creutz an, dass die »Vernichtung lebensunwerten Lebens« nach der damals geltenden Rechtslage nach § 211 StGB als Mord galt, dass also von Beamten wie ihm erwartet wurde, Beihilfe zu einem Kapitalverbrechen zu leisten, zumindest aber sich durch die Unterlassung einer Strafanzeige nach § 139 StGB strafbar zu machen, so dass Beamte dadurch »in schwerste Gewissenskonflikte«[207] gestürzt würden. Ganz am Ende der Denkschrift kam Creutz auf das wirtschaftliche Argument zu sprechen – die erhoffte Kostenersparnis werde nicht erzielt werden, »wenn man die Anwendung der Tötungsmaßnahmen, wie ihre Verfechter sagen, auf diejenigen Kranken beschränkt, deren Leben eindeutig und vorurteilslos als unabänderlich lebensunwert zu betrachten sei«.[208] Die insgesamt nüchterne und sachliche Argumentation unter Auslassung allgemein-ethischer Gesichtspunkte darf – wie schon im Falle Hans Roemers – nicht kurzschlüssig darauf zurückgeführt werden, dass Walter Creutz eben keine prinzipiellen, sondern nur pragmatische Bedenken gegen die »Euthanasie« gehabt habe.

Auf seine Denkschrift führte es Creutz zurück, dass der rheinische Landeshauptmann Haake im Februar 1941 jede Verlegung aus seinem Zuständigkeitsbereich ohne seine Einwilligung untersagte. Daraufhin erschien eine Kommission der T4-Zentrale unter Leitung von Werner Heyde im Landeshaus in Düsseldorf und brachte den Landeshauptmann zum Einlenken – vermutlich hatte Heyde ihm das geheime Ermächtigungsschreiben Hitlers vorgelegt. Zwar widersetzte sich Haake weiterhin der Einrichtung einer Tötungsanstalt im Rheinland, stimmte aber der Einrichtung von zwei Zwischenanstalten in Galkhausen und Andernach zu und gab damit grundsätzlich grünes Licht für die Abtransporte aus dem Rheinland. Die Organisation der Transporte fiel in das Ressort von Walter Creutz. In dieser Situation habe er sich, so sagte Creutz nach dem Krieg aus, mit mehreren vertrauten Persönlichkeiten ein-

199 Kaminsky, Walter Creutz, S. 59.
200 Zit. n. Hermeler, Euthanasie, S. 272.
201 Zit. n. ebd., S. 273.
202 Zit. n. ebd.
203 Zit. n. ebd., S. 274.
204 Zit. n. ebd., S. 276.
205 Zit. n. ebd.
206 Zit. n. ebd., S. 277.
207 Zit. n. ebd.
208 Zit. n. ebd., S. 279.

gehend beraten, wie er sich verhalten sollte – alle hätten ihm geraten, im Amt zu bleiben und das Seine zu tun, um den Massenmord zu verzögern und zu begrenzen. Creutz sah sich, wie er in seinem Schlusswort im Düsseldorfer Prozess eindrucksvoll darlegte, vor das moralische Dilemma gestellt, entweder auf seinem Posten zu bleiben, dabei Beihilfe zum Mord zu leisten, um andererseits jedoch einen Teil der zur Vernichtung vorgesehenen Menschen zu retten, oder aber sein Amt als Medizinaldezernent niederzulegen – er hätte sich einfach wieder freiwillig zur Wehrmacht melden können. Auf diese Weise hätte er sich der Beteiligung an einem Kapitalverbrechen entziehen können, dann aber auch die Möglichkeit in Kauf nehmen müssen, dass ein linientreuer Nachfolger dem Mordprogramm mehr Menschen ausgeliefert hätte, als dies unter seiner Regie der Fall sein würde.

Zwischen der grundsätzlichen Entscheidung im Februar und dem ersten Transport nach Hadamar im April 1941 vergingen mehr als zwei Monate – hier griff wohl Creutz' »Verzögerungstaktik«.[209] Allerdings fiel in diesen Zeitraum der Abtransport der Patientinnen und Patienten jüdischen Glaubens oder jüdischer Herkunft. Bei Ludwig Hermeler heißt es dazu kurz und bündig, Creutz habe »gerade die jüdischen Patienten in den Gasmord geschickt und diese Aktion in sehr kurzer Zeit umfassend organisiert«.[210] Hier stellt sich jedoch zum einen die Frage, ob Creutz um den Zusammenhang zwischen dieser Verlegungsaktion und der »Aktion T4« wusste – in Westfalen etwa sickerte zu dieser Zeit gerade erst durch, dass die im September 1940 deportierten Patienten und Patientinnen jüdischen Glaubens oder jüdischer Herkunft umgebracht worden waren. Zum anderen ist nachzufragen, welche Handlungs- und Entscheidungsspielräume Creutz denn zur Verfügung gestanden hätten, um diese Verlegung zu unterbinden. Dieser Einwand ändert nichts daran, dass die Verlegung der jüdischen Patienten aus den rheinischen Provinzialanstalten korrekt, reibungslos, im Einzelfall sogar übereifrig vollzogen wurde.

Zum 29. März 1941 berief Creutz eine außerordentliche Direktorenkonferenz ein, bei der er die rheinischen Anstaltsleiter über die Zurückstellungsmöglichkeiten bei den Transporten im Rahmen der »Aktion T4« unterrichtete und sie ermutigte, von diesen Möglichkeiten weitgehenden Gebrauch zu machen. Was Creutz' Verhalten in der Folgezeit angeht, so ergaben sich durchaus widersprüchliche Befunde: Einerseits finden sich Hinweise auf »Einschränkungen und Verzögerungen«.[211] So ging er auf den Vorschlag Viktor Bracks, außer den beiden rheinischen Zwischenanstalten Galkhausen und Andernach auch die nassauischen Anstalten Eichberg, Idstein, Herborn und Weilmünster als Zwischenanstalten zu benutzen, nicht ein, was nach Meinung der Gerichte die »Aktion T4« in der Rheinprovinz deutlich verzögert hat. Andererseits sind auch Schreiben Creutz' zur Beschleunigung des Verfahrens überliefert, so etwa ein Schreiben an Dr. *Wilhelm Kleine* (1897-1968), den Direktor der Provinzial-Heil- und Pflegeanstalt Johannistal in Süchteln, vom 9. Mai 1941, in dem Creutz die baldige Fertigstellung möglichst vollständiger Verlegungslisten anmahnte.[212]

Widersprüchlich sind auch die Befunde im Hinblick auf die Rolle, die Walter Creutz bei der Kinder-»Euthanasie« spielte. Die »Euthanasie«-Zentrale forderte zwei »Kinderfachabteilungen« im Rheinland, doch widersetzte sich Landeshauptmann Haake auf Betreiben von Creutz dieser Forderung. Im August 1941 gab Haake dann aber doch nach. In der Außenstelle Waldniel der Provinzialheil- und Pflegeanstalt

---

209 Werner, Walter Creutz, S. 186.

210 Hermeler, Euthanasie, S. 111.

211 Kaminsky, Walter Creutz, S. 62.

212 Bei Ludwig Hermeler ist dieses Schreiben falsch datiert, nämlich auf den 12. März 1941 – es wäre demnach 17 Tage *vor* der außerordentlichen Direktorenkonferenz verschickt worden, ein Befund, der die Deutung dieser Konferenz insgesamt in Frage stellen würde (Hermeler, Euthanasie, S. 116. Ebd., S. 203, ist das Datum des Schreibens korrekt wiedergegeben). Unter Zugrundelegung des korrekten Datums ergibt sich indes ein anderes Bild: Die Nachkriegsaussage Kleines, ihm sei bei Empfang des Schreibens klar gewesen, dass Creutz sich damit gegen die Berliner Behörden rückversichert habe, erscheint durchaus plausibel. – Zu Kleine jetzt ausführlich: Andreas Kinast, »Das Kind ist nicht abrichtfähig«. »Euthanasie« in der Kinderfachabteilung Waldniel 1941-1943, Köln u.a. 2014, S. 236-243.

Süchteln wurde eine »Kinderfachabteilung« eingerichtet, die im Oktober 1942 den Betrieb aufnahm. Walter Creutz nahm nach dem Krieg für sich in Anspruch, den Beginn des Mordens in Waldniel verzögert zu haben, indem er veranlasste, dass *Hermann Wesse* (1912-1989),[213] der als Arzt in der »Kinderfachabteilung« Waldniel vorgesehen war, sich einer längeren Ausbildung in der »Reichsschulstation« Brandenburg-Görden und einer Fortbildung in der Kinderpsychiatrie in Bonn unterziehen musste. Auch setzte Creutz durch, dass Wesses Diagnosen von dem Bonner Kinderpsychiater Dr. *Hans Aloys Schmitz* (1899-1973) überprüft wurden.[214] Die jüngst vorgelegte Studie von Andreas Kinast zur »Kinderfachabteilung« Waldniel kommt zu dem Schluss, dass Creutz bei der Einrichtung der »Kinderfachabteilung« zwar »in gewissem Umfang bremsend gewirkt und möglicherweise wirklich darauf gewartet [habe], dass die ›Kindereuthanasie‹ irgendwann gestoppt würde«,[215] dass aber, nachdem Landeshauptmann Haake die Einrichtung einer »Kinderfachabteilung« genehmigt hatte, »eine verzögernde Haltung Creutz' nicht mehr feststellbar [sei], geschweige denn Widerstand oder Sabotage.«[216] Kinast weist nach, dass Creutz zumindest in einem Fall eine Verlegung nach Waldniel veranlasste, ohne dass dies von Berlin aus gefordert worden war: Am 23. Februar 1942 forderte Creutz das Essener Franz-Sales-Haus auf, zwölf »nicht bildungsfähige Knaben im Alter von 8-12 Jahren auszuwählen«, die in die »Kinderabteilung Waldniel der Provinzial-Heil- und Pflegeanstalt Johannistal« gebracht werden sollten, um Platz für zwölf »bildungsfähige Knaben« des St. Vincenzhauses in Oberhausen zu schaffen.[217] Zehn dieser zwölf Kinder starben bis 1943 in Waldniel bzw. nach ihrer Weiterverlegung nach Ueckermünde. Dass die Leiterin des katholischen Fürsorgevereins Essen, die auch dem Vorstand des Franz-Sales-Haus angehörte, Walter Creutz nach dem Krieg bescheinigte, er habe die Leitung des Hauses gewarnt, als wieder einmal eine Verlegung im Rahmen der »Euthanasie« bevorstand, gehört zu den kaum auflösbaren Widersprüchen, die sich auftun, wenn man die Rolle, die Walter Creutz bei der »Euthanasie« spielte, angemessen würdigen will.

Mit der Ausweitung des Luftkrieges über Deutschland seit Ende 1941 nahm der Druck auf den Provinzialverband zu, seine Heil- und Pflegeanstalten für verletzte und bombengeschädigte Menschen zur Verfügung zu stellen. Creutz gab den Transporten außer dem üblichen Personal mehrmals auch Pflegekräfte und Ärzte mit besonderen Beobachtungsaufträgen mit, er schickte Güterwagen mit Bedarfsgütern in den Osten, er entsandte Ärzte und Ärztinnen, um die Versorgung der rheinischen Patienten zu verbessern. Auf Veranlassung von Creutz schickte Landeshauptmann Haake 1943 einen Protestbrief an Reichspropagandaminister *Joseph Goebbels* (1897-1945). Trotz dieser Intervention, die

---

213 Nach Kinast, »Kind«, S. 259-266, führte Wesse seinen Doktortitel zu Unrecht, da er seine Promotion noch nicht abgeschlossen hatte.

214 Dazu jetzt umfassend: Kinast, »Kind«. – Seit dem 30. Juli 1940 wurde »Dr. Schmitz« als »Gutachter« der »Aktion T4« geführt (Liste der ärztlichen Mitarbeiter der »Euthanasie«-Aktion, undatiert (frühestens im Juni 1943 angefertigt), BArch. R 96 I/1, als Faksimile abgedruckt in: Klee, »Euthanasie«, S. 228 f.). Nach Forsbach, Medizinische Fakultät, S. 217 f., wurde aufgrund einer Verwechslung nicht Hans Aloys Schmitz, sondern ein gleichnamiger Kollege als »Gutachter« der »Aktion T4« tätig. Diese Frage lässt sich nicht mit Sicherheit klären, da »Dr. Schmitz« – von der Liste der Gutachter abgesehen – in der Überlieferung der »Aktion T4« nicht mehr auftaucht. Dass »Dr. Schmitz« laut Gutachterliste bereits am 14. November 1940 wieder aus dem Kreis der Gutachter ausschied, spricht dafür, dass es sich doch um Hans Aloys Schmitz handelte, da dieser im Dezember 1940 zur Wehrmacht eingezogen und als Militärarzt in Frankreich und Rumänien eingesetzt wurde. Freundliche Auskunft von Philipp Rauh. – Von 1942 bis 1945 war Schmitz mitverantwortlich für den Abtransport von 257 Kindern aus der Rheinischen Kinderanstalt für seelisch Abnorme in Bonn in die »Kinderfachabteilungen« Waldniel, Kalmenhof und Eichberg. Castell u.a., Geschichte, S. 72, 530 f.; Forsbach, Medizinische Fakultät, S. 216-220; Kinast, »Kind«, S. 243-257; zu den »Kindertransporten«: Linda Orth, Die Transportkinder aus Bonn. »Kindereuthanasie«, Köln/Bonn 1989.

215 Kinast, »Kind«, S. 226.

216 Ebd., S. 232.

217 Faksimile des Schreibens in: ebd., S. 235.

ebenso wenig Wirkung erzielte wie viele andere derartige Schreiben,[218] gingen die Verlegungen bis Kriegsende weiter, und Creutz wirkte an ihrer Organisation mit.

Der »Fall Creutz« verweist auf eine problematische Quellenlage, wie sie für die »Euthanasie«-Forschung insgesamt nicht untypisch ist: Das Gerüst der Ereignisse und Handlungen, mit dem die Geschichtswissenschaft arbeitet, beruht in wesentlichen Teilen auf der »Sachverhaltsarbeit« der Gerichte anlässlich der strafrechtlichen Aufarbeitung des Geschehens nach 1945. Die Gerichte rekonstruierten aus einem Mosaik von Zeugenaussagen und Dokumenten den Ablauf der Geschehnisse, wobei aus dem spezifischen Interesse der Strafjustiz an einem eindeutigen Tathergang manches Unklare, Doppeldeutige, Widersprüchliche geglättet wurde – was der komplexen Realität der NS-Polykratie häufig nicht gerecht wird. Auch im Hinblick auf die Motive der handelnden Personen strebte die Strafjustiz größtmögliche Klarheit an – schließlich ging es darum, Vorsatz und Unrechtsbewusstsein festzustellen. Im Falle des Düsseldorfer »Euthanasie«-Prozesses gegen Walter Creutz und andere kommt einmal mehr zum Ausdruck, dass sich vor Gericht eine »Gefährdetengemeinschaft«[219] aus Angeklagten und Zeugen bildete, die sich gegenseitig lautere Motive unterstellte – das hat sicherlich zu einer voreingenommenen Prüfung der Beweismittel geführt. Der moralische Impetus im Handeln von Walter Creutz wurde als gegeben vorausgesetzt und die Beweismittel in diesem Sinne gewürdigt. So kam es zum Freispruch, der den Grundstein für die »rheinische Widerstandslegende« legte.

Dagegen ist zu Recht Kritik laut geworden. Die revisionistische Richtung hat die vorhandene Quellenlage gegen den Strich gelesen. Und das ist durchaus möglich, man kann – wie Uwe Kaminsky zu Recht hervorhebt – fast jeden Schritt, den Walter Creutz tat, auch aus der »Binnenlogik des Handelns eines Funktionsträgers«[220] innerhalb einer bürokratischen Struktur erklären. Verschiedene Autoren haben daraus den Schluss gezogen, von einem »weltanschaulich, religiös, politisch oder moralisch zu nennenden Widerstand«[221] könne bei Walter Creutz nicht die Rede sein. Bei sorgfältiger Abwägung aller Befunde stellt sich dies ebenfalls als eine einseitige Lesart der Quellen dar – zumindest die Denkschrift von 1941, insbesondere den Absatz zu den Gewissenskonflikten der Beamten, kann man auch anders lesen.

Letztlich kommt es entscheidend darauf an, neben den jeweiligen objektiven auch die subjektiven Handlungsspielräume auszuloten, die mentalen Dispositionen eines historischen Akteurs, die darüber entscheiden, ob er objektiv gegebenen Möglichkeiten auch ausschöpfen kann. Wolfgang Franz Werner gelangt hier zu einem sehr harschen Urteil über Creutz: »Er hat allerdings versucht, im Rahmen seines Ermessensspielraums bremsend zu wirken, aber immer in einer Form, die auch mit nationalsozialistischen Argumenten zu vertreten war. Dabei hütete er sich immer davor, sich zu exponieren, und war sorgsam darauf bedacht, sich so wenig und so spät wie möglich festzulegen und Hintertüren offen zu lassen. Mit Geschick und Beweglichkeit versuchte er sich durchzulavieren«.[222] Doch erscheint dieses Urteil viel zu hart. Es ist zu bedenken, dass Creutz – als preußischer Berufsbeamter – aufgrund seines eigenen Wertehimmels bestimmte Optionen, die sich – objektiv betrachtet – den Mittelbehörden boten, um Sand in das Getriebe der »Euthanasie« zu streuen, einfach nicht wahrnehmen und ausnutzen konnte, weil sie für ihn schlichtweg nicht »denkbar« waren. Offene Verweigerung, Verschwörung oder gar Sabotage einer staatlichen Maßnahme in eindeutig illegaler Form durch einen Beamten eben dieses

218 So flossen die Protestschreiben, die beim Reichsjustizministerium eingingen, in die Lageberichte der Oberlandesgerichtspräsidenten und Generalstaatsanwälte ein, die dann der T4-Zentrale zugänglich gemacht wurden. So konnten die in den Protestschreiben genannten Detailinformationen genutzt werden, um die Tarnung des Massenmordes zu vervollkommnen. Lothar Gruchmann, Euthanasie und Justiz im Dritten Reich, in: Vierteljahreshefte für Zeitgeschichte 20 (1972), S. 235-279, hier: S. 265.
219 Kaminsky, Walter Creutz, S. 68.
220 Ebd., S. 63.
221 Ebd., S. 67.
222 Werner, Walter Creutz, S. 194.

Staates, und das unter den Bedingungen eines Totalen Krieges – das lag für einen Mann wie Walter Creutz wohl außerhalb des Vorstellbaren. Den Rahmen dessen, was für ihn vertretbar schien, hat er ausgeschöpft und dabei einige Zivilcourage bewiesen.

Walter Creutz entschied sich angesichts des ethischen Dilemmas, vor das er sich gestellt sah, für eine Linie, die vor allem von verantwortungsethischen Gesichtspunkten geleitet war. Das erschien unter dem Gesichtspunkt der Güterabwägung vernünftig – erst im Rückblick erkennt man, dass der Versuch, zu retten, was zu retten war, mit einem erschreckend hohen Maß an Kollaboration verbunden war, ja sein musste. Die notwendige Balance zwischen Verantwortungsethik und Gesinnungsethik ging dabei verloren.

2. Netzwerken gegen die »Euthanasie« – vier Fallbeispiele

Wie das Schweigen Ernst Rüdins zur »Euthanasie« im Jahre 1940 im Kreis der Fachkollegen aufgenommen wurde, lässt sich am Beispiel von vier Ärzten zeigen, die versuchten, die kollegialen Kommunikationskanäle zu nutzen, um die Meinung der Fachöffentlichkeit gegen die laufende »Euthanasie«-Aktion zu mobilisieren. Zugleich fügen diese Fälle dem breiten Spektrum möglicher Verhaltensweisen angesichts des Mordens weitere Facetten, von offenem Protest und konsequenter Verweigerung bis zum teilnehmenden Widerstand, hinzu. Die ersten drei Fallbeispiele betreffen die v. Bodelschwinghschen Anstalten in Bethel.

Karsten Jaspersen – offener Protest gegen die »Euthanasie«

Karsten Jaspersen (1896-1968) studierte nach seinem Abitur im Jahre 1917 Medizin an den Universitäten Kiel und München.[223] Nach der Approbation und Promotion im Jahre 1923 absolvierte er eine Facharztausbildung für Psychiatrie und Neurologie an der Psychiatrischen und Nervenklinik der Universität München, wo seit 1924 Oswald Bumke zu seinem wichtigsten akademischen Lehrer wurde. 1927 übernahm er die Leitung der von seinem Vater gegründeten nervenärztlichen Klinik, der »Heilanstalt Schellhorner Berg« in Preetz/Holstein, schied aber zum Ende des Jahres aufgrund familiärer Unstimmigkeiten wieder aus. 1928 arbeitete er als leitender Arzt der Privatheilanstalt für geisteskranke Frauen in Zepernik bei Berlin, danach ließ er sich als Nervenarzt in Kiel nieder. 1929 bewarb er sich um den Posten eines leitenden Arztes im Psychiatriebereich der Westfälischen Diakonissenanstalt Sarepta in Bethel.[224] In seinem Bewerbungsschreiben betonte Jaspersen, dass er »in christlich-evangelischem und nationalem Sinne erzogen« sei »und auch heute weltanschaulich und politisch auf diesem

223 Zur Biographie jetzt umfassend: Uwe Henrik Peters, Karsten Jaspersen, 1940 … der einzige Psychiater, der alles riskierte, um den Krankenmord zu verhindern, Köln 2013, S. 11-79. Durch diese Darstellung werden manche Fehler und Ungenauigkeiten in älteren Darstellungen korrigiert: Jörg Thierfelder, Karsten Jaspersens Kampf gegen die NS-Krankenmorde, in: ders./Theodor Strohm (Hg.), Diakonie im »Dritten Reich«. Neuere Ergebnisse zeitgeschichtlicher Forschung, Heidelberg 1990, S. 226-239; Schmuhl, Ärzte in Sarepta, S. 82-86.

224 In der Ortschaft Bethel bei Bielefeld hatten drei selbstständige Anstalten ihren Sitz: Die 1867 als »Rheinisch-Westfälische Epileptischenanstalt« gegründete Anstalt Bethel, die 1869 gegründete Westfälische Diakonissenanstalt Sarepta sowie die 1877 gegründete westfälische Diakonenanstalt Nazareth. Diese drei Anstalten wurden 1921 unter dem Namen v. Bodelschwinghsche Anstalten (heute: v. Bodelschwinghsche Stiftungen Bethel) zu einem Anstaltsbund zusammengeschlossen. Innerhalb der vereinigten Anstalten gab es zwei ärztliche Bereiche, Bethel und Sarepta. Chefarzt des Psychiatriebereichs der Anstalt Sarepta (Häuser Bethesda und Magdala) war von 1929 bis 1960 Karsten Jaspersen. Chefarzt der Anstalt Bethel war von 1930 bis 1933 Carl Schneider, von 1933 bis 1940 Werner Villinger, von 1940 bis 1967 Gerhard Schorsch. Im Mittelpunkt des psychiatrischen Bereichs der Anstalt Bethel stand die psychiatrische Klinik Morija. Vgl. Schmuhl, Psychiatrie in Bethel.

Boden stehe«.[225] In Bethel bestand ein so starkes Interesse an einer Berufung Jaspersens, dass man zu erheblichen Zugeständnissen bereit war und ihm eigens den Titel eines Chefarztes einräumte, den man in den Anstalten der Inneren Mission tunlichst zu umgehen versuchte.[226] Dass Jaspersen am 1. Mai 1931 Mitglied der NSDAP wurde und etwa seit dieser Zeit als Gutachter der Hilfskasse der Partei tätig war,[227] daran nahm man in Sarepta keinen Anstoß, waren doch die Nationalsozialisten im Wahlbezirk Gadderbaum, zu dem die Anstaltsgemeinde Bethel gehörte, schon 1931/32 die mit Abstand stärkste politische Kraft. Auch bekannten sich leitende Anstaltsmitarbeiter zu dieser Zeit offen zur NSDAP.[228]

Energisch setzte Jaspersen das nationalsozialistische Sterilisierungsprogramm im psychiatrischen Bereich Sareptas um. Kaum war das »Gesetz zur Verhütung erbkranken Nachwuchses« in Kraft getreten, da beanstandete Jaspersen, dass Werner Villinger, der neue Chefarzt der Anstalt Bethel, bei der Antragstellung zu langsam sei, und drohte mit der Einschaltung eines Amtspsychiaters.[229] Als Ende 1934 das Erbgesundheitsobergericht Hamm Zweifel anmeldete, ob Jaspersen berechtigt sei, Anträge auf Unfruchtbarmachung nach dem »Gesetz zur Verhütung erbkranken Nachwuchses« zu stellen, pochte er energisch auf dieses Recht.[230] Von 1934 bis 1941 amtierte er als ärztlicher Beisitzer des Erbgesundheitsgerichts Bielefeld. Eine Anzahl von Patientinnen aus dem psychiatrischen Bereich Sareptas wurde ab 1934 auf die Anzeige oder den Antrag Jaspersens hin sterilisiert.[231]

Mit der »Aktion T4« war jedoch auch für ihn eine ethische Grenze überschritten, und er setzte sich ganz entschieden gegen diesen Massenmord ein.[232] Nach dem Eintreffen der von der T4-Zentrale verschickten Meldebögen in Bethel am 14. Juni 1940 zögerte der Vorsteher der v. Bodelschwinghschen Anstalten, Pastor Friedrich v. Bodelschwingh, der seit Anfang des Jahres – gemeinsam mit Pastor *Paul Gerhard Braune* (1887-1954), dem Leiter der Hoffnungstaler Anstalten in Lobetal bei Berlin und Vizepräsidenten des Central-Ausschusses für Innere Mission – hinter den Kulissen wirkte, um dem Morden Einhalt zu gebieten,[233] die leitenden Ärzte ins Vertrauen zu ziehen. Erst Ende Juni unterrichtete er

---

225 Bewerbungsschreiben Jaspersens, 24.6.1929, HAB Sar.1, 545a. Auch zit. in: Peters, Karsten Jaspersen, S. 36.

226 Schmuhl, Ärzte in Sarepta, S. 28 f.

227 Peters, Karsten Jaspersen, S. 39. Es ist zwar richtig, dass Jaspersen nach 1933 keine Parteikarriere machte (ebd., S. 45), 1934 aufgrund von Querelen mit dem Kreisleiter mit einem Parteiausschlussverfahren zu kämpfen hatte (ebd., S. 46 f.) und in den Auseinandersetzungen zwischen Friedrich v. Bodelschwingh und der Partei loyal zum Anstaltsleiter stand, dennoch wird man im Falle Jaspersens nicht von einer rein nominellen Mitgliedschaft ausgehen können. Dagegen sprechen schon das frühe Eintrittsdatum und die weitreichenden Verbindungen in der Partei.

228 Matthias Benad, Bethels Verhältnis zum Nationalsozialismus, in: ders./Regina Mentner (Hg.), Zwangsverpflichtet. Kriegsgefangene und zivile Zwangsarbeiter(-innen) in Bethel und Lobetal 1939-1945, Bielefeld 2002, S. 27-66, hier: S. 34-37.

229 Villinger an Jaspersen, 17.3.1934, HAB 2/33-670. Auch zit. in: Anneliese Hochmuth, Spurensuche. Eugenik, Sterilisation, Patientenmorde und die v. Bodelschwinghschen Anstalten Bethel 1929-1945, hg. v. Mattias Benad, Bielefeld 1997, S. 38.

230 Jaspersen an Wilmanns, 3.12.1934, HAB, Sar.1/2056.

231 In Haus Magdala wurden zwischen 1934 und 1945 von insgesamt 2.996 Patientinnen 84 (2,8 %) sterilisiert, 64 (2,1 %) waren bereits vor ihrer Aufnahme anderswo sterilisiert worden. Christian Zechert, Krankenakten der psychiatrischen Frauenklinik Magdala (1934-1945) als Quelle der Anstaltsgeschichte, in: Matthias Benad (Hg.), Friedrich v. Bodelschwingh d. J. und die Betheler Anstalten. Frömmigkeit und Weltgestaltung, Stuttgart u.a. 1997, S. 230-236, hier: S. 232 f.; Niels Pörksen, Zwangssterilisation in Bethel, in: ebd., S. 274-293, hier: S. 281; Schmuhl, Ärzte in Sarepta, S. 38-41; ders., Gilead im Nationalsozialismus, in: Stockhecke/Schmuhl (Hg.), Evangelisch, S. 311-333, hier: S. 318-328. Die Angabe von Peters, es sei »im einzelnen nicht nachzuvollziehen«, inwieweit der »Verantwortungsbereich Jaspersens« von den Sterilisierungen im Rahmen des »Gesetzes zur Verhütung erbkranken Nachwuchses« betroffen war (Peters, Karsten Jaspersen, S. 39), ist unzutreffend. Die Rolle Jaspersens bei der Umsetzung des Gesetzes wird an dieser Stelle ausgeblendet. Die apologetische Darstellung bei Thierfelder, Karsten Jaspersens Kampf, S. 228 f., ist schlichtweg falsch.

232 Zum Widerstand Karsten Jaspersens: Klee, »Euthanasie«, S. 216-219; Thierfelder, Karsten Jaspersens Kampf; Hochmuth, Spurensuche, 76 f., 96 f.; Schmuhl, Ärzte in Bethel, S. 45 f.; ders., Ärzte in Sarepta, S. 84 f.; Peters, Karsten Jaspersen, S. 53-56, 89-127.

233 Da es hier nicht um die Konfrontation der v. Bodelschwinghschen Anstalten Bethel mit der »Euthanasie« geht, sei auf die reiche Literatur verwiesen. Am detailliertesten: Hochmuth, Spurensuche.

Jaspersen und Dr. *Arnold Dickel* (1878-1969), der nach dem Weggang Villingers vorübergehend den ärztlichen Bereich der Anstalt Bethel leitete.[234] Beide Ärzte stimmten mit Bodelschwingh darin überein, dass man das Ausfüllen der Meldebögen verweigern sollte. Jaspersen wurde darüber hinaus auch selbst aktiv. Ab dem 18. Juli 1940 – dem Tag, an dem die bekannte Denkschrift Paul Gerhard Braunes der Reichskanzlei übergeben wurde[235] – wandte er sich in einer Serie fast gleich lautender Schreiben an die Staatsanwaltschaft Bielefeld, das Gesundheitsamt Bielefeld, die Bezirksregierung in Minden, die Ärztekammer Westfalen-Lippe, die Staatspolizeistelle Bielefeld (zur Weiterleitung an die Gestapo in Berlin und Reichsgesundheitsführer *Leonardo Conti* [1900-1945]), den SD Emsland, Viktor Brack von der »Kanzlei des Führers« und den Stabsleiter beim »Stellvertreter des Führers« *Martin Bormann* (1900-1945),[236] ferner an die Leiter verwandter Einrichtungen (Provinzialheilanstalt Gütersloh, Lindenhaus in Brake/Lippe, Eben-Ezer in Lemgo/Lippe,[237] Tannenhof in Remscheid-Lüttringhausen, Heilanstalt Johannisberg in Kaiserswerth, Städtische Nervenklinik Nürnberg), den Präsidenten des Central-Ausschusses für Innere Mission, den Präsidenten der Kaiserswerther Generalkonferenz, den evangelischen Landesbischof von Holstein sowie an mehrere Ordinarien für Psychiatrie und Neurologie.[238] Das Ausfüllen der Meldebögen verweigerte er mit der Begründung, dass dies nach geltendem Strafrecht als Beihilfe zum Mord anzusehen sei. Obwohl er seit 1931 Mitglied der NSDAP und seit etwa dieser Zeit auch Gutachter und Obergutachter der Reichsleitung sei, seien die Maßnahmen zur »Beseitigung von uns anvertrauten Geisteskranken« auch für ihn »untragbar«.[239] Obwohl er von Seiten der Partei unter massiven Druck gesetzt wurde – eigenen Angaben aus der Nachkriegszeit zufolge wurde auf Veranlassung Lindens sein Parteibuch kassiert und sein vorläufiger Ausschluss aus der Partei erklärt[240] –, erhielt Jaspersen seinen Protest unter hohem persönlichen Risiko aufrecht. Am 23. Juli 1940 suchte er den leitenden Arzt des katholischen St. Rochus-Hospitals in Telgte, Dr. *Anton Sicking* (1885-1961), auf und unterrichtete ihn von der laufenden Mordaktion. Sicking, der die Meldebögen bereits nichtsahnend ausgefüllt und zurückgeschickt hatte, verwies Jaspersen an den Geistlichen Direktor des St. Rochus-Hospitals, *Josef Bothe* (1878-1951), der Jaspersen bat, seine Informationen in einem Brief an ihn niederzulegen. Über Bothe gelangte dieser Brief an den Bischof von Münster, *Clemens August Graf v. Galen* (1878-1946), der ihn wiederum sofort an Kardinal *Adolf Bertram* (1859-1945) in Breslau, den Vorsitzenden der Fuldaer Bischofskonferenz, weiterleitete. Auf diesem Wege ging von Karsten Jaspersen ein Impuls auch auf den katholischen Widerstand gegen die »Euthanasie« aus.[241]

---

234 Ebd., S. 71 f., 76.

235 Vgl. ebd., S. 70 f., 74-76. Die Denkschrift Braunes über »Planmäßige Verlegung der Insassen von Heil- und Pfleganstalten« vom 9. Juli 1940 ist mehrfach abgedruckt worden, so etwa in: Hochmuth, Spurensuche, S. 291-299.

236 Wie Jaspersen in seinem Schreiben an Bormann vom 22. Juli 1940 selber schrieb, verband ihn mit Martin Bormann eine »langjährige freundschaftlich gehaltene Bekanntschaft«, die sich auch in der Anrede »Lieber Bormann!« widerspiegelte. Zit. n. Peters, Karsten Jaspersen, S. 166. Vgl. ebd., S. 117-123.

237 Zu diesem Brief an Medizinalrat Hans Haberkant vgl. S. 328. Die Angabe bei Peters, Karsten Jaspersen, S. 187, dass dieser Brief nicht überliefert sei, trifft nicht zu.

238 Von manchen dieser Schreiben wissen wir nur aufgrund handschriftlicher Notizen Jaspersens, andere sind – ebenso wie eine Reihe von Antwortschreiben – in Privatbesitz überliefert. Erstmals wurde dieses Konvolut verwendet von Thierfelder, Karsten Jaspersens Kampf. Nunmehr sind die meisten Briefe vollständig zum Abdruck gebracht bei: Peters, Karsten Jaspersen, S. 136-186. Dazu auch die Übersichten in: ebd., S. 124 f., 187 f.

239 Jaspersen an Bostroem, 18.7.1940, zit. n. Peters, Karsten Jaspersen, S. 141. Diese Formulierung taucht in den erhalten gebliebenen Briefen Jaspersens immer wieder auf.

240 Peters, Karsten Jaspersen, S. 55 f.

241 Bernhard Frings, Zu melden sind sämtliche Patienten... NS-»Euthanasie« und Heil- und Pflegeanstalten im Bistum Münster, Münster 1994, S. 28-31, 88-96; ders., 150 Jahre St. Rochus-Hospital Telgte (1848-1998), Dülmen 1998. Dazu auch: Joachim Kuropka, Clemens August Graf von Galen: Biographie, Theologie und Amt als Faktoren seiner Haltung zur Euthanasie, in: Matthias Benad (Hg.), Friedrich v. Bodelschwingh d. J. und die Betheler Anstalten. Frömmigkeit und Weltgestaltung, Stuttgart u.a. 1997, S. 68-81.

Im Zusammenhang der vorliegenden Studie ist der Briefwechsel zwischen Jaspersen und verschiedenen Professoren für Psychiatrie und Neurologie – vor allem Oswald Bumke und August Bostroem – von Interesse. In seinem Schreiben an den Ordinarius für Psychiatrie und Neurologie in Leipzig, August Bostroem, der Oberarzt an der Psychiatrischen und Nervenklinik in München gewesen war, als er dort als Assistenzarzt arbeitete, erkundigte sich Jaspersen am 18. Juli 1940, »ob die Möglichkeit besteht, etwa durch die Gesellschaft Deutscher Neurologen und Psychiater beschleunigt bei der zuständigen Stelle des Reichsministeriums des Innern ebenfalls vorstellig zu werden, um auf die völlige Unmöglichkeit hinzuweisen, die diese Maßnahme darstellt.«[242] Wahrscheinlich legte Jaspersen diese Frage in einem zeitgleich verschickten Schreiben auch Oswald Bumke vor. Dieser antwortete umgehend am 20. Juli 1940, dass, wenn überhaupt, »nur Professor Rüdin in der Deutschen Forschungsanstalt für Psychiatrie, der der Vorsitzende der Gesellschaft Deutscher Neurologen und Psychiater ist, etwas [würde] tun können.«[243] Er selbst habe »von den ganzen Dingen erst durch Ihren Brief erfahren.« Bostroem antwortete ebenfalls postwendend am 20. Juli. Im Gegensatz zu Bumke gab er an, dass er »von der Sache« schon gehört habe und beabsichtige, in seinem unmittelbar bevorstehenden Urlaub mit Bumke darüber zu sprechen, »gegebenenfalls auch mit Rüdin, der als Vorsitzender der Gesellschaft Deutscher Psychiater [sic] die zuständige Stelle wäre.«[244] Am 31. Juli teilte Bostroem aus dem Urlaub mit, dass er sich tags zuvor mit Bumke getroffen habe. Dieser hatte »schon mit Rüdin gesprochen und [...] eine Ablehnung erfahren. Mit der Gesellschaft Deutscher Psychiater [sic] scheint demnach nichts zu machen zu sein. Da ich auch nicht im Ausschuss [Beirat] sitze, kann ich auf diesem Wege wohl auch nichts machen. Ein Versuch ganz anderer Art ist mir auch missglückt.[245] Es bleibt also vorläufig nur übrig, die Fragebogen nicht auszufüllen. Nun scheint auch keine Versammlung Deutscher Psychiater in diesem Jahre zu sein, so dass man sich auch nicht gemeinsam besprechen kann.«[246] Bostroem kündigte an, Verbindung mit Kurt Beringer, gegebenenfalls auch Hans Reiter aufzunehmen. Am 8. August 1940 schrieb Bostroem, noch immer aus dem Urlaub, erneut an Jaspersen. Er hatte mittlerweile Kontakt zu Beringer gehabt.

> »Beringer, der auch im Bilde ist, schrieb mir, der maßgebende Mann sei Ministerialrat Dr. Linden. Beringer glaubt, dass die Univ.-Prof. Kiehn [Berthold Kihn][247] (Jena) und Carl Schneider (Heidelberg) mitmachten; er weiß das aber nicht genau. Rüdin mache ebenfalls mit. Über die Gesellschaft Deutscher Psychiater [sic] ist demnach nichts zu erreichen, zumal da (m.E. nicht ohne Beziehung zu dieser Angelegenheit) in diesem Jahre keine Tagung stattfindet. Ich entnehme Ihrem Schreiben, dass Sie noch eine Unterredung mit Conti haben werden; es wäre vielleicht gut, wenn Sie bei dieser Gelegenheit zum Ausdruck bringen würden, dass Rüdin nicht ohne weiteres die Ansicht aller Mitglieder der Gesellschaft Deutscher Psychiater [sic] repräsentieren dürfte, und dass weiter eine ganze Reihe von Universitäts-Professoren, vielleicht sogar die Mehrzahl, auch auf Ihrem Standpunkt stehen.«[248]

Bostroem nannte in diesem Zusammenhang – außer sich selbst – Gottfried Ewald[249] und *Ernst Braun* (1893-1963), den Inhaber des Lehrstuhls für Psychiatrie und Neurologie an der Universität Rostock

---

242 Jaspersen an Bostroem, 18.7.1940, zit. n. Peters, Karsten Jaspersen, S. 141. Teilweise auch in: Thierfelder, Karsten Jaspersens Kampf, S. 229 f.

243 Bumke an Bostroem, 20.7.1940, zit. n. Peters, Karsten Jaspersen, S. 138. Danach auch das folgende Zitat.

244 Bostroem an Jaspersen, 20.7.1940, zit. n. ebd., S. 143. Vgl. ebd., S. 106-114.

245 Worauf Bostroem hier anspielte, muss leider offen bleiben. Ebd., S. 109.

246 Bostroem an Jaspersen, 31.7.1940, zit. n. ebd., S. 144.

247 Vgl. auch: ebd., S. 74-77.

248 Bostroem an Jaspersen, 8.8.1940, zit. n. ebd., S. 145. Danach auch das folgende Zitat. Der Brief ist teilweise zitiert in: Thierfelder, Karsten Jaspersens Kampf, S. 233.

249 Jaspersen hatte sich am 19. Juli 1940 selbst schon an Ewald gewandt. Der Brief ist abgedruckt in: Peters, Karsten Jaspersen, S. 155 f. Auch hatte Jaspersen persönlichen Kontakt zu Ewald. Vgl. ebd., S. 102.

und Direktor der Psychiatrischen und Nervenklinik in Gehlsheim-Rostock.[250] »Auch Bumke wäre wohl zu nennen, er wird, wenn er gefragt wird, sich schon äußern.« Bostroem erklärte sich auch bereit, an einem von Jaspersen arrangierten Treffen mit Leonardo Conti oder Herbert Linden teilzunehmen und dabei seine Auffassung darzulegen:

> »[…] man brauchte dabei keineswegs einen a limine ablehnenden Standpunkt einzunehmen; denn über eine Euthanasie bei unheilbaren, sich nur quälenden Kranken lässt sich ja reden; aber das kann man nicht nach Fragebogenlektüre bestimmen und überhaupt ist so etwas sehr schwer festzulegen. Im Übrigen ist die Wirkung auf Angehörige, Kranke[,] aber auch das Pflegepersonal unabsehbar und vor allem erscheint mir hier eine Frage des Arzttums auf dem Spiele zu stehen.«[251]

Als er im Zusammenhang mit den Verhandlungen zwischen der »Euthanasie«-Zentrale und dem Central-Ausschuss für Innere Mission im Oktober 1940 als psychiatrischer Sachverständiger zu Herbert Linden in das Reichsinnenministerium einbestellt wurde, um sich über die Selektionskriterien zu äußern, versuchte Jaspersen, sich zu entziehen, indem er darauf verwies, »dass in einer solchen Frage nur das Votum von Psychiatern gelten kann, die auf Grund ihrer Erfahrungen und ihres Namens auf die Autorität Anspruch machen dürfen, die mir als leitendem Arzt einer relativ kleinen psychiatrischen Abteilung gar nicht zusteht«.[252] Dabei brachte er die Namen von Bumke, Bostroem, Beringer und Ewald ins Spiel, von denen er aus seiner Korrespondenz im Juli/August 1940 wusste, dass sie der »Euthanasie« ablehnend gegenüberstanden – allerdings vergeblich.[253]

Am 22. Juli 1940 hatte sich Jaspersen, den Empfehlungen Bumkes und Bostroems folgend, als »dankbarer Schüler und da ich im Jahre 1923 bei Ihnen und Ihrer Gattin in der Universität München arbeiten durfte«,[254] unmittelbar an Ernst Rüdin gewandt und um eine Stellungnahme gebeten. Eine Antwort erhielt er – soweit es die Quellenlage erkennen lässt – nicht.

Werner Villingers Doppelspiel – Ratgeber Friedrich v. Bodelschwinghs und T4-»Gutachter«

Werner Villinger studierte von 1909 bis 1914 Medizin an den Universitäten München, Kiel und Straßburg.[255] Im Ersten Weltkrieg brachte er es bis zum Generalstabsoffizier, nach einer schweren Verwundung war er vorübergehend auch als Assistenzarzt in einem Reserve-Lazarett eingesetzt. 1919 trat Villinger als Assistenzarzt in die Universitätsnervenklinik Tübingen ein, wo er die Leitung der neu er-

---

250 Vgl. Peters, Karsten Jaspersen, S. 112. Vgl. Ines Miesch, Die Heil- und Pflegeanstalt Gehlsheim, Rostock o.J.

251 Bostroem an Jaspersen, 8.8.1940, zit. n. Peters, Karsten Jaspersen, S. 145 f. Ähnlich äußerte sich Ernst Braun. Vgl. Bostroem an Jaspersen, 23.8.1940, ebd., S. 147 f.

252 Jaspersen an Linden, 21.10.1940, HAB 2/39-187.

253 Vgl. Hochmuth, Spurensuche, S. 96 f.

254 Jaspersen an Rüdin, 22.7.1940, zit. n. Peters, Karsten Jaspersen, S. 162. Zu Recht weist Peters darauf hin, dass dies eine »Schmeichelei« war, da Jaspersen »nie Schüler Rüdins« war und »nicht bei ihm gearbeitet« hatte. Zu der Zeit, als Jaspersen in München tätig gewesen war, hatte die Deutsche Forschungsanstalt noch zwei Abteilungen in der Psychiatrischen Universitätsklinik. Peters, Karsten Jaspersen, S. 115.

255 Zur Biographie: Wolfram Schäfer, »Bis endlich der langersehnte Umschwung kam …« – Anmerkungen zur Rolle des Marburger Psychiaters Werner Villinger in der NS- und Nachkriegszeit, in: Fachschaft Medizin der Philipps-Universität Marburg (Hg.), »Bis endlich der langersehnte Umschwung kam …«. Von der Verantwortung der Medizin unter dem Nationalsozialismus, Marburg 1991, S. 178-283; Schmuhl, Ärzte in der Anstalt Bethel, S. 80-86; ders., Zwischen vorauseilendem Gehorsam und halbherziger Verweigerung. Werner Villinger und die nationalsozialistischen Medizinverbrechen, in: Der Nervenarzt 73. 2002, S. 1058-1063; zuletzt umfassend: Martin Holtkamp, Werner Villinger (1887-1961). Die Kontinuität des Minderwertigkeitsgedankens in der Jugend- und Sozialpsychiatrie, Husum 2002, S. 11-41.

öffneten Kinderabteilung übernahm. 1920 promovierte er bei dem Tübinger Ordinarius für Neurologie und Psychiatrie Robert Gaupp. 1926 trat Villinger eine Stelle als beamteter Jugendpsychiater beim Landesjugendamt Hamburg an, 1931 stieg er zum Leitenden Oberarzt des gesamten ärztlichen Dienstes des Jugendamtes auf, nach einer Umstrukturierung der Hamburger Sozialverwaltung im Jahre 1933 wurde er Leitender Oberarzt bei der Gesundheits- und Wohlfahrtsbehörde der Hansestadt. Villinger war der erste Psychiater, der in der Hamburger Jugendbehörde tätig wurde, er hatte demgemäß ein sehr umfangreiches Arbeitsfeld und weitgehende Kompetenzen. Neben der psychiatrischen Beratung und Weiterbildung der Mitarbeiter der Jugendbehörde, der Untersuchung von schwer erziehbaren Jugendlichen, der Aufstellung von Heilplänen, der Auswahl und Überwachung von Heimen betrachtete er auch die »Aussonderung praktisch Unerziehbarer«[256] als eines seiner Aufgabengebiete. Seit 1927 besaß er die *venia legendi* im Fach Psychiatrie und Neurologie an der Universität Hamburg, an der er Anfang 1932 zum außerplanmäßigen Professor ernannt wurde. Seine Habilitation wurde von Wilhelm Weygandt betreut.

Im Unterschied zu seinen akademischen Lehrern Gaupp und Weygandt äußerte sich Villinger Mitte der 1920er Jahre zur Frage der eugenischen Sterilisierung noch recht zurückhaltend. Er sprach sich gegen eine übereilte gesetzliche Regelung der Sterilisierung aus, lehnte die Sterilisierung als Mittel der Eugenik aber nicht grundsätzlich ab. Auch trat er dafür ein, die Ehe- und Sexualberatung im Sinne einer rassenhygienischen Zwangsberatung zu instrumentalisieren und die gesetzliche Eheschließung von »Ehetauglichkeitszeugnissen« abhängig zu machen. Seit 1927 praktizierte er in der Hamburger Jugendbehörde die »erbbiologische Erfassung« von Kindern und Jugendlichen, die als »erblich belastet« eingestuft wurden.

Prägend für den weiteren Lebensweg Villingers war seine Tätigkeit in Bethel in den Jahren von 1933 bis 1940. Der Leiter der v. Bodelschwinghschen Anstalten, Pastor Friedrich v. Bodelschwingh d.J., war bereits im Jahre 1930 auf Villinger aufmerksam geworden, als er auf der Suche nach einem neuen Chefarzt für die Anstalt Bethel war. Er hatte eingehende Erkundigungen im Rauhen Haus in Hamburg eingezogen, wo Villinger – neben seiner Tätigkeit im Hamburger Jugendamt – als beratender Psychiater tätig war. Dabei hatte Bodelschwingh den Eindruck gewonnen, dass Villinger die christliche Grundeinstellung mitbrachte, die er vom Chefarzt Bethels forderte. An den eugenischen Positionen Villingers störte er sich nicht. So war Villinger bereits 1930 der Wunschkandidat der Anstaltsleitung. Er entschied sich aber, vorerst in Hamburg zu bleiben, die Stelle wurde mit Carl Schneider besetzt. Als dieser 1933 auf den Lehrstuhl für Psychiatrie und Neurologie an der Universität Heidelberg berufen wurde, kam Bodelschwingh sofort auf Villinger zurück.

Dieser hatte den Machtwechsel im Jahre 1933 unbeschadet überstanden. Im März 1933 war er Mitglied des Stahlhelms geworden, trat aber eigenen Angaben aus der Nachkriegszeit zufolge nach der Umgründung des Stahlhelms in den Nationalsozialistischen Deutschen Frontkämpferbund im Jahr 1934 wieder aus – wahrscheinlicher ist aber, wie es Villinger 1936 in den Verhandlungen um seinen Beitritt zum NSDÄB angab, dass seine Mitgliedschaft mit der Auflösung des Frontkämpferbundes im Jahre 1935 erlosch. Immerhin kam Villinger mit dem Beitritt zum Stahlhelm zunächst um die Mitgliedschaft in der NSDAP herum. Hier kommt die ambivalente Haltung Villingers gegenüber dem Nationalsozialismus zum Ausdruck – trotz ideologischer Gemeinsamkeiten teilte er wohl manche Vorbehalte des deutschnationalen Lagers gegen die plebejische Massenbewegung der NSDAP. Auch religiöse Motive könnten eine Rolle gespielt haben. Zum 1. Mai 1937 trat Villinger – eigenen Angaben

---

256 Werner Villinger, Fürsorge für seelisch abnorme Kinder und Jugendliche, in: Gesundheitsbehörde Hamburg (Hg.), Hygiene und soziale Hygiene in Hamburg. Zur 90. Versammlung der Deutschen Naturforscher und Ärzte in Hamburg im Jahre 1928, Hamburg 1928, S. 317-324, Zitat: S. 318. Zur Hamburger Tätigkeit Villingers ausführlich: Holtkamp, Werner Villinger, S. 55-78.

zufolge unter dem Druck der Gauärzteführung und in Absprache mit Bodelschwingh – doch noch der NSDAP bei.[257]

Wie es das »Gesetz zur Verhütung erbkranken Nachwuchses« vorsah, wurde Villinger vom Vorstand ermächtigt, als Leitender Arzt der Anstalt Bethel die Anträge auf Sterilisierung zu stellen. Er gab seine früheren Bedenken gegen die rassenhygienische Sterilisierung auf und trieb die praktische Umsetzung des Gesetzes in Bethel – gleichsam in vorauseilendem Gehorsam – energisch voran. Nach seinen eigenen Angaben waren in der Anstalt Bethel bis Ende 1935 bereits 2.510 Anzeigen erstattet und 512 Anträge gestellt worden, 308 Sterilisierungen waren bis dahin bereits durchgeführt worden.[258] Das Bielefelder Erbgesundheitsgericht tagte, um das Verfahren zu beschleunigen, in den Anstalten und behandelte an einem Nachmittag dreißig bis vierzig Fälle. Insgesamt wurden bis 1944 aus der Anstalt Bethel 1.092 Patientinnen und Patienten im anstaltseigenen Sonderkrankenhaus Nebo sterilisiert.[259]

Sechs Jahre lang blieb Villinger in Bethel. Am 1. Februar 1940 wurde er Ordinarius für Psychiatrie und Nervenheilkunde an der Universität Breslau. An seine Erfahrungen als ärztlicher Beisitzer am Erbgesundheitsobergericht in Hamm anknüpfend, war Villinger seit 1941/42 als Beisitzer am Erbgesundheitsobergericht Breslau aktiv.

Extrem ambivalent war Villingers Rolle bei der »Aktion T4«. Von Bodelschwingh, mit dem ihn eine enge Freundschaft verband, wurde er frühzeitig ins Vertrauen gezogen. Dabei scheint Bodelschwingh seinen früheren Chefarzt wohl gebeten zu haben, bei Herbert Linden vorzusprechen, der sich in seinen Verhandlungen mit Bodelschwingh auf Villinger berufen hatte.[260] Dafür lieferte dieser folgende Erklärung:

> »Der Ministerialrat Dr. Linden beruft sich deshalb auf mich, weil ich einmal die Frage erörtert habe, ob es nicht barmherziger wäre, im Falle von fortgeschrittener progressiver Paralyse die Krankheit innerhalb der üblichen zwei Jahre ablaufen zu lassen, anstatt, wie jetzt wahllos in jedem Falle eine Fieberkur durchzuführen, durch welche die bereits geistig stark reduzierten Paralytiker für unabsehbare Zeit konserviert werden, ohne dass sie mehr als ein vielfach recht kümmerliches Anstaltsleben zu fristen vermögen.
>
> Dagegen habe ich zu der anderen Frage bisher nie anders Stellung genommen als in ablehnendem Sinne. Es geht um das Berufsethos des Arztes, um das Vertrauen der Öffentlichkeit zu ihm und insbesondere auch zu den Anstalten, nicht zuletzt auch um den psychiatrischen Nachwuchs.«[261]

Dieser Brief Villingers datiert vom 31. Juli 1940. Kurz zuvor war traurige Gewissheit geworden, dass ein Familienmitglied der »Aktion T4« zum Opfer gefallen war: *Rupprecht Villinger* (1914-1940), Sohn des Medizinalrates *Eberhard Villinger* (1874-1942) in Besigheim/Württemberg, ein Vetter ersten Grades von Werner Villinger, war 1931 mit der Diagnose »Intelligenzdefekt mäßigen Grades« in die Heil- und Pflegeanstalt Stetten aufgenommen und 1933 mit der Zusatzdiagnose »Pfropf-Schizophrenie« in die Nervenheilanstalt Schussenried verlegt worden. Er wurde am 18. Juni 1940 nach Grafeneck verschleppt und dort

---

257 Holtkamp, Werner Villinger, S. 20 f., 23 f. In einem Brief an Bodelschwingh aus dem Jahre 1945 gab Villinger an, er sei der NSDAP seinerzeit »bitter ungern« beigetreten. »Furcht, Sorge, Hoffnung« hätten ihn letztlich zu diesem Schritt bewogen, »rückschauend betrachtet Zeichen menschlicher Schwäche!« An dieser Stelle erwähnt Villinger auch, er sei von verschiedenen Seiten zum Parteieintritt gedrängt worden, u.a. von Karsten Jaspersen. Villinger an Bodelschwingh, 15.7.1945, HAB 2/33-529.

258 Werner Villinger, Erfahrungen mit dem Erbkrankheitenverhütungsgesetz. Vortrag, gehalten auf der 67. Versammlung des Vereins der Irren- und Nervenärzte von Niedersachsen und Westfalen, Bad Pyrmont, 4. Mai 1935, in: Zschr. psych. Hyg. 8 (1935), S. 70-85, hier: S. 76, 81 f. Vgl. Holtkamp, Werner Villinger, S. 92-100.

259 Pörksen, Zwangssterilisation, S. 281, 291, Graphik 1 und 2. Zudem wurde eine kleinere Anzahl von Patientinnen und Patienten aus der Anstalt Bethel in dem zur Westfälischen Diakonissenanstalt Sarepta gehörenden Allgemeinkrankenhaus Gilead sterilisiert. Schmuhl, Ärzte in der Anstalt Bethel, S. 37-44; ders., Gilead, S. 326.

260 Der Brief Bodelschwinghs, der dem Brief Villingers vom 31. Juli voranging, ist nicht überliefert. Sein Inhalt kann aber aus dem Briefwechsel erschlossen werden.

261 Villinger an v. Bodelschwingh, 31.7.1940, HAB 2/33-529.

vergast. Der Vater teilte den Geschwistern am 19. Juli 1940 den Tod Rupprechts mit. Am 26. Juli setzte er bitter hinzu: »Die Psychiatrie zeigt mit dem Austilgen der Geisteskranken ihren völligen Bankrott an.«[262]

In seinem Brief vom 31. Juli setzte Villinger als selbstverständlich voraus, dass er Bodelschwingh bei seinen Bemühungen um eine Beendigung dieses Staatsverbrechens unterstützen werde. In der zweiten Augusthälfte wollte er Kontakt zu Oswald Bumke aufnehmen. Vorher schon hoffte er, Karl Bonhoeffer sprechen zu können, »der zwar nicht mehr im Amt ist, aber eng befreundet mit [Ferdinand] Sauerbruch [1875-1951] und mit vielen der maßgebenden Vertreter unseres Faches ist und voraussichtlich seine gewichtige Stimme in die Waagschale werfen wird.«[263] Bodelschwingh und Braune standen indes bereits in Verbindung mit Karl Bonhoeffer, zu dem sie – nicht zuletzt über dessen Sohn, den Theologen Dietrich Bonhoeffer – einen privilegierten Zugang hatten. Über Bonhoeffer hatten Bodelschwingh und Braune auch schon ·Kontakt zu Sauerbruch aufgenommen.[264] Er habe »wiederholt«[265] mit Sauerbruch gesprochen, teilte Bodelschwingh am 2. August 1940 mit, und dieser habe »unsere Schritte auf das lebhafteste gefördert.«

Bodelschwingh hoffte, Villinger in Berlin zu treffen. Falls dies nicht möglich sein werde, so möge Villinger sich an Braune wenden, der über die Vorgänge in Bethel genau im Bilde sei: »Es wäre gewiss wichtig, dass dies geschieht, ehe Sie Dr. Linden besuchen.« Aus der Reise Villingers nach Berlin wurde jedoch nichts. Am 26. August 1940 bat Bodelschwingh darum: »Können Sie nicht, wenn Ihnen eine Reise nach Berlin unmöglich ist, Herrn Linden einen deutlichen Brief schreiben? […] Vielleicht haben Sie die Möglichkeit, sich auch mit Professor Bostroem in Verbindung zu setzen. Je mehr Universitätsprofessoren ein deutliches und kräftiges Wort sprechen, desto besser ist es.« Das Gespräch mit Herbert Linden war bis Mitte September 1940 noch nicht zustande gekommen – ob Villinger zu einem späteren Zeitpunkt bei Linden intervenierte, muss offen bleiben.[266]

Villinger gab allerdings eine Eingabe Bodelschwinghs an das Reichsinnenministerium vertraulich an einen hochrangigen Juristen weiter, dessen psychisch erkrankter Sohn in Haus Morija in Bethel untergebracht war.[267] Am 12. September 1940 berichtete Villinger, dass dieser Jurist auf seine Initiative Erkundigungen eingezogen und mitgeteilt habe,

> »dass er ›den sicheren Eindruck gewonnen habe, dass man aufs ernsteste bemüht sei, in diese schwerwiegende Angelegenheit Ordnung und zwar rechtlich gesicherte Ordnung, hineinzubringen. Die aus den Kreisen verantwortungsbewusster Ärzte und Anstaltsleiter vorgebrachten Bedenken und die immer weiter um sich greifende schwere Beunruhigung haben also ihre Wirkung nicht verfehlt. Freilich lässt sich das schließliche Endergebnis noch nicht voraussagen‹.
> Denselben Eindruck bringe ich aus Wien[268] zurück, wo alle in Frage kommenden Psychiater einmütig derselben Auffassung waren. Aus der derzeitigen lex Westfalica wird also wohl früher oder später eine reichsgesetzliche Regelung hervorgehen.«[269]

262 Zitate aus der Ausstellung »Die Villingers. Eine Besigheimer Familie«. Am 17. September 2010 wurde in Besigheim ein »Stolperstein« für Rupprecht Villinger verlegt. Freundliche Mitteilung von Ute und Hermann Villinger. Vgl. Holtkamp, Werner Villinger, S. 38, Anm. 219.

263 Villinger an Bodelschwingh, 31.7.1940, HAB 2/33-529.

264 Am 26. August 1940 schrieb Bodelschwingh dazu noch: »Dass wir Sauerbruch eingeschaltet haben, hat man uns besonders übel genommen. Sie kennen sein etwas stürmisches Temperament. Daraus können auch Schwierigkeiten entstehen.« Bodelschwingh an Villinger, 26.8.1940, HAB 2/33-529.

265 Bodelschwingh an Villinger, 2.8.1940, HAB 2/33-529. Danach auch die folgenden Zitate.

266 Holtkamp, Werner Villinger, S. 39. Aus dem Briefwechsel zwischen Villinger und Bodelschwingh geht hervor, dass Villinger seine Pläne, nach Berlin zu reisen, mehrmals verschieben musste.

267 Villinger an Bodelschwingh, 1.8.1940, HAB 2/33-529.

268 Gemeint ist die »Kinderkundliche Woche« in Wien vom 1. bis zum 7. September, in deren Rahmen am 5. September unter maßgeblicher Beteiligung Villingers die Deutsche Gesellschaft für Kinderpsychiatrie und Heilpädagogik gegründet wurde. Vgl. S. 344-347.

269 Villinger an Bodelschwingh, 12.9.1940, HAB 2/33-529.

Bodelschwingh antwortete, dass er zwar die zuversichtliche Einschätzung des Gewährsmannes Villingers teile, Gewissheit gebe es aber nicht. »Darum würde ich es dankbar begrüßen, wenn man Dr. Linden die einmütige Stimmung der Psychiater in Wien unmissverständlich mitteilen könnte. Jede Stimme, die nach dieser Richtung hin laut wird, ist auch für uns eine Hilfe.«[270] Daraufhin setzte sich Villinger eigenem Bekunden nach mit Oswald Bumke in Verbindung und kündigte an, er werde auch August Bostroem noch einmal schreiben. Von einem Schreiben an Linden erwähnte er nichts.[271] Weitere Schritte Villingers in dieser Sache werden im Briefwechsel mit Bodelschwingh nicht erwähnt.

Vordergründig unterstützte Werner Villinger also im Zeitraum von Juli bis September 1940 die stille Diplomatie Bodelschwinghs, die darauf abzielte, die »Aktion T4« gesetzlich einzuengen oder ganz zum Erliegen zu bringen. Überraschenderweise findet er sich jedoch auch auf der Liste der »Gutachter« der »Aktion T4«. Als Eintrittsdatum wird der 28. März 1941 genannt.[272] Wie es zu dieser »Gutachter«-Tätigkeit – die von Villinger nach dem Krieg hartnäckig geleugnet wurde – gekommen ist, muss offen bleiben. Vermutlich erklärt sich das »Doppelleben«, das Villinger führte, aus seiner eigentümlichen Persönlichkeitsstruktur. Im Grunde war er ein sehr unsicherer Mensch. Ernst Klee hat ihn treffend als einen Mann charakterisiert, »der zwischen den Fronten herumirrt und keiner Seite eine Absage erteilen möchte«.[273] Dazu passt, dass Villinger als »Gutachter« eher halbherzig bei der Sache war. Wie der T4-Mitarbeiter, bei dem die Meldebogen eingingen, nach dem Krieg aussagte, schickte Villinger die Bögen, die ihm zur Begutachtung zugestellt worden waren, mit großer Verspätung zurück. Außerdem sei er in den meisten Fällen zu dem Ergebnis gekommen, dass die Kranken nicht in die Vernichtung einzubeziehen seien. Faktisch streute Villinger Sand in das Getriebe der »Euthanasie«-Maschinerie. Es wäre aber sicherlich überinterpretiert, wenn man sein Zögern als bewusste Obstruktion oder Sabotage deutete. Aufgrund der Probleme mit Villinger ordnete Paul Nitsche, mittlerweile ärztlicher Leiter der »Euthanasie«-Zentrale, im August 1943 an, dass ihm fortab monatlich Meldung über die Gutachtenabsendungen, -eingänge und -außenstände zu erstatten sei und dass er sich die Auswahl der »Gutachter« in Zukunft persönlich vorbehalte. Dabei vermerkte Nitsche ausdrücklich: »Besonders betonen möchte ich nochmals, dass Herr Prof. Dr. Villinger keine Gutachter-Sendung erhält und wenn, dann in besonderen Fällen nur von mir ausgesuchte Fotokopien.«[274] Als im Sommer 1941 der Posten des Vorsitzenden der Deutschen Gesellschaft für Kinderpsychiatrie und Heilpädagogik neu zu besetzen war, wurden, wie noch zu zeigen sein wird, von Seiten des »Euthanasie«-Apparats erhebliche Vorbehalte gegen Villinger geltend gemacht.

Nach dem Zusammenbruch des »Dritten Reiches« fürchtete Villinger zunächst, wegen seiner Mitgliedschaft in der NSDAP keine Anstellung mehr zu bekommen, doch wurde er bereits im April 1946 mit der Vertretung des Ordinariats und der Leitung der Psychiatrischen und Nervenklinik der Universität Marburg betraut und im Juli 1946 zum ordentlichen Professor ernannt. 1950 wurde Villinger Vorsitzender der wiederbegründeten Deutschen Vereinigung für Jugendpsychiatrie, im Jahr darauf übernahm er für zwei Jahre den Vorsitz der Gesellschaft Deutscher Neurologen und Psychiater.[275] 1958 gehörte er zu den Gründungsmitgliedern der Bundesvereinigung Lebenshilfe für das geistig behinderte Kind. 1957 legte er – als Vorsitzender einer von der Deutschen Zentrale für Volksgesundheitspflege eingesetzten Kommission – den Entwurf zu einem neuen Sterilisierungsgesetz vor. 1961 sprach er sich im Ausschuss für Wiedergutmachung des Deutschen Bundestages *gegen* eine Entschädigung von

---

270 Bodelschwingh an Villinger, 16.9.1940, HAB 2/33-529.

271 Villinger an Bodelschwingh, 27.9.1940, HAB 2/33-529.

272 Liste der ärztlichen Mitarbeiter der »Euthanasie«-Aktion, undatiert (frühestens im Juni 1943 angefertigt), BArch. R 96 I/1, als Faksimile abgedruckt in: Klee, »Euthanasie«, S. 228 f.

273 Erst Klee, Was sie taten – was sie wurden. Ärzte, Juristen und andere Beteiligte am Kranken- und Judenmord, Frankfurt/Main 1986, S. 170.

274 Nitsche an J. Becker, 20.8.1943, BArch. R 96 I/1. Auch in Klee, »Euthanasie«, S. 480, Anm. 118.

275 Holtkamp, Werner Villinger, S. 112 f., 165-168; Castell u.a., Geschichte, S. 90-98.

Sterilisierungsopfern aus.[276] Wenig später holte ihn jedoch seine Vergangenheit ein, als bekannt wurde, dass er als T4-»Gutachter« tätig gewesen war. Am 26. Juli 1961 wurde Villinger im Amtsgericht Marburg dazu vernommen. Wenige Tage später – am 9. August – stürzte er bei einer Bergtour in der Nähe von Innsbruck unter ungeklärten Umständen zu Tode.

Gerhard Schorsch – prinzipielle Ablehnung und praktische Mitwirkung an der »Aktion T4«

Gerhard Schorsch legte im Juni 1918 ein Notabitur ab und erlebte vom Juni bis November 1918 als Soldat das Ende des Ersten Weltkriegs.[277] Von 1919 bis 1924 studierte er Medizin an den Universitäten Breslau, Würzburg, München und Leipzig. 1921 nahm er als Freikorpsangehöriger an den Kämpfen in Oberschlesien teil, bei denen er schwer verwundet wurde. Nach der Approbation im Jahre 1925 war er als Volontärsassistent u.a. in der Neurologischen Abteilung des Universitätskrankenhauses Hamburg-Eppendorf unter Max Nonne und in der Universitätsnervenklinik Marburg unter Ernst Kretschmer tätig. 1928 wurde Schorsch Assistenzarzt an der Universitätsnervenklinik Leipzig unter Paul Schröder und August Bostroem. Seit 1931 hatte er dort die Leitung der »charakterologischen Beobachtungsstation« inne. Nach seiner Habilitation im Jahre 1935 wurde er zum Oberarzt befördert und erhielt eine Dozentur für Psychiatrie und Neurologie an der Universität Leipzig. Seit November 1933 war Schorsch als HJ-Arzt tätig, am 1. Mai 1937 trat er der NSDAP bei. Außerdem war er Mitglied in der NSV, im NSDÄB und in der Reichsdozentenschaft.

Seit August 1939 diente Gerhard Schorsch in der Wehrmacht. Zu diesem Zeitpunkt wurde Friedrich v. Bodelschwingh auf ihn aufmerksam, der – nach dem Weggang Werner Villingers – auf der Suche nach einem neuen Chefarzt für die Anstalt Bethel war. Bis zu seinem ersten Treffen mit dem Ehepaar Schorsch war Bodelschwingh im Zweifel, ob Schorsch ein geeigneter Kandidat für den Posten war. Es war die Ehefrau, die das Eis brach. Es stellte sich nämlich im Gespräch heraus, dass sie aus einer alten westfälischen Pastorenfamilie stammte und von Jugend auf lebhafte Kontakte zur Inneren Mission hatte. Schorsch selber, so schrieb Bodelschwingh an Villinger, habe bisher mit der Inneren Mission wenig zu tun gehabt, werde sich aber »gewiss um inneren Kontakt bemühen«.[278]

Damit stand der Wahl Schorschs nichts mehr im Weg. Am 20. Juni 1940 wies Bodelschwingh seinen künftigen Chefarzt darauf hin, »dass manche Wolken am Horizont stehen. Mehr als eine Anstalt der Inneren Mission ist während der letzten Jahre durch ernste Schwierigkeiten gegangen. Auch größere Werke, die man für ganz gesichert hielt, wurden durch Eingriffe von außen der bisherigen Grundlage und Freiheit ihrer Arbeit beraubt.«[279] Schon beim ersten Besuch Schorschs in Bethel im April 1940 hatte Bodelschwingh die in sächsischen Heil- und Pflegeanstalten eingeführte »Hungerkost« angesprochen. Er zögerte jedoch, Schorsch über die ganze Tragweite der mittlerweile auch in Westfalen angelaufenen Vernichtungsaktion ins Bild zu setzen. Erst am 16. Juli 1940 – einen Tag, bevor er dem Regierungspräsidenten in Minden offiziell mitteilte, dass man die Meldebögen in Bethel nicht ausfüllen werde – schrieb Bodelschwingh seinem zukünftigen Chefarzt einen ausführlichen Brief, in dem er seine bisherigen Verhandlungen im Detail darlegte.[280]

---

276 Ebd., S. 151-156.
277 Zur Biographie: Schmuhl, Ärzte in der Anstalt Bethel, S. 86 ff.
278 Bodelschwingh an Villinger, 2.5.1940, HAB 2/33-461.
279 Bodelschwingh an Schorsch, 20.6.1940, HAB 2/33-461.
280 Bodelschwingh an Schorsch, 16.7.1940, HAB 2/33-461.

Schorsch nahm sofort – ohne Absprache mit Bodelschwingh[281] – Kontakt zu einer Reihe hochrangiger Ärzte auf. Er sei, so berichtete er Bodelschwingh, »zu einem mir gut bekannten, einflussreichen ehem. Anstaltsleiter, einem Professor, der jetzt im Reichsinnenministerium arbeitet, nach Berlin gefahren, um mit ihm Rücksprache zu nehmen.« Nach Lage der Dinge kann es sich hier nur um Paul Nitsche gehandelt haben.[282] Wie reagierte dieser auf den Vorstoß Schorschs?

> »Er äußerte, er halte es für ausgeschlossen, dass die von Ihnen [Bodelschwingh] geschilderte Methode angewandt werde. Bei dem ganzen Vorgehen handele es sich um eine durch die Ernährungslage bedingte vorübergehende Kriegsmaßnahme, wie sie in ganz ähnlicher Weise ja auch im Weltkriege durchgeführt wurde. Dem Reichsinnenministerium als vorgesetzter Behörde könne die Ausfüllung von Fragebögen nicht verweigert werden. Ähnliche Bedenken unter Hinweis auf die Aussichtslosigkeit unter den heutigen Verhältnissen […] äußerten ein anderer uns bekannter Anstalts-Direktor und mein früherer Chef, Prof. [Paul] Schröder, die wir gestern zum Abendessen bei uns hatten. Das Urteil über das Unternehmen als solches ist ein absolut einmütiges. Um etwas ganz anderes handelt es sich m.E. bei der geforderten Übergabe der Kranken an die nicht legalisierte Transportgesellschaft, und das ist ja schließlich das Entscheidende.«[283]

Trifft die Vermutung zu, dass es sich bei dem nicht genannten Gesprächspartner im Reichsinnenministerium um Nitsche handelte, so hatte dieser glatt gelogen, denn als stellvertretender ärztlicher Leiter der »Reichsarbeitsgemeinschaft Heil- und Pflegeanstalten« musste er ganz genau wissen, dass die detaillierten Informationen Bodelschwinghs über die »Aktion T4« den Tatsachen entsprachen. Gleichwohl suggerierte Nitsche im Gespräch mit dem ihm bekannten Arzt, es gehe um eine Rationierung der Lebensmittel im Anstaltsbereich, eine Maßnahme, die auch aus dem Ersten Weltkrieg bekannt war: Damals waren in den preußischen Heil- und Pflegeanstalten über 140.000 Menschen gestorben, davon mehr als die Hälfte an Unterernährung.[284] Ob Paul Schröder, der diese Lesart unterstützte, über das laufende Vergasungsprogramm im Bilde war, muss auf dem gegenwärtigen Kenntnisstand offen bleiben. Was Gerhard Schorschs Einstellung zu einer Rationierung der Lebensmittel in den Heil- und Pflegeanstalten angeht, so ist die Briefpassage nicht ganz klar. Wie es scheint, lehnte er eine solche Maßnahme grundsätzlich ab, meinte aber, man könne sie unter den Bedingungen des Krieges wohl nicht verweigern. Da jedoch die durch die Gemeinnützige Krankentransportgesellschaft, eine Tarnorganisation der »Euthanasie«-Zentrale, durchgeführten Abtransporte durch kein Gesetz gedeckt waren, hatte Schorsch keine Bedenken, auf den Kurs Bodelschwinghs einzuschwenken: »Praktisch dürfte es m.E. am zweckmäßigsten sein, die Ausfüllung der Fragebögen zunächst hinauszuzögern; eine scharfe Ablehnung dürfte unter den gegenwärtigen Zeitverhältnissen nicht im Interesse der Kranken liegen; zumal es sich um eine Kriegsmaßnahme handeln soll und das Ergebnis von entscheidenden Verhandlungen noch aussteht.«

Bodelschwingh zeigte sich besorgt über den eigenmächtigen Vorstoß Schorschs beim Reichsinnenministerium. Er beeilte sich, seine Gesprächspartner nochmals schriftlich um Vertraulichkeit zu bitten. »Meine Sorge«, so schrieb Bodelschwingh am 27. Juli 1940, »erwuchs aus der Befürchtung, man könne im Ministerium aus Ihren dortigen Besprechungen die Hoffnung ableiten, dass Sie mit der Stellung

---

281 Nach Hochmuth, Spurensuche, S. 78, hatte Bodelschwingh Schorsch »gebeten, Kontakte zu Psychiatern aufzunehmen, die ihm bekannt seien, und deren Einstellung zu den Maßnahmen zu erkunden, um evtl. durch sie Unterstützung zu erfahren.« Aus Bodelschwinghs Brief vom 16. Juli 1940 geht dies nicht hervor.

282 So die Vermutung Hochmuths (Spurensuche, S. 78), der ich mich – entgegen meiner früheren Einschätzung (Schmuhl, Ärzte in der Anstalt Bethel, S. 47, Anm. 151) – anschließe.

283 Schorsch an Bodelschwingh, 21.7.1940, HAB 2/33-461. Danach auch das folgende Zitat. Der Brief belegt, dass Paul Schröder – anders, als Thüsing, Paul Schröder, S. 47, annimmt – sehr wohl Kenntnis von der »Euthanasie« hatte.

284 Siemen, Menschen, S. 29.

Ihrer hiesigen Kollegen nicht ganz einverstanden seien. Nichts würde den Herren willkommener sein. Denn unser, wenn auch in durchaus loyalen und elastischen Formen spürbar gewordener Widerstand und die von uns pflichtmäßig an anderen Stellen unternommenen Schritte erwecken natürlich lebhaften Unwillen.«[285] Als Bodelschwingh diesen Brief schrieb, stand er noch unter dem Eindruck eines Gesprächs, das er am Vortag – in Anwesenheit von Jaspersen und Dickel – mit Ministerialrat Herbert Linden und Oberdienstleiter Viktor Brack von der »Kanzlei des Führers« geführt hatte: »Sie wollten […] unsere Ärzte und mich unter schärfsten Druck stellen und wandten dabei alle nur möglichen Mittel an.«[286] Bemerkenswert ist, dass Bodelschwingh bei dieser Gelegenheit seinem designierten Chefarzt die Möglichkeit eröffnete, von seiner Zusage, nach Bethel zu kommen, wieder zurückzutreten.

Schorsch machte von diesem Angebot keinen Gebrauch, er trat zum 1. September 1940 in den Dienst der v. Bodelschwinghschen Anstalten ein. Kurz darauf gab Bodelschwingh seine unnachgiebige Haltung auf.[287] Hatte er bis dahin jede Form der Mitwirkung an der »Euthanasie«-Aktion strikt abgelehnt, so war er nun bereit, die Selektion und Verlegung von Patientinnen und Patienten aus Bethel passiv hinzunehmen. Die Hoffnung, man könne durch stille Diplomatie einen Abbruch der Krankenmorde erreichen, hatte sich zu diesem Zeitpunkt zerschlagen. Der Abtransport von acht Patientinnen und Patienten jüdischen Glaubens oder jüdischer Herkunft am 26./27. September 1940 hatte nicht verhindert werden können. Man strebte jetzt eine Sonderregelung für die v. Bodelschwinghschen Anstalten an. Im Dezember 1940 erfuhr Bodelschwingh vom bevorstehenden Besuch einer Ärztekommission in Bethel, die im Auftrag der »Euthanasie«-Zentrale die gefürchteten Meldebögen an Ort und Stelle ausfüllen sollte. Daraufhin unterzog Gerhard Schorsch die etwa 3.000 Patientinnen und Patienten Bethels einer »Vorbegutachtung« und teilte sie in sieben Kategorien ein. Man musste damit rechnen, dass die Menschen in den untersten drei Kategorien (»Vegetatives Dasein«, »Arbeitsunfähigkeit« und »Mechanische Arbeitsleistung«) der Selektion durch die Ärztekommission zum Opfer fallen würden.[288] Nach einer handschriftlichen Aufstellung, die wohl von Bodelschwingh angefertigt wurde, waren 446 Patientinnen und Patienten in Bethel und seinen Zweiganstalten bedroht.[289] Die Ärztekommission bestätigte im Februar in den meisten Fällen die von den Anstaltsärzten vorgenommene Einstufung. Hier wird deutlich, dass die Ärzteschaft Bethels durch die Vorbegutachtung zu einem Zahnrad im Getriebe der Selektionsmaschinerie wurde. Warum ließ man sich auf ein solches Verfahren ein? Man hatte erfahren, dass dort, wo sich die Anstalten strikt geweigert hatten, die Meldebogen auszufüllen, Ärzte der »Euthanasie«-Zentrale die Patienten willkürlich aussortiert hatten. Um der Willkür der Selektion gegenzusteuern, schien es notwendig, diese durch die Vorbegutachtung in geregelte Bahnen zu lenken.

Diese verantwortungsethische Handlungsoption mündete indessen in ein moralisches Dilemma. Sie setzte voraus, dass die Ärzteschaft Bethels mit dem »Euthanasie«-Apparat kooperierte, dass die Grenzen zwischen passiver Duldung und aktiver Mitarbeit fließend wurden. Noch schwerer wog, dass

---

285 Bodelschwingh an Schorsch, 27.7.1940, HAB 2/33-461. Danach auch das folgende Zitat.

286 Am 2. August 1940 schrieb Bodelschwingh an Villinger: »Dr. Linden war zusammen mit dem Herrn [Brack], der ihn in dieser Sache völlig beherrscht, vor acht Tagen hier. Wir mussten bei unserem Widerstand bleiben, in dem alle unsere Ärzte mit uns einig sind. Da auch schwerste Drohungen nichts nutzten, hat man in Berlin nun beschlossen, bei den westfälischen Anstalten vorläufig von einem weiteren Druck abzusehen.« Am 26. August 1940 kam Bodelschwingh noch einmal auf dieses Treffen zu sprechen: »Herr Dr. Linden spielt neben dem SS-Mann Herrn Brack nur noch eine sehr bescheidene Rolle. Der letztere teilte mir bei dem Besuch der beiden hier mit, dass meine Verhaftung bereits beschlossen gewesen sei. Man habe sie auf seine (!) Fürsprache hin noch einmal verschoben.« Stattdessen sei Paul Gerhard Braune verhaftet worden. Bodelschwingh an Villinger, 2.8.1940; Bodelschwingh an Villinger, 26.8.1940, HAB 2/33-529. Bei diesem Treffen dürfte auch Jaspersen sein Parteibuch abverlangt worden sein.

287 Zum Folgenden ausführlich: Hochmuth, Spurensuche; Schmuhl, Ärzte in der Anstalt Bethel, S. 49-56.

288 Das Schema findet sich als Faksimile in: Hochmuth, Spurensuche, S. 323-326. Nach Angaben von Thierfelder, Karsten Jaspersens Kampf, S. 237 f., beteiligte sich Jaspersen nicht an diesem Verfahren.

289 Als Faksimile in: Hochmuth, Spurensuche, S. 327 f.

sich Anstaltsleitung und Ärzteschaft mit der Vorbegutachtung grundsätzlich auf das Kategorisieren von Menschen nach ihrer sozialen Wertigkeit einließen und gerade die Schwächsten unter den Bewohnerinnen und Bewohnern preisgaben. Das Beispiel zeigt, dass partielle Resistenz ohne partielle Kollaboration nicht möglich war. Die v. Bodelschwinghschen Anstalten – und auch Gerhard Schorsch – hatten Glück: In der Folge des Stopps der »Aktion T4« kam es nicht mehr zu den beabsichtigten Massenverlegungen aus Bethel.

Schorsch hatte auch seinen Vorgesetzten, August Bostroem, den Direktor der Leipziger Nervenklinik, in Kenntnis gesetzt, der seinerseits versprach, »mit dem ihm befreundeten, derzeitig wohl ältesten und einflussreichen Ordinarius«, Oswald Bumke in München, zu sprechen »und nach Möglichkeit von dieser Seite aus Schritte zu veranlassen.«[290] Bostroem und Bumke wurden – wie es aussieht – in diesen Monaten gleich von drei Seiten aus auf die »Euthanasie« und die Situation in Bethel angesprochen: von Jaspersen, Schorsch *und* Villinger. Die Hoffnung, über diese Kanäle etwas erreichen zu können, währte jedoch nicht lange. Resigniert schrieb Bodelschwingh am 26. August 1940 an Werner Villinger: »Hilfe haben wir noch nicht viel gefunden. Professor Bonhoeffer ist alt und nicht mehr sehr aktiv […]. Sonst scheint nur Bostroem in Leipzig bereit zu sein, sich *aktiv* einzusetzen. Vielleicht auch Bumcke [sic]. Der Nachfolger von Bonhoeffer [Maximinian de Crinis] steht ganz auf der anderen Seite. Diese[291] beruft sich leider auch in besonderer Weise auf unsern früheren Mitarbeiter [Carl] Schneider-Heidelberg.«[292] Ähnlich äußerte sich Bodelschwingh zwei Tage später in einem Schreiben an Gerhard Schorsch: »Wie ich höre, hat sich Herr Professor Bostroem auch im Sinn unserer Wünsche bemüht, wohl aber bisher nicht viel erreichen können. Die Zahl derer ist noch zu klein, die es wagen, dies heiße Eisen anzufassen.«[293]

Hermann Grimme – Verweigerung und Austritt aus der Gesellschaft Deutscher Neurologen und Psychiater

Soweit es die Quellen erkennen lassen, trat nur ein einziger Arzt aus Protest gegen die »Aktion T4« demonstrativ aus der Gesellschaft Deutscher Neurologen und Psychiater aus: Landesobermedizinalrat Dr. Hermann Grimme, seit 1930 Direktor der Heil- und Pflegeanstalt Hildesheim in der preußischen Provinz Hannover.[294] Er war, wenngleich ein Verehrer Adolf Hitlers, kein Mitglied der NSDAP, wohl aber des NSDÄB und der NSV.[295] Von Zeitzeugen wird Grimme als »ein gläubiger und merkwürdig naiver Mensch bis ins hohe Alter und völlig apolitisch«[296] beschrieben. Für seine kirchlichen Bindungen spricht die enge Zusammenarbeit mit dem »Frauenheim vor Hildesheim« in Himmelsthür, einer Einrichtung der Inneren Mission, die im Jahre 1938 eine eigene psychiatrische Abteilung eröffnete,

290 Schorsch an Bodelschwingh, 21.7.1940, HAB 2/33-461. Danach auch das folgende Zitat.
291 Ursprünglich: »Dieser«. Der letzte Buchstabe wurde handschriftlich gestrichen.
292 Bodelschwingh an Villinger, 26.8.1940, HAB 2/33-529 (Hervorhebung im Original).
293 Bodelschwingh an Schorsch, 28.8.1940, HAB 2/33-461.
294 Auch dieser Fall ist in der Literatur bereits eingehend dargestellt worden. Grundlegend: Sueße/Meyer, Abtransport, S. 87-98; Ralf Seidel/Thorsten Sueße, Werkzeuge der Vernichtung. Zum Verhalten von Verwaltungsbeamten und Ärzten bei der »Euthanasie«, in: Norbert Frei (Hg.), Medizin und Gesundheitspolitik in der NS-Zeit, München 1991, S. 253-264, hier: S. 258-262; Thorsten Sueße, Hilflose Empörung angesichts des Unfassbaren. Die Konfrontation der Landes-Heil- und Pflegeanstalt Hildesheim mit den nationalsozialistischen Vernichtungsmaßnahmen, in: 175 Jahre Niedersächsisches Landeskrankenhaus Hildesheim (1827-2002), Hildesheim 2002, S. 37-46. Im Folgenden werden diese Arbeiten zusammengefasst und um wenige neue Dokumente ergänzt.
295 Seidel/Sueße, Werkzeuge, S. 258.
296 Wilhelm Bach, Die dritten 50 Jahre. Das Niedersächsische Landeskrankenhaus Hildesheim, in: 150 Jahre Niedersächsisches Landeskrankenhaus Hildesheim 1827-1977, hg. v. Sozialminister des Landes Niedersachsen, Hildesheim 1977, S. 35-52, Zitat: S. 37.

indem sie 110 geistig behinderte Frauen und Mädchen aus der weitgehend aufgelösten »Provinzial-Heil- und Pflegeanstalt für Geistesschwache« in Langenhagen aufnahm: Seit 1939 gehörte Grimme dem Vorstand des Frauenheims an, im Verlauf des Zweiten Weltkrieges übernahm er die ärztliche Notfallversorgung, am Ende des Krieges als stellvertretender Vorsteher die faktische Leitung der Einrichtung.[297] In der Provinzial-Heil- und Pflegeanstalt Hildesheim, die damals aus drei Teilkomplexen – Michaeliskloster, Sültekloster und Gut Einum – bestand, war Grimme im Jahre 1940 für 1.240 Patienten und Patientinnen verantwortlich, darunter auch eine Anzahl von nach § 42b RStGB untergebrachte zurechnungsunfähige Straftäter.

Hermann Grimme erfuhr im August 1940 von der »Aktion T4«, und zwar durch ein Schreiben Karsten Jaspersens vom 23. Juli 1940 an Medizinalrat Dr. *Hans Haberkant*, Anstaltsarzt der »Heilerziehungs- und Pflegeanstalt Eben-Ezer für Geistesschwache und Epileptiker« in Lemgo/Lippe, einer Einrichtung der Inneren Mission, die im Verbund mit den v. Bodelschwinghschen Anstalten in Bethel die Ausfüllung der Meldebögen der »Aktion T4« verweigerte.[298] Eine Abschrift dieses Schreibens gelangte über Dr. *Ernst Rinne*, den ärztlichen Leiter des Alters- und Pflegeheims Langenhagen und der dortigen »Geistesschwachenabteilung«[299] in die Hände Hermann Grimmes. Dieser wiederum gab sie am 29. August 1940 an den Landeshauptmann der Provinz Hannover, Dr. *Ludwig Geßner* (1886-1958), am 2. September 1940 auch an Prof. Dr. *Hans Willige* (1887-1963), den Chefarzt der »Dr. Ferdinand Wahrendorff'schen Privatklinik und Sanatorium für Nerven- und Gemütskranke« in Ilten bei Hannover[300] und Dr. *Kurt Fontheim* weiter, der in Liebenburg am Harz eine Privat-Heil- und Pflegeanstalt betrieb.[301]

In seinem Anschreiben an den Landeshauptmann teilte Grimme mit, er halte das Schreiben Jaspersens »für so wichtig«,[302] dass er glaube, »dienstlich hiervon Kenntnis geben zu müssen«, obwohl er die Tatsachen zu diesem Zeitpunkt noch nicht wahrhaben wollte:

---

297 Hans-Walter Schmuhl/Ulrike Winkler, Vom Frauenasyl zur Arbeit für Menschen mit geistiger Behinderung. 130 Jahre Diakonie Himmelsthür (1884-2014), Bielefeld 2014, S. 132-136. Nachdem im Rahmen der »Sonderaktion gegen Juden« im September 1940 drei Patientinnen aus Himmelsthür verschleppt und ermordet worden waren, fanden keine weiteren Abtransporte im Rahmen der »Aktion T4« aus dem Frauenheim statt, wobei die näheren Umstände weitgehend im Dunkeln liegen. Hermann Grimme dürfte aber auch dabei eine Rolle gespielt haben. Ebd., S. 139-147.

298 Jaspersen an Haberkant, 23.7.1940 (Abschrift), Niedersächsisches Landesarchiv Hannover (NLAH), Nds. 721 Hann. Acc. 61/81 Nr. 28/7, Bd. VII, Sonderheft Hildesheim. Haberkant, früher Direktor der Heil- und Pflegeanstalt Stephansfeld im Elsaß, hatte 1937 im Alter von bereits 66 Jahren die ärztliche Leitung Eben-Ezers übernommen, die er bis 1944 behielt. Dazu auch: Frank Konersmann, Für ein Leben in Vielfalt. Historische Einblicke und Einsichten in 150 Jahre Stiftung Eben-Ezer (1862-2012), Bielefeld 2012, S. 202, 216.

299 Die Stadt Hannover hatte 1938 die Provinzial-Heil- und Pflegeanstalt für Geistesschwache Langenhagen gekauft und dort ein Alters- und Pflegeheim eingerichtet. Ein kleiner Teil der Provinzialpfleglinge verblieb in einer besonderen »Geistesschwachenabteilung« auf dem Gelände. Ernst Rinne war nebenher noch als »Außenfürsorgearzt« im Rahmen der »erbbiologischen Bestandsaufnahme« in Stadt und Landkreis Hannover aktiv. Sueße/Meyer, Abtransport, S. 135.

300 Grimme an Willige, 2.9.1940, NLAH, Nds. 721 Hann. Acc. 61/81 Nr. 28/7, Bd. VII, Sonderheft Hildesheim. Willige ließ die in Ilten eintreffenden Meldebögen zunächst unbearbeitet, unterrichtete sich nach eigenen Angaben bei Herbert Linden in Berlin, sorgte dafür, dass bei der Ausfüllung der Meldebögen die Angaben über die Arbeitsfähigkeit der Patienten geschönt wurden, und versuchte nach dem Besuch einer Ärztekommission der T4-Zentrale, die 300 Bewohnerinnen und Bewohner selektierte, möglichst viele der Betroffenen vom Abtransport zurückstellen zu lassen. Bis zum Stopp der »Aktion T4« im August 1941 konnten Verlegungen verhindert werden, später jedoch kam es zu Transporten nach Regensburg und Kaufbeuren. Sueße/Meyer, Abtransport, S. 137-143.

301 Grimme an Fontheim, 2.9.1940, NLAH, Nds. 721 Hann. Acc. 61/81 Nr. 28/7, Bd. VII, Sonderheft Hildesheim. Fontheim ließ die Meldebögen ausfüllen, versuchte aber, von den 400 Patienten, die auf einer im Mai 1941 eintreffenden Verlegungsliste aufgeführt waren, 100 zurückstellen zu lassen. Dieser Transport kam nicht zustande, doch wurden im September 1941 sechzig Patienten nach Weilmünster verlegt, um Platz für ein Rückwandererheim der »Reichswerke Hermann Göring« zu schaffen. Sueße/Meyer, Abtransport, S. 143-145.

302 Grimme an Oberpräsidenten (Provinzialverwaltung), 29.8.1940, NLAH, Nds. 721 Hann. Acc. 61/81 Nr. 28/7, Bd. VII, Sonderheft Hildesheim. Danach auch die folgenden Zitate. – Ausführlich zitiert auch in: Sueße/Meyer, Abtransport, S. 89.

»Ich selbst kann zu dem Inhalt noch keine endgültige Stellung nehmen und kann vorläufig nur sagen, dass ich an den Inhalt einfach nicht glauben kann. Ich kann es nicht glauben, dass ein Staat, wie das Deutsche Reich, jemanden töten kann, der unschuldig in eine unheilbare Geisteskrankheit verfallen ist, denn solch ein Geisteskranker schadet niemandem, namentlich nicht mehr in erbbiologischer Hinsicht, und das, was die Masse der unheilbar Kranken an Kosten verursacht, dürfte bei einem Volke von 80 Millionen die Gesamtausgaben nicht wesentlich belasten.«[303]

Grimme mochte auch nicht glauben, dass sich der Massenmord an psychisch erkrankten und geistig behinderten Menschen außerhalb der Legalität abspielte. Keinen Zweifel ließ er an seiner grundsätzlichen Ablehnung der »Euthanasie«.

Grimme ließ die Meldebögen in seiner Anstalt trotz aller Bedenken ausfüllen, weil er sich zu diesem Zeitpunkt noch nicht vorstellen konnte, dass tatsächlich ein Massenmord an geistig behinderten und psychisch erkrankten Menschen im Gange war. Umso größer war seine Bestürzung, als im Februar 1941 eine erste Verlegungsliste in Hildesheim eintraf. Auf einer von Landesrat *Georg Andreae* (1888-1983) einberufenen Direktorenkonferenz in Hannover, bei der das gemeinsame Vorgehen der hannoverschen Provinzialanstalten besprochen wurde, erlitt Grimme beinahe einen Nervenzusammenbruch. Jetzt versuchte er, zu retten, was noch zu retten war. Grimme stand in engem Austausch mit Gottfried Ewald, dem Ordinarius für Psychiatrie an der Universität Göttingen und Direktor der dortigen Landesheil- und Pflegeanstalt. Am 24. Februar 1941 schrieb Grimme an Ewald:

»Nun soll also die Aktion gegen die Geisteskranken auch in der Provinz Hannover los gehen. Als mir Herr Andreae dies sagte, habe ich in der nächsten Nacht nicht geschlafen. Denn es schwankt mir der Boden unter den Füßen. Alles was mich in meinem Berufe bisher gelenkt hat, schwindet dahin. Ich will noch einmal einen Bericht an den OPr [Oberpräsidenten] machen. Es wird dies zwar nichts mehr nutzen. Aber ich glaube dann mein Gewissen entlastet zu haben. Ich meine auch, alle Direktoren sollten noch einmal schreiben. Denn wenn wir schweigen, könnte man uns nachher sagen, dass wir schweigend zugeschaut haben, und man könnte uns die Verantwortung zuschieben. Ich bitte Sie, mir zu sagen, welche Einstellung Sie zu meinem Vorschlag einnehmen.
Können und wollen Sie mir ferner sagen, von wem diese Aktion ausgeht. Wer sind die Männer, die über Leben und Tod entscheiden von Leuten, die sie nur auf einem kurzen Fragebogen kennen. Herr Andreae sagte mir, es seien Psychiater. Gewiss, der erste Gedanke, lebensunwertes Leben zu vernichten, kommt von [Alfred] Hoche. Aber ich nahm an, dass dieser damals unter den Eindrücken der enormen Verluste bester Menschen im Weltkrieg und unter dem Eindruck der Wirkungen der Hungerblockade auf unsere Frauen und Kinder sein Buch geschrieben hat. Aber in den Verhältnissen leben wir doch jetzt nicht. Was also soll das Ganze? Das Geld kann es doch auch nicht sein, denn ein [Sammeltag?] bringt 35 Millionen ein. Und die Raumfrage? Sollte sie nicht anders zu lösen sein? Warum das Lügen? Aber man muss ja lügen, denn anders lässt sich diese Aktion ja nicht durchführen. Daraus spricht aber auch das schlechte Gewissen, mit dem die Aktion ausgeführt wird. Können Sie mir sagen, wie viel Tote es schon gegeben hat? [...]
Ich kann mir nicht denken, dass Hitler unterrichtet ist. Er und seine Männer haben noch nie gelogen und er, der das Denken der ganzen Welt geändert hat und eine Revolution auf ganz legalem Wege durchgeführt hat, der sollte bei den Geisteskranken keinen anderen Rat wissen, als sie umzubringen. Das kann ich nicht glauben.

---

303 Grimme fügte an dieser Stelle hinzu: »Ich gebe zu, dass diese Kranken in ganz einfachen Verhältnissen zu halten sind und bin der Meinung, dass dies auch schon überall geschieht, dass z.B. die Provinz Hannover mit der Unterbringung der Schwachsinnigen in Himmelsthür dies schon getan hat.«

Wie sollen wir in Zukunft noch Pflegeunterricht erteilen; wie sollen wir bei dem Personal ein Pflicht-gefühl erziehen? Glauben Sie, dass sich in Zukunft noch ein ordentlicher Arzt finden wird, der die Anstaltslaufbahn sich auswählt? Was macht denn eigentlich der Vorstand des Vereins der Neurolo-gen und Psychiater? Was ist Rüdins Stellung?«[304]

Gottfried Ewald hatte es am 15. August 1940 – als einziger – abgelehnt, als »Gutachter« der »Aktion T4« tätig zu werden, und eine Denkschrift gegen die »Euthanasie« verfasst, die er an Werner Heyde und Leonardo Conti schickte.[305] Diese Denkschrift machte Ewald nun Grimme zugänglich.[306] Grimme seinerseits verfasste eine eigene Denkschrift, die er am 27. Februar 1941 an den Oberpräsidenten der Provinz Hannover sandte.[307] In dieser Schrift machte Grimme zunächst seiner Gewissensnot Luft. Es treibe ihn dazu, Stellung zu beziehen,

> »zumal ich mich in meinem Gewissen besonders belastet fühle, weil ich zu meinem Schrecken ge-sehen habe, dass ich sehr viel mehr von den Fragebogen ausgefüllt habe, als die anderen Direktoren. Ich habe den Bogen so ausgefüllt[,] wie ich ihn verstanden habe. Die anderen Herren haben ihn anders ausgelegt und werden sich in ihrem Gewissen deshalb nicht so belastet fühlen, wie ich.«[308]

Die Denkschrift Grimmes konzentrierte sich auf zwei Punkte: die Rückwirkungen des Massenmordes auf das Personal und auf die Ärzte. Von großer praktischer Erfahrung – Grimme arbeitete seit 1903 in Heil- und Pflegeanstalten – zeugen die Ausführungen zum Pflegepersonal. Mit der Zeit, so Grimme, sei es gelungen, einen verantwortungsbewussten Stamm von Pflegern und Pflegerinnen heranzubilden, aber:

> »Alles dies geht in Zukunft verloren, wenn jetzt die Kranken getötet werden. Die Grundlage dieser Berufserziehung wird restlos vernichtet. Denn wie soll sich ein Pfleger oder eine Pflegerin einem hilflosen Kranken gegenüber einstellen, wenn sie sich sagen müssen, dass das Leben eines solchen Kranken nicht mehr für lebenswert geachtet wird, sondern der Kranke denjenigen gleichgestellt wird, die wegen eines Verbrechens zum Tode verurteilt werden.
> Wie will man in Zukunft sich einer Misshandlung eines Kranken durch einen Pfleger gegenüber einstellen? Muss solch ein Pfleger, wenn er bestraft wird, und er muss bestraft werden, nicht eine Bestrafung als ein schweres Unrecht empfinden, wenn es einigen Männern, die den Kranken nicht kennen, erlaubt wird, nur auf Grund kurzer Notizen eines Fragebogens zu bestimmen, dass dieser Kranke vernichtet werden soll.
> Und wenn es nicht zu einer Misshandlung kommt, so wird man sich aber doch darauf einstellen müssen, dass Gleichgültigkeit und Nachlässigkeit Platz greift.«[309]

Auch den gravierenden Nachwuchsmangel bei den Anstaltsärzten führte Grimme als Argument ins Feld. Es sei damit zu rechnen,

> »dass in Zukunft es noch viel schwieriger werden wird, geeignete Ärzte zu bekommen. Denn wer wird sich einem Berufe zuwenden, in dem er es mit Menschen zu tun hat, die der Staat nicht mehr für würdig hält, am Leben zu bleiben und wo die Behandlung schließlich mit einer Tötung endet. Die Anstaltsärzte werden in Zukunft wenig geachtet sein. Das wird seine Folgen haben. […]

304 Grimme an Ewald, 24.2.1941, Archiv und Museum der Heilanstalt Göttingen, Mappe 31. Ich danke Prof. Dr. Wolfgang Ewald für den Hinweis auf dieses Dokument.
305 Dazu ausführlich: Sueße/Meyer, Abtransport, S. 98-117; Raimond Reiter, Psychiatrie im Dritten Reich in Niedersach-sen, Hannover 1997, S. 208-213. Die Denkschrift Ewalds ist abgedruckt in: Reiter, Psychiatrie, S. 238-242 (Dok. 4/15).
306 Vgl. Ewald an Grimme, 24.2.1941, abgedruckt in: Reiter, Psychiatrie, S. 243 f. (Dok. 4/17).
307 Abgedruckt in: ebd., S. 244-247 (Dok. 4/18).
308 Zit. n. ebd., S. 244.
309 Zit. n. ebd., S. 245.

Man könnte daraus nun folgern, dass in Zukunft ganz besondere Anstrengungen an den jetzt noch am Leben bleibenden gemacht werden müssen, um sie auch für die Zukunft am Leben zu erhalten. Doch einmal weiß man nicht, welche Grenze in Zukunft gesetzt werden wird, und zweitens ist damit zu rechnen, dass die Ärzte durch das jetzige Vorhaben innerlich so gelähmt werden, dass sie den Idealismus nicht mehr aufbringen.«[310]

In diesen Tagen verfasste Grimme eine Reihe von Schreiben, um die Fachöffentlichkeit aufzurütteln. Er schrieb an den stellvertretenden Direktor der Provinzial-Heil- und Pflegeanstalt Osnabrück, *Bernhard Jutz*, um eine gemeinsame Abwehrfront der Direktoren zu schaffen.[311]

Auch wandte er sich auch an die Gesellschaft Deutscher Neurologen und Psychiater, nicht ahnend, dass führende Vertreter dieser Fachgesellschaft selbst in die »Euthanasie« involviert waren. Unmittelbarer Anlass war eine Mahnung, den noch ausstehenden Mitgliedsbeitrag zu entrichten. Daraufhin schrieb Grimme am 22. Februar 1941 an den Kassenwart der Gesellschaft Deutscher Neurologen und Psychiater, Kurt Pohlisch:

»Sie fordern mich zur Zahlung des Mitgliedsbeitrages auf. Ich habe bis jetzt gezögert, ihn zu zahlen. Denn bei dem Wirken der Planwirtschaft, nach der unsere Anstalten von den Kranken entleert werden, habe ich angenommen, dass die Gesellschaft Deutscher Neurologen und Psychiater nicht mehr besteht. Anderenfalls hätte man von ihr doch wohl gehört, dass sie gegen das Wirken der Planwirtschaft Einspruch erhoben hätte. Können und wollen Sie mir Auskunft geben, wie der Vorstand der Gesellschaft, an deren Spitze doch Rüdin steht, sich zu dem Wirken der Planwirtschaft stellt und gestellt hat. Hat das Bestehen der Gesellschaft in Zukunft noch einen Zweck, da doch alle Arbeit, die in den vielen Jahren geleistet ist, völlig zwecklos geworden ist? Kann man in Zukunft überhaupt noch Krankenpflege betreiben? Ich glaube auch nicht, dass der Staat ohne Gesetz vorgehen wird und auch nicht heimlich; sondern er wird für das, was er als recht und notwendig hält, in aller Offenheit eintreten.«[312]

Kurt Pohlisch, der, wie bereits erwähnt, bis zum Januar 1941 als T4-»Gutachter« tätig gewesen war, antwortete kurz und knapp, dass er das Schreiben Grimmes an Rüdin weitergeleitet habe, wobei er mit Blick auf den ausstehenden Mitgliedsbeitrag klarstellte, »dass in keinerlei Hinsicht mit der Auflösung der Gesellschaft Deutscher Neurologen und Psychiater zu rechnen«[313] sei. Aus München erhielt Grimme wohl nie eine Antwort auf seine kritische Anfrage.[314]

Am 7. März 1941 stand der erste Transport aus der Provinzial-Heil- und Pflegeanstalt Hildesheim an. Grimme brachte es nicht über sich, daran mitzuwirken. Er ging in Urlaub und überließ die Abwicklung des Transportes – und die Rückstellung einzelner Patienten und Patientinnen – seinem Stellvertreter Dr. *August Jacobi*. Am 3. März 1941 schrieb Grimme unter dem Eindruck der bevorstehenden Geschehens einen Brief an Johannes Bresler, den Herausgeber der »Psychiatrisch-Neurologischen Wochenschrift«:

---

310 Zit. n. ebd., S. 246.

311 Grimme an Landesmedizinalrat Dr. Bernhard Jutz, stellvertretender Direktor der Provinzial-Heil- und Pflegeanstalt Osnabrück, 24.2.1941; Jutz an Grimme, 26.2.1941, NLAH, Nds. 721 Hann. Acc. 61/81 Nr. 28/7, Bd. VII, Sonderheft Hildesheim. Auch zitiert in: Sueße/Meyer, Abtransport, S. 90 f., 125 f.

312 Grimme an Pohlisch, 22.2.1941, NLAH, Nds. 721 Hann. Acc. 61/81 Nr. 28/7, Bd. VII, Sonderheft Hildesheim. Auch zitiert in: Sueße/Meyer, Abtransport, S. 91; Seidel/Sueße, Werkzeuge, S. 259.

313 Pohlisch an Grimme, 26.2.1941, NLAH, Nds. 721 Hann. Acc. 61/81 Nr. 28/7, Bd. VII, Sonderheft Hildesheim. Auch zitiert in: Sueße/Meyer, Abtransport, S. 91.

314 Sueße/Meyer, Abtransport, S. 91, mit Bezug auf die Nachkriegsaussage Grimmes.

»Ich befinde mich in einem Zustande, in dem ich glaube, den Boden unter meinen Füßen verloren zu haben. Denn die Planbewirtschaftung der Anstalten hat nun auch meine Anstalt ergriffen. Ich suche Anschluss an Leute, die gleich mir das Furchtbare nicht begreifen können und da ich annehme, ja [annehmen] muss, dass Sie es auch nicht können, komme ich zu Ihnen, um mich auszusprechen und um vielleicht auch einen Rat zu erhalten. Sie haben ja mit gutem Grunde die Mahnworte Rüdins noch einmal zum Abdruck [gebracht?].[315] Sie haben sich immer als Kämpfer für die uns anvertrauten Kranken gezeigt. Können Sie mir sagen, warum das Ganze? Ich suche seinen Grund und es hat mir noch niemand einen angeben können. Kennen Sie ihn und wollen Sie ihn mir sagen? Man muss ja heutzutage vorsichtig fragen, ob jemand will. Ich habe bei Herrn Pohlisch in Bonn angefragt, ob er mir über die Stellung des deutschen Vereins für Neurologie und Psychiatrie etwas sagen könne. Er hat mir aber geantwortet, dass er meine Anfrage an Rüdin weitergegeben habe und dass nicht daran gedacht sei, den Verein aufzulösen. Ob ich eine Antwort von Rüdin erhalten werde? Ich bin ja nur ein ganz gewöhnlicher Feld-, Wald- und Wiesen-Psychiater, wenn ich mich auch seit 1903 bemüht habe, den Kranken etwas zu [tun?]. Zu großer wissenschaftlicher Arbeit haben meine Fähigkeiten nicht ausgereicht. Aber ich habe sehr kritisch die Arbeiten anderer betrachtet, habe meine Anstalt in gutem Zustand und man zieht mich von den Gerichten in Hannover und Hildesheim gern als Gutachter zu Rate. Ich habe mich immer mit den Kranken und den Angehörigen verbunden gefühlt und muss nun erleben, dass ein großer Teil der Kranken ›an einer [Seuche?]‹ sterben soll. Ich kann mir nicht denken, dass der Führer Bescheid weiß. Denn bei dem, was er bisher an Können bewiesen hat, ist anzunehmen, dass er auch mit den Geisteskranken anders hätte fertig werden können, als dass er sie heimlich und unter Lügen umbringen lässt. Er hat aber noch nie gelogen und deshalb weiß er nicht, was vor sich geht. Es wird ja auch alles raffiniert getarnt. Wer sind die Psychiater, die da zustimmen und die Fragebogen bearbeiten? Das ist für mich das Betrüblichste, dass aus dem [ganzen Reiche?] diese Planwirtschaft betrieben wird. Ich fasse es nicht, dass Berufsgenossen so grundverschieden eingestellt sein können, wie z.B. ich und die Herren in Berlin. Ich sehe, da ich gar nicht weiß, warum das Ganze betrieben wird, in ihm eine psychische Infektion, ähnlich dem Hexenwahn des Mittelalters. Nur wundert es mich und kann ich es nicht verstehen, dass auch Psychiater ihr unterliegen. Wie soll man nun noch Krankenpflege betreiben, wenn da kranke Menschen sein sollen, die des Lebens nicht mehr würdig sind. Wird es in Zukunft noch Ärzte geben, die in Anstalten tätig sein wollen? Wissen Sie etwas über die Zahl der schon an der [Seuche?] Gestorbenen. Ich schreibe diesen Brief im Vertrauen. Wenn Sie ihn nicht beantworten wollen, dann vernichten Sie ihn gleich oder schicken ihn mir zurück. Heil Hitler«[316]

Johannes Bresler galt Hermann Grimme als Gegner der »Euthanasie«, weil er in seiner »Psychiatrisch-Neurologischen Wochenschrift« als scharfer Kritiker der Schrift »Die Freigabe der Vernichtung lebensunwerten Lebens« (1920) von *Karl Binding* (1841-1920) und Alfred Hoche hervorgetreten war und auch anderen überaus kritischen Kommentatoren in seiner Zeitschrift ein Forum geboten hatte.[317]

---

315 Grimme bezieht sich hier vermutlich auf: Dr. Strauch, Bericht über die 5. Jahresversammlung der Gesellschaft Deutscher Neurologen und Psychiater, Wiesbaden, 25. bis 28. März 1939, in: Psychiatr.-Neurol. Wschr. 41 (1939), S. 210-213, hier: S. 210 f.

316 Grimme an Bresler, 3.3.1941, NLAH, Nds. 721 Hann. Acc. 61/81 Nr. 28/7, Bd. VII, Sonderheft Hildesheim. Teilweise zitiert in: Seidel/Sueße, Werkzeuge, S. 260. Der handschriftliche Brief ist schwer zu entziffern. In eckigen Klammern mit Fragezeichen: unsichere Lesart.

317 Johannes Bresler, Karl Bindings »letzte Tat für die leidende Menschheit«, in: Psychiatr.-Neurol. Wschr. 22 (1920/21), S. 289 f.; H. Brennecke, Kritische Bemerkungen zur Forderung Bindings und Hoches »Die Freigabe der Vernichtung lebensunwerten Lebens, in: ebd. 23 (1921/22), S. 4-9; E.[ugen] Wauschkuhn, Die Freigabe der Vernichtung lebensunwerten Lebens, in: ebd. 24 (1922), S. 215-217; Johannes Bresler, Betrachtungen über geistige Prophylaxe, in: ebd. 28 (1926), S. 271-279, 285-288, hier: S. 278 f.; Ewald Meltzer, Die Frage des unwerten Lebens (Vita non iam vitalis) und die Jetztzeit, in: ebd. 34 (1932), S. 584-591.

Freilich war Bresler, wie bereits erwähnt, der Gesellschaft Deutscher Neurologen und Psychiater nach deren Erster Jahresversammlung spontan beigetreten.[318] Wie sein bei dieser Gelegenheit publizierter Panegyrikus auf Ernst Rüdin belegt, war er von dessen erbbiologisch-rassenhygienischer Neuorientierung der Psychiatrie geradezu begeistert. Auf der anderen Seite brachte Bresler im November 1941 in der »Psychiatrisch-Neurologischen Wochenschrift« einen weiteren Artikel zum Abdruck, der sich kritisch mit der »Vernichtung lebensunwerten Lebens« auseinandersetzte – dazu später mehr. Ob ein Zusammenhang mit dem Appell Grimmes vom März 1941 besteht, muss offen bleiben. Grimmes Brief schickte Bresler jedenfalls mit einem kurzen und unverbindlichen Begleitschreiben zurück.[319]

Am 9. August 1941 – mittlerweile waren weitere Transporte aus Hildesheim in die Zwischenanstalt Eichberg abgegangen – teilte Hermann Grimme in einem Schreiben an Gottfried Ewald seinen Austritt aus der Gesellschaft Deutscher Neurologen und Psychiater mit. Den endgültigen Anstoß dazu hatte die Ankündigung der Sechsten Jahresversammlung der Gesellschaft gegeben, die vom 5. bis 7. Oktober 1941 in Würzburg stattfinden sollte – dazu gleich mehr. Grimme begründete seinen Schritt folgendermaßen:

»Ich bin aus dem deutschen Verein für Neurologie und Psychiatrie ausgetreten. Es widerstrebt mir, mit Ärzten zusammen zu sein, die für die neue staatliche Therapie sind. Ich war doch sehr erstaunt, als ich las, dass man wieder eine Versammlung veranstalten wolle. Ja sogar über Behandlung der Geisteskrankheiten soll dort gesprochen werden. Ob auch über die neue staatliche Behandlung, ist allerdings nicht gesagt. Man tut, als sei nichts vorgefallen. Dabei hat noch niemals ein Beruf eine derartige Ohrfeige bekommen als unser Beruf. Was hat alles Bemühen, alles Arbeiten und auch alles Reden in den Versammlungen genützt! Und jetzt soll das Reden fortgesetzt werden! Allerdings weiß ich nicht, was im Stillen vorgegangen ist, ob nicht doch von dem Vorstand des Vereins und anderen Prominenten versucht worden ist, diese Aktion wieder zu verhindern. Aber wenn man keinen Erfolg gehabt hat, soll man auch nicht tun, als sei nichts vorgefallen. Der Völkische Beobachter schrieb von einem medizinischen Problem. Welcher Art mag dies sein? Wenn ich auch nicht viel von meinem Beruf [verstehe?], aber so etwas habe ich die Probleme in ihm doch verfolgt. Ein solches Problem ist mir nicht aufgestoßen. Und dann nennt der Völkische Beobachter es eine Frechheit, wenn das schweizerische katholische Blatt Vaterland von Barbarei und Rückfall in das finsterste Mittelalter spricht. Ich kann in dem Ganzen nur eine Art Hexenwahn sehen. Was weiß man denn im Volke von Geisteskrankheiten und von den Anstalten und was wissen unsere Regierenden hiervon. Nicht viel oder gar nichts. Und diese Therapie soll nun ständige Einrichtung werden. Ich möchte nur wissen, welche Zeitspanne demnächst ministeriell festgesetzt wird, innerhalb der ein Schizophrener wieder gesund zu sein hat. Werden sich noch junge Ärzte finden, die bis zur Schlussbehandlung einspringen?«[320]

Insgesamt wurden aus der Hildesheimer Anstalt im Laufe des Krieges 430 Patienten verschleppt – verhältnismäßig viele, wenn man es mit den anderen staatlichen Heil- und Pflegeanstalten der Provinz

318 Liste der Personen, die ihre Aufnahme in die GDNP beantragt haben, 19.10.1935, MPIP-HA: GDA 130.
319 Bresler an Grimme, 7.3.1941, NLAH, Nds. 721 Hann. Acc. 61/81 Nr. 28/7, Bd. VII, Sonderheft Hildesheim.
320 Grimme an Ewald, 9. August 1941, Archiv und Museum der Heilanstalt Göttingen, Mappe 32. Ich danke Prof. Dr. Wolfgang Ewald für den Hinweis auf dieses Dokument. Der handschriftliche Brief ist schwer zu entziffern. In eckigen Klammern mit Fragezeichen: unsichere Lesart. – Im Entwurf eines Schreibens Gottfried Ewalds an den Oberstaatsanwalt Hannover vom 30. Mai 1949 heißt es in einem handschriftlichen Einschub, Ewald habe »zunächst den Versuch gemacht, eine geschlossene Abwehrfront aller Ärzte bzw. Psychiater dadurch zu erreichen, dass er die damals maßgeblichsten psychiatrischen Autoritäten (Geheimrat Bumke und Prof. Rüdin, München) persönlich aufsuchte und sie über die (diesen bereits bekannten) gerüchteweise ihm zugetragenen geplanten Euthanasiemaßnahmen orientierte. Die Herren verhielten sich – als persönlich nicht beteiligt – jedoch passiv.« Herrn Prof. Dr. Wolfgang Ewald sei auch für die Überlassung dieses Dokuments gedankt.

vergleicht –,[321] von denen ein Großteil im Zuge der »Euthanasie« den Tod fand. Auch Grimme zog sich auf eine gesinnungsethische Position zurück, die vor allem darauf abzielte, persönlich nicht mit schuldig zu werden. Daher wurde in Hildesheim auch nur recht eingeschränkt von Zurückstellungs-möglichkeiten Gebrauch gemacht. Grimme versuchte zunächst nicht mehr, bei den verantwortlichen Stellen zu intervenieren. Als jedoch im September/Oktober 1943 das zur Anstalt gehörende Michaelis-kloster geräumt werden musste, weil die Waffen-SS dort eine Schulungsstätte einrichten wollte, pro-testierte er sehr energisch beim Regierungspräsidenten. Daraufhin wurde er von der Gestapo festge-nommen, mehrere Tage lang festgehalten und dann seines Postens als Direktor enthoben und vorzeitig pensioniert.[322]

3. Die Sechste Jahresversammlung der Gesellschaft Deutscher Neurologen und Psychiater – ein Großereignis, das nie stattfand

Vorbereitungen im Jahre 1941

Bei seiner Eröffnungsansprache zur Fünften Jahresversammlung der Gesellschaft Deutscher Neuro-logen und Psychiater am 26. März 1939 hatte Ernst Rüdin, wie bereits erwähnt, vor einer Krise der Psychiatrie gewarnt, die er auf die in der Öffentlichkeit weit verbreitete Vorstellung zurückführte, »der Psychiater werde immer überflüssiger, weil ja auf Grund unserer rassenhygienischen Gesetze die Geisteskranken doch bald ausstürben.« Zwei Jahre später hatte sich dieser Eindruck in der Partei und auch in manchen Mittelbehörden verfestigt, waren doch im Rahmen der »Aktion T4« mittlerweile zehntausende von psychisch erkrankten oder geistig behinderten Menschen ermordet worden – mit tatkräftiger Unterstützung prominenter Psychiater und Neurologen aus dem Netzwerk der wissen-schaftlichen Fachgesellschaft. Die Folge war tatsächlich eine Krise der Psychiatrie, die ihren Ausdruck in einem eklatanten Vertrauensverlust in der Öffentlichkeit, in fehlendem ärztlichen Nachwuchs, in der Zweckentfremdung von Heil- und Pflegeanstalten, der Verknappung materieller Ressourcen und nicht zuletzt in einer tief sitzenden Legitimitäts- und Identitätskrise des Faches fand. Während nun Kritiker wie Hermann Grimme daraus den Schluss zogen, die psychiatrische Fachgesellschaft müsste energisch gegen die »Euthanasie« protestieren, kam die Führungsriege der Gesellschaft Deutscher Neurologen und Psychiater zu einer ganz anderen Einschätzung. Sie wollte in die Offensive gehen, der Fach-öffentlichkeit die laufende »Euthanasie«-Aktion zur Kenntnis geben, über die Interessen und Motive, die der ärztliche Stab dabei verfolgte, aufklären und dies in eine Leistungsschau der deutschen Neuro-logie, Psychiatrie und Psychotherapie einbetten. Das Forum dazu sollte die im Jahre 1940 verschobene Sechste Jahresversammlung der Gesellschaft Deutscher Neurologen und Psychiater bieten.

In diesem Sinne schrieb Paul Nitsche am 9. April 1941 eine Aktennotiz an Oberdienstleiter Viktor Brack, der an der Spitze der Administration der »Aktion T4« stand. Nitsche forderte, den »in Psy-chiaterkreisen um sich greifenden Irrtum zu bekämpfen, dass die Psychiatrie künftig als minder-wertiges Fachgebiet abgestempelt sein werde.«[323] Dies mache sich »bereits in der Abwanderung auch tüchtiger Psychiater bemerkbar.« Dem hielt Nitsche entgegen: »Tatsache ist doch, dass künftig gerade die psychiatrische Arbeit sich auf höherer Ebene abspielen und damit der ganze Berufsstand gehoben sein wird.« Die höhere Ebene – das meinte die Heilung des *Volkskörpers* unter Preisgabe der chronisch psychisch kranken und schwer geistig behinderten Menschen. Um nun dem »Irrtum«, dass die Psy-chiatrie künftig ein minderwertiges Fachgebiet sein werde, entgegenzuarbeiten, hielt es Nitsche

321 Reiter, Psychiatrie, S. 204 f.
322 Sueße/Meyer, Abtransport, S. 93-98; Seidel/Sueße, Werkzeuge, S. 261 f.
323 Aktennotiz Paul Nitsche v. 9.4.1941, BArch., All. Proz. 7, Roll 12, Frame 220. Danach auch die folgenden Zitate.

»für dringend wünschenswert, dass nunmehr, wenn irgend möglich, [...] nicht nur einzelne Ärzte, sondern möglichst alle Psychiater über die wirklichen Grundlagen dieser Aktion, über die damit verbundenen Ziele und über die zugrunde liegende gesetzliche Regelung aufgeklärt werden.« Dann wurde Nitsche konkreter. Es sei »zu prüfen, ob nicht eine in diesem Jahre abzuhaltende Tagung der Gesellschaft Deutscher Neurologen und Psychiater den geeigneten Rahmen für eine solche Aufklärung bieten würde.« Nitsche, der sich im Jahr zuvor *gegen* eine Jahresversammlung der Gesellschaft Deutscher Neurologen und Psychiater ausgesprochen hatte, gab sich »überzeugt«, dass die Unterrichtung der versammelten Psychiater und Neurologen von der laufenden Mordaktion eine Hebung des Berufsstandes bewirken würde. »Schon die Anberaumung dieser Tagung allein würde im gegenwärtigen Stadium hebend auf die Psychiatrie wirken.«

Viktor Brack ließ sich von dieser Argumentation offensichtlich überzeugen: Am 23. Mai 1941 richtete Nitsche nach vorangegangener mündlicher Absprache ein schriftliches Gesuch um einen Zuschuss in Höhe von 5.000 bis 10.000 Reichsmark für die bevorstehende Jahresversammlung der Gesellschaft Deutscher Neurologen und Psychiater an Brack, weil die Gesellschaft im laufenden Geschäftsjahr keine Mitgliedsbeiträge erhob und daher keine Einnahmen verbuchen konnte. Interessant an diesem Schreiben ist die Bemerkung Nitsches, dass die Jahresversammlung »im Einvernehmen«[324] mit Brack veranstaltet werde. Tatsächlich förderte die »Kanzlei des Führers« die Veranstaltung mit einem Zuschuss von 10.000 Reichsmark, für die sich Ernst Rüdin am 19. Juli 1941 bei Reichsleiter Philipp Bouhler bedankte.[325]

Nachdem die Finanzierung geklärt war, schritten die Vorbereitungen zur Sechsten Jahresversammlung zügig voran. Als Tagungsort war – wohl nicht ohne Grund – Würzburg ausgewählt worden, wirkte hier doch seit 1939 Werner Heyde, der ärztliche Leiter der »Aktion T4«, als Ordinarius für Psychiatrie. Dieser erklärte sich denn auch kurzerhand selber zum »verantwortlichen örtlichen Leiter«[326] und bildete – ohne vorherige Absprache mit Rüdin – einen Ortsausschuss unter seiner Leitung, dem sein Oberarzt Dr. *Karl Stoeßel*, der Würzburger Neurologe Georges Schaltenbrand sowie Obermedizinalrat Dr. *Pius Pabst* (1883-1966), der Leiter der Heil- und Pflegeanstalt Lohr am Main, angehörten. Pabst, damals noch Direktor der Anstalt Werneck, hatte im Jahr zuvor Georges Schaltenbrand erlaubt, Experimente an Patientinnen und Patienten durchzuführen, bei denen es um die Übertragung der Multiplen Sklerose vom Affen auf den Menschen ging.[327]

Die organisatorischen Fragen wurden in diesem Ortskomitee besprochen. Als Veranstaltungsort hatte Heyde frühzeitig den Saal des Platz'schen Gartens, des vornehmsten Würzburger Gartenrestaurants, reservieren lassen, »den einzigen gegenwärtig nicht von der Wehrmacht belegten größeren Saal Würzburgs«.[328] Dieser Saal bot Platz für 1.600 Besucher, eine Lautsprecheranlage, einen Anschluss für Projektionsapparate, Nebenräume für ein Tagungsbüro und ein Sitzungszimmer sowie Flächen für Ausstellungen. Heyde war es auch, der sich als erster Gedanken über die »Redner von Partei und Staat«

---

324 Nitsche an Brack, 23.5.1941, NAW, Record Group 549, Stack 290, Row 59, Comp. 17, Bl. 124914.

325 Rüdin an Buhler [sic], 19.7.1941, NAW, Record Group 549, Stack 290, Row 59, Comp. 17, Bl. 125819. Nitsche hatte Rüdin nahegelegt, sich bei Bouhler persönlich zu bedanken, und erkundigte sich schriftlich bei Rüdin, ob dies geschehen sei. Nitsche an Rüdin, 25.7.1941, NAW, Record Group 549, Stack 290, Row 59, Comp. 17, Bl. 124951-124953, hier: Bl. 124953. An gleicher Stelle kündigte Nitsche einen Telephonanruf bei Heyde am nächsten Tag an. Rüdin hatte den Zuschuss von 10.000 Reichsmark und seinen Dank an Reichsleiter Bouhler beiläufig auch in einem Schreiben an Werner Heyde vom 19. Juli 1941 erwähnt. Der Umstand, dass Rüdin dies nicht weiter erläuterte, spricht dafür, dass ihm die Rolle Heydes als ärztlicher Leiter der »Reichsarbeitsgemeinschaft Heil- und Pflegeanstalten« wohl bewusst war. Rüdin an Heyde, 19.7.1941, NAW, Record Group 549, Stack 290, Row 59, Comp. 17, Bl. 124946-124948, hier: Bl. 124946.

326 Heyde an Rüdin, 16.7.1941, NAW, Record Group 549, Stack 290, Row 59, Comp. 17, Bl. 124939-124940, Zitat: Bl. 124939. Danach auch das folgende Zitat.

327 Vgl. S. 383-384.

328 Heyde an Rüdin, 16.7.1941, NAW, Record Group 549, Stack 290, Row 59, Comp. 17, Bl. 124939-124940, Zitat: Bl. 124939. Danach auch das folgende Zitat.

machte. »Es wäre wohl zweckmäßig, auch in Anbetracht des besonderen Zweckes der Tagung«, so argumentierte Heyde, den Gauleiter, die Reichsleiter des Amtes für Volksgesundheit und des Rassenhygienischen Amtes, die Sanitätsinspektionen der Luftwaffe, des Heeres und der Marine, den Chef des Sanitätsamtes der Waffen-SS, den Reichsarzt-SS, die zuständigen Beamten des Reichsinnenministeriums, des bayerischen und der übrigen Länderinnenministerien einzuladen. Die Liste der vom Vorsitzenden der Gesellschaft Deutscher Neurologen und Psychiater persönlich einzuladenden »Behörden und Persönlichkeiten«[329] umfasste schließlich:

- Reichsgesundheitsführer Staatssekretär Dr. Leonardo Conti;
- Ministerialdirektor Dr. *Fritz Cropp* (1887-1984), Abteilung IV (Gesundheitswesen und Volkspflege) im Reichsministerium des Innern;
- Ministerialrat Dr. Herbert Linden, Abteilung IV (Gesundheitswesen und Volkspflege) im Reichsministerium des Innern;
- Prof. Dr. Hans Reiter, Präsident des Reichsgesundheitsamtes;
- Reichsstatthalter;
- Bayerischer Minister des Innern;
- Gauleiter [*Otto Hellmuth* (1896-1968)];
- Leiter des Gauamts für Volksgesundheit;
- Gauobmann des NSDÄB;
- Reichsdozentenbundsführer Ministerialdirektor Prof. Dr. Walter Schultze;
- Regierungspräsident;
- Rektor der Universität Würzburg;
- Dekan der Medizinischen Fakultät der Universität Würzburg;
- Kurator der Universität Würzburg;[330]
- Leiter der bayerischen Ärztekammer;
- Oberbürgermeister der Stadt Würzburg;
- Heeressanitätsinspekteur Generaloberstabsarzt Prof. Dr. *Siegfried Handloser* (1885-1954);
- Sanitätsamt der Marine [Sanitätschef der Kriegsmarine Admiralstabsarzt Prof. Dr. *Alfred Fikentscher* (* 1888)];
- Inspekteur des Sanitätswesens der Luftwaffe [Generalstabsarzt Prof. Dr. *Erich Hippke* (1888-1969)];
- Inspekteur des Sanitätswesens der Waffen-SS [Dr. Ernst Grawitz].

Schon allein diese Liste zeigt an, dass Nitsche, Heyde und Rüdin die Würzburger Tagung in großem Stil aufziehen wollten. Nitsche gab Creutz den – recht bestimmten – Rat, in Würzburg von der Erhebung einer Kongressgebühr für Teilnehmer, die keine Mitglieder der Gesellschaft Deutscher Neurologen und Psychiater waren, abzusehen. Er hege, so führte Nitsche zur Begründung an, »bei den bestehenden Reiseschwierigkeiten, bei der Schwerabkömmlichkeit der meisten Kollegen usw.« die Befürchtung, »ob die Frequenz befriedigend wird«; deshalb »sollte man nicht durch eine solche Gebühr die Teilnahmelust gefährden.«[331] Eine gewisse Unsicherheit herrschte unter den Organisatoren, ob man zur Sechsten Jahresversammlung der Gesellschaft Deutscher Neurologen und Psychiater auch Ausländer einladen sollte. Rüdin schickte eine Liste möglicher ausländischer Gäste an Nitsche und Heyde und bat sie um

---

329 Liste der vom Vorsitzenden persönlich einzuladenden Behörden und Persönlichkeiten, NAW, Record Group 549, Stack 290, Row 59, Comp. 17, Bl. 125835. Danach auch die folgende Aufstellung (in eckigen Klammern: Ergänzungen aus anderen Quellen).

330 Mit einem Fragezeichen versehen.

331 Nitsche an Creutz, 26.7.1941, NAW, Record Group 549, Stack 290, Row 59, Comp. 17, Bl. 124964-124965, Zitate: Bl. 124964. Nitsche fügte hinzu: »An sich bin ich vollständig für künftige Beibehaltung der Einrichtung. Sie ist auf mein Betreiben eingeführt worden, wir haben die Kongresskosten dadurch vermindert und sicher auch einen Anreiz zum Beitritt geschaffen.«

eine Stellungnahme, bevor er sie an das Reichsgesundheitsamt schicken wollte, das routinemäßig über ausländische Kongressteilnehmer zu unterrichten war.[332] Tatsächlich wurden Einladungen an ausländische Gäste verschickt, der Liste der Vortragenden kann man, wie noch zu zeigen sein wird, entnehmen, dass zumindest auch prominente Schweizer Psychiater eingeladen waren.

Während die organisatorischen Fragen geklärt wurden, nahm auch das Programm immer festere Gestalt an. Doch stellte der Kriegsverlauf – mit dem Überfall der Wehrmacht auf die Sowjetunion trat der Zweite Weltkrieg in seine entscheidende Phase ein – das Zustandekommen der Jahresversammlung wieder in Frage. Um sie zu retten, wandte sich Nitsche am 30. August 1941 an Karl Brandt – er war, wie bereits erwähnt, neben Philipp Bouhler der andere der beiden »Euthanasie«-Bevollmächtigten –, und legte ihm dar, welche Gründe »vom psychiatrischen Standpunkt aus«[333] für die Abhaltung der geplanten Tagung sprachen. In diesem Schreiben wurde Nitsche noch konkreter:

> »Die den Irrenärzten obliegende Verpflichtung, unzählige, hoffnungslos unheilbare, verblödete, sich selbst zur Last fallende Menschenruinen am Leben zu erhalten, bedeutet von jeher eine schwere innere Belastung aller derjenigen gesund empfindenden Ärzte, die aufgrund ihrer inneren Hinneigung zur psychiatrischen Wissenschaft sich diesem Berufe gewidmet haben.
>
> Es lässt sich auch nicht leugnen und ist erklärlich, dass die erwähnte Schattenseite des Berufes in weiten Kreisen, namentlich auch in der Partei, das Ansehen der Irrenärzte überhaupt herabgemindert hat [...]
>
> Wenn also tatsächlich gerade der nationalsozialistische Staat der wissenschaftlichen und praktischen Psychiatrie durch ihren Einsatz bei der Durchführung rassenhygienischer und rassenpflegerischer Maßnahmen Aufgaben von grundlegender Bedeutung für die gesundheitliche Förderung und Aufartung gestellt hat, Aufgaben, die nur von qualitativ hochstehenden Ärzten gelöst werden können, so muss doch betont werden, dass viele unter den heutigen Irrenärzten nach Persönlichkeit, innerer Einstellung und Können solchen Aufgaben nicht gewachsen sind. Es ist deshalb dringend notwendig, das menschliche und wissenschaftliche Niveau der Psychiater zu heben«.

Nitsches Intervention hatte keinen Erfolg. Am 19. September 1941 gab Walter Creutz die Mitteilung heraus, dass die Sechste Jahresversammlung der Gesellschaft Deutscher Neurologen und Psychiater »infolge Verhinderung von Berichterstattern auf einen späteren Zeitpunkt vertagt werden«[334] müsse.

Übrigens zeigt ein Briefwechsel zwischen Ernst Rüdin und Paul Nitsche im Juni/Juli 1941, dass zumindest Nitsche dem Geschäftsführer der Gesellschaft Deutscher Neurologen und Psychiater im Hinblick auf die Zielstellung der Tagung mit einem gewissen Misstrauen begegnete. Am 12. Juni 1941 übersandte Rüdin den Entwurf der Tagungsankündigung, die in den Fachzeitschriften erscheinen sollte, an Nitsche. »Wohin die Vorträge angemeldet werden sollen, habe ich noch ausgelassen, weil es

---

332 Rüdin an Nitsche, 24.7.1941, NAW, Record Group 549, Stack 290, Row 59, Comp. 17, Bl. 124966. Rüdin äußerte hier Bedenken praktischer Natur. Man müsse sicherstellen, dass ausländische Tagungsteilnehmer in Würzburg gut untergebracht und verpflegt werden könnten. Rüdin mahnte eine rasche Entscheidung an, zum einen im Hinblick auf das Reichsgesundheitsamt, zum anderen im Hinblick auf die ausländischen Gäste: »Lädt man sie ein, so müsste dann wohl ein besonderes Einladungsschreiben an die Leute entworfen werden, das natürlich auch wieder etwas diplomatisch abgefasst werden muss, denn unter den Leuten werden vielleicht noch manche sein, die uns unter Umständen einen Korb erteilen.« – Schon am 14. Juli 1941 hatte Rüdin Bedenken wegen der Unterbringung ausländischer Besucher geäußert: »Oder soll man nicht besser Abstand nehmen davon, Ausländer in großem Stile einzuladen?« Rüdin an Nitsche, 14.7.1941, NAW, Record Group 549, Stack 290, Row 59, Comp. 17, Bl. 124936-124937, Zitat: Bl. 124937.

333 Nitsche an Brandt, 30.8.1941, BArch., All. Proz. 7, Roll 10, Frame 884. Danach auch das folgende Zitat.

334 Psychiatr.-Neurol. Wschr. 43 (1941), S. 369 (Nr. 39, 27.9.1941). Entscheidend war letztlich, dass die Berichterstatter der ersten Sektion, bei der es um »Kriegserfahrungen bei Verletzungen des Gehirns« gehen sollte, Hugo Spatz und Wilhelm Tönnis, von der Wehrmacht keine Beurlaubung bekamen. Rüdin an Pette (in Abschrift an Nitsche), 21.11.1941, NAW, Record Group 549, Stack 290, Row 59, Comp. 17, Bl. 127483-127485.

mir doch widerstrebt, Herrn Kollegen Creutz doch fortwährend auszuschalten«,[335] bemerkte Rüdin dazu und bat Nitsche, er möge sich doch mit Creutz darauf verständigen, »dass man seine Adresse wohl angibt, da er ja nun einmal Schriftführer ist, dass er aber dafür sorgt, dass, wenn er wieder eingezogen wird, die Post sofort vielleicht an Prof. Pohlisch zur Erledigung weitergegeben wird.« Nitsche reagierte spürbar verärgert. Er habe ja, ließ er Rüdin am 17. Juni 1941 wissen, Creutz am 21. Mai 1941 ausdrücklich mitgeteilt, dass dieser die Vortragsanmeldungen an seine Adresse schicken lassen sollte.[336] Creutz müsse dann aber unbedingt die Vortragsanmeldungen mit Inhaltsangabe an Rüdin weiterleiten. Dieses Verfahren entspreche der Satzung der Gesellschaft Deutscher Neurologen und Psychiater (§ 11 Abs. 4). »Wir haben nur bei den bisherigen Kongressen diesen § nicht angewendet, müssen es aber diesmal tun. Ebenso wie der neue Staat seine rassenhygienische Aufbauarbeit nicht stören lassen kann durch etwaige Quertreibereien wissenschaftlicher Antagonisten, worauf ja gerade Sie [Rüdin] immer gehalten haben und halten mussten, kann er auch angesichts des kommenden Euth.[anasie-]Gesetzes so etwas nicht dulden. Das versteht sich doch von selbst.«[337] Zur »Vermeidung unnötiger Unannehmlichkeiten und Konflikte« bat Nitsche »dringend« darum, Rüdin möge ihm »Kenntnis von allen in dieser Richtung etwa irgendwie bedenklichen Inhaltsangaben von angemeldeten Vorträgen [...] geben, also namentlich von Vorträgen, die etwa Prognosefragen betreffen.« Er, Nitsche, werde dann »gegebenenfalls« mit Rüdin »in Verhandlungen« über die »Zulassung dieser Vorträge« treten. Dies solle »natürlich mit allem Takt usw. geschehen, darauf können Sie sich verlassen.« Hier wird klar, dass Nitsche bei der Frage, wie mit den Vortragsanmeldungen und Inhaltsangaben zu verfahren sei, eine Vorzensur im Hinblick auf die laufende »Euthanasie«-Aktion im Sinn hatte, während Rüdin in erster Linie besorgt war, was passieren würde, falls Creutz – und vielleicht auch Pohlisch – wieder zur Wehrmacht eingezogen würden. Sichtlich verstimmt ging Nitsche auf Rüdins Bemerkung ein, Creutz werde fortwährend ausgeschaltet. Creutz selber habe vorgeschlagen, die Kongressleitung in andere Hände zu legen. »Ich reiße mich absolut nicht darum und bin heilsfroh [sic], wenn ich damit verschont bleibe. [...] Also sollen doch in Gottes Namen die Vortragsanmeldungen von Cr.[eutz] an Sie weitergegeben werden. Was ist denn dabei? So steht's ja auch in der Satzung, und es kann niemand darin was finden. Zudem erfordert die Tatsache, dass im Kriege nicht alle med.[izinischen] Probleme behandelt werden dürfen, die Beachtung dieser Bestimmung diesmal!«

Tatsächlich ließ sich Rüdin auf das von Nitsche geforderte Prozedere ein.[338] Grund zur Klage über Walter Creutz hatte er nicht. Am 24. Juli 1941 stellte Rüdin zufrieden fest, dass »der Kollege Creutz [...] doch ganz gut zu funktionieren«[339] scheine. Im selben Schreiben regte Rüdin an, am 11. August 1941 in Berlin ein Treffen in kleinem Kreis anzuberaumen, um Programm und Ablauf der Veranstaltung noch einmal im Detail zu besprechen. Nach Rüdins Vorstellungen sollten zu diesem Treffen auch Creutz als Geschäftsführer, Pohlisch als Kassenwart, Heyde als Leiter des lokalen Organisationskomitees, vielleicht auch de Crinis und Spatz hinzugezogen werden. Pette hatte sich für den 8. August in

335 Rüdin an Nitsche, 12.6.1941, NAW, Record Group 549, Stack 290, Row 59, Comp. 17, Bl. 124918-124919, Zitat: Bl. 124918. Danach auch das folgende Zitat.

336 Das war zutreffend. Vgl. Nitsche an Creutz, 21.5.1941, NAW, Record Group 549, Stack 290, Row 59, Comp. 17, Bl. 124915.

337 Nitsche an Rüdin, 17.6.1941, BArch. R 96 I/11 (auch in: NAW, Record Group 549, Stack 290, Row 59, Comp. 17, Bl. 124922-124922A).

338 Vgl. Rüdin an Heyde, 19.7.1941, NAW, Record Group 549, Stack 290, Row 59, Comp. 17, Bl. 124946-124948, hier: Bl. 124947: »Herr Nitsche wird Ihnen aber wohl sagen, was er (mit) Herrn Creutz bezüglich der Arbeitsteilung für die Vorbereitungen zwischen Creutz und Nitsche abgemacht hat.«

339 Rüdin an Nitsche, 24.07.1941, NAW, Record Group 549, Stack 290, Row 59, Comp. 17, Bl. 124966-124967, Zitat: Bl. 124967. Danach auch das folgende Zitat.

München angesagt. Bei dieser Gelegenheit, so Rüdin, könne er mit ihm »das Neurologische besprechen. Das wird ja wohl ziemlich genügen.«[340]

Zusammenfassend kann man festhalten, dass die Initiative zur Sechsten Jahresversammlung der Gesellschaft Deutscher Neurologen und Psychiater vom 5. bis 7. Oktober 1941 in Würzburg von Paul Nitsche ausging, dass die Planung der Veranstaltung in der Hauptsache bei Nitsche, Heyde und Rüdin lag – während der Geschäftsführer Walter Creutz und auch der stellvertretende Vorsitzende Heinrich Pette weitgehend außen vor gelassen wurden – und dass die Vorbereitung der Veranstaltung in enger Abstimmung mit der Zentrale der »Aktion T4« erfolgte, die auch die Finanzierung übernahm. In der Frage, wer letzten Endes über die Zulassung der Vorträge bei der Jahresversammlung entscheiden sollte, beanspruchte Nitsche das letzte Wort für sich. Rüdins vorsichtigem Einwand, man möge Creutz nicht übergehen, begegnete Nitsche mit Entschiedenheit – und in einem schroffen Ton, den man in seiner Korrespondenz mit Rüdin aus der Zeit vor dem Zweiten Weltkrieg nicht finden kann. Hier wird noch einmal schlaglichtartig deutlich, dass es im Verhältnis zwischen Rüdin und Nitsche zu einer Verschiebung der Gewichte gekommen war.

Nitsches Initiative war erklärtermaßen von dem Gedanken getragen, die Fachöffentlichkeit über die Grundlagen und Ziele der laufenden »Euthanasie«-Aktion aufzuklären und auf diese Weise dem mit Sorge wahrgenommenen Imageschaden der Psychiatrie entgegenzuwirken und dem damit in Zusammenhang gebrachten Nachwuchsmangel abzuhelfen. In welcher Form dies geschehen sollte, muss offen bleiben. Da die »Aktion T4« als »geheime Reichssache« galt und der von den Organisatoren des Massenmordes an psychisch erkrankten und geistig behinderten Menschen ausgearbeitete Entwurf eines »Gesetzes über die Sterbehilfe bei unheilbar Kranken« im Herbst 1940 von Hitler endgültig verworfen worden war,[341] da die Würzburger Tagung groß angelegt war und auch für Nichtmitglieder offen sein sollte, zudem Vortragende aus der Schweiz eingeladen waren, ist anzunehmen, dass man keine offizielle Erklärung plante, sondern eher beabsichtigte, die laufende »Euthanasie«-Aktion als eine Art offenes Geheimnis zu behandeln.

Psychiatrie und Psychotherapie

Bei der Zusammenstellung des Programms der Würzburger Tagung spielten – neben dem Bezug zur »Euthanasie«-Aktion – auch noch andere Gesichtspunkte eine Rolle. Hier ist an erster Stelle das komplizierte, immer noch nicht abschließend geregelte Verhältnis zwischen Psychiatrie und Psychotherapie zu nennen, das durch die Gründung der Deutschen Gesellschaft für Kinderpsychiatrie und Heilpädagogik im Jahre 1940 noch weiter kompliziert wurde.

In den Jahren 1938/39 war, wie bereits eingehend dargestellt, im Verhältnis zwischen der Gesellschaft Deutscher Neurologen und Psychiater und der Deutschen Allgemeinen Ärztlichen Gesellschaft für Psychotherapie eine Pattsituation entstanden. Der ursprüngliche Plan Rüdins und Kretschmers, die psychotherapeutische Fachgesellschaft zu spalten und die ärztlichen Psychotherapeuten als eigene

---

340 In einem undatierten, vermutlich Ende April 1941 verfassten Brief an seine Frau Edith (Abschrift des Originaldokuments aus dem Privatbesitz von Prof. Dr. Pette) berichtete Heinrich Pette von einer Sitzung im Reichsgesundheitsamt, die »nicht gerade erschütternd« verlaufen sei; es scheine ihm aber »doch ratsam[,] dabeigewesen zu sein«. Dann fuhr Pette fort: »Jedenfalls habe ich nochmals versucht[,] einen Kongress zustande zu bringen. Es scheint mir nun aber aus mancherlei Gründen nicht tunlich, ja absolut nicht möglich. Vor allem wäre die Zeit für die Vorbereitung zu kurz – Referate u.s.w.«. Von der parallel laufenden Initiative Paul Nitsches war Heinrich Pette offenbar nicht unterrichtet. In der Folgezeit war er in die Organisation der ersten Sektion der Sechsten Jahresversammlung involviert, ansonsten hatte er an der Planung – soweit ersichtlich – keinen Anteil.

341 Entwurf zu einem »Euthanasiegesetz« nebst Durchführungsverordnung und Meinungsäußerungen, BArch., R 96 I/2. Dazu grundlegend: Roth/Aly, Gesetz.

Abteilung der Gesellschaft Deutscher Neurologen und Psychiater zu organisieren, war ebenso gescheitert wie Görings Ambitionen, die psychotherapeutische Fachgesellschaft als Ganzes unter seiner Leitung als weitgehend selbstständige Abteilung der Gesellschaft Deutscher Neurologen und Psychiater zu etablieren. Durch die Gründung des Deutschen Instituts für psychologische Forschung und Psychotherapie im Jahre 1936 und die Eingliederung der psychotherapeutischen Fachgesellschaft in die Arbeitsgruppe der internistischen Fachgesellschaften beim Reichsgesundheitsamt im Jahre 1937 hatte sich die Position Görings und seiner Gesellschaft deutlich gefestigt. Mit Beginn des Zweiten Weltkriegs begannen sich die Gewichte weiter zu Gunsten der Psychotherapie zu verschieben.

Das Institut für psychologische Forschung und Psychotherapie, das am 30. September 1939 in die Trägerschaft der Deutschen Arbeitsfront überging, war gut aufgestellt – vier Jahre lang sorgte die DAF für eine üppige finanzielle Ausstattung, dann ging das Institut – nunmehr als »*Reichs*institut für psychologische Forschung und Psychotherapie« – an den Reichsforschungsrat über. Das Institut wurde als »kriegswichtig« eingestuft; die Zahl der Mitarbeiterinnen und Mitarbeiter stieg auf 240 (1941) an;[342] durch den Krieg wuchsen dem Institut neue Aufgaben im Bereich der »psychologischen Kriegführung«, in der Ausbildung von Militärpsychologen und bei der Behandlung von »Kriegsneurotikern« zu. Auch kam es zu einer intensiven Zusammenarbeit mit der Luftwaffe. So verfasste J.H. Schultz für die Luftwaffe »Anweisungen für Truppenärzte über Erkennung und Behandlung von abnormen seelischen Reaktionen (Neurosen)«. Es ging um Suizide von Soldaten, um die psychologischen Hintergründe von unerlaubtem Entfernen von der Truppe oder Auflehnung gegen Vorgesetzte. Ein Forschungsteam des Instituts untersuchte die psychosomatischen Beschwerden von Luftwaffenpiloten, die abgeschossen worden waren.[343] Im militärischen Kontext verzahnten sich Psychotherapie und Psychologie und nahmen immer breiteren Raum ein, was wiederum von den Wehrmachtpsychiatern mit zunehmender Sorge betrachtet wurde.

Angesichts der steigenden Bedeutung der Psychotherapie änderte die Gesellschaft Deutscher Neurologen und Psychiater erneut ihre Haltung gegenüber der Deutschen Allgemeinen Ärztlichen Gesellschaft für Psychotherapie. Unter Vermittlung Lindens versuchte Rüdin im November 1940, die Verhandlungen über einen Zusammenschluss der beiden Fachgesellschaften, die seit 1936 ruhten, wieder in Gang zu bringen. Jetzt war es Göring, der sich sperrte. Ein Zusammenschluss sei nur möglich, so Göring gegenüber Maximinian de Crinis, der in seiner Eigenschaft als Referent für medizinische Fragen im Reichswissenschaftsministerium an den Verhandlungen beteiligt war, wenn die Psychotherapie »bei der Universitäts- und Fachausbildung […] der Neurologie gleichgestellt würde«.[344] Es ging Göring darum, »einen neurologisch oder einen psychotherapeutisch ausgerichteten Nervenarzt zu schaffen«, da er der Meinung sei, »dass die beiden auch völlig verschiedene Menschen verlangten«. Göring hatte den – wohl nicht zutreffenden – Eindruck, dass de Crinis »nicht abgeneigt« sei, »die Psychotherapie als Lehrfach an den Universitäten einzuführen«. Für das Netzwerk um Rüdin jedenfalls war dieses Ansinnen unannehmbar.

1941 kam ein weiteres Moment hinzu: die Einrichtung eines Studiengangs für Diplompsychologen mit starkem medizinischen Anteil, »also eine neue Kurpfuscher-Gruppe!«,[345] wie Paul Nitsche klagte. Vorausgegangen waren intensive Beratungen von Vertretern der Deutschen Gesellschaft für Psychologie, der Wehrmachtspsychologie, der Arbeitspsychologie, der Psychotherapie und der Lehrerbildung. Sie führten zur Vorlage eines Entwurfs beim Reichsministerium für Wissenschaft, Erziehung und

342 Matthias Heinrich Göring, Jahresbericht 1941 des Deutschen Instituts für Psychologische Forschung und Psychotherapie und Hinweise für die Weiterarbeit anlässlich der Mitgliederversammlung am 28. März 1942, in: Zbl. Psychotherap. 14 (1942/43), S. 62-77. Die Zahl der Mitglieder der Deutschen Allgemeinen Ärztlichen Gesellschaft wurde mit 291 (1940) angegeben. Fellmann, Tätigkeit, S. 100.

343 Lockot, Erinnern, S. 209 ff.

344 Aktennotiz Göring, 28.11.1940, zit. n. Lockot, Erinnern, S. 258. Danach auch die folgenden Zitate.

345 Nitsche an Rüdin, 17.7.1941, NAW, Record Group 549, Stack 290, Row 59, Comp. 17, Bl. 124942-124943.

Volksbildung. Die Diplomprüfungsordnung wurde schließlich rückwirkend zum 1. April 1941 in Kraft gesetzt. Göring und die Deutsche Allgemeine Ärztliche Gesellschaft für Psychotherapie unterstützten diese Entwicklung. Die neue Prüfungsordnung legte als Prüfungsfach für Diplompsychologen u.a. »biologisch-medizinische Hilfswissenschaften« fest. Dazu gehörten »Grundlagen der Biologie (insbesondere der Erbbiologie), der Physiologie der medizinischen Psychologie und der allgemeinen Psychopathologie«.[346] *Oswald Kroh* (1887-1955), von 1940 bis 1945 Vorsitzender der Deutschen Gesellschaft für Psychologie, sprach in diesem Zusammenhang von einer »Teilapprobation der Psychologen«.[347] Bei den Psychiatern löste die die neue Prüfungsordnung »eine Welle des Protestes«[348] aus. Nitsche erfuhr am 17. Juli 1941 davon – und zwar durch Prof. Dr. *Otto Wuth* (1885-1945), Leiter des Instituts für Allgemeine Psychiatrie und Wehrpsychologie der Militärärztlichen Akademie Berlin und Beratender Psychiater beim Heeressanitäts-Inspekteur. Nitsche setzte sich umgehend telephonisch mit Maximinian de Crinis in Verbindung, der mitteilte, dass er »in der Sache nicht rechtzeitig gehört worden«[349] sei, »aber selbstverständlich dagegen Sturm laufen« wolle. De Crinis äußerte gegenüber Nitsche den Wunsch, Rüdin möge in seiner Eigenschaft als Vorsitzender der Gesellschaft Deutscher Neurologen und Psychiater ein Protestschreiben an de Crinis senden, das dieser dann bei seinem Versuch nutzen könnte, die Prüfungsordnung zu Fall zu bringen. Nitsche gab den Wunsch de Crinis' sofort nach München weiter, wobei er bereits konkrete Formulierungen vorgab. Rüdin wiederum kam dem Wunsch aus Berlin umgehend nach und schickte de Crinis das gewünschte Schreiben. Darin legte er als Vorsitzender der Gesellschaft Deutscher Neurologen und Psychiater »mit Nachdruck vorsorglich Verwahrung«[350] dagegen ein, »dass Unbefugte sich in Dinge fachärztlicher Verantwortung einmischen«. Es sei – und hier folgte Rüdin genau dem Formulierungsvorschlag Nitsches – Psychiatern und Neurologen nicht zuzumuten, »als akademische Lehrer Nicht-Medizinern in einem regelrechten Unterricht Kranke vorzustellen, was zur Erlangung gediegener Kenntnisse in Psychiatrie und Neurologie unbedingt notwendig ist, und diese Psychologen dann auch medizinisch zu prüfen.« Abschließend bat Rüdin das Reichsministerium für Wissenschaft, Erziehung und Volksbildung inständig, »alles zu tun, um die Bildung einer neuen Gruppe vermeintlich medizinisch vorgebildeter Nicht-Mediziner zu verhindern, die nur eine Halbbildung bedeuten könnte und die Arbeit, Autorität und Verantwortung der Fachkollegen mit wirklicher Vorbildung und Erfahrung auf ihrem Gebiet nur erschweren würde.« Der Vorstoß hatte nach langwierigen Verhandlungen tatsächlich Erfolg: Im August 1942 wurde die kritisierte Passage schließlich wieder aus der Prüfungsordnung gestrichen.[351] Der Konflikt belastete aber das ohnehin schwierige Verhältnis zwischen Psychiatrie, Psychotherapie und Psychologie mit zusätzlichem Sprengstoff.

Trotz der Auseinandersetzung um die Studien- und Prüfungsordnungen für Psychotherapeuten und Psychologen war Rüdin seit der Jahreswende 1940/41 bemüht, die Verhandlungen über eine engere Verbindung zwischen der Gesellschaft Deutscher Neurologen und Psychiater und der Deutschen All-

---

346 Ulfried Geuter, Die Professionalisierung der deutschen Psychologie im Nationalsozialismus, Frankfurt/Main 1984, S. 382. Zur Vorgeschichte: ebd., S. 322-351.

347 Christina Schröder, Die berufspolitischen Auseinandersetzungen von Psychiatern, Psychotherapeuten und Psychologen zwischen 1938 und 1945, in: Zeitschrift für medizinische Psychologie 2 (1993), S. 132-142, Zitat: S. 139. – Oswald Kroh hatte seit 1938 den Lehrstuhl für Pädagogik und Psychologie an der Universität München inne. 1942 wechselte er nach Berlin. Vgl. Hein Retter, Oswald Kroh und der Nationalsozialismus. Rekonstruktion und Dokumentation einer verdrängten Beziehung, Weinheim 2001; Grüttner, Lexikon, S. 99.

348 Schröder, Auseinandersetzungen, S. 139.

349 Nitsche an Rüdin, 17.7.1941, NAW, Record Group 549, Stack 290, Row 59, Comp. 17, Bl. 124942-124943, Zitat: Bl. 124942. Danach auch die folgenden Zitate. – Zu Rüdins Aktivitäten in der Militärärztlichen Akademie Berlin: Weiss, Nazi Symbiosis, S.144 f.

350 Rüdin an de Crinis, 21.7.1941, NAW, Record Group 549, Stack 290, Row 59, Comp. 17, Bl. 124944-124945, Zitat: Bl. 124944. Danach auch die folgenden Zitate.

351 Geuter, Professionalisierung, S. 381-389.

gemeinen Ärztlichen Gesellschaft für Psychotherapie in Gang zu halten. Dabei wurde sein alter Verbündeter Ernst Kretschmer allmählich zur Belastung. Rüdin war zugetragen worden, dass Kretschmer
einem nicht näher bezeichneten Briefpartner gegenüber hatte verlauten lassen, er sei »wieder indirekt
von einer für uns sehr wichtigen maßgebenden Stelle dringend gewarnt worden, festere Beziehungen
[zu der ›Psychotherapeutischen Restgesellschaft‹] zu knüpfen.«[352] Dabei könnten »Schwierigkeiten«
entstehen, die »keineswegs nur auf dem wissenschaftlichen und ärztlichen Gebiet« lägen. Kurz vor dem
Jahreswechsel 1940/41 hatte Rüdin ein persönliches Gespräch mit Göring, wobei er den »Eindruck«
gewann, dass dieser »Kretschmers Widerstand in der Sache als unangenehm empfindet.« Kretschmer
strebte nun ein Dreiertreffen mit Rüdin und Roemer an, um »Vorschläge zu machen, einerseits bis zu
welcher Grenze ein Zusammengehen mit den Rest-Therapeuten für unsere Gesellschaft allenfalls möglich und tragbar ist, andererseits was wir von uns aus tun können, um selbst die Psychotherapie als
Sache unserer Gesellschaft in und außerhalb unserer Kongresse zu propagieren.« Göring hingegen
wünschte ein Dreiertreffen mit Rüdin und Pette, bevor eine Zusammenkunft mit Kretschmer anberaumt würde.

In dieser verfahrenen Situation wandte sich Rüdin am 6. Februar 1941 mit dem Vorschlag an
Nitsche, dass man sich, bevor man Kretschmer und Göring wieder zusammenbrachte, in der Besetzung
Linden, Rüdin, Pette, Nitsche und Göring treffen sollte. Nitsche war mit dieser Besetzung wohl nicht
ganz einverstanden, wie seine Randglossen erkennen lassen: Pettes Namen versah er mit einem Fragezeichen, dafür fügte er den Namen Heydes hinzu. Hier betrat nun ein neuer Akteur die Bühne: Werner
Heyde, der seinerseits den Anspruch erhob, »über Psychotherapie zu lesen und als Psychotherapeut
anerkannt zu werden«.[353] Heyde war wegen seiner Rolle als Medizinischer Leiter der »Aktion T4« und
der daraus erwachsenden Verflechtungen mit der Sphäre der Politik innerhalb kürzester Zeit zu einem
wichtigen Akteur geworden – seine Ambitionen konnten nicht einfach übergangen werden. Seinen
Vorschlag zu einem Vorgespräch ohne Kretschmer begründete Rüdin damit, dass man »nach beiden
Richtungen hin, sowohl nach der Richtung Göring, als auch nach der Richtung Kretschmer hin wachsam sein« müsse, damit man »die Wahrnehmung der Interessen unserer Gesellschaft auch richtig«[354]
treffe. Er, so Rüdin weiter, wolle »verhüten, dass den Psychiatern die Psychotherapie weggenommen«[355]
werde. Sie sollte »an den Hochschulen in ein gediegenes Fahrwasser gelenkt« werden. Rüdin wünschte
sich, dass Kretschmer »im Rahmen unserer Gesellschaft« dafür sorgte, dass »gute Psychotherapie« an
den Hochschulen auch wirklich »vertreten würde«. Von Göring wiederum wünschte sich Rüdin, »dass
er im Benehmen mit Kretschmer die ungediegenen psychotherapeutischen Persönlichkeiten namhaft
macht und dass wir verhindern, dass diese in unsere Gesellschaft kommen, dass aber die anderen,
die gut sind, Mitglieder unserer Gesellschaft werden.« Auf dieser Basis, so Rüdin, könnte man Göring
»die Vertretung der Psychotherapie in unserem Beirat überlassen«, während Kretschmer gebeten
werden sollte, »die Belange der Psychologie und der Konstitutionspathologie im Rahmen des Beirates«
zu vertreten. Rüdin hoffte, »dass man Kretschmer mit einem solchen Vorschlag nicht etwa schwer
verletzt.«

---

352 Rüdin an Nitsche, 6.2.1941, NAW, Record Group 549, Stack 290, Row 59, Comp. 17, Bl. 124894-124896, Zitat:
Bl. 124894. Danach auch die folgenden Zitate.

353 Aktennotiz Göring/de Crinis, 28.11.1940, zit. n. Lockot, S. 258.

354 Rüdin an Nitsche, 6.2.1941, NAW, Record Group 549, Stack 290, Row 59, Comp. 17, Bl. 124894-124896, Zitat:
Bl. 124894. Rüdin verfolgte mit dem vorgeschlagenen Treffen noch ein anderes Ziel: »Bei dieser Gelegenheit könnte
man dann auch die nach dem Kriege sicher ungeheuer aktuell werdende Frage besprechen, wie künftig die Vorbildung der Psychiater gesteuert werden soll, nachdem doch ihre Aufgaben künftighin in der Praxis wohl andere sein
werden als bisher. Sie verstehen mich ja schon. Aber eben deshalb müssen wir meiner Ansicht nach ein solches
Steuerungsprogramm einmal beraten und entwerfen.« Ebd., Bl. 124894-124895.

355 Rüdin an Nitsche, 6.2.1941, NAW, Record Group 549, Stack 290, Row 59, Comp. 17, Bl. 124894-124896, Zitat:
Bl. 124895. Danach auch die folgenden Zitate.

Die von Rüdin gewünschte Vorbesprechung kam aufgrund von Terminproblemen nicht zustande. Nach einigem Hin und Her einigte man sich schließlich auf ein Treffen am 10. Mai 1941 im Reichsinnenministerium in Berlin, an dem ursprünglich Linden, Nitsche und Heyde, Rüdin, Pette, Pohlisch und de Crinis, Kretschmer, Göring und J.H. Schultz teilnehmen sollten.[356] Einige der Eingeladenen waren indessen verhindert, und so trafen sich am 10. Mai 1941 schließlich Rüdin, Kretschmer, Heyde und Göring unter der Leitung Lindens, um über einen künftigen Zusammenschluss der psychiatrisch-neurologischen und der psychotherapeutischen Fachgesellschaft zu diskutieren. Bei dieser Gelegenheit drängte Heyde auf eine »Bindung zwischen Psychiatern und Psychotherapeuten«, die »zwar elastisch, aber nicht locker«[357] sein sollte. Nach Heydes Vorstellungen sollte die Deutsche Allgemeine Ärztliche Gesellschaft für Psychotherapie als »Untergruppe« in der Gesellschaft Deutscher Neurologen und Psychiater aufgehen.

Göring sperrte sich jedoch gegen eine solche Vereinigung. Er äußerte, *erstens*, Bedenken im Hinblick auf das Verhältnis zwischen der Deutschen und der Internationalen Gesellschaft für Psychotherapie – im Jahr zuvor war C.G. Jung von seinem Amt als Vorsitzender der internationalen Fachgesellschaft zurückgetreten. *Zweitens* fragte sich Göring besorgt, inwieweit das Deutsche Institut für psychologische Forschung und Psychotherapie von der Verbindung der beiden Fachgesellschaften tangiert werden würde. Damit hing, *drittens*, die Frage ab, wie sich künftig das Verhältnis zu den Psychologen, auch auf internationaler Ebene, gestalten würde, wenn sich die Psychotherapeuten der psychiatrisch-neurologischen Fachgesellschaft anschließen würden. Heyde vertrat hier ganz dezidierte Ansichten: Die Deutsche Allgemeine Ärztliche Gesellschaft für Psychotherapie dürfe nicht als Landesgruppe der internationalen Fachgesellschaft auftreten. Die Belange des Berliner Instituts sollten von denen der psychotherapeutischen Fachgesellschaft getrennt werden, die Kontakte zu den Psychologen über das Berliner Institut laufen. Dagegen wehrte sich Göring. Er plädierte für eine lockere Verbindung: Gerne wolle er Rüdin über die Entwicklungen in der psychotherapeutischen Fachgesellschaft orientieren, aber keine Befehle von ihm entgegennehmen.

Kretschmers Position lag nicht weit von der Görings. Das Verhältnis zwischen diesen beiden Protagonisten hatte sich seit 1940 ein wenig entspannt. Göring hatte Kretschmer sogar den Vorsitz der *Internationalen* Allgemeinen Ärztlichen Gesellschaft für Psychotherapie angetragen, nachdem C.G. Jung zurückgetreten war[358] – Kretschmer hatte freilich abgelehnt.[359] In der Besprechung im Reichsinnenministerium schlug Kretschmer vor, dass Göring in den Vorstand der Gesellschaft Deutscher Neurologen und Psychiater eintreten und dass im Beirat der psychiatrisch-neurologischen Fachgesellschaft eine Kommission für Psychotherapie eingerichtet werden sollte. Weiter sollten die Kongresse der beiden Fachgesellschaften in zeitlicher und räumlicher Nähe stattfinden. Mit anderen Worten: Kretschmer war von dem in der Vorkriegszeit verfolgten unnachgiebigen Kurs abgewichen und auf die von Rüdin skizzierte Kompromisslinie eingeschwenkt, die auf eine Kooperation zwischen ihm und Göring hinauslief. Wahrscheinlich ließ die unerwartete Konkurrenz durch Heyde die früheren Gegner enger zusammenrücken. Uneins waren die beiden jedoch nach wie vor in der Frage einer psychothe-

---

356 Nitsche an Linden, 16.4.1941, NAW, Record Group 549, Stack 290, Row 59, Comp. 17, Bl. 124888.

357 Protokoll der Sitzung mit der Psychiatrischen Gesellschaft unter Vorsitz von Ministerialrat Linden am 10.5.1941, zit. n. Lockot, Erinnern, S. 259. Danach auch das Folgende.

358 Jung trat auf der Delegiertenversammlung der Internationalen Allgemeinen Ärztlichen Gesellschaft in Zürich am 5./6. August 1939 zurück. Er reagierte damit auf Kritik an seinen vermeintlichen Sympathien gegenüber den Deutschen. Vgl. Lockot, Erinnern, S. 104-108. tatsächlich war Jungs Haltung zu Göring und der deutschen Fachgesellschaft sehr ambivalent. Vgl. Jung an Crichton-Miller, 28.6.1939 bzw. 2.9.1939, Jaffé, C.G. Jung. Briefwechsel, S. 341 f., 346 f.

359 Vgl. Lockot, Erinnern, S. 78 f. Tatsächlich wurde kein neuer Präsident gewählt. Die deutsche Fachgesellschaft führte bis auf Weiteres die Geschäfte der Internationalen Gesellschaft. Matthias Heinrich Göring, Aktuelles, in: Zbl. Psychotherap. 12 (1940), S. 193 f.

rapeutischen Fachausbildung. Auf Vorschlag Rüdins wurde eine Kommission, bestehend aus Göring, Kretschmer und Heyde, eingesetzt, die weiter über die offenen Fragen diskutieren sollte.

Göring übersandte Heyde am 19. Juni 1941 Vorschläge zur Zusammenarbeit der beiden Fachgesellschaften. Allgemein sprach er sich für ein »allmähliches Zusammenwachsen«[360] aus. Die ersten Schritte fasste er in vier Punkten zusammen: Der Leiter der Deutschen Allgemeinen Ärztlichen Gesellschaft für Psychotherapie sollte – als »ständiger Fachberater für Psychotherapie« – in den Vorstand der Gesellschaft Deutscher Neurologen und Psychiater eintreten. Weiterhin sollte er den Vorsitz einer aus ihm, einem Psychiater und einem Neurologen bestehenden Kommission übernehmen, die Fragen beraten sollte, die für alle drei Fachrichtungen von Interesse waren. »Bei Unstimmigkeiten in der Kommission übernimmt der Leiter der Gesellschaft Deutscher Neurologen und Psychiater oder ein Vertreter des Reichsinnenministeriums eine Hilfestellung.« Die Vorsitzenden der beiden Fachgesellschaften sollten »dringliche gemeinsame Aufgaben« einvernehmlich erledigen. Schließlich sollte eine Doppelmitgliedschaft in beiden Fachgesellschaften nicht verbindlich vorgeschrieben werden, wenn sie auch erwünscht sei. Beim Beitritt zu der jeweils anderen Fachgesellschaft sollte ein Rabatt bei den Beiträgen gewährt werden.

Der Geschäftsführer der Deutschen Allgemeinen Ärztlichen Gesellschaft für Psychotherapie, Otto Curtius, hatte Göring empfohlen, auf einer psychotherapeutischen Spezialausbildung am Berliner Institut zu bestehen. Göring hatte diese Forderung nicht weitergegeben. Er taktierte in diesen Wochen und verfolgte auch noch einen alternativen Plan: Schon 1929 hatte er in Wuppertal-Elberfeld eine Erziehungsberatungsstelle eingerichtet, und das Deutsche Institut für psychologische Forschung in Berlin setzte diese Arbeit fort. Im November 1939 begann das Institut mit dem Aufbau einer eigenen Abteilung für Erziehungsberatung, in den Zweigstellen des Instituts in anderen deutschen Großstädten wurden Erziehungshilfestellen eingerichtet, die Behandlung erfolgte ambulant oder in drei tiefenpsychologisch ausgerichteten Erziehungsheimen.[361] Von daher lag der Brückenschlag zur Kinderheilkunde, zur Heilpädagogik und vor allem zur Kinderpsychiatrie nicht fern.

Die Deutsche Gesellschaft für Kinderpsychiatrie und Heilpädagogik

Am 27. März 1939 hatte, wie bereits erwähnt, in Wiesbaden ein Treffen des Arbeitsausschusses des Internationalen Komitees für Kinderpsychiatrie stattgefunden, bei dem Paul Schröder mitgeteilt hatte, dass sich eine »Deutsche Arbeitsgemeinschaft für Kinderpsychiatrie« als »Untergruppe« der Gesellschaft Deutscher Neurologen und Psychiater gebildet habe, um die Gründung einer eigenen Fachgesellschaft für Kinderpsychiatrie vorzubereiten. Diese Gründung erfolgte, anders als ursprünglich geplant, im Rahmen einer »Kinderkundlichen Woche« in Wien. Sie hatte mit der 47. Jahrestagung der Deutschen Gesellschaft für Kinderheilkunde vom 1. bis 4. September 1940 begonnen,[362] setzte sich mit der Gründung und ersten Tagung der Deutschen Gesellschaft für Kinderpsychiatrie und Heilpädagogik am 5. September fort und endete schließlich am 6./7. September mit der 3. Tagung der Deutschen Allgemeinen Ärztlichen Gesellschaft für Psychotherapie. Die Zusammenlegung der drei Fachtagungen war vom Reichsgesundheitsamt erst im Juli 1940 verfügt worden, die Vorbereitungen mussten daher

---

360 Göring an Heyde, 19.6.1941, zit. n. Lockot, Erinnern, S. 259. Die folgenden Zitate nach ebd., S. 260. – In einem undatierten, vermutlich Ende April 1941 verfassten Brief an seine Frau Edith (Abschrift des Originaldokuments aus dem Privatbesitz von Prof. Dr. Pette) berichtete Heinrich Pette, dass er gemeinsam mit Matthias H. Göring das Institut für psychologische Forschung und Psychotherapie in Berlin »in neuer Aufmachung« besichtigt und dabei u.a. J.H. Schultz getroffen habe. Seinen Eindruck fasste Pette in dem Satz zusammen: »Man drängt zur Aufnahme in unsere Gesellschaft.«

361 Geuter, Professionalisierung, S. 408 f.

362 Jahnke-Nückles, Deutsche Gesellschaft für Kinderheilkunde, S. 121-124.

innerhalb weniger Wochen getroffen werden[363] – was dazu führte, dass Paul Schröder im Vorfeld der Gründung der Deutschen Gesellschaft für Kinderpsychiatrie und Heilpädagogik ohne weitere Rücksprache mit Ernst Rüdin agierte.

Die Einbettung der Gründungsversammlung in die Kinderkundliche Woche sicherte der neuen Fachgesellschaft große Aufmerksamkeit.[364] Es nahmen etwa 500 Personen aus dem In- und Ausland teil, »Gelehrte und Praktiker des Arbeitsgebiets, Lehrer, Ärzte, Kindergärtnerinnen, Fürsorger und Fürsorgerinnen, Verwaltungsbeamte usw.«.[365] Anwesend waren auch Vertreter des Reichsinnenministeriums und des Reichsministeriums für Volksaufklärung und Propaganda, der Präsident sowie weitere Mitarbeiter des Reichsgesundheitsamtes, zahlreiche Funktionäre der Reichswaltung des NS-Lehrerbundes, des Amtes für Gesundheitsführung der Reichsjugendführung und anderer Parteiorganisationen.

Paul Schröder eröffnete die Tagung mit einem Grundsatzreferat über »Kinderpsychiatrie und Heilpädagogik«. Hierin setzte er auf eine deutliche Abgrenzung zur Psychiatrie. Er bedauerte, dass sich, »namentlich im Ausland, der Name Kinderpsychiatrie eingebürgert«[366] habe – denn man müsse »den Begriff Psychiatrie schon sehr weit fassen«, um das neue Fachgebiet der »Kinderpsychiatrie« darunter subsummieren zu können, »etwa als Sorge um das Seelische schwieriger Kinder, als kindliche Seelsorge«. Ausdrücklich stellte Schröder auch klar, dass »Kinderpsychiatrie« *keine* »Psychopathenfürsorge«[367] sei. Ihr Arbeitsgebiet sei vielmehr viel weiter gesteckt: »Wir wollen schwierige, außerdurchschnittliche Kinder in den Besonderheiten ihres seelischen Gefüges verstehen und erkennen, richtig bewerten und leiten, zielbewusst erziehen und eingliedern lernen.« Deutliche Bezugspunkte der »Kinderpsychiatrie« sah Schröder zur *Psychologie*, sofern diese »Charakterologie oder Charakterkunde«[368] sei. Vor allem aber betonte Schröder die Verbindung zur *Sonderpädagogik*.[369] Die »Kinderpsychiatrie« stehe »nicht neben Sonderpädagogik, ist vielmehr wesentlicher Bestandteil von ihr, ragt allenthalben in die anderen Teilgebiete der Sonderpädagogik hinein und über sie hinaus in die Pädagogik hinein, soweit diese Charakterkunde«[370] sei.

Im Hinblick auf die praktische Organisation der Kinderpsychiatrie umriss Schröder ein abgestuftes System von Anstalten »nach der Art der Charakterstruktur und der Umweltschädigung«[371] – von Einrichtungen »vom Gepräge der Landeserziehungsheime für vorwiegend milieugeschädigte, asthenische und charakterlich leicht Abartige« über »Sonderanstalten oder Sonderabteilungen für stark Haltschwache und Verführbare bei sonst wertvollem Charaktergefüge und guter Begabung« sowie für die

363 Freundliche Auskunft von Klaus Schepker.

364 Zum Folgenden Paul Schröder, Gründung und Erste Tagung der Deutschen Gesellschaft für Kinder-Psychiatrie und Heilpädagogik in Wien, in: Zschr. psych. Hyg. 13 (1940), S. 67-71; anon., Bericht 1. Tagung der Deutschen Gesellschaft für Kinderpsychiatrie; Castell u.a., Geschichte, S. 65-76.

365 Anon., Bericht 1. Tagung der Deutschen Gesellschaft für Kinderpsychiatrie, S. 3. Die Universitätspsychiatrie war unter den Ehrengästen vertreten durch den Hausherrn Otto Pötzl – die Veranstaltung fand im Großen Hörsaal der Neurologisch-Psychiatrischen Universitätsklinik Wien statt – und den sterbenskranken Julius v. Wagner-Jauregg, der das »Protektorat« über die Veranstaltung übernommen hatte. Er starb wenige Tage später.

366 Anon., Bericht 1. Tagung der Deutschen Gesellschaft für Kinderpsychiatrie, S. 10. Danach auch die folgenden Zitate.

367 Ebd., S. 11. Danach auch das folgende Zitat.

368 Ebd., S. 12.

369 Der Begriff der »Heilpädagogik« wurde bei der Veranstaltung vermieden, allzu sehr schien dieser Begriff mit »individualistischen« und »liberalistischen« Vorstellungen verknüpft. Wie *Karl Tornow* (1900-1985), Hilfsschullehrer und Schriftleiter der Zeitschrift »Die deutsche Sonderschule« in seinem Referat ausführte, werde dieses Fachgebiet im nationalsozialistischen Staat als »völkische Sonderpädagogik« aufgezogen. Anon., Bericht 1. Tagung der Deutschen Gesellschaft für Kinderpsychiatrie, S. 76-87. Zu Tornow grundlegend: Dagmar Hänsel, Karl Tornow als Wegbereiter der sonderpädagogischen Profession. Die Grundlegung des Bestehenden in der NS-Zeit, Bad Heilbrunn 2008.

370 Anon., Bericht 1. Tagung der Deutschen Gesellschaft für Kinderpsychiatrie, S. 14.

371 Ebd., S. 13. Danach auch die folgenden Zitate. – Zur Differenzierung der Fürsorgeerziehungsanstalten nach diesen Gesichtspunkten in der Provinz Hannover ab 1942 vgl. Schmuhl/Winkler, Frauenasyl, S. 155 ff.

»schwer Gemütsarmen und aktiv Geltungssüchtigen« bis hin zu »Verwahrungsanstalten für die schwer Gemütsarmen zusammen mit den übermäßig Erregbaren und Gewalttätigen«. Die charakterologische Einordnung der verhaltensauffälligen Kinder sollte in vorgeschalteten »Beobachtungs- und Sichtungs- abteilungen« erfolgen. Ziel sei es, so Schröder, »geschädigte und nicht vollwertige Kinder zu ihrem und der Allgemeinheit Nutzen eingliedern [zu] helfen [...] in die Volksgemeinschaft und den allgemeinen Wirtschaftsprozess«[372] – immer aber »unter steter sachkundiger Auswahl des Wertvollen und Er- ziehungsfähigen, mit ebenso strengem und zielbewusstem Verzicht auf die als überwiegend wertlos und unerziehbar Erkannten.«

In mehreren Vorträgen und Referaten ging es denn auch um den Einfluss der Umwelt und der Erbanlage auf kindliche Verhaltensauffälligkeiten, mithin um die Grenzen der Erziehung, und um ein differenziertes System von Erziehungsanstalten. So sprach Werner Villinger, inzwischen in Breslau, über »Erziehung und Erziehbarkeit«, Landesrat *Walther Hecker* (1889-1974), der Dezernent des Rhei- nischen Fürsorgewesens in der Provinzialverwaltung in Düsseldorf, über die »Neugliederung der öffentlichen Ersatzerziehung nach Erbanlage und Erziehungserfolg«, Dr. *Kurt Isemann* (1886-1964), Leiter eines Jugendsanatoriums in Nordhausen/Harz über »Psychopathie und Verwahrlosung«,[373] Dr. *Anna Leiter* (1901-1990), die Leiterin der Kinderabteilung und Kinderpoliklinik in Leipzig, über »Gemütsarme, antisoziale Kinder und Jugendliche«, Hans Aloys Schmitz (Bonn) über die Rheinische Landesklinik für Jugendpsychiatrie und das Rheinische Provinzial-Institut für psychiatrisch-neurolo- gische Erbforschung an der Universität Bonn und Direktor *Erwin Lesch* († 1974) aus München über die »Sichtung der Schulversager – eine heilpädagogische Aufgabe«. Der Humangenetiker Günther Just lieferte zudem mit seinem Referat über »Gemeinsame Probleme von Erbbiologie und Kinderforschung« genetisches Grundlagenwissen.

In einer zu Beginn der Nachmittagssektion anberaumten »Geschäftssitzung« teilte Paul Schröder der Versammlung die »Absicht«[374] der am 27. März 1939 in Wiesbaden gegründeten Arbeitsgemein- schaft für Kinderpsychiatrie mit, sich in eine Deutsche Gesellschaft für Kinderpsychiatrie und Heil- pädagogik »umzuwandeln«. Die Teilnehmer, so vermerkt es der Kongressbericht, »stimmten dem zu«. Weiter »sprachen [sie] sich auch dafür aus, dass der Einberufer Professor Schröder, Leipzig, als Vorsit- zender der Gesellschaft bestellt und beauftragt wird, einen Vorstand zu bilden, Mitglieder in den Beirat zu berufen und die Geschäfts- und Kassenführung zunächst selber bis zur nächsten Mitglieder- versammlung weiter zu führen«. Ferner wurde er »beauftragt, eine Satzung vorzubereiten und sie der nächsten Mitgliederversammlung zur Beschlussfassung vorzulegen«. Dies war ein sehr bemerkens- wertes Prozedere: Das Publikum der Fachtagung wurde umstandslos als »Mitgliederversammlung« der neu zu schaffenden Gesellschaft aufgefasst – obwohl die rechtlichen Voraussetzungen dazu noch nicht gegeben waren, da noch keine Satzung vorlag. Paul Schröder wurde von dieser »Mitgliederversamm- lung« *per Akklamation* als Vorsitzender mit weitreichenden Befugnissen *vorgeschlagen* – von wem er letztlich *bestellt* und mit der eigentlichen Vereinsgründung *beauftragt* werden sollte, bleibt an dieser Stelle völlig offen. Dies ist insofern von Bedeutung, als nunmehr in keiner Weise mehr die Rede davon war, dass die neue Fachgesellschaft als »Untergruppe« – etwa als eigene Abteilung – der Gesellschaft Deutscher Neurologen und Psychiater angegliedert werden sollte. Auch agierte Paul Schröder *de facto* als *Vorsitzender* der neuen Gesellschaft, nicht etwa als *Geschäftsführer* oder *Abteilungsleiter* unter dem Vorsitz Ernst Rüdins. Bemerkenswert ist ferner, dass die Gesellschaft Deutscher Neurologen und Psy- chiater bei der Gründung der neuen Fachgesellschaft gar nicht vertreten war – weder durch Ernst Rüdin noch durch ein anderes Mitglied des Vorstands oder Beirats. Ursprünglich hatte ihr Geschäfts- führer Walter Creutz das Referat über die Organisation der Kinder- und Jugendpsychiatrie in der

---

372 Anon., Bericht 1. Tagung der Deutschen Gesellschaft für Kinderpsychiatrie, S. 14. Danach auch das folgende Zitat.
373 Dieser betonte allerdings bemerkenswerterweise eher die Möglichkeiten als die Grenzen der Erziehung. Ebd., S. 76-87.
374 Ebd., S.118. Danach auch die folgenden Zitate.

Rheinprovinz halten sollen – doch war er in der Folge seiner Einberufung zur Wehrmacht verhindert und musste sich durch Hans Aloys Schmitz vertreten lassen.[375] Am Ende gab es noch nicht einmal eine Grußadresse der Gesellschaft Deutscher Neurologen und Psychiater.[376]

Dagegen machte die psychotherapeutische Fachgesellschaft, wie das Programm ihrer Tagung am 6./7. September 1940 erkennen lässt, der neu gegründeten Fachgesellschaft für Kinderpsychiatrie und Heilpädagogik ganz unverhohlene Avancen: Die am ersten Tag der Psychotherapeutentagung gehaltenen Vorträge betrafen nämlich Erziehungsfragen des Kindes- und Jugendalters:

- *Norbert Thumb*,[377] Wien, Die Erziehung des Kleinkindes im Hinblick auf seine Lebensaufgabe;
- *Kurt Seelmann* (1900-1987),[378] München, Die Erziehung des Schulkindes im Hinblick auf seine Lebensaufgabe;
- *Hans March*, Berlin,[379] Pubertätskonflikte und Lebenshaltung;
- *Margarete Seiff* (1896-1976),[380] Berlin, Elternerziehung;
- *Adolf Weizsäcker* (1896-1975), Berlin, Heimerziehung.[381]

Man kann dies als eindeutiges Kooperationsangebot an die neue Deutsche Gesellschaft für Kinderpsychiatrie und Heilpädagogik auffassen. Nach dem überraschenden Tod Schröders – er starb am 7. Juni 1941 völlig unerwartet an einer Lungenembolie als Folge einer Operation[382] – eröffnete sich sogar die Perspektive, die neue Gesellschaft zu vereinnahmen.

Hier prallten die Interessen der Psychotherapeuten und der Psychiater aufeinander. Rüdin hatte von Anfang an versucht, die neue Fachgesellschaft für Kinderpsychiatrie und Heilpädagogik an die Gesellschaft Deutscher Neurologen und Psychiater anzubinden. Am 24. Februar 1941 hatte er sich – in Absprache mit Linden – mit Vorschlägen zur »Heranziehung der Deutschen Gesellschaft für Kinderpsychiatrie an die Gesellschaft Deutscher Neurologen und Psychiater«[383] an Schröder gewandt. Dieses Schreiben ließ Schröder zunächst unbeantwortet, wenngleich er selbst in einem Schreiben vom 29. Januar 1941 den Gedanken geäußert hatte, die zweite Tagung der Deutschen Gesellschaft für Kinderpsychiatrie und Heilpädagogik örtlich und zeitlich mit der nächsten Jahresversammlung der Gesellschaft Deutscher Neurologen und Psychiater zu verbinden. Nachdem die Entscheidung gefallen

---

375 Castell u.a., Geschichte, S. 72.

376 Darauf macht Klaus Schepker aufmerksam. Das neue Forschungsprojekt zur Vor- und Gründungsgeschichte der Deutschen Gesellschaft für Kinderpsychiatrie und Heilpädagogik arbeitet auch heraus, dass es von Seiten des Reichsgesundheitsamtes gern gesehen worden wäre, wenn sich die Gesellschaft für Kinderpsychiatrie und Heilpädagogik enger mit der Deutschen Gesellschaft für Kinderheilkunde zusammengeschlossen hätte. Freundliche Auskunft Klaus Schepker.

377 Thumb habilitierte sich 1941 an der Universität Wien im Fach Psychologie. Für die NSV begutachtete er erziehungsschwierige Kinder. Auch wandte er psychotechnische Methoden zur »Grobauslese« ausländischer Zwangsarbeitskräfte in Wiener Industriebetrieben an. Vgl. Geschichte der Fakultät für Psychologie, psychologie.univie.ac.at.

378 Seelmann war Pädagoge, Psychotherapeut, Erziehungsberater und Vertreter der Individualpsychologie. In der Bundesrepublik Deutschland engagierte er sich als Leiter des Jugendamtes München in der Sexualaufklärung. Hugo Maier (Hg.), Who is Who der sozialen Arbeit, Freiburg 1998, S. 544-546.

379 Dr. med. Hans March arbeitete als Nervenarzt in Berlin.

380 Die Neoanalytikerin Margarete Seiff, eine Schülerin Harald Schulz-Henckes, arbeitete als Behandelnde Psychologin in der Abteilung Erziehungshilfe des Berliner Instituts für Psychologische Forschung und Psychotherapie, seit 1940 war sie Dozentin und Lehranalytikerin des Instituts. Vgl. Regine Lockot, Reinigung der Psychoanalyse, Tübingen 1994/ND Gießen 2013; Christiane Ludwig-Körner, Wiederentdeckt. Psychoanalytikerinnen in Berlin, 2. Aufl., Gießen 2014.

381 Adolf Weizsäcker arbeitete ebenfalls als Behandelnder Psychologe am Berliner Institut. Tagungsbericht: Rudolf Bilz, Psyche und Leistung. Bericht über die 3. Tagung der Deutschen allgemeinen Ärztlichen Gesellschaft für Psychotherapie in Wien am 6. und 7. September 1940, Stuttgart 1941; Castell u.a., Geschichte, S. 77.

382 Thüsing, Leben, S. 54.

383 Rüdin an Schröder, 23.5.1941, NAW, Record Group 549, Stack 290, Row 59, Comp. 17, Bl. 124903-124904, Zitat: Bl. 124903. Danach auch die folgenden Zitate. – Das Schreiben Rüdins an Schröder vom 24. Februar 1941 selbst ist leider nicht überliefert, ebenso wenig wie das Schreiben Schröders an Rüdin vom 29. Januar 1941.

war, dass die Sechste Jahresversammlung der Gesellschaft Deutscher Neurologen und Psychiater vom 5. bis 7. Oktober 1941 in Würzburg stattfinden sollte, hakte Rüdin am 23. Mai 1941 bei Schröder nach und drang darauf, dass die kinderpsychiatrische Tagung mit dem psychiatrisch-neurologischen Kongress verzahnt werden sollte. Man müsse überlegen, »wie wir nun zeitlich in Würzburg alle zur Gesamt-Psychiatrie und Neurologie gehörenden Tagungen Psychiatrie, Neurologie, Psychotherapie und Kinderpsychiatrie vereinigen können.« Dabei wies Rüdin darauf hin, dass »die Vereinigung mit der Psychotherapeutischen Gesellschaft« bereits »vollzogen« sei – mit Göring war ein psychotherapeutischer Schwerpunkt bei der Sechsten Jahresversammlung der Gesellschaft Deutscher Neurologen und Psychiater verabredet worden. Rüdin regte nun an, Schröder möge seinerseits in Würzburg ein Referat zu einem frei zu wählenden Thema aus der Kinderpsychiatrie halten.

Gleichzeitig wandte sich Rüdin an Hans Reiter, den Präsidenten des Reichsgesundheitsamtes, und bat ihn, die »Vereinigungsaktion«[384] zu unterstützen. Die »Vereinigungsbestrebungen oder besser Zusammenhaltungsbestrebungen« seien »im sachlichen Interesse geboten«. Dabei, so ließ Rüdin durchblicken, sei insofern Eile geboten, als »die Persönlichkeiten, welche sich um die einzelnen Gebiete bisher angenommen haben, insbesondere Göring, Schröder und ich selbst […] voraussichtlich nicht mehr lange ihre Fürsorge und Liebe den betreffenden Gebieten und Spezialgesellschaften zuwenden können.«

Der Unterstützung Reiters bedurfte es freilich gar nicht, denn diesmal reagierte Paul Schröder auf die Initiative Ernst Rüdins zeitnah – am 31. Mai 1941 – und in positivem Sinne. Er kündigte an, die zweite Tagung der Deutschen Gesellschaft für Kinderpsychiatrie und Heilpädagogik – unmittelbar vor der Sechsten Jahresversammlung der Gesellschaft Deutscher Neurologen und Psychiater – am 4. und 5. Oktober 1941 in Würzburg abzuhalten.[385] Das Programm sei bereits »weitgehend festgelegt«.[386] Auf Vorschlag insbesondere der Hilfsschullehrer sei als »Leitthema […] ›Das Hilfsschulkind‹« ausgewählt worden.[387] Hier seien auch bereits zwei Referenten bestimmt, der eine »für die modernen Ausleseverfahren für die Hilfsschule«, der andere »für die wichtige Frage der Hilfsschule auf dem Lande«. Im Hinblick auf die übrige Tagung habe er »das Leitthema etwas ausgedehnt, in der Richtung, was Minderbegabung ist und was Begabungen überhaupt sind.« Vorgesehen waren

- Oswald Kroh, München, mit einem einleitenden Vortrag über die Frage der Begabungen,
- Fred Dubitscher, Berlin, zur »Erbbiologie des Schwachsinns«,[388]
- *Hildegard Hetzer* (1899-1991), über »Intelligenzprüfungen«,
- Paul Schröder über »Geistesschwäche und Leistungsschwäche«,

---

384 Rüdin an Reiter, 23.5.1941, NAW, Record Group 549, Stack 290, Row 59, Comp. 17, Bl. 124905. Danach auch die folgenden Zitate.

385 In der Ankündigung in: Psychiatr.-Neurol. Wschr. 43 (1941), S. 218 (24.5.1941), hatte man Zeit und Ort der Tagung noch offen gelassen.

386 Schröder an Rüdin, 31.5.1941, NAW, Record Group 549, Stack 290, Row 59, Comp. 17, Bl. 124912-124913, Zitat: Bl. 124912. Danach auch die folgenden Zitate.

387 Zum Hintergrund: Dagmar Hänsel, Die NS-Zeit als Gewinn für Hilfsschullehrer, Bad Heilbrunn 2006; dies., Karl Tornow, Werner Brill, Pädagogik der Abgrenzung. Die Implementierung der Rassenhygiene im Nationalsozialismus durch die Sonderpädagogik, Bad Heilbrunn 2011.

388 Dubitscher war auf Vorschlag Rüdins eingeladen worden. Rüdin teilte Dubitscher am 24. Februar 1941 mit, dass er Schröder geraten habe, ihn als »erbbiologischen Referenten« einzuladen, und bat den Regierungsrat im Reichsgesundheitsamt, die Einladung Schröders anzunehmen. Zur Begründung führte Rüdin an: »Wir müssen gerade an die Kinderpsychiatrie einen sehr ernsten und strengen erbbiologischen und rassenhygienischen Maßstab anlegen und ich vertraue in dieser Hinsicht ganz auf Sie. Die Gesellschaft darf nicht bloß heilpädagogisch aufgezogen werden, sonst bekommen wir unsere Erbminderwertigen nie los.« Rüdin an Dubitscher, 24.2.1941, MPIP-HA: GDA 128. Auch zitiert in: Castell u.a., Geschichte, S. 78.

- Hans Bürger-Prinz über »Schreib-Lese-Schwäche«[389] sowie
- Werner Villinger über »die spätere Bewährung der Hilfsschüler«.

Von seiner Ausrichtung her lag dieses Programm genau auf der Linie, die das Netzwerk um Ernst Rüdin seit 1934 in der psychiatrischen Fachgesellschaft durchzusetzen versuchte. Hier wird die Handschrift Paul Schröders sichtbar, der bereits in einem Brief an Rüdin im Jahre 1937 als »im Interesse der Allgemeinheit« liegend ein »rücksichtsloses Ausscheiden all dessen, was charakterologisch als wertlos erkannt wird«, gefordert hatte, »aber alle Hilfe denjenigen Kindern, die entweder aus ihrem Charaktergefüge heraus in die Umgebung nicht passen [...] oder die vielen, die lediglich milieugeschädigt sind.«[390] Dies fügte sich nahtlos in Rüdins Konzept einer künftigen, auf das »Volksganze« zielenden Psychiatrie.

Rüdins Angebot, auf der Jahresversammlung der Gesellschaft Deutscher Neurologen und Psychiater zu referieren, schlug Schröder aus, es sei denn, es bestehe der Wunsch, dass er die »Versammlung kurz über Ziele und Zwecke der neuen Gesellschaft unterrichte.«[391] Dagegen ging Schröder auf das Angebot, wieder in den Beirat der Gesellschaft Deutscher Neurologen und Psychiater einzutreten, bereitwillig ein und bat umgekehrt um Vorschläge, »wer umgekehrt von den Psychiatern in den Beirat der neuen Gesellschaft eintreten soll.«[392] Es war also an eine eher lose Verbindung der beiden Fachgesellschaften gedacht in der Form der wechselseitigen Entsendung von Vertretern in die Beiräte. Den Grund für diese Strategie führte Schröder in seinem Schreiben explizit an:

> »Unter den Hörern und Mitgliedern der Gesellschaft ist nur eine ganz verschwindend geringe Zahl von Psychiatern; dem stehen gegenüber eine Reihe Hunderte [sic] von Sonderschullehrern, Erziehern, Psychologen, Beamten der Provinzialverwaltungen und der Länder sowie der Stadtverwaltungen und eine erheblich größere Zahl von Kinderärzten; korporativ ist der Gesellschaft mit 100 Mitgliedern beigetreten die NSV-Jugendhilfe und mit 50 Mitgliedern der NS-Lehrerbund.«

Es stellte sich mithin bei der Inkorporierung der Deutschen Gesellschaft für Kinderpsychiatrie und Heilpädagogik dasselbe Problem wie bei der Deutschen Allgemeinen Ärztlichen Gesellschaft für Psychotherapie: Beiden Fachgesellschaften gehörten viele Mitglieder an, die keine Psychiater oder Neurologen, ja nicht einmal Mediziner waren. Im Falle einer Verschmelzung mit der Gesellschaft Deutscher Neurologen und Psychiater hätte man alle diese bislang ordentlichen zu *außer*ordentlichen Mitgliedern herabstufen (oder ganz ausschließen) oder aber man hätte die psychiatrisch-neurologische Fachgesellschaft grundsätzlich für Nichtmediziner öffnen müssen.

Die Übereinkunft mit Paul Schröder war für Ernst Rüdin ein wichtiger Schritt in Richtung auf eine einheitliche Leitung der wissenschaftlichen Fachgesellschaften auf dem Gebiet der Psychiatrie und Psychotherapie. Die Freude darüber währte jedoch nur wenige Tage, bis zum plötzlichen Tod Schröders am 7. Juni 1941. Jetzt überkreuzte sich die Frage nach der Ausrichtung des disziplinären Feldes mit der Nachfolgefrage. Rüdin wollte unbedingt eine ärztliche Führung sicherstellen, obwohl – oder gerade weil – die Mediziner und insbesondere auch die Psychiater in der Deutschen Gesellschaft für Kinderpsychiatrie und Heilpädagogik in der Minderheit waren. Darüber hinaus wollte er unbedingt einen Psychiater an der Spitze der Gesellschaft installieren, der in das Netzwerk eingebunden war, das die Gesell-

---

389 Die Formulierung »ein Herr Bürger-Prinz« ist insofern höchst verwunderlich, als Bürger-Prinz zur kinderpsychiatrischen Arbeitsgruppe in Schröders Psychiatrischer und Nervenklinik in Leipzig gehört hatte. Bürger-Prinz hatte bereits auf der Jahresversammlung des Deutschen Vereins für Psychiatrie im Jahre 1933 über das Thema der angeborenen Schreib- und Leseschwäche referiert.

390 Schröder an Rüdin, 9.8.1937, MPIP-HA: GDA 132. Auch zitiert in: Castell u.a., Geschichte, S. 441.

391 Schröder an Rüdin, 31.5.1941, NAW, Record Group 549, Stack 290, Row 59, Comp. 17, Bl. 124912-124913, Zitat: Bl. 124913. Danach auch die folgenden Zitate.

392 Daran schloss Schröder die direkte Frage an: »Legen Sie [Rüdin] persönlich Wert darauf?«

schaft Deutscher Neurologen und Psychiater zusammenhielt. Die Annahme der Forschergruppe um Rolf Castell, dass Rüdin »offenbar befugt war, den Nachfolger für den Posten des Präsidenten der Gesellschaft für Kinderpsychiatrie und Heilpädagogik zu ernennen«,[393] trifft so nicht ganz zu. Die Entscheidung wurde vielmehr innerhalb eines diffizilen Netzwerks an der Schnittstelle zwischen Politik und Wissenschaft ausgehandelt. Die wichtigste Instanz war die Abteilung IV des Reichsministeriums des Innern, vertreten durch Herbert Linden. Gegen seinen Willen konnte ein neuer Vorsitzender der kinderpsychiatrischen Fachgesellschaft nicht bestimmt werden. Formal hatte auch der Präsident des Reichsgesundheitsamtes, Hans Reiter, ein Mitspracherecht. Faktisch war seine Stellung jedoch zu schwach, als dass er sich gegen eine Lösung hätte stellen können, die von Linden mitgetragen wurde. Dieser jedoch traf seine Entscheidung in Absprache mit seinem unmittelbaren Ansprechpartner in der Sphäre der Wissenschaft, Ernst Rüdin, der als Vorsitzender der Gesellschaft Deutscher Neurologen und Psychiater gleichsam ein Vorschlagsrecht für sich beanspruchte. Rüdin wiederum agierte in enger Abstimmung mit Paul Nitsche – und dies bedeutete: mit der »Euthanasie«-Zentrale in der Berliner Tiergartenstraße 4. In diesem komplexen Beziehungsgeflecht versuchte man nun, eine konsensuale Lösung zu finden.

Rüdin wollte Hans Heinze als neuen Vorsitzenden der Gesellschaft für Kinderpsychiatrie und Heilpädagogik durchsetzen. Probleme bereitete dabei Reiter, an den sich Rüdin unmittelbar nach dem Tod Schröders gewandt hatte. Einig waren sich Rüdin und Reiter darin, dass eine ärztliche Führung der Deutschen Gesellschaft für Kinderpsychiatrie und Heilpädagogik sichergestellt werden müsse. Reiter favorisierte als Vorsitzenden Werner Villinger, der der Deutschen Gesellschaft für Kinderpsychiatrie und Heilpädagogik als Schriftführer von Anfang an verbunden war, auch wenn er durchaus wisse, so Reiter, dass »Villinger nicht überall Freunde sitzen habe«.[394] Über Heinze, so Reiter ausweichend, fehle ihm »ein eigenes Urteil«. Im Augenblick könne er, Reiter, »Heinze aus bestimmten Gründen *nicht* für den richtigen Mann an dieser Stelle halten.« Der Präsident des Reichsgesundheitsamtes kündigte an, zur Jahresversammlung der Gesellschaft Deutscher Neurologen und Psychiater nach Würzburg kommen und am Rande der Veranstaltung vertraulich mit Rüdin über die Nachfolge Schröders sprechen zu wollen, falls diese nicht schon vorher geklärt werden könnte.

Diese Stellungnahme konnte Rüdin nicht zufriedenstellen, wünschte er doch dringend, dass die zweite Tagung der Deutschen Gesellschaft für Kinderpsychiatrie und Heilpädagogik »von einem psychiatrischen Vorsitzenden im Benehmen mit dem Gesamtverein durchgeführt«[395] würde. Wegen Villinger, so ließ Rüdin den Präsidenten des Reichsgesundheitsamtes am 28. Juni 1941 wissen, habe er sich mit der Bitte um eine Stellungnahme an das Reichsinnenministerium gewandt. Es sei zwar sicher, »dass das Reichserziehungsministerium die zur Zeit der Berufungsverhandlungen Villingers gegen diesen bestehenden Bedenken überwunden« habe.[396] Es frage sich aber, »ob von irgendeiner maßgeblichen Seite seither wieder ernstere Bedenken geltend gemacht werden konnten.« Nachdrücklich empfahl Rüdin Hans Heinze, den er »als Kinderpsychiater und Schüler von Schröder«, aber auch »als Vertreter zielbewusster rassenhygienischer Anschauungen« schätze. Rüdin bat Reiter mitzuteilen, welches die »bestimmten Gründe« seien, die ihn wegen Heinze zögern ließen. Vorsichtshalber brachte Rüdin noch einen weiteren Namen ins Spiel: Hans Aloys Schmitz. Er gehörte zu den Gründungsmitgliedern der Deutschen Gesellschaft für Kinderpsychiatrie und Heilpädagogik.[397]

---

393 Castell u.a., Geschichte, S. 78. Ähnlich: ebd., S. 84.

394 Rüdin an Linden, 28.6.1941, NAW, Record Group 549, Stack 290, Row 59, Comp. 17, Bl. 124908-124911, Zitat: Bl. 124909. Danach auch die folgenden Zitate (Hervorhebung im Original). Rüdin paraphrasiert hier ein Schreiben Reiters vom 16. Juni 1941, das selbst nicht überliefert ist.

395 Rüdin an Reiter, 28.6.1941, NAW, Record Group 549, Stack 290, Row 59, Comp. 17, Bl. 124906-124907, Zitat: Bl. 124906. Danach auch die folgenden Zitate. – Auch zitiert in: Castell u.a., Geschichte, S. 79.

396 Zu den Problemen bei der Berufung Villingers nach Breslau: Holtkamp, Werner Villinger, S. 25-28.

397 Dies widerspricht der Darstellung von Forsbach, Medizinische Fakultät, S. 217, dass Schmitz »den Ansichten Ernst Rüdins zu Erbbiologie und ›Euthanasie‹ eher fern« gestanden habe.

Zeitgleich mit seinem Schreiben an Reiter sandte Rüdin ein weiteres Schreiben an Linden, in dem er diesen über den Stand der Verhandlungen ins Bild setzte. Der Vorsitz der Deutschen Gesellschaft für Kinderpsychiatrie und Heilpädagogik, so betonte Rüdin gegenüber Linden, müsse »unbedingt in geeigneten ärztlichen Händen bleiben«.[398] Er habe gehört, »dass ein Lehrer sich der Sache annehmen soll.« Hier könnte der bisherige zweite Vorsitzende, *Fritz Zwanziger*, Direktor der Kreistaubstummenanstalt in Nürnberg und Reichsfachschaftsleiter im NS-Lehrerbund, gemeint gewesen sein.[399] Auch bestehe die Gefahr, so Rüdin, »dass die Pädiater sich der Sache bemächtigen, was zweifelsohne unerwünscht wäre.«[400] Rüdin bat Linden um eine Stellungnahme zu Villinger. Er habe »vieles über Villinger gehört«,[401] müsse sich »dann aber wieder sagen, warum hat man ihn denn neuestens zum staatlichen Ordinarius für Psychiatrie in Breslau gemacht, wenn die Bedenken, die man gegen ihn haben kann, wirklich so schwerwiegender Natur sind.« Rüdin fragte auch Linden, welches die »bestimmten Gründe« seien, die gegen Heinze sprächen.

Doch blieb auch Linden eine Antwort schuldig. »Wenn mir die zuständigen Leute nicht offen ihre Meinung sagen, und zwar bald«, so klagte Rüdin am 8. Juli 1941 Nitsche sein Leid, »so tue ich mir [sic] natürlich sehr schwer, eine Wahl zu treffen, und es muss unter diesen Umständen auf eine Kinderpsychiater-Tagung verzichtet werden, was aber dann vielleicht auch unsern Einigungsbestrebungen nicht nützlich ist.«[402] Rüdin hatte soeben eine weitere Anfrage an Linden gerichtet, nachdem sich Werner Villinger bei ihm gemeldet hatte.

Dieser trat recht selbstbewusst auf. »Als bisheriger erster Schriftführer und von Herrn Professor Schröder einst schon als präsumptiver Nachfolger bezeichneter Geschäftsführer der ›Deutschen Gesellschaft für Kinderpsychiatrie und Heilpädagogik‹«[403] habe er »einstweilen die Fortführung der Geschäfte übernommen«. Er erbat nun das Einverständnis Rüdins, die zweite Tagung der kinderpsychiatrischen Fachgesellschaft in Würzburg durchführen zu dürfen. Weil die Deutsche Gesellschaft für Kinderpsychiatrie und Heilpädagogik als eine »Art Auffang-Organisation für die früheren internationalen Tagungen für Kinderpsychiatrie und Heilpädagogik« gegründet worden sei und »das Ausland uns in den Jahren 1932-39 in dieser Hinsicht den Wind aus den Segeln zu nehmen beabsichtigte (und es bis zu einem gewissen Grade auch fertiggebracht hat)«, wäre es gut, so Villinger, »wenn die neu gegründete Gesellschaft nicht gleich wieder einschlafen würde, sondern durch eine neue Tagung ihre Existenzberechtigung und Leistungsfähigkeit dokumentieren könnte.«

Am 14. Juli 1941 wandte sich Rüdin mit einer Bitte an Nitsche. Linden hatte sich mittlerweile *für Heinze* als neuen Vorsitzenden der Deutschen Gesellschaft für Kinderpsychiatrie und Heilpädagogik ausgesprochen, während sich Reiter auf die Nachfrage Rüdins nach den »bestimmten Gründen«, die gegen Heinze sprächen, immer noch nicht gemeldet hatte. Er »könnte nun natürlich einfach Herrn Heinze ernennen«,[404] so Rüdin, er wolle dies aber nicht tun, »ohne dass vorher noch jemand mit Präsident Reiter sich darüber verständigt« habe. Rüdin bat nun Nitsche um einen Telefonanruf bei Reiter, um zu erfahren, ob er »etwas Ausschlaggebendes« gegen Heinze einzuwenden habe. Die Bitte

398 Rüdin an Linden, 28.6.1941, NAW, Record Group 549, Stack 290, Row 59, Comp. 17, Bl. 124908-124911, Zitat: Bl. 124908. Danach auch das folgende Zitat. – Auch zitiert in: Castell u.a., Geschichte, S. 79 f.
399 Ebd., Bl. 124910. Neben Schröder, Zwanziger und Villinger gehörte noch Direktor *Anton Maller*, Wien, Generalsekretär der Internationalen Gesellschaft für Heilpädagogik, als zweiter Schriftführer dem Vorstand der Deutschen Gesellschaft für Kinderpsychiatrie und Heilpädagogik an.
400 Ebd.
401 Ebd., Bl. 124909. Danach auch das folgende Zitat.
402 Rüdin an Nitsche, 8.7.1941, NAW, Record Group 549, Stack 290, Row 59, Comp. 17, Bl. 124934. – Auch zitiert in: Castell u.a., Geschichte, S. 81.
403 Villinger an Rüdin, 4.7.1941, NAW, Record Group 549, Stack 290, Row 59, Comp. 17, Bl. 124935. Danach auch die folgenden Zitate. Auch zitiert in: Castell u.a., Geschichte, S. 78 f.
404 Rüdin an Nitsche, 14.7.1941, NAW, Record Group 549, Stack 290, Row 59, Comp. 17, Bl. 124936-124937, Zitat: Bl. 124936. Danach auch die folgenden Zitate. – Auch zitiert in: Castell u.a., Geschichte, S. 81.

war dringlich, denn Rüdin zögerte mit seiner Antwort an Villinger, »bis die Sache Heinze in Blei ist«; auch wartete Rüdin noch mit einer Anfrage bei Heinze, ob er zur Übernahme des Vorsitzes bereit sei.

Am 16. Juli 1941 meldete sich auch Werner Heyde in dieser Angelegenheit zu Wort: »Die Hemmungen, die Herr Reiter gegenüber Heinze hat, hängen ausschließlich mit der Aktion zusammen.«[405] Gemeint war die »Euthanasie«-Aktion. Dies aber, so betonte Heyde gegenüber Rüdin, dürfe »unter keinen Umständen als Hinderungsgrund anerkannt werden«. Er selbst sprach sich nachdrücklich für Heinze aus. Gegen Villinger machte Heyde »Bedenken« geltend, obwohl dieser doch, wie erwähnt, seit dem 28. März 1941 als »Gutachter« der »Aktion T4« geführt wurde. Heydes Bedenken richteten sich darauf, dass Villinger »außerhalb seiner rein wissenschaftlichen Betätigung als Klinikchef bei seinen doch erheblichen konfessionellen Bindungen einen so repräsentativen Posten wie den des Vorsitzes dieser Gesellschaft« übernehme.

Einen Tag später, am 17. Juli 1941, schrieb auch Paul Nitsche nach München. Er habe soeben festgestellt, dass »Herr Br.«[406] vor zwei oder drei Tagen an Reiter geschrieben habe, »Heinze müsse Vorsitzender der Kinderpsychiatrie werden, nicht aber Villinger«. Er wolle jetzt noch bis zum Wochenende warten und dann in Rüdins Auftrag bei Reiter anrufen, »um zu sehen, wie die Sache nun weiter gedeichselt werden soll«. Bei »Herrn Br.« könnte es sich um Oberdienstleiter Viktor Brack von der »Kanzlei des Führers« gehandelt haben – zu dem Nitsche, der sich zu dieser Zeit in der »Euthanasie«-Zentrale in der Berliner Tiergartenstraße 4 aufhielt, einen kurzen Draht hatte –, möglicherweise aber auch um Hitlers »Begleitarzt« Karl Brandt. Zweifelsfrei jedoch ging es hier um eine massive Einflussnahme von Seiten der »Euthanasie«-Zentrale zugunsten Heinzes. Am 19. Juli 1941 bat Rüdin darum, dass, sobald der telefonische Kontakt mit Reiter stattgefunden hätte, Nitsche oder Heyde sich mit der Bitte an Heinze wenden sollte, den Vorsitz der Deutschen Gesellschaft für Kinderpsychiatrie und Heilpädagogik zu übernehmen. Ferner bat Rüdin darum, ihn umgehend zu benachrichtigen, damit er endlich die Anfrage Villingers beantworten könne.[407] Am 25. Juli 1941 konnte Nitsche nach München berichten, dass am Tag zuvor durch seine Vermittlung ein persönliches Treffen zwischen Reiter und Heinze stattgefunden hatte. In einem weiteren Telefongespräch mit Nitsche erklärte Reiter, er habe »von Heinze einen sehr günstigen Eindruck bekommen«[408] und neige dazu, »ihn als Vorsitzenden anzuerkennen«, wolle aber zuvor »erst noch gewisse andere Erkundigungen einziehen.« Auf Nitsches Drängen unter Verweis auf die Würzburger Tagung habe Reiter die »größte Beschleunigung seiner endgültigen Antwort« zugesagt.

Noch bevor diese Nachricht in München eintraf, sah sich Rüdin am 24. Juli 1941 gezwungen, abermals in der Sache aktiv zu werden. Es hatte ihn nämlich das Gerücht erreicht, dass Göring die führerlose Deutsche Gesellschaft für Kinderpsychiatrie und Heilpädagogik in seiner Gesellschaft der Psychotherapeuten aufgehen lassen wollte. Angeblich wollte Göring »zwischen organisch kranken und neurotischen Kindern«[409] unterscheiden und »verlange die Letzteren für sich«. Rüdin protestierte umgehend bei Linden. Görings Linie, so Rüdin, scheine dahin zu gehen,

405 Heyde an Rüdin, 16.7.1941, NAW, Record Group 549, Stack 290, Row 59, Comp. 17, Bl. 124939-124940, Zitat: Bl. 124940. Danach auch die folgenden Zitate. – Auch zitiert in: Castell u.a., Geschichte, S. 81.

406 Nitsche an Rüdin, 17.7.1941, NAW, Record Group 549, Stack 290, Row 59, Comp. 17, Bl. 124942-124943, Zitat: Bl. 124942. Danach auch das folgende Zitat.

407 Rüdin an Heyde, 19.7.1941, NAW, Record Group 549, Stack 290, Row 59, Comp. 17, Bl. 124946-124948. – Ausführlich zitiert in: Castell u.a., Geschichte, S. 82.

408 Nitsche an Rüdin, 25.7.1941, NAW, Record Group 549, Stack 290, Row 59, Comp. 17, Bl. 124951-124953, Zitat: Bl. 124953. Danach auch die folgenden Zitate.

409 Rüdin an Linden, 24.7.1941, NAW, Record Group 549, Stack 290, Row 59, Comp. 17, Bl. 124968-124669. Danach auch die folgenden Zitate.

»der Psychiatrie all das zuzuweisen, was therapeutisch aussichtslos ist und unsere Wissenschaft nach außen hin unbeliebt zu machen geeignet erscheint, während er alles therapeutisch Hoffnungsvolle für sich und seine Psychotherapeuten beansprucht. Würde diese Zweiteilung durchgeführt, so bliebe der praktischen Psychiatrie außer den Gerichtsgutachten nur noch all das übrig, was jetzt in die Heil- und Pflegeanstalten geht. Einer derartigen Entwicklung müsste aber mit allem Nachdruck vorgebeugt werden, schon um unseres Nachwuchses und um des Rufes der Psychiatrie nach außen hin willen. Denn auf der einen Seite suchen die Neurologen das Gebiet der Psychiatrie immer mehr einzuengen; auf der anderen Seite stehen die Psychotherapeuten und beanspruchen für sich all das, was den ärztlich und nicht rein theoretisch eingestellten Nachwuchs bei unserem Fache hält. Den Gegensatz dieser drei Strömungen kann die kommende Generation nur dadurch überwinden, dass sie, wie es auch jetzt schon in den Psychiatrischen und Nervenkliniken angestrebt wird, alle drei Richtungen in sich vereinigt. Das Auseinanderfallen in drei sich bekämpfende Sonderfächer würde ich für ein großes Unglück halten.«

Vor diesem Hintergrund sollte die Sechste Jahresversammlung der Gesellschaft Deutscher Neurologen und Psychiater das Feld der Psychotherapie mit abdecken und mit der Tagung der Kinderpsychiater eng verzahnt werden. Dazu kam es jedoch nicht, die Würzburger Jahresversammlung wie auch die kinderpsychiatrische Tagung mussten, wie bereits erwähnt, abgesagt werden,[410] die Beratung über die weitere Ausgestaltung des Verhältnisses zwischen der Gesellschaft Deutscher Neurologen und Psychiater, der Deutschen Allgemeinen Ärztlichen Gesellschaft für Psychotherapie und der Gesellschaft für Kinderpsychiatrie und Heilpädagogik, die auf der Tagesordnung der Beiratssitzung am 4. Oktober 1941 stand, entfiel. Der Machtkampf zwischen Psychiatrie und Psychotherapie ging weiter. Während die Psychiatrie infolge der Auflösung der Luftwaffen- und Heerespsychologie im Jahre 1942 wieder Boden gutmachen konnte,[411] war an eine Vereinnahmung der Fachgesellschaft für Psychotherapie nicht mehr zu denken. Die gegen Ende der 1930er Jahre erreicht Pattsituation konnte bis 1945 nicht mehr aufgelöst werden.

Auch im Hinblick auf die Deutsche Gesellschaft für Kinderpsychiatrie und Heilpädagogik kam es zu einer Pattsituation: Keiner der beiden Kandidaten für den Posten des Vorsitzenden konnte sich entscheidend durchsetzen. Ob Hans Reiter schließlich sein Plazet zur Ernennung Heinzes gab und ob eine solche Ernennung durch das Reichsinnenministerium und das Reichsgesundheitsamt offiziell ausgesprochen wurde, muss dahingestellt bleiben. Am 21. November 1941 schrieb Rüdin an Heinrich Pette und Paul Nitsche, dass man sich, wenn man die ausgefallene Sechste Jahresversammlung im Jahr 1942 nachholen wolle, mit den Psychotherapeuten und Kinderpsychiatern in Verbindung setzen müsse, »für die Kinderpsychiater mit dem Herrn […], der jetzt stellvertretungsweise die Geschäfte der Deutschen Gesellschaft für Kinderpsychiatrie besorgt.«[412] Es ist nicht ganz sicher, ob Rüdin hier Werner Villinger meinte – falls dies der Fall sein sollte, fragt sich, warum er ihn an dieser Stelle nicht beim Namen nannte. Klar ist, dass er zu diesem Zeitpunkt noch nicht davon ausging, dass Hans Heinze vom Ministerium zum Vorsitzenden berufen worden war. Anders in einem weiteren Schreiben an Nitsche vom 27. Juni 1942, in dem es um die Zusammensetzung einer Kommission der Gesellschaft Deutscher Neurologen und Psychiater ging. Darin regte Rüdin an, »wenn Reiter auch eine Tagung für Kinderpsy-

---

410 Psychiatr.-Neurol. Wschr. 43 (1941), S. 369.

411 Vgl. Geuter, Professionalisierung, S. 399-405; Schröder, Auseinandersetzungen, S. 140-142 (zur Rolle der Beratenden Psychiater und insbesondere Werner Villingers); P. Brieler, Sorgenkinder in der Wehrmachtspsychologie, in: Psychologie und Gesellschaftskritik 12 (1988), S. 51-75; Johannes Platz, Die Entwicklung der Wehrpsychologie in Deutschland von 1914-1945 und über die Entwicklung geführte Auseinandersetzung in der Nachkriegszeit, in: Axel C. Hüntelmann/Michael C. Schneider (Hg.), Jenseits von Humboldt. Wissenschaft im Staat 1850-1990, Frankfurt/Main 2010, S. 165-185, hier: S. 172 ff.

412 Rüdin an Pette (in Abschrift an Nitsche), 21.11.1941, NAW, Record Group 549, Stack 290, Row 59, Comp. 17, Bl. 127483-127485, Zitat: Bl. 127484-127485.

chiatrie in Aussicht nimmt, auch Heintze [sic]« zu berücksichtigen, »der ja jetzt wohl Vorsitzender der Gesellschaft für Kinderpsychiatrie ist.«[413] Die Formulierung belegt, dass sich Rüdin in diesem Punkt nicht sicher war. Es ist sehr wahrscheinlich, dass das Netzwerk um Ernst Rüdin zu diesem Zeitpunkt davon ausging, dass Hans Heinze *de facto* Vorsitzender der Deutschen Gesellschaft für Kinderpsychiatrie und Heilpädagogik sei, und ihn dementsprechend in seine strategischen Überlegungen mit einbezog[414] – dazu später noch mehr. Umgekehrt gab Werner Villinger in einem Lebenslauf vom 1. Juli 1944 an, er habe nach dem Tod Schröders den *stellvertretenden* Vorsitz der Deutschen Gesellschaft für Kinderpsychiatrie und Heilpädagogik übernommen.[415]

Die Gesellschaft Deutscher Neurologen und Psychiater, das Kaiser-Wilhelm-Institut für Hirnforschung und das Lazarettwesen für Hirn-, Rückenmark- und Nervenverletzte

Der dritte Gesichtspunkt, der bei der Gestaltung des Programms der Würzburger Tagung eine Rolle spielte, betraf das im Entstehen begriffene Lazarettwesen für Hirn-, Rückenmark- und Nervenverletzte, das sich um den Kristallisationskern des Kaiser-Wilhelm-Instituts für Hirnforschung in Berlin-Buch anlagerte. Mit dem Umzug in einen Neubau in unmittelbarer Nachbarschaft zu den Städtischen Krankenanstalten Berlin-Buch im Jahre 1930 war diese 1898 von dem Forscherehepaar *Oskar* und *Cécile Vogt* (1870-1959, 1875-1962) gegründete, 1919 zum Kaiser-Wilhelm-Institut erhobene Einrichtung zum damals größten und modernsten Hirnforschungsinstitut der Welt aufgestiegen.[416] Nach 1933 versank das Institut in einem Dickicht von Intrigen, Denunziationen und Konflikten, mit dem Ergebnis, dass Oskar Vogt seine Stellung als Direktor zum 1. April 1937 räumen musste.[417] An seine Stelle trat Hugo Spatz, bis dahin Assistent Oswald Bumkes und Leiter des neuropathologischen Labors an der Psychiatrischen und Nervenklinik in München.

Mit dem Wechsel an der Spitze war eine tiefgreifende Umstrukturierung verbunden.[418] Neu gegründet wurde eine »Abteilung für Experimentelle Pathologie und Tumorforschung«, im Nebenamt geleitet von dem Neurochirurgen Wilhelm Tönnis, der bis dahin eine Professur in Würzburg innegehabt hatte und nun – gegen den Widerstand der medizinischen Fakultät – zum Extraordinarius an der Berliner Universität und zum Leitenden Arzt des Hansa-Krankenhauses ernannt wurde. Neu war auch die »Abteilung für Allgemeine Pathologie« unter Hans E. Anders, der hauptamtlich als Direktor

---

413 Zit. n. Castell u.a., Geschichte, S. 84.
414 Bis Anfang 1944 war freilich keine Berufung Heinzes in den Beirat der Gesellschaft Deutscher Neurologen und Psychiater erfolgt. Heinze an Nitsche, 20.1.1944, BArch. R 96 I/18 (abgedruckt in: Udo Benzenhöfer, Der Briefwechsel zwischen Hans Heinze und Paul Nitsche (1943/44), in: Thomas Beddies/Kristina Hübener (Hg.), Dokumente zur Psychiatrie im Nationalsozialismus, Berlin 2003, S. 271-285, hier: S. 284; auch zitiert in: Castell u.a., Geschichte, S. 84). Dies dürfte allerdings dem Umstand geschuldet sein, dass der Beirat nicht mehr zusammentrat.
415 Castell u.a., Geschichte, S. 84 f.
416 Jochen Richter, Das Kaiser-Wilhelm-Institut für Hirnforschung und die Topographie der Großhirnhemisphären. Ein Beitrag zur Institutsgeschichte der Kaiser-Wilhelm-Gesellschaft und zur Geschichte der architektonischen Hirnforschung, in: Bernhard vom Brocke/Hubert Laitko (Hg.), Die Kaiser-Wilhelm-Gesellschaft/Max-Planck-Gesellschaft und ihre Institute, Berlin 1996, S. 349-408, hier: S. 355-388; Heinz Bielka, Die Medizinisch-Biologischen Institute Berlin-Buch. Beiträge zur Geschichte, Berlin 1997, S. 18-25; Helga Satzinger, Die Geschichte der genetisch orientierten Hirnforschung von Cécile und Oskar Vogt (1875-1962, 1870-1959) in der Zeit von 1895 bis ca. 1927, Stuttgart 1998, S. 82-91.
417 Richter, KWI für Hirnforschung, S. 388-392; Bielka, Medizinisch-Biologische Institute, S. 31-33; Satzinger, Geschichte, S. 93-95; Schmuhl, Hirnforschung; Michael Hagner, Im Pantheon der Gehirne. Die Elite- und Rassengehirnforschung von Oskar und Cécile Vogt, in: Hans-Walter Schmuhl (Hg.), Rassenforschung an Kaiser-Wilhelm-Instituten vor und nach 1933, Göttingen 2003, S. 99-144, hier: S. 125-133; ders., Geniale Gehirne. Zur Geschichte der Elitegehirnforschung, 2. Aufl., Göttingen 2005, S. 276-278.
418 Dazu ausführlich: Schmuhl, Hirnforschung, S. 569-582, 588-594.

des Neuropathologischen Instituts der Reichshauptstadt Berlin tätig war, das in der Prosektur der Heil- und Pflegeanstalt Berlin-Buch untergebracht war. Wiedereröffnet wurde die »Abteilung für Histopathologie« die nach der Entlassung Max Bielschowskys im Jahre 1933 vorübergehend stillgelegt worden war. An ihre Spitze wurde Julius Hallervorden berufen, der Leiter der Zentralprosektur der psychiatrischen Anstalten der Provinz Brandenburg in Potsdam, ab 1938 in Brandenburg-Görden. Die daraus entstehende Querverbindung zur »Euthanasie« wurde bereits eingehend geschildert. Diese Abteilungsneugründungen spiegeln die Schwerpunktverlagerung im Forschungsprogramm des Instituts im Jahre 1937 wider. Spatz führte nämlich die Forschungen der Vogts zur Hirnarchitektonik nur ganz am Rande weiter fort.[419] Er verfolgte ausgeprägt pathologische Interessen, der Forschungsschwerpunkt des Kaiser-Wilhelm-Institut für Hirnforschung verlagerte sich eindeutig vom gesunden zum kranken Gehirn, wobei die Pathogenese einzelner Krankheiten und Behinderungen in den Vordergrund rückte und auch die Frage nach Anlage und Vererbung merklich an Bedeutung gewann.

Zu Beginn des Zweiten Weltkriegs kam es zu einer massiven Überformung der zivilen Strukturen des Kaiser-Wilhelm-Instituts für Hirnforschung durch militärische. In der Forschungsklinik des Instituts wurde das Reservelazarett 127, später das Reservelazarett 133 untergebracht.[420] Im Institut selber etablierten sich drei Sondereinrichtungen:

1. Bei Kriegsbeginn wurde die »Sonderstelle zur Erforschung der Kriegsschäden des Zentralnervensystems« der Militärärztlichen Akademie unter der wissenschaftlichen Leitung von Julius Hallervorden und der militärischen Leitung von *Bernhard Patzig* (1890-1958) eingerichtet.[421] In dieser Sonderstelle wurde das von den Heerespathologen eingehende Material untersucht; ferner wurden hier die Sektionen des Reservelazaretts 127 für Kopfschussverletzte durchgeführt und die dort anfallenden Präparate bearbeitet. Der Forschungsschwerpunkt der Sonderstelle lag auf den entzündlichen Erkrankungen des Zentralnervensystems und der Multiplen Sklerose. Bis Juni 1944 waren 1.150 Gehirne bei der Sonderstelle eingegangen. Hierunter befanden sich mindestens 185 Gehirne von Patienten aus dem Jüdischen Hospital im Ghetto Warschau sowie weitere 17 Gehirne von polnisch-jüdischen Patienten aus dem Raum Lublin mit der Verdachtsdiagnose Fleckfieber.[422]

2. Anfang 1940 wurde die »Außenabteilung für Gehirnforschung« des Luftfahrtmedizinischen Forschungsinstituts unter Leitung von Hugo Spatz eröffnet. Ihr Forschungsschwerpunkt lag auf den gedeckten und offenen Verletzungen des Gehirns. Nach Angaben des »Alexander-Reports«[423]

---

419 Dazu Spatz an Generalverwaltung der KWG, 14.11.1936, Historisches Archiv Krupp, Essen, FAH, 4 E 271; Hugo Spatz, Von den Zielen des KWI für Hirnforschung. Denkschrift an die Generalverwaltung der KWG, 23.3.1945, S. 2, AMPG, II. Abt., Rep. 20 B, 120.

420 Das Reservelazarett 127 wurde im August 1939 in der Forschungsklinik eingerichtet. Im Oktober 1941 musste es dem Reservelazarett 133 weichen und zog in das »Waldhaus« in Buch um, eine frühere Einrichtung für Lungenkranke. Bei Kriegsende befand sich das Reservelazarett 127 in Schleswig-Stadtfeld. Archiv des Evangelischen Diakonievereins Zehlendorf Akte H 17; AMPG, I. Abt., Rep. 1 A, 1584.

421 Spatz an KWG, 21.12.1939, AMPG, I. Abt., Rep. 1 A, 1583.

422 Peiffer, Forschung (bestätigt durch Dokument L – 170 (Alexander-Bericht), Kopie in AMPG, II. Abt., Rep. 1 A, PA Hallervorden, 5). Vgl. allg. Übersicht zum offiziellen Jahresbericht 1940/41; Hallervorden, Vortrag an der Militärärztlichen Akademie, Lehrgruppe C, in Gießen, 14.5.1944; Forschungsbericht Hallervorden, 13.9.1944, AMPG, Abt. II, Rep. 1 A, PA Hallervorden, 3; Manuskript Hugo Spatz, Aus dem Gebiet der Gehirnpathologie mit besonderer Berücksichtigung der Luftwaffenbelange, AMPG, II. Abt., Rep. 20 B, 11.

423 Ausführlicher Bericht aus der Feder des Psychiaters *Leo Alexander* (1905-1985), der bis 1933 bei Karl Kleist an der Universitätsnervenklinik in Frankfurt/Main gearbeitet hatte, nach der nationalsozialistischen Machtübernahme aus rassischen Gründen entlassen wurde, in die USA emigrierte und nach dem Zweiten Weltkrieg im Auftrag der amerikanischen Militärbehörden den Stand der Hirnforschung im nationalsozialistischen Deutschland untersuchte. Die Erkenntnisse Alexanders gingen in den Prozess gegen die Hauptkriegsverbrecher vor dem Internationalen Militärgerichtshof in Nürnberg ein. Im Nürnberger Ärzteprozess spielte Alexander eine bedeutende Rolle – auf ihn geht der Nürnberger Kodex für medizinische Versuche am Menschen zurück. Vgl. Ulf Schmidt, Justice at Nuremberg. Leo Alexander and the Nazi Doctor's Trial, New York 2004.

gingen alle Gehirne gefallener Luftwaffenangehöriger – insgesamt 3.338 – an die von Spatz geleitete Außenabteilung für Gehirnforschung.[424] Es gibt Hinweise darauf, dass in der »Außenabteilung für Gehirnforschung« auch Gehirne von Opfern der Unterdruckversuche »zur Rettung aus großen Höhen« untersucht wurden, die *Sigmund Rascher* (1909-1945) von Februar bis Mai 1942 im KZ Dachau durchführte.[425]

3. Als dritter militärischer Komplex trat 1941/42 die »Forschungsstelle für Hirn-, Rückenmark- und Nervenverletzte« unter der Leitung von Wilhelm Tönnis hinzu,[426] der als Beratender Neurochirurg beim Inspekteur des Sanitätswesens der Luftwaffe (ab 1943: der Wehrmacht) fungierte. Von Tönnis war auch die Initiative zur Einrichtung dieser Sonderstelle ausgegangen, wobei er offenbar in Konkurrenz zu Viktor v. Weizsäcker trat, dem das Sonderlazarett für Hirnverletzte in Breslau unterstand.[427]

Die »Forschungsstelle für Hirn-, Rückenmark- und Nervenverletzte«[428] umfasste
- ein *Archiv* mit den Krankengeschichten, Röntgenbildern und Photos sämtlicher Patienten.
- eine *Film- und Bildstelle*. Hier wurde ein Lehrfilm über die »operative Behandlung von Hirnverletzten im Frontbereich« produziert, der allen Chirurgen der Wehrmacht vorgeführt wurde. Filmisch dokumentiert wurden zudem durch Hirnverletzungen hervorgerufene Orientierungs-, Seh-, Denk- und Sprachstörungen.[429]

---

424 Manuskript Hugo Spatz, Aus dem Gebiet der Gehirnpathologie mit besonderer Berücksichtigung der Luftwaffenbelange, AMPG, II. Abt., Rep. 20 B, 1; Dokument L – 170 (Alexander-Bericht), S. 4 f., Kopie in AMPG, II. Abt., Rep. 1 A, PA Hallervorden, 5. Eine Ausnahme bildeten die Fälle, die auf Sauerstoffunterversorgung zurückzuführen waren, die an das Institut für Luftfahrtpathologie unter *Franz Büchner* (1895-1991) in Freiburg gingen. Zu seiner Rolle in der »Euthanasie« vgl. Karl-Heinz Leven, Der Freiburger Pathologe Franz Büchner 1941 – Widerstand mit und ohne Hippokrates, in: Bernd Grün/Hans-Georg Hofer/Karl-Heinz Leven (Hg.), Medizin und Nationalsozialismus. Die Freiburger Medizinische Fakultät und das Klinikum in der Weimarer Republik und im »Dritten Reich«, Frankfurt/Main 2002, S. 362-396.

425 Aus zwei Briefen Raschers geht hervor, dass dies zumindest geplant war. In dem einem Brief an den Reichsführer-SS Heinrich Himmler vom 11. Mai 1942 heißt es: »Die Auswertung der pathologischen Präparate wird aus Gründen der Materialaufbereitung etwa ein halbes Jahr dauern, obwohl uns hierzu, wie ich hoffe, das Kaiser-Wilhelm-Institut für Hirnforschung helfen wird«. (Rascher an Himmler, 11.5.1942, BArch. Berlin, NS 19/1580). Und am 3. Januar 1944 erkundigte sich Rascher dann bei seinem Kollegen *Wolfgang Romberg* (1911-1981), der am Fliegermedizinischen Institut der Deutschen Versuchsanstalt für Luftfahrt unter *Siegfried Ruff* (1907-1989) in Berlin arbeitete: »Was ist nun eigentlich aus unseren schönen Präparaten bei Spatz geworden?« (Rascher an Romberg, 3.1.1944, BArch. Berlin, NS 21/923).

426 Reichsminister der Luftfahrt u. Oberbefehlshaber der Luftwaffe/Chef der Luftwehr L.In. 14, an Tönnis, 21.10.1941; Reichsminister der Luftfahrt u. Oberbefehlshaber der Luftwaffe/Generalstab Gen.Qu., an Tönnis, 9.4.1942, AMPG, II. Abt., Rep. 20 B, 119. Vgl. auch Tönnis, Jahre, S. 61-63.

427 Vgl. Aktennotiz Tönnis, 3.4.1941; Tönnis an Reichsminister der Luftfahrt u. Oberbefehlshaber der Luftwaffe, Chef der Luftwehr, L.In. 14, 28.4.1942; Tönnis, Bericht über die Organisation zur Versorgung von Hirn-, Rückenmark- und Nervenverletzten, 4.8.1945, S. 8, AMPG, II. Abt., Rep. 20 B, 119.

428 Die folgenden Angaben zum Aufbau der Forschungsstelle in: Tönnis, Bericht über die Organisation zur Versorgung von Hirn-, Rückenmark- und Nervenverletzten, 4.8.1945, AMPG, II. Abt., Rep. 20 B, 119. Dieser Text ist eingegangen in: Wilhelm Tönnis/Johannes Seiler, Erfahrungen in der Versorgung und Nachbehandlung von Schädel-Hirn-Verletzungen des Zweiten Weltkriegs, Stuttgart/New York 1980, S. 7.

429 Für die Film- und Bildstelle wurde Oberarzt Dr. Pittrich, der vor dem Krieg als Assistent an der Universitätsnervenklinik Frankfurt tätig gewesen war und von dort große Erfahrung im Filmen von Patienten und Operationen mitbrachte, zur Forschungsstelle für Hirn-, Rückenmark- und Nervenverletzungen abkommandiert (vgl. Organisationsplan für die Forschungsstelle, AMPG, II. Abt., Rep. 20 B, 119). Neben einem Lehrfilm über die operative Behandlung von Hirnverletzten im Frontbereich nahm Pittrich Filme über Sprach-, Denk-, Seh- und Orientierungsstörungen bei Hirnverletzten auf. Insgesamt sollen in der Forschungsstelle 430 Filme entstanden sein, die nach dem Zweiten Weltkrieg z.T. vom Institut für Film und Bild in Wissenschaft und Unterricht übernommen wurden. In diesem Zusammenhang schrieb Pittrich zu einem Film über Orientierungsstörungen bei Hirnverletzten: »Der Film kann m.E. so bleiben, da unsere Filme im Hinblick auf die Nachkriegszeit bereits in einem neutralen Rahmen aufgenommen wurden« (Pittrich an Tönnis, AMPG, II. Abt., Rep. 20 B, 105-1). Vgl. auch Hänsel, Karl Tornow, S. 196 f.

- ein *psychologisches Laboratorium*. Hier wurden »Untersuchungen über die Persönlichkeits- und Charakterveränderungen der Hirnverletzten« sowie Testreihen durchgeführt, »um für die endgültige Beurteilung und den Arbeitseinsatz der Hirnverletzten eine Grundlage zu schaffen«.[430] In diesem Laboratorium wurden alle Hirnverletzten aus den Sonderlazaretten untersucht, bei denen eine Berufsumschulung notwendig schien, um den Arbeitsämtern eine Grundlage zur Berufsberatung zu geben.
- ein *bioelektrisches Laboratorium*, in dem Elektroenzephalogramme aufgezeichnet wurden. Bei der Entwicklung dieses neuen bahnbrechenden diagnostischen Instruments hatte das Kaiser-Wilhelm-Institut für Hirnforschung, genauer: die Abteilung für Experimentelle Physiologie des Gehirns unter Alois Emil Kornmüller Pionierarbeit geleistet.[431]
- eine *experimentelle Abteilung*. »Hier wurden einmal Untersuchungen über zentrale Regulationsstörungen des Kreislaufes und des Stoffwechsels durchgeführt, dann in Tierversuchen sämtliche Arten von Hirnverletzungen reproduziert, um die Pathogenese der Komplikationen zu studieren.«[432]

Die Ärzte der Forschungsstelle beteiligten sich an der chirurgischen Behandlung von Abszessen, Stecksplittern, Epilepsien, Liquor-Zirkulationsstörungen und Verletzungen des peripheren Nervensystems im Berliner Lazarett. Bei der Forschungsstelle lag zudem die Dokumentation der Therapie und Rehabilitation. Am Ende des Krieges hatte sie 5.000 Hirnverletzte statistisch erfasst, von denen etwa 1.000 noch bis zu drei Jahren nach ihrer Entlassung aus dem Heimatlazarett begleitet worden waren.

Die wichtigste Aufgabe der Forschungsstelle bestand in der Entwicklung neuer Nachbehandlungsmethoden für Hirnverletzte im Berliner Lazarett. Dazu gehörte vor allem der intensive Einsatz der Heilpädagogik und des Sports. Im Winter 1939/40 wurden dem Lazarett die Anlagen des Olympischen Sportfeldes zur Verfügung gestellt, und hier wurden »zum ersten Mal Versuche angestellt über die sportliche Belastungsfähigkeit nach modernen neurochirurgischen Methoden operierter Hirnverletzter«. Dabei wurden, wie Tönnis nach dem Krieg berichtete, »erstaunliche Ergebnisse«[433] erzielt. Systematisches Sporttraining hatte sich bei der Behandlung von Lähmungserscheinungen, Störungen des vegetativen Nervensystems und Durchblutungsstörungen als sehr effektiv erwiesen. Hinzu kamen das Spezialtraining zur Behebung von Aphasien, Agnosien, Apraxien und Sehstörungen (Sprachheilschule im Sommer 1941), Kurse in Rechnen, Schreiben, Geographie, Kunstgeschichte, Kunstschrift, technischem Zeichnen usw. sowie eine spezielle Arbeitstherapie in verschiedenen Werkstätten. Die Arbeitstherapie sollte den »Sinn für Ordnung, Planung, Komponieren, Formgefühl«[434] schulen. »Anfänglich bestehendes Widerstreben wurde durch Erziehung und durch gleichmäßigen Dienstplan überwunden. [...] Durch die Art des Krankenmaterials ist eine gewisse militärische Disziplin unbedingt erforderlich. Daher wurden Lehrer, die selbst Soldaten mit Dienstrang sind, bevorzugt.«[435] Ziel aller Therapie- und Rehabilitationsmaßnahmen war die Wiedereingliederung der aus der Wehrmacht entlassenen Hirnverletzten in den zivilen Arbeitsprozess.[436] Aufgrund der klinischen und psychologischen

430 Tönnis, Bericht über die Organisation zur Versorgung von Hirn-, Rückenmark- und Nervenverletzten, 4.8.1945, AMPG, II. Abt., Rep. 20 B, 119.

431 Dazu grundlegend: Cornelius Borck, Hirnströme. Eine Kulturgeschichte der Elektroenzephalographie, Göttingen 2005.

432 Tönnis, Bericht über die Organisation zur Versorgung von Hirn-, Rückenmark- und Nervenverletzten, 4.8.1945, AMPG, II. Abt., Rep. 20 B, 119.

433 Ebd.

434 Ebd.

435 Tönnis, Referat »Aufgaben der Hirnverletzten-Lazarette«, 10.10.1942, Bl. 11, AMPG, II. Abt., Rep. 20 B, 119.

436 Bericht der Forschungsstelle für Hirn-, Rückenmark- und Nervenverletzungen, 3.3.1944; Tönnis, Bericht über die Organisation zur Versorgung von Hirn-, Rückenmark- und Nervenverletzten, 4.8.1945, AMPG, II. Abt., Rep. 20 B, 119; Tönnis, Operative Versorgung der Hirnschüsse, Referat, gehalten in Stockholm im Oktober 1943, AMPG, II. Abt., Rep. 20 B, 189.

Beurteilung wurden Arbeitsversuche mit Hirnverletzten durchgeführt, deren Ausfall über den Einsatz auf einem zivilen Arbeitsplatz entschied. Die Evaluation dieser Maßnahmen lag ebenfalls bei der Sonderstelle. Im März 1943 vermeldete Tönnis stolz, dass 53 Prozent der von den Hauptverbandsplätzen in eines der Fachlazarette gelangten Hirnverletzten »in irgendeiner Form wieder arbeits- bzw. wehrdienstfähig wurden«.[437]

Auf der Basis der Evaluation der Arbeit des Lazaretts entfaltete die »Forschungsstelle für Hirn-, Rückenmark- und Nervenverletzte« eine äußerst umfangreiche Forschungstätigkeit. Der Forschungsbericht für das zweite Halbjahr 1944 listete zehn abgeschlossene, acht unmittelbar vor dem Abschluss stehende und 46 laufende Projekte auf – von der »Bakteriologie der frischen Hirnschusswunde« bis zu »Potenzstörungen bei Hirnverletzten«.[438] Auf der Grundlage der Forschungsergebnisse der Forschungsstelle und einer Besichtigung der Einrichtungen zur Erstversorgung in den Frontlazaretten gab Tönnis 1941 »Richtlinien zur Behandlung von Schussverletzungen des Gehirns und die Beurteilung ihrer Folgezustände« heraus. Die Operationstechniken, insbesondere die Infektionsprophylaxe, machten im Zweiten Weltkrieg enorme Fortschritte: Die Früh- und Spätmortalitätsrate sank – im Vergleich mit dem Ersten Weltkrieg – von 85 auf 27 Prozent, wie Tönnis im März 1944 mitteilte. Er kommunizierte die Erkenntnisse seiner Forschungsstelle zeitnah auf den Arbeitstagungen Begleitender Chirurgen, Neurologen und Psychiater.[439]

Die »Forschungsstelle für Hirn-, Rückenmark- und Nervenverletzte« wurde als eigene Abteilung dem Vorgezogenen Luftwaffenlazarett Berlin-Frohnau angeschlossen, das aus der Neurochirurgischen Universitätsklinik hervorgegangen war.[440] 1940 wurde das Luftwaffenlazarett Berlin, wie bereits erwähnt, durch die Hinzunahme von Gebäuden des Olympischen Sportfeldes erweitert. 1941 siedelte es in die Kaserne des Regiments Hermann-Göring nach Berlin-Reinickendorf und damit in die Nähe des Flughafens Tegel um, über den der Transport der hirnverletzten Soldaten von der Front erfolgte. Die Lazarett umfasste eine neurochirurgische Abteilung, zwei Abteilungen für Hirn- und Rückenmarkverletzungen, eine Abteilung für periphere Nervenverletzungen, eine Abteilung für Kieferchirurgie sowie kleinere Abteilungen für Augen-, Ohren- und innere Medizin mit zusammen 2.000 Betten.[441]

Das Luftwaffenlazarett Berlin und die ihm angeschlossene Forschungsstelle für Hirn-, Rückenmark- und Nervenverletzte bildeten den zentralen Knotenpunkt in einem weit gespannten Netz zur Erstversorgung, Nachbehandlung und Rehabilitation von hirnverletzten Wehrmachtsangehörigen, dessen Fäden bei Tönnis zusammenliefen. Dem Berliner Komplex vorgeschaltet waren – seit 1942 – vier »Hirnchirurgische Bereitschaften der Luftwaffe«, die, bestens motorisiert, hochmobil hinter der Front operierten. Die Bereitschaften waren personell und technisch so gut ausgestattet, dass sie je drei Hirnoperationen parallel ausführen konnten. Hinzu kamen weitere »Hirnchirurgische Gruppen«, die bei Bedarf in Feldlazaretten der Luftwaffe zum Einsatz kamen, sowie ortsfeste »neurochirurgische Laza-

---

437 Bericht der Forschungsstelle für Hirn-, Rückenmark- und Nervenverletzungen, 3.3.1944, AMPG, II. Abt., Rep. 20 B, 119.

438 Tönnis, Halbjahresbericht an die Ärztliche Akademie der Luftwaffe, Lehrgruppe Wissenschaft und Forschung, 20.1.1945, AMPG, II. Abt., Rep. 20 B, 119.

439 Bericht der Forschungsstelle für Hirn-, Rückenmark- und Nervenverletzungen, 3.3.1944, AMPG, II. Abt., Rep. 20 B, 119.

440 Zum Luftwaffenlazarett Berlin: Regierungsoberinspektor Feld, Kurzer Bericht über die Entstehung des Luftwaffenlazaretts Berlin; Aufbau der Krankenabteilungen für Hirn-, Rückenmark- und Nervenverletzungen des Lw.-Laz.-Berlin, undatiert (1942), AMPG, II. Abt., Rep. 20 B, 119. Vgl. auch: Tönnis, Jahre, S. 43-66; Frowein/Dietz/Rosenow/Vitzthum, Neurochirurgie, S. 87-91.

441 Im Dezember 1943 siedelte der größte Teil des Lazaretts wegen der sich häufenden Luftangriffe auf Berlin nach Bad Ischl über. 500 Betten wurden in das Luftwaffen-Lazarett Dommelkeim bei Königsberg verlegt. Am Ende des Krieges war dieses Lazarett in Hamburg-Blankenese stationiert; es unterhielt eine Nachbehandlungsabteilung in Wittingen nahe Hannover. Ein kleines Fachlazarett zur Nachbehandlung für Hirn-, Rückenmark- und Nervenverletzte bestand in Wien. Es wurde 1944 mit dem Lazarett in Bad Ischl vereinigt. Diese Angaben nach: Tönnis/Seiler, Erfahrungen, S. 6.

rette« im frontnahen Bereich. Hier erfolgte die Erstversorgung. Zur Nachbehandlung wurden die hirnverletzten Soldaten dann – über verschiedene Auffang- und Sammellazarette – in das Luftwaffenlazarett Berlin gebracht, von dort aus in eines der »Sonderlazarette für Hirnverletzte«,[442] wo die in Berlin begonnene Rehabilitation fortgesetzt wurde.

Mit dieser neuen komplexen Struktur an der Schnittstelle zwischen Militärmedizin und Neurowissenschaft war das Netzwerk, das die Gesellschaft Deutscher Neurologen und Psychiater umspannte, über Hugo Spatz und Wilhelm Tönnis unmittelbar verbunden, mittelbar auch über Viktor v. Weizsäcker in Breslau, Georges Schaltenbrand in Würzburg und Karl Kleist in Frankfurt/Main. Sie alle – mit Ausnahme Kleists – gehörten dem Beirat der Gesellschaft Deutscher Neurologen und Psychiater an. Sie alle mussten daran interessiert sein, die anstehende »Kriegstagung« der Fachgesellschaft zu nutzen, um die seit 1939 erzielten Fortschritte der Hirnchirurgie der Fachöffentlichkeit, aber auch den Sanitätsinspektionen der Wehrmacht und Waffen-SS vorzustellen. Dies traf sich mit den Interessen Paul Nitsches und Ernst Rüdins, bot sich ihnen hier doch die Gelegenheit, die beabsichtigte Aufklärung über die Grundlagen der »Euthanasie« in eine Leistungsschau einzubetten, die von den innovativen Therapieformen in der Psychiatrie – einschließlich der Psychotherapien – bis zur mustergültigen Behandlung der hirnverletzten Wehrmachtssoldaten reichte.

Was in Würzburg hätte verhandelt werden sollen

Wegen der hohen Bedeutung, welche die Veranstalter dieser Würzburger Tagung zugeschrieben hatten, lohnt es sich, einen genaueren Blick auf das Programm zu werfen,[443] auch wenn die Veranstaltung letztlich nie zustande kam. Es lässt erkennen, wie sich wissenschaftspolitische Konfliktlinien mit Kooperationsverhältnissen zwischen der psychiatrisch dominierten Fachgesellschaft, dem nationalsozialistischen Staat und nun auch der Wehrmacht überkreuzten, wie ein offensiver Disziplinenimperialismus sich mit einer Defensivstrategie verband, die versuchte, die gesellschaftliche Abseitsstellung zu durchbrechen, durch die sich die deutsche Psychiatrie durch ihr Bündnis mit den Nationalsozialisten gebracht hatte.

Der erste Sitzungstag am 5. Oktober 1941 stand unter dem Oberthema »Kriegserfahrungen bei Verletzungen des Gehirns«. Als Berichterstatter waren Karl Kleist, Georges Schaltenbrand, Hugo Spatz und Wilhelm Tönnis vorgesehen. Daran sollten sich 28 Kurzvorträge anschließen:

---

442 Vgl. allg. Rolf Valentin, Die Sonderlazarette des Heeres, in: Ekkehart Guth (Hg.), Sanitätswesen im Zweiten Weltkrieg, Herford u.a. 1990, S. 167-182.

443 Erster gedruckter Entwurf in: NAW, Record Group 549, Stack 290, Row 59, Comp. 17, Bl. 125827-125834; Psychiatr.-Neurol. Wschr. 43 (1941), S. 359 f. Die Reihenfolge der Sektionen wurde im Vorfeld der Jahresversammlung zweimal geändert. Zunächst war geplant, die Sektion »Suggestion und Training« an den Anfang zu stellen, gefolgt von der Sektion »Therapie der Psychosen« und der Sektion »Kriegserfahrungen bei Verletzungen des Gehirns«. Aufgrund eines Vorschlags von Paul Nitsche vom 25. Juli 1941 entschied man sich um zugunsten der Reihenfolge »Kriegserfahrungen bei Verletzungen des Gehirns«, »Suggestion und Training«, »Therapie der Psychosen«. Die Umstellung stand im Zusammenhang mit einer Verlegung der zweiten Tagung der Deutschen Gesellschaft für Kinderpsychiatrie und Heilpädagogik, die vom 3./4. auf den 8./9. Oktober 1941 verschoben werden sollte. Nach Nitsches Auffassung sollten die für Psychiater besonders interessanten Sektionen aufeinander folgen. Erst kurz vor der Veröffentlichung des gedruckten Programms verständigte man sich auf die endgültige Reihenfolge. Vgl. Nitsche an Creutz, 21.5.1941, NAW, Record Group 549, Stack 290, Row 59, Comp. 17, Bl. 124915; Rüdin an Heyde, 19.7.1941, NAW, Record Group 549, Stack 290, Row 59, Comp. 17, Bl. 124946-124948; Nitsche an Rüdin, 25.7.1941, NAW, Record Group 549, Stack 290, Row 59, Comp. 17, Bl. 124951-124953.

- *[Arist] Stender* [1903-1975], Breslau,[444] Die Indikationsstellung bei operativer Entfernung intrazerebraler Geschosssplitter;
- *[Erich] Fischer* [* 1904], Münster,[445] Gefäßbedingte Schädigungen bei den offenen Hirnverletzungen;
- *[Wolfram] Sorgo* [1907-1983], Wien,[446] Beobachtungen über Kreislaufstörungen nach Schädeltrauma;
- *[Hermann] Becker* [* 1910], Kaiser-Wilhelm-Institut für Hirnforschung Berlin-Buch, Organische zerebrale Anfälle mit funktionellem Gepräge;
- *H.R. Müller*, Hamburg, Die Meningitis und ihre Bedeutung bei den offenen Gehirnverletzungen;
- *[Hugo] Noetzel* [* 1910], Kaiser-Wilhelm-Institut für Hirnforschung Berlin-Buch, Über traumatische Meningitis;
- *[Ernst] Lemke*, [* 1903], [Chirurgisches Heeres-Lazarett] Berlin-Buch,[447] Zur Behandlung der traumatisch bedingten Spätabszesse des Gehirns;
- *[Georg Friedrich] Häussler* [1904-1977], Hamburg-Eppendorf,[448] Über Hirnabszesse;
- *[Friedrich Wilhelm] Kroll*[449]/*[Hans] Kuhlendahl* [1910-1992], Wenzel-Hancke-Krankenhaus Breslau,[450] Die Spätversorgung der Hirnverletzten (unter besonderer Berücksichtigung der Sulfonamidbehandlung)
- *[Hans] Pittrich* [* 1907], Frankfurt/Main/[Film- und Bildstelle der Forschungsstelle für Hirn-, Rückenmark- und Nervenverletzte],[451] Symptomatologie der Schussverletzungen des Gehirns (mit Film);

444 Arist Stender arbeitete von 1935 bis 1941 bei Otfrid Foerster in Breslau, seit 1939 als Leitender Arzt der Abteilung für Neurologie und Neurochirurgie am Wenzel-Hancke-Krankenhaus. Ab 1946 baute er eine neurochirurgische Abteilung am Krankenhaus Berlin-Westend auf, 1951 wurde er Ordinarius für Neurologie und Neurochirurgie an der Freien Universität Berlin. Frowein/Dietz/Franz, Namensglossar, S. 461.

445 Fischer arbeitete seit 1932 als Assistent an der Chirurgischen Universitätsklinik in Münster. Von 1935 bis 1938 war er Schüler von Wilhelm Tönnis in Würzburg und Berlin und kehrte dann nach Münster zurück. 1944 änderte er seinen Familiennamen in Fischer-Brügge um. Frowein/Dietz/Franz, Namensglossar, S. 436 f.

446 Wolfram Sorgo war von 1938 bis 1940 Schüler von Wilhelm Tönnis in Berlin. 1941 arbeitete er als Assistenzarzt an der Chirurgischen Universitätsklinik Wien. Ab 1947 baute er eine neurochirurgische Station in den Bereichen Chirurgie und Neurologie der Universität Innsbruck auf, ab 1952 arbeitete er in Florenz, Bagdad und Klein-St.Paul/Kärnten. Frowein/Dietz/Franz, Namensglossar, S. 460.

447 Ernst Lemke arbeitete seit 1930, zuletzt als Oberarzt, in der chirurgischen Abteilung des Krankenhauses Berlin-Westend, ehe er 1939 die Leitung des Chirurgischen Heeres-Lazaretts in Berlin-Buch übernahm. Ab 1949 am Krankenhaus in Bückeburg tätig, zuletzt als Chefarzt. Frowein/Dietz/Franz, Namensglossar, S. 448.

448 Georg Friedrich Häussler war von 1935 bis 1938 Schüler von Wilhelm Tönnis in Würzburg und Berlin. Von 1938 bis 1945 arbeitete er am Aufbau einer neurochirurgischen Abteilung in der Neurologischen Universitätsklinik Hamburg-Eppendorf unter Heinrich Pette mit. Ab 1947 war er als Chefarzt der neurochirurgischen Abteilung im Allgemeinen Krankenhaus Hamburg-Heidberg tätig. Frowein/Dietz/Franz, Namensglossar, S. 441.

449 Friedrich Wilhelm Kroll wurde 1949 als Leitender Arzt der neurochirurgischen Abteilung in Hiddesen bei Detmold tätig. Frowein/Dietz/Franz, Namensglossar, S. 446.

450 Hans Kuhlendahl war Schüler von Otfrid Foerster. Seit 1947 baute er eine neurochirurgische Abteilung in der Chirurgischen Klinik der Medizinischen Akademie Düsseldorf auf, 1959 wurde er Direktor der nunmehr selbstständigen Neurochirurgischen Klinik. Frowein/Dietz/Franz, Namensglossar, S. 446.

451 Von 1936 bis 1939 war Hans Pittrich Mitarbeiter von Karl Kleist an der Nervenklinik in Frankfurt/Main. Ab 1939 arbeitete er bei Tönnis in der Forschungsstelle im Luftwaffen-Rehabilitations-Lazarett Berlin-Reinickendorf. Frowein/Dietz/Franz, Namensglossar, S. 454; Ulf Schmidt, Medical Films, Ethics and Euthanasia in Nazi Germany. The History of Medical Research and Teaching Films of the Reich Office for Educational Films/Reich Institute for Films in Science and Education, 1933-1945, Husum 2002, S. 187 ff.

- *[Rudolf] Lemke* [1906-1957], Jena,[452] Über Spätnachfolgen nach Hirnverletzungen;
- [Werner] Heyde, Würzburg, Zur Differentialdiagnose bei Spätfolgen von Hirnschädigungen;
- *[Hans] Stadler* (1906-1947),[453] [Institut für Klinische Psychologie der Nationalsozialistischen Kriegsopferversorgung, Fachabteilung für Hirnverletzte] Bonn, Über hirntraumatische Psychose;
- *[Georg] Zillig*, Psychische Störungen, insbesondere Denkstörungen bei Schädelhirnverletzungen;
- *Faust*, Restzustände bei Kontusionspsychosen;
- *[Klaus Joachim] Zülch* [1910-1988], Kaiser-Wilhelm-Institut für Hirnforschung Berlin-Buch, Die Ursachen der Hirndrucksteigerung mit besonderer Berücksichtigung des Prolapses bei den offenen Gehirnverletzungen;
- *[Helmut] Selbach* [1909-1987],[454] Psychiatrische und Nervenklinik der Charité/[Leiter der Chemischen Abteilung am] Kaiser-Wilhelm-Institut für Hirnforschung Berlin-Buch, Hirnschwellung und Hirnödem;
- *H. Jacob/[Carl] Riebeling*, Hamburg, Hirnödem, Hirnschwellung und Folgezustände;
- *[Hans] Wolff* [* 1908], Würzburg, Über die Ursache der posttraumatischen Erniedrigung des Schädelinnendruckes;
- [Alois Emil] Kornmüller, [Leiter der Abteilung für Experimentelle Neurophysiologie am] Kaiser-Wilhelm-Institut für Hirnforschung Berlin-Buch, Hirnelektrische Untersuchungen von Hirnverletzten;
- *[Richard] Jung* [1911-1986], Freiburg, Das Elektroenzephalogramm bei den Kriegsverletzungen des Gehirns;
- *[Wolfgang] Götze*, Heil- und Pflegeanstalt Berlin-Buch, Bioelektrische Nachuntersuchungen an Hirnverletzten;
- *[Klaus] Speckmann* [* 1909, Gießen], Hyperpathie und zentrale Schmerzen bei Gehirnverletzten;
- *[Franz] Palme* [1907-1960], Kaiser-Wilhelm-Institut für Hirnforschung Berlin-Buch, Höhenumstellung und Gehirnaktionsströme (mit Film);
- *[Franz Johann] Irsiegeler [Irsigler]*, Neurochirurgische Universitätsklinik Berlin,[455] Über den Heilverlauf experimenteller Hirnwunden bei verlegter und bei offener Knochenlücke;

---

452 Rudolf Lemke, Bruder von Ernst Lemke, arbeitete seit 1931 an der Psychiatrischen und Nervenklinik Jena, wo er 1935 – nach seiner Habilitation mit einer Schrift über »Untersuchungen über die soziale Prognose der Schizophrenie unter besonderer Berücksichtigung des encephalographischen Befundes« – zum Oberarzt ernannt wurde. Seit 1934 fungierte er als nicht ordentlicher ärztlicher Beisitzer des Erbgesundheitsobergerichts Jena. Nach dem Krieg entnazifiziert, machte er weiter Karriere – 1949 wurde er ordentlicher Professor für Psychiatrie, 1950 Direktor der Klinik für Psychiatrie und Neurologie in Jena. Vgl. Uwe-Jens Gerhard/Anke Schönberg, Der malende Nervenarzt Rudolf Lemke (1906-1957), in: Schriftenreihe der Deutschen Gesellschaft für Geschichte der Nervenheilkunde 20 (2014), S. 531-550, hier: S. 532-535.

453 Forsbach, Medizinische Fakultät, S. 202 f.

454 Vgl. Cornelius Borck, Die Welt auf der Kippe – Psychiatrie und Krisenanalyse bei Helmut Selbach, in: Hanfried Helmchen (Hg.), Psychiater und Zeitgeist. Zur Geschichte der Psychiatrie in Berlin, Lengerich 2008, S. 351-368, hier: S. 359-362.

455 Franz Johann Irsigler war Oberarzt bei Wilhelm Tönnis an der Hansaklinik in Berlin, nach deren Zerstörung 1942 im Ludwig-Hoffmann-Hospital in Berlin-Buch. Er wanderte später nach Transvaal aus. Frowein/Dietz/Franz, Namensglossar, S. 442. Sein Referat wurde veröffentlicht: F.J. Irsigler, Über den Heilverlauf experimenteller Hirnwunden bei offener und verlegter Knochenlücke, in: Zentralblatt für Neurochirurgie 7 (1942), S. 1-43.

- *H. [Gerd?] Peters*, Kaiser-Wilhelm-Institut für Hirnforschung, Berlin-Buch, Über traumatische Hirnschädigung (Ergebnisse von Tierexperimenten);[456]
- *[Fritz] Roeder* [1906-1988], Deutsche Forschungsanstalt für Psychiatrie München, Über die experimentellen Grundlagen des Hirnlipoidnachweises im Blut;
- [Berthold] Ostertag, Berlin, Die Hirnsektion für Unterricht und Praxis.

Hier sollte, wie eben ausgeführt, das neu geschaffene System zur Therapie und Rehabilitation hirnverletzter Wehrmachtssoldaten der Fachöffentlichkeit präsentiert werden. Die starke Präsenz des Kaiser-Wilhelm-Instituts für Hirnforschung fällt ins Auge. Mindestens 18 der 34 Berichterstatter und Vortragenden waren zwischen 1938 und 1941 Abteilungsleiter, Mitarbeiter, Stipendiaten oder Gäste des Instituts (oder seiner militärischen Parallelstruktur).[457] Über Stipendien und Aufenthalte als Gastwissenschaftler waren darüber hinaus die verschiedenen Zentren der Hirnforschung und Neurochirurgie eng vernetzt.[458]

Die Präsentation war geeignet, das hohe Niveau der Neurochirurgie und ihre militärische Bedeutung ins rechte Licht zu rücken – nicht zuletzt in Richtung auf die Wehrmacht und SS, deren höchste Sanitätsoffiziere ausdrücklich nach Würzburg eingeladen waren. Zwar waren auch schon vor dem Krieg an »Militär- und militärärztliche Behörden«[459] Einladungen zu den Jahresversammlungen der Gesellschaft Deutscher Neurologen und Psychiater ergangen. Dieses Mal verfügte Rüdin jedoch, dass die Sanitätsinspektionen der Wehrmacht und der Waffen-SS frühzeitig verständigt werden sollten, verbunden mit der Bitte, innerhalb der Wehrmacht auf die Würzburger Tagung aufmerksam zu machen.[460] Ein weiteres Moment kam hinzu: Die Referate und Vorträge der ersten Sektion mussten von den drei

---

456 Gerd Peters, der engste Mitarbeiter von Willibald Scholz an der Deutschen Forschungsanstalt für Psychiatrie in den Jahren von 1934 bis 1939, war während des Krieges zwar dem Freiburger Institut für Luftfahrtpathologie zugeteilt, von dort aber an die Berliner Außenstelle für Gehirnforschung abgeordnet war, wo er eng mit Hugo Spatz zusammenarbeitete. Dieser wiederum hatte im Zusammenhang mit der Erforschung der Kreislaufstörungen im Gehirn bereits vor dem Krieg eine Zusammenarbeit mit der militärischen Luftfahrtmedizin in Aussicht gestellt. In einem Arbeitsplan für das Kaiser-Wilhelm-Institut für Hirnforschung aus dem Jahr 1937 heißt es dazu: »Im Experiment soll nun in der Unterdruckkammer gegebenenfalls in Zusammenarbeit mit Prof. [Hubertus] Strughold [1898-1986] (Med. Abt. des Luftfahrtministeriums) die *Wirkung der Anoxaemie* auf das Gehirn untersucht werden.« H. Spatz, Arbeitspläne für das KWI für Hirnforschung in Berlin-Buch, ab 1.4.1937, AMPG, I. Abt., Rep. 1 A, 1598. Nach Angaben Büchners war Peters 1943 an Untersuchungen »am Gehirn von Unterkühlungstodesfällen wie am Tier nach akutem und chronischem Unterkühlungsexperiment« beteiligt. Zit. n. Klee, Personenlexikon, S. 455.

457 Hermann Becker, Erich Fischer, Wolfgang Götze, Georg Friedrich Häusler, F.J. Irsigler, Richard Jung, Alois E. Kornmüller, Ernst Lemke, Hugo Noetzel, Franz Palme, Gerd Peters, Hans Pittrich, Helmut Selbach, Wolfram Sorgo, Hugo Spatz, Wilhelm Tönnis und Klaus Joachim Zülch. Verbindungen bestanden ferner zu Berthold Ostertag.

458 Ein gutes Beispiel bietet Klaus-Joachim Zülch, der spätere Direktor des Max-Planck-Instituts für neurologische Forschung in Köln. Er hatte 1935 als Praktikant am Wenzel-Hancke-Krankenhaus in Breslau unter Otfrid Foerster gearbeitet. Nach seiner Promotion 1936 wechselte er als Rockefeller-Stipendiat zur Medizinischen Universitätsklinik Würzburg zu Georges Schaltenbrand, 1937 dann zu Wilhelm Tönnis an das Kaiser-Wilhelm-Institut für Hirnforschung und das Hansa-Krankenhaus nach Berlin. 1939 wurde er als Truppenarzt eingezogen, 1941/42 war er an das Fachlazarett für Hirn-, Rückenmark- und Nervenverletzungen nach Berlin-Reinickendorf abkommandiert. Von 1943 bis zum Ende des Zweiten Weltkriegs arbeitete er schließlich als Abteilungsarzt des Hirnverletzten-Lazaretts in Breslau-Branitz unter Viktor v. Weizsäcker. 1948 schließlich wurde er Gastassistent an der Neurologischen Universitätsklinik Hamburg bei Heinrich Pette. AMPG I, 1A, 1582, 1598; Peiffer, Hirnforschung, S. 1126; Frowein/Dietz/Franz, Namensglossar, S. 467 f. Vgl. auch Hans-Dieter Mennel, Hans Jacob und Klaus Joachim Zülch als Vertreter einer morphologischen Nervenheilkunde, in: Schriftenreihe der Deutschen Gesellschaft für Geschichte der Nervenheilkunde 20 (2014), S. 41-71, hier: S. 54-61.

459 Skript »Vorbereitung der Tagung«, undatiert [vor der Vierten Jahresversammlung der Gesellschaft Deutscher Neurologen und Psychiater, 24.-27.9.1938], NAW, Record Group 549, Stack 290, Row 59, Comp. 17, Bl. 124879-124884, Zitat: Bl. 124881.

460 Rüdin an Heyde, 19.7.1941, NAW, Record Group 549, Stack 290, Row 59, Comp. 17, Bl. 124946-124948.

Wehrmachtsteilen ausdrücklich zur Veröffentlichung freigegeben werden – Heinrich Pette kümmerte sich darum.[461]

Der zweite Sitzungstag, der 6. Oktober 1941, stand unter dem Oberthema »Therapie der Psychosen«. Als Berichterstatter waren Carl Schneider mit einem Referat über »Die modernen Behandlungsverfahren bei der Therapie endogener Psychosen« und Willi Enke, mittlerweile Direktor der Heil- und Pflegeanstalt Bernburg/Saale, die teilweise als Vergasungsstätte im Rahmen der »Aktion T4« genutzt wurde,[462] mit einem Referat über »Die Heilanzeigen und Erfolgsaussichten bei der Behandlung endogener Psychosen« vorgesehen. Von Schneiders Referat sind die »Schlussbemerkungen« erhalten, die unter der Überschrift »Wissenschaftliche, wirtschaftliche und soziale Bedeutung und Zukunft der psychiatrischen Therapien« standen – dazu gleich mehr.

Interessant ist, dass sowohl die Referate der beiden Berichterstatter – beide tief in die »Euthanasie« verstrickt – als auch die sich anschließenden Kurzvorträge den Fokus auf die Fortschritte der Therapie der endogenen Psychosen legten. Die meisten der Beiträge behandelten die ersten Erfahrungen mit der zu dieser Zeit gerade neu eingeführten Elektrokrampftherapie und der Insulin- bzw. Cardiazolschockbehandlung.

- [Friedrich] Meggendorfer, Erlangen, Zur Klinik des Elektrokrampfes;
- [Adolf] Bingel, [1901-1982], Erlangen, Die Technik des Elektrokrampfes;
- [Max] Müller, Münsingen-Bern, Über die Elektrokrampfbehandlung in der Psychiatrie;
- [Georg Heinrich] Leuthold, München, Erfahrungen mit Elektroschockbehandlung an der Universitäts-Nervenklinik München;
- [Wolfgang] Holzer [1906-1980][463]/K. Reißner [Herbert Reisner 1912-1982 ?], Wien, Erfahrungen mit Elektroschocktherapie;
- Tieling, Berlin-Nikolassee, Indikationsstellung der Krampftherapie;
- Runge, Berlin-Nikolassee, Nachuntersuchungen schockbehandelter Psychosen;
- [Hermann] Greving, Breslau, Die Veränderungen der Stoffwechsellage nach Insulin-, Cardiazolund unspezifischer Fieberbehandlung im Verlauf der schizophrenen Erkrankung;
- H. Ulrich, Remscheid-Lüttringhausen, Über die Veränderungen des Liquors nach Cardiazolund Azomananfällen sowie Insulinschock;
- [Karl] Stoeßel, Würzburg, Die Behandlung der akuten Katatonie mit großen Flüssigkeitsgaben;
- [Walter] Creutz, Düsseldorf, Zur Frage der Mindereinschätzung der psychiatrischen Therapie in der Krankenversicherung;
- E. Kühn, Jena, Klinische Psychotherapie bei Psychosen;
- [Jakob] Klaesi, Waldau-Bern, Über Transitivismus, ein Beispiel »ästimierender« Untersuchung und Behandlung der Schizophrenie;
- [Ernst] Fünfgeld, Köln, Behandlung von Schlafstörungen mit Insulin;
- [Werner] Villinger, Breslau, Zur Behandlung Süchtiger;
- K. Hartmann oder H. Zbinden, Waldau/Bern, Über den derzeitigen Stand der Dauernarkose-Behandlung der Schizophrenie;

---

461 Vgl. Rüdin an Nitsche, 12.6.1941, NAW, Record Group 549, Stack 290, Row 59, Comp. 17, Bl. 124918-124919; Nitsche an Rüdin, 17.6.1941, NAW, Record Group 549, Stack 290, Row 59, Comp. 17, Bl. 124922-124922A.

462 Zu seiner Rolle in der »Aktion T4« vgl. Dietmar Schulze, »Euthanasie« in Bernburg. Die Landes-Heil- und Pflegeanstalt/Anhaltische Nervenklinik in der Zeit des Nationalsozialismus, Essen 1999; Peter Göbel-Braun, Prof. Dr. med. Willi Enke – »deutsch, evangelisch, arischer Abstammung«, in: Hans-Walter Schmuhl (Hg.), Hundert Jahre Jugendhilfe Hephata Diakonie, 1908-2008, Schwalmstadt-Treysa 2008, S. 51-54.

463 Holzer unterbreitete der Berliner »Euthanasie«-Zentrale einen (undatierten) »Vorschlag zur Gründung einer Forschungsanstalt für aktive Therapie der Nerven- und Geisteskrankheiten«, BArch. R 96 I/9.

▬ [*Franz Günther Ritter*] *v. Stockert* [1899-1967], Frankfurt/Main, Die klinische und therapeutische Bedeutung des Evipanversuches in der Psychiatrie.[464]

Man sieht: Im Falle der im April 1938 von *Ugo Cerletti* (1877-1963) und *Lucio Bini* (1908-1964) an der Universitätsklinik in Rom erstmals erprobten Elektrokrampftherapie war die Gesellschaft Deutscher Neurologen und Psychiater von Anfang an bemüht, den Anschluss an die internationale Entwicklung nicht zu verpassen. Bemerkenswert erscheint, dass mit Max Müller und Jakob Klaesi zwei prominente Schweizer Psychiater, die bei der Etablierung der neuen Somatotherapien eine wichtige Rolle spielten, für Würzburg hatten gewonnen werden können.[465] Das Interesse an den neuen Therapien, namentlich der Elektrokrampftherapie, stand keineswegs im Gegensatz zur »Euthanasie«-Aktion. Schließlich war es der bürokratische Apparat zur Organisation des Massenmords an geistig behinderten und psychisch erkrankten Menschen, der unter den Bedingungen der Kriegswirtschaft im Jahre 1942 dafür sorgte, dass deutsche Heil- und Pflegeanstalten die zur Elektrokrampftherapie nötigen Apparate erhielten.[466]

Der dritte Sitzungstag, der 7. Oktober 1941, sollte mit einem Schwerpunkt zum Thema »Suggestion und Training« beginnen. Als Berichterstatter waren Ernst Kretschmer mit einem Referat über »Wissenschaftliche Grundlagen und Methoden« und J.H. Schultz mit einem Referat über »Spezielle Psychologie und Technik des autogenen Trainings« vorgesehen. Die Liste der sich anschließenden Kurzvorträge hält mehrere Überraschungen parat:

▬ *Gottfried Kühnel*, Berlin, Das autogene Training als Therapie bei kernneurotischen Persönlichkeiten;

▬ Hans v. Hattingberg, Ehekrisen als Aufgabe ärztlicher Behandlung;

▬ Harald Schultz-Hencke, Über die Therapie der Gehemmtheit;

▬ *John Rittmeister* (1898-1943), Therapeutische Hinweise aus charakterologischen Testuntersuchungen bei schizophrenen Grenzfällen.[467]

Mit anderen Worten: Neben Kühnel, einem Schüler Kretschmers, waren drei prominente Mitglieder des Deutschen Instituts für psychologische Forschung und Psychotherapie als Redner vorgesehen, die überdies alle aus der Psychoanalyse kamen. Mit Rittmeister stand sogar ein Arzt auf dem Programm, der – wie sich wenig später herausstellen sollte – als einer von ganz wenigen seiner Kollegen politischen Widerstand gegen das nationalsozialistische Regime leistete: Er gehörte der »Roten Kapelle« an, wurde 1942 verhaftet und 1943 hingerichtet. Der Themenschwerpunkt unterstreicht nachdrücklich den Anspruch der Psychiatrie auf das Gebiet der Psychotherapie. Übrigens verzichtete man auf Vorschlag Nitsches im Würzburger Tagungsprogramm ganz bewusst darauf, die einzelnen Sitzungen als solche der Neurologischen oder Psychiatrischen Abteilung oder als gemeinsame Sitzung zu kennzeichnen,

464 Zur Biographie: Castell u.a., Geschichte, S. 480-488; Dagmar Bussiek, Franz Günther Ritter von Stockert – Wanderer zwischen Ost und West, in: Schriftenreihe der Deutschen Gesellschaft für Geschichte der Nervenheilkunde 9 (2003), S. 25-31; Volkmar Sigusch, Franz Günther Ritter von Stockert (1899-1967), in: Sigusch/Grau (Hg.), Personenlexikon, S. 678-680.

465 Zu Max Müller und seiner Rolle bei der Etablierung der Insulinkomatherapie vgl. Germann, Insulinzentrum; zu Jakob Klaesis »Dauerschlafbehandlung« und ihren internationalen Auswirkungen: Pamela Michael, Prolonged Narcosis Therapy during the Inter-War Years, in: Schmuhl/Roelcke (Hg.), »Heroische Therapien«, S. 114-130.

466 Dazu: Sascha Lang, Psychiatrie, technische Innovation und Industrie. Die Siemens-Reiniger-Werke und die Entwicklung des Elektrokrampftherapiegerätes »Konvulsator« im Zweiten Weltkrieg, in: Schmuhl/Roelcke (Hg.), »Heroische Therapien«, S. 216-232, hier: S. 230 f.; Gerrit Hohendorf, Therapieunfähigkeit als Selektionskriterium. Die »Schocktherapieverfahren« und die Organisationszentrale der nationalsozialistischen »Euthanasie« in der Berliner Tiergartenstraße 4, 1939-1945, ebd., S. 287-307, hier: S. 300-305.

467 Aus dem vorläufigen gedruckten Programm, NAW, Record Group 549, Stack 290, Row 59, Comp. 17, Bl. 125831. Zu John Rittmeister: W. Bräutigam/Christine Teller, John Rittmeister, in: Der Nervenarzt 64 (1993), S. 285-289; Teller, Welt.

»um die unbedingte Präponderanz der Psychiatrie in psycho-therapeutischen Fragen zu betonen.«[468] Dies scheine ihm, so Nitsche, für die weitere Entwicklung der »psychotherapeutische[n] Frage ein beachtlicher psychologischer Gesichtspunkt zu sein.«[469]

Im Restprogramm des dritten Tages fallen schließlich mehrere Beiträge ins Auge, die dem Gebiet der Wehrpsychiatrie zugeordnet werden können:

- Otto Wuth, Über einige wehrpsychiatrisch-psychologische Fragen;
- [Alfred] Christukat, Berlin, Selbstmord und Wehrdienstbeschädigung;
- [H.] Daube, Hamburg, Über Pervitinpsychosen;
- [Fritz] Gretzmacher, Köln, Über Schäden des Nervensystems bei Fliegerangriffen.[470]

Dahinter stand einmal mehr eine bewusste Strategie. Nitsche verfolgte im Vorfeld der Veranstaltung den Plan, »die Belange der Wehr-Psychiatrie im Rahmen der Gesellschaft zu pflegen«[471] und zu diesem Zweck Oberstarzt Otto Wuth in den Beirat aufzunehmen, um eine Abteilung für Wehrpsychiatrie innerhalb der Gesellschaft Deutscher Neurologen und Psychiater aufzubauen. Dass Wuth, ebenso wie sein Stellvertreter Christukat, einen Vortrag zusagte, belegt, dass er dem Plan Nitsches aufgeschlossen gegenüberstand. Einem Schreiben Ernst Rüdins ist übrigens zu entnehmen, dass die »Heerespsychiater« um Otto Wuth auch nach der Absage der Sechsten Jahresversammlung der Gesellschaft Deutscher Neurologen und Psychiater an ihrer Absicht festhielten, im Zeitraum vom 5. bis 7. Oktober 1941 in Würzburg zusammenzukommen, »aber rein intern, um die für sie wichtigen Fragen (Verwendung der Psychopathen im Heere usw. usw.) zu besprechen, ohne Gefahr laufen zu müssen, dass die Öffentlichkeit und der Feind etwas davon erfährt.«[472] Ob dieses informelle Treffen tatsächlich stattfand, kann nicht mit Sicherheit gesagt werden.

Vor einer Kopernikanischen Wende? Carl Schneiders Vision einer Psychiatrie der Zukunft

Carl Schneiders »Schlussbemerkungen« über »Wissenschaftliche, wirtschaftliche und soziale Bedeutung und Zukunft der psychiatrischen Therapien« liegen, wie erwähnt, als Typoskript vor. Das Dokument ist in der Forschung durchaus bekannt, aber in seiner Tiefe und Weite bis heute nicht hinreichend ausgelotet. Tatsächlich handelt es sich um ein Schlüsseldokument der Psychiatriegeschichte – es sei daher an dieser Stelle ebenso wie sein Autor noch einmal ausführlicher vorgestellt. Carl Schneider war

---

468 Nitsche an Rüdin, 25.7.1941, NAW, Record Group 549, Stack 290, Row 59, Comp. 17. Bl. 124951-124953, Zitat: Bl. 124952.
469 Ebd., Bl. 124952-124953.
470 Im weiteren Sinne können diesem Themenfeld auch die Vorträge von *F. Mohr*, Bemerkungen zur Behandlung der Homosexualität, Dr. *Erwin Schröter*, Deutsche Forschungsanstalt für Psychiatrie München, Probleme bei der erbbiologischen Beurteilung unehelicher Kinder, und *Loebe*, Bedburg-Hau, Zum Problem der praktischen Auslese, zugerechnet werden. Die Beiträge von Wuth und Mohr finden sich im vorläufigen gedruckten Programm noch nicht.
471 Nitsche an Rüdin, 25.7.1941, NAW, Record Group 549, Stack 290, Row 59, Comp. 17, Bl. 124951-124953, Zitat: Bl. 124953. Vgl. auch Nitsche an Creutz, 26.7.1941, 28.6.1941, NAW, Record Group 549, Stack 290, Row 59, Comp. 17, Bl. 124964-124965, Zitat: Bl. 124965: »Bei Herrn Rüdin habe ich angeregt, auch die Wehrpsychiatrie in unserer Gesellschaft zu verankern, wie die psych.[ische] Hygiene, die Psychotherapie etc.«. Zu dieser Zeit hatte Nitsche ein Treffen mit Wuth, bei dem »verschiedene wehrpsychiatrische Fragen« besprochen wurden. Bei dieser Gelegenheit hatte Wuth darauf hingewiesen, dass Prof. Dr. *Nicolai Guleke* (1878-1958), Ordinarius für Chirurgie an der Universität in Jena, an der »Hirnchirurgie im Westfeldzug« maßgeblich beteiligt gewesen sei. Wuth hatte angeregt, Guleke um ein Koreferat oder einen Vortrag zu bitten, was aber nicht geschah. Nitsche an Pette, 28.7.1941, NAW, Record Group 549, Stack 290, Row 59, Comp. 17, Bl. 127487.
472 Rüdin an Meggendorfer, 18.9.1941, MPIP-HA: GDA 128.

der vielleicht begabteste deutsche Psychiater seiner Generation[473] – sein 1939 veröffentlichtes Lehrbuch »Die Behandlung und Verhütung der Geisteskranken« wies ihn als einen der international führenden Forscher auf seinem Fachgebiet aus. Schneider hatte in der Weimarer Republik unter Oswald Bumke an der Universitätsnervenklinik in Leipzig gearbeitet, war dann an die Heil- und Pflegeanstalt Arnsdorf bei Dresden gewechselt, wurde 1926 für ein Jahr freigestellt, um an der Deutschen Forschungsanstalt für Psychiatrie unter Ernst Rüdin zu forschen. 1930 verfasste er zusammen mit Paul Nitsche die Texte für die psychiatrische Abteilung auf der II. Internationalen Hygieneausstellung in Dresden. Im selben Jahr wurde er Chefarzt der Anstalt Bethel in Bielefeld, wo er mit der Klinik Mara eine der modernsten Epilepsiekliniken seiner Zeit einrichtete.[474] 1933 wurde er nach Heidelberg berufen – auf einen der bedeutendsten Lehrstühle für Psychiatrie und Neurologie in Deutschland. Von Nitsche auf den neuen Ordinarius in Heidelberg aufmerksam gemacht, nahm Ernst Rüdin, wie bereits erwähnt, um die Jahreswende 1933/34 Kontakt zu Schneider auf – seither gehörte dieser zum engeren Führungszirkel um Rüdin. Ab Ende 1942 leitete Schneider dann, wie bereits eingehend dargestellt, eine der beiden Forschungsabteilungen des »Euthanasie«-Apparates, zunächst in der badischen Heil- und Pflegeanstalt Wiesloch, dann in der Universitätsklinik Heidelberg.

Das also war der Mann, der in Würzburg den Hauptvortrag halten sollte. Er habe, so fasste Schneider sein Referat »Die modernen Behandlungsverfahren bei der Therapie endogener Psychosen«[475] zusammen, »im Ganzen ein hoffnungsvolles und zukunftsträchtiges Bild einer aufstrebenden Heiltätigkeit« gezeichnet. »Wir stehen an einem entscheidenden Wendepunkt der Psychiatrie überhaupt, in welchem sie den therapeutischen Nihilismus, der dem Historiker als verspätetes Endglied und Relikt uralten Seelen- und Dämonenglaubens erscheinen möchte, endgültig abgestreift und sich auf die therapeutische Erfahrung als das einzige Mittel zur Bannung auch der Psychosen besonnen hat.« Schneider sah »die Stufe eines rohen therapeutischen Empirismus überwunden«; »systematische theoretische Erfahrung der Heilverfahren« sei an seine Stelle getreten. Die »Heilkunde der Psychosen« trete »als selbstständige Erfahrungsdisziplin der Psychiatrie auf den Plan, alle übrigen bewährten und unentbehrlichen Disziplinen befruchtend: Die Klinik, die Psychopathologie, aber auch die Erbbiologie und die Konstitutionslehre.« Schneider hob die vergleichsweise rasanten Erkenntnisfortschritte der zurückliegenden zehn Jahre hervor, räumte zugleich aber ein, dass »heute noch jeder Befund unzählige neue Fragen« aufwerfe. Aber man habe jetzt endlich »Boden unter den Füßen«, auf dem man »sicher fortschreiten« könne. Die Psychiatrie sei dabei, sich »zu einer für alle Wissenschaftszweige, die es mit der Biologie des Menschen zu tun haben, entscheidenden Wissenschaft von den psychophysischen Gesamtreaktionen des Menschen« umzuformen. Mit der Arbeitstherapie habe man ein »Mittel zum Studium der Umwelteinflüsse« zur Hand, mit

---

473 Vgl. – zu der bereits genannten Literatur – auch: Klaus Dörner, Carl Schneider: Genialer Therapeut, moderner ökologischer Systemtheoretiker und Euthanasiemörder. Zu Carl Schneiders »Behandlung und Verhütung der Geisteskrankheiten«, Berlin 1939, in: Psychiatrische Praxis 13 (1986), S. 112-114; Schmuhl, Ärzte in Bethel, S. 76-80; Maike Rotzoll/Gerrit Hohendorf, Krankenmord im Dienst des Fortschritts? Der Heidelberger Psychiater Carl Schneider als Gehirnforscher und »therapeutischer Idealist«, in: Der Nervenarzt 83 (2012), S. 311-320; Thomas Beddies, »Aktivere Krankenbehandlung« und »Arbeitstherapie«. Anwendungsformen und Begründungszusammenhänge bei Hermann Simon und Carl Schneider, in: Schmuhl/Roelcke (Hg.), »Heroische Therapien«, S. 268-286.

474 Schon in dem von Karl Wilmanns im Jahre 1932 herausgegebenen Band des »Handbuchs der Geisteskrankheiten« zur Schizophrenie, »dem für lange Zeit maßgeblichen Referenzwerk zur Thematik«, gehörte Carl Schneider, damals noch Chefarzt in Bethel, »aufgrund seiner innovativen Arbeiten« zu den meistzitierten Autoren nach Emil Kraepelin und Eugen Bleuler, aber noch vor Karl Bonhoeffer, Oswald Bumke und Kurt Schneider. Volker Roelcke/Gerrit Hohendorf/Maike Rotzoll, Psychiatrische Forschung, »Euthanasie« und der »Neue Mensch«. Zur Debatte um Menschenbild und Wertsetzungen im Nationalsozialismus, in: Andreas Frewer/Clemens Eickhoff (Hg.), »Euthanasie« und die aktuelle Sterbehilfe-Debatte, Frankfurt/New York 2000, S. 193-217, Zitate: S. 200.

475 Carl Schneider, Schlussbemerkungen. Wissenschaftliche, wirtschaftliche und soziale Bedeutung und Zukunft der psychiatrischen Therapien, BArch., R 96/I. Danach auch alle folgenden Zitate. – Auch diskutiert in: Aly, Belasteten, S. 201-203.

den anderen neuen Therapiemethoden könne man die »inneren Regulationsvorgänge des Organismus« studieren. Die utopische Skizze, die Carl Schneider hier zeichnete, kulminierte in einer pathetischen Prophezeiung: »Die Zeit wird nicht mehr fern sein, da man selbst die so genannte unheilbare Geisteskrankheit der therapeutischen Bemühung zugänglich gemacht haben wird und den Kranken ebenso vor Siechtum wie vor lebenslanger Anstaltsinternierung bewahren kann, so dass er trotz seiner Erkrankung [nach seiner Unfruchtbarmachung[476]] ein tätiges Glied der Volksgemeinschaft bleiben kann.«

Dann wandte sich Schneider dem konkreten Zweck seines Referates und der gesamten Würzburger Tagung zu. Manchen, »selbst klugen«, aber »mit der Sachlage nicht vertrauten Volksgenossen« scheine das »Arbeitsprogramm der Psychiatrie geradezu unnötig und unzeitgemäß«. »Sollten nicht Eugenik, Erbpflege und sonstige Maßnahmen des Staates auf andere Weise das Volk von der sozialen, moralischen und wirtschaftlichen Last der Geisteskrankheiten so weit befreien können, dass man überhaupt keiner Psychiatrie mehr« bedürfe? Es gebe, so warnte Schneider, maßgebliche Beamte, die der Auffassung seien, man brauche nicht mehr in die Psychiatrie zu investieren, »weil sie doch bald überflüssig« würde. Solchen Einstellungen müsse man aufklärend entgegenwirken:

»Alle Maßnahmen unserer Zeit zur wirtschaftlichen Entlastung unseres Volkes vom Druck der Aufwendungen für nutzlose Anstaltsinsassen und alle eugenischen Maßnahmen im weitesten Sinne« seien »Maßnahmen auf lange Sicht«. Es würden noch »Jahrhunderte« vergehen, bis es gelungen sein werde, »die Zahl der anfallenden endogenen Psychosen im Volke auf jenes Maß herabzusetzen, das auch in einer psychisch völlig erbgesunden Bevölkerung durch die dann noch immer vorhandene Mutationsrate für Psychosen bestimmt ist. Erst dann werden die Irrenanstalten wirklich leer sein und ganz leer gehalten werden können.« Bis dahin jedoch, so Schneider, sei es »menschlich richtig und wirtschaftlich zweckmäßig, durch intensive Behandlung das psychische Siechtum und die Anstaltsbedürftigkeit zahlreicher Kranker mit endogenen Psychosen nach Möglichkeit zu verhüten. Es ist dann immer noch in einer größeren Zahl von psychisch angeborenen, erblichen oder erworbenen psychischen Siechtumszuständen das Volk auf andere Weise zu entlasten.«

Auf andere Art zu entlasten – man sieht: Schneider spricht an dieser Stelle zwar verklausuliert von »Maßnahmen zur wirtschaftlichen Entlastung«, allen Zuhörern hätte aber klar sein müssen, was gemeint war: die Vernichtung der unheilbar Kranken in den Anstalten. Ob Schneider im Hauptteil seines Referates die Tatsache des Krankenmordes explizit benennen wollte, ob dies Ernst Rüdin in seiner Eröffnungsrede überlassen werden sollte oder ob man es bei solchen – freilich nicht misszuverstehenden – Andeutungen belassen wollte, muss offen bleiben. Möglicherweise ist den Veranstaltern nach dem Stopp der »Aktion T4« im August 1941 von höherer Stelle bedeutet worden, dass eine offiziöse Verlautbarung unerwünscht war, möglicherweise wollte man die »Euthanasie« nicht explizit erwähnen, weil es in dieser Phase – nach der Einstellung der Massenvergasungen im Rahmen der »Aktion T4« – unklar war, wie es mit dem Massenmord an psychisch erkrankten und geistig behinderten Menschen weitergehen würde. Klar ist – Schneiders Referat beweist es eindeutig –, dass man die »Euthanasie« auf der anstehenden Versammlung der Fachgesellschaft als *offenes Geheimnis* behandeln wollte. Einen zweiten Punkt gilt es herauszustellen: Selten ist die für die Medizin im Nationalsozialismus so typische Verschränkung von Heilen und Vernichten so klar herausgearbeitet worden wie in diesem Dokument. Modernste Therapie, Eugenik *und* die Vernichtung der »Ballastexistenzen« wurden als komplementäre Elemente einer Gesamtstrategie gesehen, die – so Schneider wörtlich – »billiger«, »leidsparender« sowie »wirtschaftlich und für das Arbeitsvolumen des Volkes erfolgversprechender« sei.

Aus diesem Grunde sei es zwingend notwendig, der Psychiatrie gerade »jetzt an dem großen Wendepunkt […], an welchem sie überhaupt erst eintritt in den Rahmen wirklicher Heilkunde«, »genügende Geldmittel« zuzuweisen. Ziemlich unverblümt deutete Schneider darauf hin, dass infolge der »Euthanasie« Ressourcen freigesetzt worden waren, die man zu diesem Zweck nutzen könne: »Nicht

---

476 Handschriftliche Einfügung von Paul Nitsche.

Einsparung, sondern angemessene Ausschüttung eines Teiles der durch die heutigen Maßnahmen bereits eingesparten Mittel für Forschungszwecke der Psychiatrie ist der richtige Weg zur endgültigen Entlastung.« Zudem forderte Schneider die längst fällige »moralische Anerkennung der durch den Psychiater für das Volksganze zu leistenden Arbeit« ein. Dies sei wichtig, um den dringend benötigten Nachwuchs zu bekommen.

Am Ende seines Referates wandte sich Schneider wieder der fernen Zukunft zu, um zu begründen, warum man auch in jenem Utopia, in dem alle endogenen Psychosen – und wie man in Parenthese hinzufügen muss: alle an einer endogenen Psychose leidenden, dem therapeutischen Handeln nicht zugänglichen Menschen – ausgerottet sein würden, immer noch eine Psychiatrie brauchen werde. Hier führte er drei Gesichtspunkte ins Feld. *Erstens* werde es dann immer noch eine »Gefährdung der Menschheit und des Volkes« durch psychische Krankheit geben, »sei es durch Erbmutationen, sei es durch Umwelteinflüsse aller Art.« *Zweitens* deutete Schneider an, dass sich die Psychiatrie der Zukunft ein viel umfassenderes, alle anderen Fachgebiete durchdringendes und überwölbendes Arbeitsfeld innerhalb der Wissenschaften vom Menschen schaffen könnte:

»Solange der Mensch seelische Funktionen hat, wird es eine Wissenschaft innerhalb der Medizin geben müssen, die sich mit den Beziehungen zwischen körperlichen Krankheiten und seelischen Vorgängen und der Behebung hierbei eintretender Störungen aller Art befasst. Ja eine solche Wissenschaft, heißt man sie nun Psychiatrie oder anders, und mag sie auch einmal im Rahmen der sich wandelnden Klassifikation der Wissenschaften an anderer Stelle als heute im Rahmen der Medizin einsetzen, man wird ihr umso weniger entraten können, je ernster man das Schlagwort von der Ganzheit des Lebens in wirkliche Kenntnis von der Biologie dieser Ganzheit in gesunden und kranken Tagen umsetzen will.«

Was Schneider hier umreißt, ist ein epistemisches Feld im Grenzbereich von Medizin, Psychologie, Psychosomatik, Soziobiologie, Biochemie, Hirnforschung und Genetik.

Schneider ging jedoch noch weiter. Er sah nicht nur eine zentrale Rolle der Psychiatrie innerhalb der Wissenschaften vom Menschen voraus, sondern er hielt es, *drittens*, für möglich, dass die Psychiatrie ein neues, Gesellschaft und Kultur durchdringendes Welt- und Menschenbild schaffen könne:

»Die Vorstellung, die sich der Mensch von seiner Seele und ihrem Leben macht, wird von ihr aus eine je länger je mehr entscheidende Wandlung erleben und damit wird die heilkundige Psychiatrie der Zukunft, statt wie bisher weltanschaulich von philosophischen Strömungen aller Art abhängig zu sein, von sich aus hinaus wirken in die religiösen, philosophischen und mythischen Ideen des ganzen Volkes. Es ist an der Zeit, dass eine am Menschen heilend handelnde Disziplin endlich eingreift in den Gang der Ideengeschichte der Menschheit; denn so wie einst die Astronomie durch [Nikolaus] Kopernikus [1473-1543], so wird einmal die Psychiatrie durch einen ihrer Forscher bannen den durch religiöse Vorstellungen und Dogmen noch immer geschützten Aberglauben vom Wesen der Seele und wird damit den Weg frei machen zu einem innigeren und reicheren Leben unseres Volkes nach seinen eigenen Kräften und Gaben.«

Welche Hybris darin liegt: Auf dem Höhepunkt einer Krise der Psychiatrie, die entscheidend dadurch mit verursacht war, dass Ärzte die ihnen anvertrauten Kranken ermordeten oder der Ermordung preisgaben, wollte einer der Hauptverantwortlichen die Plattform der wissenschaftlichen Fachgesellschaft nutzen, um die Zukunftsvision einer von der Psychiatrie bewirkten Kopernikanischen Wende des Menschenbildes zu entwerfen – einer schönen neuen Welt, die auf der Basis von avantgardistischer Forschung, Therapie, Sterilisation und Vernichtung der »Ballastexistenzen« geschaffen werden, in der die Psychiatrie zu einem Religionsersatz oder einer Ersatzreligion geworden sein sollte. Diese Utopie endete in einem Desaster: Etwa 300.000 kranke und behinderte, hilflose, der Psychiatrie anvertraute Menschen brutal ermordet,[477] die Infrastruktur psychiatrischer Versorgung zerrüttet, die Psychiatrie als Wissenschaft und Praxis zutiefst kompromittiert.

Eine Jahresversammlung im Jahre 1942?

Nach der Absage der Sechsten Jahresversammlung der Gesellschaft Deutscher Neurologen und Psychiater im Oktober 1941 setzten Ernst Rüdin und Paul Nitsche alles daran, die Veranstaltung so bald wie möglich nachzuholen. In einem Schreiben an Heinrich Pette und Nitsche vom 21. November 1941 sprach sich Rüdin entschieden dafür aus, die Tagung im Frühjahr 1942 neu anzusetzen, nachdem er aus einer Nachfrage Hans Reiters erfahren hatte, dass »in einer Sitzung in Berlin im Reichsministerium des Innern beschlossen worden ist, dass wissenschaftliche Tagungen mit Rücksicht auf ihre kultur-politische Bedeutung im Jahre 1942 durchzuführen«[478] seien. Rüdin bat nun Pette und Nitsche, sich bei den Sanitätsinspektionen des Heeres, der Luftwaffe, der Marine und der Waffen-SS eingehend zu er-kundigen, welcher Termin für die Tagung in Frage käme und ob »mit einer Unterstützung der Sanitäts-inspektionen betreffend Beurlaubung von Sanitätssoldaten zu der Tagung gerechnet werden« könne. Auch sollte geklärt werden, ob Spatz und Tönnis – deren Absagen den Termin im Oktober 1941 hatten platzen lassen – an dem mit den Sanitätsinspektionen auszuhandelnden Termin vortragen könnten – oder ob sie Koreferenten zu stellen bereit wären, die in dem Fall, dass sie wieder verhindert sein sollten, ihre Referate *in absentia* verlesen könnten. Weiter fragte Rüdin, ob man die neu angesetzte Sechste Jahresversammlung mit einer Tagung der Psychotherapeuten und der Kinderpsychiater verbinden sollte. Er selbst vertrat die Meinung, dass die Jahresversammlung auf jeden Fall stattfinden sollte, auch wenn sich eine gemeinsame Veranstaltung nicht ermöglichen lassen würde, weil »schon eine bloße Zusammenkunft der abkömmlichen Psychiater und Neurologen von größtem Gewinn wäre.«[479]

Nitsche fertigte daraufhin am 29. November 1941 eine Aktennotiz für »Herrn Jennerwein« – das war der Deckname Viktor Bracks im Rahmen der »Aktion T4« – »zur Besprechung mit Herrn Professor Dr. [Karl] Brandt«. In diesem Papier bat Nitsche »um Herbeiführung einer Entschließung«.[480] Mit anderen Worten: Nitsche erbat von den Hauptverantwortlichen des »Euthanasie«-Programms *die Er-laubnis*, die Jahresversammlung der Gesellschaft Deutscher Neurologen und Psychiater erneut an-zusetzen. Wenige Tage später setzte Nitsche Rüdin ins Bild: Nach dem Erhalt des Schreibens Rüdins vom 21. November 1941 hatte sich Nitsche sofort mit Otto Wuth in Verbindung gesetzt, der mitgeteilt habe, »dass eine irgendwie zuverlässige Auskunft vonseiten der Wehrmacht über die Frage, ob zu einem bestimmten Zeitpunkt des nächsten Jahres (eine Tagung von) Seiten der Wehrmachtssanitätsinspek-tion würde beschickt werden können, mit irgendwelcher Bestimmtheit keinesfalls abgegeben werden kann.«[481] Nitsche sprach sich dennoch dafür aus, die Tagung im Frühjahr oder Herbst 1942 auszurich-ten, wobei er selbst eher dem Herbst zuneigte. Sollte man sich jedoch für das Frühjahr entscheiden, sei es – wie auch Wuth gemeint habe – zweckmäßig, die Tagung nicht später als in der zweiten Märzhälfte anzuberaumen. In seinem Schreiben deutete Nitsche auch die Verbindung zum »Euthanasie«-Apparat an: »Zuvor muss ich aber noch von der Stelle, die für die Genehmigung unserer Tagung überhaupt

477 Vgl. Heinz Faulstich, Die Zahl der »Euthanasie«-Opfer, in: Andreas Frewer/Clemens Eickhoff (Hg.), »Euthanasie« und die aktuelle Sterbehilfe-Debatte. Die historischen Hintergründe medizinischer Ethik, Frankfurt/New York 2000, S. 218-234.

478 Rüdin an Pette (in Abschrift an Nitsche), 21.11.1941, NAW, Record Group 549, Stack 290, Row 59, Comp. 17, Bl. 127483-127485, Zitat: Bl. 127483. Danach auch das folgende Zitat.

479 Ebd., Bl. 127485.

480 Aktennotiz »Herrn Jennerwein zur Besprechung mit Herrn Professor Dr. Brandt«, 29.11.1941, NAW, Record Group 549, Stack 290, Row 59, Comp. 17, Bl. 127486.

481 Nitsche an Rüdin, 5.12.1941, NAW, Record Group 549, Stack 290, Row 59, Comp. 17, Bl. 127489-127490, Zitat: Bl. 127489 (in runden Klammern: handschriftliche Ergänzung). Danach auch das folgende Zitat.

gefragt werden muss, die Zustimmung einholen. Ich habe das sofort getan und hoffe, einen endgültigen Bescheid in den nächsten Tagen zu erhalten, worauf ich Ihnen sofort schreiben werde.«

In den folgenden Wochen verlor Rüdin vorübergehend »die Verbindung mit Berlin«,[482] so dass er von sich aus schon von einer weiteren Verschiebung der Jahresversammlung auf den Herbst 1942 ausging. Am 23. Februar 1942 meldete sich Nitsche dann wieder aus Berlin. Er sei in Übereinstimmung mit Wuth der Meinung, »dass wir jetzt eine Tagung noch nicht in Aussicht nehmen können«,[483] da »bis auf Weiteres Abordnung von Ärzten seitens der Wehrmacht verboten sei«. Auch Hans Reiter hatte sich gegen den Herbsttermin ausgesprochen – »die Lage [sei] noch zu ungeklärt«. Nitsche plädierte dafür, erst einmal bis zum Mai 1942 zu warten. Letztlich sollte die Sechste Jahresversammlung bis zum Ende des Zweiten Weltkrieges gar nicht mehr zustande kommen.

4. Aktivitäten der Gesellschaft Deutscher Neurologen und Psychiater in den letzten Kriegsjahren

»Mancher glaubte, seinem völkischen Heroismus dadurch Ausdruck verleihen zu müssen, dass er grundsätzlich für die Vernichtung der Geisteskranken eintrat«. Eine Auseinandersetzung hinter den Kulissen

Deshalb kam es auch nicht mehr zu einer quasi offiziellen Positionierung der Gesellschaft Deutscher Neurologen und Psychiater zum »Euthanasie«-Programm, wie sie in Würzburg hatte erfolgen sollen. Die an dem Massenmord beteiligten Ärzte mussten sich damit begnügen, hinter den Kulissen zu intrigieren, wenn Kritik an der »Euthanasie« aus Fachkreisen laut wurde – insbesondere dann, wenn sich diese Kritik auf die Eröffnungsrede Ernst Rüdins auf der Fünften Jahresversammlung der Gesellschaft Deutscher Neurologen und Psychiater in Köln im März 1939 berief.[484] So geschah es etwa in dem Aufsatz »Die Zukunft der Psychiatrie«, den der Direktor der Heilanstalt Strecknitz-Lübeck, Dr. *Johannes Reinhard Enge* (1877-1966), am 15. November 1941 – kurz nachdem 605 Patientinnen und Patienten aus seiner Anstalt in die »Zwischenanstalten« Eichberg und Weilmünster verbracht worden waren[485] – in der »Psychiatrisch-Neurologischen Wochenschrift« veröffentlichte. Unter Bezug auf Rüdins Warnungen vor einer Diffamierung der Psychiatrie schrieb Enge:

> »Nach Inkrafttreten des Gesetzes zur Verhütung erbkranken Nachwuchses trat eine Herabwürdigung der Erbkranken, der Geisteskranken überhaupt ein. Nicht allein, dass die Erbkranken und ihre Angehörigen selbst in der gesetzlichen Maßnahme eine persönliche und soziale Entwertung sahen, man sprach auch von den Geisteskranken nur als von den ›Idioten‹ in den Anstalten. Mancher glaubte, seinem völkischen Heroismus dadurch Ausdruck verleihen zu müssen, dass er grundsätzlich für die Vernichtung der Geisteskranken eintrat, allerdings nur so lange, als kein Glied seiner Familie dafür in Betracht kam.«[486]

---

482 Rüdin an Prof. Dr. Albrecht, Wien, 13.1.1942, MPIP-HA: GDA 128. Ähnlich: Rüdin an Roemer, 3.3.1942, MPIP-HA: GDA 128.

483 Nitsche an Rüdin, 23.2.1942, NAW, Record Group 549, Stack 290, Row 59, Comp. 17, Bl. 127498. Danach auch die folgenden Zitate.

484 Zum Folgenden: Schmuhl, Rassenhygiene, S. 275 f.; Gerrens, Ethos, S.107-109.

485 Vgl. Peter Delius, Das Ende von Strecknitz. Die Lübecker Heilanstalt und ihre Auflösung 1941. Ein Beitrag zur Sozialgeschichte der Psychiatrie im Nationalsozialismus, Kiel 1988.

486 [Johannes] Enge, Die Zukunft der Psychiatrie, in: Psychiatr.-Neurol. Wschr. 43 (1941), S. 425-428, Zitat: S. 425. Kritische Untertöne finden sich auch in: Johannes Bresler, Wirtschaftstüchtigkeit unserer Anstalten, in: Psychiatr.-Neurol. Wschr. 44 (1942), S. 25-28. Hier bedauerte Bresler, dass die Wirtschaftsberichte der Anstalten kaum noch veröffentlicht würden, zeigten sie doch, »dass hier eine aktive hohe Kultur und volkswichtige Arbeit herrscht, nicht bloß ein Drum und Dran für einen Haufen uns volksfremder, gleichgültiger Menschen. *Sie sind wir.*« Ebd., S. 26 (Hervorhebung im Original).

Hatte schon diese Textpassage in der »Euthanasie«-Zentrale für Unmut gesorgt, so brachte eine Um-
formulierung in einer Besprechung des Aufsatzes im »Zentralblatt für die gesamte Neurologie und
Psychiatrie« das Fass zum Überlaufen. Autor war niemand anderes als der greise Georg Ilberg, Mitstreiter Bonhoeffers in den Jahren 1933/34 im Kampf um den Vorsitz des Deutschen Vereins für
Psychiatrie. Ilberg also paraphrasierte den Text Enges folgendermaßen: »Wenn man heutzutage die
Psychiatrie [...] keineswegs selten für minderwertig und entbehrlich ansieht, ja die Erbkranken und
mit ihnen oft die Geisteskranken überhaupt herabwürdigt, ja für die Vernichtung schwerer Fälle eintritt
– natürlich soweit es sich nicht um Erkrankungen in der eigenen Familie handelt! –, so ist das ein
großes Unrecht.«[487] Herbert Linden, der von dem T4-»Gutachter« Berthold Kihn[488] auf diese Rezension aufmerksam gemacht wurde, schäumte vor Wut. »Wer ist denn der Schriftleiter«, fragte er am
20. August 1942 bei Nitsche an, »man müsste meines Erachtens diesem Herrn eine Verwarnung zukommen lassen. Es geht selbstverständlich nicht an, dass Maßnahmen, die von Staats wegen durchgeführt werden, in einer derartigen Weise in der Öffentlichkeit kritisiert werden.«[489] Herausgeber des
»Zentralblatts für die gesamte Neurologie und Psychiatrie« war nach wie vor Karl Bonhoeffer, die
Redaktion lag bei dessen Schüler Jürg Zutt, seit 1937 außerordentlicher Professor an der Berliner Charité. In dem Entwurf eines Schreibens an Zutt vom 3. September 1942 gab Nitsche seinem »Befremden«[490]
Ausdruck, dass in der Rezension eine staatliche Maßnahme angegriffen werde, »die heute von zahlreichen verantwortungsbewussten Menschen aus ethisch hochwertigen Gründen befürwortet und auch,
wie z.B. der Erfolg des Filmes ›Ich klage an‹ lehrt, von weiten Kreisen des deutschen Volkes eindeutig
gebilligt«[491] werde, und dass die Kritik abgedruckt worden sei, »obwohl in der Tatsache der Zulassung
des Filmes und seiner Bewertung durch das Reichspropaganda-Ministerium eine positive staatliche
Stellungnahme zu dem Problem erkennbar geworden ist«. Einer Bemerkung Bonhoeffers aus der

---

487 Georg Ilberg, Rez.: Enge, Die Zukunft der Psychiatrie, in: Zbl. Neurol. Psychiatr. 102 (1942), S. 382.
488 Er war schon in der ausgehenden Weimarer Republik als Befürworter der »Vernichtung lebensunwerten Lebens«
hervorgetreten. Berthold Kihn, Die Ausschaltung der Minderwertigen aus der Gesellschaft, in: Allg. Zschr. Psychiatr.
98 (1932), S. 387-404.
489 Linden an Nitsche, 20.8.1942, BArch. R 96 I/9.
490 Nitsche an Zutt, 3.9.1942 (Entwurf), BArch. R 96 I/9. Danach auch die folgenden Zitate. – Ob auch noch eine Beschwerde an Georg Ilberg erging, muss dahingestellt bleiben. Er starb am 11. September 1942. Vgl. Kürbitz, Geheimrat Ilberg zum Gedächtnis, in: Allg. Zschr. Psychiatr. 121 (1942), S. 192-194.
491 Die T4-Zentrale unterhielt eine eigene Abteilung für Filmpropaganda. Paul Nitsche war sehr an dieser Thematik
interessiert und legte im Mai 1940 das Exposé eines Dokumentarfilms vor, der die Möglichkeiten und Grenzen der
modernen Psychiatrie ebenso zeigen sollte wie den Ablauf der »Aktion T4« bis hin zur Vergasung. Tatsächlich fanden
im Oktober/November 1940 Dreharbeiten zu diesem Filmprojekt statt – es wurde sogar eine Vergasung in der
»Tötungsanstalt« Sonnenstein gefilmt. Im Dezember 1940 kam das Projekt jedoch zum Erliegen, in der Bevölkerung
hatte sich so viel Unruhe bemerkbar gemacht, dass die drastische Darstellung des Vernichtungsprogramms nicht
länger opportun erschien. Stattdessen entstand der Spielfilm »Ich klage an«, der am 29. August 1941 uraufgeführt
wurde und sich mit etwa 15 Millionen Besuchern als Publikumserfolg erwies. Nitsche fungierte bei diesem Filmprojekt, in dem es um Sterbehilfe für eine an Multiple Sklerose erkrankte Frau ging, als ärztlicher Berater. Dazu ausführlich: Karl Heinz Roth, Filmpropaganda für die Vernichtung der Geisteskranken und Behinderten im »Dritten Reich«,
in: Beiträge zur nationalsozialistischen Gesundheits- und Sozialpolitik 2 (1985), S. 125-193; Karl Ludwig Rost, Sterilisation und Euthanasie im Film des »Dritten Reiches«. Nationalsozialistische Propaganda in ihrer Beziehung zu rassenhygienischen Maßnahmen des NS-Staates, Husum 1987. – Rüdin schrieb Nitsche am 21. September 1941, es habe
sich ein Kollege mit der Anregung an ihn gewandt, die Gesellschaft Deutscher Neurologen und Psychiater möge
veranlassen, dass die Diagnose Multiple Sklerose aus dem Film gestrichen werde. Rüdin gab die Anregung an Nitsche
weiter, obwohl er sie nicht unterstützte. Seine eigenen Eindrücke schilderte Rüdin folgendermaßen: »Ich selbst
war in dem Film und fand ihn ergreifend. Allerdings waren die Stimmen, die ich vom anwesenden Publikum auf-
schnappte, nicht zustimmend. Von einer Frau in meinem Rücken hörte ich, das ist ein Propagandafilm für etwas, was
eine schon beschlossene Sache ist. In einer kirchlich stark beeinflussten Bevölkerung wie München wird man ja
natürlich kaum erwarten, dass alle glatt zustimmen. Ich selbst empfehle jedenfalls allen Leuten, sich den Film anzusehen.« Faksimile in: Böhm/Markwardt, Hermann Paul Nitsche, S. 90; Roth, Filmpropaganda, S. 169.

Nachkriegszeit zufolge kam es in der Folge dieses Vorgangs noch einmal zu einer Aussprache zwischen ihm und Nitsche, der ihm vorgeworfen habe, er gehöre zu den »ewig Gestrigen«.[492]

Der Fall beleuchtet noch einmal schlaglichtartig den *Konsens* innerhalb der Fachöffentlichkeit, was die Kritik an der Diskreditierung der Psychiatrie unter den Vorzeichen der rassenhygienischen Propaganda angeht, aber auch den *Dissens*, was die Beurteilung der Ursachen dieser Diskreditierung betrifft. Während für die einen, im Sinne der Warnung Karl Bonhoeffers im Jahre 1934, Eugenik und »Euthanasie« ein *Teil des Problems* darstellten, sahen die anderen, den Ausführungen Rüdins im Jahre 1939 folgend, darin einen *Teil der Lösung*. Dies führte immer wieder zu Missverständnissen. So erklärt sich, warum sich Hermann Grimme in seinem Brief an Johannes Bresler ebenso auf Rüdin beziehen konnte wie Johannes Enge in seinem Aufsatz.[493]

»Forschungsfragen im Krieg«

Die Jahresversammlungen der Gesellschaft Deutscher Neurologen und Psychiater in der Vorkriegszeit hatten die Gelegenheit geboten, das Netzwerk von Akteuren aus Psychiatrie und Politik im unmittelbaren Kontakt zu festigen. Die Anwesenheit Arthur Gütts, Herbert Lindens oder der Vertreter des Reichsgesundheitsamtes in den Plenarsitzungen, mehr noch in den Sitzungen der Ausschüsse für praktische Psychiatrie und psychische Hygiene, hatte die Möglichkeit eröffnet, die Wünsche, Erwartungen und Anregungen der praktischen Psychiatrie und der psychiatrisch-neurologischen Wissenschaft direkt an die staatliche Gesundheitsführung zu vermitteln. Umgekehrt erfuhren die versammelten Psychiater und Neurologen bei dieser Gelegenheit aus erster Hand, welche Linie die staatliche Gesundheitsführung verfolgte. Dieser Austausch war genau zu dem Zeitpunkt abgerissen, als es im Gefüge der Gesundheitsführung zu grundlegenden Verschiebungen kam. Reichsärzteführer Gerhard Wagner starb, wie bereits erwähnt, im März 1939. An seine Stelle trat Leonardo Conti, bis dahin der höchste Medizinalbeamte der Reichshauptstadt Berlin.[494] Diesem gelang es, Arthur Gütt, der bei einem Jagdunfall um die Jahreswende 1938/39 schwer verletzt worden war, zu entmachten – er wurde im September 1939 pensioniert. Kurz vor Beginn des Zweiten Weltkriegs, am 27. August 1939, wurde Conti zum Staatssekretär im Reichsinnenministerium ernannt und stand nunmehr als »Reichsgesundheitsführer« an der Spitze der Gesundheitsführung sowohl des Staates als auch der Partei. Ernst Rüdin hatte mit der Entmachtung Gütts seinen unmittelbaren Draht zur Macht verloren – Leonardo Conti war eng mit einem Erzrivalen Rüdins, Eugen Fischer und dessen Kaiser-Wilhelm-Institut für Anthro-

---

492 Zit. n. Gerrens, Ethos, S. 108.

493 Auch Nitsches Position in der Vorkriegszeit konnte leicht missverstanden werden. Dazu ein Beispiel: Anlässlich einer Sitzung der Arbeitsgemeinschaft der Anstaltsdezernenten beim Deutschen Gemeindetag am 28./29. Oktober 1938 hatte *Joachim Kaminski*, Abteilungsdirektor im Hauptgesundheitsamt Berlin, in einem Referat über »Aufgaben und Pflichten der Heil- und Pflegeanstalten im nationalsozialistischen Staate« beklagt: »Es ist soviel von Wertigkeit oder Minderwertigkeit im Zusammenhang mit den Geisteskranken gesprochen worden, dass dieser Begriff zu einer überwertigen Idee zu werden droht. Man hat die Geisteskranken mit dem Unkraut verglichen, das [...] der Gärtner ausjätet« (BArch. R 36/1817, fol. 1). Kaminski hatte diese Position verurteilt – und wurde darin in der Aussprache von Nitsche, der als Vertreter des Deutschen Ausschusses für psychische Hygiene an der Sitzung teilnahm, unter Hinweis auf die Fortschritte der Arbeitstherapie unterstützt. Zur selben Zeit führte Nitsche, wie bereits erwähnt, in den sächsischen Anstalten die »Hungerkost« ein.

494 Ernst-Alfred Leyh, »Gesundheitsführung«, »Volksschicksal«, »Wehrkraft«. Leonardo Conti (1900-1945) und die Ideologisierung der Medizin in der NS-Diktatur, med. Diss. Heidelberg 2002; Hans-Walter Schmuhl, Die biopolitische Entwicklungsdiktatur des Nationalsozialismus und der »Reichsgesundheitsführer« Dr. Leonardo Conti, in: Klaus-Dietmar Henke (Hg.), Tödliche Medizin im Nationalsozialismus. Von der Rassenhygiene zum Massenmord, Köln u.a. 2008, S. 101-117.

pologie, menschliche Erblehre und Eugenik in Berlin, verbunden.[495] Im Rahmen des »Euthanasie«-Programms eröffnete sich indessen ein neuer Zugang zum Zentrum der Macht: Da Paul Nitsche, engster Vertrauter Rüdins innerhalb der Fachgesellschaft, zum ärztlichen Leiter der »Aktion T4« aufstieg, hatte Rüdin nun einen indirekten Draht zur »Kanzlei des Führers«. Daraus entstanden, wie im Vorangegangenen gezeigt worden ist, neue Einflussmöglichkeiten, aber auch Abhängigkeitsverhältnisse.

Es dauerte bis in das dritte Kriegsjahr hinein, ehe sich eine Möglichkeit eröffnete, die Verbindung zur Reichsgesundheitsführung zu erneuern. Am 7. Oktober 1942 wandte sich Dr. *Walter Schütz* (* 1907), persönlicher Referent des Reichsgesundheitsführers, an Walter Creutz, den Geschäftsführer der Gesellschaft Deutscher Neurologen und Psychiater. Schütz fragte an, welche Forschungsfragen aus der Sicht der psychiatrisch-neurologischen Fachgesellschaft während des Krieges als vordringlich zu behandeln seien.[496] Creutz leitete die Anfrage am 13. Oktober 1942 an Rüdin weiter. Zugleich schickte er eine Abschrift der Anfrage an den stellvertretenden Vorsitzenden und Leiter der Neurologischen Abteilung der Gesellschaft Deutscher Neurologen und Psychiater, Heinrich Pette, nach Hamburg weiter. Was die »unmittelbare Veranlassung«[497] die Anfrage anging, so vermutete Creutz, Conti wolle dem Reichsforschungsrat gegenüber Empfehlungen abgeben.

Creutz bot an, die Anfrage selber zu beantworten, falls Rüdin ihm dazu »Weisungen« erteilen würde. Für den Fall, dass Rüdin die Beantwortung der Anfrage selber übernehmen wollte, unterbreitete Creutz seinerseits Vorschläge. Neben der »erbbiologischen Forschung«, die auch unter Kriegsbedingungen fortgeführt werden müsse, werde man wohl vor allem auf die Bedeutung »neuropathologischer Forschungen im Zusammenhang mit den Kriegsverletzungen des Gehirns und des übrigen Nervensystems und den neurochirurgischen Erfahrungen« hinweisen wollen. Weiterhin, so Creutz, halte er es für »zweckmäßig [...], darauf aufmerksam zu machen, dass die Forschung auf dem Gebiet der Psychosen, und zwar gegenwärtig besonders auf dem Gebiete der Elektroschocktherapie nicht zum Erliegen kommen« dürfe. Zu diesem Zwecke sei es notwendig, die Herstellung der hierzu notwendigen Apparate aufrechtzuerhalten. In diesem Zusammenhang verwies Creutz auf eine Initiative Herbert Lindens, der mittlerweile zum »Reichsbeauftragten für die Heil- und Pflegeanstalten« aufgestiegen war.[498]

Auch Heinrich Pette beeilte sich, an Rüdin zu schreiben. Schon am 16. Oktober 1942 ging sein Brief nach München ab. »Was das Aufgabengebiet der Neurologie betrifft, so möchte ich sagen, dass im Vordergrund natürlich die traumatischen Schädigungen des zentralen und peripheren Nervensystems stehen. Darüber hinaus sollte aber auch nicht verabsäumt werden, auf dem Gebiet der entzündlichen

---

495 Dazu ausführlich: Schmuhl, Grenzüberschreitungen, S. 330-350.

496 Reichsgesundheitsführer/Doz. Dr. Schütz, an Creutz, 7.10.1942, MPIP-HA: GDA 128.

497 Creutz an Rüdin, 13.10.1942, MPIP-HA: GDA 128. Danach auch die folgenden Zitate.

498 Creutz schloss sein Schreiben mit einigen persönlichen Bemerkungen. Er freue sich, hieß es dort, »bei dieser Gelegenheit die persönliche Verbindung mit Ihnen, sehr geehrter Herr Professor, wieder aufzunehmen.« Diese Formulierung belegt noch einmal, dass zwischen Creutz und Rüdin zu dieser Zeit nur sporadische Kontakte bestanden. Am Ende des Schreibens kam Creutz auf seine eigene Arbeitssituation zu sprechen: »Erfreuliches kann ich Ihnen aus der praktischen Psychiatrie, soweit sie in mein Arbeitsgebiet fällt, leider nicht berichten. Die psychiatrische Arbeit ist namentlich hier im Westen sehr stark dadurch beeinträchtigt, dass wir immer mehr Anstalten für andere Zwecke freimachen und uns mit sehr behelfsmäßigen Unterbringungen für die Kranken begnügen müssen. Aber die manchmal harten Notwendigkeiten des Krieges müssen eben getragen werden.« Ob man aus diesen Bemerkungen einen versteckten Hinweis auf die »Euthanasie« herauslesen kann, erscheint eher fraglich. Es ist auch unklar, ob Creutz zu diesem Zeitpunkt um die Verbindungen Rüdins zum »Euthanasie«-Apparat bereits wusste. Creutz bat für den Fall, dass Rüdin die Anfrage der »Reichsgesundheitsführung« persönlich beantworten sollte, um eine Abschrift. Tatsächlich bestätigte Creutz am 4. November 1942 den Eingang eines Schreibens Rüdins vom 26. Oktober 1942 mit der Abschrift von Rüdins Bericht an den »Reichsgesundheitsführer« vom 23. Oktober. Spätestens von diesem Zeitpunkt an musste Walter Creutz klar sein, dass Ernst Rüdin um die laufende »Euthanasie«-Aktion wusste und sie billigte.

Erkrankungen des Nervensystems zu forschen. Je länger der Krieg dauert, umso mehr erkennen Trup-
pen- wie Fachärzte die große Bedeutung dieser Erkrankungen in ihrer Auswirkung auf die Wehrmacht.
Fragen der Pathogenese (D.B.! [Dienstbeschädigung]) stehen heute im Brennpunkt der Forschung.«[499]
Es waren dies Themen, die seit Kriegsbeginn auf der Agenda standen und bis Kriegsende weiterverfolgt
wurden. Die Vorschläge von Walter Creutz und Heinrich Pette deckten sich mit den Schwerpunkten
der ersten beiden Tage der Sechsten Jahresversammlung der Gesellschaft Deutscher Neurologen und
Psychiater, die genau ein Jahr zuvor in Würzburg hatte stattfinden sollen.

Creutz galt, wie oben dargestellt, im Hinblick auf die »Euthanasie« eher als unsicherer Kantonist.
Hier dürfte auch ein Grund dafür liegen, dass Rüdin die Beantwortung der Anfrage aus der Reichs-
gesundheitsführung nicht seinem Geschäftsführer überließ, sondern selbst übernahm. Innerhalb
weniger Tage arbeitete er einen kurz gefassten 17-Punkte-Plan aus, den er am 23. Oktober 1942 an
Schütz schickte. Die Bearbeitung hatte demnach – obwohl die Anfrage von Berlin nach Düsseldorf, von
Düsseldorf nach München und Hamburg, von München nach Berlin gegangen war – nur gut zwei
Wochen gedauert, ein Indiz dafür, dass Rüdin hier eine Möglichkeit sah, das politische Gewicht des
Reichsgesundheitsführers für die psychiatrisch-neurologische Forschung zu nutzen. Die Erfolgsaussichten waren indes unklar. »Ob es sich bloß um eine Formsache«[500] handele oder ob »Wesentliches
für die Forschung zu erwarten« sei, wisse er nicht, teilte er Creutz mit. Gleichwohl hatte er die Gelegenheit genutzt, ein Forschungsdesign nach seinen Vorstellungen zu entwerfen. Dabei hatte er die Anregungen, die Creutz und Pette gegeben hatten, aufgegriffen, aber in einen Gesamtzusammenhang
gestellt, der vor allem auf die psychiatrische Genetik, die Rassenhygiene, aber auch die »Euthanasie«
ausgerichtet war. Es handelt sich um ein Schlüsseldokument, das den Ideenhaushalt der an der »Euthanasie« beteiligten Ärzte und Wissenschaftler schlaglichtartig beleuchtet.[501]

Ausgangspunkt des von Rüdin entworfenen Forschungsplans war die schon klassische Frage der
Eugenik nach den schädlichen Auswirkungen einer durch den Krieg bedingten Gegenauslese. Als besonders dringend mahnte Rüdin Untersuchungen zur Entwicklung der Fruchtbarkeit in den so genannten »Ausleseberufe[n]«,[502] etwa bei den Offizieren der Wehrmacht, seit 1933 an – dies, so Rüdin wörtlich, sei »für [die] Stärke und Kulturbedeutung des künftigen, des ›ewigen‹ Deutschland von grundlegender allererstrangiger Bedeutung«. Von der Antwort auf die Frage nach der Fruchtbarkeit der
verschiedenen Bevölkerungsschichten hänge ab, »was noch zur Erhaltung und Mehrung der Begabung
im deutschen Volke zu tun« sei. Daran schloss sich unmittelbar die Forderung an, im Tierversuch
zu klären, welche Möglichkeiten zu einer so genannten »Erb-Auffrischungszucht beim deutschen
Menschen« bestünden. Weiter regte Rüdin Untersuchungen zu den »im Kriege besonders ausgezeichneten Soldaten und Offizieren« an, um erkennen zu können, welche besonderen Auslesebedingungen
in diesen Fällen ein hohes Maß an Begabung und Gesundheit hervorgebracht hätten. Überhaupt richtete Rüdin sein besonderes Augenmerk auf die »differenzierte Auslese und Ausmerze im Krieg«. So sei
der Alkoholkonsum unter den Bedingungen des Krieges an der Front wie in der Heimat zu studieren,
ebenso die Auswirkungen der Kriegsverhältnisse auf die Suizidrate.[503]

---

499 Pette an Rüdin, 16.10.1942, MPIP-HA: GDA 129. Pettes Anregungen tauchen im Programm Rüdins als Punkt 12 und
      13 auf.
500 Rüdin an Creutz, 26.10.1942, MPIP-HA: GDA 128. Danach auch das folgende Zitat.
501 Dieses Dokument ist in der Forschung mehrmals angesprochen und auch auszugsweise zitiert worden. Vgl. Weber,
      Ernst Rüdin, S. 279; Roelcke/Hohendorf/Rotzoll, Genetik, S. 67; Roelcke, Wissenschaft, S. 130 f., 135 f.; ders./Hohen-
      dorf/Rotzoll, »Neuer Mensch«, S. 201; Roelcke, Ernst Rüdin. Um die Gesamtkonzeption dieses Forschungsprogramms
      genauer herauszuarbeiten, soll das Dokument im Folgenden ausführlich behandelt werden.
502 Rüdin an Reichsgesundheitsführer, z. Hd. Doz. Dr. Schütz, 23.10.1942, MPIP-HA: GDA 129. Danach auch die folgenden
      Zitate (Hervorhebungen im Original).
503 Bruno Schulz arbeitete während seiner Beurlaubung vom Wehrdienst von Oktober 1942 bis März 1943 über die
      Häufigkeit des Suizids bei manisch-depressiven Männern. XXII. Bericht über die Deutsche Forschungsanstalt für
      Psychiatrie, S. 483 f.

Auch sei die »biologische Stellung« jener Frauen zu erforschen, die im Krieg uneheliche Kinder zur Welt gebracht hatten. Dieser letzte Punkt bezog sich auf eine Diskussion, die 1940 durch einen Artikel des »Schwarzen Korps« ausgelöst worden war, der sich dezidiert *gegen* die soziale Diskriminierung lediger Mütter und *für* staatliche Anreize für ledige, berufstätige Frauen zur Mutterschaft außerhalb der Ehe ausgesprochen hatte. Fritz Lenz, der Leiter der eugenischen Abteilung des Kaiser-Wilhelm-Instituts für Anthropologie, menschliche Erblehre und Eugenik, hatte daran in einer vertraulichen Eingabe scharfe Kritik geäußert – unter rassenhygienischen Gesichtspunkten solle sich der Staat auf die Förderung *ehelicher* Geburten konzentrieren.[504] Rüdin forderte nun eine unvoreingenommene Prüfung der eugenischen Bedeutung unehelicher Geburten. Dass er selbst der von Fritz Lenz vertretenen Position zuneigte, zeigt sich daran, dass im Jahre 1942 unter seiner Schriftleitung im »Archiv für Rassen- und Gesellschaftsbiologie« ein Artikel mit dem Titel »Die unehelich Geborenen, ein empfindlicher Wertmesser für die sittliche Kraft unseres Volkes« erschien,[505] der in dieser Frage dezidiert Stellung bezog. Rüdin musste sich daraufhin scharfe Kritik sowohl von Walter Groß seitens des Rassenpolitischen Amtes der NSDAP als auch von Herbert Linden aus dem Reichsinnenministerium gefallen lassen. Die Presseabteilung der Reichsregierung im Reichsministerium für Volksaufklärung und Propaganda sah gar »staatsfeindliche Bestrebungen« am Werk und verlangte von Rüdin eine »Richtigstellung«.[506] Rüdin beeilte sich, dieser Forderung nachzukommen. Er brachte nicht nur unter dem Titel »Unehelichkeit und Rassenpflege« eine kritische Replik von *Karl Valentin Müller* (1896-1963), dem Leiter des Instituts für Sozialanthropologie und Volksbiologie an der Deutschen Universität Prag, im »Archiv für Rassen- und Gesellschaftsbiologie« zum Abdruck,[507] in einem Leitartikel zum Jahreswechsel 1942/43 stellte er darüber hinaus unter der Überschrift »Zehn Jahre nationalsozialistischer Staat« seine politische Linientreue heraus.[508]

Auf politisch sicherem Terrain bewegte sich Rüdin hingegen, wenn er sich in seinem Katalog kriegswichtiger Forschungsfragen für eine »erbbiologische Charakterisierung« von deutschen Frauen aussprach, die von Kriegsgefangenen und ausländischen Zwangsarbeitern schwanger geworden waren – dies war angesichts der drakonischen Strafen, die auf »Rassenschande« standen, eine brandgefährliche

---

504 Dazu ausführlich: Schmuhl, Grenzüberschreitungen, S. 410-413. Auch Lenz musste sich 1943 wegen eines Artikels im »Archiv für Rassen- und Gesellschaftsbiologie«, der sich mit dem Familienlastenausgleich befasste, mit der Presseabteilung der Reichsregierung auseinandersetzen.

505 Siegfried Tzschucke, Die unehelich Geborenen, ein empfindlicher Wertmesser für die sittliche Kraft unseres Volkes, in: Archiv für Rassen- und Gesellschaftsbiologie 36 (1942), S. 83-148. Tzschucke wird hier als Mitarbeiter des Hygiene-Instituts der Universität Leipzig vorgestellt. Ernst Rüdin veröffentlichte im selben Band eine Rezension zu: Hans Binder, Die uneheliche Mutterschaft, ihre psychologischen, psychiatrischen, sozialen und rechtlichen Probleme, Bern [1941], in: Archiv für Rassen- und Gesellschaftsbiologie 36 (1942), S. 155-158, in der auch er zu einem eher negativen Urteil über uneheliche Mütter gelangte. Insofern war der Abdruck des Aufsatzes von Tzschucke wohl kein Versehen Rüdins, wie Sheila Weiss es für möglich hält (Weiss, Nazi Symbiosis, S. 169). – Zum Folgenden: Weber, Ernst Rüdin, S. 265 f.

506 Zit. n. Weber, Ernst Rüdin, S. 266.

507 Karl Valentin Müller, Unehelichkeit und Rassenpflege. Eine Stellungnahme zu dem Aufsatz von S. Tzschucke, in: Archiv für Rassen- und Gesellschaftsbiologie 36 (1942), S. 346-357. Müller, der in der Weimarer Mitglied der SPD gewesen war, passte sich im »Dritten Reich« an. Vgl. Ursula Ferdinand, Historische Argumentationen in den deutschen Debatten zu Geburtenrückgang und differentieller Fruchtbarkeit: Fallbeispiel Karl Valentin Müller (1896-1963), in: Historical Social Research 31 (2006), S. 208-235. In der Deutschen Forschungsanstalt für Psychiatrie hatte am 1. Oktober 1940 Dr. Erwin Schröter mit dem Studium der Akten des Vormundschaftsgerichtsbezirks München für ein Projekt über »die erbbiologische Wertigkeit des unehelichen Kindes« begonnen. Er wurde aber schon im November 1940 vorübergehend, im Februar 1941 endgültig zur Waffen-SS einberufen. Nach Rüdins Angaben arbeitete er als Arzt der Waffen-SS weiter an der Auswertung des erhobenen Materials. XXI. Bericht über die Deutsche Forschungsanstalt, S. 795; XXII. Bericht über die Deutsche Forschungsanstalt für Psychiatrie, S. 319; XXIII. Bericht über die Deutsche Forschungsanstalt für Psychiatrie, S. 482 f.

508 Ernst Rüdin, Zehn Jahre nationalsozialistischer Staat, in: Archiv für Rassen- und Gesellschaftsbiologie 36 (1942), S. 321 f. Vgl. auch Weiss, Nazi Symbiosis, S. 170 f.

Forderung. Hier wurde zumindest die zwangsweise Sterilisierung, möglicherweise auch die Abtreibung aus rassenpolitischen Gründen billigend in Kauf genommen. Dasselbe gilt für Rüdins Forderung, die Forschung zur Früherkennung und Absonderung der erblich belasteten »Gemeinschaftsunfähigen« von jenen, »welche vorwiegend Umweltopfer sind«, voranzutreiben. Diese Forderung stand deutlich erkennbar in einem Zusammenhang mit Überlegungen zu einem »Gesetz gegen Gemeinschafts-fremde«, das die Internierung und Sterilisierung von anlagebedingten »Asozialen« und »Psycho-pathen« zum Inhalt haben sollte.[509]

Zur Fundierung solcher eugenischer Forschungen mit unmittelbarem Praxisbezug sprach sich Rüdin ferner dafür aus, die genetische Grundlagenforschung voranzutreiben, so weit es die Kriegs-verhältnisse zuließen. In diesem Zusammenhang verwies Rüdin auf zwei laufende Forschungsprojekte an seinem eigenen Institut. Zum einen ging es um die Vererbung schwerer körperlicher Missbildungen – das ging gegen das Kaiser-Wilhelm-Institut für Anthropologie, menschliche Erblehre und Eugenik in Berlin, das auf diesem Feld einen Forschungsschwerpunkt hatte.[510] Zum anderen erwähnte Rüdin ein Projekt zur erbpsychiatrischen Einschätzung von Schizophrenien mit einmaligen, kurzen Krank-heitsschüben und längeren vollständigen Remissionen.[511] Beide Projekte – vor allem aber das zuletzt genannte zur Schizophrenie – knüpften doch wieder unmittelbar an praktische Probleme bei der Um-setzung des »Gesetzes zur Verhütung erbkranken Nachwuchses« an: Die Rechtsprechung der Erb-gesundheitsgerichte war in diesen Punkten uneinheitlich und widersprüchlich, und Rassenhygieniker und Psychiater in München, Berlin und anderswo arbeiteten zu dieser Zeit energisch daran, Klarheit zu schaffen und der Justiz eindeutige Richtlinien an die Hand zu geben.

An zentraler Position – als Punkt 10 innerhalb seines 17-Punkte-Programms – ging Rüdin auf die noch immer fortdauernden »Euthanasie«-Maßnahmen ein. Wörtlich heißt es dazu:

> »Rassenhygienisch von hervorragender Wichtigkeit, weil bedeutsam als Grundlage zu einer humanen und sicheren Gegenwirkung gegen kontraselektorische Vorgänge jeder Art in unserem deutschen Volkskörper wäre die Erforschung der Frage, *welche Kinder* (Kleinkinder) *können, als Kinder schon, klinisch und erbbiologisch* (sippenmäßig) *so einwandfrei als minderwertig eliminations-würdig charakterisiert werden, dass sie mit voller Überzeugung und Beweiskraft den Eltern bezw. gesetzlichen Vertretern sowohl im eigenen Interesse als auch in demjenigen des deutschen Volkes* zur Euthanasie empfohlen werden können?«

Rüdin spielte hier recht offen auf die Arbeit der von der T4-Zentrale im Januar 1942 in der Heil- und Pflegeanstalt Brandenburg-Görden unter Leitung von Hans Heinze eingerichteten Forschungsab-teilung an, die sich schwerpunktmäßig der Differentialdiagnose geistiger Behinderungen im Kindes-alter widmete. In seinem 17-Punkte-Programm von 1942 betont Rüdin bereits, wie wichtig es sei, die Gelegenheit zu nutzen, welche das »Euthanasie«-Programm für die erbpsychiatrisch-rassenhygieni-sche Forschung eröffnete – im Hintergrund stand hier schon die furchtbare Möglichkeit, die klinischen und psychologischen Befunde durch die Ergebnisse der anatomischen und histologischen Untersu-chung der Gehirne der ermordeten Kinder zu ergänzen. Mit Blick auf die Reichsgesundheitsführung

---

509 Bis 1944 versuchte Rüdin, auf ein künftiges »Gemeinschaftsfremdengesetz« Einfluss zu nehmen. Vgl. Weber, Ernst Rüdin, S. 280.

510 Hier sind die Forschungen von Karlheinz Idelberger gemeint. Vgl. S. 382.

511 Hier bezog sich Rüdin offenkundig auf die seit längerem laufenden Forschungen von Bruno Schulz, der von Oktober 1942 bis März 1943, von der Wehrmacht beurlaubt, vorübergehend wieder am Münchner Institut arbeitete, sowie auf zwei Forschungsprojekte zur »erbliche[n] Belastung von Kranken, die an kurzen, einmaligen schizophrenen Schüben mit guter und langer Remission« litten. Diese Projekte wurden von Dr. *Wittermans*, Den Haag, und Dr. *Barlen*, Württemberg, durchgeführt. Vgl. XXII. Bericht über die Deutsche Forschungsanstalt für Psychiatrie, S. 484; XXIII. Bericht über die Deutsche Forschungsanstalt für Psychiatrie, S. 319.

hebt Rüdin zugleich die Bedeutung der Forschung im Kontext des »Euthanasie«-Programms im Hinblick auf die öffentliche Akzeptanz des Massenmordes hervor: Könne man den Eltern der ermordeten Kinder gegenüber argumentieren, dass deren »Eliminationswürdigkeit« wissenschaftlich erwiesen sei, so die implizite These Rüdins, gebe man der »Euthanasie« eine feste Legitimationsbasis.

An die Passage über Forschungen im Kontext der »Euthanasie« schlossen sich Ausführungen zum Gebiet der Neurologie an. Hier folgte Rüdin weitgehend den Empfehlungen Pettes. Die Anregung von Creutz aufgreifend, mahnte Rüdin, die Forschung auf dem Gebiet der Therapie der Psychosen, insbesondere im Hinblick auf die Elektrokrampftherapie dürfe auch im Krieg nicht zum Erliegen kommen. Auch sprach sich Rüdin, wie es Creutz vorgeschlagen hatte, dafür aus, die Produktion der für die Elektrokrampftherapie notwendigen Apparate aufrechtzuerhalten. Allerdings sah sich Rüdin gegenüber der Reichsgesundheitsführung zu einer Erläuterung veranlasst:

»Wir haben zwar kein Interesse an der Erhaltung unheilbarer ruinenhafter Opfer der Vererbung am Leben und auch nicht an der Fortpflanzung der Menschen, welche Träger der zur Ausbildung schwerer Erbkrankheiten nötigen Erbanlagen sind. Aber wir haben ein Interesse daran, bei den letztgenannten Menschen durch rechtzeitige Eingriffe in [… den] Krankheitsverlauf wenigstens individuell noch zu retten, was zu retten ist, um so noch wenigstens ihre soziale Brauchbarkeit zu erhalten.«

Im vorletzten Punkt seines Programms kam Rüdin auf die Malariatherapie der progressiven Paralyse zu sprechen. Auch hier lohnt es sich, den genauen Wortlaut zu analysieren:

»Es ist wünschenswert, an Paralytikern
1.) Heilverfahren gegen Paralyse[,]
2.) Mittel gegen Malaria in größerem Umfange zu erproben, um die Ergebnisse den Heeres-Angehörigen nutzbar zu machen, die an einer Früh-Syphilis, bezw. Malaria leiden.«

Hier wird ein fließender Übergang vom psychiatrischen »Heilversuch« hin zum tropenmedizinischen Menschenversuch deutlich. Rüdin sprach hier eine gängige Praxis an. Die deutsche Malariaforschung hatte nach dem Verlust der Kolonien in den Heil- und Pflegeanstalten, wo sich in den 1920er Jahren die Malariatherapie der progressiven Paralyse nach Julius Wagner-Jauregg durchsetzte, ein neues Forschungsfeld gefunden. Es schien unbedenklich, die ohnehin mit Malaria infizierten Patienten zur Erprobung von Malariaheilmitteln heranzuziehen. Auf diese Weise aber wurden, wie Marion Hulverscheidt am Beispiel des Robert-Koch-Instituts gezeigt hat, Psychiatriepatienten mehr und mehr zu Versuchskaninchen der Tropenmedizin. Mehr noch: Im Interesse der Zucht von Anopheles-Mücken ging man dazu über, Psychiatriepatienten mit Malaria zu infizieren, nur um den Erreger am Leben zu erhalten. Aus dem »Heilversuch« war unter der Hand die Degradierung von hilflosen Menschen zu »Wirtstieren« geworden, um Krankheitserreger für die Forschung am Leben zu erhalten.[512] Mit seiner Stellungnahme von 1942 legitimierte Ernst Rüdin, Vorsitzender der psychiatrisch-neurologischen Fachgesellschaft, diese Praxis.

Das 17-Punkte-Programm vom Oktober 1942 zeigt einmal mehr, dass Ernst Rüdin psychiatrische Forschung, individuelle Therapie, Eugenik, Sterilisierung und »Euthanasie« als komplementäre Elemente in einem umfassenden wissenschaftlich-politischen Komplex betrachtete, dass er mitten im

---

512 Marion Hulverscheidt, Die Beteiligung von Mitarbeitern des Robert-Koch-Instituts an Verbrechen gegen die Menschlichkeit – tropenmedizinische Menschenversuche im Nationalsozialismus, in: dies./Anja Laukötter (Hg.), Infektion und Institution. Zur Wissenschaftsgeschichte des Robert Koch-Instituts im Nationalsozialismus, Göttingen 2009, S. 147-168.

Krieg die Kanäle der wissenschaftlichen Fachgesellschaft nutzte, um einem politischen Entscheidungs-träger seine Vorstellungen zu unterbreiten, und zugleich die Unterstützung der psychiatrisch-neurolo-gischen Fachgesellschaft signalisierte. Das Programm trägt die Handschrift Ernst Rüdins. Noch einmal: Dafür, dass er der »Euthanasie« persönlich ablehnend gegenübergestanden habe, wie Matthias M. Weber meint, gibt es in den Dokumenten keine Indizien. Im Gegenteil: Das Programm von 1942 belegt, dass er nicht nur die Forschungen im Zusammenhang mit der »Euthanasie« nachdrücklich befürwor-tete, sondern dass er, in dem er auf die legitimatorische Funktion dieser Forschungen hinwies, das Vernichtungsprogramm an sich unterstützte.

Praktische Konsequenzen hatte sein Vorstoß, soweit erkennbar, nicht. Doch war die Verbindung zur Reichsgesundheitsführung wiederhergestellt.

Überlegungen zur Reform des Anstaltswesens

Tatsächlich kam es im Jahre 1943 zu einem regen Austausch zwischen der Reichsgesundheitsführung unter Leonardo Conti und der Gesellschaft Deutscher Neurologen und Psychiater. Schon im Januar liefen in der »Euthanasie«-Zentrale in der Berliner Tiergartenstraße 4 Vorüberlegungen zu einem Treffen zwischen Paul Nitsche, dem »Reichsbeauftragten für die Heil- und Pflegeanstalten« Herbert Linden und Reichsgesundheitsführer Leonardo Conti. Wie einer Aktennotiz der »Abteilung Planung« vom 13. Januar 1943 zu entnehmen ist, sollte sich Nitsche zum einen dafür einsetzen, dass eine zentrale leitende Stelle in der Psychiatrie eingerichtet würde, die »wissenschaftliche Anregungen«[513] geben sollte – dahinter sind unschwer die Ambitionen der »Euthanasie«-Zentrale zu erkennen, sollte Nitsche doch im Gespräch mit Linden und Conti die im Aufbau begriffene Zentralkartei in der Tiergarten-straße 4 erwähnen, die auf der Basis monatlicher Meldungen alle Bewohnerinnen und Bewohner der Heil- und Pflegeanstalten erfassen und auf diese Weise genaue Daten zur Belegung der Einrichtungen liefern sollte. Zum anderen sollte Nitsche auf den Erhalt aller Anstalten »in der Nähe von Kultur-zentren«, auf den Ausbau der Arbeitstherapie und die Errichtung einer Musteranstalt in jedem Gau drängen.[514] In diesem Zusammenhang sollte er auch an den Reichsbeauftragten für die Heil- und Pflegeanstalten appellieren, er möge Druck auf die Industrie ausüben, die Anstalten mit »elektrischen Schockapparaten« zu beliefern.

Wenige Tage später, am 23. Januar 1943, bat Nitsche die Kollegen, die ihn bei dem Treffen mit Conti begleiten sollten – Ernst Rüdin, Carl Schneider, Maximinian de Crinis und Hans Heinze – um Vorschläge für eine gemeinsame Denkschrift.[515] Vier Tage später, am 27. Januar 1943, hakte Nitsche noch einmal bei Schneider nach: »Es wäre mir sehr lieb, wenn Sie mir recht bald Ihre Notizen für Dr. Conti überlassen würden. Auch mit Rüdin und de Crinis habe ich telephonisch gesprochen und Rüdin will erst einmal unsere Vorschläge sehen.«[516] Schneider kam der Bitte Nitsches umgehend nach.

---

513 »Vorschläge zu einer Besprechung Dr. Conti/Dr. Linden«, Aktennotiz der Abteilung Planung für Nitsche, 14.1.1943, BArch. R 96 I/7. Danach auch die folgenden Zitate.

514 Als Beispiel für eine solche »Musteranstalt« wurde das bayerische Günzburg erwähnt.

515 Nitsche an Rüdin, 23.1.1943, MPIP-HA: GDA 131. Dazu auch: Roelcke/Hohendorf/Rotzoll, Genetik, S. 68 f. Hans Heinze war offenkundig in diesen Kreis aufgenommen worden, weil Nitsche und Rüdin ihn als Vorsitzenden der Gesellschaft für Kinderpsychiatrie und Heilpädagogik betrachteten. Zumindest wird er als solcher in der Denkschrift bezeichnet, die Conti im Juni 1943 übergeben wurde.

516 Nitsche fügte hinzu: »Ich glaube übrigens auch, dass die Besprechung mit C.[onti] auch für die Euthanasiefrage wert-voll sein wird.« Nitsche an Schneider, 27.1.1943, BArch. R 96 I/2. Auch abgedruckt in: Benzenhöfer, Hans Heinze, S. 45, Anm. 88. de Crinis hatte sich am 25. Januar 1943 schriftlich geäußert. Er plädierte für Anstalten mittlerer Größe mit etwa 1.000 Betten in der Nähe wissenschaftlicher Forschungsstätten und unter einem ärztlichen Direktor. De Crinis an Nitsche, 25.1.1943, BArch. All. Proz. 7, Roll 12, Bl. 128083-128084. Vgl. Jasper, de Crinis, S. 125 f.

Ein Text mit dem Titel »Bemerkungen über die zukünftige Ausgestaltung der Psychiatrie«[517] aus seiner Feder datiert vom 28. Januar 1943. Dieser Text schloss in mancher Hinsicht an Schneiders »Schlussbemerkungen« über die »wissenschaftliche, wirtschaftliche und soziale Bedeutung und Zukunft der psychiatrischen Therapien« aus dem Jahre 1941 an. Die Fortschritte bei der Diagnose und Therapie psychischer Erkrankungen, die dazu geführt hätten, dass sich »der Aufgabenkreis aller psychiatrisch tätigen Ärzte gegenüber früher geradezu ungeheuerlich erweitert« habe, die Diskreditierung des Psychiaterberufs seit der Machtübernahme, »die Unpopularität vieler vom Psychiater hauptsächlich zu tragender Maßnahmen« und der dadurch verursachte Nachwuchsmangel, schließlich auch die »Euthanasie«-Aktion machten, so Schneider, eine Umgestaltung des Anstaltswesens notwendig. Hatten die »Schlussbemerkungen« 1941 diesen Punkt noch vorsichtig umschrieben, so sprach ihn Schneider in dem Papier von 1943 ganz unverblümt an:

> »In organisatorischer Hinsicht hat die Euthanasie und die dadurch ermöglichte Aufhebung zahlreicher Anstalten die Notwendigkeit zur zweckmäßigen Ausnutzung, Einrichtung und Lage der noch verbliebenen Anstalten sowie zu einer planmäßigen Ordnung der Anstaltsverteilung über Deutschland gefordert. Diese organisatorischen Maßnahmen werden auch dadurch bedingt, dass die Euthanasie nur dann volkspsychologisch richtig durchgeführt werden kann, wenn sicher steht, dass der Kranke nicht nur medizinisch ausreichend behandelt, sondern auch sozial, d.h. durch Arbeit genügend wertmäßig eingestuft werden konnte.«

Neu war ein detaillierter Forderungskatalog. Dieser betraf zunächst die Reorganisation des Anstaltsnetzes. Heil- und Pflegeanstalten sollten so gelegen sein, dass sich volkswirtschaftlich nutzbare industrielle oder landwirtschaftliche Arbeit für die Bewohnerinnen und Bewohner finden ließ, eine »ambulante Behandlung« möglich und die Möglichkeit ärztlicher Fortbildung gegeben war. »Es muss das therapeutische Rüstzeug der Anstalten ständig verbreitet, ihre diagnostischen Möglichkeiten durch die Einführung der modernen Untersuchungsmethoden erweitert und es muss die Möglichkeit der Behandlung entlassener Kranker über die bloße Befürsorgung hinaus geschaffen werden.« Die Anstaltspsychiater sollten »in die volkspflegerischen Maßnahmen der Jugendfürsorge« und »der kriminalbiologischen Betreuung« einbezogen werden. Die Aus- und Fortbildung der Psychiater sollte verbessert, ihre soziale Stellung aufgewertet werden. Gefordert wurden eine »bedeutend größere Dotierung der Psychiatrie mit Forschungsaufträgen, Forschungsmitteln, besondere Sorge für den forensisch brauchbaren jungen Nachwuchs, mehr Aufträge für Auslandsreisen und Fortbildungsreisen« – und schließlich auch die »Sicher- und Gleichstellung des Irrenpflegepersonals mit anderem Pflegepersonal«.

Es stellte sich nun die Frage, wie dieser Forderungskatalog an die politischen Entscheidungsträger vermittelt werden konnte, insbesondere an Reichsgesundheitsführer Leonardo Conti. Hier traf es sich gut, dass Conti – wie schon im Jahre 1942 – von sich aus den Kontakt zu Ernst Rüdin in dessen Eigenschaft als Vorsitzender der Gesellschaft Deutscher Neurologen und Psychiater suchte.

Ein Forschungsbericht über »Die Leistungen der deutschen Psychiatrie seit 1933«

Am 7. Mai 1943 meldete sich nämlich Walter Schütz, der persönliche Referent des Reichsgesundheitsführers, erneut bei Rüdin: Conti wolle sich einen Überblick über den Stand der deutschen medizinischen Wissenschaft im internationalen Vergleich verschaffen, und da die Darstellungen der Medizin-

---

517 Carl Schneider, Bemerkungen über die künftige Ausgestaltung der Psychiatrie, 28.1.1943, BArch. R 96 I/9, auch in: BArch. All. Proz. 7, Roll 10, Frame 884, Bl. 126437-126442. Danach auch die folgenden Zitate.

geschichte im Allgemeinen nur bis in die 1920er Jahre reichten, wurde Rüdin in seiner Eigenschaft als Vorsitzender der Gesellschaft Deutscher Neurologen und Psychiater gebeten, einen umfassenden Überblick über die wissenschaftlichen Leistungen der deutschen Psychiatrie und Neurologie seit 1933 zu schreiben, wenn möglich bis zum Ende des Sommersemesters 1943.[518] Wie es scheint, reichte Rüdin tatsächlich innerhalb weniger Wochen einen zwanzigseitigen Bericht ein, wobei er wahrscheinlich der Anregung Schütz' folgte, andere Kollegen zur Abfassung mit heranzuziehen.[519]

Das Papier ist in sechs größere Themenblöcke gegliedert: Forschungen zur psychiatrischen Krankheitslehre und zu den körperlichen Grundlagen psychischer Störungen, zur psychiatrischen Therapeutik, zur psychiatrischen Erbbiologie, zur Histopathologie des Zentralnervensystems, zur Serologie und Biochemie des Gehirns sowie – manches noch einmal wiederholend – zur Neurologie und Neurochirurgie.

In den knapp gehaltenen Darlegungen zur Krankheitslehre und zu den körperlichen Grundlagen psychischer Störungen werden ganz unterschiedliche Forschungsansätze zusammengefasst: so etwa die von dem Internisten Dietrich Jahn entwickelte Hypothese eines Zusammenhangs zwischen Stoffwechselstörungen und Schizophrenie, die Beiträge zur Verortung psychischer Störungen in bestimmten Hirnregionen von Karl Kleist, Friedrich Panse, Hugo Spatz und Bernhard Patzig, Kurt Schneiders Klassifikation »psychopathischer Persönlichkeiten«, die Studien Paul Schröders und Hans Heinzes zu »klinischen Charakteranomalien«, Ernst Kretschmers und seiner Schüler Friedrich Mauz und Willi Enke zu Korrelationen zwischen Konstitution und Charakter und schließlich Albert Harrassers Spekulationen über die Beziehungen zwischen Rasse, Körperbau und psychischen Störungen.[520]

Der Abschnitt zur Weiterentwicklung der psychiatrischen Therapie beginnt mit der Malariatherapie der Progressiven Paralyse nach Julius Wagner-Jauregg, die, so Rüdin, »auch heute noch den übrigen Behandlungsmethoden überlegen«[521] sei und »daher in Deutschland immer noch bevorzugt« werde. Rüdin erwähnte aber auch Methoden, die Körpertemperatur durch physikalische Mittel wie den »Aufenthalt in heißer Luft, Behandlung mit Diathermie und mit Kurzwellen« zu steigern statt durch Fieberschübe infolge einer künstlich verursachten Infektion. Ausdrücklich wird in diesem Zusammenhang die von dem Balneologen *Heinrich Lampert* (1898-1981) entwickelte Methode der »Überwärmungsbäder« erwähnt. Weiter weist der Bericht darauf hin, dass die von Franz Jahnel, dem Leiter des Instituts für Spirochätenforschung an der Deutschen Forschungsanstalt für Psychiatrie, »im Tierexperiment entdeckte ausgezeichnete Wirkung des Rhodiums auf die Syphilis«[522] von dem Dermatologen *Josef Vonkennel* (1897-1963) »am Menschen […] bestätigt worden« sei. Da Rhodium nur im »feindlichen Ausland« gewonnen werde, hätten aber »Versuche an Paralytikern noch nicht

518 Reichsgesundheitsführer/Verbindungsstelle Berlin (Doz. Dr. Schütz), an Rüdin, 7.5.1943, MPIP-HA: GDA 26. Rüdin, so heißt es hier weiter, möge sich auf den »nicht-militärischen Teil« beschränken. »Gerade in den Leistungen für die Gesundheit unserer Soldaten stehen wir augenblicklich noch mitten drin, so dass man ein abschließendes Urteil nicht abgeben kann.«

519 Überblick über die Leistungen der deutschen Psychiatrie und Neurologie seit dem Jahre 1933, MPIP-HA: GDA 26. Gewisse Redundanzen im Text lassen vermuten, dass er mehrere Verfasser hatte.

520 Überblick über die Leistungen der deutschen Psychiatrie und Neurologie seit dem Jahre 1933, S. 1, MPIP-HA: GDA 26. Zu Harrassers Untersuchungen vgl. XIX. Bericht über die Deutsche Forschungsanstalt, S. 802 f.; XX. Bericht über die Deutsche Forschungsanstalt für Psychiatrie, Kaiser-Wilhelm-Institut in München, in: Zschr. Neurol. Psychiatr. 170 (1940), S. 266-282, hier: S. 275; XXII. Bericht über die Deutsche Forschungsanstalt, S. 480 f.; XXIII. Bericht über die Deutsche Forschungsanstalt für Psychiatrie, Kaiser-Wilhelm-Institut in München, in: Zschr. Neurol. Psychiatr. 177 (1943), S. 311-320, hier: S. 316 f.

521 Überblick über die Leistungen der deutschen Psychiatrie und Neurologie seit dem Jahre 1933, S. 2, MPIP-HA: GDA 26. Danach auch die folgenden Zitate.

522 Dazu auch: XVIII. Bericht über die Deutsche Forschungsanstalt für Psychiatrie, Kaiser-Wilhelm-Institut in München (Bericht über die Zeit vom 1. April 1937 bis 1. April 1938), in: Zschr. Neurol. Psychiatr. 163 (1938), S. 169-192.

durchgeführt werden« können.[523] Selbstverständlich erwähnt der Bericht auch die Insulinkoma- und Cardiazolkrampftherapie – hier werden etwa Anton v. Braunmühl und Egon Küppers genannt – und die Elektrokrampfbehandlung, für die Friedrich Meggendorfer und wiederum Anton v. Braunmühl standen. Die »Anwendung des Elektroschocks« bei Depressionen oder bei »Manisch-Depressivem Irresein« erziele, so der Bericht, noch bessere Erfolge als bei Schizophrenie.[524] An anderer Stelle heißt es aber auch, neuere Untersuchungen hätten gezeigt, »dass durch die in die Schizophrenie-Therapie eingeführte Insulin- und Krampf- bzw. Schockbehandlung schwere Hirnschädigungen hervorgerufen werden können.«[525] Im Bereich der psychiatrischen Therapeutik finden die Arbeitstherapie nach Hermann Simon und Carl Schneider sowie die offene Fürsorge kurz Erwähnung. »In der Berichtszeit vollendete sich auch die kritische Überwindung der Freud'schen Psychoanalyse, bei der sich die deutschen Psychiater, besonders [Oswald] Bumke, große Verdienste erworben haben«,[526] stellt der Bericht schließlich zufrieden fest. Im Bereich der neurologischen Erkrankungen werden noch die in Deutschland von *Henry D. v. Witzleben* eingeführte Behandlung der epidemischen Enzephalitis und ihrer Folgezustände durch homöopathische Dosen der bulgarischen Belladonnawurzel[527] sowie die Fortschritte in der Behandlung der Meningitis durch die Einführung der Sulfonamide in die Chemotherapie durch *Gerhard Domagk* (1895-1964) angesprochen.

Der dritte Abschnitt behandelt – ebenfalls in knapper Form – die »Disziplin der psychiatrischen Erbbiologie«,[528] insbesondere die »Rüdin'sche Münchner Schule«. Sie habe »erfolgreich den vorwiegend erblichen Charakter einer Reihe von häufigeren geistigen Störungen [...] erwiesen und dadurch den eliminatorisch rassenhygienischen Maßnahmen, wenn auch in den verschiedenen Staaten in verschiedener Form und in verschiedenem Ausmaß, einen mächtigen Impuls gegeben.«[529] Zwar sei das »Forschungsideal der Aufdeckung exakter Mendel'scher Erbregeln [...] noch nicht erreicht«,[530] doch sei es aufgrund der Empirischen Erbprognose, der Zwillingsforschung und genealogischer Studien mittlerweile möglich, »Risiko-Ziffern für das Befallenwerden eines gegebenen Menschen« anzugeben, was für die »Begründung des Gesetzes zur Verhütung erbkranken Nachwuchses und der Eheberatung« wichtig sei. Konkret werden Studien zur Erblichkeit der Epilepsie, der Schizophrenie und des »manisch-depressiven Irreseins« angeführt, wobei auch die statistischen Studien des Schweden *Erik Essen-Möller* (1901-1992) der »Rüdin'schen Schule«[531] zugerechnet werden, ferner Arbeiten zur »erbliche[n] Verankerung der Neigung zu frühzeitiger und rückfälliger Kriminalität«[532] (Friedrich Stumpfl), zur erblichen Belastung der Nachkommen von »Psychopathen« (Heinz Riedel) sowie »Alko-

523 Vonkennel war damals noch Professor in Kiel. Er wechselte 1943 als Direktor der Universitätshautklinik nach Leipzig. Ein von ihm entwickeltes Präparat zur Behandlung von Hautverätzungen durch Giftgas wurde auf seine Anregung hin im KZ Buchenwald an Häftlingen erprobt, wobei es zu Todesfällen kam. Klee, Personenlexikon, S. 645.
524 Überblick über die Leistungen der deutschen Psychiatrie und Neurologie seit dem Jahre 1933, S. 3, MPIP-HA: GDA 26.
525 Ebd., S. 10. Die Bemerkung bezieht sich auf eine Studie von *Johanna Hempel* am Hirnpathologischen Institut der Deutschen Forschungsanstalt für Psychiatrie: Johanna Hempel, Zur Frage der morphologischen Hirnveränderungen im Gefolge von Insulinshock- und Cardiazol- und Azomankrampfbehandlung, in: Zschr. Neurol. Psychiatr. 173 (1941), S. 210-240.
526 Überblick über die Leistungen der deutschen Psychiatrie und Neurologie seit dem Jahre 1933, S. 3, MPIP-HA: GDA 26, S. 2 f.
527 Vgl. Henry D. v. Witzleben, Die Behandlung der chronischen Encephalitis epidemica (Parkinsonismus) mit der »Bulgarischen Kur«, Berlin 1938; ders., Methods of Treatment in Postencephalitic Parkinsonism, New York 1942.
528 Überblick über die Leistungen der deutschen Psychiatrie und Neurologie seit dem Jahre 1933, S. 3, MPIP-HA: GDA 26. Danach auch das folgende Zitat.
529 Ebd., S. 3 f.
530 Ebd., S. 4. Danach auch das folgende Zitat.
531 Ebd., S. 6. Zu Essen-Möller als Schüler Rüdins und Stipendiat der Deutschen Forschungsanstalt für Psychiatrie ausführlich: Roelcke, Concerns.
532 Überblick über die Leistungen der deutschen Psychiatrie und Neurologie seit dem Jahre 1933, S. 3, MPIP-HA: GDA 26, S. 5.

holikern« und »Morphinisten« (Kurt Pohlisch). In diesem Zusammenhang wird auch die zu diesem Zeitpunkt im Druck begriffene Habilitationsschrift des Tübinger Kinder- und Jugendpsychiaters *Hermann Stutte* (1909-1982) »Über Schicksal, Persönlichkeit und Sippe ehemaliger Fürsorgezöglinge. Beitrag zum Problem der sozialen Prognose« lobend erwähnt.[533] In diesem Themenblock finden schließlich auch die »Höchstbegabtstudie« Adele Judas und die »Ausleseforschung« an »Werkmeistern und deren Angehörigen«,[534] die von Hermann Ernst Grobig betrieben wurde, Berücksichtigung.[535]

Aus der Münchener Schule werden die Zwillingsforschungen von Karlheinz Idelberger zur Erblichkeit des Klumpfußes, der angeborenen Hüftgelenksluxation und der Lippen-Kiefer-Gaumen-Spalte und von Hildegard Then Bergh zum Diabetes mellitus hervorgehoben, die auch Zusammenhänge zwischen diesen körperlichen Behinderungen und Krankheiten und »geistiger Abnormität« in den Blick nehmen sollten – Studien, die eigentlich in das Forschungsgebiet des Kaiser-Wilhelm-Instituts für Anthropologie, menschliche Erblehre und Eugenik in Dahlem fielen und folgerichtig zu Konflikten zwischen Berlin und München führten.[536] Aus dem breit angelegten Forschungsprogramm des Dahlemer Instituts werden in dem Bericht lediglich die Untersuchungen von *Hans Nachtsheim* (1890-1979) zur Syringomyelie und Epilepsie am Tiermodell erwähnt[537] – sie könnten auch für Psychiatrie und Neurologie noch einmal wichtig werden. Tierversuche kamen wohl auch an der Deutschen Forschungsanstalt für Psychiatrie in München vor, im Zusammenhang mit den fragwürdigen Forschungen Theo Langs über einen Zusammenhang zwischen natürlicher Radioaktivität, Bodenerosion und Kretinismus. »Die Weiterführung der Tierexperimente«, so Rüdin, »des von mir zum Beweis der Richtigkeit der Radioaktivitätstheorie geforderten Experimentum crucis wurde durch den Krieg aber leider unterbrochen.«[538]

533 Ebd. Vgl. Ernst Klee, Deutsche Medizin im Dritten Reich. Karrieren vor und nach 1945, 2. Aufl., Frankfurt/Main 2001, S. 112-116; ders., Personenlexikon, S. 614. Stutte hatte das Habilitationsprojekt als Gießener Assistenzarzt Hermann Hoffmanns an Fürsorgezöglingen aus dem Zuständigkeitsbereich des Jugendamtes Gießen durchgeführt. Er folgte Hoffmann nach Tübingen und reichte die Habilitationsschrift dort ein. Das Projekt wurde auch von Ernst Rüdin nachdrücklich unterstützt. Oehler-Klein, »Mensch«, S. 296 f.

534 Überblick über die Leistungen der deutschen Psychiatrie und Neurologie seit dem Jahre 1933, S. 6, MPIP-HA: GDA 26. Vgl. Weber, Ernst Rüdin, S. 249; XIX. Bericht über die Deutsche Forschungsanstalt, S. 802, 805; XX. Bericht über die Deutsche Forschungsanstalt, S. 275-277; XXI. Bericht über die Deutsche Forschungsanstalt, S. 791 f., 794; XXII. Bericht über die Deutsche Forschungsanstalt für Psychiatrie, S. 482; XXIII. Bericht über die Deutsche Forschungsanstalt für Psychiatrie, Kaiser-Wilhelm-Institut, S. 318 f. Zu Adele Juda auch: Ute Wiedemann/Wolfgang Burgmair/Matthias M. Weber, Die Höchstbegabtstudie von Adele Juda 1927-1955. Höhepunkt und Ende der psychiatrischen Genialenforschung in Deutschland, in: Sudhoffs Archiv 91 (2007), S. 20-37.

535 Auch der Abschnitt über die Neurologie betont ein »besonderes Interesse« an »erbbiologischen Fragen«, wobei insbesondere auf die Beiträge auf den ersten beiden Jahresversammlungen der Gesellschaft Deutscher Neurologen und Psychiater 1935/36 und auf dem Internationalen Neurologenkongress 1939 verwiesen wird. Überblick über die Leistungen der deutschen Psychiatrie und Neurologie seit dem Jahre 1933, S. 17-19, MPIP-HA: GDA 26.

536 XIX. Bericht über die Deutsche Forschungsanstalt, S. 804, 809; XX. Bericht über die Deutsche Forschungsanstalt, S. 276, 280; XXI. Bericht über die Deutsche Forschungsanstalt, S. 793 f., 796; XXII. Bericht über die Deutsche Forschungsanstalt für Psychiatrie, Kaiser-Wilhelm-Institut, S. 481 f.; XXIII. Bericht über die Deutsche Forschungsanstalt für Psychiatrie, Kaiser-Wilhelm-Institut, S. 318 (die Forschungen von Karlheinz Idelberger wurden ab 1942 von *Annemarie Idelberger* [1908-2000] fortgeführt). Vgl. auch: Weber, Ernst Rüdin, S. 246; Schmuhl, Grenzüberschreitungen, S. 242-244; Weiss, Nazi Symbiosis, S. 158 f.

537 Dazu grundlegend: Alexander v. Schwerin, Experimentalisierung des Menschen. Der Genetiker Hans Nachtsheim und die vergleichende Erbpathologie, 1920-1945, Göttingen 2004.

538 Überblick über die Leistungen der deutschen Psychiatrie und Neurologie seit dem Jahre 1933, S. 5, MPIP-HA: GDA 26. Vgl. XIX. Bericht über die Deutsche Forschungsanstalt, S. 805 f.; XX. Bericht über die Deutsche Forschungsanstalt, S. 277 f. Stattdessen reiste Lang 1941 zu neuen Feldforschungen in die Schweiz, aus der er bis Kriegsende nicht zurückkehren sollte. Weber, Ernst Rüdin, S. 245. Zur Biographie: Florian Mildenberger, Theobald Lang (1898-1957). Portrait eines medizinischen Karrieristen. Mensch – Wissenschaft – Magie, in: Mitteilungen der österreichischen Gesellschaft für Wissenschaftsgeschichte 21 (2003), S. 109-124; ders., Theobald Lang (1898-1957), in: Sigusch/Grau (Hg.), Personenlexikon, S. 402-404.

Es fällt auf, dass die ersten drei Abschnitte des Forschungsberichts recht knapp gehalten sind. Die Passagen über die Histopathologie des Zentralnervensystems, zur Serologie und Biochemie des Gehirns sowie zur Neurologie und Neurochirurgie fallen ausführlicher aus.[539] In diesen Abschnitten werden insbesondere Arbeiten aus dem Kaiser-Wilhelm-Institut für Hirnforschung[540] und aus den Abteilungen für Hirnpathologie, Spirochätenforschung und Serologie der Deutschen Forschungsanstalt für Psychiatrie hervorgehoben. Fritz Roeder arbeitete in der Serologischen Abteilung der Deutschen Forschungsanstalt seit 1938 auf dem neuen Forschungsfeld der Liquoranalyse psychischer Störungen. Im Bericht wird lobend hervorgehoben, dass Roeder die »gänzliche Unbrauchbarkeit«[541] der »serologische[n] Diagnostik der Schizophrenie aus dem Liquor nach der Methode von Lehmann-Facius […] einwandfrei erwiesen« und damit erreicht habe, »dass das Beschreiten eines recht bedenklich werdenden falschen Weges rechtzeitig vermieden wurde«. Beiläufig wird auch erwähnt, dass Roeder »in letzter Zeit bemerkenswerte Einzelheiten des Hirnstoffwechsels bei der Höhenkrankheit«[542] habe feststellen können. Während des Krieges den Luftfahrtmedizinischen Instituten in Hamburg und München zugeordnet, führte Roeder u.a. Untersuchungen über die Auswirkungen des Sauerstoffmangels auf den Augenhintergrund durch.[543] Auch die Tierexperimente Schaltenbrands zur Erforschung der Multiplen Sklerose finden Erwähnung. Schaltenbrand habe »erst kürzlich über den Stand experimenteller Arbeiten berichtet, nach denen es bei zisternaler Überimpfung von Liquor von multiple Sklerose-Kranken auf Affen zu ausgeprägten entzündlichen Erscheinungen kam, die in Zusammenhang mit einem vermeintlich verimpften Virus gebracht wurden«.[544] Indes ist der Bericht in seiner Beurteilung vorsichtig: »In neuester Zeit glaubt Schaltenbrand ein Virus entdeckt zu haben, das er als

---

539 Vielleicht stammen sie von anderer Hand, vielleicht spiegelt die Gewichtung auch die Verschiebung der Interessen Rüdins innerhalb der Deutschen Forschungsanstalt für Psychiatrie wider. In dem Maße, wie die Tätigkeit der Genealogisch-Demographischen Abteilung durch die Kriegsentwicklung ins Stocken geriet, förderte Rüdin die Abteilungen für Serologie, Spirochätenforschung und Hirnpathologie. Vgl. Weber, Ernst Rüdin, S. 268 ff.

540 Ganz besonders hervorgehoben wurden »die experimentellen Untersuchungen von Spatz und Mitarbeitern über ein Zentrum für die Sexualentwicklung und -funktion im Tuber cinereum des Zwischenhirns« (ebd., S. 7). »Auf Grund einer Beobachtung von Spatz, nach der einer geschlechtlichen Frühreife eines dreieinhalbjährigen Knaben eine Mehrleistung des hochgradig hyperplastischen Tuber cinereum des Hypothalamus zugrunde lag, wurde im Tierversuch das Tuber cinereum ausgeschaltet, was zu einem entgegengesetzten Effekt, nämlich dem völligen Ausbleiben der Geschlechtsreife führte« (ebd., S. 17). Diese Tierexperimente seien »technisch gesehen eine Spitzenleistung« (ebd., S. 18), diesen Forschungen des Kaiser-Wilhelm-Instituts für Hirnforschung gebühre »zweifellos ein Platz unter den besten der Weltliteratur« (ebd.).

541 Überblick über die Leistungen der deutschen Psychiatrie und Neurologie seit dem Jahre 1933, S. 14, MPIP-HA: GDA 26. Danach auch die folgenden Zitate. Vgl. XIX. Bericht über die Deutsche Forschungsanstalt, S. 797; XX. Bericht über die Deutsche Forschungsanstalt, 273; XXII. Bericht über die Deutsche Forschungsanstalt für Psychiatrie, S. 480.

542 Überblick über die Leistungen der deutschen Psychiatrie und Neurologie seit dem Jahre 1933, S. 15, MPIP-HA: GDA 26. Vgl. XXIII. Bericht über die Deutsche Forschungsanstalt für Psychiatrie, S. 314 ff.

543 Weber, Ernst Rüdin, S. 269 f.; Klee, Personenlexikon, S. 502.

544 Überblick über die Leistungen der deutschen Psychiatrie und Neurologie seit dem Jahre 1933, S. 13, MPIP-HA: GDA 26. – Schaltenbrand war der Überzeugung, dass die Multiple Sklerose eine durch ein Virus verursachte Infektionskrankheit mit ungewöhnlich langer Inkubationszeit sei. Er hatte zunächst schwer an Multipler Sklerose erkrankten Menschen Liquor entnommen und auf Affen übertragen. Im zweiten Schritt hatte Schaltenbrand Wernecker Patienten mit dem Liquor der vorbehandelten Affen geimpft. Diese Experimente widersprachen eklatant den 1931 vom Reichsinnenministerium erlassenen Richtlinien für Versuche an Menschen. Schaltenbrand selber erklärte 1943 freimütig, dass er die Verantwortung für derartige Versuche, die man einem Gesunden oder auch körperlich Kranken nicht zumuten könne, tragen zu können meine, wenn es sich um Menschen handelte, »die an einer unheilbaren vollkommenen Verblödung leiden« (Georg Schaltenbrand, Die Multiple Sklerose des Menschen, Leipzig 1943, S. 180). Die Versuche in Werneck mussten im Oktober 1940 abgebrochen werden, weil die Anstalt im Zuge der »Euthanasie« geräumt wurde. Mehrere der menschlichen Versuchskaninchen endeten in den Gaskammern der »Aktion T4«. Dazu eingehend: Ernst Klee, Auschwitz, die NS-Medizin und ihre Opfer, Frankfurt/Main 1997, S. 70-77; Peiffer, Neurologie, S. 731 f.; Weindling, Victims, S. 33 f.

das auslösende Agens der multiplen Sklerose bezeichnet.«[545] Vorsichtig optimistisch äußert sich der Bericht schließlich auch über ein Projekt Ernst Kretschmers und seines Mitarbeiters *Gerhard Mall* (1909-1983) zur »Anwendung von ferment-chemischen Methoden in der psychiatrischen Endokrinologie«:[546]

> »Sie beabsichtigen, bei ihren Untersuchungen mit Hilfe einer Modifikation der bekannten Abbau-methode [Emil] Abderhaldens [1877-1950] Abwehrfermente bei psychiatrischen Erkrankungen der verschiedensten Art nachzuweisen unter der Vorstellung, dass ›jeder Abbau von Gehirnsubstrat endogene Prozesspsychose, fehlender Abbau von Gehirnsubstrat psychogene Seelenstörung be-deute‹. Sie machten die Angabe, dass es, wenn auch nicht in allen Fällen, gelungen sei, bei Schizo-phrenen Hirnrindensubstrat spaltende Fermente nachzuweisen. Die Bestätigung dieser anschei-nend sehr umfangreichen Untersuchung steht indessen noch aus. Es wird insbesondere für die Zukunft recht aufschlussreich sein zu sehen, welche Schlüsse aus ausgedehnten klinischen Reihen-untersuchungen unter Einfügung genügender normaler Kontrollen für die psychiatrische Krank-heitserkennung gezogen werden können.«

Dieser Ansatz erinnert an zu gleicher Zeit unternommene Versuche, mit Hilfe der Abderhaldenschen Abwehrfermente einen »Schnelltest« zur Feststellung der Rassenzugehörigkeit anhand einer Blutprobe zu entwickeln.[547]

»Gedanken und Anregungen betr. die künftige Entwicklung der Psychiatrie«. Lobbyarbeit bei Leonardo Conti und Karl Brandt

Der Forschungsbericht behandelte Fragen der praktischen Psychiatrie nur ganz am Rande. Er bahnte aber wieder einen unmittelbaren Zugang zu Conti und eröffnete die Möglichkeit, dem Reichsgesund-heitsführer die seit dem Januar 1943 geplante Denkschrift zur zukünftigen Gestaltung des Anstalts-wesens zu übermitteln. Am 5. Juni 1943 wurden Ernst Rüdin, Paul Nitsche, Carl Schneider, Maximinian de Crinis und Hans Heinze von Leonardo Conti in Berlin empfangen. Es sei ausdrücklich angemerkt, dass die Runde als Delegation der Gesellschaft Deutscher Neurologen und Psychiater gelten konnte – mit Ernst Rüdin als Vorsitzendem der Fachgesellschaft, Paul Nitsche und Maximinian de Crinis als Mitglie-dern des Beirats, Carl Schneider als früherem und Hans Heinze als designiertem Beiratsmitglied.[548]

---

545 Überblick über die Leistungen der deutschen Psychiatrie und Neurologie seit dem Jahre 1933, S. 19, MPIP-HA: GDA 26.

546 Ebd., S. 16. Danach auch das folgende Zitat. – Vgl. Ernst Kretschmer/Gerhard Mall/W. Winkler/O. Buschhaus/ W. Beimborn/H. Wagner, Fermentchemische Studien zur klinischen und konstitutionellen Korrelationsforschung, speziell zur psychiatrischen Endocrinologie, Berlin 1941. Von besonderem Interesse sind hier die Beiträge von H. Wagner, Über die Isolierung von Abwehrfermenten bei Schizophrenen (S. 124-142), und O. Buschhaus, Über die Isolierung von Abwehrfermente bei Schizophrenen während der Insulinbehandlung (S. 143-159). Sie spiegeln in besonderem Maße das Bemühen um diagnostisch verwertbare Ergebnisse.– Gerhard Mall betrieb 1940 aktiv die Ermordung seines an Schizophrenie leidenden Bruders. Vgl. Klee, Medizin, S. 258.

547 Zur Person Abderhaldens: Michael Kaasch/Joachim Kaasch, Wissenschaftler und Leopoldina-Präsident im Dritten Reich. Emil Abderhalden und die Auseinandersetzung mit dem Nationalsozialismus, in: Christoph J. Scriba (Hg.), Die Elite der Nation im Dritten Reich. Das Verhältnis von Akademien und ihrem wissenschaftlichen Umfeld zum National-sozialismus, Halle/Saale 1995, S. 213-250; Richard Kühl, Emil Abderhalden (1877-1950), in: Sigusch/Grau (Hg.), Per-sonenlexikon, S. 18 f. Zu den Abwehrfermenten: Mir Taher Fattahi, Emil Abderhalden (1877-1950): Die Abwehrfer-mente. Ein langer Irrweg oder wissenschaftlicher Betrug?, Berlin 2006.

548 Dass zumindest Ernst Rüdin von einer offiziellen Delegation der Gesellschaft Deutscher Neurologen und Psychiater ausging, geht schon aus dem Umstand hervor, dass er die Korrespondenz, die sich auf diesen Vorgang bezieht, in seinen Handakten als Vorsitzender der Fachgesellschaft ablegen ließ.

In Vorbereitung auf diesen Empfang wurde eine Denkschrift mit dem Titel »Gedanken und Anregungen betr. die künftige Entwicklung der Psychiatrie« zusammengestellt, die über weite Strecken auf dem Text Schneiders vom 28. Januar 1943 basierte und vermutlich im Umlaufverfahren von den übrigen Teilnehmern der Delegation überarbeitet wurde.[549] Dieser Text wurde Conti vor dem Empfang am 5. Juni 1943 zugesandt.[550] Er endete mit einem 17-Punkte-Forderungskatalog zur Reform der praktischen Psychiatrie, der noch einmal *in nuce* alle Forderungen bündelte, die vom inneren Zirkel um Ernst Rüdin und Paul Nitsche seit Beginn des »Dritten Reiches« vor und hinter den Kulissen erhoben worden waren und die ganz auf der offiziellen Linie der Gesellschaft Deutscher Neurologen und Psychiater lagen:

»1. Einheitliche Ausrichtung des deutschen Irrenwesens.[551]

2. Grundsätzliche Sicherstellung psychiatrischer Leitung oder doch psychiatrischer Oberaufsicht über alle Anstalten für geistig Abnorme.

3. Abschaffung aller privaten und konfessionellen Anstalten für geistig Abnorme.

4. Nutzbarmachung aller Anstalten für psychisch Abnorme für die Forschung durch organisatorische Verbindung mit der Deutschen Forschungsanstalt für Psychiatrie, mit Universitätskliniken und anderen Forschungsinstituten.

5. Anerkennung und möglichste Durchführung des Grundsatzes, dass Heil- und Pflegeanstalten in erreichbarer Nähe von wissenschaftlichen Fortbildungsstätten liegen sollen, also in der Nähe von Universitätskliniken und von größeren Städten mit regem medizinisch-wissenschaftlichen Leben, an dem die Anstaltsärzte teilnehmen können und teilzunehmen haben.

Für die Zeit nach Beendigung des Krieges bedeutet diese Forderung, dass bei der Entscheidung über die Beibehaltung der bestehenden Heil- und Pflegeanstalten für psychiatrische Zwecke dieser Grundsatz ausschlaggebend sein soll. Man soll also derartig günstig gelegene Anstalten nicht auflösen und anderer Verwendung zuführen; soweit letzteres aber im Kriege geschehen ist, soll man diese Anstalten der Psychiatrie zurückgeben.

---

549 BArch., R 96 I/9, Bl. 128011-128018, fast vollständig abgedruckt in: Kersting/Schmuhl (Hg.), Quellen, S. 619-625 (Nr. 169). Es existiert in diesem Bestand auch eine unvollständige Abschrift der Denkschrift, bei der die letzte Seite des Forderungskatalogs mit den Punkten 11-17 fehlt. In der Literatur wird mitunter aus dieser unvollständigen Abschrift zitiert. – Der Textvergleich mit Carl Schneiders Text vom 28. Januar 1943 zeigt große Übereinstimmungen. Neu sind kurze Passagen zum Verhältnis von Psychiatrie und Neurologie sowie zur Kinderpsychiatrie, die wahrscheinlich aus der Feder de Crinis' und Heinzes stammen. Ausführungen zu der im Aufbau begriffenen Zentralstelle zur Erfassung sämtlicher Anstalten und Heime »im Großdeutschen Reich« und mehrere Punkte des abschließenden Forderungskatalogs weisen große Ähnlichkeit mit der Aktennotiz der »Abteilung Planung« der »Euthanasie«-Zentrale vom 13. Januar 1943 auf. Sie dürften von Paul Nitsche in die Denkschrift eingebracht worden sein.

550 Dieses Prozedere geht aus einem Schreiben Nitsches an Rüdin vom 17. Januar 1944 hervor, in dem Nitsche daran erinnerte, »dass ich unser Exposé über die Zukunft der Psychiatrie, welches wir seinerzeit Dr. Conti geschickt und dann mit ihm besprochen hatten, nachher auch noch Professor Brandt überreicht habe, nachdem ich mit ihm in Sachen der Psychiatrie eine Besprechung gemeinsam mit de Crinis gehabt hatte.« Nitsche an Rüdin, 17.1.1944, MPIP-HA: GDA 26. – Als Anlagen wurden der Denkschrift die Resolution der Gesellschaft Deutscher Neurologen und Psychiater zur Einführung der Sektionspflicht aus dem Jahre 1939, ein kurzer Bericht über einen Vortrag von Friedrich Stumpfl zur Kinderpsychiatrie und eine Denkschrift Hans Heinzes mit dem Titel »Vorschläge für eine zukünftige Neugestaltung jugend-psychiatrischer Anstalten« vom 6. Februar 1942 beigefügt. Diese Denkschrift findet sich in BArch. R 96 I/9.

551 Hierzu hieß es in der Denkschrift, die Empfehlungen der Aktennotiz vom 13. Januar 1943 aufgreifend: »Es ist bereits jetzt die Einrichtung getroffen worden, dass sämtliche Anstalten und Heime im Großdeutschen Reiche, welche der Behandlung und Pflege geistig Abnormer dienen, in einer Zentralstelle erfasst und in eingehender Planungsarbeit überprüft wurden. Das Ergebnis dieser Feststellungen ist in einer Kartei niedergelegt, welche auf Grund einer den Anstalten auferlegten Pflicht zur Meldung aller eintretenden Veränderungen in Krankenbestand und Organisation dauernd auf dem Laufenden gehalten wird.«

6. Bei der Auswahl der Anstalten im Sinne von Punkt 5 und bei etwaigen späteren Neubauten ist aber auch darauf zu achten, dass den Anstalten nach ihrer Lage zur volkswirtschaftlichen Nutzbarmachung der Beschäftigungstherapie in ausreichendem Maße industrielle oder landwirtschaftliche Arbeit zugewiesen werden kann.

7. Die Anstalten sind im Interesse der Heilbehandlung mit allem diagnostisch-therapeutischen Rüstzeug auszustatten.

8. Zur Weiterbehandlung entlassener Kranker im Interesse der Sicherung des Behandlungserfolges und des Arbeitseinsatzes sind Ambulanzen bei den Anstalten einzurichten.

9. Wo es möglich ist, empfiehlt sich die Errichtung von psychiatrischen Kliniken und Anstalten in äußerem Zusammenhang mit Krankenhäusern für körperlich Kranke, da heute die Psychiatrie engste Beziehung zur somatischen Medizin, besonders auch zur inneren Medizin zu unterhalten hat. (So ist z.B. in Troppau/Sudetengau vor längerer Zeit auf dem Gelände einer bereits bestehenden Heil- und Pflegeanstalt und in wirtschaftlicher Verbindung mit ihr ein allgemeines Krankenhaus errichtet worden, eine Maßnahme, die sich nach dem Urteil der dort arbeitenden Ärzte außerordentlich bewährt hat.)

10. Die Anstaltspsychiater sind in die volkspflegerischen Maßnahmen der Jugendfürsorge, der kriminalbiologischen Betreuung bestimmter Bezirke und in ähnliche Arbeitsbereiche einzubauen.

11. Die Ausbildung der Anstaltsärzte soll sie zu den ihnen obliegenden Aufgaben in jeder Hinsicht befähigen und muss sich demgemäß besonders auch auf Rassenhygiene und Erbbiologie, auf innere Medizin und Neurologie erstrecken.[552]

12. Für die Pflege der pathologischen Anatomie im Sinne der Entschließung der Gesellschaft Deutscher Neurologen und Psychiater [...] ist zu sorgen.

13. Der wissenschaftlichen Fortbildung der Anstaltsärzte ist besonderes Augenmerk zuzuwenden.

14. Die Bestrebungen der Kinderpsychiatrie sind allenthalben zu fördern.

15. Die ärztliche Oberleitung der Anstalten ist zu gewährleisten. Zu Chefärzten sind nur wissenschaftlich durchgebildete und erprobte Ärzte zu bestellen. Der Chefarzt muss über die wissenschaftlichen Fähigkeiten hinaus durch eine Vorbereitungszeit als stellvertretender Chefarzt die organisatorischen Notwendigkeiten der Anstalten kennengelernt und die Befähigung zur arbeitstherapeutischen Nutzung der Kranken erwiesen haben.

16. Die soziale Stellung der Anstaltsärzte und des Pflegepersonals ist angemessen zu gestalten.

17. Es muss von zuständiger Stelle aus dafür gesorgt werden, dass anstatt der jetzt zum Teil so falschen Bewertung der Psychiater und ihrer Arbeit richtige Vorstellungen verbreitet werden und dass jede Verfemung dieser Fachärzte künftig unterbunden wird. Regelmäßige Belehrung der Gauamtsleiter für Volksgesundheit über die psychiatrischen Fragen gelegentlich der Gauamtsleitertagung erscheint besonders notwendig. Mit zielbewusster Aufklärungstätigkeit in dieser Hinsicht möchte bereits jetzt Anfang gemacht werden.«[553]

Manche Kernelemente dieses Forderungskatalogs – die wissenschaftliche Grundlegung der praktischen Psychiatrie, eine qualifizierte Aus- und Fortbildung der Ärzte, der Vorrang der Behandlung vor der Verwahrung in den stationären Einrichtungen, der Grundsatz der gemeindenahen Unterbringung, fließende Grenzen zwischen stationären, halbambulanten und ambulanten Behandlungsformen, die Verbindung von psychiatrischer Klinik und Allgemeinkrankenhaus – erinnern aus heutiger Sicht an die Sozialpsychiatrie, wie sie seit den 1970er Jahren in der Bundesrepublik Deutschland an Raum ge-

---

552 Dies dürfte sich auch gegen ein Schreiben Heinrich Pettes an Leonardo Conti vom 15. Dezember 1942 gerichtet haben, in dem Pette sich dafür eingesetzt hatte, die Neurologie in Anlehnung an die Innere Medizin zum selbstständigen Fachgebiet auszubauen. Pette an Conti, 15.12.1942, BArch. All Proz. 7, Roll 12, Bl. 128120-128126. Dieses Schreiben gelangte über Rüdin an Nitsche. Rüdin an Nitsche, BArch. All Proz. 7, Roll 12, Bl. 128127-128128. Vgl. Jasper, de Crinis, S. 125.

553 Zit. n. Kersting/Schmuhl (Hg.), Quellen, S. 624 f.

wann. Dies ist kein Zufall, wurzelten diese Vorstellungen doch in der Reformpsychiatrie der 1920er Jahre – die vor dem Hintergrund der nationalsozialistischen Erbgesundheitspolitik eine neue Rahmung erfahren hatten: als komplementäre Elemente eines umfassenden Konzepts, das Erbbiologie, Eugenik und auch »Euthanasie« einschloss. Das von Carl Schneider in seinem Text vom 28. Januar 1943 formulierte taktische Argument wurde in der Denkschrift wieder aufgegriffen:

> »Je mehr aber tüchtige Fachärzte der Bevölkerung die Erfolge der modernen Therapie vor Augen führen, je mehr Erkrankte, die früher chronischem geistigen Siechtum verfielen, geheilt oder doch wenigstens als berufsfähig wieder ins freie Leben zurückkehren und den für Jahrzehnte zu erwartenden Mangel an Arbeitskräften verringern helfen werden, umso williger wird die Bevölkerung auf die erbbiologischen Maßnahmen eingehen, weil sie sieht, dass der mit ihrer Durchführung in erster Linie betraute Ärztestand gleichzeitig Heil- und Vorbeugungsarbeit im Großen leistet; denn nichts vermag ja naturgemäß Misstrauen gegen Ärzte in dem Maße zu beheben, wie sichtbare Behandlungserfolge. […] Aber auch die Maßnahmen der Euthanasie werden umso mehr allgemeines Verständnis und Billigung finden, als sichergestellt und bekannt wird, dass in jedem Fall bei psychischen Erkrankungen alle Möglichkeiten erschöpft werden, um die Kranken zu heilen oder doch so weit zu bessern, dass sie, sei es in ihren Berufen, sei es in einer anderen Form volkswirtschaftlich wertvoller Betätigung zugeführt werden.«[554]

Am 25. August 1943 berichtete Nitsche nach München, was sich »im Anschluss an unseren Empfang beim Reichsärzteführer zugetragen hat«.[555] Bei dieser Gelegenheit war offenbar verabredet worden, dass Schneider »zunächst einen Aufsatz über die moderne psychiatrische Therapie für die Gesundheitsführung verfassen sollte.« Gemeint war hier die Zeitschrift »Gesundheitsführung. Ziel und Weg«, die als Monatsschrift des Hauptamtes für Volksgesundheit der NSDAP, des Sachverständigenbeirats und des NSDÄB firmierte. Schneider hatte nun das Aufsatzskript geliefert, und Nitsche, der den Text für »sehr geeignet« hielt, hatte ihn sofort an Conti weitergeleitet, »mit der Bitte, den Artikel möglichst rasch erscheinen zu lassen. Daraufhin hatte Nitsche »ein sehr entgegenkommendes Schreiben« von Conti erhalten, in dem dieser »sein vollständiges Einverständnis mit dem Inhalt dieses Aufsatzes« aussprach und zusicherte, den Artikel in der nächsten Nummer der »Gesundheitsführung« zu veröffentlichen – was auch geschah.[556] In derselben Zeitschrift sollte, »was wir ja auch in Berlin besprochen haben«, ein weiterer Aufsatz von Hans Heinze über kinderpsychiatrische Fragen erscheinen.[557] Nitsche regte an,

554 Zit. n. ebd., S. 623.
555 Nitsche an Rüdin, 25.8.1943, MPIP-HA: GDA 26. Danach auch die folgenden Zitate. – Die späte Berichterstattung begründete Nitsche damit, dass er drei Wochen zur Erholung am Attersee verbracht und dann weitere zwei Wochen gebraucht habe, um, zurück in Berlin, »die nötige Klarheit über die Weiterentwicklung [zu] erhalten«. Daraus kann man schließen, dass Nitsche gleich nach dem Treffen mit Karl Brandt, über das weiter unten zu berichten sein wird, seinen Erholungsurlaub antrat.
556 Carl Schneider, Die moderne Behandlung der Geistesstörungen. Die Psychiatrie im Kampf um die Volksgesundheit, in: Gesundheitsführung. Ziel und Weg 5 (1943), S. 186-192.
557 Heinze fand zunächst nicht die Zeit, diesen Text fertigzustellen, weil er intensiv an einem Lehrbucharartikel arbeitete. Am 10. November 1943 schrieb er an Nitsche: »Dazu drängt mich Conti immer aufs Neue, ihm umgehend einen Übersichtsbericht über das gesamte kinderpsychiatrische Schrifttum seit dem Jahre 1933 einzureichen.« Heinze an Nitsche, 10.11.1943, BArch. R 96 I/18 (auch abgedruckt in Benzenhöfer, Briefwechsel, S. 274 f., Zitat: S. 274). Nitsche bat daraufhin dringend, Heinze möge diesem Text Priorität einräumen. Nitsche an Heinze, 19.11.1943, BArch. R 96 I/18 (auch abgedruckt in Benzenhöfer, Briefwechsel, S. 275 ff.). Am 24. Dezember 1943 teilte Heinze mit, der Text sei fertiggestellt. Heinze an Nitsche, 24.12.1943, BArch. R 96 I/18 (auch abgedruckt in Benzenhöfer, Briefwechsel, S. 283). Am 20. Januar 1944 ließ er Nitsche wissen, dass er den Text »dem Reichsgesundheitsführer […] überreicht«, aber bis dahin »weder eine Empfangsbestätigung noch sonst eine weitere Mitteilung« erhalten habe. Heinze an Nitsche, 20.1.1944, BArch. R 96 I/18 (auch abgedruckt in Benzenhöfer, Briefwechsel, S. 284 f., Zitate: S. 284). Vgl. auch: Benzenhöfer, Hans Heinze, S. 45-49. Rüdin wollte wohl auch im »Archiv für Rassen- und Gesellschaftsbiologie« einen Artikel von Hans Heinze platzieren: »Ich habe schon vor längerer Zeit Kollegen Heinze gebeten, mir einen Archiv-Artikel zu schreiben über Tatsache und Begründung euthanatischer Maßnahmen bei den von ihm so gründlich untersuchten Kindern.« Rüdin an Nitsche, 8.1.1944, BArch. R 96 I/18.

einen dritten Aufsatz an geeigneter Stelle, etwa im »Reichsärzteblatt« zu veröffentlichen, »der darlegte, welche besonderen klinischen Qualifikationen, Kenntnisse und Fähigkeiten die Arbeit des Psychiaters in der praktischen Rassenhygiene (Eheberatung, Gutachtertätigkeit in Unfruchtbarmachungsverfahren, Förderungsfragen usw.) voraussetzen muss«.[558] Schließlich sei zu überlegen, einen vierten, »praktisch-organisatorischen Aufsatz über die Zukunft der Psychiatrie« zu lancieren, der »im Sinne der praktischen Gesichtspunkte unserer Denkschrift für Conti, die zukünftige Gestaltung der psychiatrischen Organisationen beleuchten müsste.«[559]

Zusammenfassend hielt Nitsche fest, dass er »einmal aus der ganzen Art, wie der Reichsärzteführer auf den Schneiderschen Aufsatz reagiert hat, als auch bei den telefonischen Besprechungen über diese Frage mit einigen seiner Ärzte, den bestimmten Eindruck gewonnen habe, dass unsere Anregungen vom 5./6. [sic] bei C.[onti] durchaus auf fruchtbaren Boden gefallen sind. Ich habe z.B. gehört, dass C.[onti] bei einer Reise nach der Ostmark, wenige Tage nach unserem Empfang, vor politischen Stellen in Linz die Bemerkung gemacht hat, man müsse die Psychiatrie heben.«[560]

---

558 Nitsche fügte hinzu: »Dabei wäre auch nachdrücklich hinzuweisen auf die dringende Notwendigkeit energischer Förderung der erbbiologisch-psychiatrischen Forschung, um immer besser die Spreu vom Weizen unterscheiden zu können, die zwieerbigen von den genisch gesunden Mitgliedern kranker Sippen trennen zu lernen usw.« Als Autoren waren Kurt Pohlisch und Karl Thums im Gespräch. Rüdin an Nitsche, 22.9.1943; Nitsche an de Crinis, 30.10.1943, BArch. R 96 I/18. Dazu auch: Nitsche an Heinze, 19.11.1943, BArch. R 96 I/18 (auch abgedruckt in Benzenhöfer, Briefwechsel, S. 275 ff., hier: S. 276). Vgl. Roelcke, Wissenschaft, S. 148. Zu Thums' Verstrickung in die »Volkstumspolitik« des Reichssicherheitshauptamtes im besetzten Osteuropa vgl. Karl-Heinz Roth, Heydrichs Professor. Historiographie des »Volkstums« und der Massenvernichtungen. Der Fall Hans Joachim Beyer, in: Peter Schöttler (Hg.), Geschichtsschreibung als Legitimationswissenschaft 1918-1945, Frankfurt/Main 1998, S. 262-342, hier: 338 f., Anm. 231, 233. – Die geplante Aufsatzreihe wird bereits erwähnt in: Roelcke/Hohendorf/Rotzoll, Forschung.
559 Nitsche verwies an dieser Stelle auch auf seine umfangreiche Stellungnahme zu einem Aufsatz von *Gerhard Hanko*, Oberverwaltungsdirektor der Heil- und Pflegeanstalt Hamburg-Langenhorn, »zum Problem der Reorganisation des deutschen Irrenwesens« aus dem Jahre 1941. Hankos Plan sah vor, in einem ersten Schritt kurzfristig eine Vielzahl von kleinen und kleinsten Anstalten vor allem unter privater und konfessioneller Trägerschaft zu beseitigen und ihre Patienten in mittlere und große öffentliche Anstalten zu übernehmen, um die Anzahl der psychiatrischen Einrichtungen auf dem Gebiet des »Altreichs« um etwa ein Drittel auf rund 120 zu senken. In einer zweiten Etappe, die auf etwa fünf bis sieben Jahre angelegt war, sollte die Zahl der Anstalten im »Altreich« durch Zusammenlegungen nochmals von rund 120 auf achtzig vermindert werden, so dass eine Anstalt etwa eine Million Menschen zu versorgen hätte. In einer dritten Phase, die sich über drei Jahrzehnte erstrecken sollte, war geplant, die Zahl der noch verbliebenen Anstalten abermals zu halbieren, so dass schließlich rund vierzig Anstalten mit jeweils 4.000 bis 5.000 Betten übrig bleiben sollten. Nitsche hatte in seiner Stellungnahme, die von Werner Heyde und Willi Enke unterstützt wurde, diesen Plan energisch zurückgewiesen. Er unterstützte zwar die Forderung nach Auflösung der kleinen Anstalten, insbesondere in konfessioneller Trägerschaft. »Mammutanstalten« seien aber nicht notwendig. Zu beachten sei, dass Hanko »die Zahl der Anstaltsinsassen nach dem Bestand vom Beginn unserer Aktion zugrunde legt. Er rechnet nur mit einem in 30.60 [sic] Jahren etwa sich bemerkbar machenden Rückgang der Anstaltsinsassen um 20 %, infolge der Sterilisierung Geisteskranker«. Demgegenüber müsste berücksichtigt werden, »dass infolge unserer Aktion und der Auswirkung des künftigen Gesetzes über die Gewährung letzter Hilfe usw., in Zukunft ein sehr erheblich geringerer Krankenbestand anstaltsmäßig zu versorgen sein wird als bisher. Die reinen Pflegeaufgaben werden vollständig wegfallen, und das wird eine erhebliche Verminderung des Bettenbedarfes, also auch eine nennenswerte Verringerung der Zahl der nötigen Anstalten bedeuten.« Die verbleibenden Anstalten sollten künftig »nicht mehr Pflegeanstalten, sondern Heil- und Forschungsinstitute sein«. Um dieser Aufgabe gerecht werden zu können, empfahl Nitsche Anstalten in einer Größenordnung von 1.000 bis 1.200 Betten. Gerhard Hanko, Gedanken zum Problem der Reorganisation des deutschen Irrenwesens, auch im Hinblick auf die Heil- und Pflegeanstalten, in: Zschr. für das gesamte Krankenhauswesen 37 (1941), S. 149-153; Bericht über den Aufsatz »Gedanken zum Problem der Reorganisation des deutschen Irrenwesens auch im Hinblick auf die Heil- und Pflegeanstalten«. Von Oberverwaltungsdirektor Dr. G. Hanko, Hamburg, 15.11.1941, BArch. R 96 I/9. Vgl. auch: Michael Wunder, Euthanasie in den letzten Kriegsjahren. Die Jahre 1944 und 1945 in der Heil- und Pflegeanstalt Hamburg-Langenhorn, Husum 1992, S. 39-43.
560 Im weiteren Kriegsverlauf riss die unmittelbare Verbindung zu Leonardo Conti indessen ab. Paul Nitsche hoffte, dass Hans Heinze Zugang zum Reichsgesundheitsführer bekäme, was dieser aber für ausgeschlossen hielt. Heinze an Nitsche, 28.11.1943, BArch. R 96 I/18 (auch abgedruckt in Benzenhöfer, Briefwechsel, S. 277 f., hier: S. 278).

Paul Nitsche hatte erkannt, dass die Stellung Leonardo Contis als Reichsgesundheitsführer mittlerweile nicht mehr unangefochten war, war doch Karl Brandt, »Begleitarzt« Hitlers und einer der beiden »Euthanasie«-Beauftragten, unlängst zum »Generalkommissar des Führers für das Sanitäts- und Gesundheitswesen« ernannt worden.[561] Ein unmittelbarer Zugang zu Brandt, um ihn »für die Belange der Psychiatrie zu interessieren«, schien daher außerordentlich nützlich. Indes war Brandt »außerordentlich schwer zu erreichen.« Als sich daher »durch Vermittlung von Herrn de Crinis ganz plötzlich die seltene Gelegenheit« zu einem Gesprächstermin bei Brandt ergab, was Nitsche »erst am gleichen Tag und wenige Stunden vor der Besprechung überhaupt erfuhr«, zögerte er nicht lange.[562] Bei diesem Treffen, das am 23. Juni 1943 stattfand, erläuterten Nitsche und de Crinis den Inhalt der Denkschrift, die Nitsche drei Tage später, am 26. Juni 1943, auch noch einmal in schriftlicher Form übersandte.[563] Nitsche teilte Rüdin rückblickend mit, dass Brandt die Denkschrift »sehr entgegenkommend aufgenommen« habe.

Aus mehreren Dokumenten geht hervor, dass Nitsche bei diesem Treffen die Denkschrift als Argumentationshilfe benutzte, um Brandt »einen ganz konkreten Vorschlag in der E[uthanasie]-Frage«[564] zu unterbreiten. Dabei ging es darum, die Verlegungswelle, die durch die Räumung von Heil- und Pflegeanstalten zur Schaffung von Ausweichkrankenhäusern für luftkriegsgefährdete Gebiete ausgelöst worden war, dazu auszunutzen, die Morde durch überdosierte Medikamentengaben, die auch nach dem Stopp der »Aktion T4« fortgesetzt worden waren, in größerem Maßstab wiederaufzunehmen. Am 25. August teilte Nitsche de Crinis mit: »Was unsere Aktion bei Prof. Br.[andt] anlangt, so […] hat er mir durch Herrn [Werner] Blankenburg [1905-1957] die Ermächtigung erteilt, im Sinne meines ihm mündlich gemachten E.[uthanasie]-Vorschlages vorzugehen.«[565] Wohl schon in Erwartung dieser Ermächtigung hatte Nitsche am 17. August 1943 eine Gruppe besonders ausgewählter praktischer Psychiater nach Berlin bestellt, um die Einzelheiten zu besprechen.

Bei dem Treffen mit Brandt am 23. Juni 1943 war vereinbart worden, dass Nitsche und de Crinis »wieder einmal zu ihm kommen sollten«.[566] Dazu kam es indessen nicht, da sich Nitsche einem chirurgischen Eingriff unterziehen und eine längere Erholungspause einlegen musste, die er im Haus Schoberstein in Weißenbach am Attersee/Oberösterreich verbrachte, wo seit dem 8. August 1943 die von Nitsche geleitete Hauptabteilung I der »Reichsarbeitsgemeinschaft Heil- und Pflegeanstalten« untergebracht war,[567] nachdem die Villa in der Berliner Tiergartenstraße 4 durch einen Bombentreffer schwere Schäden erlitten hatte. Nitsche war also über Monate nicht in der Reichshauptstadt anwesend. Außerdem sei, so schrieb er im Januar 1944 an Rüdin nach München, Karl Brandt »wohl namentlich

---

561 Zur Biographie: Winfried Süß, Der beinahe unaufhaltsame Aufstieg des Karl Brandt. Zur Stellung des »Reichskommissars für das Sanitäts- und Gesundheitswesen« im Herrschaftsgefüge des »Dritten Reiches«, in: Wolfgang Woelk/Jörg Vögele (Hg.), Geschichte der Gesundheitspolitik in Deutschland. Von der Weimarer Republik bis in die Frühgeschichte der »doppelten Staatsgründung«, Berlin 2002, S. 197-224; Ulf Schmidt, Hitlers Begleitarzt Karl Brandt. Medizin und Macht im Dritten Reich, Berlin 2009; Sachs/Schmiedebach/Schwoch/Steinau/Bauer, Gesellschaft, S. 63-69.

562 Nitsche entschuldigte sich nach diesem Treffen bei Rüdin, dass es infolge der kurzfristigen Ansetzung nicht möglich gewesen sei, alle an der Denkschrift Beteiligten hinzuziehen. »Prof. Br.[andt] weiß aber die Namen aller der Herren, auf deren Zusammenwirken die Denkschrift beruht.« Nitsche an Rüdin, 25.8.1943, MPIP-HA: GDA 26.

563 Zur Datierung: Nitsche an Brandt, 26.6.1943, BArch. R 96 I/9. Vgl. Schmidt, Hitlers Begleitarzt, S. 312, 358, 470.

564 Nitsche an de Crinis, 30.10.1943, zit. n. Aly, Medizin, S. 61.

565 Nitsche an de Crinis, 25.8.1943, BArch. R 96 I/2. Auch zit. in: Aly, Medizin, S. 61.

566 Nitsche an Rüdin, 17.1.1944, MPIP-HA: GDA 26. Danach auch die folgenden Zitate.

567 Böhm/Markwardt, Hermann Paul Nitsche, S. 94. Die Aufgaben der Hauptabteilung I gehen aus einem »Geschäftsverteilungsplan für die Zentraldienststelle und für die Anstalt ›C‹, gültig ab 8. August 1943« (»Anstalt C« steht für Schloss Hartheim) hervor: Erfassung, Begutachtung, Oberbegutachtung, wissenschaftliche und praktische Auswertung der Arbeit (Archiv, Propaganda), die Kontrolle über die Forschungen in Brandenburg-Görden und Wiesloch/Heidelberg und das Medizinalwesen einschließlich der »Krankenanstalten«, des »Badewesens« und der »Desinfektion«, d.h. der Morde. BArch. R 96 I/1. Vgl. Brigitte Kepplinger, Die Tötungsanstalt Hartheim 1940-1945, in: Wert des Lebens. Gedenken – Lernen – Begreifen, Linz 2003, S. 85-115, hier: S. 106.

auch infolge der Entwicklung des Luftkrieges und seiner Folgen außerordentlich überlastet, so dass mir auch de Crinis vor einigen Wochen auf eine Anfrage, ob er ihn einmal habe sprechen können, schrieb, das sei ihm nicht möglich gewesen.« Nitsche kündigte an, er werde Anfang Februar 1944 wieder nach Berlin zurückkehren und dann bei Brandt »persönlich vorfühlen«, wobei er nicht nur an die Fortsetzung der Beratungen über die Zukunft der Psychiatrie dachte, sondern auch die »Tagungsfrage« ansprechen und sich nach dem »Stand des Asozialen-Gesetzes« erkundigen wollte.

Nitsche und Rüdin waren sich, wie dieses Schreiben belegt, nicht sicher, wie sich die Machtverhältnisse innerhalb der nationalsozialistischen »Gesundheitsführung« mittlerweile entwickelt hatten:

> »Ihre Anfrage, inwieweit man sich jetzt in grundsätzlichen medizinischen Fragen an C.[onti] oder an Br.[andt] zu wenden habe, vermag ich […] selbst noch nicht zu beantworten. Es scheint mir aber sicher zu sein, dass Professor Brandt doch C.[onti] übergeordnet ist und die oberste Führung der Medizinalangelegenheiten in seinen Händen ist. Im Übrigen scheint der weitere Unterbau des ganzen Gebäudes noch nicht recht durchgebildet zu sein.«

Die Verhältnisse sollten sich erst im Laufe des Jahres klären. Am 25. August 1944 wurde Karl Brandt zum »Reichskommissar für das Sanitäts- und Gesundheitswesen« ernannt, seine Dienststelle zur obersten Reichsbehörde erhoben, die den mit Sanitäts- und Gesundheitsfragen befassten Dienststellen des Staates, der Partei und der Wehrmacht gegenüber weisungsbefugt war.

Bezeichnenderweise schwieg sich Nitsche im Hinblick auf die »Aktion Brandt« gegenüber Rüdin aus. Anders gegenüber Carl Schneider, dem Nitsche am 14. Januar 1944 – drei Tage vor seinem Schreiben an Rüdin – mitteilte, »dass ich die Absicht habe, bei meiner demnächstigen Anwesenheit in Berlin die Kollegen, die ich in Verfolg des E.[uthanasie]-Auftrages von Professor Br.[andt] zum 17. August [1943] nach Berlin bestellt hatte, […] nochmals alle nach Berlin zu bestellen, um die Angelegenheit weiter zu fördern und ihren gegenwärtigen Stand einmal zunächst festzustellen. Es wäre nun sehr zweckmäßig, wenn auch Sie dabei wären, denn Sie gehören ja unbedingt mit dahin.«[568] Einen Tag später schrieb *Dietrich Allers* (1910-1975), der Geschäftsführer der »Euthanasie«-Zentrale, an Nitsche, dass *Werner Blankenburg* (1905-1957), Chef des Amtes II der »Kanzlei des Führers«, und Brandt an der geplanten Konferenz teilnehmen sollten. Allers hatte den Eindruck gewonnen, dass Brandt »die Sache für durchaus richtig hält«. Offenbar sah sich der Generalkommissar für das Sanitäts- und Gesundheitswesen aber außerstande, bei Hitler um eine Aufhebung des Stopps der »Aktion T4« nachzusuchen und der Zentraldienststelle einen formellen »Euthanasie«-Auftrag zu erteilen, war jedoch bereit, die insgeheim angelaufenen Maßnahmen zu decken:

> »Er schien sehr interessiert […] sagte aber, dass er nichts aussprechen könne; vielmehr wegen seiner Dienststellung praktisch ja doch nur das Gegenteil sagen könne, seine Ansicht allerdings etwas verklausuliert bekannt geben könne; er befürchtet aber, dass er dann nicht von allen verstanden würde. […] Auf jeden Fall ist Professor Brandt sehr interessiert an dem ganzen Problem. Er hat ausdrücklich betont, dass die Wiederaufnahme der Arbeit im großen Stil ohne Zweifel eines Tages kommen müsse, dass allerdings im Kriege nicht mehr damit zu rechnen sei.«[569]

Die Vorgänge um die Denkschrift zur künftigen Entwicklung der Psychiatrie belegen einmal mehr, wie eng die Interessenpolitik der wissenschaftlichen Fachgesellschaft mit dem »Euthanasie«-Programm verflochten war.

---

568 Nitsche an Schneider, 14.1.1944, BArch. R 96 I/4. Auch abgedruckt in: Aly, Medizin, S. 63.
569 Allers an Nitsche, 15.1.1944, BArch. R 96 I/1 (z.T. zit. in: Klee, »Euthanasie«, S. 439).

Pläne zu einer »Dienstbesprechung« im Herbst 1944

Bis in das letzte Kriegsjahr hinein verfolgten Rüdin und Nitsche den Plan, eine größere Tagung der Gesellschaft Deutscher Neurologen und Psychiater zu veranstalten. Am 8. Juli 1944 schrieb Nitsche an Hans Heinze:

> »Wenn Sie zu Conti gehen, dann fragen Sie doch einmal mit, wie er über die Möglichkeit einer Tagung der Psychiater und Neurologen früher oder später denkt. Für mich ist es klar, dass eine solche zur Zeit bis auf weiteres weniger denn je in Frage kommt. Aber Rüdin, der im Grunde auch dieser Meinung ist, fragt manchmal bei mir an, weil er sich verpflichtet fühlt, diese Frage immer wieder mal aufzuwerfen. Er schrieb mir gestern, dass er kürzlich wieder einmal wegen einer Tagung beim Heeres-Sanitätsinspekteur [Siegfried] Handloser angefragt, aber noch keine Antwort erhalten hat.«[570]

Diese Initiative schien zum Erfolg zu führen. Am 25. Juli 1944 konnten Rüdin und Pette den Mitgliedern des Beirates mitteilen, dass im Herbst eine dreitägige »Dienstbesprechung« der Gesellschaft Deutscher Neurologen und Psychiater in Breslau stattfinden sollte, bei der es schwerpunktmäßig um »traumatische Hirnschädigungen unter besonderer Berücksichtigung des Arbeitseinsatzes der Hirnverletzten«, »vegetative Störungen bei peripheren Verletzungen«, »neuritische Erkrankungen« sowie »Therapie der Psychosen (Schockbehandlung)«[571] gehen sollte. Die Mitglieder des Beirats wurden gebeten, weitere Vorschläge zu unterbreiten, wobei es von der Zahl der Anmeldungen abhängig gemacht werden sollte, ob man auch Vorträge annehmen wollte, die sich nicht auf diese vier Themenschwerpunkte bezogen. Vorangegangen waren Verhandlungen mit der Heeressanitätsinspektion. Diese hatte am 30. Juni 1944 mitgeteilt, dass sie den Plan zu einer Dienstbesprechung der Gesellschaft Deutscher Neurologen und Psychiater grundsätzlich begrüße und »das Zustandekommen der Tagung bestmöglich fördern«[572] wolle. Die Teilnehmer, die Angehörige des Heeres waren, sollten, soweit es die militärische Lage zuließ – die aber »natürlich noch nicht zu übersehen« sei – »in dem dienstlich tragbaren Rahmen« zu der Veranstaltung abkommandiert werden.

Hervorzuheben ist, dass die Heeressanitätsinspektion in dieser späten Kriegsphase eine massive Vorzensur im Hinblick auf die Inhalte der beabsichtigten Veranstaltung ausübte. Dies führte bei allen in Aussicht genommenen »Leitthemen« zu Einschränkungen: Mit Blick auf den Themenschwerpunkt »Hirnverletzte und Arbeitseinsatz« wurde angemerkt, dass »in keinem Fall in den Vorträgen Angaben über etwaigen Mangel an Ärzten oder Unzulänglichkeiten gebracht werden« dürften. Im Hinblick auf den Themenschwerpunkt »Periphere Nervenverletzungen und vegetative Störungen« schärfte die Heeressanitätsinspektion ein: »Da es möglich ist, dass bei diesem Thema das Grenzgebiet der psychogenen Störungen berührt wird, muss darauf hingewiesen werden, dass über den Umfang des Auftretens psychogener Störungen oder gar über Häufung nicht gesprochen werden darf.« Im Hinblick auf den Themenschwerpunkt »Neuritische Störungen« hieß es, dass »Angaben über Störungen nach Impfungen […] unterbleiben« müssten. Der ursprünglich ins Auge gefasste Themenschwerpunkt »Forensische Psychiatrie« wurde von der Heeressanitätsinspektion *de facto* verboten:

---

570 Nitsche an Heinze, 8.7.1944, BArch. R 96 I/18 (auch abgedruckt in Benzenhöfer, Briefwechsel, S. 285).

571 Rüdin/Pette an die Beiratsmitglieder, 25.7.1944, MPIP-HA: GDA 26. Das Schreiben richtete sich an Walter Creutz (Düsseldorf), Maximinian de Crinis (Berlin), Ernst Kretschmer (Marburg), Paul Nitsche (Weissensee am Attersee), Hans Roemer (Christophsbad bei Göppingen), Kurt Pohlisch (Bonn), Georges Schaltenbrand (Würzburg), Hugo Spatz (Berlin), Wilhelm Tönnis (Berlin) und Viktor v. Weizsäcker (Heidelberg).

572 Heeressanitätsinspekteur an Gesellschaft Deutscher Neurologen und Psychiater/Rüdin, 30.6.1944, MPIP-HA: GDA 26. Danach auch die folgenden Zitate.

»In Anbetracht der Tatsache, dass nicht nur bei der Wehrmacht, sondern auch auf dem zivilen Sektor Veröffentlichungen über Fragen der Kriminalität untersagt sind, erscheint es nicht zweckmäßig, dieses Thema in der jetzigen Lage zu diskutieren. Da die Gefahr besteht, dass hierbei das bei der Wehrmacht und im zivilen Dienst gesammelte forensische Erfahrungsgut gebracht werden soll, wird empfohlen, dieses Thema ganz von der Tagesordnung abzusetzen.«

Dagegen wurde angeregt, über »elektroenzephalographische Untersuchungen und ihren Wert bei fraglichen Anfallsleiden« zu sprechen. Statt des Schwerpunkts »Forensische Psychiatrie« hatte sich Rüdin entschlossen, noch einmal die Therapie der Psychosen, insbesondere die »Schocktherapien«, auf die Tagesordnung zu setzen. Das Programm der Dienstbesprechung ähnelte damit sehr dem der ausgefallenen Sechsten Jahresversammlung der Gesellschaft Deutscher Neurologen und Psychiater.

Zwei Wochen später, am 15. August 1944, musste Rüdin dem Beirat jedoch berichten, der Heeressanitätsinspekteur habe mitgeteilt, »dass nun doch bis auf Weiteres mit einer Beteiligung der Wehrmacht an der Dienstbesprechung nicht gerechnet werden« könne. Rüdin war anheim gestellt worden, »die Verhandlungen zu angemessener Zeit wieder neu aufzunehmen.«[573] Die Dienstbesprechung musste entfallen. Damit hatte die Gesellschaft Deutscher Neurologen und Psychiater faktisch aufgehört zu bestehen.

5. Zusammenfassung

Mit Beginn des Zweiten Weltkriegs gerieten die institutionellen Strukturen der Gesellschaft Deutscher Neurologen und Psychiater in Unordnung: Wichtige Protagonisten, allen voran der neue Geschäftsführer Walter Creutz, wurden zeitweilig zur Wehrmacht eingezogen, die laufenden Vereinsgeschäfte kamen weitgehend zum Erliegen, der neu formierte Beirat konnte nicht zusammentreten, die Ausschüsse tagten nicht mehr, die im Jahre 1941 geplante Sechste Jahresversammlung der Gesellschaft Deutscher Neurologen und Psychiater musste kurzfristig abgesagt werden und alle Versuche, sie später noch nachzuholen, scheiterten an den Kriegsbedingungen. Als *Organisation* existierte die Gesellschaft Deutscher Neurologen und Psychiater – zugespitzt formuliert – seit Kriegsbeginn nur noch auf dem Papier. Als *Netzwerk* hingegen war sie weiterhin aktiv. Das Beziehungsgeflecht zwischen den Akteuren, die seit 1935 hinter den Kulissen der Gesellschaft Deutscher Neurologen und Psychiater die Fäden zogen, blieb funktionstüchtig und agierte auch in den späten Kriegsjahren noch im Namen der wissenschaftlichen Fachgesellschaft. Doch kam es in den Jahren von 1939 bis 1941 zu deutlichen Verschiebungen und Verwerfungen innerhalb der Netzwerkstrukturen. Hintergrund war der Aufbau eines Machtapparats zur Planung, Vorbereitung, Durchführung und Weiterentwicklung des Massenmordes an geistig behinderten und psychisch erkrankten Menschen in der Sphäre des nationalsozialistischen »Maßnahmenstaates« – eines Machtapparats, in dem sich die »Kanzlei des Führers«, also eine außerhalb der staatlichen Verwaltung und auch der Parteiorganisation angesiedelte führerunmittelbare Sonderorganisation, eine Abteilung des Reichsinnenministeriums, die sich aufgrund einer »Führerbevollmächtigung« innerhalb des Ministeriums verselbstständigen konnte, *und* ein Expertenstab, der an keinerlei gesetzliche Vorgaben gebunden und keiner rechtlichen Kontrolle unterworfen war, miteinander verbanden. Hier entstand eine hybride Struktur, die die Grenzen des gesellschaftlichen Subsystems Politik durchbrach und sich in das Subsystem Wissenschaft hineinschob. Rund um den wissenschaftlichen Expertenstab, der ein konstitutives Element des neuen Machtapparats darstellte, entstand ein neues Netzwerk, das wiederum das bereits bestehende Netzwerk der Gesellschaft Deutscher Neurologen und Psychiater durchdrang.

---

573 Rüdin an Beiratsmitglieder, 15.8.1944, MPIP-HA: GDA 26.

Schlüsselfigur in diesem Prozess war Paul Nitsche, der bis 1941 zum ärztlichen Leiter der »Euthanasie«-Zentrale aufstieg. Es entstand nun eine doppelte Netzwerkstruktur mit zwei zentralen Knotenpunkten, die von Ernst Rüdin und Paul Nitsche besetzt wurden. War die beherrschende Stellung Rüdins in der wissenschaftlichen Fachgesellschaft bis 1939 unumstritten gewesen, so beanspruchte Nitsche seit 1940 in allen Fragen, die das laufende Vernichtungsprogramm unmittelbar oder mittelbar tangierten, das letzte Wort für sich – und da er sich auf den Machtapparat der »Aktion T4« stützen konnte, verfügte er auch über die Mittel und Möglichkeiten, diesen Anspruch durchzusetzen. Rüdin musste ihm in allen Fragen, denen Nitsche und seine politischen Verbündeten eine *politische Dimension* zuordneten, die endgültige Entscheidung überlassen. Auf anderen Gebieten – so etwa im Hinblick auf die Beziehungen der Gesellschaft Deutscher Neurologen und Psychiater zur Deutschen Allgemeinen Ärztlichen Gesellschaft für Psychotherapie und zur neu gegründeten Deutschen Gesellschaft für Kinderpsychiatrie und Heilpädagogik – agierte Rüdin weiterhin selbstständig. Im Grunde genommen markierte die Verbindung zwischen Rüdin und Nitsche seit 1940/41 die Schnittstelle zwischen Wissenschaft und Politik. Rüdin hatte kaum noch unmittelbaren Kontakt zu den politischen Akteuren. 1942/43 bemühte er sich um einen direkten Kontakt zu Reichsgesundheitsführer Leonardo Conti, musste jedoch erkennen, dass dessen Stern bereits im Sinken begriffen war. Der Versuch, eine enge Verbindung zu Karl Brandt herzustellen, verlief nach vielversprechendem Beginn im Sande.

Nicht nur Paul Nitsche, sondern auch andere Akteure, die innerhalb der Gesellschaft Deutscher Neurologen und Psychiater seit 1935 eine mehr oder weniger wichtige Rolle gespielt hatten, wirkten in der einen oder anderen Funktion an der »Euthanasie« mit: Maximinian de Crinis, Julius Hallervorden, Hans Heinze, Friedrich Mauz, Friedrich Panse, Kurt Pohlisch, Carl Schneider und Werner Villinger. Auch Ernst Rüdin beteiligte sich – entgegen früheren Darstellungen – aktiv an der Propagierung und Legitimierung des Vernichtungsprogramms und an der Begleitforschung zur »Euthanasie«. Im Gegensatz dazu stellten sich zwei Akteure, die bis dahin innerhalb der Gesellschaft Deutscher Neurologen und Psychiater eine tragende Rolle gespielt hatten, *gegen* die »Euthanasie«: Hans Roemer, der Geschäftsführer des Ausschusses für psychische Hygiene, bis zum Zweiten Weltkrieg einer der eifrigsten Funktionäre der Gesellschaft Deutscher Neurologen und Psychiater, verweigerte die Mitwirkung an den Verlegungen aus der von ihm geleiteten Heil- und Pflegeanstalt Illenau und ließ sich, nachdem seine grundsätzlichen Einwände abgewiesen worden waren, in den Ruhestand versetzen. Walter Creutz, soeben zum neuen Geschäftsführer der Gesellschaft Deutscher Neurologen und Psychiater bestellt, lehnte die »Euthanasie« ebenfalls ab – wobei er, ebenso wie Hans Roemer, in seiner schriftlichen Stellungnahme pragmatische Gesichtspunkte gegen den Krankenmord ins Feld führte –, im Gegensatz zu Roemer blieb er aber auf seinem Posten in der Verwaltung der Rheinprovinz. Als Landesmedizinalrat wirkte er an der Durchführung der »Euthanasie« im Rheinland mit, wobei er in einer Art teilnehmenden Widerstands versuchte, den Ablauf des Vernichtungsprogramms zu verzögern und damit einer möglichst großen Zahl von Patientinnen und Patienten das Leben zu retten. Bezeichnend ist, dass sowohl Roemer als auch Creutz von 1940 an innerhalb des Netzwerks rund um die Gesellschaft Deutscher Neurologen und Psychiater marginalisiert waren.

Die Beispiele Hans Roemers und Walter Creutz' markieren die beiden Pole des Spektrums an Handlungsoptionen, die sich Ärzten und Ärztinnen angesichts des Vernichtungsprogramms boten: hier die *gesinnungs*ethisch motivierte Verweigerung der Mitarbeit, dort die *verantwortungs*ethisch begründete Mitwirkung, um zu retten, was zu retten ist. In dieses Spektrum lassen sich auch die vier Fallbeispiele von Ärzten einordnen, die auf je eigene Art und Weise versuchten, die Fachöffentlichkeit gegen den Krankenmord zu mobilisieren: vom offenen Protest (Karsten Jaspersen) über die persönliche Verweigerung der Mitwirkung (Hermann Grimme) bis hin zur Vorbegutachtung der eigenen Patientinnen und Patienten, um einer willkürlichen Selektion vorzubeugen (Gerhard Schorsch), und der heimlichen »Gutachter«-Tätigkeit im Rahmen der »Aktion T4« (Werner Villinger). Bei der Würdigung der verschiedenen Formen der Resistenz ist zu unterscheiden zwischen den *objektiven* Handlungsspielräumen – die wiederum abhängig waren von der beruflichen Stellung der Protagonisten – und ihren *subjektiven* Handlungsspielräumen, den mentalen Dispositionen, die darüber entschieden, ob objektiv gegebene Handlungsoptionen für die Akteure auch »vorstellbar« waren. Die objektiven Handlungs-spielräume eines Universitätspsychiaters wie Werner Villinger unterschieden sich deutlich von denen eines Psychiaters im Verwaltungsdienst wie Walter Creutz, eines leitenden Arztes einer staatlichen Heil- und Pflegeanstalt wie Hans Roemer und Hermann Grimme oder einer Einrichtung der Inneren Mission wie Gerhard Schorsch und Karsten Jaspersen. Bei den subjektiven Handlungsspielräumen war nicht die Nähe zum Nationalsozialismus ausschlaggebend: Unter den Psychiatern, die gegen die »Euthanasie« protestierten, finden sich auch »Parteigenossen« wie Karsten Jaspersen oder Bewunderer Hitlers wie Hermann Grimme, unter denen, die am Krankenmord mitwirkten, solche, die wie Friedrich Mauz oder Werner Villinger als »Mitläufer« eingestuft werden können. Auch die Haltung zur Eugenik ist kein aussagekräftiges Unterscheidungsmerkmal. Wie die Beispiele Karsten Jaspersens, Hans Roemers und Walter Creutz' belegen, konnten die Befürwortung der Eugenik und die Ablehnung der »Eutha-nasie« Hand in Hand gehen.

Mehrere Akteure – Hans Roemer, Karsten Jaspersen, Werner Villinger, Gerhard Schorsch und Hermann Grimme – versuchten, Fachkollegen zu einer gemeinsamen Stellungnahme gegen die »Eutha-nasie« zu bewegen. Sie setzten dabei auch auf die Gesellschaft Deutscher Neurologen und Psychiater – sie wäre die berufene Stelle gewesen, um einen offiziellen Protest der Psychiatrie zu formulieren. Doch scheiterten alle Versuche in dieser Richtung schon im Ansatz. Die Kritiker mussten erkennen, dass die Führung der Fachgesellschaft in das Vernichtungsprogramm verstrickt war, dass sie – weit davon entfernt, sich die Kritik zu Eigen zu machen – sogar versuchte, kritische Stimmen aus der *scientifc community* zu unterdrücken. Gegenüber der Sphäre der Politik signalisierten Ernst Rüdin und sein innerer Kreis im Namen der Fachgesellschaft Zustimmung zu dem laufenden Massenmord an geistig behinderten und psychisch erkrankten Menschen, sie unternahmen energische Anstrengungen, um die Forschung an Opfern dieses Mordes zu fördern, und entwickelten ein ambitioniertes Programm zur Reorganisation der praktischen Psychiatrie auf der Grundlage der »Euthanasie«. Ihre Bündnis-partner aus der Sphäre der Politik versuchten sie dadurch für ihre Pläne zu gewinnen, dass sie wieder-holt auf die Möglichkeit aufmerksam machten, der »Euthanasie« durch eine umfassende Moderni-sierung der Psychiatrie eine festere Legitimationsbasis gegenüber der Öffentlichkeit zu verschaffen. Dementsprechend arbeiteten Rüdin und sein Kreis darauf hin, die Fachöffentlichkeit gleichsam (halb-) offiziell von der laufenden Mordaktion zu unterrichten – um der »Krise der Psychiatrie« entgegen-zuarbeiten. Im Denken Rüdins und seines Kreises ergänzten sich die verschiedenen Behandlungsmög-lichkeiten – die Arbeitstherapie, die offene Fürsorge, die neuen Somatotherapien und auch die Psycho-therapien –, die Maßnahmen der psychischen Hygiene und Rassenhygiene und die »Euthanasie« zu *einem* umfassenden Konzept.

Zusammenfassung und Ausblick

Organisation und Netzwerk

Die vorliegende Studie zur Entstehung, Fortentwicklung und Wirksamkeit der Gesellschaft Deutscher Neurologen und Psychiater in den Jahren von 1933 bis 1945 geht von dem methodischen Ansatz aus, dass bei der Analyse einer wissenschaftlichen Fachgesellschaft sowohl eine *formelle* als auch eine *informelle* Ebene zu berücksichtigen ist, dass eine solche Gesellschaft sich einerseits als eine fest gefügte *Organisation* mit eigener Rechtspersönlichkeit und gesatzter Ordnung, genau umrissenen Zwecken und Zielen, Organen und Regularien, offiziellen Versammlungen, Veranstaltungen und Veröffentlichungen darstellt, andererseits aber auch als *Netzwerk*, als ein flüchtiges Gebilde ohne klare Außengrenzen und feste Binnenstrukturen, ein Beziehungsgeflecht hinter den formalen Strukturen, das den Regeln der »Freundschaft«, »Kollegialität« oder »Kumpanei« folgt. Innerhalb eines solchen Netzwerks interagieren verschiedene Akteure, die ihre je eigenen Interessen verfolgen, ihre je eigenen Ressourcen einbringen, ihre je eigenen Positionen einnehmen und ihre je eigene Rolle spielen. Die Interaktion innerhalb des Netzwerks kann man als stetige Gruppierung und Umgruppierung von Ressourcenensembles auffassen.

  Dabei gilt gerade vor dem Hintergrund der modernen Biopolitik das besondere Augenmerk den Schnittstellen zwischen den Sphären der Wissenschaft und der Politik, kommt es doch mit dem Fortschritt der Humanwissenschaften zu einer fortschreitenden Auflösung der ohnehin nie ganz scharf gezogenen Grenzen zwischen den beiden gesellschaftlichen Subsystemen, zu einer »Verwissenschaftlichung der Politik« wie auch zu einer »Politisierung der Wissenschaft«. Dies trifft in ganz besonderem Maße auf die Psychowissenschaften im polykratischen Herrschaftssystem des nationalsozialistischen Deutschlands zu. Hier bildeten sich im Grenzbereich von Politik und Wissenschaft hybride Strukturen, Netzwerke von Akteuren aus beiden Sphären, die ihre Ressourcen zu beiderseitigem Nutzen bündelten, um eine gemeinsame biopolitische Utopie zu verwirklichen. Zu diesen hybriden Strukturen gehörten auch die wissenschaftlichen Fachgesellschaften auf dem Feld der Psychiatrie, Neurologie und Psychotherapie, allen voran die Gesellschaft Deutscher Neurologen und Psychiater, die im Jahre 1935 aus dem Zusammenschluss des Deutschen Vereins für Psychiatrie, des Deutschen Verbandes für psychische Hygiene und der Gesellschaft Deutscher Nervenärzte entstand.

  Von einem netzwerkanalytischen Ansatz aus betrachtet, stellt sich die Gründungsgeschichte der Gesellschaft Deutscher Neurologen und Psychiater *nicht* als eine vom nationalsozialistischen Staat von außen und von oben erzwungene »Gleichschaltung« dar. Zeichnet man die komplexen Aushandlungsprozesse im Vorfeld der Gründung im Detail nach, erkennt man ein diffiziles Zusammenspiel von Akteuren aus Politik und Wissenschaft, bei dem Interessen aufeinander abgestimmt, Allianzen geschlossen, gemeinsame Strategien entwickelt und Ressourcen ausgetauscht wurden. Auf diese Weise wurde ein neues, höchst effizientes Netzwerk geknüpft, dessen Kristallisationskern die Achse zwischen Arthur Gütt und Ernst Rüdin, einem *War Lord* und einem *Mandarin*,[1] bildete. Gütt, der an der Spitze der staatlichen »Gesundheitsführung« stand, sicherte sich durch sein Bündnis mit Rüdin einen exklusiven Zugang zu wissenschaftlicher Expertise auf dem strategisch wichtigen Gebiet der Psychowissenschaften – gegen seinen Rivalen, den »Reichsärzteführer« Gerhard Wagner, der den Apparat der parteiamtlichen »Gesundheitsführung« unter sich hatte, die in scharfer Konkurrenz zum Reichsinnenministerium stand. Rüdin wiederum beschaffte sich durch seinen monopolartigen Zugang zu Gütt ein politisches Kapital, das er virtuos einzusetzen verstand, um seine Position innerhalb der Landschaft der wissenschaftlichen Fachgesellschaften – die bis zur nationalsozialistischen Machtübernahme eher marginal gewesen war – zu verbessern. Zu diesem Zweck scharte Rüdin eine Gruppe von Verbündeten um sich, allen voran Paul Nitsche, Hans Roemer und Ernst Kretschmer, deren Positionen mit den Idealtypen des *Socius*, des *Adlatus* und des *Legatus* beschrieben werden können. Die Netzwerke der

---

1 Zu diesen idealtypischen Rollenmustern vgl. S. 18-20.

Mandarine, die bis 1933 in den verschiedenen Fachgesellschaften den Ton angegeben hatten – Karl Bonhoeffer im Deutschen Verein für Psychiatrie, Robert Sommer im Deutschen Verband für psychische Hygiene und Oswald Bumke in der Gesellschaft Deutscher Nervenärzte – hatten der konzertierten Strategie des Netzwerks um Ernst Rüdin und Arthur Gütt nichts entgegenzusetzen, weil es ihnen an politischer Rückendeckung fehlte. Einzig die Deutsche Allgemeine Ärztliche Gesellschaft für Psychotherapie unter ihrem neuen Leiter Matthias H. Göring vermochte sich dem Hegemonialstreben der Gruppe um Rüdin zu entziehen, weil Göring über eigene Zugänge zur Macht verfügte und sich mit der »Reichsärzteführung« verbündete. Dasselbe versuchte Walter Jacobi, der sich im Zuge einer fein gesponnenen Intrige an die Spitze der Gesellschaft Deutscher Nervenärzte setzte, aber schon bald erkannte, dass es taktisch klüger war, sich Rüdin als *Socius* unterzuordnen. Nach dem jähen Sturz Jacobis aus rassenpolitischen Gründen hatte Rüdin leichtes Spiel, die neurologische Fachgesellschaft endgültig seiner Kontrolle zu unterwerfen.

Es ist hervorzuheben, dass die Gründung der Gesellschaft Deutscher Neurologen und Psychiater sich bei genauerer Betrachtung keineswegs als eine lineare Entwicklung darstellt, wie es im Nachhinein erscheinen mag. Es handelte sich vielmehr um einen offenen Prozess mit manchen überraschenden Wendungen, in dem auf kurze Phasen sich überstürzender Ereignisse längere Perioden folgten, in denen die Dinge nahezu zum Stillstand kamen. Die Akteure, allen voran Ernst Rüdin, handelten nicht so zielstrebig, wie man vom Ergebnis her denken sollte. Sie agierten vielmehr über weite Strecken zögerlich, unentschlossen und vorsichtig – erst in der Interaktion formten sich Strategien heraus.

In den vier Jahren zwischen der Gründungsversammlung im September 1935 und dem Beginn des Zweiten Weltkriegs im September 1939 konsolidierte sich die Organisationsstruktur der Gesellschaft Deutscher Neurologen und Psychiater: Die Mitglieder jüdischen Glaubens oder jüdischer Herkunft wurden – nachdem man ihre Mitgliedschaft bis dahin stillschweigend geduldet hatte – im Herbst 1938, als den »jüdischen« Ärzten die Approbation entzogen wurde, formell ausgeschlossen. Gegenüber dem Ausland verfolgte die neue Fachgesellschaft einen eher restriktiven Kurs. Nur wenigen ausländischen Ärzten wurde die außerordentliche Mitgliedschaft verliehen. Der eher halbherzige Versuch, die Vielzahl regionaler und lokaler psychiatrisch-neurologischer Fachgesellschaften und Tagungen einzuschränken, wurde angesichts des sich abzeichnenden Widerspruchs unter den Mitgliedern rasch wieder aufgegeben. Innerhalb der Landschaft medizinischer Fachgesellschaften wurde um die Stellung der Neurologie zwischen Psychiatrie und Innerer Medizin und um die Stellung der Neurochirurgie zwischen Neurologie und Chirurgie gerungen. Das Verhältnis zwischen der Gesellschaft Deutscher Neurologen und Psychiater und der Deutschen Allgemeinen Ärztlichen Gesellschaft für Psychotherapie schwankte zwischen Annäherung und Abgrenzung – letztlich kam die angestrebte organisatorische Verbindung bis 1945 nicht zustande.

Das Netzwerk hinter der Organisationsstruktur wurde in der zweiten Hälfte der 1930er Jahre immer engmaschiger, behielt aber seine Grundstruktur: Die Achse zwischen Ernst Rüdin und Arthur Gütt an der Schnittstelle von Wissenschaft und Politik bildete seinen Kristallisationskern. Mit der Entmachtung Gütts im Jahre 1939 kam Bewegung in diese Struktur, Rüdin verlor seinen unmittelbaren Zugang zur Sphäre der Politik – erst ab 1942 gelang es, die Verbindung zum Nachfolger Gütts, »Reichsgesundheitsführer« Leonardo Conti, wieder anzuknüpfen. Inzwischen hatten sich jedoch die Gewichte in der Politik verschoben, da mit der Entstehung eines aus der Sphäre des Normenstaates herausgelösten Machtapparates zur Planung und Realisierung des »Euthanasie«-Programms« neue Protagonisten in Schlüsselpositionen einrückten. Als (stellvertretender) ärztlicher Leiter der »Reichsarbeitsgemeinschaft Heil- und Pflegeanstalten« wurde Paul Nitsche faktisch zu einem Funktionär der »Kanzlei des Führers« und damit zu einem *politischen* Akteur innerhalb des nationalsozialistischen Maßnahmenstaates, der die Schnittstelle zwischen Wissenschaft und Politik unter seine Kontrolle brachte. Das Netzwerk, das sich Nitsche über den »Euthanasie«-Apparat aufbaute, durchdrang jenes, mit dem Ernst Rüdin die Gesellschaft Deutscher Neurologen und Psychiater steuerte. So entstand eine doppelte Netzwerkstruktur mit zwei zentralen Knotenpunkten. Rüdin sah sich fortab genötigt, in wichtigen Fragen, die die Gesellschaft Deutscher Neurologen und Psychiater betrafen, eine Entscheidung Nitsches herbeizuführen oder zumindest dessen Einverständnis einzuholen. Damit geriet die Fachgesellschaft unmittelbar in den Einflussbereich der T4-Zentrale. Auch andere Akteure vermochten vor diesem Hintergrund ihre Position zu verbessern, so etwa Maximinian de Crinis oder Werner Heyde.

Zur Zeit des Zweiten Weltkriegs war die Mehrzahl der Ordinarien für Psychiatrie (und Neurologie) an den deutschen Universitäten in das Netzwerk eingebunden, das die Gesellschaft Deutscher Neurologen und Psychiater umspannte: Maximinian de Crinis (Berlin), Kurt Pohlisch (Bonn), Friedrich Meggendorfer (Erlangen), Rudolf Thiele (Greifswald), Hans Bürger-Prinz (Hamburg), Carl Schneider (Heidelberg), Berthold Kihn (Jena), Ernst Fünfgeld (Köln), Friedrich Mauz (Königsberg), Ernst Kretschmer (Marburg), Ferdinand Kehrer (Münster), Hermann F. Hoffmann (Tübingen) und Werner Heyde (Würzburg). Die Wirksamkeit dieses Netzwerks zeigte sich nicht zuletzt in den Auseinandersetzungen um das »Gesetz zur Verhütung erbkranken Nachwuchses«, in denen Rüdin und seine Verbündeten abweichende Meinungen, wie sie etwa Karl Kleist (Frankfurt/Main) oder Hans-Gerhard Creutzfeld (Kiel) vertraten, marginalisieren konnten, und vor allem im Hinblick auf die Positionierung der psychiatrischen Wissenschaften zum Massenmord an psychisch erkrankten und geistig behinderten Menschen: Die Ordinarien, die der »Euthanasie« ablehnend gegenüberstanden – Kurt Beringer (Freiburg), August Bostroem (Leipzig), Ernst Braun (Rostock), Oswald Bumke (München), Gottfried Ewald (Göttingen) – fanden zu keiner konzertierten Aktion zusammen, die Kommunikationskanäle der Fachgesellschaft blieben ihnen verschlossen, sie konnten ihren Einfluss in der *scientific community* nicht geltend machen.

Nach Kriegsende war zunächst nicht abzusehen, wie es mit den wissenschaftlichen Fachgesellschaften auf dem Gebiet der Psychiatrie, Neurologie und Psychotherapie weitergehen sollte. Auf Einladung Ernst Kretschmers fand vom 9. bis zum 12. September 1947 eine »Neurologen- und Psychiatertagung« in Tübingen statt, wo Kretschmer inzwischen das Ordinariat für Psychiatrie und Neurologie übernommen hatte. Obwohl diese Tagung zumindest in einem Punkt an das Programm der auf Grund der Kriegsbedingungen bis 1945 nicht mehr zustande gekommenen Sechsten Jahresversammlung der Gesellschaft Deutscher Neurologen und Psychiater anknüpfte – Kretschmers Referat über »Suggestion und Training« griff einen der 1941 vorgesehenen Themenschwerpunkte auf[2] –, vermied man es, die Tübinger Tagung als offizielle Jahresversammlung der Gesellschaft Deutscher Neurologen und Psychiater laufen zu lassen, weil man unsicher war, ob die Gesellschaft »vereinsrechtlich als noch existent zu betrachten sei«.[3] Es wurden daher bei dieser Gelegenheit auch noch keine Schritte zur Reorganisation der Fachgesellschaft unternommen, man vereinbarte lediglich, sich im nächsten Jahr wieder im Rahmen einer Tagung zu treffen.

Diese »Jahresversammlung deutscher Neurologen und Psychiater« fand auf Einladung Werner Villingers – inzwischen Direktor der Psychiatrischen und Nervenklinik der Universität Marburg – vom 9. bis zum 12. September 1948 ebendort statt. Wieder knüpfte das Programm, das von einer »vorbereitenden Kommission« unter Leitung Ferdinand Kehrers zusammengestellt worden war, an die ausgefallene Jahresversammlung im Jahre 1941 an, indem inhaltliche Schwerpunkte auf die »Schocktherapien« und die Behandlung der kriegsbedingten Hirnverletzungen gelegt wurden.[4] Auch bei dieser Gelegen-

---

2 Vgl. Ernst Kretschmer (Hg.), Bericht über den Kongress für Neurologie und Psychiatrie, Tübingen 1947; H. Jantz, Bericht über die Neurologen- und Psychiatertagung in Tübingen. September 1947, in: Der Nervenarzt 18 (1947), S. 562-564.

3 Ehrhardt, 130 Jahre, S. 17.

4 H.[elmut] Selbach, Jahresversammlung deutscher Neurologen und Psychiater in Marburg an der Lahn vom 9. bis 12. IX.1948, in: Zbl. Neurol. Psychiatr. 107 (1949), S. 1-33. So referierte Max Müller (Münsingen) zum Thema »Der gegenwärtige Stand der Schocktherapie« (ebd., S. 2-4), wie er es auch schon 1941 hatte tun sollen. Walter Ritter v. Baeyer sprach über »Vergleichende Psychopathologie der Schocktherapien und der präfontalen Lobotomie« (ebd., S. 4 f.) – es war das erste Mal, dass in einer Versammlung der Gesellschaft Deutscher Neurologen und Psychiater diese neuartige Therapiemethode zur Sprache kam. In den verschiedenen Referaten zu diesem Themenschwerpunkt ging es vor allem auch um

heit wurde noch keine ordentliche Mitgliederversammlung abgehalten, weil – wie Helmut Ehrhardt rückblickend schrieb – »zu diesem Zeitpunkt noch niemand wusste, ob die ›Gesellschaft Deutscher Neurologen und Psychiater‹ noch rechtmäßig besteht.«[5] Es wurde aber »in einer formlosen Absprache zwischen den damals amtierenden Direktoren der Universitäts-Nervenkliniken und einigen anderen, in führenden Positionen tätigen Psychiatern ein geschäftsführender Ausschuss begründet«. Diesem gehörten an: Prof. Ernst Kretschmer (Tübingen) »als Vorsitzender (Präsident im internationalen Sprachgebrauch) und zugleich als Vertreter der französischen Besatzungszone«, Prof. Ferdinand Kehrer (Münster) »als Vertreter der britischen Besatzungszone«, Prof. Werner Villinger (Marburg), »als Vertreter der amerikanischen Besatzungszone«, Prof. *Fritz Eugen Flügel* (1897-1973; Halle)[6] »als Vertreter der sowjetischen Besatzungszone«, Prof. Viktor v. Weizsäcker (Heidelberg) »als Vertreter der Neurologen«, Prof. Heinrich Pette (Hamburg) als dessen Stellvertreter, Obermedizinalrat Schneider[7] (Gütersloh) »als Vertreter der Anstaltspsychiater« und Obermedizinalrat Gottfried Kühnel (Rasemühle-Göttingen) »als Vertreter der Psychotherapeuten.«[8]

Kretschmer setzte sich mit dem Amtsgericht in München in Verbindung, in dessen Vereinsregister die »Gesellschaft Deutscher Neurologen und Psychiater« im Jahre 1935 eingetragen worden war. Das Gericht erteilte einen Bescheid, in dem die Gesellschaft »als noch rechtskräftig bestehend«[9] anerkannt wurde. Durch einen Beschluss des Gerichtes vom 27. Mai 1949 wurde Kretschmer auf dem Wege einer »Notbestellung« gemäß § 29 BGB zum Vorstand der Gesellschaft bestimmt, bis eine neue Satzung erstellt und eine ordnungsgemäße Vorstandswahl in einer Mitgliederversammlung stattgefunden haben würde. Bis zur Genehmigung einer neuen Satzung hatte die Geschäftsführung nach der alten Satzung zu erfolgen. Gestützt auf diesen Bescheid bildete Kretschmer den im Jahre 1948 ins Leben gerufenen »geschäftsführenden Ausschuss« in einen provisorischen »Vorstand« (im Sprachgebrauch der alten Satzung: »Beirat«) um.[10]

(unerwünschte) Nebenwirkungen der Schocktherapie (ebd., S. 5, 7-9). Kritisch äußerte sich etwa Georges Schaltenbrand, der die Schocktherapien schon 1947 als »Holzhammermethode« bezeichnet hatte – »eine Auffassung, der kein praktisch in der Methode Erfahrener zustimmen wird«, wie der Kongressbericht spitz anmerkte. Jantz, Bericht, S. 563.

5 Helmut Ehrhardt an Commerzbank AG Filiale Gießen, 25.11.1964, Aktenbestand der Geschäftsstelle der DGPPN, Berlin, ungeordnet, Ordner »D.G.P.u.N.«. Danach auch das folgende Zitat. – Ehrhardt führte die Geschichte der Wiederbegründung der Gesellschaft Deutscher Neurologen und Psychiater nach 1945 in diesem Schreiben *in extenso* aus, weil die Bundesschuldenverwaltung Zweifel geäußert hatte, ob die Deutsche Gesellschaft für Psychiatrie und Nervenheilkunde die Rechtsnachfolgerin des Deutschen Vereins für Psychiatrie im Sinne der Stiftungsurkunde der Heinrich-Laehr-Stiftung war – worauf Ehrhardt völlig zutreffend beharrte.

6 Flügel wurde im September 1939 zum Direktor der Universitätsnervenklinik in Halle berufen. Während des Zweiten Weltkriegs war er zunächst als Beratender Psychiater bei der 6. Armee, seit Anfang 1943 als Beratender Psychiater des Wehrkreises VI tätig. 1944 gehörte er dem wissenschaftlichen Beirat des »Reichskommissars für das Sanitäts- und Gesundheitswesen« Karl Brandt an. Im Dezember 1945 geriet Flügel in den Verdacht, an der »Euthanasie« mitgewirkt zu haben. Obwohl sich dieser Verdacht nicht bestätigte, musste er im Januar 1946 wegen seiner Mitgliedschaft in der NSDAP seine Ämter in Halle aufgeben. 1949 floh er nach Westdeutschland und wurde 1951 zum ordentlichen Professor und Direktor der Psychiatrischen und Nervenklinik an der Universität Erlangen berufen. Klee, Personenlexikon, S. 157. – Die Bestellung eines Vertreters der sowjetischen Zone belegt den gesamtdeutschen Anspruch der Gesellschaft zu dieser Zeit.

7 Im Dokument heißt es »R. Schneider«. Nach Lage der Dinge kann es sich allerdings nur um Dr. med. Dr. jur. *Wilhelm Schneider* (1889-1974) handeln, von 1946 bis 1953 Direktor der Provinzialheilanstalt Gütersloh, zudem von 1947 bis 1950 Medizinalreferent bei der Provinzialverwaltung in Münster. Freundliche Auskunft von Franz-Werner Kersting.

8 Protokollniederschrift über die Sitzung des erweiterten Vorstandes der Gesellschaft Deutscher Neurologen und Psychiater in Göttingen am 23.9.1949, Aktenbestand der Geschäftsstelle der DGPPN, Berlin, ungeordnet, Ordner »DGPPN, Protokolle, Korrespondenz, 1963-1972«.

9 Helmut Ehrhardt an Commerzbank AG Filiale Gießen, 25.11.1964, Aktenbestand der Geschäftsstelle der DGPPN, Berlin, ungeordnet, Ordner »D.G.P.u.N.«.

10 Protokollniederschrift über die Sitzung des erweiterten Vorstandes der Gesellschaft Deutscher Neurologen und Psychiater in Göttingen am 23.9.1949, Aktenbestand der Geschäftsstelle der DGPPN, Berlin, ungeordnet, Ordner »DGPPN, Protokolle, Korrespondenz, 1963-1972«.

Vom 22. bis zum 25. September 1949 lud Gottfried Ewald zu einer Tagung der »Gesellschaft Deutscher Neurologen und Psychiater« nach Göttingen ein.[11] Am Rande dieser Veranstaltung fand am 23. September 1949 eine Sitzung des »erweiterten Vorstandes«[12] statt. Er setzte eine Statutenkommission ein, bestehend aus Ernst Kretschmer, Heinrich Pette und Gottfried Kühnel, wobei letzterer beauftragt wurde, einen ersten Statutenentwurf auszuarbeiten. Außerdem wurden Beschlüsse über den Namen[13] und die künftige Struktur der Gesellschaft gefasst, insbesondere über die Bildung von vier »Sektionen«: »Psychiatrie«, »Neurologie«, »Psychotherapie mit medizinischer Psychologie« sowie »Neurochirurgie«.[14] Zudem beschloss der »erweiterte Vorstand«, dass es »wissenschaftliche[n] und praktische[n] Interessenkreise[n]« freistehen sollte, »Arbeitsgemeinschaften«[15] oder »Ausschüsse« im Rahmen der reorganisierten Gesellschaft Deutscher Neurologen und Psychiater zu bilden. Noch in derselben Sitzung wurde Hans Bürger-Prinz, der über die letzte Tagung der »internationalen Gesellschaft für seelische Gesundheit« – »es ist dies die neue Bezeichnung der früheren Organisation für psychische Hygiene« – in Genf berichtete, gebeten, »wie früher, im Rahmen der ›Gesellschaft Deutscher Neurologen und Psychiater‹ einen Ausschuss hierfür zu bilden.«[16] Die »Gründung einer Standesvertretung«, so befand der »erweiterte Vorstand«, sei hingegen »nicht Sache der Gesellschaft«. Es wurde aber der Wunsch ausgesprochen, dass Standesvertretungen sowohl für die beamteten Psychiater als auch für die frei praktizierenden Nervenärzte gebildet würden, die dann gebeten werden sollten, mit dem Präsidenten der Gesellschaft Deutscher Neurologen und Psychiater »Fühlung zu halten«. Tatsächlich erwies es sich bald als notwendig, den »Berufsverband deutscher Neurologen und Psychiater«, der die Interessen sowohl der Anstaltsärzte als auch der niedergelassenen Nervenärzte vertrat, in die Gesellschaft Deutscher Neurologen und Psychiater einzubinden, weil »die westdeutschen Ärztekammern grundsätzlich nur direkt mit den wissenschaftlichen Gesellschaften verhandeln wollen«[17] – die standespolitische Vereinigung sollte »in die Dachorganisation als ein ›Ausschuss‹ (ähnlich der psychischen Hygiene) aufgenommen werden«. Als offizielles Organ der Gesellschaft Deutscher Neurologen und Psychiater sollte zunächst das »Zentralblatt für die gesamte Neurologie und Psychiatrie« gelten – hier sollten auch die Kongressberichte publiziert werden. In einer für den nächsten Tag einberufenen Mitgliederversammlung wurden die Vorschläge des »erweiterten Vorstands« diskutiert und gebilligt.«[18]

---

11 [Winkler], Gesellschaft Deutscher Neurologen und Psychiater. Tagung in Göttingen vom 22.-25. September 1949, in: Zbl. Neurol. Psychiatr. 108 (1950), S. 297-332.

12 Protokollniederschrift über die Sitzung des erweiterten Vorstandes der Gesellschaft Deutscher Neurologen und Psychiater in Göttingen am 23.9.1949, Aktenbestand der Geschäftsstelle der DGPPN, Berlin, ungeordnet, Ordner »DGPPN, Protokolle, Korrespondenz, 1963-1972«. Neben den bereits genannten Mitgliedern des provisorischen Vorstands nahmen an dieser Sitzung teil: Dozent Dr. *Trostdorf* als Schriftführer, Obermedizinalrat *Altenkämper*, Prof. [Hans] Bürger-Prinz, Prof. *Ernst*, Prof. [Gottfried] Ewald, Prof. [Karl] Kleist, Ministerialrat [H.] *Lewenstein*, Prof. Friedrich Mauz, Prof. [*Gerhard*] Okonek, Prof. Scholz, Prof. [Arist] Stender, Dr. Dr. *Wolf* – als »Referenten für Spezialfragen«, wie es im Protokoll heißt.

13 Nach »eingehender Diskussion« beschloss der »erweiterte Vorstand«, den Namen »Gesellschaft Deutscher Neurologen und Psychiater« beizubehalten.

14 Protokollniederschrift über die Sitzung des erweiterten Vorstandes der Gesellschaft Deutscher Neurologen und Psychiater in Göttingen am 23.9.1949, Aktenbestand der Geschäftsstelle der DGPPN, Berlin, ungeordnet, Ordner »DGPPN, Protokolle, Korrespondenz, 1963-1972«. Danach auch die folgenden Zitate.

15 Die Anregung, »Arbeitsgemeinschaften« zuzulassen, ging auf Scholz zurück, der die Runde von der Gründung einer »morphologischen Arbeitsgemeinschaft« in Kenntnis setzte, »die als Ausgangspunkt einer größeren neurobiologischen Arbeitsgemeinschaft gedacht ist«.

16 Weiter heißt es hier: »Der Anschluss der nichtpsychiatrischen Gruppen dieser Bewegung an diesen Ausschuss soll erstrebt werden.«

17 Protokoll über die Vorstandssitzung am 25. September 1951 in Stuttgart, Aktenbestand der Geschäftsstelle der DGPPN, Berlin, ungeordnet, Ordner »Deutsche Gesellschaft, Protokolle etc., 1951-1963«. Danach auch das folgende Zitat.

18 Helmut Ehrhardt an Commerzbank AG Filiale Gießen, 25.11.1964, Aktenbestand der Geschäftsstelle der DGPPN, Berlin, ungeordnet, Ordner »D.G.P.u.N.«.

Die nächste Jahresversammlung der »Gesellschaft Deutscher Neurologen und Psychiater« fand im September 1951 in Stuttgart statt.[19] Bei dieser Gelegenheit trat am 28. September eine ordentliche Mitgliederversammlung zusammen, die den von der Kommission vorgelegten Statutenentwurf diskutierte und mit einigen Änderungen einstimmig billigte.[20] Der amtierende Vorsitzende, Ernst Kretschmer, wurde beauftragt, die beschlossene Satzung beim Vereinsregister des Amtsgerichts München anzumelden – die Eintragung in das Vereinsregister erfolgte dann am 8. Mai 1952. Zum neuen Vorsitzenden der »Gesellschaft Deutscher Neurologen und Psychiater« hatte die Mitgliederversammlung am 28. September 1951 Werner Villinger gewählt.[21]

Diese flüchtige Skizze lässt erkennen, dass sich nach der Auflösung der formalen Organisationsstrukturen 1944/1945 ein neues Netzwerk herausbildete, das die Reorganisation der Gesellschaft Deutscher Neurologen und Psychiater in den Jahren von 1947 bis 1952 in die Wege leitete. Zentrale Akteure waren nunmehr Ernst Kretschmer und Werner Villinger. Das war kein Zufall. Mit dem Zusammenbruch des nationalsozialistischen Deutschlands zerfiel das Netzwerk, das bis dahin die Gesellschaft Deutscher Neurologen und Psychiater zusammengehalten hatte. Ernst Rüdin hatte nach der Enthebung von allen seinen Ämtern im November 1945 und seiner Inhaftierung im Zuge des *automatic arrest* vom Dezember 1945 bis August 1946 allen Einfluss verloren.[22] Paul Nitsche wurde am 7. Juli 1947 vom Schwurgericht in Dresden wegen Verbrechen gegen die Menschlichkeit zum Tode verurteilt und am 25. März 1948 hingerichtet. Carl Schneider hatte am 11. Dezember 1946 in der Untersuchungshaft Suizid begangen, Maximinian de Crinis bereits kurz vor Kriegsende am 2. Mai 1945. Kurt Pohlisch wurde im September 1947 verhaftet und wegen seiner Tätigkeit als T4-»Gutachter« angeklagt. Zwar wurde er im November 1948 freigesprochen, erhielt sein Bonner Ordinariat zurück und setzte seine Karriere fort. Das Verfahren vor dem Düsseldorfer Schwurgericht verhinderte aber, dass er bei der Reorganisation der Gesellschaft Deutscher Neurologen und Psychiater eine Rolle spielen konnte. Dasselbe gilt für Walter Creutz, der im »Düsseldorfer Euthanasieprozess« wegen Beihilfe zum Mord angeklagt war und 1950 endgültig freigesprochen wurde. Seine Versuche, sich eine Position im nordrheinwestfälischen Sozialministerium zu verschaffen, scheiterten, er übernahm 1951 die Stelle des Chefarztes des katholischen Alexianer-Krankenhauses für Nerven- und Gemütskranke in Neuß – innerhalb der wissenschaftlichen Fachgesellschaft spielte auch er keine Rolle mehr. So blieb aus dem engeren

---

19 Dies hatte der »erweiterte Vorstand« am 23. September 1949 in Göttingen beschlossen. Auf den – bemerkenswerterweise von *Lothar Kalinowsky* (1899-1992), der aus dem nationalsozialistischen Deutschland hatte emigrieren müssen, eingebrachten – Vorschlag, die nächste Tagung schon 1950, im Anschluss an die internationalen Kongresse für Psychiatrie und Kriminologie in Paris, abzuhalten, ging die Versammlung nicht ein. In Göttingen sammelte man auch schon Vorschläge zu den in Stuttgart zu behandelnden Themen. So hatte Hugo Spatz das Thema »Psychische und neurologische Störungen unter Einfluss des Krieges und der Gefangenschaft« vorgeschlagen, Werner Villinger »Abnorme Reaktionsformen bei Kindern und Jugendlichen (Psychosen bei Kindern und Jugendlichen)«, Georges Schaltenbrand »Tierkrankheiten, die auch für den Menschen von Bedeutung sind« und Karl Kleist »Psychische Hygiene«. Die Kontinuitätslinien über die Zäsur von 1945 hinweg sind unverkennbar. Protokollniederschrift über die Sitzung des erweiterten Vorstandes der Gesellschaft Deutscher Neurologen und Psychiater in Göttingen am 23.9.1949, Aktenbestand der Geschäftsstelle der DGPPN, Berlin, ungeordnet, Ordner »DGPPN, Protokolle, Korrespondenz, 1963-1972.

20 Protokoll über die Mitgliederversammlung der »Gesellschaft deutscher Neurologen und Psychiater« e.V. in Stuttgart am 28. September 1951, Aktenbestand der Geschäftsstelle der DGPPN, Berlin, ungeordnet, Ordner »Deutsche Gesellschaft, Protokolle etc., 1951-1963«. Das Protokoll vermerkt, dass die Gesellschaft Deutscher Neurologen und Psychiater zu diesem Zeitpunkt 198 Mitglieder zählte.

21 Kretschmer hatte »dringend« darum gebeten, »man möge ihn wegen Arbeitsüberlastung von seinen Aufgaben als Vorsitzenden [sic] entbinden«. Protokoll über die Vorstandssitzung am 25. September 1951 in Stuttgart, Aktenbestand der Geschäftsstelle der DGPPN, Berlin, ungeordnet, Ordner »Deutsche Gesellschaft, Protokolle etc., 1951-1963«. Man einigte sich dahingehend, dass Kretschmer das Amt des Vorsitzenden weiterführen sollte, bis die neue Satzung ins Vereinsregister eingetragen wäre – was von diesem beanstandet wurde und zu einigen Komplikationen führte. Aktennotiz Villingers v. 6.7.1952, Aktenbestand der Geschäftsstelle der DGPPN, Berlin, ungeordnet, Ordner »Deutsche Gesellschaft, Protokolle etc., 1951-1963«.

22 Weber, Ernst Rüdin, S. 283-290.

Führungszirkel um Ernst Rüdin letztlich nur Ernst Kretschmer übrig, dem es in den ersten Nachkriegs-
jahren gelang, sich als Gegner des Nationalsozialismus zu inszenieren.[23] Er knüpfte ein eigenes Netzwerk, in dem mehrere Knotenpunkte von Akteuren besetzt wurden, die vor 1945 dem weiteren Kreis
um Ernst Rüdin angehört hatten, vor allem Heinrich Pette, Georges Schaltenbrand, Hugo Spatz,
Wilhelm Tönnis und Viktor v. Weizsäcker.[24]

Werner Villinger rückte dagegen erst nach 1945 in eine zentrale Position vor, nachdem Ernst Rüdin
und Paul Nitsche im Jahre 1941 ihren Einfluss noch dahingehend geltend gemacht hatten, Hans Heinze
den Vorsitz in der neu gegründeten Deutschen Gesellschaft für Kinderpsychiatrie und Heilpädagogik
zuzuschanzen. Nachdem Heinze im März 1946 von einem sowjetischen Militärgericht wegen seiner
führenden Rolle in der Kinder-»Euthanasie« zu sieben Jahren Haft verurteilt worden war, war der Weg
endgültig frei für Werner Villinger – dessen Tätigkeit als T4-»Gutachter«, wie an anderer Stelle erwähnt, erst sehr viel später bekannt werden sollte. Hervorzuheben ist, dass der Aufstieg Villingers
innerhalb der wieder gegründeten Gesellschaft Deutscher Neurologen und Psychiater einen reibungs-
losen Einbau der Kinder- und Jugendpsychiatrie gewährleistete, wie er seit 1941 angestrebt worden war.
Dasselbe gilt für die Psychotherapie. Nach dem Tod Matthias H. Görings in einem sowjetischen Inter-
nierungslager am 24./25. Juli 1945 konnte Ernst Kretschmer seinen 1933 zusammen mit Ernst Rüdin
ausgeheckten Plan, die Allgemeine Ärztliche Gesellschaft für Psychotherapie in die psychiatrisch-
neurologische Fachgesellschaft ganz oder teilweise zu integrieren, doch noch umsetzen.[25] Man kann
sagen, dass die Gesellschaft Deutscher Neurologen und Psychiater im Jahre 1951 die Gestalt gewonnen
hatte, die Ernst Rüdin und seinen Verbündeten von Anfang an vorgeschwebt hatte.

Allerdings hatte diese Gestalt nicht lange Bestand. Der Vollständigkeit halber sei die Organisations-
entwicklung bis Mitte der 1950er Jahre an dieser Stelle grob skizziert. Schon vor Abschluss der Reorganisation der Gesellschaft Deutscher Neurologen und Psychiater hatten sich fast alle ihre »Sektionen« als eigene wissenschaftliche Fachgesellschaften mit dem Status eingetragener Vereine konstituiert:
Anlässlich einer ersten neurochirurgischen Tagung in Freiburg/Breisgau vom 2. bis 4. September 1948
gründete sich, wie bereits vor dem Zweiten Weltkrieg in Aussicht genommen, die »Deutsche Gesellschaft für Neurochirurgie«. Kurz darauf, am 11. September 1948, kam es in Marburg zur Wiederbegründung der »Allgemeinen Ärztlichen Gesellschaft für Psychotherapie«. Am 14. September 1950
wurde in Bonn die »Deutsche Gesellschaft für Neurologie« als Nachfolgeorganisation der Gesellschaft
Deutscher Nervenärzte aus der Taufe gehoben. Während eines Treffens der Neuropathologen vom

---

23 Vgl. Roland Müller, »Viele haben mehr in Not und Tod gelitten als ich«. Die Rolle Ernst Kretschmers bei der Kontinui-
tätssicherung der Psychiatrie, in: Sigrid Oehler-Klein/Volker Roelcke (Hg.), Vergangenheitspolitik in der universitären
Medizin nach 1945, Stuttgart 2007, S. 387-405 (zur NS-»Euthanasie«: ebd., S. 397-399; zur Tübinger Neurologen- und
Psychiatertagung 1947: ebd., S. 402-404).

24 Mit der Gründung einer eigenen psychiatrischen Fachgesellschaft im Jahre 1955 zog sich Kretschmer enttäuscht zurück. Er ließ dem Vorstand der Gesellschaft Deutscher Neurologen und Psychiater mitteilen, »es wäre eine Tragik,
wenn die Idee der GDNP aufgegeben würde, d.h. die Zusammengehörigkeit aller mit dem Fach der Nervenheilkunde
beschäftigten Personen.« Füge sich die neu gegründete psychiatrische Gesellschaft nicht in die Gesellschaft Deutscher Neurologen und Psychiater ein, »wolle er mit der Sache nichts mehr zu tun haben«. Protokoll der Vorstandssitzung vom 5. März 1955 der »Gesellschaft Deutscher Neurologen und Psychiater e.V.« in Marburg, Aktenbestand der
Geschäftsstelle der DGPPN, Berlin, ungeordnet, Ordner »Deutsche Gesellschaft, Protokolle etc., 1951-1963«.

25 Auch das Verhältnis zur Psychologie entspannte sich unter diesen Bedingungen. In der Sitzung des Vorstandes der
Gesellschaft Deutscher Neurologen und Psychiater am 25. September 1951 berichtete Kretschmer über Verhandlungen »mit den beiden psychologischen Spitzenverbänden«. Dabei sei Übereinkunft in sechs Punkten erzielt worden:
»1. Prinzipielle Benevolenz und gegenseitige Unterstützung. 2. Gemeinsamer Kampf gegen das Kurpfuschertum.
3. Psychotherapie ausschließlich Sache der Mediziner. 4. Zulassung der Studierenden der Psychologie an allen Universitäten zum psychiatrischen Unterricht [...]. 5. Reibungslose Durchführung der Prüfungsordnung durch die Vertreter
der Psychiatrie im psychologischen Diplom-Examen. 6. Schutz der Berufsbezeichnung ›Psychologe‹.« Protokoll über
die Vorstandssitzung am 25. September 1951 in Stuttgart, Aktenbestand der Geschäftsstelle der DGPPN, Berlin, ungeordnet, Ordner »Deutsche Gesellschaft, Protokolle etc., 1951-1963«.

6. bis zum 8. Oktober 1950 in Frankfurt/Main entstand die »Vereinigung Deutscher Neuropathologen«. Schließlich trafen sich die Kinder- und Jugendpsychiater am 21./22. Oktober 1950 zu einer ersten Tagung und gründeten – als Nachfolgeorganisation der Deutschen Gesellschaft für Kinderpsychiatrie und Heilpädagogik – die »Deutsche Vereinigung für Jugendpsychiatrie«.[26]

Aus dieser Entwicklung ergab sich ein strukturelles Problem, waren doch die »Sektionen« der Gesellschaft Deutscher Neurologen und Psychiater von ihrer Rechtsform her nunmehr auf derselben Ebene angesiedelt wie die Muttergesellschaft, woraus sich mancherlei Unzuträglichkeiten ergaben. Georges Schaltenbrand hielt schon 1952 dafür, dass »der einzige und sinngemäße Ausweg aus diesem Dilemma die Neukonstituierung der Psychiatrischen Sektion als eigene Gesellschaft«[27] wäre. Mit dieser Auffassung konnte er sich allerdings im Vorstand der Gesellschaft Deutscher Neurologen und Psychiater zunächst nicht durchsetzen – die übrigen Vorstandsmitglieder sahen »die Gefahr einer erneuten Zersplitterung und damit Schwächung der gemeinsamen Interessenvertretung in Fragen der allgemeinen Berufs- und Gesundheitspolitik«. 1953 begann zunächst die Versammlung der Direktoren der Universitätsnervenkliniken, über eine erneute Änderung der Satzung der Gesellschaft Deutscher Neurologen und Psychiater zu beraten – die von Kretschmer 1951 auf den Weg gebrachte Satzung sei, so hielt es das Protokoll fest, »naturgemäß auf die besondere Zeitsituation abgestellt« gewesen, jetzt gehe es darum, der Gesellschaft »einen festeren Rahmen zu geben«. Insbesondere ging es darum, einen »Modus vivendi« im Verhältnis zwischen den selbstständigen Teilgesellschaften und der Gesamtorganisation zu finden. »Die Gründung einer eigenen psychiatrischen Gesellschaft« sei jedoch »weder notwendig noch wünschenswert«.[28] Wenig später konstatierte der Vorstand der Gesellschaft Deutscher Neurologen und Psychiater jedoch, es werde sich wohl »nicht umgehen lassen«, eine »›Deutsche Gesellschaft für Psychiatrie‹ als Nachfolgerin des traditionsreichen ›Vereins für Psychiatrie‹ zu gründen, die dann als ›Teilgesellschaft‹ in den Rahmen der Dachorganisation eingebaut werden soll.«[29] Die Direktoren der Universitätsnervenkliniken beharrten jedoch auf ihrem Standpunkt: »Eine neue Psychiatrische Gesellschaft kann aus ihrem Aufgabenbereich und ihrer Interessensphäre weder die Neurologie noch die Psychotherapie ausschließen. Eine psychiatrische Gesellschaft, in der nur über Schizophrenien geredet werden darf, ist sinnlos.«[30]

Doch musste man sich der normativen Kraft des Faktischen beugen – mittlerweile hatten einzig und allein die Psychiater keine eigene Fachgesellschaft. Am 11. Juni 1954, am Rande der 70. Wanderversammlung Südwestdeutscher Neurologen und Psychiater in Baden-Baden, erfolgte daher die Gründung der »Deutschen Gesellschaft für Psychiatrie und Neurologie«.[31] Präsident wurde Jürg Zutt (Frankfurt), Vizepräsident Werner Villinger (Marburg), Schriftführer Helmut Ehrhardt (Marburg). Der Name der neuen Fachgesellschaft sorgte bei den Neurologen für einige Verstimmung.[32] Die Psy-

---

26 Ehrhardt, 130 Jahre, S. 20. Zur Gründung der Deutschen Vereinigung für Jugendpsychiatrie ausführlich: Castell u.a., Geschichte, S. 90-93.

27 Protokoll der Vorstandssitzung vom 6.12.1952 der »Gesellschaft Deutscher Neurologen und Psychiater e.V.« in Marburg/L., Aktenbestand der Geschäftsstelle der DGPPN, Berlin, ungeordnet, Ordner »Deutsche Gesellschaft, Protokolle etc., 1951-1963«. Danach auch das folgende Zitat.

28 Protokoll der Sitzung der Direktoren der Univ.-Nervenkliniken des Bundesgebietes am 4.7.1953 in Marburg/Lahn, Aktenbestand der Geschäftsstelle der DGPPN, Berlin, ungeordnet, Ordner »Deutsche Gesellschaft, Protokolle etc., 1951-1963«. Danach auch die folgenden Zitate.

29 Protokoll über die Mitgliederversammlung der Gesellschaft Deutscher Neurologen und Psychiater e.V. in München, am 28.8.1953 im Deutschen Theater, Aktenbestand der Geschäftsstelle der DGPPN, Berlin, ungeordnet, Ordner »Deutsche Gesellschaft, Protokolle etc., 1951-1963«.

30 Protokoll der Sitzung der Direktoren der Univ.Nervenkliniken des Bundesgebietes vom 9.4.1954 in Marburg/Lahn, Aktenbestand der Geschäftsstelle der DGPPN, Berlin, ungeordnet, Ordner »Deutsche Gesellschaft, Protokolle etc., 1951-1963«.

31 Deutsche Gesellschaft für Psychiatrie und Neurologie, in: Der Nervenarzt 25 (1954), S. 438-441.

32 Protokoll der Vorstandssitzung vom 11. Juni 1954 der »Gesellschaft Deutscher Neurologen und Psychiater e.V.« in Baden-Baden, Aktenbestand der Geschäftsstelle der DGPPN, Berlin, ungeordnet, Ordner »Deutsche Gesellschaft, Protokolle etc., 1951-1963«. Hier gaben Pette und Schaltenbrand noch recht diplomatisch ihrer »Verwunderung« über den Namen Ausdruck.

chiater wollten damit zum Ausdruck bringen, »dass in der damals gültigen Facharztordnung wie auch in der Bestallungsordnung Psychiatrie und Neurologie als *ein* Fach rangierten« und »die überwiegende Mehrheit der Nervenärzte« sich »als Psychiater *und* Neurologen«[33] verstand. Im Vorstand der Gesellschaft Deutscher Neurologen und Psychiater kam es am 5. März 1955 zu einer erneuten Debatte um den Namen der neuen psychiatrischen Fachgesellschaft. Heinrich Pette schlug dabei vor, das Wort »Neurologie« im Vereinsnamen durch »Neuropsychiatrie« zu ersetzen, ein Vorschlag, der von Jürg Zutt, dem Präsidenten der neuen Fachgesellschaft, brüsk zurückgewiesen wurde. Schließlich einigte man sich auf einen Vorschlag George Schaltenbrands, »Neurologie« durch den übergreifenden Begriff »Nervenheilkunde« zu ersetzen.[34] Deshalb benannte sich die neue Fachgesellschaft laut Beschluss ihrer Mitgliederversammlung vom 1. April 1955 in Bad Nauheim in »Deutsche Gesellschaft für Psychiatrie und Nervenheilkunde« um.[35]

Damit waren die Vorbereitungen zur Gründung des neuen Kartellverbands abgeschlossen. Die Mitgliederversammlung der Gesellschaft Deutscher Neurologen und Psychiater, die am 21. September 1955 am Rande der Jahrestagung in Hamburg zusammenkam, beschloss auf Vorschlag des Vorstands die Auflösung des Vereins und dessen Streichung aus dem Vereinsregister sowie die Gründung einer Nachfolgeorganisation, des »Gesamtverbands Deutscher Nervenärzte«,[36] der als »Dachorganisation aller wissenschaftlicher Gesellschaften des Fachgebietes Neurologie und Psychiatrie« gedacht war und dem die in den vorangegangenen Jahren verselbstständigten Fachgesellschaften als korporative Mitglieder beitraten. Bei der Gründung waren dies die Deutsche Gesellschaft für Psychiatrie und Nervenheilkunde, die Deutsche Gesellschaft für Neurologie, die Allgemeine ärztliche Gesellschaft für Psychotherapie, die Deutsche Gesellschaft für Neurochirurgie, die Vereinigung Deutscher Neuropathologen und die Deutsche Vereinigung für Jugendpsychiatrie.[37] Sie hatten die Mitgliedschaft im Gesamtverband Deutscher Nervenärzte in ihren Satzungen verankert und entsandten – gestaffelt nach ihrer Mitgliederzahl – Vertreter in den Vorstand des Gesamtverbandes, an dessen Spitze zunächst Wilhelm Tönnis

---

33 Ehrhardt, 130 Jahre, S. 23 (Hervorhebungen im Original).

34 Protokoll der Vorstandssitzung vom 5. März 1955 der »Gesellschaft Deutscher Neurologen und Psychiater e.V.« in Marburg; Protokoll der Sitzung der Direktoren der Psychiatrisch-Neurologischen Universitäts-Kliniken des Bundesgebietes vom 31.3.1955 in Bad Nauheim, Aktenbestand der Geschäftsstelle der DGPPN, Berlin, ungeordnet, Ordner »Deutsche Gesellschaft, Protokolle etc., 1951-1963«.

35 Protokoll über die Mitgliederversammlung der »Deutschen Gesellschaft für Psychiatrie und Neurologie e.V.« in Bad Nauheim am 1.4.1955, Aktenbestand der Geschäftsstelle der DGPPN, Berlin, ungeordnet, Ordner »Deutsche Gesellschaft, Protokolle etc., 1951-1963«; Mitteilungen der Deutschen Gesellschaft für Psychiatrie und Neurologie, in: Der Nervenarzt 26 (1955), S. 309-312.

36 Dieser Name ging auf einen Vorschlag Arist Stenders zurück. Protokoll der Vorstandssitzung vom 5. März 1955 der »Gesellschaft Deutscher Neurologen und Psychiater e.V.« in Marburg, Aktenbestand der Geschäftsstelle der DGPPN, Berlin, ungeordnet, Ordner »Deutsche Gesellschaft, Protokolle etc., 1951-1963«.

37 Schon 1952 hatte die »Deutsche Gesellschaft für Sexualforschung« angekündigt, sie werde einen Antrag auf Aufnahme in die Gesellschaft Deutscher Neurologen und Psychiater stellen. Deren Vorstand hatte keine »grundsätzliche Bedenken« und beschloss, der Mitgliederversammlung die Aufnahme der Deutschen Gesellschaft für Sexualforschung als Arbeitsgemeinschaft oder Ausschuss zu empfehlen. Die Versammlung der Direktoren der Universitätsnervenkliniken stellte indes am 4. Juli 1953 fest, dass eine Aufnahme der Deutschen Gesellschaft für Sexualforschung nur dann in Frage komme, »wenn sie auf ihren jetzigen Titel verzichtet und etwa im Rahmen des Ausschusses für psychische Hygiene in die GDNP einzutreten bereit ist«. Im August 1953 beschloss der Vorstand der Gesellschaft Deutscher Neurologen und Psychiater, die Aufnahme der Deutschen Gesellschaft für Sexualforschung vorerst zurückzustellen. Erst am 30. Mai 1958 beschloss der Vorstand des inzwischen gegründeten Gesamtverbands Deutscher Nervenärzte die Aufnahme der – nunmehr von Werner Villinger geleiteten – Deutschen Gesellschaft für Sexualforschung. Protokoll der Vorstandssitzung vom 9.8.1952; Protokoll der Sitzung der Direktoren der Universitäts-Nervenkliniken des Bundesgebietes am 4.7.1953 in Marburg/Lahn; Protokoll der Sitzungen des erweiterten Vorstandes der Gesellschaft Deutscher Neurologen und Psychiater e.V. in München anlässlich des Kongresses der Gesellschaft im August 1953; Protokoll der Vorstandssitzung des Gesamtverbandes Deutscher Nervenärzte am 30.5.1958 in Baden-Baden, Aktenbestand der Geschäftsstelle der DGPPN, Berlin, ungeordnet, Ordner »Deutsche Gesellschaft, Protokolle etc., 1951-1963«.

trat.[38] Auch der »Berufsverband Niedergelassener Nervenärzte« war mit einem oder zwei beratenden Mitgliedern im Vorstand vertreten.[39] Damit war die Umgestaltung der Landschaft der wissenschaftlichen Fachgesellschaften auf dem Gebiet der Psychiatrie, Neurologie und Psychotherapie, die 1933 begonnen hatte, zu einem vorläufigen Abschluss gekommen.

Die Gesellschaft Deutscher Neurologen und Psychiater und die Erbgesundheitspolitik

Die Gründung der Gesellschaft Deutscher Neurologen und Psychiater verfolgte – wie Ernst Rüdin es ausdrückte – das Ziel, das gesamte epistemische Feld für die Humangenetik und Rassenhygiene zu »elektrifizieren«. In den vier Jahren zwischen September 1935 und September 1939 gelang es der neuen Fachgesellschaft, an der Schnittstelle zwischen Wissenschaft und Politik die Funktion einer *Clearing*-Stelle einzunehmen, die einerseits den Bedarf der nationalsozialistischen Biopolitik nach erbpsychiatrisch-rassenhygienischer Expertise in den wissenschaftlichen Diskurs einspeiste und andererseits die Erkenntnisfortschritte der Erbpsychiatrie an die mit der Biopolitik befassten Machtaggregate weitergab. Dabei standen der Fachgesellschaft verschiedene Mittel und Möglichkeiten zu Gebote: durch entsprechende Schwerpunktsetzungen in den Programmen der Jahresversammlungen, durch die Redaktion von Zeitschriften in ihrem Einflussbereich, durch die Entsendung von Delegationen zu internationalen Konferenzen konnte die Gesellschaft Deutscher Neurologen und Psychiater den wissenschaftlichen Diskurs auf nationaler und auch internationaler Ebene im Sinne der Erbpsychiatrie beeinflussen.

Eine Schlüsselrolle spielten Ernst Rüdin und sein Netzwerk seit der Jahreswende 1933/34 bei der praktischen Umsetzung des »Gesetzes zur Verhütung erbkranken Nachwuchses«. Der Lehrgang »Erbbiologie und Rassenhygiene im völkischen Staat«, der auf Initiative des Deutschen Verbandes für psychische Hygiene im Januar 1934 an der Deutschen Forschungsanstalt für Psychiatrie in München stattfand, und mehr noch dessen Nachfolgeveranstaltung, die gemeinsame, nicht öffentliche Sitzung des Deutschen Verbandes für psychische Hygiene und der Anstaltsdirektorenkonferenz am Rande der Jahresversammlung des Deutschen Vereins für Psychiatrie im Mai 1934 in Münster, waren entscheidend dafür, dass in den Heil- und Pflegeanstalten des Deutschen Reiches die Massensterilisationen nach dem »Gesetz zur Verhütung erbkranken Nachwuchses« in atemberaubender Geschwindigkeit anliefen – bot sich hier doch die Gelegenheit, Probleme, die sich beim Vollzug des Gesetzes ergaben, zeitnah in informeller Runde zur Sprache zu bringen, mögliche Lösungen zu diskutieren, Handlungsempfehlungen zu formulieren und offene Fragen an die politischen Entscheidungsträger weiterzugeben. Anhand mancher Details lässt sich nachweisen, dass diese Impulse alsbald in der »Feinjustierung« des Sterilisationsprogramms ihren Niederschlag fanden.

In der Folgezeit verlagerte sich die durch die Gesellschaft Deutscher Neurologen und Psychiater organisierte wissenschaftliche Politikberatung im Zusammenhang mit dem »Gesetz zur Verhütung erbkranken Nachwuchses« auf die Rechtsprechung der Erbgesundheitsgerichte. Hier arbeitete das Netzwerk um Ernst Rüdin gegen das Netzwerk um Karl Bonhoeffer, das zwar keinen Einfluss mehr auf die Fachgesellschaft hatte, mit den beiden Erbbiologischen Kursen an der Charité in Berlin aber noch eigene Akzente setzen konnte, die sich durchaus in der Spruchpraxis der Erbgesundheitsgerichte niederschlugen.

---

38 Protokoll über die Mitgliederversammlung der »Gesellschaft Deutscher Neurologen und Psychiater e.V.« am 21. September 1955 in Hamburg, Aktenbestand der Geschäftsstelle der DGPPN, Berlin, ungeordnet, Ordner »Deutsche Gesellschaft, Protokolle etc., 1951-1963«; Helmut Ehrhardt, Die Mitgliederversammlung der Gesellschaft Deutscher Neurologen und Psychiater e.V. und deren Beschlüsse am 21. September 1955 in Hamburg, in: Der Nervenarzt 26 (1955), S. 536.
39 Die Sektion der Anstaltsärzte im Berufsverband deutscher Neurologen und Psychiater hatte sich zuvor schon als »Ständiger Ausschuss« der Deutschen Gesellschaft für Psychiatrie und Neurologie etabliert. Ehrhardt, 130 Jahre, S. 23.

Nachdrücklich setzte sich die Gesellschaft Deutscher Neurologen und Psychiater für die »Erbbiologische Bestandsaufnahme« sowie deren Anbindung an den Außendienst der Heil- und Pflegeanstalten ein. Auch nahm die psychiatrisch-neurologische Fachgesellschaft Stellung zu den Auswirkungen des »Gesetzes gegen gefährliche Gewohnheitsverbrecher und über Maßregeln der Sicherung und Besserung« auf die praktische Psychiatrie. Dabei ging es vor allem um die Unterbringung von vermindert zurechnungsfähigen Straftätern in Heil- und Pflegeanstalten. Hervorzuheben ist, dass die Gesellschaft Deutscher Neurologen und Psychiater bei aller Fokussierung auf die eugenische Prophylaxe die Individualtherapie nicht aus den Augen verlor und die neuen Somatotherapien ebenso förderte wie die auf Suggestion und Training basierenden Psychotherapien, die als komplementäre Elemente zur eugenischen Sterilisierung verstanden wurden.

Auch nach 1945 nahm die Gesellschaft Deutscher Neurologen und Psychiater wie selbstverständlich für sich in Anspruch, in Fragen der Eugenik vom Staat gehört zu werden. In der Sitzung des erweiterten Vorstandes am 23. September 1949 wurde darauf hingewiesen, dass »das Erbgesundheitsgesetz auf Grund eines Kontrollratsbeschlusses als suspendiert«[40] anzusehen sei. Diese Aussage nahm Bezug auf die zu dieser Zeit überaus verworrene Rechtslage.[41] Der Alliierte Kontrollrat hatte das »Gesetz zur Verhütung erbkranken Nachwuchses« nicht aufgehoben, was zur Folge hatte, dass sich die Rechtspraxis in den einzelnen Besatzungszonen ganz unterschiedlich entwickelte. Während das Gesetz in der sowjetischen Besatzungszone bereits 1946 förmlich aufgehoben und die Sterilisation aus »rassischen Gründen« zu einem Verbrechen gegen die Menschlichkeit erklärt wurde, war das Gesetz in der amerikanischen Besatzungszone durch das Verbot der Wiedereröffnung der Erbgesundheitsobergerichte faktisch suspendiert, wohingegen für die britische und französische Zone solche Verbote nicht erfolgten. In manchen der neu entstehenden Länder der westlichen Besatzungszonen wurde das »Gesetz zur Verhütung erbkranken Nachwuchses« förmlich außer Kraft gesetzt, in anderen lediglich ganz oder teilweise suspendiert. 1947 unternahm die amerikanische Militärregierung einen ersten Versuch, zumindest in der eigenen Besatzungszone zu einer einheitlichen Sterilisationsgesetzgebung zu gelangen, die sich an den in anderen westlichen Staaten geltenden Bestimmungen orientieren sollte. Auf Veranlassung der Militärregierung erarbeitete eine Kommission des Gesundheitsausschusses beim Länderrat der amerikanischen Besatzungszone unter Vorsitz Werner Villingers den Entwurf eines »Gesetzes über Sterilisierung und Refertilisierung«. Zu einer Umsetzung dieses Entwurfs kam es jedoch nicht. Bis zur Gründung der Bundesrepublik Deutschland blieb es bei der unübersichtlichen und uneinheitlichen Gesetzeslage.

Dies war der Status quo, als die Sache am 23. September 1949 im Vorstand der Gesellschaft Deutscher Neurologen und Psychiater zur Sprache kam. »Es ist von den alliierten Behörden in Aussicht genommen«, heißt es im Protokoll, »das deutsche Volk auf parlamentarischem Wege zu gegebener Zeit selbst über eine Neuregelung entscheiden zu lassen.«[42] Der Vorstand war der Meinung, dass die Gesellschaft Deutscher Neurologen und Psychiater an diesem Prozess beteiligt werden sollte: »Die zuständigen Regierungsstellen sollen durch Vermittlung von Ministerialrat [H.] Lewenstein auf die Wiedererrichtung der ›Gesellschaft Deutscher Neurologen und Psychiater‹ hingewiesen werden, der eine Beratung in diesen Fragen zusteht.« Diese letzte Bemerkung belegt, mit welcher Selbstverständlichkeit

---

40 Protokollniederschrift über die Sitzung des erweiterten Vorstandes der Gesellschaft Deutscher Neurologen und Psychiater in Göttingen am 23.9.1949, Aktenbestand der Geschäftsstelle der DGPPN, Berlin, ungeordnet, Ordner »DGPPN, Protokolle, Korrespondenz, 1963-1972«.

41 Zum Folgenden ausführlich: Daphne Hahn, Biopolitik und Modernisierung. Sterilisation und Schwangerschaftsabbruch in Deutschland nach 1945, Frankfurt/New York 2000, S. 52-56; Roland Zielke, Sterilisation per Gesetz. Die Gesetzesinitiativen zur Unfruchtbarmachung in den Akten der Bundesministerialverwaltung (1949-1976), Berlin 2006, S. 38-42; Stefanie Westermann, Verschwiegenes Leid. Der Umgang mit den NS-Zwangssterilisationen in der Bundesrepublik Deutschland, Köln/Weimar/Wien 2010, S. 60-74.

42 Protokollniederschrift über die Sitzung des erweiterten Vorstandes der Gesellschaft Deutscher Neurologen und Psychiater in Göttingen am 23.9.1949, Aktenbestand der Geschäftsstelle der DGPPN, Berlin, ungeordnet, Ordner »DGPPN, Protokolle, Korrespondenz, 1963-1972«. Danach auch die folgenden Zitate.

die Fachgesellschaft noch immer für sich eine tragende Rolle im Prozess wissenschaftlicher Politikberatung einforderte. Der Vorstand beschloss bei dieser Gelegenheit, eine Kommission einzusetzen, die schon einmal die »Vorarbeiten« dazu in Angriff nehmen sollte – ihr sollten Werner Villinger und Hans Luxenburger angehören.

Tatsächlich wurde die psychiatrische Fachgesellschaft in die Beratungen eines ersten Entwurfs zu einem »Gesetz über das Recht auf freiwillige Unfruchtbarmachung« einbezogen, der im Juli 1957 vorgelegt, aber nicht weiterverfolgt wurde. Die Stellungnahme der Deutschen Gesellschaft für Psychiatrie und Nervenheilkunde, die von Werner Villinger und Helmut Ehrhardt verfasst worden war, lehnte die *soziale* Indikation zur Sterilisierung aus prinzipiellen Gründen ab, im Hinblick auf die *eugenische* Indikation verwies sie auf den Entwurf für die amerikanische Besatzungszone von 1947, an der Villinger maßgeblich mitgewirkt hatte. Villinger und Ehrhardt räumten ein, dass die Meinungen zur eugenischen Sterilisierung innerhalb der psychiatrischen Fachgesellschaft mittlerweile auseinandergingen, da hier weltanschauliche und politische Motive zum Tragen kämen, zugleich betonten die beiden Sachverständigen, dass sie selbst die eugenische Sterilisierung befürworteten und in einem gesonderten Gesetz geregelt sehen wollten.[43]

Parallel zu diesen Vorgängen befasste sich der Vorstand der Gesellschaft Deutscher Neurologen und Psychiater mit der Frage der Schwangerschaftsunterbrechung.[44] In seiner Sitzung am 25. September 1951 beschloss er, eine Kommission einzusetzen, die bei einer Expertenanhörung auf dem Deutschen Ärztetag in München am 5. Oktober 1951 Empfehlungen zu einer »Liste derjenigen Krankheiten, bei denen eine Schwangerschaftsunterbrechung gerechtfertigt ist«,[45] abgeben sollte. In dieser Sitzung des wissenschaftlichen Beirats des Präsidiums des Deutschen Ärztetages am 5. Oktober 1951 wurde verabredet, eine verkürzte Fassung des Buches von Georg Winter (1856-1946) und Hans Naujoks (1892-1959) »Der künstliche Abort«[46] herauszugeben – erklärtermaßen als eine solche »Indikationsliste«. Die Vertreter der Gesellschaft Deutscher Neurologen und Psychiater sollten der zu diesem Zweck eingesetzten Kommission Empfehlungen zu psychiatrisch-neurologischen Indikationen geben. Naujoks bat zudem um Hinweise zu möglichen neurochirurgischen Indikationen zur Schwangerschaftsunterbrechung.[47] Im März 1953 war dieser Vorgang noch immer unerledigt. Das Präsidium des Deutschen Ärztetages bat deshalb dringend um die Übersendung der Empfehlungen. Werner Villinger als Vorsitzender des Vorstands wies auf die Dringlichkeit der Angelegenheit hin: In der dritten, im Jahre 1949 erschienenen Auflage des Buches »Die künstliche Schwangerschaftsunterbrechung« von Winter und Naujoks finde sich »eine Zusammenstellung von möglichen Indikationen aus unserem Fachgebiet, die sachlich unzulänglich ist. Die Übernahme dieses Kapitels in den neuen Leitfaden muss vermieden werden.«[48]

---

43 Zielke, Sterilisation, S. 72. Vgl. S. 68-74.

44 Zum Hintergrund: Hahn, Modernisierung, S. 70-77.

45 Protokoll über die Vorstandssitzung am 25. September 1951 in Stuttgart, Aktenbestand der Geschäftsstelle der DGPPN, Berlin, ungeordnet, Ordner »Deutsche Gesellschaft, Protokolle etc., 1951-1963«.

46 Georg Winter/Hans Naujoks, Der künstliche Abort (1925), 2. Aufl., Stuttgart 1932. In diesem Buch waren »Psychiatrische und neurologische Krankheitszustände« (»manisch-depressives Irresein«, Schizophrenie, progressive Paralyse, epileptische Zustände und »Psychopathien«) im Hinblick auf die medizinische Indikation zum Schwangerschaftsabbruch diskutiert worden (ebd., S. 117-125). Zur »eugenetischen Indikation« bei psychiatrisch-neurologischen Krankheitsbildern äußerte sich Georg Winter – auch in Würdigung der empirischen Erbprognose Ernst Rüdins – noch sehr skeptisch (ebd., S. 160-162).

47 Protokoll der Vorstandssitzung vom 9.8.1952 der »Gesellschaft Deutscher Neurologen und Psychiater e.V. in Marburg/Lahn, Aktenbestand der Geschäftsstelle der DGPPN, Berlin, ungeordnet, Ordner »Deutsche Gesellschaft, Protokolle etc., 1951-1963«.

48 Protokoll der Vorstandssitzung vom 7.3.1953 der Gesellschaft Deutscher Neurologen und Psychiater e.V. in Marburg an der Lahn, Aktenbestand der Geschäftsstelle der DGPPN, Berlin, ungeordnet, Ordner »Deutsche Gesellschaft, Protokolle etc., 1951-1963«. Gemeint ist: Georg Winter, Die künstliche Schwangerschaftsunterbrechung. Indikationen und Methoden, hg. v. Georg Naujoks, 3. Aufl., Stuttgart 1949. Hier wird in der Diskussion um die »eugenische Indikation« die Bedeutung des Erbfaktors beim »angeborenen Schwachsinn«, der Schizophrenie, dem »manisch-depressiven Irresein«, der erblichen Epilepsie, der Huntingtonschen Chorea und manchen selteneren Nervenkrankheiten unter Verweis auf Rüdins empirische Erbprognose sehr hoch veranschlagt (ebd., S. 110 f.).

Villinger mahnte mit Blick »auf den praktischen Zweck des Leitfadens«, dass »bei der Formulierung der in Frage kommenden Indikationen die wissenschaftliche Problematik des Einzelfalles in den Hintergrund treten« müsse. Denn: »Erfahrungsgemäß verführt gerade in unserem Fachgebiet die Diskussion von Ausnahmefällen und entfernten Möglichkeiten nicht wenige Praktiker zur Stellung auf [sic] objektiv unbegründeter Anträge auf Unterbrechung.« Der Vorstand diskutierte daraufhin eine von Villinger und Ehrhardt vorbereitete »Formulierung der psychiatrischen Indikationen« und billigte diese »mit einigen Abänderungen«. Schaltenbrand wurde gebeten, die Formulierung der neurologisch-neurochirurgischen Indikationen beschleunigt voranzutreiben.[49]

Die Beratungen über ein neues Sterilisationsgesetz nahmen ab 1961/62 wieder an Fahrt auf. Innerhalb eines Dreivierteljahres, von November 1962 bis August 1963, erarbeitete der zuständige Fachreferent des Bundesjustizministeriums, der Strafrechtler Prof. *Georg Schwalm* (1905-1991), vier Referentenentwürfe. Der vierte und letzte dieser Entwürfe »bedeutete einen tiefen Einschnitt in die bisherige Entwicklung«.[50] Er sollte die medizinische und eugenische Sterilisation sowie die kriminologische Kastration regeln. Eine »einschneidende Neuerung«[51] war, dass – anders als in den vorangegangenen Entwürfen – ein Indikationenkatalog zur eugenischen Sterilisierung in den Gesetzestext selbst aufgenommen worden war – bis dahin hatte Schwalm einen solchen Katalog bewusst aus dem eigentlichen Gesetzestext ausgeklammert, weil er die Indikationen in einer späteren Rechtsverordnung regeln wollte, die man einfacher den Erkenntnisfortschritten der Humanwissenschaften hätte anpassen können. Es fällt auf, dass der Indikationenkatalog des Entwurfs zu einem »Gesetz über freiwillige Unfruchtbarmachung« vom August 1963 weitgehend identisch mit dem des »Gesetzes zur Verhütung erbkranken Nachwuchses« war – lediglich der »erbliche Veitstanz« und der »schwere Alkoholismus« waren weggelassen worden.[52]

Im Jahre 1964 schritt das Gesetzgebungsverfahren unter dem wachsenden Druck der Öffentlichkeit beschleunigt voran. Das Bundesjustiz- und das Bundesgesundheitsministerium beschlossen im Februar 1964, die einschlägigen wissenschaftlichen Fachgesellschaften um Stellungnahmen zu den noch offenen medizinischen Fragen zu bitten. Im Mai 1964 legte ein Schreiben des Bundesgesundheitsministeriums verschiedenen Fachgesellschaften, darunter auch der Gesellschaft Deutscher Neurologen und Psychiater, drei »Fragenkreise« vor. Dabei ging es, *erstens*, um den Indikationenkatalog: Sollten einzelne Indikationen aus dem Katalog gestrichen oder mit einer Einschränkung versehen, sollten andere Indikationen neu aufgenommen werden? *Zweitens* sollten sich die Fachgesellschaften zu verschiedenen Fragen rund um die Kastration äußern. *Drittens* schließlich wurden Vorschläge zur Zusammensetzung der vorgesehenen Gutachterstellen erbeten, die über Sterilisationen und Kastrationen entscheiden sollten.[53]

Der Vorstand der Gesellschaft Deutscher Neurologen und Psychiater setzte eine Kommission ein, um diese Fragenkreise zu beraten. Sie bestand aus Hans Bürger-Prinz, *Walter Karl Ernst Döhner*, seit 1961 ärztlicher Leiter des Landeskrankenhauses Schleswig, Helmut Ehrhardt, *Kurt Kolle* (1898-1975), seit 1952 Ordinarius in München, dem amtierenden Präsidenten der Gesellschaft *Hans Merguet* (1892-

---

49 Das Ergebnis lag ein Jahr später vor: Hans Naujoks (Hg.), Leitfaden der Indikationen zur Schwangerschaftsunterbrechung, Stuttgart 1954. Hier heißt es jetzt im Zusammenhang mit der »eugenischen Indikation« sehr viel vorsichtiger: »Die Geistes- und Nervenkrankheiten (Schizophrenie, manisch-depressives Irresein, Huntington'sche Chorea, spastische Spinalparalyse und andere seltene Zustände) bringen zweifellos erhebliche Gefahren für die Nachkommenschaft. Die Art und Kraft der Vererbung ist aber noch nicht so exakt festgelegt, dass man im Einzelfall wirklich eine sichere Voraussage für das werdende Kind treffen kann. Praktisch wird sich kaum je die Frage der Schwangerschaftsunterbrechung ergeben.« Ebd., S. 50.
50 Zielke, Sterilisation, S. 118.
51 Ebd., S. 119.
52 Eine vergleichende Gegenüberstellung der Referentenentwürfe für ein Gesetz über die Unfruchtbarmachung von 1957 bis 1964 findet sich in: ebd., S. 237-271 (der Indikationenkatalog des Entwurfs vom 13. August 1963: ebd., S. 245).
53 Ebd., S. 123 f.

1981)[54] und *Hans Jörg Weitbrecht* (1909-1975), seit 1956 Ordinarius in Bonn. Diese Kommission trat am 16. September 1964 in Bonn mit den Referenten der beiden beteiligten Referenten, Schwalm und Obermedizinalrat *Bialonski*, zusammen, die den versammelten Fachvertretern den Entwurf und seine Begründung vorstellten. Die Diskussion scheint, wie das von Helmut Ehrhardt verfasste Kurzprotokoll andeutet, kontrovers verlaufen zu sein:

> »Anschließend wurden von den Teilnehmern die grundsätzlichen Bedenken politischer und weltanschaulicher Art sowohl gegen die Sterilisation wie auch die Kastration besprochen. Diese Bedenken kamen bei der folgenden Diskussion der einzelnen medizinischen Fragen des Gesetz-entwurfs immer wieder zur Sprache.«[55]

Ehrhardt wurde beauftragt, auf der Grundlage der Diskussion den Entwurf einer »vorläufigen Stellung-nahme« anzufertigen, die dann an die Sitzungsteilnehmer weitergeleitet werden sollte. Dies geschah am 25. September 1964, zusammen mit einer Einladung an die Vorstands- und Kommissionsmitglieder zu einer Sondersitzung am Rande der Jahresversammlung in Bad Nauheim am 1. Oktober 1964.[56] Wenige Tage zuvor, am 21. September 1964, hatte Hans Jörg Weitbrecht seine schweren Bedenken gegen den Gesetzentwurf formuliert – dazu gleich mehr.

In der Vorstandssitzung der Deutschen Gesellschaft für Psychiatrie und Nervenheilkunde am 1. Oktober 1964 kam keine Einigung zustande. Die Sitzung wurde beherrscht von einem »Miss-trauensvotum«[57] der Konferenz der Lehrstuhlinhaber gegen Helmut Ehrhardt: Dem Vorstand wurde nahegelegt, für das Amt des Schriftführers einen anderen Kandidaten zu nominieren. Vorgetragen wurde die Position der Lehrstuhlinhaber von *Heinrich Kranz* (1901-1979), seit 1951 Ordinarius in Mainz, der auch in der sich anschließenden Diskussion über die Stellungnahme zu dem Gesetzentwurf zur freiwilligen Unfruchtbarmachung – für die nicht mehr viel Zeit blieb – Front gegen den von Ehr-hardt vorgelegten Entwurf machte. Er wandte sich »scharf und entschieden« gegen eine sofortige Be-schlussfassung. »Abgesehen von vielen grundsätzlichen Bedenken habe es an der notwendigen Infor-mation und an der erforderlichen Zeit zur Vorbereitung einer so schwerwiegenden Stellungnahme gefehlt.« Kranz lehnte »jede Beteiligung an einem solchen Beschlusse als übereilt« ab. Ehrhardt hielt dem entgegen, »die nun einmal kontroversen Meinungen grundsätzlicher Art ließen sich auch durch monatelange Diskussionen nicht aus der Welt schaffen.« Die Bundesregierung stehe jedoch unter Handlungsdruck, und wenn es zur Verabschiedung eines Gesetzes käme, »so stehe es nach aller Erfah-rung außer Zweifel, dass die Psychiater die Hauptlast bei der Ausführung eines solchen Gesetzes zu

---

54 Hans Merguet war von 1934 bis 1938 als Oberarzt und stellvertretender Direktor an der Provinzialheilanstalt Warstein tätig, 1938 wurde er in dieser Funktion an die Provinzialheilanstalt Gütersloh versetzt. Den Direktorenposten in der Provinzialheilanstalt Aplerbeck lehnte er aus ethischen Bedenken gegen die dort geplante »Kinderfachabteilung« ab. 1946/47 vorübergehend vom Dienst suspendiert, leitete er von 1949 bis 1957 die Provinzialheilanstalt Lengerich. Kersting/Schmuhl, Quellen, S. 686, Anm. 662. – Auf der Tagung der Gesellschaft Deutscher Neurologen und Psychiater im Jahre 1949 kritisierte er die Zustände in den Anstalten scharf: »Die Mehrzahl der deutschen Heilanstalten befindet sich heute in einem Zustand, der nach Einführung der Simonschen ›Arbeitstherapie‹ vor 25 Jahren bereits überwunden war und nicht mehr zu verantworten ist. Anwendung von Zwangsjacken, Dauerisolierungen, übertriebene Schlaf-mittelanwendung kennzeichnen den Rückschritt ebenso wie das Wiederauftauchen gewisser Anstaltsartefakte – also iatrogener Schäden – bei den Kranken.« [Winkler], Gesellschaft Deutscher Neurologen und Psychiater 1949, S. 315.

55 Kurz-Protokoll einer Sitzung der vom Vorstand der DGPN berufenen Kommission zur Erörterung der Fragen einer gesetzlichen Regelung der freiwilligen Sterilisation und Kastration, 17.9.1964, Aktenbestand der Geschäftsstelle der DGPPN, Berlin, ungeordnet, Ordner »Präsident 2 Akte«.

56 Ehrhardt an die Mitglieder der Kommission und des Vorstandes der Deutschen Gesellschaft für Psychiatrie und Nerven-heilkunde, 25.9.1964, Aktenbestand der Geschäftsstelle der DGPPN, Berlin, ungeordnet, Ordner »Präsident 2 Akte«.

57 Protokoll der Vorstandssitzung der Deutschen Gesellschaft für Psychiatrie und Nervenheilkunde am 1.10.1964 in Bad Nauheim, Aktenbestand der Geschäftsstelle der DGPPN, Berlin, ungeordnet, Ordner »DGPN, Protokolle, Korrespon-denz 1963-1972«. Danach auch die folgenden Zitate.

tragen hätten.« Auf Ehrhardts Vorschlag hin wurde beschlossen, dem Bundesgesundheitsministerium einen »Zwischenbescheid« zu geben und die weitere Beratung dem neuen, am 3. Oktober zu wählenden Vorstand zu überlassen.[58]

Unmittelbar nach der Sitzung am 1. Oktober 1964 fertigte Helmut Ehrhardt denn auch den überarbeiteten Entwurf einer vorläufigen Stellungnahme der Deutschen Gesellschaft für Psychiatrie und Nervenheilkunde an, die – versehen mit den Unterschriften Merguets und Ehrhardts – am 26. Oktober an das Bundesgesundheitsministerium verschickt wurde.[59] Das zehnseitige Papier räumte gleich eingangs offen ein, dass die Meinungen innerhalb der Fachgesellschaft auseinandergingen:

> »Bei dem zur Verhandlung stehenden Thema kann nicht erwartet werden, dass diese Stellungnahme auch der Meinung aller Mitglieder unserer Gesellschaft entspricht. Die Fragen der Sterilisation und der Kastration sind politisch und weltanschaulich so stark akzentuiert, dass eine einheitliche Meinungsbildung bei den rund eintausend Mitgliedern unserer Gesellschaft von vornherein ausgeschlossen ist.«[60]

Es gehe um »eine politische Entscheidung von erheblicher Tragweite, die letztlich nur der Bundestag verantworten« könne. Man halte es »nicht für die Aufgabe eines fachwissenschaftlichen Gremiums«, die grundsätzlichen Fragen in allen Einzelheiten zu diskutieren. Sie ließen sich aber auch »nicht einfach umgehen«, da die Psychiater erfahrungsgemäß die »Hauptlast« bei der Umsetzung eines solchen Gesetzes zu tragen hätten. Daraus folge auch

> »die Zurückhaltung und zum Teil schroffe Ablehnung mancher Psychiater gegenüber einer solchen gesetzlichen Regelung. Leider war und ist es zum Teil heute noch so, dass ›die deutsche Psychiatrie‹ für eine Fülle nationalsozialistischer Untaten verantwortlich oder wenigstens mitverantwortlich gemacht wird, weil insbesondere die Durchführung des Erbgesundheitsgesetzes von 1933 weitgehend in die fachliche Kompetenz der Psychiater fiel.«

Bundesregierung und Bundesrat wurden gebeten, auf »diese besondere Situation der deutschen Psychiatrie« Rücksicht zu nehmen. Gegen ein neues Sterilisierungsgesetz stehe – neben der fundamentalen Opposition der katholischen Kirche – »auch als unübersehbares Politikum der Gesamtkomplex der ›unbewältigten Vergangenheit‹ mit dem bekannten und immer wiederholten Argument, dass es mit dem Sterilisieren erneut anfange und mit dem Vergasen aufhöre.«

Demgegenüber wurde betont, dass es auch in demokratischen Ländern gesetzliche Regelungen zur Sterilisation gebe, ohne dass dies zu »irgendwelchen Auswüchsen« geführt habe. Zudem wurde darauf verwiesen, dass die Bestrebungen zur gesetzlichen Regelung der Sterilisation in Deutschland schon bis in die Zeit vor dem Ersten Weltkrieg zurückreichten und mit dem Gesetzesvorschlag von 1932 auf einem guten Weg gewesen seien. Die Rechtsentwicklung seit 1945 wurde kurz skizziert, das Problem

---

58 Am 3. Oktober wurde Friedrich Panse zum neuen Präsidenten gewählt, der bisherige Präsident Hans Merguet rückte satzungsgemäß auf den Posten des Vizepräsidenten. Als Vertreter der Krankenhauspsychiater wurde Wolf Skalweit, inzwischen stellvertretender Direktor der Karl-Bonhoeffer-Heilstätten Berlin, als zweiter Schriftführer Prof. *Hans-Joachim Haase* (1922-1997) von der Rheinischen Landesklinik Düsseldorf gewählt. Ehrhardt blieb erster Schriftführer, auch die übrigen Vorstandsmitglieder wurden im Amt bestätigt.

59 Ehrhardt an Bundesministerium für Gesundheitswesen (Ministerialdirektor Stralau), 26.10.1964, Aktenbestand der Geschäftsstelle der DGPPN, Berlin, ungeordnet, Ordner »D.G.P.u.N.«. Das Schreiben ging nachrichtlich auch an Ministerialrat Schwalm.

60 Deutsche Gesellschaft für Psychiatrie und Nervenheilkunde (Ehrhardt/Merguet) an Bundesministerium für Gesundheitswesen, 2.10.1964 (Entwurf), Aktenbestand der Geschäftsstelle der DGPPN, Berlin, ungeordnet, Ordner »Ordner Präsident 2 Akte«. Danach auch die folgenden Zitate. Das Schreiben wird paraphrasiert bei: Zielke, Sterilisation, S. 127 f.

der bestehenden Rechtsunsicherheit – unter Hinweis auf den Fall des Dr. *Axel Dohrn*[61] – angesprochen und der breite Konsens der Fachleute zugunsten einer Neuregelung hervorgehoben. Von seinem Grundtenor her ließ das Papier keinen Zweifel daran, dass eine gesetzliche Regelung befürwortet wurde.

Was die Frage der Freiwilligkeit anging, so plädierte das Papier für eine weite Auslegung des Begriffs. Da nach Lage der Dinge der weitaus größte Teil aller Fälle in den Bereich der Psychiatrie fallen werde,

> »muss nach unserer Auffassung ein solches Gesetz den Ersatz der Einwilligung des Betroffenen durch diejenige des gesetzlichen Vertreters vorsehen, wenn dieses Gesetz überhaupt einen praktischen Sinn und Zweck haben soll. Damit kommt aber unvermeidlich der Einwand, dass es sich praktisch doch in nicht wenigen Fällen um eine Zwangssterilisation handeln würde.«

Dem könne man jedoch begegnen, indem man, dem Beispiel der skandinavischen Länder folgend, »die Sterilisation gegen den energischen Widerspruch des Betroffenen einfach nicht durchführte.«

Wie sich auch bei der medizinischen Indikation in manchen Fällen medizinische und soziale Gesichtspunkte nicht streng voneinander trennen ließen, so spiele auch bei der eugenischen Indikation »der Grenzbereich zum Sozialen« eine große Rolle. Nach den internationalen Erfahrungen entfalle der weit überwiegende Teil der eugenisch indizierten Sterilisationen auf die Diagnosegruppen »Schwachsinn«, Epilepsie und Schizophrenie. Gerade hier jedoch gebe es »die größten Schwierigkeiten hinsichtlich der diagnostischen und prognostischen Abgrenzung.« Was die »Erbbiologie und Erbprognose dieser Gruppen« angehe, so gebe es »einstweilen noch nicht sehr viel, was man als ›gesichertes Wissen‹ in einem juristisch verwertbaren Sinn bezeichnen könnte.« Die Krankheitsbilder, bei denen der Erbgang, wie bei der Chorea Huntington, relativ klar sei, fielen zahlenmäßig kaum ins Gewicht. Zudem gehe es in den genannten drei Hauptgruppen häufig weder für die Betroffenen noch für ihre Familien noch auch für den behandelnden Arzt »primär und entscheidend um die ›Verhütung erbkranken Nachwuchses‹«. Viel wichtiger sei der »sozial-medizinische Aspekt, die Erkenntnis der Tatsache, dass der oder die Betroffene unfähig zur Übernahme der Vater- oder Mutterrolle ist, dass die Familie, in der der Betroffene vielleicht ganz glücklich und zufrieden lebt, geschützt werden muss.« So gesehen sei »die Sterilisation primär eine ärztlich-prophylaktische Maßnahme der individuellen Hilfe für den Betroffenen und seine Familie, dem gegenüber der bevölkerungspolitische Aspekt ganz in den Hintergrund rückt.« Im Zusammenhang mit diesem »Gesichtspunkt der Individualhilfe« verwies das Papier auch auf die Position der (von Werner Villinger und Hermann Stutte mitbegründeten) »Lebenshilfe für das geistig behinderte Kind«.

Dementsprechend sprach sich das Papier im Hinblick auf die Formulierung der Voraussetzungen einer eugenisch indizierten Sterilisation für eine »Generalklausel« aus. Die Aufstellung eines Indikationenkatalogs stoße auf »ganz erhebliche sachliche Bedenken und Schwierigkeiten. Nicht nur müsste dieser Katalog, den Fortschritten der humangenetischen Forschung folgend, regelmäßig novelliert werden. Darüber hinaus seien die im Gesetzentwurf genannten psychiatrischen Diagnosen »angeborener Schwachsinn«, Schizophrenie, »zirkuläres (manisch-depressives) Irresein« und »erbliche Fallsucht« »heute nicht mehr verwendbar. Es würde zu unendlichen Auseinandersetzungen schon über die Diagnose kommen, ganz zu schweigen von der allgemeinen Krankheits-Prognose und der speziellen Erb-Prognose.« Wenn ein Katalog nicht zu vermeiden sei, möge man unter Ziffer 1 ganz allgemein von »Anlage-

---

61 Der Chefarzt der chirurgischen Abteilung des niedersächsischen Kreiskrankenhauses in Großburgwedel hatte eigenen Angaben zufolge von 1946 bis 1961 über 1.000 Frauen auf deren Wunsch unfruchtbar gemacht. Er wurde am 27. Oktober 1964 vom Bundesgerichtshof in letzter Instanz freigesprochen worden. Vgl. Hahn, Modernisierung, S. 96-102; Zielke, Sterilisation, S. 132-135; Henning Tümmers, Anerkennungskämpfe. Die Nachgeschichte der nationalsozialistischen Zwangssterilisationen in der Bundesrepublik, Göttingen 2011, S. 148-162.

bedingte[r] krankhafte[r] seelische[r] Störung« sprechen und in der amtlichen Begründung klarstellen, dass hier »bestimmte erbliche Formen der sogenannten endogenen Psychosen gemeint« seien. Ziffer 2 des Katalogs könnte lauten: »Anlage-bedingte schwere seelische Abartigkeit«, worunter »bestimmte Formen des erblichen Schwachsinns« fallen sollten. Hier sei zu überlegen, inwieweit man, der Regelung in Schweden folgend, »schwere Psychopathieformen« in das Gesetz einbeziehen wolle – wobei es sich hier »um einen höchst allergischen Punkt der ganzen Konzeption« handele. Unter Ziffer 3 sollten »Anlage-bedingte Erkrankungen des Zentralnervensystems« genannt werden, worunter die »genuine oder erbliche Epilepsie«, Chorea Huntington und die »selteneren neurologischen Erbleiden« zu verstehen seien.

Sterilisationen aus primär »sozialer oder sozialökonomischer« Indikation seien zum »gegenwärtigen Zeitpunkt in der Bundesrepublik indiskutabel«. Bei Sterilisationen aus »medizinisch-prophylaktischer, eugenischer und sozialmedizinischer Indikation« sollten unbedingt Gutachterstellen eingeschaltet werden, die bei den Landesärztekammern anzusiedeln seien und denen »ein Vertreter des Fachgebietes, in welches die Indikation zur Sterilisation fällt«, angehören müsste. Gegen die Regelung der Sterilisation und der Kastration in *einem* Gesetz erhob das Papier keine Bedenken.

Diese »vorläufige Stellungnahme« der Deutschen Gesellschaft für Psychiatrie und Nervenheilkunde trug eindeutig die Handschrift Helmut Ehrhardts, der sich auch zuvor schon als Befürworter der Sterilisation exponiert und 1963 in einer gutachtlichen Stellungnahme für das Bundesfamilienministerium eine Entschädigung der Opfer des nationalsozialistischen Sterilisierungsprogramms (an dem Ehrhardt als ärztlicher Beisitzer am Erbgesundheitsgericht Breslau selber beteiligt gewesen war) brüsk abgelehnt hatte.[62] Dass er sein eigenes Votum als quasi offiziösen Kommentar der Fachgesellschaft an die politischen Entscheidungsträger weiterleiten konnte, spricht für die ungebrochene Macht der informellen Netzwerke. Tatsächlich gab es jedoch innerhalb der Deutschen Gesellschaft für Psychiatrie und Nervenheilkunde sehr viel kritischere Stimmen, wie der Vergleich zwischen der von Ehrhardt formulierten Position und dem kritischen Kommentar Hans Jörg Weitbrechts vom 21. September 1964 zeigt.

So hatte sich Weitbrecht »strikt gegen jede Form eines Katalogs von Krankheiten«[63] ausgesprochen, bei denen die freiwillige Unfruchtbarmachung grundsätzlich gestattet sein sollte, »mit Ausnahme der heute ganz einwandfrei als Erbleiden erkannten heredo-degenerativen Erkrankungen des Zentralnervensystems«. Bei allen anderen im Gesetzentwurf genannten psychiatrischen und neurologischen Krankheiten »wissen wir schlechthin viel zu wenig über die Vererbbarkeit«. Das gelte für die »endogenen Psychosen« ebenso wie für die Epilepsie, am ehesten noch für bestimmte »Schwachsinnsformen, gegen deren Einbeziehung jedoch aus anderen Gründen erhebliche Bedenken geäußert wurden.« In einem künftigen Gesetz könne man einzelne Krankheitsbilder allenfalls »in vorsichtiger Formulierung« als »Beispiel« zur Veranschaulichung einer Generalklausel anführen, etwa in dem Sinne, dass bei *einzelnen* Personen, die an einer der angeführten Krankheiten litten, »auf Grund der derzeitigen erbbiologischen Erfahrungen mit einer erhöhten Krankheitsgefährdung der Kinder gerechnet werden« *könne*. Mehr aber sei »keinesfalls vertretbar«.

Die »allergrößten Bedenken« meldete Weitbrecht gegen die Möglichkeit an, dass ein Pfleger oder Vormund berechtigt sein sollte, den Antrag zu stellen. Dies werde »sofort als eine ›getarnte‹ Zwangssterilisierung aufgefasst werden«; er könne sich »in der Praxis auch keinen vernünftigen modus procedendi vorstellen.« Auch bei Einschaltung eines Fachgremiums – die Weitbrecht befürwortete – kämen »mit einer Antragsberechtigung eines Vormundes [...] unweigerlich Gefahrenmomente, so vor allem der Misston: ›zur Erhaltung und Besserung der Volksgesundheit‹ mit all seinen unbeschreiblichen ideologischen Vorbelastungen mit ins Spiel.« Hier gehe es nicht mehr um eine Willensentschei-

---

62 Vgl. Zielke, Sterilisation, S. 135-138; Tümmers, Anerkennungskämpfe, S. 131 f., 141 f.
63 Weitbrecht an Ehrhardt, 21.9.1964, Aktenbestand der Geschäftsstelle der DGPPN, Berlin, ungeordnet, Ordner »Ordner Präsident 2 Akte«. Danach auch die folgenden Zitate. – Das Schreiben wurde von Ehrhardt an Hans Merguet weitergeleitet.

dung des einzelnen Kranken, sondern um die Interessen der Gesellschaft. Vertretbar sei einzig »die wirklich freiwillige Sterilisation eines voll Geschäftsfähigen«. Scharf wandte sich Weitbrecht auch gegen die Behandlung der Sterilisation und der Kastration in einem Gesetz – dies sei »bei der schweren Hypothek aus der Vergangenheit, die allergrößte psychologische Behutsamkeit erfordert,« nicht angemessen. Abschließend machte Weitbrecht noch einmal »auf die Diskrepanz zwischen dem medizinisch nicht tragfähigen Grund und einem Gesetz« aufmerksam, »dessen ungeheure Relevanz zwanzig Jahre nach dem Ende des 3. Reiches gar nicht hoch genug eingeschätzt werden kann.«[64]

Weitbrecht stand mit seiner kritischen Position nicht allein – letztlich konnte sich die von Ehrhardt verfolgte Linie innerhalb der Deutschen Gesellschaft für Psychiatrie und Nervenheilkunde nicht mehr durchsetzen. Am 8. Dezember wandte sich Kurt Kolle, der Direktor der Nervenklinik der Universität München, an Friedrich Panse, den neuen Präsidenten der Fachgesellschaft, und machte ihn auf einen Artikel in der neuesten Ausgabe des Magazins »Der Spiegel« aufmerksam.[65] Darin hieß es, Obermedizinalrat Bialonski, »Sterilisationsreferent im Gesundheitsministerium«,[66] habe nach der Durchsicht der Stellungnahmen von 17 medizinischen Fachgesellschaften »Einstimmigkeit« konstatiert. Der »Spiegel« zitierte Bialonski mit den Worten: »Vielleicht findet sich noch ein Arzt aus dem hintersten Bayern, der gegen die Sterilisierung Erbkranker ist, aber bisher ist die Einigkeit komplett.« Kolle hakte nun nach: An der Kommissionssitzung am 16. September 1964 hatte er nicht teilnehmen können, auch hatte er seitdem »nie wieder etwas gehört«.[67] Er nehme aber doch an, dass die Deutsche Gesellschaft für Psychiatrie und Nervenheilkunde »sich sehr zurückgehalten« habe. Panse zeigte sich in seinem Antwortschreiben vom 15. Dezember 1964 »nicht orientiert«,[68] sagte aber zu, sich bei Ehrhardt nach dem Stand der Dinge zu erkundigen. Am 12. Januar 1965 gab Panse dem besorgten Kolle dann nähere Auskunft, nachdem er die Akten zwei Tage zuvor erhalten hatte. Panse kündigte an, er »persönlich [werde] eine besonders zurückhaltende Auffassung vertreten«. Vor allem werde er sich »sehr dagegen sträuben, dass Sterilisation und Kastration sozusagen in einem Atem genannt, Verbrecher und Kranke also in einen Topf geworfen werden«.[69] Auch werde er versuchen, »keinen ›Katalog‹ aufkommen zu lassen« – eine bemerkenswerte Position für Friedrich Panse, den früheren leitenden Arzt am Rheinischen Provinzial-Institut für psychiatrisch-neurologische Erbforschung in Bonn und T4-»Gutachter«.[70] Tatsächlich kam die offizielle Stellungnahme der Deutschen Gesellschaft für Psychiatrie und Nervenheilkunde trotz mehrfacher Nachfrage Bialonskis bis Ende 1966 nicht zustande.[71]

Die Gesellschaft Deutscher Neurologen und Psychiater und die NS-»Euthanasie«

Im Vorfeld des V. Internationalen Neurologenkongresses, der vom 7. Bis zum 12. September 1953 in Lissabon stattfand, kam es zu einem Eklat.[72] Der Kongresspräsident, Prof. *António Flores*, hatte,

---

64 Vgl. auch Hans Jörg Weitbrecht, Psychiatrie in der Zeit des Nationalsozialismus, Bonn 1968.

65 Kolle an Panse, 8.12.1964, Aktenbestand der Geschäftsstelle der DGPPN, Berlin, ungeordnet, Ordner »D.G.P.u.N.«.

66 Art. »Sterilisation. Tür auf, Tür zu«, in: Der Spiegel Nr. 50, 9.12.1964, S. 32 f., Zitat: S. 32. Danach auch die folgenden Zitate.

67 Kolle an Panse, 8.12.1964, Aktenbestand der Geschäftsstelle der DGPPN, Berlin, ungeordnet, Ordner »D.G.P.u.N.«. Danach auch das folgende Zitat.

68 Panse an Kolle, 15.12.1964, Aktenbestand der Geschäftsstelle der DGPPN, Berlin, ungeordnet, Ordner »D.G.P.u.N.«.

69 Panse an Kolle, 12.1.1965, Aktenbestand der Geschäftsstelle der DGPPN, Berlin, ungeordnet, Ordner »D.G.P.u.N.«. Danach auch das folgende Zitat.

70 Panses Schreiben endete mit folgender Einschätzung: »Einschlägige Erfolge hatte das Erbgesundheitsgesetz von 1934 nach meiner Erfahrung nur bei der erblichen Blindheit und Taubheit, vielleicht noch bei gesichert erblichen und dabei fruchtbaren Sonderformen des Schwachsinns.«

71 Zielke, Sterilisation, S. 128.

72 Zum Folgenden: Peiffer, Hirnforschung, S. 48-50; Sascha Topp/Jürgen Peiffer, Das MPI für Hirnforschung in Gießen: Institutskrise nach 1945, die Hypothek der NS-»Euthanasie« und das Schweigen der Fakultät, in: Sigrid Oehler-Klein (Hg.), Die Medizinische Fakultät der Universität Gießen im Nationalsozialismus und in der Nachkriegszeit, Stuttgart 2007, S. 539-607, hier: S. 589-596.

wie üblich, Wissenschaftler bestimmt, die einzelne Schwerpunktthemen des Kongresses vorbereiten sollten, darunter auch den Antwerpener Neurologen und Neuropathologen Ludo van Bogaert. Dieser hatte Julius Hallervorden, nunmehr am Max-Planck-Institut für Hirnforschung tätig, zu einem der Referate eingeladen. Auch andere deutsche Wissenschaftler wie Georges Schaltenbrand und Helmut Selbach waren als Referenten auf dem Neurologenkongress vorgesehen. Gegen die als zu stark empfundene deutsche Repräsentanz, insbesondere aber gegen die Einladung Hallervordens, legten im Januar 1953 mehrere niederländische Neurologen einen offiziellen Protest ein, wobei sie, gestützt auf den »Alexander-Report«, geltend machten, dass Hallervorden unter nationalsozialistischer Herrschaft »nach den Akten des Nürnberger Gerichtes ›auf Wunsch‹ Gehirne von Euthanasiestätten bekommen habe«.[73] Unterstützt wurde diese Initiative von Fachvertretern aus der Schweiz, Dänemark, Norwegen und den USA. Sie zog eine internationale Kontroverse nach sich, die sich auch fortsetzte, nachdem Hallervorden im Februar 1953 seine Vortragsanmeldung zurückgezogen und seine Teilnahme an dem Lissaboner Kongress abgesagt hatte. Das niederländische Vorbereitungskomitee drohte, wegen der seiner Meinung nach zu starken Präsenz deutscher Referenten den Kongress zu boykottieren.

Auch der Vorstand der Gesellschaft Deutscher Neurologen und Psychiater sah sich veranlasst, zu dieser Affäre Stellung zu beziehen, war Julius Hallervorden doch eines ihrer prominentesten Mitglieder. Am 7. März 1953 berichtete Georges Schaltenbrand im Vorstand von der »brüskierenden Aktion«[74] der niederländischen Fachkollegen. »Nach eingehender Beratung« verabschiedete der Vorstand daraufhin einstimmig eine Stellungnahme, in der es hieß, man bedaure »das Vorgehen der holländischen Kollegen, weil es sich auf eine unrichtige Bewertung der damaligen Gegebenheiten« stütze. Es erscheine dem Vorstand »als ein bedauerlicher Anachronismus, wenn diese Angelegenheit gerade im Hinblick auf die Persönlichkeit eines so namhaften Gelehrten von anerkannt vornehmer Gesinnung wie Prof. Hallervorden jetzt erneut aufgegriffen« werde. Da die Aktion »offenbar von der überwiegenden Zahl ausländischer – auch jüdischer – Kollegen nicht gebilligt« werde, verzichte der Vorstand »im Interesse der internationalen wissenschaftlichen Zusammenarbeit« vorläufig darauf, »Konsequenzen in Bezug auf die Teilnahme deutscher Kollegen an dem Kongress in Lissabon [zu] ziehen«. Auch wolle man eine Diskussion dieses Themas auf dem Kongress vermeiden. Der Vorstand respektiere die Absage Hallervordens als »persönliche Entscheidung«. Darüber hinaus stellte sich die Gesellschaft Deutscher Neurologen und Psychiater »ohne jede Einschränkung vor die Persönlichkeit ihres anerkannten und geschätzten Mitgliedes.«

Schaltenbrand wurde beauftragt, eine offizielle Stellungnahme zu entwerfen, die der Kongressleitung in Lissabon zugeschickt werden sollte. Tatsächlich gelangte bald darauf eine offizielle Erklärung der Vorstände der Gesellschaft Deutscher Neurologen und Psychiater sowie der Deutschen Gesellschaft für Neurologie im »Nervenarzt« zum Abdruck. Darin wurde die Solidaritätsadresse für Hallervorden teilweise wortwörtlich wiederholt. Ausdrücklich betonten die beiden Vorstände, sie hätten sich davon überzeugt, dass die im Nürnberger Ärzteprozess gegen Hallervorden erhobenen Vorwürfe »nicht zutreffen«[75] – und dabei beriefen sie sich auf das Zeugnis von Hugo Spatz, der als Direktor des Kaiser-Wilhelm-Instituts für Hirnforschung selber unmittelbar an der Begleitforschung zur »Euthanasie« beteiligt gewesen war. Unterzeichnet war die offizielle Ehrenerklärung vom amtierenden Vorsitzenden

---

73 Erklärung des Vorstandes der Gesellschaft Deutscher Neurologen und Psychiater sowie der Deutschen Gesellschaft für Neurologie, in: Der Nervenarzt 24 (1953), S. 312. Vgl. Topp/Peiffer, MPI für Hirnforschung, S. 596.

74 Protokoll der Vorstandssitzung vom 7.3.1953 der Gesellschaft Deutscher Neurologen und Psychiater e.V. in Marburg a. d. Lahn, Aktenbestand der Geschäftsstelle der DGPPN, Berlin, ungeordnet, Ordner »Deutsche Gesellschaft, Protokolle etc., 1951-1963«. Danach auch die folgenden Zitate.

75 Erklärung des Vorstandes der Gesellschaft Deutscher Neurologen und Psychiater sowie der Deutschen Gesellschaft für Neurologie, in: Der Nervenarzt 24 (1953), S. 312. Die Versammlung der Direktoren der Universitäts-Nervenkliniken des Bundesgebietes gab dieser von Villinger und Schaltenbrand auf der Grundlage des Vorstandsbeschlusses vom 7. März 1953 formulierten Erklärung in ihrer Sitzung am 4. Juli 1953 ihre Zustimmung. Protokoll der Sitzung der Direktoren der Universitäts-Nervenkliniken des Bundesgebietes am 4.7.1953 in Marburg/Lahn, Aktenbestand der Geschäftsstelle der DGPPN, Berlin, ungeordnet, Ordner »Deutsche Gesellschaft, Protokolle etc., 1951-1963«.

der Gesellschaft Deutscher Neurologen und Psychiater, Werner Villinger, der als T4-»Gutachter« an der Selektion der »Euthanasie«-Opfer mitgewirkt hatte, und vom Vorsitzenden der Deutschen Gesellschaft für Neurologie, Georges Schaltenbrand, der durch seine Experimente an Bewohnerinnen und Bewohnern der Heil- und Pflegeanstalt Werneck, bei denen es um die Übertragung der Multiplen Sklerose vom Affen auf den Menschen ging, belastet war.

Darin sah der Vorstand der Gesellschaft Deutscher Neurologen und Psychiater offenbar kein Problem, hatte man sich doch inzwischen eine eigene Geschichtslegende zurechtgelegt. Im Vorstandsbeschluss vom 7. März 1953 findet sich eine höchst aufschlussreiche Passage, in der die eigene Rolle in der NS-»Euthanasie« reflektiert wurde:

> »Die Gesellschaft hat stets und eindeutig die ohne jede Rechtsgrundlage und mehr oder weniger heimlich durchgeführte Euthanasie-Aktion des Nationalsozialismus abgelehnt. Es war allerdings seiner Zeit unmöglich[,] dieser Meinung offiziell Ausdruck zu geben, da alle Versuche, eine Tagung der Gesellschaft durchzuführen, vom Staat und Partei [sic] vereitelt wurden. Darin kann aber ebenso wenig eine Schuld der Gesellschaft und ihrer Mitglieder erblickt werden, wie in der Tatsache, dass die nationalsozialistische Euthanasie-Aktion von einer ganz kleinen Gruppe deutscher Ärzte – von denen keiner eine führende Rolle in der Gesellschaft gespielt hat – durchgeführt wurde. Heut[e] wie früher distanziert sich die Gesellschaft auf das Entschiedenste von den nationalsozialistischen Euthanasie-Programm [sic], für das sie in keiner Weise verantwortlich ist.«[76]

Am 10. April 1953 wurde diese Erklärung an den Generalsekretär des Lissaboner Kongresses, den Neurochirurgen *Pedro Manuel de Almeida Lima* (1903-1985), verschickt – der Text ist insofern als offizielle Darstellung der Gesellschaft Deutscher Neurologen und Psychiater zu ihrer eigenen Geschichte im Nationalsozialismus zu betrachten. Die hier entwickelte Geschichtslegende lässt sich in vier Punkten zusammenfassen: Es wird behauptet,

- dass nur ganz wenige Ärzte an dem vom nationalsozialistischen Regime außerhalb der Legalität und als »geheime Reichssache« ins Werk gesetzten »Euthanasie« mitgewirkt hätten;
- dass kein führendes Mitglied der Gesellschaft Deutscher Neurologen und Psychiater daran beteiligt gewesen sei;
- dass die Fachgesellschaft die »Euthanasie« – soweit sie ihr bekannt geworden sei – damals schon entschieden abgelehnt habe;
- dass aber ein öffentlicher Protest unter den damals herrschenden Bedingungen nicht möglich gewesen sei, insbesondere weil die Abhaltung einer weiteren Jahresversammlung während des Zweiten Weltkrieges von Staat und Partei verhindert worden sei.

Wie die vorliegende Studie noch einmal zeigt, wird diese Lesart durch die überlieferten Quellen eindeutig widerlegt – sie entspricht nicht den historischen Tatsachen. Eine Reihe von Protagonisten aus dem Netzwerk, das die Organisationsstruktur der Gesellschaft Deutscher Neurologen und Psychiater umspannte, spielte im »Euthanasie«-Programm eine wichtige Rolle, allen voran Paul Nitsche als (stellvertretender) Ärztlicher Leiter der »Aktion T4«, dazu der Kassenwart Kurt Pohlisch, Friedrich Panse und Friedrich Mauz (wie auch Werner Villinger) als T4-»Gutachter«, Carl Schneider und auch der Vorsitzende Ernst Rüdin im Rahmen der Begleitforschung zur »Euthanasie«, ebenso Julius Hallervorden und Hugo Spatz mit ihren Untersuchungen an Gehirnen von »Euthanasie«-Opfern, Georges Schaltenbrand mit seinen Experimenten an Psychiatriepatienten, Maximinian de Crinis als Teil der planenden Intelligenz. Walter Creutz, Geschäftsführer der Gesellschaft Deutscher Neurologen und Psychiater,

---

76 Protokoll der Vorstandssitzung vom 7.3.1953 der Gesellschaft Deutscher Neurologen und Psychiater e.V. in Marburg a. d. Lahn, Aktenbestand der Geschäftsstelle der DGPPN, Berlin, ungeordnet, Ordner »Deutsche Gesellschaft, Protokolle etc., 1951-1963«.

lehnte die »Euthanasie« zwar grundsätzlich ab, blieb aber auf seinem Posten als Anstaltsdezernent der Rheinprovinz und beteiligte sich – aus einer verantwortungsethischen Position heraus, um zu retten, was noch zu retten war – an der Durchführung der Deportationen im Rahmen der »Euthanasie«. Vom inneren Kreis um Ernst Rüdin sprach sich einzig Hans Roemer ohne Wenn und Aber gegen die »Euthanasie« aus – und wurde von Rüdin und Nitsche umgehend kaltgestellt. Auch andere Kritiker der »Euthanasie« wie Hermann Grimme oder Karsten Jaspersen hofften vergeblich auf einen Protest der Gesellschaft Deutscher Neurologen und Psychiater. Im Gegenteil: Drang einmal eine kritische Stimme wie die Georg Ilbergs an die Fachöffentlichkeit, setzte das Netzwerk rund um die Gesellschaft Deutscher Neurologen und Psychiater alles daran, eine solche Meinungsäußerung zu unterdrücken.

Entgegen der lange Zeit unhinterfragten Geschichtslegende steht außer Zweifel, dass Ernst Rüdin und sein Kreis die »Euthanasie« eindeutig befürworteten und unterstützten. Rüdin empfahl gegenüber der »Reichsgesundheitsführung« schon im Jahre 1942 den Ausbau der Begleitforschung zur Kinder-»Euthanasie« mit dem Argument, man könne die Akzeptanz dieser Maßnahme steigern, wenn man den Eltern der zu ermordenden Kinder deren »Eliminationswürdigkeit« wissenschaftlich nachweisen könne. Ein Jahr später leistete Rüdin mit der Abordnung Julius Deussens nach Heidelberg und dessen Finanzierung aus dem Etat der Deutschen Forschungsanstalt einen aktiven Beitrag zu solchen Forschungen. In der Denkschrift »Gedanken und Anregungen betr. die künftige Entwicklung der Psychiatrie« aus dem Jahre 1943 wiesen Ernst Rüdin, Paul Nitsche, Carl Schneider, Maximinian de Crinis und Hans Heinze darauf hin, dass ein Umbau der praktischen Psychiatrie in Richtung auf einen Klinikbetrieb dazu beitragen würde, der »Euthanasie […] allgemeines Verständnis und Billigung« zu verschaffen.

Die Behauptung schließlich, dass die für 1941 geplante Jahresversammlung der Gesellschaft Deutscher Neurologen und Psychiater, hätte sie denn zur Zeit des Zweiten Weltkriegs noch stattgefunden, eine Plattform der Kritik an der »Euthanasie« hätte werden sollen, entbehrt jeder Grundlage. Rüdin und Nitsche verfolgten vielmehr die erklärte Absicht, auf der geplanten Versammlung der »Krise der Psychiatrie« entgegenzuarbeiten, indem die Vernichtung unheilbar psychisch erkrankter und geistig behinderter Menschen in den Kontext der Fortschritte bei der Behandlung von Hirnverletzten, bei den neuen Schock- und Krampftherapien der endogenen Psychosen und auch bei den Psychotherapien gestellt werden sollte. Dementsprechend erfolgten die Vorbereitungen mit Wissen und Zustimmung des »Euthanasie«-Apparats und mit dessen finanzieller Förderung. Die »Schlussbemerkungen« des Referats Carl Schneiders über »Wissenschaftliche, wirtschaftliche und soziale Bedeutung und Zukunft der psychiatrischen Therapien« lassen deutlich erkennen, dass die »Euthanasie« in Würzburg als ein offenes Geheimnis behandelt und als Chance zur Fortentwicklung der Psychiatrie dargestellt werden sollte.

Die Behauptung Helmut Ehrhardts aus dem Jahre 1972, »dass die damalige Vertretung der Psychiater, trotz ihrer scheinbar weitreichenden Befugnisse, ex officio niemals Aktionen wie die ›Euthanasie‹ gedeckt, befürwortet oder gefördert« habe und deswegen »die wiederholten Versuche, das Fehlverhalten oder die Verbrechen einzelner Psychiater dieser Zeit ›der deutschen Psychiatrie‹ anzulasten, als objektiv unbegründet zurückzuweisen«[77] seien, ist im Lichte der vorliegenden Studie nicht mehr haltbar. Der Blick hinter die Kulissen der Organisation lässt die Netzwerke an der Schnittstelle zwischen Politik und Wissenschaft sichtbar werden und offenbart die Mitschuld der Gesellschaft Deutscher Neurologen und Psychiater an der nationalsozialistischen Erbgesundheitspolitik und am Massenmord an psychisch erkrankten und geistig behinderten Menschen.

---

77 Ehrhardt, 130 Jahre, S. 15.

Anhang

Mitgliederverzeichnis des Deutschen Verbandes für psychische Hygiene, 1. Juni 1933[1]

Ehrenvorsitzender: Prof. Dr. Robert Sommer (Gießen)

Vorsitzender: Prof. Dr. Ernst Rüdin (München)

stellvertretender Vorsitzender: Prof. Dr. Wilhelm Weygandt (Hamburg)

Geschäftsführer: Dr. Hans Roemer (Illenau)

Beisitzer: Robert Sommer, Dr. Hermann Simon (Gütersloh), Prof. Dr. Paul Nitsche (Sonnenstein/Pirna)

Mitglieder des erweiterten Vorstandes:
Oberregierungsrat Dr. Paul Wiedel (Berlin) als Vertreter des Reichsgesundheitsamtes;
Prof. Georg Ilberg (Dresden) als Herausgeber der »Allgemeinen Zeitschrift für Psychiatrie«;
Direktor Dr. Martin Vogel (Dresden) als Vertreter des Deutschen Hygiene-Museums;
Prof. Dr. Karl Birnbaum (Heil- und Pflegeanstalt Berlin-Buch);[2]
Obermedizinalrat Dr. Valentin Falthauser (Heil- und Pflegeanstalt Kaufbeuren);
Direktor Dr. Ernst Bufe (Heil- und Pflegeanstalt Allenberg, Wehlau/Ostpreußen);
Regierungsmedizinalrat Dr. Carl Schneider (Bethel)

Ausschuss:
Hans Bogusat (Berlin), Oberregierungsrat im Reichsgesundheitsamt;
Ewald Meltzer (Großhennersdorf) für den Verein für die Pflege und Erziehung Geistesschwacher;
Dr. Walter Cimbal (Altona) für die Allgemeine Ärztliche Gesellschaft für Psychotherapie;
Prof. Dr. Otfrid Förster (Breslau) für die Gesellschaft Deutscher Nervenärzte;
Friedrich Pietrusky (Bonn) für die Deutsche Gesellschaft für gerichtliche und soziale Medizin;
Franz Vonessen (Köln) für die Vereinigung Deutscher Kommunal-, Schul- und Fürsorgeärzte;
Adalbert Gregor (Karlsruhe), für den Deutschen Verein zur Fürsorge für jugendliche Psychopathen;
Hermann Roeschmann (Berlin) für die Deutsche Gesellschaft zur Bekämpfung der Geschlechts-
    krankheiten;
Immanuel Gonser (Berlin-Dahlem) für den Deutschen Verein gegen den Alkoholismus;
Gailen (Berlin) für das Deutsche Rote Kreuz;
Prof. Dr. Josef Berze (Wien) für die angeschlossenen österreichischen Organisationen.

---

1 MPIP-HA: GDA 21. Vornamen und Funktionsbezeichnungen wurden ergänzt.
2 Vgl. S. 138.

Mitglieder:

Adams, Sanitätsrat Dr. Franz Friedrich, Direktor der Heil- und Pflegeanstalt Andernach/Rheinprovinz;

Alter, Geheimrat Dr. Wilhelm, Buchschlag/Hessen;

Ast, Dr. Friedrich (Fritz), Direktor der Heil- und Pflegeanstalt Eglfing-Haar/Bayern;

Auer, Dr. med et phil., Köln;

Bary, Dr. de, Frankfurt/Main;

Bauer, Oberarzt Dr., Heil- und Pflegeanstalt Jerichow/Provinz Sachsen;

Bauer, Dr., Nervenarzt, Sanatorium Freudenstadt/Württemberg;

Bernhard, Dr. Heinrich, Direktor der Heil- und Pflegeanstalt Uchtspringe/Provinz Sachsen;[3]

Betz, Dr., Bankdirektor, Karlsruhe;

Beyer, Sanitätsrat Dr. E., Direktor der Heilstätte Roderbirken, Kr. Solingen/Rheinprovinz;

Birnbaum, Prof. Dr. Karl, Direktor der Heil- und Pflegeanstalt Berlin-Buch;

Bomhard, Dr. Gertrud v., geb. Wohlers, Ärztin an der Heil- und Pflegeanstalt Berlin-Buch;[4]

Bouman, Prof. Klaas Herman Beerta, Psychiatrische Klinik Amsterdam;

Broermann, Prof. Dr. Ernst, Psychologe, Universität Bonn;

Bufe, Ernst, Direktor der Heil- und Pflegeanstalt Allenberg, Wehlau/Ostpreußen;

Busch, Prof. Dr., Nervenarzt, Köln;

Cimbal, Dr. Walter, Oberarzt am Städtischen Krankenhaus Altona;

Delbrück, Prof. Dr. Georg, Bremen;

Donkersloot, Dr., Rotterdam;

Drucker, Dr. Salomon (Salo) Siegfried, Kinderarzt, Sozialmediziner und Stadtarzt, Berlin-Frohnau;[5]

Eliasberg, Dr. Wladimir, München;[6]

Emanuel, Dr. Gustav, Fürsorgearzt, Berlin-Charlottenburg;[7]

Ennen, Emil, Direktor der Heil- und Pflegeanstalt Merzig/Saar

Falthauser, Obermedizinalrat Dr. Valentin, Direktor der Heil- und Pflegeanstalt Kaufbeuren/Bayern;

Fetscher, Prof. Dr. Rainer, Dresden;

Foerster, Prof. Dr. Otfrid, Wentzel-Hanke-Krankenhaus Breslau;

Gabriel, Dr., Wien;

Gaupp, Regierungsmedizinalrat Dr. Ludwig, Heil- und Pflegeanstalt Sonnenstein bei Pirna/Sachsen;

Gleuns, Dr., Elisabethenkrankenhaus Deventer/Niederlande;

Göring, Prof. Dr. Matthias H., Wuppertal-Elberfeld;

Gregor, Prof. Dr. Adalbert, Justizministerium Karlsruhe;

Haag, PD Dr. Friedrich Eberhard, Assistenzarzt am Hygiene-Institut Düsseldorf;

Harmsen, Dr. Hans, Central-Ausschuss für Innere Mission, Berlin-Dahlem;

Hauptmann, Prof. Dr. Alfred, Universitäts-Nervenklinik Halle;[8]

Hauptmann, Dr. Kurt, Oberarzt, Heil- und Pflegeanstalt Allenberg, Wehlau/Ostpreußen;

Hermkes, Obermedizinalrat. Dr. Carl, Direktor der Heil- und Pflegeanstalt Eickelborn/Westfalen;

Herzog, Medizinalrat Dr., Bezirksarzt II, Heidelberg;

Hoffmann, Prof. Dr. Hermann F., Psychiatrische und Nervenklinik Tübingen;

Holst, Dr. Walter v., Nervenarzt, Danzig;

Holtzmann, Prof. Dr. Friedrich, Karlsruhe;

Hübner, Prof. Dr. Arthur, Universität Bonn;

---

3 Vgl. S. 137 f.

4 Vgl. S. 140.

5 Vgl. S. 138.

6 Vgl. S. 138 f.

7 Vgl. S. 139.

8 Vgl. S. 139.

Hürten, Dr. Ferdinand, Heil- und Pflegeanstalt Eickelborn/Westfalen;

Hugo, Kurt v., Landesrat, Kassel;

Ilberg, Geheimrat Prof. Dr. Georg, Dresden;

Jakobi, Dr., Nervenklinik Gießen;

Kahn, Prof. Dr. Eugen, *Yale School of Medicine*, New Haven/Conn., USA;[9]

Kalberlah, Dr. Fritz, Hohemark im Taunus;

Kißkalt, Geheimrat Prof. Dr. Karl, Hygiene-Institut München;

Kleist, Prof. Dr. Karl, Psychiatrische Klinik Frankfurt/Main;

Klüber, Obermedizinalrat Dr. Joseph, Direktor der Heil- und Pflegeanstalt Klingenmünster/Pfalz;

Knapp, Dr. Franz, Städtisches Gefängnis Köln;

Koch, Obermedizinalrat Dr. Hans Heinrich, Direktor der Heil- und Pflegeanstalt Schussenried/Hessen;

Kolb, Obermedizinalrat Dr. Gustav, Direktor der Heil- und Pflegeanstalt Erlangen/Bayern;

Krauß, Sanitätsrat Dr. Reinhold, Kenneburg;

Kürbitz, Obermedizinalrat Dr. Walther, Landesanstalt Chemnitz-Altendorf;

Laehr, Geheimrat Prof. Dr., Naumburg/Saale;

Lange, Prof. Dr. Johannes, Universitätsnervenklinik Breslau;

Lekkerkerker, Dr., Ärztin, Amsterdam;

Lehmann, Medizinalrat Dr., Heil- und Pflegeanstalt Brieg-Breslau;

Lienau, Dr. A., Hamburg;

Liguori-Hohenauer, Dr. Ärztin, Heil- und Pflegeanstalt Illenau;[10]

Lösch, Apotheker, Karlsruhe;

Löwenstein, Prof. Dr. Otto, Direktor der »Provinzial-Kinderanstalt für seelisch Abnorme«
    und des »Instituts für Neurologisch-Psychiatrische Erbforschung« an der Universität Bonn;[11]

Luxenburger, Dr. Hans, Deutsche Forschungsanstalt für Psychiatrie, München;

Mack, Oberarzt Dr., Heil- und Pflegeanstalt Kreuzburg/Provinz Schlesien;

Mann, Dr., Nervenarzt, Mannheim;

Mathes, Dr. Viktor, Direktor der Heil- und Pflegeanstalt Emmendingen/Baden;

Meerloo, Dr., Maaswoord/Niederlande;

Mayer, Prof. Dr. Joseph, Moraltheologe, Paderborn;

Mayr, Dr. Roderich, Direktor der Heil- und Pflegeanstalt Günzburg/Bayern;

Mehren, Dr., Köln;

Meltzer, Obermedizinalrat Ewald, Direktor der Heil- und Pflegeanstalt Großhennersdorf/Sachsen;

Meyers, Dr. v., Amsterdam;

Mönch, Dr. Kurt, Direktor der Heil- und Pflegeanstalt Wehnen/Oldenburg;

Müller-Heß, Prof. Dr. Victor, Direktor des Instituts für gerichtliche Medizin und Kriminalistik, Berlin

Neumann, Dr., Nervenarzt, Karlsruhe;

---

9 Vgl. S. 139.

10 Vgl. Roemer an Rüdin, 12.6.1933, MPIP-HA: GDA 127. Hier ging es um Frau Dr. Liguori, geb. Hohenauer. Sie hatte eine zweijährige internistische Ausbildung erworben, war im Ersten Weltkrieg drei Jahre lang bei Emil Kraepelin selbstständig tätig gewesen und arbeitete in Neufriedenheim, wo sie einen Italiener heiratete. Sie lebte seit Jahren von ihrem Ehemann getrennt, »da nach den italienischen Bestimmungen eine Scheidung nicht möglich ist«. Später war Liguori-Hohenauer im sächsischen Anstaltsdienst, 1927 in Reichenau, seit 1929 in der Illenau tätig, wo sie eine Stelle im außerplanmäßigen Beamtenverhältnis hatte. Sie wäre schon 1932 an der Reihe gewesen, planmäßig angestellt zu werden. Dies verzögerte sich aber – denn »sie war völlig grundlos als Jüdin denunziert worden« – bis Weihnachten 1932 und »infolge des politischen Umschwunges wurde diese, ehe sie am 1. April in Kraft trat, aus bevölkerungspolitischen Gründen zurückgenommen.« Aus demselben Grund drohte ihr auch die Kündigung, deshalb suchte sie nach einer Alternative. Sie habe, so Roemer, eine »gute klinische Ausbildung« und »psychotherapeutische Einfühlung«. Sie leiste derzeit Dienst auf der »Aufnahmeabteilung für die Kranken aller Klassen« und in der »Fürsorgestelle in Karlsruhe«. .

11 Vgl. S. 139.

Nitsche Obermedizinalrat Prof. Dr. Paul, Direktor der Heil- und Pflegeanstalt Sonnenstein
    bei Pirna/Sachsen;

Oßwald, Obermedizinalrat Dr., Gießen

Pameijer, Dr., Inspector voor het Staatsstoezicht op Krankzinnigen Haag, Niederlande;

Pfunder, Medizinalrat Dr., Bezirksarzt I, Heidelberg;

Quensel, Prof. Dr. Friedrich, Leipzig;

Rautmann, Prof. Dr. Hermann, Städtisches Krankenhaus Braunschweig;

Reid, Dr., Nervenarzt, Mecklenburg-Schwerin;

Resch, Oberarzt Dr. Heinrich, Kreis-Kranken- und Pflegeanstalt Frankenthal/Pfalz;

Ritter, Dr., Köln;

Roemer, Dr. Hans, Direktor der Heil- und Pflegeanstalt Illenau/Baden;

Römer, Sanitätsrat Dr. Carl, Sanatorium Hirsau/Schwarzwald;

Roemer, Dr. Heinrich, Facharzt für innere Krankheiten, Aalen;

Rüdin, Ernst, Direktor der Deutschen Forschungsanstalt für Psychiatrie, München;

Sanders, Dr., Hagen;

Schäfer, Regierungsmedizinalrat Dr. Fr., Zschadrass-Colditz;

Scheer, Prof. Dr. van, Sandport-Station/Niederlande;

Schiff, Dr. Paul, *hôpital psychiatrique*, Paris;[12]

Schinke, Dr. Alois, Direktor der Heil- und Pflegeanstalt Tost/Oberschlesien;

Schmidt, Dr. Albert, Nervenarzt, Gengenbach;[13]

Schmidt, Dr. Heinrich, Heil- und Pflegeanstalt Klingenmünster/Pfalz;

Schneider, Regierungsmedizinalrat Dr. Carl, Bethel;

Schneider, Prof. Dr. Kurt, München;

Schneider, Obermedizinalrat Dr., Direktor der Heil- und Pflegeanstalt Gießen;

Schosing, Dr., Stuttgart;

Simon, Sanitätsrat Dr. Hermann, Direktor der Heil- und Pflegeanstalt Gütersloh/Westfalen;

Sioli, Prof. Dr. Franz, Direktor der Psychiatrischen Klinik Düsseldorf-Grafenberg;

Sommer, Prof. Dr. Robert, Gießen

Steinau-Steinrück, Dr. (Joachim?) v., Nervenarzt, Berlin-Wilmersdorf;

Stern, Prof. Dr. Felix, Leiter der Nervenabteilung der Versorgungsärztlichen Untersuchungsstelle
    in Kassel;[14]

Stiegeler, Wilhelm, Kommerzienrat, Konstanz;

Strecker, Dr. Herbert, *Research Laboratories Hollymoor*, Birmingham/Großbritannien;

Struwe, Dr., Kiel;

Thumm, Dr. Maximilian, Direktor der Heilanstalt Reichenau bei Konstanz;

Tilius, Oberarzt, Heil- und Pflegeanstalt Allenberg, Wehlau/Ostpreußen;

Tödter, Dr., Provinzial-Heil- und Pflegeanstalt Bedburg-Hau/Rheinprovinz;

Tremmel, Dr., Nervenarzt, Heidelberg;

Villinger, Dr. Werner, Oberarzt beim Landesgesundheitsamt Hamburg;

Wadler, Dr., Düsseldorf;

Waetzold, Dr. Gustav Adolf, Berlin-Lankwitz;

Weinmann, Dr., München;[15]

---

12 Vgl. S. 140.

13 Albert Schmidt setzte sich nach dem Novemberpogrom 1938 bei der Gestapo Karlsruhe für zwei seiner jüdischen
   Patienten aus Altdorf bei Ettenheim ein. Martin Ruch, 700 Jahre Geschichte der Juden in Gengenbach, 1308-2008,
   Norderstedt 2008, S. 89 f.

14 Vgl. S. 140.

15 Vgl. S. 140.

Wessel, Helene, Mitglied des Landtags;
Wetzel, Prof. Dr., Bürgerspital Stuttgart;[16]
Weygandt, Prof. Dr. Wilhelm, Direktor der Heil- und Pflegeanstalt Friedrichsberg-Hamburg;
Wickel, Dr. Karl, Direktor der Heil- und Pflegeanstalt Haina/Hessen;
Wohlfeil, Dr. phil. et med. Traugott, Hygiene-Institut Bonn

Korporative Mitglieder:
Brandenburgische Landeshauptkasse;
Deutscher Verein gegen den Alkoholismus;
Deutsches Rotes Kreuz;
Deutsche Gesellschaft für gerichtliche und soziale Medizin;
Deutsches Hygiene-Museum Dresden;
Deutscher Verein für Erziehung, Unterricht und Pflege Geistesschwacher;
Heil- und Pflegeanstalten: Andernach, Bayreuth, Brieg/Breslau, Düren, Eglfing-Haar, Erlangen, Frankenthal/Pfalz, Gabersee/Oberbayern, Gießen, Günzburg, Gütersloh, Hamburg-Friedrichsberg, Hamburg-Langenhorn, Kaufbeuren, Klingenmünster, Lengerich, Strecknitz-Lübeck, Tost, Warstein;
Hilfsvereine für Geisteskranke in der Rheinprovinz, Hessen, Niederschlesien, Rheinhessen, Saargebiet, Sachsen und Württemberg;
Hessisches Ministerium des Inneren;
Oberbürgermeister Düsseldorf;
Oberbürgermeister Hannover;
Städtisches Gesundheitsamt Breslau;
Provinzialverbände Pommern, Niederschlesien, Schleswig-Holstein, Ostpreußen;
Oskar-Helene-Heim, Berlin;
Vereinigung für gerichtliche Psychologie und Psychiatrie in Hessen;
Versorgungsheim Hamburg;
Vereinigung Deutscher Kommunal-, Schul- und Fürsorgeärzte;
St. Johannisverein zur allgemeinen Irrenfürsorge in Westfalen, Niedermarsberg;

---

16 Wetzel verwandte sich im »Dritten Reich« für eine ihm unterstellte jüdische Ärztin. Susanne Rueß, Stuttgarter jüdische Ärzte während des Nationalsozialismus, Würzburg 2009, S. 256-262.

Quellen und Literatur

Archive

Aktenbestand der Geschäftsstelle der DGPPN, Berlin, ungeordnet
Bundesarchiv Berlin (BArch.)
Archiv der Humboldt-Universität Berlin (HUB)
Archiv zur Geschichte der Max-Planck-Gesellschaft, Berlin (AMPG)
Archiv des Evangelischen Diakonievereins Zehlendorf, Berlin
Hauptarchiv der v. Bodelschwinghschen Stiftungen Bethel, Bielefeld (HAB)
Historisches Archiv Krupp, Essen
Archiv und Museum der Heilanstalt Göttingen
Staatsarchiv Hamburg (StHH)
Niedersächsisches Landesarchiv Hannover (NLAH)
Max-Planck-Institut für Psychiatrie, Hauptarchiv, München (MPIP-HA)
National Archives Washington (NAW)

Zeitschriften

Allgemeine Zeitschrift für Psychiatrie und psychisch-gerichtliche Medizin, ab 1938: Allgemeine Zeitschrift für Psychiatrie
    und ihre Grenzgebiete (Allg. Zschr. Psychiatr.)
Der Nervenarzt
Deutsche Zeitschrift für Nervenheilkunde (Dtsch. Zschr. Nervenhk.)
Psychiatrisch-Neurologische Wochenschrift (Psychiatr.-Neurol. Wschr.)
Zentralblatt für die gesamt Neurologie und Psychiatrie (Zbl. Neurol. Psychiatr.)
Zentralblatt für Psychotherapie und ihre Grenzgebiete einschließlich der medizinischen Psychologie und psychischen
    Hygiene (Zbl. Psychotherap.)
Zeitschrift für psychische Hygiene (Zschr. psych. Hyg.)
Zeitschrift für die gesamte Neurologie und Psychiatrie (Zschr. Neurol. Psychiatr.)

Primärliteratur

Ackermann, Curt Georg/Max Fischer/Johannes Herting/Hans Roemer, Die *Deutschen Hilfsvereine* für Geisteskranke, ihre
    Entstehung und ihr gegenwärtiger Stand, Berlin/Leipzig 1930;
Anleitung zur erbbiologischen Bestandsaufnahme in den Landesheilanstalten, in: Der Erbarzt 3 (1936), S. 38 ff.;
Anon., *Aktuelles*: Bericht über den VII. Kongress für Psychotherapie, 10.-13. Mai 1934, Kurhaus Bad Nauheim, in: Zbl. Psycho-
    therapie 7 (1934), S. 129-133;
Anon., *Bericht* über die *1. Tagung der Deutschen Gesellschaft für Kinderpsychiatrie* und Heilpädagogik 49 (1943), S. 1-118;
Anon. (L.), *Glaubensbewegung*: Hinein ins Narrenhaus, in: Am heiligen Quell deutscher Kraft, Ludendorff's Halbmonats-
    schrift 6 (1935), S. 599-607;
Anon., Zweiundzwanzigste *Jahresversammlung der Gesellschaft Deutscher Nervenärzte* in München vom 27.-29. September
    1934, in: Dtsch. Zschr. Nervenhk. 135 (1935), S. 185-304;
Anon., *Niederschrift* über die III. Mitgliederversammlung des Deutschen Verbandes für Psychische Hygiene und Rassen-
    hygiene in Münster i.W. in der Bücherei der Psychiatrischen und Nervenklinik der Universität am 24. Mai 1934,
    in: Zschr. psych. Hyg. 7 (1934), S. 119-124;
Anon., *Tagesgeschichte*, in: Der Nervenarzt 1 (1928), S. 549;
Ast, Friedrich, Die *Problematik* der Sparmaßnahmen in der Geisteskrankenfürsorge, in: Allg. Zschr. Psychiatr. 100 (1933),
    S. 235-244;
Ast, Friedrich/Valentin Faltlhauser, Die dem *Außendienst* der öffentlichen Heil- und Pflegeanstalten erwachsenden Auf-
    gaben im neuen Staate, in: Zschr. psych. Hyg. (1934), S. 131-142;
Bannwarth, A., Bericht über die 22. *Jahresversammlung der Gesellschaft Deutscher Nervenärzte*, München, vom 27. bis
    29. September *1934*, in: Der Nervenarzt 8 (1935), S. 22-32;
Beers, Clifford W., Eine Seele, die sich wiederfand. Autobiographie des Begründers der »Geistigen Hygiene«, übersetzt
    von Otto Reuter, Basel 1940;
Bericht über die gemeinsame Sitzung des Deutschen Ausschusses für psychische Hygiene und des Ausschusses für praktische
    Psychiatrie am *23. September 1937* in München anlässlich der 3. Jahresversammlung der Gesellschaft Deutscher Neuro-
    logen und Psychiater, in: Zschr. psych. Hyg. 11 (1938), S. 1-30;

Bericht über die Sitzung des Ausschusses für praktische Psychiatrie am *24. September 1938* in Köln anlässlich der IV. Jahresversammlung der Gesellschaft Deutscher Neurologen und Psychiater, in: Allg. Zschr. Psychiatr. 111 (1939), S. 171-177;

Bericht über die wissenschaftlichen Verhandlungen auf der 89. Versammlung der Schweizerischen Gesellschaft für Psychiatrie in Münsingen b. Bern am 29.-31. Mai 1937. Die Therapie der Schizophrenie. Insulinschock – Cardiazol – Dauerschlaf (Ergänzungsheft zum Schweizer Archiv für Neurologie und Psychiatrie, Bd. XXXIX), Zürich 1937;

XVIII. Bericht über die Deutsche Forschungsanstalt für Psychiatrie, Kaiser-Wilhelm-Institut in München (Bericht über die Zeit vom 1. April 1937 bis 1. April 1938), in: Zschr. ges. Neurol. Psychiatr. 163 (1938), S. 169-192;

XIX. Bericht über die Deutsche Forschungsanstalt für Psychiatrie, Kaiser-Wilhelm-Institut in München, in: Zschr. ges. Neurol. Psychiatr. 166 (1939), S. 788-811;

XX. Bericht über die Deutsche Forschungsanstalt für Psychiatrie, Kaiser-Wilhelm-Institut in München, in: Zschr. ges. Neurol. Psychiatr. 170 (1940), S. 266-282;

XXI. Bericht über die Deutsche Forschungsanstalt für Psychiatrie, Kaiser-Wilhelm-Institut in München, in: Zschr. ges. Neurol. Psychiatr. 173 (1941), S. 783-796;

XXII. Bericht über die Deutsche Forschungsanstalt für Psychiatrie, Kaiser-Wilhelm-Institut in München, in: Zschr. ges. Neurol. Psychiatr. 175 (1942), S. 476-484;

XXIII. Bericht über die Deutsche Forschungsanstalt für Psychiatrie, Kaiser-Wilhelm-Institut in München, in: Zschr. ges. Neurol. Psychiatr. 177 (1943), S. 311-320;

Berliner Gesellschaft für Psychiatrie und Neurologie. Offizielles Protokoll der Sitzung vom 13. Januar 1941, in: Zbl. Neurol. Psychiatr. 103 (*1943*), S. 38

Berliner Gesellschaft für Psychiatrie und Neurologie, in: Zbl. Neurol. Psychiatr. 104 (*1944*), S. 488-496;

Birnbaum, Karl, *Kriminal-Psychopathologie* und Psychobiologische Verbrecherkunde, Berlin 1931;

Böhme, Albrecht, *Psychotherapie* und Entmannung. Die Bedeutung der Psychotherapie als Erziehungs- und Ausscheidungsmethode für sexuell Abwegige und Sittlichkeitsverbrecher, dargestellt an Fällen aus der Kriminalpraxis, unter Heranziehung der Graphologie als Hilfswissenschaft, München 1935;

Bohn, Wolf, Die *Deutsche Gesellschaft für Rassenhygiene* seit der Machtübernahme, in: Allg. Zschr. Psychiatr. 112 (1939), S. 463-469;

Bonhoeffer, Karl (Hg.), Die psychiatrischen *Aufgaben* bei der Ausführung des Gesetzes zur Verhütung erbkranken Nachwuchses mit einem Anhang Die Technik der Unfruchtbarmachung. Klinische Vorträge im erbbiologischen Kurs Berlin, März 1934, Berlin 1934;

Bonhoeffer, Karl (Hg.), Die *Erbkrankheiten.* Klinische Vorträge im 2. erbbiologischen Kurs, Berlin, März 1936, Berlin 1936;

Bonhoeffer, Karl, Das *manisch-depressive Irresein,* in: ders. (Hg.), Die psychiatrischen Aufgaben bei der Ausführung des Gesetzes zur Verhütung erbkranken Nachwuchses mit einem Anhang Die Technik der Unfruchtbarmachung. Klinische Vorträge im erbbiologischen Kurs, März 1934, Berlin 1934, S. 54-62;

Bonhoeffer, Karl, *Lebenserinnerungen.* Geschrieben für die Familie, in: J. Zutt/E. Straus/H. Scheller (Hg.), Karl Bonhoeffer. Zum hundertsten Geburtstag am 31. März 1968, Berlin u.a. 1969, S. 8-107;

Bonhoeffer, Karl, *Rückwirkungen* des Sterilisationsgesetzes auf die klinische Psychiatrie, in: ders. (Hg.), Die Erbkrankheiten. Klinische Vorträge im 2. erbbiologischen Kurs, Berlin, März 1936, Berlin 1936, S. 1-12;

Bratz, Emil, Kann die *Versorgung* der Geisteskranken billiger gestaltet werden und wie?, in: Allg. Zschr. Psychiatr. 98 (1932), S. 1-40;

Brennecke, H., Kritische *Bemerkungen* zur Forderung Bindings und Hoches »Die Freigabe der Vernichtung lebensunwerten Lebens«, in: Psychiatr.-Neurol. Wschr. 23 (1921/22), S. 4-9;

Bresler, Johannes, *Betrachtungen* über geistige Prophylaxe, in: Psychiatr.-Neurol. Wschr. 28 (1926), S. 271-279, 285-288;

Bresler, Johannes, *Karl Bindings* »letzte Tat für die leidende Menschheit«, in: Psychiatr.-Neurol. Wschr. 22 (1920/21), S. 289 f.;

Bresler, Johannes, *Wirtschaftstüchtigkeit* unserer Anstalten, in: Psychiatr.-Neurol. Wschr. 44 (1942), S. 25-28;

Creutz, Walter, *Aufgaben* und Organisation der erbbiologischen Bestandsaufnahme und die Mitwirkung des Psychiaters und Neurologen, in: Der Nervenarzt 10 (1937), S. 281-286;

Creutz, Walter, Der *Einfluss* der »erblichen Belastung« und der »Umwelt« bei Kriminellen, in: Allg. Zschr. Psychiatr. 95 (1931), S. 73-106;

Creutz, Walter, Psychiatrische *Erfahrungen* mit §§ 42b und 42c des Gesetzes gegen gefährliche Gewohnheitsverbrecher und über Maßregeln der Sicherung und Besserung vom 24. November 1933, in: Allg. Zschr. Psychiatr. 111 (1939), S. 137-168;

Creutz, Walter, *Gemeingefährlichkeit* und polizeiliche Mitwirkung bei der Anstaltsunterbringung Geisteskranker auf Grund der bisherigen und der neuerdings veränderten verwaltungsrechtlichen Lage, in: Psychiatr.-Neurol. Wschr. 34 (1932), S. 141-155;

Creutz, Walter (Hg.), *Verhandlungen* der Gesellschaft Deutscher Neurologen und Psychiater. Fünfte Jahresversammlung in Wiesbaden vom 26.-28. März 1939, Berlin 1939;

Curtius, Friedrich, Die *Erbkrankheiten* des Nervensystems im Lichte der modernen Genetik, in: Knud Winther/Knud H. Krabbe (Hg.), III Congrès Neurologique International, Copenhague 21-25 Août 1939, Kopenhagen 1939, S. 236-247;

Curtius, Otto, *Psychotherapie* in der Praxis. Ein Gesamtüberblick, in: Kongressbericht über die 2. Tagung der Deutschen allgemeinen ärztlichen Gesellschaft für Psychotherapie zu Düsseldorf, vom 27. bis 29. September 1938, Düsseldorf 1940, S. 5-7;

Deussen, Julius, Psychologische *Grundfragen* und Methode der erbwissenschaftlichen Forschung, in: Archiv für Rassen- und Gesellschaftsbiologie 37 (1944), S.162-171;

Deussen, Julius, Erbbiologische *Probleme* bei der Jugendkriminalität. Kriminologische Untersuchungen an 500 jugendlichen Kriminellen, in: Acta genetica et statistica medica 7 (1957), S. 454-474;

Deutsche Gesellschaft für Psychiatrie und Neurologie, in: Der Nervenarzt 25 (1954), S. 438-441;

Ederle, Wilhelm, Über unsere seitherigen *Erfahrungen* mit der Insulinschockbehandlung der Schizophrenie (2. Jahres-versammlung der Gesellschaft Deutscher Neurologen und Psychiater, Frankfurt a.M. 23.8.-25.8.1936, Vortrag vom 25.8.1936), in: Zschr. ges. Neurol. Psychiatr. 158 (1937), S. 422-424;

Ederle, Wilhelm, *Insulinschocktherapie* der Schizophrenie, in: Münchener Medizinische Wochenschrift 84 (1937), S. 1811-1814;

Ehrhardt, Helmut, Die *Mitgliederversammlung* der Gesellschaft Deutscher Neurologen und Psychiater e.V. und deren Beschlüsse am 21. September 1955 in Hamburg, in: Der Nervenarzt 26 (1955), S. 536;

Enge, [Johannes], Die *Zukunft* der Psychiatrie, in: Psychiatr.-Neurol. Wschr. 43 (1941), S. 425-428;

Erklärung des Vorstandes der Gesellschaft Deutscher Neurologen und Psychiater sowie der Deutschen Gesellschaft für Neurologie, in: Der Nervenarzt 24 (1953), S. 312;

Die *Eugenik im Dienste der Volkswohlfahrt* (= Veröffentlichungen aus dem Gebiete der Medizinalverwaltung, Bd. 38, H. 5), Berlin 1932;

Fetscher, Rainer, Zur gesetzlichen *Regelung* der Sterilisierung, in: Eugenik, Erblehre, Erbpflege 3 (1933), S. 110 ff.;

Fischer, Max, Das *Aufnahmeverfahren* für Geisteskranke, in: Allg. Zschr. Psychiatr. 99 (1933), S. 120-130;

Friedländer, Erich, Eine *Gefahr* für die deutsche Irrenfürsorge, in: Allg. Zschr. Psychiatr. 93 (1930), S. 194-205;

Friedländer, Erich, Kann die *Versorgung* der Geisteskranken billiger gestaltet werden und wie?, in: Psychiatr.-Neurol. Wschr. 34 (1932), S. 373-381;

Geyer, Horst, Der internationale *Kongress* für Bevölkerungswissenschaft in Paris, in: Der Erbarzt 4 (1937), S. 124-126;

Gökay, Fahrettin Kerim/İhsan Şükrü Aksel, Die *Geschichte* der Psychiatrie in der Türkei, in: Allg. Zschr. Psychiatr. 84 (1926), S. 403-407;

Göring, Matthias Heinrich, *Ansprache*, in: Kongressbericht der Deutschen allgemeinen ärztlichen Gesellschaft für Psycho-therapie über die Tagung in Breslau vom 3.-6. Oktober 1935, Heidelberg 1935, S. 10 f.;

Göring, Matthias Heinrich, *Erfolgsmöglichkeiten* in der Psychotherapie, in: Zbl. Psychotherapie 8 (1935), S. 219-227;

Göring, Matthias Heinrich, *Jahresbericht 1941* des Deutschen Instituts für Psychologische Forschung und Psychotherapie und Hinweise für die Weiterarbeit anlässlich der Mitgliederversammlung am 28. März 1942, in: Zbl. Psychotherap. 14 (1942/43), S. 62-77;

Grimme, Hermann, Die Änderung im Aufnahmeverfahren, in: Psychiatr.-Neurol. Wschr. 14 (1932), S. 171-178;

Gütt, Arthur/Ernst Rüdin/Falk Ruttke, *Gesetz* zur Verhütung erbkranken Nachwuchses vom 14. Juli 1933 mit Auszug aus dem Gesetz gegen gefährliche Gewohnheitsverbrecher und über Maßregeln der Sicherung und Besserung vom 24. November 1933, 2. Aufl. 1936;

Hanko, Gerhard, *Gedanken* zum Problem der Reorganisation des deutschen Irrenwesens, auch im Hinblick auf die Heil- und Pflegeanstalten, in: Zschr. für das gesamte Krankenhauswesen 37 (1941), S. 149-153;

Hauert, D., 61. *Wanderversammlung* der Südwestdeutschen Neurologen und Psychiater, Baden-Baden, Sitzung vom 4.-5. VII.1937, in: Zbl. Neurol. Psychiatr. 84 (1937), S. 705-712;

Hempel, Johanna, Zur *Frage* der morphologischen Hirnveränderungen im Gefolge von Insulinshock- und Cardiazol- und Azomankrampfbehandlung, in: Zschr. ges. Neurol. Psychiatr. 173 (1941), S. 210-240;

Hoche, Alfred, Die Bedeutung der Symptomenkomplexe in der Psychiatrie, in: Zschr. Neurol. 12 (1912), S. 540-551;

Hoche, Alfred, Kritisches zur psychiatrischen Formenlehre, in: Allg. Zschr. Psychiatr. 63 (1906), S. 559-563;

Ilberg, Georg, *Jahresversammlung des Deutschen Vereins für Psychiatrie* in Danzig am 23. und 24. Mai *1929*, in: Allg. Zschr. Psychiatr. 93 (1930), S. 1-52;

Ilberg, Georg, *Jahresversammlung des Deutschen Vereins für Psychiatrie* am 24. und 25. April *1930* in Stuttgart, in: Allg. Zschr. Psychiatr. 93 (1930), S. 329-389;

Ilberg, Georg, *Jahresversammlung des Deutschen Vereins für Psychiatrie* am 9. und 10. April *1931* in Breslau, in: Allg. Zschr. Psychiatr. 96 (1932), S. 157-240;

Ilberg, Georg, *Jahresversammlung des Deutschen Vereins für Psychiatrie, Breslau*, in: Zbl. Neurol. Psychiatr. 60 (1931), S. 125-144;

Ilberg, Georg, *Jahresversammlung des Deutschen Vereins für Psychiatrie* in Bonn vom 19. bis 20. Mai *1932*, in: Allg. Zschr. Psychiatr. 99 (1933), S. 146-268;

Ilberg, Georg, Bericht über die *Jahresversammlung des Deutschen Vereins für Psychiatrie* am 20. und 21. April *1933* in Würzburg, in: Allg. Zschr. Psychiatr. 101 (1933/34), S. 1-58;

Ilberg, Georg, Bericht über die *Jahresversammlung des Deutschen Vereins für Psychiatrie* am 24. und 25. Mai *1934* in Münster i. W., in: Allg. Zschr. Psychiatr. 102 (1934), S. 388-438;

Ilberg, Georg, Psychiatrische *Kritik* des Preußischen Runderlasses betreffend die polizeiliche Unterbringung Geisteskranker in öffentlichen Heil- und Pflegeanstalten. Ein Beitrag zu einer künftigen Irrengesetzgebung, in: Archiv für Psychiatrie und Neurologie 97 (1932), S. 468-532;

Ilberg, Georg, *Rez.: Enge*, Die Zukunft der Psychiatrie, in: Zbl. Neurol. Psychiatr. 102 (1942), S. 382;

Irsigler, F.[ranz] J.[ohann], Über den *Heilverlauf* experimenteller Hirnwunden bei offener und verlegter Knochenlücke, in: Zentralblatt für Neurochirurgie 7 (1942), S. 1-43;

21. *Jahresversammlung der Gesellschaft Deutscher Nervenärzte*, Wiesbaden, vom 22.-24.IX.*1932*, in: Zbl. Neurol. Psychiatr. 65 (1933), S. 128-184;

Jantz, H., *Bericht* über die Neurologen- und Psychiatertagung in Tübingen. September 1947, in: Der Nervenarzt 18 (1947), S. 562-564;

Just, Günther, *Probleme* des höheren Mendelismus beim Menschen, in: Zeitschrift für induktive Abstammungs- und Vererbungslehre 67 (1934), S. 263-268;

Kallmann, Franz, Die *Fruchtbarkeit* der Schizophrenen, in: Hans Harmsen/Franz Lohse (Hg.), Bevölkerungsfragen. Bericht des Internationalen Kongresses für Bevölkerungswissenschaft, Berlin 1936, S. 725-729;

Kihn, Berthold, Die *Ausschaltung* der Minderwertigen aus der Gesellschaft, in: Allg. Zschr. Psychiatr. 98 (1932), S. 387-404;

Kleist, K.[arl]/W. Driest, Die Katatonie auf Grund katamnestischer Untersuchungen, in: Zschr. Neurol. Psychiatr. 157 (1937), S. 479-556;

Knapp, Franz, Weitere *Gesichtspunkte* zur Frage der Entmannung gefährlicher Sittlichkeitsverbrecher, in: Deutsche Zeitschrift für die gesamte gerichtliche Medizin 26 (1936), S. 402-412;

Kretschmer, Ernst (Hg.), Bericht über den Kongress für Neurologie und Psychiatrie, Tübingen 1947;

Kretschmer, Ernst/Gerhard Mall/W. Winkler/O. Buschhaus/W. Beimborn/H. Wagner, Fermentchemische *Studien* zur klinischen und konstitutionellen Korrelationsforschung, speziell zur psychiatrischen Endocrinologie, Berlin 1941;

Küppers, Egon, Die *Insulin- und Cardiazolbehandlung* der Schizophrenie, in: Allg. Zschr. Psychiatr. 107 (1938), S. 76-96;

Kürbitz, *Geheimrat Ilberg* zum Gedächtnis, in: Allg. Zschr. Psychiatr. 121 (1942), S. 192-194;

Luxenburger, Hans, Zur *Frage* der Anfechtung der Ehe wegen krankhafter Erbanlagen. (Einige rechnerische Überlegungen), in: Zschr. psych. Hyg. 10 (1938), S. 185-189;

Luxenburger, Hans, Eugenische *Prophylaxe* (Kurzer Abriss der Psychiatrischen Erblehre und Erbgesundheitspflege), in: Eugen Bleuler (Hg.), Lehrbuch der Psychiatrie, 6. Aufl., Berlin 1937, S. 130-177;

Luxenburger, Hans, Die *Vererbung* der psychischen Störungen, in: Oswald Bumke (Hg.), Handbuch der Geisteskrankheiten, Ergänzungsband, Berlin 1939, S. 1-133;

Maier, Hans W., *Bekämpfung* der Erbkrankheiten besonders auf psychiatrischem Gebiet, in: Gesundheit und Wohlfahrt/ Revue suisse d'hygiene 1934, H. 9, S. 409-423;

Meier, C.A., *Aktuelles: Internationale allgemeine ärztliche Gesellschaft für Psychotherapie*, in: Zbl. Psychotherap. 7 (1934), S. 134 f.;

Meier, C.A., *Aktuelles*: Bericht über die Tätigkeit der einzelnen Landesgruppen der »Internationalen Allgemeinen ärztlichen Gesellschaft für Psychotherapie« 1935/36, in: Zbl. Psychotherapie 10 (1938), S. 3-9;

Meltzer, Ewald, Die *Frage* des unwerten Lebens (Vita non iam vitalis) und die Jetztzeit, in: Psychiatr.-Neurol. Wschr. 34 (1932), S. 584-591;

Mendel, Kurt, Zwanzigste *Jahresversammlung der Gesellschaft Deutscher Nervenärzte* in Dresden vom 18. bis 20. September *1930*, in: Dtsch. Zschr. Nervenhk. 111 (1930), S. 145-147;

Mendel, Kurt, Einundzwanzigste *Jahresversammlung der Gesellschaft Deutscher Nervenärzte* in Wiesbaden vom 22. bis 24. September *1932*, in: Dtsch. Zschr. Nervenhk. 129 (1932/33), S. 173-312;

Mitteilungen der Deutschen Gesellschaft für Psychiatrie und Neurologie, in: Der Nervenarzt 26 (1955), S. 309-312;

Müller, H., Der *Sachverständigenbeirat* für Bevölkerungs- und Rassenpolitik des Reichsministers des Innern, in: Karl Astel (Hg.), Rassekurs in Egendorf, München 1935, S. 183-188;

Müller, Karl Valentin, *Unehelichkeit* und Rassenpflege. Eine Stellungnahme zu dem Aufsatz von S. Tzschucke, in: Archiv für Rassen- und Gesellschaftsbiologie 36 (1942), S. 346-357;

Naujoks, Hans (Hg.), *Leitfaden* der Indikationen zur Schwangerschaftsunterbrechung, Stuttgart 1954;

Neukamp, Franz, Zum *Problem* des Gnadentodes oder der Sterbehilfe, in: Zschr. psych. Hyg. 10 (1937), S. 161-167;

Nitsche, Paul, *Erbpflege* im Familienrecht. Psychiatrische Gesichtspunkte für rassedienstliche Auslegung und Ausgestaltung des Eherechts, in: Allg. Zschr. Psychiatr. 104 (1936), S. 208-232;

Nitsche, Paul, *Kurzbericht* über die 3. Jahresversammlung der Gesellschaft Deutscher Neurologen und Psychiater, in: Allg. Zschr. Psychiatr. 107 (1938), S. 313-375;

Nitsche, Paul, *Verhandlungen* der Gesellschaft Deutscher Neurologen und Psychiater. Kurzbericht über die 4. Jahresversammlung in Köln vom 25. bis 27. September 1938, in: Allg. Zschr. Psychiatr. 111 (1939), S. 178-227;

Nitsche, Paul/Carl Schneider, *Einführung* in die Abteilung Seelische Hygiene (Gruppe gesundes Seelenleben) der Internationalen Hygieneausstellung Dresden, Berlin/Leipzig 1930;

Pette, Heinrich, *Aufgaben* und Ziele der Neurologie, in: Deutsche Medizinische Wochenschrift 61 (1935), S. 1759-1765;

Reiter, [Hans], Die *Entwicklung* des Reichsgesundheitsamts nach der Machtübernahme durch den Nationalsozialismus, in: ders. (Hg.), Ziele und Wege des Reichsgesundheitsamtes im Dritten Reich. Zum 60jährigen Bestehen des Reichsgesundheitsamtes, Leipzig 1936, S. 16-27;

Reiter, Hans (Hg.), *Ziele* und Wege des Reichsgesundheitsamtes im Dritten Reich. Zum 60jährigen Bestehen des Reichsgesundheitsamtes, Leipzig 1936;

Roemer, Hans, Die eugenischen *Aufgaben* der praktischen Psychiatrie, in: Zschr. psych. Hygiene 6 (1933), S. 97-115;

Roemer, Hans, Die *Bedeutung* der Familie für die psychische Hygiene (Abdruck des Referats in Rom vom 27. September 1933), in: Zschr. psych. Hyg. 7 (1934), S. 18-27;

Roemer, Hans, *Bemerkungen* zur Einführung von Karteien für die Krankengeschichtsarchive der Heil- und Pflegeanstalten, in: Zschr. psych. Hyg. 6 (1933), S. 135-140;

Roemer, Hans, Die erbbiologische *Bestandsaufnahme* in den Krankenanstalten, in: Zschr. psych. Hyg. 8 (1935), S. 161-173;

Roemer, Hans, Die *Durchführung* und weitere Ausgestaltung des Sterilisierungsgesetzes, in: Zschr. psych. Hyg. 8 (1935), S. 131-141;

Roemer, Hans, Die praktische *Einführung* der Insulin- und Cardiazolbehandlung an den Heil- und Pflegeanstalten, in: Allg. Zschr. Psychiatr. 107 (1938), S. 121-129;

Roemer, Hans, Die *Leistungen* der psychiatrischen Kliniken und der öffentlichen Heil- und Pflegeanstalten bei der Durchführung des Gesetzes zur Verhütung erbkranken Nachwuchses im ersten Jahr des Vollzuges (1934), in: Zschr. psych. Hyg. 9 (1936), S. 47-53;

Roemer, Hans, Die Deutsche *Organisation* für psychische Hygiene in den Jahren 1930-1936, in: Zschr. psych. Hyg. 10 (1937), S. 33-39;

Roemer, Hans, *Psychische Hygiene*, in: Oswald Bumke/Gustav Kolb/Hans Roemer/Eugen Kahn (Hg.), Handwörterbuch der psychischen Hygiene und psychiatrischen Fürsorge, Berlin/Leipzig 1931, S. 296-313;

Roemer, Hans, *Psychische Hygiene und die Pflegerin*, in: Zschr. psych. Hyg. 9 (1936), S. 182 ff.

Roemer, Hans, Über den *Stand* der offenen Geisteskrankenfürsorge in Baden, in: Allg. Zschr. Psychiatr. 88 (1928), S. 460-468;

Roemer, Hans, Bericht über die Erste Deutsche *Tagung für psychische Hygiene* in Hamburg am 28. September *1928*, Berlin/Leipzig 1929;

Roemer, Hans, Die Zweite *Tagung für psychische Hygiene* in Bonn am 21. Mai *1932*, in: Zschr. psych. Hyg. 5 (1932), S. 65-80;

Roemer, Hans, Die III. *Europäische Vereinigung für psychische Hygiene* in Brüssel am 20. und 21. Juli *1935*, in: Zschr. psych. Hyg. 8 (1935), S. 154-158;

Roemer, Hans, Die IV. *Europäische Vereinigung für psychische Hygiene* in London vom 5.-8. Oktober *1936*, in: Zschr. psych. Hyg. 9 (1936), S. 177-192;

Roemer, Hans, Die *Veröffentlichungen* über die Insulin-Behandlung der Schizophrenie, in: Zschr. psych. Hyg. 10 (1937), S. 23-29;

Roemer, Hans/Gustav Kolb/Valentin Faltlhauser (Hg.), Die offene *Fürsorge* in der Psychiatrie und ihren Grenzgebieten, Berlin 1927;

Roeper, Erich, *Sitzung* des wirtschaftlichen Ausschusses der Gesellschaft Deutscher Nervenärzte (Einundzwanzigste Jahresversammlung der Gesellschaft Deutscher Nervenärzte in Wiesbaden vom 22.-24. September 1932), in: Dtsch. Zschr. Nervenhk. 130 (1933), S. 179-184;

Roeper, Ernst, Internationaler Neurologischer Kongress 1931 vom 31.8. bis 4.9. in Bern, in: Dtsch. Zschr. Nervenhk. 124 (1932), S. 1-10;

Rott, Die deutschen medizinischen wissenschaftlichen *Gesellschaften* und Vereine, in: Hans Reiter (Hg.), Ziele und Wege des Reichsgesundheitsamtes im Dritten Reich. Zum 60jährigen Bestehen des Reichsgesundheitsamtes, Leipzig 1936, S. 104-110;

Rüdin, Ernst, Die *Bedeutung* der Eugenik und Genetik für die psychische Hygiene, in: Zeitschr. psych. Hyg. 3 (1930), S. 133-146;

Rüdin, Ernst (Hg.), *Erblehre* und Rassenhygiene im völkischen Staat, München 1934;

Rüdin, Ernst, Die empirische *Erbprognose*, die Zwillingsmethode und die Sippenforschung in ihrer Bedeutung für die psychiatrische Erbforschung und für die Psychiatrie überhaupt, in: Allg. Zschr. Psychiatr. 107 (1938), S. 3-20;

Rüdin, Ernst, Zehn *Jahre* nationalsozialistischer Staat, in: Archiv für Rassen- und Gesellschaftsbiologie 36 (1942), S. 321 f.;

Rüdin, Ernst, *Psychiatrie* und Rassenhygiene, in: Münchener Medizinische Wochenschrift 81 (1934), S. 1049-1052;

Rüdin, Ernst, *Rez. zu: Hans Binder*, Die uneheliche Mutterschaft, ihre psychologischen, psychiatrischen, sozialen und rechtlichen Probleme, Bern [1941], in: Archiv für Rassen- und Gesellschaftsbiologie 36 (1942), S. 155-158;

Rüdin, Ernst, *Studien* über Vererbung und Entstehung geistiger Störungen. I. Zur Vererbung und Neuentstehung der Dementia praecox, Berlin 1916;

Rüdin, Ernst, Einige *Wege* und Ziele der Familienforschung, mit Rücksicht auf die Psychiatrie, in: Zschr. Neurol. Psychiatr. 7 (1911), S. 487-585;

Rüdin, Ernst/Friedrich Ast/Hans Roemer, *Bericht* über die gemeinsame Sitzung des Deutschen Ausschusses für psychische Hygiene und des Ausschusses für praktische Psychiatrie am 23. September 1937 in München anlässlich der 3. Jahresversammlung der Gesellschaft Deutscher Neurologen und Psychiater, in: Zschr. psych. Hyg. 11 (1938), S. 1-30;

Rüdin, Ernst/Paul Nitsche, *Bericht* über die *Mitgliederversammlung* vom *28. März 1939* in Wiesbaden, in: Allg. Zschr. Psychiatr. 114 (1940), S. 219-221;

Rüdin, Ernst/Paul Nitsche, I. *Jahresversammlung der Gesellschaft Deutscher Neurologen und Psychiater* Dresden (1.-4.IX.*1935*), in: Allg. Zschr. Psychiatr. 104 (1936), S. 1-143;

Rüdin, Ernst/Paul Nitsche, 2. *Jahresversammlung der Gesellschaft Deutscher Neurologen und Psychiater* in Frankfurt (23.-25.8.*1936*), in: Allg. Zschr. Psychiatr. 105 (1937), S. 153-236;

Rüdin, Ernst/Hans Romer, *Bericht* über die vom *Ausschuss für praktische Psychiatrie* am *25. März 1939* in Wiesbaden anlässlich der 5. Jahresversammlung der Gesellschaft Deutscher Neurologen und Psychiater veranstaltete Sitzung, in: Zschr. psych. Hyg. 12 (1939), S. 119-130;

Ruttke, [Falk], *Erbpflege* im Familienrecht, insbesondere bei Eheschließung und Ehelösung, in: Allg. Zschr. Psychiatr. 104 (1936), S. 233-256;

Sabath, Hermann, *Heil- und Pflegeanstalten*, in: Die Vorschläge des Reichssparkommissars zur Verwaltungsreform deutscher Länder. Dargestellt von seinen Mitarbeitern, Stuttgart 1931, S. 111-116;

Saemisch, Friedrich Ernst Moritz, Gutachten des Reichssparkommissars über die Staatsverwaltung des Volksstaates Hessen, Darmstadt 1929;

Sakel, Manfred, Neue *Behandlungsmethode* der Schizophrenie, Wien/Leipzig 1935;

Schaffer, Karl, *Frage* des Verhältnisses zwischen Neurologie und Psychiatrie, in: Psychiatr.-Neurol. Wschr. 34 (1932), S. 488 f.;

Schaltenbrand, Georg, Die *Multiple Sklerose* des Menschen, Leipzig 1943;

Schmidt, *Zehn Jahre* Reichsverband, in: Psychiatr.-Neurol. Wschr. 32 (1930), S. 343 ff.;

Schneider, Carl, Behandlung und Verhütung der Geisteskrankheiten. Allgemeine Erfahrungen, Grundsätze, Technik, Biologie, Berlin 1939;

Schneider, Carl, Die moderne *Behandlung* der Geistesstörungen. Die Psychiatrie im Kampf um die Volksgesundheit, in: Gesundheitsführung. Ziel und Weg 5 (1943), S. 186-192;

Schröder, Paul, *Gründung* und Erste Tagung der Deutschen Gesellschaft für Kinder-Psychiatrie und Heilpädagogik in Wien, in: Zschr. psych. Hyg. 13 (1940), S. 67-71;

Schütt, [Eduard], Die *Abteilung* für Erb- und Rassenpflege, in: Hans Reiter (Hg.), Ziele und Wege des Reichsgesundheitsamtes im Dritten Reich. Zum 60jährigen Bestehen des Reichsgesundheitsamtes, Leipzig 1936, S. 71-76;

Selbach, H.[elmut], *Jahresversammlung* deutscher Neurologen und Psychiater in Marburg an der Lahn vom 9. bis 12. IX.1948, in: Zbl. Neurol. Psychiatr. 107 (1949), S. 1-33;

Siemens, [Fritz]/[August] Zinn, *Psychiatrie* und Seelsorge, in: Bericht über die von dem Verein der deutschen Irrenärzte in der Jahressitzung vom 25. Mai 1893 zu Frankfurt a./M. gepflogenen Verhandlungen und gefassten Beschlüsse, hg. vom Verein der deutschen Irrenärzte, München 1893, S. 1-17;

Simon, Hermann, *Aktivere Krankenbehandlung* in der Irrenanstalt (1929), ND Bonn 1986;

Sommer, Robert, Die *Einrichtung* von öffentlichen Schlaf- und Ruhehallen, in: Die Krankenpflege 2 (1902/03), S. 528-530;

Sommer, Robert, Die *Internationale Hygieneausstellung* in Dresden 1930, besonders vom Standpunkt der psychischen Hygiene, in: Psychiatr.-Neurol. Wschr. 32 (1930), S. 387-392;

Sommer, Robert, Die *Verhandlungen* über psychische Hygiene in Paris vom 29. bis 31. Mai *1932*, in: Zschr. psych. Hyg. 5 (1932), S. 156-160;

Strauch, Dr., *Bericht* über die 5. Jahresversammlung der Gesellschaft Deutscher Neurologen und Psychiater, Wiesbaden, 25. bis 28. März 1939, in: Psychiatr.-Neurol. Wschr. 41 (1939), S. 210-213;

Sterilisation. Tür auf, Tür zu, in: Der Spiegel Nr. 50, 9.12.1964, S. 32 f.;

Thums, Karl, *Rückblick* auf den internationalen Kongress für Bevölkerungswissenschaft in Paris 1937, in: Ziel und Weg 7 (1937), S. 531-536;

Tidow, [Georg], *Insulinbehandlung* Schizophrener auf Kosten der Krankenkassen, in: Medizinische Klinik 33 (1937), S. 1377;

Trunk, Hans, *Unterbringung* in Heil- und Pflegeanstalten als Sicherungsmaßnahme in: Zschr. psych. Hyg. 9 (1936), S. 120-126;

Tzschucke, Siegfried, Die unehelich *Geborenen*, ein empfindlicher Wertmesser für die sittliche Kraft unseres Volkes, in: Archiv für Rassen- und Gesellschaftsbiologie 36 (1942), S. 83-148;

Unger, Hellmuth, *Sendung* und Gewissen, Berlin 1936:

Verhandlungen der Gesellschaft Deutscher Neurologen und Psychiater. Erste Jahresversammlung, gehalten in Dresden vom 1.-4. September *1935*, Berlin 1935;

Verhandlungen der Gesellschaft Deutscher Neurologen und Psychiater. Vierte Jahresversammlung, gehalten in Dresden vom 25-27. September *1938* in Köln, Berlin 1938;

Verhandlungen der Gesellschaft Deutscher Neurologen und Psychiater. Fünfte Jahresversammlung, gehalten in Dresden vom 26.-28. März *1939* in Wiesbaden, Berlin 1939;

Villinger, Werner, *Erfahrungen* mit dem Erbkrankheitenverhütungsgesetz. Vortrag, gehalten auf der 67. Versammlung des Vereins der Irren- und Nervenärzte von Niedersachsen und Westfalen, Bad Pyrmont, 4. Mai 1935, in: Zschr. psych. Hyg. 8 (1935), S. 70-85;

Villinger, Werner, *Fürsorge* für seelisch abnorme Kinder und Jugendliche, in: Gesundheitsbehörde Hamburg (Hg.), Hygiene und soziale Hygiene in Hamburg. Zur 90. Versammlung der Deutschen Naturforscher und Ärzte in Hamburg im Jahre 1928, Hamburg 1928, S. 317-324;

Wauschkuhn, E.[ugen], Die *Freigabe* der Vernichtung lebensunwerten Lebens, in: Psychiatr.-Neurol. Wschr. 24 (1922), S. 215-217;

Weygandt, Wilhelm, Bericht über den I. *Internationalen Kongreß für psychische Hygiene* in Washington, 5. bis 10. Mai *1930*, in: Psychiatr.-Neurol. Wschr. 32 (1930), S. 275-278;

[Winkler], *Gesellschaft Deutscher Neurologen und Psychiater*. Tagung in Göttingen vom 22.-25. September 1949, in: Zbl. Neurol. Psychiatr. 108 (1950), S. 297-332;

Winter, Georg/Hans Naujoks, Der künstliche *Abort* (1925), 2. Aufl., Stuttgart 1932;

Winter, Georg, Die künstliche *Schwangerschaftsunterbrechung*. Indikationen und Methoden, hg. v. Georg Naujoks, 3. Aufl., Stuttgart 1949;

Witzleben, Henry D. v., Die *Behandlung* der chronischen Encephalitis epidemica (Parkinsonismus) mit der »Bulgarischen Kur«, Berlin 1938;

Witzleben, Henry D. v., *Methods* of Treatment in Postencephalitic Parkinsonism, New York 1942;

Ziegelroth, Lothar, *Bericht* über Besichtigung der *Insulinstation* der Heilanstalt Eglfing, in: Psychiatr.-Neurol. Wschr. 39 (1937), S. 496-498;

Ziegelroth, Lothar, *Bericht* über die 3. *Jahresversammlung der Gesellschaft Deutscher Neurologen und Psychiater* in München vom 20. bis 23. September *1937*, in: Psychiatr.-Neurol. Wschr. 39 (1937), S. 572-575, 583-587, 596-598;

Zutt, Jürg, Über die gegenwärtige *Situation* der Psychotherapie, in: Der Nervenarzt 8 (1935), S. 1-6;

Sekundärliteratur

Abelshauser, Werner, Die *Weimarer Republik* – Ein Wohlfahrtsstaat?, in: ders. (Hg.), Die Weimarer Republik als Wohlfahrtsstaat. Zum Verhältnis von Wirtschafts- und Sozialpolitik in der Industriegesellschaft, Stuttgart 1987, S. 9-31;

Adams, Andrea, *Psychopathologie* und »Rasse«. Verhandlungen »rassischer« Differenz in der Erforschung psychischer Leiden (1890-1933), Bielefeld, 2013;

Aly, Götz, Die Belasteten. »Euthanasie« 1939-1945. Eine Gesellschaftsgeschichte, Frankfurt/Main 2013;

Aly, Götz, Der saubere und der schmutzige *Fortschritt*, in: Beiträge zur nationalsozialistischen Gesundheits- und Sozialpolitik, Bd. 2: Reform und Gewissen. »Euthanasie« im Dienst des Fortschritts, Berlin 1985, S. 9-78;

Aly, Götz, *Medizin* gegen Unbrauchbare, in: Beiträge zur nationalsozialistischen Gesundheits- und Sozialpolitik 1 (1985), S. 9-74;

Anthuber, Christoph/Matthias Wilhelm Beckmann/Johannes Dietl/Fritz Dross/Wolfgang Frobenius/Florian Bruns (Hg.), *Herausforderungen*. 100 Jahre Bayerische Gesellschaft für Geburtshilfe und Frauenheilkunde, Stuttgart 2012;

Aperdannier, Stefanie, Die *Anfänge* der Psychiatrie in Bethel, in: Ravensberger Blätter 2006, H. 2, S. 1-19;

Aperdannier, Stefanie, *Psychiatrie* in Bethel. Geisteskrankenfürsorge im Spannungsfeld »christlicher Liebesthätigkeit«, staatlicher Interessen und ärztlicher Professionalisierungsbestrebungen (1886-1914), Magisterarbeit Aachen 2008;

Armbruster, Jan, *Edmund Robert Forster* (1878-1933). Lebensweg und Werk eines deutschen Neuropsychiaters, Greifswald 1999;

Ash, Mitchel G., *Wissenschaft und Politik als Ressourcen für einander*, in: Rüdiger vom Bruch/Brigitte Kaderas (Hg.), Wissenschaften und Wissenschaftspolitik. Bestandsaufnahmen zu Formationen, Brüchen und Kontinuitäten im Deutschland des 20. Jahrhunderts, Stuttgart 2002, S. 32-51;

Ash, Mitchell G., *Wissenschaft und Politik. Eine Beziehungsgeschichte* im 20. Jahrhundert, in: Archiv für Sozialgeschichte 50 (2010), S. 11-46;

Ash, Mitchell G., *Wissenschaft(en)* und Öffentlichkeit(en) als Ressourcen füreinander. Weiterführende Bemerkungen zur Beziehungsgeschichte, in: Sybilla Nikolow/Arne Schirmacher (Hg.), Wissenschaft und Öffentlichkeit als Ressourcen füreinander. Studien zur Wissenschaftsgeschichte im 20. Jahrhundert, Frankfurt/Main/ New York, 2007, S. 349-362;

Ayass, Wolfgang, *»Asoziale«* im Nationalsozialismus, Stuttgart 1995;

Bach, Wilhelm, Die Dritten *50 Jahre*. Das Niedersächsische Landeskrankenhaus Hildesheim, in: 150 Jahre Niedersächsisches Landeskrankenhaus Hildesheim 1827-1977, hg. v. Sozialminister des Landes Niedersachsen, Hildesheim 1977, S. 35-52;

Barkhoff, Jürgen/Hartmut Böhme/Jeanne Riou (Hg.), Netzwerke. Eine Kulturtechnik der Moderne, Köln u.a. 2004;

Bauer, H.J., *Heinrich Pette* (1887-1964), in: Hans Schliack/Hanns Hippius (Hg.), Nervenärzte. Biographien, Stuttgart/New York 1998, S. 129-137

Becker-von Rose, Peta, Carl Schneider – wissenschaftlicher Schrittmacher der Euthanasieaktion und Universitätspsychiater in Heidelberg 1933-1945, in: Gerrit Hohendorf/Achim Magull-Seltenreich (Hg.), Von der Heilkunde zur Massentötung. Medizin im Nationalsozialismus, Heidelberg 1990, S. 91-108;

Beddies, Thomas, »Aktivere Krankenbehandlung« und »Arbeitstherapie«. Anwendungsformen und Begründungszusammenhänge bei Hermann Simon und Carl Schneider, in: Hans-Walter Schmuhl/Volker Roelcke (Hg.), »Heroische Therapien«. Die deutsche Psychiatrie im internationalen Vergleich 1918-1945, Göttingen 2013, S. 268-286;

Beddies, Thomas, Die Forschungsabteilung in der Landesanstalt Brandenburg-Görden, in: ders./Kristina Hübener (Hg.), Dokumente zur Psychiatrie im Nationalsozialismus, Berlin 2003, S. 261-270;

Beddies, Thomas (Hg.), Im Gedenken der Kinder. Die Kinderärzte und die Verbrechen an Kindern in der NS-Zeit/In Memory of the Children: Pediatricians and Crimes against Children in the Nazi Period, Berlin 2012;

Beddies, Thomas, Kinder und Jugendliche in der brandenburgischen Heil- und Pflegeanstalt Görden als Opfer der NS-Medizinverbrechen, in: Kristina Hübener (Hg.), Brandenburgische Heil- und Pflegeanstalten in der NS-Zeit, Berlin 2002, S. 129-154;

Beddies, Thomas, Kinder-»Euthanasie« in Berlin-Brandenburg, in: ders./Kristina Hübener (Hg.), Dokumente zur Psychiatrie im Nationalsozialismus, Berlin 2003, S. 219-248;

Beddies, Thomas, Universitätspsychiatrie im Dritten Reich. Die Nervenklinik der Charité unter Karl Bonhoeffer und Maximinian de Crinis, in: Rüdiger vom Bruch/Rebecca Schaarschmidt (Hg.), Die Berliner Universität in der NS-Zeit, Bd. 2: Fachbereiche und Fakultäten, Stuttgart 2005, S. 55-72;

Beddies, Thomas, Zwangssterilisation und »Euthanasie«. Die Psychiatrische und Nervenklinik der Charité unter Karl Bonhoeffer und Maximinian de Crinis, in: Hanfried Helmchen (Hg.), Psychiater und Zeitgeist. Zur Geschichte der Psychiatrie in Berlin, Lengerich 2008, S. 275-287;

Benad, Matthias, Bethels Verhältnis zum Nationalsozialismus, in: ders./Regina Mentner (Hg.), Zwangsverpflichtet. Kriegsgefangene und zivile Zwangsarbeiter(-innen) in Bethel und Lobetal 1939-1945, Bielefeld 2002, S. 27-66;

Benad, Matthias, Die Fürsorgeerziehung in Freistatt von 1899 bis in die frühe Bundesrepublik, in: ders./Hans-Walter Schmuhl/Kerstin Stockhecke (Hg.), Endstation Freistatt. Fürsorgeerziehung in den v. Bodelschwinghschen Anstalten Bethel bis in die 1970er Jahre, 2. Aufl., Bielefeld 2011, S. 55-140;

Benzenhöfer, Udo, Bemerkungen zur Planung der NS-»Euthanasie«, in: Arbeitskreis zur Erforschung der nationalsozialistischen »Euthanasie« und Zwangssterilisation (Hg.), Der sächsische Sonderweg bei der NS-»Euthanasie«. Fachtagung vom 15. bis 17. Mai 2001 in Pirna-Sonnenstein, Ulm 2001, S. 21-53;

Benzenhöfer, Udo, Der Briefwechsel zwischen Hans Heinze und Paul Nitsche (1943/44), in: Thomas Beddies/Kristina Hübener (Hg.), Dokumente zur Psychiatrie im Nationalsozialismus, Berlin 2003, S. 271-285;

Benzenhöfer, Udo, Zur Genese des Gesetzes zur Verhütung erbkranken Nachwuchses, Münster 2006;

Benzenhöfer, Udo, Hans Heinze: Kinder- und Jugendpsychiatrie und »Euthanasie«, in: Thomas Oelschläger (Bearb.), Beiträge zur NS-»Euthanasie«-Forschung 2002. Fachtagungen vom 24. bis 26. Mai 2002 in Linz und Hartheim/Alkoven und vom 15. bis 17. November 2002 in Potsdam, Ulm 2003, S. 9-51;

Benzenhöfer, Udo, »Kinderfachabteilungen« und »NS-Kindereuthanasie«, Wetzlar 2000;

Beushausen, Ulrich/Hans-Joachim Dahms/Thomas Koch/Almuth Massing/Konrad Obermann, Die Medizinische Fakultät im Dritten Reich, in: Heinrich Becker/Hans-Joachim Dahms/Cornelia Wegeler (Hg.), Die Universität Göttingen unter dem Nationalsozialismus. Das verdrängte Kapitel ihrer 250jährigen Geschichte, 2. Aufl., München 1998, S. 183-286;

Beyer, Christoph, Die Einführung der »heroischen« Therapien in den Heil- und Pflegeanstalten der Provinz Hannover, in: Hans-Walter Schmuhl/Volker Roelcke (Hg.), »Heroische Therapien«. Die deutsche Psychiatrie im internationalen Vergleich 1918-1945, Göttingen 2013, S. 233-250;

Beyer, Christoph, Gottfried Ewald und die »Aktion T4« in Göttingen, in: Der Nervenarzt 84 (2013), S. 1049-1055;

Beyer, Christoph, Von der »Kreis-Irrenanstalt« zum Pfalzklinikum. Eine Geschichte der Psychiatrie in Klingenmünster, [Kaiserslautern] 2009;

Bielka, Heinz, Die Medizinisch-Biologischen Institute Berlin-Buch. Beiträge zur Geschichte, Berlin 1997;

Blanke, Bernhard, Der deutsche Faschismus als Doppelstaat, in: Kritische Justiz 8 (1975), S. 219-243;

Bock, Gisela, Zwangssterilisation im Nationalsozialismus. Studien zur Rassenpolitik und Frauenpolitik, Opladen 1986/ND Münster 2010;

Böhm, Boris, Funktion und Verantwortung des Sächsischen Innenministeriums während der »Aktion T4«, in: Arbeitskreis zur Erforschung der nationalsozialistischen »Euthanasie« und Zwangssterilisation (Hg.), Der sächsische Sonderweg bei der NS-»Euthanasie«. Fachtagung vom 15. bis 17. Mai 2001 in Pirna-Sonnenstein, Ulm 2001, S. 63-90;

Böhm, Boris, Paul Nitsche – Reformpsychiater und Hauptakteur der NS-»Euthanasie«, in: Der Nervenarzt 83 (2012), S. 293-302;

Böhm, Boris/Hagen Markwardt, Hermann Paul Nitsche (1876-1948). Zur Biografie eines Reformpsychiaters und Hauptakteurs der NS-»Euthanasie«, in: Boris Böhm (Bearb.), Nationalsozialistische Euthanasieverbrechen. Beiträge zur Aufarbeitung ihrer Geschichte in Sachsen, Dresden 2004, S. 71-104;

Böhme, Hartmut, Netzwerke. Zur Theorie und Geschichte einer Konstruktion, in: Jürgen Barkhoff/Hartmut Böhme/Jeanne Riou (Hg.), Netzwerke. Eine Kulturtechnik der Moderne, Köln u.a. 2004, S. 17-36;

Boerner, Reinhard J., Ernst Kretschmers »Körperbau und Charakter« 1921. Eine kritische Würdigung nach 90 Jahren, in: Schriftenreihe der Deutschen Gesellschaft für Geschichte der Nervenheilkunde 19 (2013), S. 183-204;

Borck, Cornelius, Hirnströme. Eine Kulturgeschichte der Elektroenzephalographie, Göttingen 2005;

Borck, Cornelius, Die Welt auf der Kippe – Psychiatrie und Krisenanalyse bei Helmut Selbach, in: Hanfried Helmchen (Hg.), Psychiater und Zeitgeist. Zur Geschichte der Psychiatrie in Berlin, Lengerich 2008, S. 351-368;

Bothe, Detlef, Neue Deutsche Heilkunde 1933-1945. Dargestellt an der Zeitschrift »Hippokrates« und der Entwicklung der volksheilkundlichen Laienbewegung, Husum 1991;

Bott, Jutta M., »Da kommen wir her, da haben wir mitgemacht …«. Lebenswirklichkeiten und Sterben in der Lippischen Heil- und Pflegeanstalt Lindenhaus während der Zeit des Nationalsozialismus, Lemgo 2001;

Brändle, Hans-Ullrich, Aufartung und Ausmerze. NS-Rassen- und Bevölkerungspolitik im Kräftefeld zwischen Wissenschaft, Partei und Staat am Beispiel des »angeborenen Schwachsinns«, in: Projektgruppe »Volk und Gesundheit« (Hg.), Volk und Gesundheit. Heilen und Vernichten im Nationalsozialismus, Tübingen 1982, S. 149-169;

Bräutigam, W./Christine Teller, John Rittmeister, in: Der Nervenarzt 64 (1993), S. 285-289;

Brieler, P., Sorgenkinder in der Wehrmachtspsychologie, in: Psychologie und Gesellschaftskritik 12 (1988), S. 51-75;

Brill, Werner, Pädagogik der Abgrenzung. Die Implementierung der Rassenhygiene im Nationalsozialismus durch die Son- derpädagogik, Bad Heilbrunn 2011;

Brink, Cornelia, Grenzen der Anstalt. Psychiatrie und Gesellschaft in Deutschland 1860-1980, Göttingen 2010;

Broch, Jan/Markus Rassiller/Daniel Scholl (Hg.), Netzwerke der Moderne. Erkundungen und Strategien, Würzburg 2007;

Broszat, Martin, Der Staat Hitlers. Grundlegung und Entwicklung seiner inneren Verfassung, 7. Aufl., München 1978;

Bruns, Katja, Anthropologie zwischen Theologie und Naturwissenschaft bei Paul Tillich und Kurt Goldstein, Göttingen 2011;

Burgmair, Wolfgang/Nikolaus Wachsmann/Matthias M. Weber, »Die soziale Prognose wird damit sehr trübe …«. Theodor Viernstein und die kriminalbiologische Sammelstelle in Bayern, in: Michael Farin (Hg.), Polizeireport München, München 1999, S. 250-287;

Burleigh, Michael, Tod und Erlösung. Euthanasie in Deutschland 1900-1945, Zürich 2002;

Burt, Ronald, Structural Holes: The Social Structure of Competition, Cambridge/Mass. 1992;

Bussiek, Dagmar, Franz Günther Ritter von Stockert – Wanderer zwischen Ost und West, in: Schriftenreihe der Deutschen Gesellschaft für Geschichte der Nervenheilkunde 9 (2003), S. 25-31;

Castell, Rolf/Jan Nedoschill, Madeleine Rupps/Dagmar Bussik, Geschichte der Kinder- und Jugendpsychiatrie in Deutschland in den Jahren 1937 bis 1961, Göttingen 2003;

Chroust, Peter (Hg.), Friedrich Mennecke. Innenansichten eines medizinischen Täters im Nationalsozialismus. Eine Edition seiner Briefe 1935-1947, 2 Bde., 2. Aufl., Hamburg 1988;

Civelekler, Ismail Hakki, Life, Personality and Works of ord. Prof. Dr. Fahrettin Kerim Gokay, 2010 (türkisch mit englischem Abstract);

Clement, Julian/Björn Rohwer, Der Skandal um den »Euthanasie«-Arzt Werner Heyde in den ost- und westdeutschen Medien, in: Sönke Zankel (Hg.), Skandale in Schleswig-Holstein. Beiträge zum Geschichtswettbewerb des Bundes- präsidenten, Kiel 2012, S. 129-166;

Cocks, Geoffrey, Psychotherapy in the Third Reich: The Göring Institute, 2. Aufl., New Brunswick/London 1997;

Cottebrune, Anne, Franz Josef Kallmann (1897-1965) und der Transfer psychiatrisch-genetischer Wissenschaftskonzepte vom NS-Deutschland in die USA. Wissenstransfer im Kontext nordamerikanischer Eugenik, in: Medizinhistorisches Journal 44 (2009), S. 296-324;

v. Cranach, Michael/Frank Schneider, In Memoriam. Erinnerung und Verantwortung. Ausstellungskatalog. Remembrance and Responsibility: Exhibition Catalogue, Berlin u.a. 2011;

Czarnowski, Gabriele, Österreichs »Anschluss« an Nazi-Deutschland und die österreichische Gynäkologie, in: Christoph Anthuber/Matthias Wilhelm Beckmann/Johannes Dietl/Fritz Dross/Wolfgang Frobenius/Florian Bruns (Hg.), Heraus- forderungen. 100 Jahre Bayerische Gesellschaft für Geburtshilfe und Frauenheilkunde, Stuttgart 2012, S. 138-148;

Czech, Herwig, Erfassen, begutachten, ausmerzen. Das Wiener Hauptgesundheitsamt und die Umsetzung der »Erb- und Rassenpflege« 1938 bis 1945, in: Heinz-Eberhard Gabriel/Wolfgang Neugebauer (Hg.), Vorreiter der Vernichtung? Eugenik, Rassenhygiene und Euthanasie in der österreichischen Diskussion vor 1938. Zur Geschichte der NS-Euthanasie in Wien, Teil III, Wien 2005, S. 19-52;

Dain, Norman, Clifford W. Beers: Advocate for the Insane, Pittsburgh 1980;

Damm, Sabine/Norbert Emmerich, Die Irrenanstalt Dalldorf-Wittenau bis 1933, in: Totgeschwiegen 1933-1945. Zur Geschichte der Wittenauer Heilstätten, seit 1957 Karl-Bonhoeffer-Nervenklinik, hg. von der Arbeitsgruppe zur Er- forschung der Geschichte der Karl-Bonhoeffer-Nervenklinik, 2. Aufl., Berlin 1989, S. 11-47;

Danzer, Gerhard (Hg.), Vom Konkreten zum Abstrakten – Leben und Werk Kurt Goldsteins, Frankfurt/Main 2006;

Danzer, Gerhard, Kurt Goldstein, in: ders., Wer sind wir? – Auf der Suche nach der Formel des Menschen – Anthropologie für das 21. Jahrhundert – Mediziner, Philosophen und ihre Theorien, Ideen und Konzepte, Berlin/Heidelberg/New York 2011, S. 381-393;

Decker, Natalja, *Paul Oskar Morawitz*. Zum 125. Geburtstag am 3. April 2004, in: Rektor der Universität Leipzig (Hg.), Jubiläen 2004. Personen – Ereignisse, Leipzig 2004, S. 19-22;

Delius, Peter, Das *Ende* von Strecknitz. Die Lübecker Heilanstalt und ihre Auflösung 1941. Ein Beitrag zur Sozialgeschichte der Psychiatrie im Nationalsozialismus, Kiel 1988;

Dieckhöfer, Klemens, Frühe *Formen* der Antipsychiatrie und die Reaktion der Psychiatrie, in: Medizinhistorisches Journal 19 (1984), S. 100-111;

Dietz, H.[ermann], *Wilhelm Tönnis* (1898-1978), in: Hans Schliack/Hanns Hippius (Hg.), Nervenärzte. Biographien, Stuttgart/ New York 1998, S. 156-163;

Dörner, Klaus, *Carl Schneider*: Genialer Therapeut, moderner ökologischer Systemtheoretiker und Euthanasiemörder. Zu Carl Schneiders »Behandlung und Verhütung der Geisteskrankheiten«, Berlin 1939, in: Psychiatrische Praxis 13 (1986), S. 112-114;

Dörries, Andrea, Der *Würzburger Schlüssel* von 1933. Diskussionen um die Entwicklung einer Klassifikation psychischer Störungen, in: Thomas Beddies/dies. (Hg.), Die Patienten der Wittenauer Heilstätten in Berlin, 1919-1960, Husum 1999, S. 188-201;

Doetz, Susanne, *Alltag* und Praxis der Zwangssterilisation. Die Berliner Universitätsfrauenklinik unter Walter Stoeckel 1942-1944, med. Diss. Berlin 2010;

Dose, Ralf, *Magnus Hirschfeld*. Deutscher, Jude, Weltbürger, Berlin 2005;

Dowbiggin, Ian, The *Quest* for Mental Health: A Tale of Science, Medicine, Scandal, Sorrow, and Mass Society, Cambridge/ Mass. 2011;

Dreikurs, Rudolf, *Karl Nowotny* 1895-1965, in: Journal of Individual Psychology 21 (1965), S. 324;

Drobner, Jutta, *Aspekte* der Entwicklungsgeschichte der Neurologie – der Beitrag Wilhelm Erbs, med. Diss. Leipzig 1989;

Dross, Fritz, »Von den *Juden*, die nicht mehr in der Gesellschaft sein dürfen…« – »Gleichschaltung« und »Arisierung« am Beispiel der BGGF, in: Christoph Anthuber/Matthias Wilhelm Beckmann/Johannes Dietl/Fritz Dross/Wolfgang Frobenius/Florian Bruns (Hg.), *Herausforderungen*. 100 Jahre Bayerische Gesellschaft für Geburtshilfe und Frauen- heilkunde, Stuttgart 2012, S. 95-114;

Eberle, Henrik, Die *Martin-Luther-Universität* in der Zeit des Nationalsozialismus, Halle 2002;

Eckart, Wolfgang U., *Frau* und Frauenheilkunde im Nationalsozialismus. Anmerkungen zum Themenfeld, offene Fragen, in: Christoph Anthuber/Matthias Wilhelm Beckmann/Johannes Dietl/Fritz Dross/Wolfgang Frobenius/Florian Bruns (Hg.), Herausforderungen. 100 Jahre Bayerische Gesellschaft für Geburtshilfe und Frauenheilkunde, Stuttgart 2012, S. 87-94;

Ehrhardt, Helmut E., *130 Jahre* Deutsche Gesellschaft für Psychiatrie und Nervenheilkunde, Wiesbaden 1972;

Eisenberg, Ulrike, Vom »*Nervenplexus*« zur »Seelenkraft«. Werk und Schicksal des Berliner Neurologen Louis Jacobsohn-Lask (1863-1940), Frankfurt/Main 2005;

Emmerich, Norbert, Die *Wittenauer Heilstätten* 1933-1945, in: Arbeitsgruppe zur Erforschung der Geschichte der Karl-Bon- hoeffer-Nervenklinik (Hg.), Totgeschwiegen 1933-1945. Zur Geschichte der Wittenauer Heilstätten, seit 1957 Karl-Bon- hoeffer-Nervenklinik, 2. Aufl., Berlin 1989, S. 77-92;

Engeli, Christian/Kristina Hübener, *Provinziallandtag* und Provinzialverwaltung 1919-1933/1945, in: Kurt Adamy/Kristina Hübener (Hg.), Geschichte der Brandenburgischen Landtage. Von den Anfängen 1823 bis in die Gegenwart, Potsdam 1998, S. 163-223;

Engstrom, Eric J., Clinical *Psychiatry* in Imperial Germany. A History of Psychiatric Practice, Ithaca u.a. 2003;

Enke, Ulrich, Die ersten *Jahre* der Psychiatrischen Universitätsklinik Gießen unter ihrem Direktor Robert Sommer, in: Uta George (Hg.), Psychiatrie in Gießen. Facetten ihrer Geschichte zwischen Fürsorge und Ausgrenzung, Forschung und Heilung, Gießen 2003, S. 59-92;

Eppinger, Sven, Das *Schicksal* der jüdischen Dermatologen Deutschlands in der Zeit des Nationalsozialismus, Frankfurt/ Main 2001;

Eppinger, Sven/Albrecht Scholz, Der *Einfluss* emigrierter jüdischer Dermatologen aus Deutschland auf die Dermatologie in ihren Gastländern, in: Albrecht Scholz (Hg.), Emigrantenschicksale. Einfluss der Emigranten auf Sozialpolitik und Wis- senschaft in den Aufnahmeländern, Frankfurt/Main 2004, S. 257-261;

Etzemüller, Thomas, *Social engineering* als Verhaltenslehre des kühlen Kopfes. Eine einleitende Skizze, in: ders. (Hg.), Die Ordnung der Moderne. Social Engineering im 20. Jahrhundert, Bielefeld 2009, S. 11-39;

Eulner, Hans-Heinz, Die *Entwicklung* der medizinischen Spezialfächer an den Universitäten des deutschen Sprachgebietes, Stuttgart 1970;

Falk, Beatrice/Friedrich Hauer, *Brandenburg-Görden*. Geschichte eines psychiatrischen Krankenhauses, Berlin 2007;

Falkenstein, Sigrid (unter Mitarbeit von Frank Schneider), Annas Spuren. Ein Opfer der NS-»Euthanasie«, München 2012;

Fangerau, Heiner/Thorsten Halling (Hg.), Netzwerke. Allgemeine Theorie oder Universalmetapher in den Wissenschaften? Ein transdisziplinärer Überblick, Bielefeld 2009;

Fangerau, Heiner, *Urologie* im Nationalsozialismus – Eine medizinische Fachgesellschaft zwischen Professionalisierung und Vertreibung, in: Matthis Krischel/Friedrich Moll/Julia Bellmann/Albrecht Scholz/Dirk Schultheiss (Hg.), Urologen im Nationalsozialismus. Zwischen Anpassung und Vertreibung, Bd. 1, Berlin 2011, S. 13-21;

Fattahi, Mir Taher, *Emil Abderhalden* (1877-1950): Die Abwehrfermente. Ein langer Irrweg oder wissenschaftlicher Betrug?, Berlin 2006;

Faulstich, Heinz, *Hungersterben* in der Psychiatrie 1914-1949. Mit einer Topographie der NS-Psychiatrie, Freiburg 1998;

Faulstich, Heinz, Von der »Irrenfürsorge« zur »Euthanasie«. Geschichte der badischen Psychiatrie bis 1945, Freiburg 1993;

Faulstich, Heinz, Der sächsische *Sonderweg* bei der NS-»Euthanasie«, in: Arbeitskreis zur Erforschung der nationalsozialistischen »Euthanasie« und Zwangssterilisation (Hg.), Der sächsische Sonderweg bei der NS-»Euthanasie«. Fachtagung vom 15. bis 17. Mai 2001 in Pirna-Sonnenstein, Ulm 2001, S. 55-62;

Faulstich, Heinz, Die *Zahl* der »Euthanasie«-Opfer, in: Andreas Frewer/Clemens Eickhoff (Hg.), »Euthanasie« und die aktuelle Sterbehilfe-Debatte. Die historischen Hintergründe medizinischer Ethik, Frankfurt/Main/New York 2000, S. 218-234;

Fellmann, Sabine, Die *Tätigkeit* der medizinisch-wissenschaftlichen Gesellschaften und Vereine im Bereich der Neurologie und Psychiatrie in Deutschland zwischen 1933 und 1945, med. Diss. Leipzig 2000;

Ferdinand, Ursula, Historische *Argumentationen* in den deutschen Debatten zu Geburtenrückgang und differentieller Fruchtbarkeit: Fallbeispiel Karl Valentin Müller (1896-1963), in: Historical Social Research 31 (2006), S. 208-235;

Ferdinand, Ursula, *Bevölkerungswissenschaft* und Rassismus. Die internationalen Bevölkerungskongresse der International Union of the Scientific Investigation of Population Problems (IUSIPP) als paradigmatische Foren, in: Rainer Mackensen (Hg.), Bevölkerungslehre und Bevölkerungspolitik im »Dritten Reich«, Opladen 2004, S. 61-98;

Firnhaber, Wolfgang, Die *Gesellschaft Deutscher Nervenärzte* (DGN) während der Zwangsvereinigung zur Gesellschaft deutscher Neurologen und Psychiater (GDNP) in den Jahren 1934 bis 1939, in: Schriftenreihe der Deutschen Gesellschaft für Geschichte der Nervenheilkunde 15 (2009), S. 387-402;

Firnhaber, Wolfgang, Inwieweit beeinflussten nationalsozialistische rassenhygienische und erbbiologische *Ideen* die Erste Jahresversammlung der Gesellschaft Deutscher Neurologen und Psychiater (GDNP) *1935* in Dresden?, in: Schriftenreihe der Deutschen Gesellschaft für Geschichte der Nervenheilkunde 16 (2010), S. 405-417;

Firnhaber, Wolfgang, Inwieweit beeinflussten nationalsozialistische rassenhygienische und erbbiologische *Ideen* die Zweite und Dritte Jahresversammlung der Gesellschaft Deutscher Neurologen und Psychiater (GDNP) *1936* in Frankfurt am Main und 1937 in München?, in: Schriftenreihe der Deutschen Gesellschaft für Geschichte der Nervenheilkunde 18 (2012), S. 418-429;

Firnhaber, Wolfgang, Inwieweit beeinflussten nationalsozialistische rassenhygienische und erbbiologische *Ideen* die Jahresversammlungen der Gesellschaft Deutscher Neurologen und Psychiater (GDNP) *1938* in Köln und 1939 in Wiesbaden?, in: Schriftenreihe der Deutschen Gesellschaft für Geschichte der Nervenheilkunde 19 (2013), S. 35-46;

Folkers, Andreas/Thomas Lemke (Hg.), *Biopolitik*. Ein Reader, Berlin 2014;

Forsbach, Ralf, *Friedrich Panse* – etabliert in allen Systemen. Psychiater in der Weimarer Republik, im »Dritten Reich« und in der Bundesrepublik, in: Der Nervenarzt 83 (2012), S. 329-336;

Forsbach, Ralf, Die *Medizinische Fakultät* der Universität Bonn im »Dritten Reich«, München 2006;

Forsbach, Ralf/Hans-Georg Hofer, Die *Deutsche Gesellschaft für Innere Medizin* in der NS-Zeit. Ausstellung aus Anlass des 121. Kongresses der Deutschen Gesellschaft für Innere Medizin, 18.-21. April 2015 in Mannheim, Wiesbaden 2015;

Foucault, Michel, Der *Wille* zum Wissen (= Sexualität und Wahrheit, Bd. 1), Frankfurt/Main 1977;

Fraenkel, Ernst, Der *Doppelstaat*, Frankfurt/Main 1984;

Freis, David, Die »*Psychopathen*« und die »Volksseele«. Psychiatrische Diagnosen des Politischen und die Novemberrevolution 1918/1919, in: Hans-Walter Schmuhl/Volker Roelcke (Hg.), »Heroische *Therapien*«. Die deutsche Psychiatrie im internationalen Vergleich 1918-1945, Göttingen 2013, S. 48-68;

Frings, Bernhard, Zu melden sind sämtliche *Patienten*… NS-»Euthanasie« und Heil- und Pflegeanstalten im Bistum Münster, Münster 1994;

Frings, Bernhard, *150 Jahre* St. Rochus-Hospital Telgte (1848-1998), Dülmen 1998;

Frobenius, Wolfgang, *BGGF-Ehrenmitglieder* und das »Dritte Reich«, in: Christoph Anthuber/Matthias Wilhelm Beckmann/ Johannes Dietl/Fritz Dross/Wolfgang Frobenius/Florian Bruns (Hg.), Herausforderungen. 100 Jahre Bayerische Gesellschaft für Geburtshilfe und Frauenheilkunde, Stuttgart 2012, S. 115-137;

Frowein, R.[einhold] A./H.[ermann] Dietz/Kea Franz, *Namensglossar* der Pioniere, Leiter und Förderer neurochirurgischer Einrichtungen, in: Neurochirurgie in Deutschland: Geschichte und Gegenwart. 50 Jahre Deutsche Gesellschaft für Neurochirurgie, hg. im Auftrag der Deutschen Gesellschaft für Neurochirurgie, Wien 2001, S. 429-468;

Frowein, R.[einhold] A./H.[ermann] Dietz/D.[etlef] E.[rnst] Rosenow/H.[ans-] E.[kkehart] Vitzthum, *Neurochirurgie* in Deutschland von 1932 bis 1945, in: Neurochirurgie in Deutschland: Geschichte und Gegenwart. 50 Jahre Deutsche Gesellschaft für Neurochirurgie, hg. im Auftrag der Deutschen Gesellschaft für Neurochirurgie, Wien 2001, S. 79-95;

Gabriel, Eberhard, *Josef Berze* (1866-1957). Anstaltspsychiater, Psychopathologe, Schizophrenieforscher, Reformpsychiater, in: Schriftenreihe der Deutschen Gesellschaft für Geschichte der Nervenheilkunde 20 (2014), S. 285-300;

Ganssmüller, Christian, Die *Erbgesundheitspolitik* des Dritten Reiches. Planung, Durchführung und Durchsetzung, Köln/ Wien 1987;

Geiger, Ingeborg, Das *Leben* und Werk von Wilhelm Tönnis unter besonderer Berücksichtigung seiner Würzburger Zeit, Diss. Würzburg 1981;

Gerhard, Uwe-Jens/Anke Schönberg, Der malende *Nervenarzt* Rudolf Lemke (1906–1957), in: Schriftenreihe der Deutschen Gesellschaft für Geschichte der Nervenheilkunde 20 (2014), S. 531-550;

Germann, Urs, Ein *Insulinzentrum* auf dem Land. Die Einführung der Insulinbehandlung und der therapeutische Aufbruch in der Schweizer Psychiatrie der Zwischenkriegszeit, in: Hans-Walter Schmuhl/Volker Roelcke (Hg.), »Heroische Therapien«. Die deutsche Psychiatrie im internationalen Vergleich 1918-1945, Göttingen 2013, S. 149-167;

Gerrens, Uwe, Medizinisches *Ethos* und theologische Ethik. Karl und Dietrich Bonhoeffer in der Auseinandersetzung um Zwangssterilisation und »Euthanasie« im Nationalsozialismus, München 1996;

Geuter, Ulfried, Die *Professionalisierung* der deutschen Psychologie im Nationalsozialismus, Frankfurt/Main 1984;

Geyer, Christian (Hg.), *Biopolitik*. Die Positionen, Frankfurt/Main 2001;

Göbel-Braun, Peter, Prof. Dr. med. *Willi Enke* – »deutsch, evangelisch, arischer Abstammung«, in: Hans-Walter Schmuhl (Hg.), Hundert Jahre Jugendhilfe Hephata Diakonie, 1908-2008, Schwalmstadt-Treysa 2008, S. 51-54;

Godau-Schüttke, Klaus-Detlev, Die *Heyde/Sawade-Affäre*, 2. Aufl., Baden-Baden 2001;

Gould, Roger V./Roberto M. Fernandez, Structures in Mediation: A Formal Approach to Brokerage in Transaction Networks, in: Sociological Methodology 19 (1989), S. 89-126;

Granovetter, Mark S., The Strength of Weak Ties, in: American Journal of Sociology 78 (1973), S. 1360-1380;

Grau, Günter, *Hans Bürger-Prinz* (1897-1976), in: Volkmar Sigusch/Günter Grau (Hg.), *Personenlexikon* der Sexualforschung, Frankfurt/Main / New York 2009, S. 100-105

Grau, Günter, *Hans von Hattingberg* (1879-1944), in: Volkmar Sigusch/Günter Grau (Hg.), *Personenlexikon* der Sexualforschung, Frankfurt/Main / New York 2009, S. 263-265;

Grau, Günter, *Julius Deussen* (1906-?1974), in: Volkmar Sigusch/Günter Grau (Hg.), *Personenlexikon* der Sexualforschung, Frankfurt/Main / New York 2009, S. 114-117;

Grell, Ursula, *Karl Bonhoeffer* und die Rassenhygiene, in: Totgeschwiegen 1933-1945. Zur Geschichte der Wittenauer Heilstätten, seit 1957 Karl-Bonhoeffer-Nervenklinik, hg. v. Arbeitsgruppe zur Erforschung der Geschichte der Karl-Bonhoeffer-Nervenklinik, 2. Aufl., Berlin 1989, S. 207-218;

Grob, Gerald N., Mental Illness and American Society, 1875-1940, Princeton 1983;

Grode, Walter, Die »*Sonderbehandlung 14f13*« in den Konzentrationslagern des Dritten Reiches. Ein Beitrag zur Dynamik faschistischer Vernichtungspolitik, Frankfurt/Main 1987;

Groß, Dominik/Matthis Krischel/Matthias Schmidt, Medizinische *Fachgesellschaften* im Nationalsozialismus – Bestandsaufnahme und Perspektiven, erscheint demnächst;

Gruchmann, Lothar, *Euthanasie* und Justiz im Dritten Reich, in: Vierteljahrshefte für Zeitgeschichte 20 (1972), S. 235-279;

Grütter, Angela-Maria, *Hermann Simon*. Die Entwicklung der Arbeits- und Beschäftigungstherapie in der Anstaltspsychiatrie. Eine biographische Betrachtung, Herzogenrath 1995;

Grüttner, Michael, Biographisches *Lexikon* zur nationalsozialistischen Wissenschaftspolitik, Heidelberg 2004;

Habermas, Jürgen, Verwissenschaftlichte *Politik* und öffentliche Meinung (1963), in: ders., Technik und Wissenschaft als »Ideologie«, Frankfurt/Main 1968, S. 120-145;

Hachmann-Gleixner, Marion, Das *Psychologische Institut* Heidelberg im Nationalsozialismus und in der Nachkriegszeit, Diplomarbeit Heidelberg 2004;

Hachtmann, Rüdiger, »Neue *Staatlichkeit*« im NS-System – Überlegungen zu einer systematischen Theorie des NS-Herrschaftssystems und ihrer Anwendung auf die mittlere Ebene der Gaue, in: Jürgen John/Horst Möller (Hg.), Die NS-Gaue – regionale Mittelinstanzen im zentralistischen »Führerstaat«?, München 2007, S. 56-79;

Hachtmann, Rüdiger, *Wissenschaftsgeschichte* in der ersten Hälfte des 20. Jahrhunderts, in: Archiv für Sozialgeschichte 48 (2008), S. 539-606;

Hänsel, Dagmar, *Karl Tornow* als Wegbereiter der sonderpädagogischen Profession. Die Grundlegung des Bestehenden in der NS-Zeit, Bad Heilbrunn 2008;

Hänsel, Dagmar, Die *NS-Zeit* als Gewinn für Hilfsschullehrer, Bad Heilbrunn 2006;

Hagner, Michael, Geniale Gehirne. Zur Geschichte der Elitegehirnforschung, 2. Aufl., Göttingen 2005;

Hagner, Michael, Im *Pantheon* der Gehirne. Die Elite- und Rassengehirnforschung von Oskar und Cécile Vogt, in: Hans-Walter Schmuhl (Hg.), Rassenforschung an Kaiser-Wilhelm-Instituten vor und nach 1933, Göttingen 2003, S. 99-144;

Hahn, Daphne, *Biopolitik* und Modernisierung. Sterilisation und Schwangerschaftsabbruch in Deutschland nach 1945, Frankfurt/New York 2000;

Halling, Thorsten/Heiner Fangerau, Netzwerke – Eine allgemeine Theorie oder die Anwendung einer Universalmetapher in den Wissenschaften?, in: Heiner Fangerau/Thorsten Halling (Hg.), Netzwerke. Allgemeine Theorie oder Universalmetapher in den Wissenschaften? Ein transdisziplinärer Überblick, Bielefeld 2009, S. 267-285;

Hamann, Annett, »*Männer* der kämpfenden Wissenschaft«: Die 1945 geschlossenen NS-Institute der Universität Jena, in: Uwe Hoßfeld/Jürgen John/Oliver Lemuth/Rüdiger Stutz (Hg.), »Kämpferische Wissenschaft«. Studien zur Universität Jena im Nationalsozialismus, Köln u.a. 2003, S. 202-234;

Hamann-Roth, Matthias, Die *Einführung* der Insulinschocktherapie im Deutschen Reich 1935 bis 1937, Wetzlar 2001;

Hanrath, Sabine, Zwischen »Euthanasie« und Psychiatriereform. Anstaltspsychiatrie in Westfalen und Brandenburg: Ein
deutsch-deutscher Vergleich (1945-1964), Paderborn u.a. 2002;

Harrington, Anne, Die Suche nach Ganzheit. Die Geschichte biologisch-psychologischer Ganzheitslehren. Vom Kaiserreich
bis zur New-Age-Bewegung, Reinbek 2002;

Harten, Hans-Christian/Uwe Neirich/Matthias Schwerendt, Rassenhygiene als Erziehungsideologie des Dritten Reichs.
Bio-bibliographisches Handbuch, Berlin 2006;

Hartenstein, Fritjof, Leben und Werk des Psychiaters Ernst Grünthal (1894-1972), Diss. Mainz 1976;

Harwood, Jonathan, Styles of Scientific Thought. The German Genetics Community 1900-1933, Chicago 1993;

Haug, Alfred, Die Reichsarbeitsgemeinschaft für eine Neue Deutsche Heilkunde (1935/36). Ein Beitrag zum Verhältnis von
Schulmedizin, Naturheilkunde und Nationalsozialismus, Husum 1985;

Hausmann, Frank-Rutger, Die Geisteswissenschaften im »Dritten Reich«, Frankfurt/Main 2011;

Hausmann, Frank-Rutger/Elisabeth Müller-Luckner (Hg.), Die Rolle der Geisteswissenschaften im Dritten Reich, 1933-1945,
München 2002;

Heesch, Eckhard, Nationalsozialistische Zwangssterilisierungen psychiatrischer Patienten in Schleswig-Holstein, in:
Demokratische Geschichte. Jahrbuch zur Arbeiterbewegung und Demokratie in Schleswig-Holstein 1995/Nr. 9, S.
55-102;

Heimann, Hans, Ernst Kretschmer (1888-1964), in: Hans Schliack/Hanns Hippius (Hg.), Nervenärzte. Biographien, Stuttgart/
New York 1998, S. 102-110;

Helmchen, Hanfried, Bonhoeffers Position zur Sterilisation psychisch Kranker, in: Der Nervenarzt 86 (2015), S. 77-82;

Helmchen, Hanfried, Research with Incompetent Patients. A Current Problem in Light of German History, in: European
Psychiatry 13 (1998), S. 93s-100s;

Hennermann, Hermann, Werner Heyde und seine Würzburger Zeit, in: Gerhardt Nissen/Gundolf Keil (Hg.), Psychiatrie auf
dem Wege zur Wissenschaft, Stuttgart/New York 1985, S. 55-61;

Hermanns, Ludger M./Michael Schröter/Harry Stroeken, Von der Psychotherapie zur Psychoanalyse. Max Levy-Suhl (1876-
1947), in: Luzifer-Amor. Zeitschrift zur Geschichte der Psychoanalyse 53 (2014), S. 141-167;

Hermeler, Ludwig, Die Euthanasie und die späte Unschuld der Psychiater. Massenmord, Bedburg-Hau und das Geheimnis
rheinischer Widerstandslegenden, Essen 2002;

Herrn, Rainer, Magnus Hirschfeld (1868-1935), in: Volkmar Sigusch/Günter Grau (Hg.), Personenlexikon der Sexualforschung,
Frankfurt/Main / New York 2009, S. 284-294;

Herrn, Rainer, Wie die Traumdeutung durch die Türritze einer geschlossenen Anstalt sickert. Zum Umgang mit der Psychoanalyse an der Psychiatrischen und Nervenklinik der Charité, in: Hans-Walter Schmuhl/Volker Roelcke (Hg.), »Heroische
Therapien«. Die deutsche Psychiatrie im internationalen Vergleich 1918-1945, Göttingen 2013, S. 69-99;

Heyll, Uwe, Friedrich Panse und die psychiatrische Erbforschung, in: Michael G. Esch u.a. (Hg.), Die Medizinische Akademie
Düsseldorf im Nationalsozialismus, Essen 1997, S. 318-340;

Heyn, Matthias, Nationalsozialismus, Naturheilkunde und Vorsorgemedizin. Die Neue Deutsche Heilkunde Karl Kötschaus,
med. Diss. Hannover 2000;

Hildebrandt, Sabine, Anatomy in the Third Reich: Careers Disrupted by National Socialist Policies, in: Annals of Anatomy 194
(2012), H. 3, S. 251-266;

Hildebrandt, Sabine/Christoph Redies (Hg.), Anatomy in the Third Reich, in: Annals of Anatomy 194 (2012), H. 3,
S. 225-314;

Hinz-Wessels, Anette, Verfolgt als Arzt und Patient: Das Schicksal des ehemaligen Direktors der Landesheilanstalt Uchtspringe, Dr. Heinrich Bernhard (1893-1945), in: Thomas Beddies/Susanne Doetz/Christoph Kopke (Hg.), Jüdische
Ärztinnen und Ärzte im Nationalsozialismus. Entrechtung, Vertreibung, Ermordung, Berlin 2014, S. 92-102;

Hippius, Hanns, Eugen Kahn – ein Schüler von Kraepelin und erster Inhaber des Lehrstuhls für Psychiatrie an der Yale Universität, in: in: Schriftenreihe der Deutschen Gesellschaft für Geschichte der Nervenheilkunde 20 (2014), S. 247-263;

Hippius, Hanns, The University Department of Psychiatry in Munich. From Kraepelin and his Predecessors to Molecular
Psychiatry, Berlin 2007;

Hochmuth, Anneliese, Spurensuche. Eugenik, Sterilisation, Patientenmorde und die v. Bodelschwinghschen Anstalten
Bethel 1929-1945, hg. v. Mattias Benad, Bielefeld 1997;

Hoffmann, Dieter/Mark Walker (Hg.), Physiker zwischen Autonomie und Anpassung. Die Deutsche Physikalische Gesellschaft im Dritten Reich, Weinheim 2008;

Hohendorf, Gerrit, Therapieunfähigkeit als Selektionskriterium. Die »Schocktherapieverfahren« und die Organisationszentrale der nationalsozialistischen »Euthanasie« in der Berliner Tiergartenstraße 4, 1939-1945, Hans-Walter Schmuhl/
Volker Roelcke (Hg.), »Heroische Therapien«. Die deutsche Psychiatrie im internationalen Vergleich 1918-1945, Göttingen 2013, S. 287-307

Hohendorf, Gerrit/Volker Roelcke/Maike Rotzoll, Innovation und Vernichtung – Psychiatrische Forschung und »Euthanasie«
an der Heidelberger Psychiatrischen Klinik 1939-1945, in: Der Nervenarzt 67 (1996), S. 935-946;

Hohendorf, Gerrit/Maike Rotzoll, Medical *Research* and National Socialist Euthanasia: Carl Schneider and the Heidelberg Research Children from 1942 until 1945, in: Sheldon Rubenfeld/Susan Benedict (Hg.), Human Subjects Research after the Holocaust, Heidelberg u.a. 2014, S. 127-138;

Hohendorf, Gerrit/Stephan Weibel-Shah/Volker Roelcke/Maike Rotzoll, Die *»Kinderfachabteilung«* der Landesheilanstalt Eichberg 1941 bis 1945 und ihre Beziehungen zur Forschungsabteilung der Psychiatrischen Universitätsklinik Heidelberg unter Carl Schneider, in: Christina Vanja u.a. (Hg.), Wissen und irren. Psychiatriegeschichte aus zwei Jahrhunderten. Eberbach und Eichberg, Kassel 1999, S. 221-243;

Holdorff, Bernd, *Friedrich Heinrich Lewy* (1885-1950) and His Work, in: Journal of the History of the Neurosciences 11 (2002), S. 19-28;

Holdorff, Bernd, *Fritz Heinrich Lewy* (1885-1950), in: Journal of Neurology 253 (2006), S. 677 f.;

Holdorf, Bernd/Antonio M. Rodrigues e Silva/Richard Dodel, Hundert *Jahre* Lewy-Körper (1912-2012), in: Schriftenreihe der Deutschen Gesellschaft für Geschichte der Nervenheilkunde 19 (2013), S. 11-34;

Holtkamp, Martin, *Werner Villinger* (1887-1961). Die Kontinuität des Minderwertigkeitsgedankens in der Jugend- und Sozialpsychiatrie, Husum 2002;

Holzer, Boris, *Netzwerke*, Bielefeld 2006;

Honolka, Bert, Die *Kreuzelschreiber.* Ärzte ohne Gewissen. Euthanasie im Dritten Reich, Hamburg 1961;

Hubenstorf, Michael, *Urologie* und Nationalsozialismus in Österreich, in: Matthis Krischel/Friedrich Moll/Julia Bellmann/ Albrecht Scholz/Dirk Schultheiss (Hg.), Urologen im Nationalsozialismus. Zwischen Anpassung und Vertreibung, Bd. 1, Berlin 2011, S. 139-172;

Hubenstorf, Michael, Tote und/oder lebendige *Wissenschaft.* Die intellektuellen Netzwerke der NS-Patientenmordaktion in Österreich, in: Eberhard Gabriel/Wolfgang Neugebauer (Hg.), Zur Geschichte der NS-Euthanasie in Wien, Teil II: Von der Zwangssterilisierung zur Ermordung, Wien u.a. 2002, S. 237-420;

Huber, G., *Kurt Schneider* (1887-1967), in: Hans Schliack/Hanns Hippius (Hg.), Nervenärzte. Biographien, Stuttgart/New York 1998, S. 138-145;

Hübener, Kristina, *Heilen*, Pflegen, Töten – Brandenburgische Provinzialanstalten im Nationalsozialismus, in: Menora. Jahrbuch für deutsch-jüdische Geschichte 1993, S. 334-359;

Hübener, Kristina, Brandenburgische *Heil- und Pflegeanstalten* in der NS-Zeit. Sterilisation und »Vernichtung lebensunwerten Lebens«, in: Dietrich Eichholtz (Hg.), Verfolgung, Alltag, Widerstand. Brandenburg in der NS-Zeit. Studien und Dokumente, Berlin 1993, S. 230-246;

Hüttenberger, Peter, Nationalsozialistische *Polykratie*, in: Geschichte und Gesellschaft 2 (1976), S. 417-442;

Hulverscheidt, Marion, Die *Beteiligung* von Mitarbeitern des Robert-Koch-Instituts an Verbrechen gegen die Menschlichkeit – tropenmedizinische Menschenversuche im Nationalsozialismus, in: dies./Anja Laukötter (Hg.), Infektion und Institution. Zur Wissenschaftsgeschichte des Robert Koch-Instituts im Nationalsozialismus, Göttingen 2009, S. 147-168;

Internationaler Militärgerichtshof Nürnberg, Der Nürnberger Prozess gegen die Hauptkriegsverbrecher vom 14. November 1945 bis 1. Oktober 1946. Urkunden und anderes Beweismaterial, Bd. 26, Nürnberg 1947/ND München 1989;

Jäckle, Renate, *Schicksale* jüdischer und »staatsfeindlicher« Ärztinnen und Ärzte nach 1933 in München, München 1988;

Jaffé, Aniela (Hg.), C.G. Jung. Briefwechsel, Bd. 1: 1906-1945, Olten/Freiburg 1973;

Jahnke-Nückles, Ute, Die *Deutsche Gesellschaft für Kinderheilkunde* in der Zeit der Weimarer Republik und des Nationalsozialismus, Diss. Freiburg 1992;

125 Jahre Deutsche Gesellschaft für Kinder- und Jugendmedizin e.V. 1883-2008, Berlin 2008;

Jansen, Christian, *Professoren* und Politik. Denken und Handeln der Heidelberger Hochschullehrer 1914-1935, Göttingen 1992;

Jasper, Hinrich, *Maximinian de Crinis* (1889-1945). Eine Studie zur Psychiatrie im Nationalsozialismus, Husum 1991;

Jütte, Robert/Wolfgang U. Eckart/Hans-Walter Schmuhl/Winfried Süß, Medizin und Nationalsozialismus. Bilanz und Perspektiven der Forschung, 2. Aufl. Göttingen 2011;

Kaasch, Michael/Joachim Kaasch, *Wissenschaftler* und Leopoldina-Präsident im Dritten Reich. Emil Abderhalden und die Auseinandersetzung mit dem Nationalsozialismus, in: Christoph J. Scriba (Hg.), Die Elite der Nation im Dritten Reich. Das Verhältnis von Akademien und ihrem wissenschaftlichen Umfeld zum Nationalsozialismus, Halle/Saale 1995, S. 213-250;

Kailer, Thomas, *Vermessung* des Verbrechers. Die Kriminalbiologische Untersuchung in Bayern, 1923-1945, Bielefeld 2011;

Kaiser, Jochen-Christoph, *Innere Mission* und Rassenhygiene. Zur Diskussion im Centralausschuss für Innere Mission 1930-1938, in: Lippische Mitteilungen aus Geschichte und Landeskunde 55 (1986), S. 197-217;

Kaminsky, Uwe, *Walter Creutz* – »diplomatischer und wendiger Verwaltungsfachmann«, in: Frühjahrstagung 1996 des Arbeitskreises zur Erforschung der Geschichte der »Euthanasie« und Zwangssterilisation vom 10.–12. Mai 1996 in Bedburg-Hau, o.O. o.J., S. 50-74;

Kaminsky, Uwe, *Zwangssterilisation* und »Euthanasie« im Rheinland, Köln 1995;

Kaufmann, Doris, *Aufklärung*, bürgerliche Selbsterfahrung und die »Erfindung« der Psychiatrie in Deutschland, 1770-1850, Göttingen 1995;

Kaufmann, Doris (Hg.), Die *Kaiser-Wilhelm-Gesellschaft* im Nationalsozialismus, Bd. 1, Göttingen 2000;

Kaufmann, Doris, Eugenische *Utopie* und wissenschaftliche Praxis im Nationalsozialismus. Zur Wissenschaftsgeschichte der Schizophrenieforschung, in: Wolfgang Hardtwig (Hg.), Utopie und politische Herrschaft im Europa der Zwischenkriegszeit, München 2003, S. 309-325;

Kaul, Friedrich Karl, Die *Psychiatrie* im Strudel der »Euthanasie«. Ein Bericht über die erste industriemäßig durchgeführte Mordaktion des Naziregimes, Köln/Frankfurt/Main 1979;

Keifenheim, Katharina Eva, *Hans v. Hattingberg* (1879-1944). Leben und Werk, Tübingen 2011;

Kepplinger, Brigitte, Die *Tötungsanstalt* Hartheim 1940-1945, in: Wert des Lebens. Gedenken – Lernen – Begreifen, Linz 2003, S. 85-115;

Kersting, Franz-Werner, *Anstaltsärzte* zwischen Kaiserreich und Bundesrepublik. Das Beispiel Westfalen, Paderborn 1996;

Kersting, Franz-Werner/Hans-Walter Schmuhl (Hg.), *Quellen* zur Geschichte der Anstaltspsychiatrie in Westfalen, Bd. 2: 1914–1955, Paderborn 2004;

Kiessling, Claudia Sybille, Dr. med. *Hellmuth Unger* (1891-1953). Dichterarzt und ärztlicher Pressepolitiker in der Weimarer Republik und im Nationalsozialismus, Husum 1999;

Kinast, Andreas, »Das *Kind* ist nicht abrichtfähig«. »Euthanasie« in der Kinderfachabteilung Waldniel 1941-1943, Köln u.a. 2014;

Klee, Ernst, *Auschwitz*, die NS-Medizin und ihre Opfer, Frankfurt/Main 1997;

Klee, Ernst, »*Euthanasie*« im NS-Staat, Frankfurt/Main 1983;

Klee, Ernst, Deutsche *Medizin* im Dritten Reich. Karrieren vor und nach 1945, 2. Aufl., Frankfurt/Main 2001;

Klee, Ernst, Das *Personenlexikon* zum Dritten Reich. Wer war was vor und nach 1945, Frankfurt/Main 2003;

Klee, Ernst, *Was sie taten* – was sie wurden. Ärzte, Juristen und andere Beteiligte am Kranken- und Judenmord, Frankfurt/ Main 1986;

Kocherscheidt, Benjamin, Deutsche *Irrenärzte* und Irrenseelsorger. Ein Beitrag zur Geschichte von Psychiatrie und Anstaltsseelsorge im 19. Jahrhundert, med. Diss. Hamburg 2010;

Kojevnikov, Alexei B., *Dialoge* über Macht und Wissen, in: Dietrich Beyrau (Hg.), Im Dschungel der Macht. Intellektuelle Professionen unter Stalin und Hitler, Göttingen 2000, S. 45-64;

Kompisch, Kathrin, »Zur *Verhinderung* schwerster Sexualverbrechen«. Sterilisations- bzw. Kastrationsdiskurse in bezug auf Kriminelle in der Massenpresse der Weimarer Republik und des Nationalsozialismus, in: Juristische Zeitgeschichte Nordrhein-Westfalen, Bd. 17, S. 27-38;

Konersmann, Frank, Für ein *Leben* in Vielfalt. Historische Einblicke und Einsichten in 150 Jahre Stiftung Eben-Ezer (1862-2012), Bielefeld 2012;

Kotowski, Elke-Vera/Julius H. Schoeps (Hg.), Der *Sexualreformer* Magnus Hirschfeld. Ein Leben im Spannungsfeld von Wissenschaft, Politik und Gesellschaft, Berlin 2004;

Kragh, Jesper Vaczy, »Fumbling in the Dark«. Malaria, Sulfosin and Metallosal in the Treatment of Mental Disorders in Denmark, 1917-1937, in: Hans-Walter Schmuhl/Volker Roelcke (Hg.), »Heroische *Therapien*«. Die deutsche Psychiatrie im internationalen Vergleich 1918-1945, Göttingen 2013, S. 100-113;

Kreft, Gerald, Deutsch-Jüdische *Geschichte* und Hirnforschung. Ludwig Edingers Neurologisches Institut in Frankfurt am Main, Frankfurt/Main 2005;

Kreienberg, Rolf/Hans Ludwig, *125 Jahre* Deutsche Gesellschaft für Gynäkologie und Geburtshilfe. Werte, Wissen, Wandel, Berlin u.a. 2011;

Kretschmer, Ernst, Gestalten und Gedanken (1963), 2. Auflage, Stuttgart 1971;

Kreuter, Alma, Deutschsprachige *Neurologen* und Psychiater. Ein biographisch-bibliographisches Lexikon von den Vorläufern bis zur Mitte des 20. Jahrhunderts, 3 Bde., München 1996;

Krischel, Matthis, *Gleichschaltung* und Selbstgleichschaltung der deutschen Urologie im Nationalsozialismus, in: ders./ Friedrich Moll/Julia Bellmann/Albrecht Scholz/Dirk Schultheiss (Hg.), Urologie im Nationalsozialismus. Zwischen Anpassung und Vertreibung, Bd. 1, Berlin 2011, S. 23-39;

Krischel, Matthis/Friedrich Moll/Julia Bellmann/Albrecht Scholz/Dirk Schultheiss (Hg.), *Urologen* im Nationalsozialismus. Zwischen Anpassung und Vertreibung, 2 Bde., Berlin 2011;

Kühl, Richard, *Emil Abderhalden* (1877-1950), in: Volkmar Sigusch/Günter Grau (Hg.), Personenlexikon der Sexualforschung, Frankfurt/Main/ New York 2009, S. 18 f.;

Kühl, Stefan, Die *Internationale* der Rassisten. Aufstieg und Niedergang der internationalen Bewegung für Eugenik und Rassenhygiene im 20. Jahrhundert, Frankfurt/Main/ New York 1997;

Kumbier, Ekkehardt, *Kontinuität* im gesellschaftlichen Umbruch – Der Psychiater und Hochschullehrer Rudolf Thiele (1888-1960), in: Hanfried Helmchen (Hg.), Psychiater und Zeitgeist. Zur Geschichte der Psychiatrie in Berlin, Lengerich 2008, S. 319-332;

Kumbier, Ekkehardt/Kathleen Haack, *Alfred Hauptmann* – Schicksal eines deutsch-jüdischen Neurologen, in: Fortschritte der Neurologie-Psychiatrie 70 (2002), S. 204-209;

Kuropka, Joachim, *Clemens August Graf von Galen*: Biographie, Theologie und Amt als Faktoren seiner Haltung zur Euthanasie, in: Matthias Benad (Hg.), Friedrich v. Bodelschwingh d. J. und die Betheler Anstalten. Frömmigkeit und Weltgestaltung, Stuttgart u.a. 1997, S. 68-81;

Labisch, Alfons/Florian Tennstedt, *Gesundheitsamt* oder Amt für Volksgesundheit? Zur Entwicklung des öffentlichen Gesundheitsdienstes seit 1933, in: Norbert Frei (Hg.), Medizin und Gesundheitspolitik in der NS-Zeit, München 1991, S. 35-66;

Labisch, Alfons/Florian Tennstedt, Der *Weg* zum »Gesetz über die Vereinheitlichung des Gesundheitswesens« vom 3. Juli 1934. Entwicklungslinien und -momente des staatlichen und kommunalen Gesundheitswesens in Deutschland, 2 Bde., Düsseldorf 1985;

Lang, Sascha, *Psychiatrie*, technische Innovation und Industrie. Die Siemens-Reiniger-Werke und die Entwicklung des Elektrokrampftherapiegerätes »Konvulsator« im Zweiten Weltkrieg, in: Hans-Walter Schmuhl/Volker Roelcke (Hg.), »Heroische Therapien«. Die deutsche Psychiatrie im internationalen Vergleich 1918-1945, Göttingen 2013, S. 216-232;

Leibbrand, Werner, *Gustav Emanuel*, in: Neue Deutsche Biographie 4 (1959), S. 473;

Lemke, Thomas, *Biopolitik* zur Einführung, Hamburg 2007;

Lennert, Thomas, *Fritz Demuth* (1892 Berlin – 1944 Auschwitz). Kinderarzt, Wissenschaftler, Künstler, Berlin 2009;

Leonhardt, Martin, *Hermann F. Hoffmann* (1891-1944). Die Tübinger Psychiatrie auf dem Weg in den Nationalsozialismus, Sigmaringen 1996;

Lesky, Erna, Von den *Ursprüngen* des therapeutischen Nihilismus, in: Sudhoffs Archiv für Geschichte der Medizin und Naturwissenschaften 44 (1960), S. 1-20;

Leven, Karl-Heinz, Der Freiburger Pathologe *Franz Büchner* 1941 – Widerstand mit und ohne Hippokraties, in: Bernd Grün/Hans-Georg Hofer/Karl-Heinz Leven (Hg.), Medizin und Nationalsozialismus. Die Freiburger Medizinische Fakultät und das Klinikum in der Weimarer Republik und im »Dritten Reich«, Frankfurt/Main 2002, S. 362-396;

Ley, Astrid, Die »*Aktion 14f13*« in den Konzentrationslagern, in: Günter Morsch/Bertrand Perz (Hg.), Neue Studien zu nationalsozialistischen Massentötungen durch Giftgas, Berlin 2011, S. 231-243;

Ley, Astrid, *Zwangssterilisation* und Ärzteschaft. Hintergründe und Ziele ärztlichen Handelns, 1934-1945, Frankfurt/Main 2004;

Leyh, Ernst-Alfred, »*Gesundheitsführung*«, »Volksschicksal«, »Wehrkraft«. Leonardo Conti (1900-1945) und die Ideologisierung der Medizin in der NS-Diktatur, med. Diss. Heidelberg 2002;

Lienert, Marina, Deutsche *Psychiatrie* im 20. Jahrhundert. Der Lebensweg des Psychiaters Johannes Suckow (1896-1994), in: Sudhoffs Archiv 84 (2000), S. 1-16;

Lienert, Marina, »*Euthanasie*«-Arzt oder Forscher mit weißer Weste? – Der Psychiater Johannes Suckow (1896-1994) und seine Tätigkeit in der Forschungsabteilung in der Heil- und Pflegeanstalt Wiesloch 1942/43, in: Boris Böhm/Norbert Haase (Hg.), Täterschaft – Strafverfolgung – Schuldentlastung. Ärztebiographien zwischen nationalsozialistischer Gewaltherrschaft und deutscher Nachkriegsgeschichte, Leipzig 2007, S. 41-62;

Lienert, Marina/Caris-Petra Heidel, *Rainer Fetscher* (1895-1945), in: Ärzteblatt Sachsen 21 (2010), H. 1, S. 27-29;

Lilienthal, Georg, Rassenhygiene im Dritten Reich. Krise und Wende, in: Medizinhistorisches Journal 14 (1979), S. 114-134;

Lipphardt, Veronika, »*Investigation* of Biological Changes«. Franz Boas in Kooperation mit deutsch-jüdischen Anthropologen, 1929-1940, in: Hans-Walter Schmuhl (Hg.), Kulturrelativismus und Antirassismus. Der Anthropologe Franz Boas (1858-1942), Bielefeld 2009, S. 163-185;

Lipphardt, Veronika/Dirk Rupnow/Jens Thiel u.a. (Hg.), *Pseudowissenschaft*. Konzeptionen von Nicht-Wissenschaftlichkeit in der Wissenschaftsgeschichte, Frankfurt/Main 2008;

Lifton, Robert Jay, Ärzte im Dritten Reich, Stuttgart 1988;

Lockot, Regine, *Erinnern* und Durcharbeiten. Zur Geschichte der Psychoanalyse und Psychotherapie im Nationalsozialismus, Frankfurt/Main 1985;

Lockot, Regine, Die *Reinigung* der Psychoanalyse. Die Deutsche Psychoanalytische Gesellschaft im Spiegel von Dokumenten und Zeitzeugen (1933-1951), Tübingen 1994/ND Gießen 2013;

Löffler, Bernhard, Moderne *Institutionengeschichte* in kulturhistorischer Erweiterung. Thesen und Beispiele aus der Geschichte der Bundesrepublik Deutschland, in: Hans-Christof Kraus/Thomas Nicklas (Hg.), Geschichte der Politik. Alte und Neue Wege, München 2007, S. 155-180;

Lösch, Niels C., *Rasse* als Konstrukt. Leben und Werk Eugen Fischers, Frankfurt/Main 1997;

Lötsch, Gerhard, Von der *Menschenwürde* zum Lebensunwert. Die Geschichte der Illenau von 1842 bis 1940, Kappelrodeck 2000;

Ludwig-Körner, Christiane, *Wiederentdeckt*. Psychoanalytikerinnen in Berlin, 2. Aufl., Gießen 2014;

Luhmann, Niklas, Die *Wissenschaft* der Gesellschaft, Frankfurt/Main 1992;

Mäckel, Kathrin, Prof. Dr. med. Hermann *Paul Nitsche*. Sein Weg als Reformpsychiater zum Mittäter an der Ermordung chronisch-psychisch Kranker zur Zeit des Nationalsozialismus in Deutschland, med. Diss. Leipzig 1993;

Maier, Hugo (Hg.), *Who is Who* der sozialen Arbeit, Freiburg 1998;

Maitra, Robin T., »...*wer imstande* und gewillt ist, dem Staate mit Höchstleistungen zu dienen!« Hans Reiter und der Wandel der Gesundheitskonzeption im Spiegel der Lehr- und Handbücher der Hygiene zwischen 1920 und 1960, Husum 2001;

Mamali, Ioanna, Das »naturwissenschaftliche *Ideal*«. Von der Zwangsbehandlung zur NS-Erbgesundheitspolitik. Ferdinand Kehrer, 1915-1945, in: Hans-Walter Schmuhl/Volker Roelcke (Hg.), »Heroische Therapien«. Die deutsche Psychiatrie im internationalen Vergleich 1918-1945, Göttingen 2013, S. 251-267;

Mamali, Ioanna, *Psychiatrische und Nervenklinik Münster*. Anfänge der Universitätspsychiatrie in Westfalen zur Zeit des Nationalsozialismus, med. Diss. Münster 2011;

Mennel, Hans-Dieter, Hans Jacob und Klaus Joachim *Zülch* als Vertreter einer morphologischen Nervenheilkunde, in: Schriftenreihe der Deutschen Gesellschaft für Geschichte der Nervenheilkunde 20 (2014), S. 41-71;

Menschen mit Behinderungen oder mit Nerven-Krankheiten in der Nazi-Zeit. Leicht verständliches Begleit-Heft zur Ausstellung erfasst, verfolgt, vernichtet, Berlin 2014;

Merton, Robert K., Social *Theory* and Social Structure: Toward the Codification of Theory and Research, Glencoe 1949;

Meyer-Lindenberg, Johannes, The *Holocaust* and German Psychiatry, in: British Journal of Psychiatry 159 (1991), S. 7-12;

Meyer zum Wischen, Michael, »Der *Seele* Tiefen zu ergründen ...«. Robert Sommer (1864-1937) und das Konzept der ganzheitlichen, erweiterten Psychiatrie, Gießen 1988;

Michael, Pamela, *Prolonged Narcosis Therapy* during the Inter-War Years, in: Hans-Walter Schmuhl/Volker Roelcke (Hg.), »Heroische Therapien«. Die deutsche Psychiatrie im internationalen Vergleich 1918-1945, Göttingen 2013, S. 114-130;

Miesch, Ines, Die *Heil- und Pflegeanstalt Gehlsheim*, Rostock o.J.;

Mildenberger, Florian, *Hans Harmsen* (1899-1989), in: Volkmar Sigusch/Günter Grau (Hg.), Personenlexikon der Sexualforschung, Frankfurt/Main / New York 2009, S. 260-263;

Mildenberger, Florian, Auf der *Spur* des »scientific pursuit«. Franz Kallmann (1897-1965) und die rassenhygienische Forschung, in: Medizinhistorisches Journal 37 (2002), S. 183-200;

Mildenberger, Florian, *Theobald Lang* (1898-1957). *Portrait* eines medizinischen Karrieristen. Mensch – Wissenschaft – Magie, in: Mitteilungen der österreichischen Gesellschaft für Wissenschaftsgeschichte 21 (2003), S. 109-124;

Mildenberger, Florian, *Theobald Lang* (1898-1957), in: Volkmar Sigusch/Günter Grau (Hg.), Personenlexikon der Sexualforschung, Frankfurt/Main / New York 2009, S. 402-404

Minninger, Monika/Joachim Meynert/Friedhelm Schäffer, Antisemitisch *Verfolgte* registriert in Bielefeld 1933-45. Eine Dokumentation jüdischer Einzelschicksale, Bielefeld 1985;

Moser, Gabriele, *Radiology in the Nazi Era: Part 1*. The State, Citizens, and Marginalization: Normality in the Nazi State, in: Strahlentherapie und Onkologie 190 (2014), S. 502-508;

Moser, Gabriele, *Radiology in the Nazi Era: Part 2*. Professionalization, Preservation of Status, and Service to »National Health«, in: Strahlentherapie und Onkologie 190 (2014), S. 508-512;

Müller, Christian, Das *Gewohnheitsverbrechergesetz* vom 24. November 1933, Berlin 1997;

Müller, Joachim, Sterilisation und Gesetzgebung bis 1933, Husum 1985;

Müller, Roland, »*Viele* haben mehr in Not und Tod gelitten als ich«. Die Rolle Ernst Kretschmers bei der Kontinuitätssicherung der Psychiatrie, in: Sigrid Oehler-Klein/Volker Roelcke (Hg.), Vergangenheitspolitik in der universitären Medizin nach 1945, Stuttgart 2007, S. 387-405;

Müller-Jentsch, Walther, Der *Verein* – ein blinder Fleck der Organisationssoziologie, in: Berliner Journal für Soziologie 18 (2008), S. 476-502;

Neliba, Günter, *Wilhelm Frick*. Der Legalist des Unrechtsstaates. Eine politische Biographie, Paderborn 1992;

Neumärker, Klaus-Jürgen, Klaus-Jürgen Neumärker, *Karl Bonhoeffer* – Leben und Werk eines deutschen Psychiaters und Neurologen in seiner Zeit, Leipzig 1990;

Neumärker, Klaus-Jürgen/Andreas Joachim Bartsch, *Karl Kleist* (1879-1960) – a Pioneer of Neuropsychiatry, in: History of Psychiatry 14 (2003), S. 411-458;

Neumärker, Klaus-Jürgen/Michael Seidel, *Karl Bonhoeffer* und seine Stellung zur Sterilisierungsgesetzgebung, in: Totgeschwiegen 1933-1945. Zur Geschichte der Wittenauer Heilstätten, seit 1957 Karl-Bonhoeffer-Nervenklinik, hg. v. Arbeitsgruppe zur Erforschung der Geschichte der Karl-Bonhoeffer-Nervenklinik, 2. Aufl., Berlin 1989, S. 269-286;

Neurochirurgie in Deutschland: Geschichte und Gegenwart. 50 Jahre Deutsche Gesellschaft für Neurochirurgie, hg. im Auftrag der Deutschen Gesellschaft für Neurochirurgie, Wien 2001;

Nikolow, Sybilla/Arne Schirmacher, Das *Verhältnis* von Wissenschaftlichkeit und Öffentlichkeit als Beziehungsgeschichte. Historiographische und systematische Perspektiven, in: dies./Arne Schirmacher (Hg.), Wissenschaft und Öffentlichkeit als Ressourcen füreinander. Studien zur Wissenschaftsgeschichte im 20. Jahrhundert, Frankfurt/Main/ New York 2007, S. 11-36;

Nikolow, Sybilla/Arne Schirmacher (Hg.), *Wissenschaft* und Öffentlichkeit als Ressourcen füreinander. Studien zur Wissenschaftsgeschichte im 20. Jahrhundert, Frankfurt/Main/ New York 2007;

Oehler-Klein, Sigrid (Hg.), Die Medizinische *Fakultät* der Universität Gießen im Nationalsozialismus und in der Nachkriegszeit: Personen und Institutionen, Umbrüche und Kontinuitäten, Stuttgart 2007;

Oehler-Klein, Sigrid, *Auf- und Ausbau* der Rassenhygiene unter Heinrich Wilhelm Kranz, in: dies. (Hg.), Die Medizinische
Fakultät der Universität Gießen im Nationalsozialismus und in der Nachkriegszeit: Personen und Institutionen,
Umbrüche und Kontinuitäten, Stuttgart 2007, S. 223-246;

Oehler-Klein, Sigrid, »…als gesunder *Mensch* kam ich nach Gießen, krank kam ich wieder nach Hause…« – Zwangssterilisationen in Gießen, in: dies. (Hg.), Die Medizinische Fakultät der Universität Gießen im Nationalsozialismus und in der
Nachkriegszeit: Personen und Institutionen, Umbrüche und Kontinuitäten, Stuttgart 2007, S. 279-322;

Opitz, Jörg, Die Rechts- und Wirtschaftswissenschaftliche *Fakultät* der Universität Jena und ihr Lehrkörper im »Dritten
Reich«, in: Uwe Hoßfeld/Jürgen John/Oliver Lemuth/Rüdiger Stutz (Hg.), »Kämpferische Wissenschaft«. Studien zur
Universität Jena im Nationalsozialismus, Köln u.a. 2003, S. 471-518;

Orth, Linda, Nur *Opfer* und keine Täter? Bonn als Hochburg der erbbiologischen Forschung, in: Ralf Forsbach (Hg.), Medizin
im »Dritten Reich«. Humanexperimente, »Euthanasie« und die Debatten der Gegenwart, Münster 2006, S. 173-192;

Orth, Linda, Die *Transportkinder* aus Bonn. »Kindereuthanasie«, Köln/Bonn 1989;

Osterkamp, Frank, *Gemeinschaft* und Gesellschaft. Über die Schwierigkeit, einen Unterschied zu machen. Zur Rekonstruktion des primären Theorieentwurfs von Ferdinand Tönnies, Berlin 2006;

Paeslack, V., *Ludwig Guttmann* (1899-1980), in: Hans Schliack/Hanns Hippius (Hg.), *Nervenärzte*. Biographien, Stuttgart/
New York 1998, S. 40-46;

Peiffer, Jürgen, Neuropathologische Forschung an »Euthanasie«-Opfern in zwei Kaiser-Wilhelm-Instituten, in: Doris Kaufmann
(Hg.), Die Kaiser-Wilhelm-Gesellschaft im Nationalsozialismus, Bd. 1, Göttingen 2000, S. 151-173;

Peiffer, Jürgen, *Hirnforschung* im Zwielicht. Beispiele verführbarer Wissenschaft aus der Zeit des Nationalsozialismus.
Julius Hallervorden – H.-J. Scherer – Berthold Ostertag, Husum 1997;

Peiffer, Jürgen, Zur *Neurologie* im »Dritten Reich« und ihren Nachwirkungen, in: Der Nervenarzt 69 (1998), S. 728-733;

Peiffer, Jürgen, Die *Vertreibung* deutscher Neuropathologen 1933-1939, in: Der Nervenarzt 69 (1998), S. 99-109;

Peiper, Hans-Jürgen, Das *Langenbeck-Virchow-Haus* im Spiegel der Geschichte der Deutschen Gesellschaft für Chirurgie,
Reinbek 2001;

Pelz, Lothar, *Kinderärzte* im Netz der »NS-Kindereuthanasie« am Beispiel der »Kinderfachabteilung« Görden, in: Monatsschrift
Kinderheilkunde 151 (2005), S. 1027-1032;

Peschke, Franz, Ökonomie, Mord und Planwirtschaft. Die Heil- und Pflegeanstalt Wiesloch im »Dritten Reich«, Bochum/
Freiburg i.B. 2012;

Peters, Uwe Henrik, *Karsten Jaspersen*, 1940 … der einzige Psychiater, der alles riskierte, um den Krankenmord zu verhindern,
Köln 2013;

Peters, Uwe Henrik, *Willy Mayer-Gross* (1889-1961), in: Hans Schliack/Hanns Hippius (Hg.), *Nervenärzte*. Biographien,
Stuttgart/New York 1998, S. 47-54;

Pfau, Arne, Die *Entwicklung* der Universitäts-Nervenklinik (UNK) Greifswald in den Jahren 1933 bis 1955, Husum 2008;

Platz, Johannes, Die *Entwicklung* der Wehrpsychologie in Deutschland von 1914-1945 und über die Entwicklung geführte
Auseinandersetzung in der Nachkriegszeit, in: Axel C. Hüntelmann/Michael C. Schneider (Hg.), Jenseits von Humboldt.
Wissenschaft im Staat 1850-1990, Frankfurt/Main 2010., S. 165-185;

Plezko, Anna, *Handlungsspielräume* und Zwänge in der Medizin im Nationalsozialismus. Das Leben und Werk des Psychiaters
Dr. Hans-Roemer (1878-1947), med. Diss. Gießen 2011;

Pörksen, Niels, *Zwangssterilisation* in Bethel, in: Matthias Benad (Hg.), Friedrich v. Bodelschwingh d. J. und die Betheler
Anstalten. Frömmigkeit und Weltgestaltung, Stuttgart u.a. 1997, S. 274-293;

Pötzl, Ulrich, *Sozialpsychiatrie*, Erbbiologie und Lebensvernichtung. Valentin Faltlhauser, Direktor der Heil- und Pflegeanstalt
Kaufbeuren-Irsee in der Zeit des Nationalsozialismus, Husum 1995;

Pommerin, Reiner, »*Sterilisierung* der Rheinlandbastarde«. Das Schicksal einer farbigen deutschen Minderheit 1918-1937,
Düsseldorf 1979;

Radkau, Joachim, Das *Zeitalter* der Nervosität. Deutschland zwischen Bismarck und Hitler, München/Wien 1998;

Raphael, Lutz, Die *Verwissenschaftlichung* des Sozialen als methodische und konzeptionelle Herausforderung für eine
Sozialgeschichte des 20. Jahrhunderts, in: Geschichte und Gesellschaft 22 (1996), S. 165-193;

Rauh, Philipp/Karl-Heinz Leven, *Ernst Wilhelm Baader* (1892-1962) und die Arbeitsmedizin im Nationalsozialismus,
Frankfurt/Main u.a. 2013;

Rauh, Philipp, Der *Psychiater* Friedrich Mauz (1900-1953) – Eine Hochschulkarriere im 20. Jahrhundert, in: Ursula Ferdinand/
Hans-Peter Kröner/Ioanna Mamali (Hg.), Medizinische Fakultäten in der deutschen Hochschullandschaft 1925-1950,
Heidelberg 2013, S. 231-250;

Reeg, Karl-Peter, *Friedrich* Georg Christian *Bartels* (1892-1968). Ein Beitrag zur Entwicklung der Leistungsmedizin im Nationalsozialismus, Husum 1988;

Reiter, Raimond, Psychiatrie im Dritten Reich in Niedersachsen, Hannover 1997;

Retter, Hein, Oswald Kroh und der Nationalsozialismus. Rekonstruktion und Dokumentation einer verdrängten Beziehung,
Weinheim 2001;

Richarz, Bernhard, *Heilen*, Pflegen, Töten. Zur Alltagsgeschichte einer Heil- und Pflegeanstalt bis zum Ende des Nationalsozialismus, Göttingen 1987;
Richter, Ingrid, *Katholizismus* und Eugenik in der Weimarer Republik und im Dritten Reich. Zwischen Sittlichkeitsreform
und Rassenhygiene, Paderborn 2001;
Richter, Jochen, Das *Kaiser-Wilhelm-Institut für Hirnforschung* und die Topographie der Großhirnhemisphären. Ein Beitrag
zur Institutsgeschichte der Kaiser-Wilhelm-Gesellschaft und zur Geschichte der architektonischen Hirnforschung, in:
Bernhard vom Brocke/Hubert Laitko (Hg.), Die Kaiser-Wilhelm-Gesellschaft/Max-Planck-Gesellschaft und ihre Institute,
Berlin 1996, S. 349-408;
Ringer, Fritz K., Die *Gelehrten*. Der Niedergang der deutschen Mandarine 1890-1933, Stuttgart 1983;
Röder, Werner/Herbert A. Strauss (Hg.), Biographisches *Handbuch* der deutschsprachigen Emigration nach 1933/Interna-
tional Biographical Dictionary of Central European Emigrés 1933-1945, Bd. II/2, München 1983;
Roelcke, Volker, Eugenic *Concerns*, Scientific Practices: International Relations and National Adaptations in the Establishment of Psychiatric Genetics in Germany, Britain, the US and Scandinavia 1910-1960, in: Björn M. Felder/Paul J. Weindling (Hg.), Baltic Eugenics. Bio-Politics, Race and Nation in Interwar Estonia, Latvia and Lithuania 1918-1940, Amster-
dam/New York 2013, S. 301-333;
Roelcke, Volker, Die *Entwicklung* der Psychiatrie zwischen 1880 und 1932. Theoriebildung, Institutionen, Interaktionen mit
zeitgenössischer Wissenschafts- und Sozialpolitik, in: Rüdiger vom Bruch/Brigitte Kaderas (Hg.), Wissenschaften und
Wissenschaftspolitik. Bestandsaufnahmen zu Formationen, Brüchen und Kontinuitäten im Deutschland des 20.
Jahrhunderts, Wiesbaden 2002, S. 109-124;
Roelcke, Volker, *Funding* the Scientific Foundations of Race Policies: Ernst Rüdin and the Impact of Career Resources on
Psychiatric Genetics, ca 1910-1945, in: Wolfgang U. Eckart (Hg.), Man, Medicine, and the State. The Human Body as an
Object of Government Sponsored Medical Research in the 20th Century, Stuttgart 2006, S. 73-87;
Roelcke, Volker, *Ernst Rüdin* – renommierter Wissenschaftler, radikaler Rassenhygieniker, in: Der Nervenarzt 83 (2012),
S. 303-310;
Roelcke, Volker, Die *Etablierung* der psychiatrischen Genetik, ca. 1900-1960: Wechselbeziehungen zwischen Psychiatrie,
Eugenik und Humangenetik, in: Brigitte Lohff/Christine Wolters/Christoph Beyer (Hg.), Abweichung und Normalität.
Psychiatrie in Deutschland vom Kaiserreich bis zur Deutschen Einheit, Münster 2012, S. 107-131;
Roelcke, Volker, *Hans Roemer* (1878-1947). Überzeugter Eugeniker, Kritiker der Krankentötungen, in: Der Nervenarzt 84
(2013), S. 1064-1068;
Roelcke, Volker, *Krankheit* und Kulturkritik. Psychiatrische Gesellschaftsdeutungen im bürgerlichen Zeitalter (1790–1914),
Frankfurt/Main/ New York 1999;
Roelcke, Volker, *Laborwissenschaft* und Psychiatrie. Prämissen und Implikationen bei Emil Kraepelins Neuformulierung der
psychiatrischen Krankheitslehre, in: Christoph Gradmann/Thomas Schlich (Hg.), Strategien der Kausalität. Konzepte
der Krankheitsverursachung im 19. und 20. Jahrhundert, Pfaffenweiler 1999, S. 93-116;
Roelcke, Volker, Electrified *Nerves*, Degenerated Bodies: Medical Discourses on Neurasthenia in Germany, ca. 1880-1914, in:
Marijke Gijswijt-Hofstra/Roy Porter (Hg.), Cultures of Neurasthenia: From Beard to the First World War, Rotterdam 2001,
S. 177-197;
Roelcke, Volker, »*Prävention*« in Hygiene und Psychiatrie zu Beginn des 20. Jahrhunderts: Krankheit, Gesellschaft, Vererbung
und Eugenik bei Robert Sommer und Emil Gotschlich, in: Ulrich Enke (Hg.), Die Medizinische Fakultät der Universität
Gießen: Institutionen, Akteure und Ereignisse von der Gründung 1607 bis ins 20. Jahrhundert, Stuttgart 2007,
S. 395-416;
Roelcke, Volker, *Programm* und Praxis der psychiatrischen Genetik an der Deutschen Forschungsanstalt für Psychiatrie
unter Ernst Rüdin. Zum Verhältnis von Wissenschaft, Politik und Rasse-Begriff vor und nach 1933, in: Hans-Walter
Schmuhl (Hg.), Rassenforschung an Kaiser-Wilhelm-Instituten vor und nach 1933, Göttingen 2003, S. 38-67;
Roelcke, Volker, *Psychiatrie* im Nationalsozialismus: Historische Kenntnisse, Implikationen für aktuelle ethische Debatten,
in: Der Nervenarzt 81 (2010), S. 1317-1325;
Roelcke, Volker, *Psychiatry* in Munich and Yale, ca. 1920-1935. Mutual Perceptions and Relations, and the Case of Eugen
Kahn (1887-1973), in: ders./Paul Weindling/Louise Westwood (Hg.), International Relations in Psychiatry. Britain,
America, and Germany to World War II, Rochester/NY 2010, S. 156-178;
Roelcke, Volker, *Quantifizierung*, Klassifikation, Epidemiologie: Normierungsversuche des Psychischen bei Emil Kraepelin,
in: Werner Sohn/Herbert Mehrtens (Hg.), Normalität und Abweichung. Studien zur Theorie und Geschichte der Norma-
lisierungswissenschaft, Opladen 1999, S. 183-200;
Roelcke, Volker, Auf der *Suche* nach der Politik in der Wissensproduktion: Plädoyer für eine historisch-politische Epistemolo-
gie, in: Berichte zur Wissenschaftsgeschichte 33 (2010), S. 176-192;
Roelcke, Volker, *Trauma* or Responsibility? Memories and Historiographies of Nazi Psychiatry in Postwar Germany,
in: Austin Sarat/Nadav Davidovich/Michal Alberstein (Hg.), Trauma and Memory. Reading, Healing, and Making Law,
Stanford 2007, S. 225-242;

Roelcke, Volker, Kontinuierliche *Umdeutungen*: Biographische Repräsentationen am Beispiel der Curricula vitae des Psychiaters Julius Deussen (1906-1974), in: Kornelia Grundmann/Irmtraut Sahmland (Hg.), Concertino. Ensemble aus Kultur- und Medizingeschichte. Festschrift zum 65. Geburtstag von Prof. Dr. Gerhard Aumüller, Marburg 2008, S. 221-232;

Roelcke, Volker, Rivalisierende »*Verwissenschaftlichungen* des Sozialen«. Psychiatrie, Psychologie und Psychotherapie im 20. Jahrhundert, in: Jürgen Reulecke/Volker Roelcke (Hg.), Wissenschaften im 20. Jahrhundert: Universitäten in der modernen Wissenschaftsgesellschaft, Wiesbaden 2008, S. 131-148;

Roelcke, Volker, Psychiatrische *Wissenschaft* im Kontext nationalsozialistischer Politik und »Euthanasie«: Zur Rolle von Ernst Rüdin und der Deutschen Forschungsanstalt/Kaiser-Wilhelm-Institut für Psychiatrie, in: Doris Kaufmann (Hg.), Die Kaiser-Wilhelm-Gesellschaft im Nationalsozialismus, Bd. 1, Göttingen 2000, S. 112-150;

Roelcke, Volker, *Wissenschaft im Dienste* des Reiches. Ernst Rüdin und die Deutsche Forschungsanstalt für Psychiatrie, in: Stefanie Hajak/Jürgen Zarusky (Hg.), München und der Nationalsozialismus. Menschen, Orte, Strukturen, Berlin 2008, S. 313-331;

Roelcke, Volker, *Zeitgeist* und Erbgesundheitsgesetzgebung im Europa der 1930er Jahre. Eugenik, Genetik und Politik im historischen Kontext, in: Der Nervenarzt 73 (2002), S. 1019-1030;

Roelcke, Volker, Politische *Zwänge* und individuelle Handlungsspielräume. Karl Bonhoeffer und Maximinian de Crinis im Kontext der Psychiatrie im Nationalsozialismus, in: Sabine Schleiermacher/Udo Schagen (Hg.), Die Charité im Dritten Reich. Zur Dienstbarkeit medizinischer Wissenschaft im Nationalsozialismus, Paderborn u.a. 2008, S. 67-85;

Roelcke, Volker/Gerrit Hohendorf/Maike Rotzoll, Erbpsychologische *Forschung* im Kontext der »Euthanasie«. Neue Dokumente zu Carl Schneider, Julius Deussen und Ernst Rüdin, in: Fortschritte der Neurologie – Psychiatrie 66 (1998), S. 331-336;

Roelcke, Volker/Gerrit Hohendorf/Maike Rotzoll, Die *Forschungsabteilung* der Psychiatrischen Universitätsklinik Heidelberg 1943-1945 und ihre Verwicklung in die nationalsozialistische »Euthanasie«, in: Christoph Mundt/Gerrit Hohendorf/Maike Rotzoll (Hg.), Psychiatrische Forschung und NS-»Euthanasie«. Beiträge zu einer Gedenkveranstaltung an der Psychiatrischen Universitätsklinik Heidelberg, Heidelberg 2001, S. 41-62;

Roelcke, Volker/Gerrit Hohendorf/Maike Rotzoll, Psychiatrische *Genetik* und »Erbgesundheitspolitik« im Nationalsozialismus. Zur Zusammenarbeit zwischen Ernst Rüdin, Carl Schneider und Paul Nitsche, in: Schriftenreihe der Deutschen Gesellschaft für Geschichte der Nervenheilkunde 6 (2000), S. 59-73;

Roelcke, Volker/Gerrit Hohendorf/Maike Rotzoll, Psychiatrische Forschung, »Euthanasie« und der »*Neue Mensch*«. Zur Debatte um Menschenbild und Wertsetzungen im Nationalsozialismus, in: Andreas Frewer/Clemens Eickhoff (Hg.), »Euthanasie« und die aktuelle Sterbehilfe-Debatte, Frankfurt/Main/ New York 2000, S. 193-217;

Roelcke, Volker/Gerrit Hohendorf/Maike Rotzoll, Psychiatric *Research* and »Euthanasia«: The Case of the Psychiatric Department at the University of Heidelberg, 1941-1945, in: History of Psychiatry 5 (1994), S. 517-532;

Roelcke, Volker/Frank Schneider, *Psychiater* im Nationalsozialismus. Täterbiographien, in: Der Nervenarzt 83 (2012), S. 291 f.;

Rohrbach, Jens Martin, Die *Augen* Hitlers, in: Klinische Monatsblätter für Augenheilkunde 228 (2011), S. 644-650;

Rohrbach, Jens Martin, *Augenärzte* im Umfeld Adolf Hitlers, in: Klinische Monatsblätter für Augenheilkunde 229 (2012), S. 1036-1044;

Rohrbach, Jens Martin, Deutsche *Augenärzteschaft* und NSDAP, in: Sudhoffs Archiv 92 (2008), S. 1-19;

Rohrbach, Jens Martin, *Augenheilkunde* im Nationalsozialismus, Stuttgart 2007;

Rohrbach, Jens Martin, Die *Deutsche Ophtalmologische Gesellschaft* (DOG) im Nationalsozialismus, in: Klinische Monatsblätter für Augenheilkunde 223 (2006), S. 869-876;

Rohrbach, Jens Martin, Die *DOG* im »Dritten Reich« (1933-1945), in: Visus und Visionen. 150 Jahre DOG, Köln 2007, S. 33-62;

Rohrbach, Jens Martin, Das *Ende* der »demokratischen Augenheilkunde« (1928-1933), in: Klinische Monatsblätter für Augenheilkunde 229 (2012), S. 735-744;

Rohrbach, Jens Martin/U. Henninghausen/P. Gass, Jüdische *Augenärzte* im Nationalsozialismus – Aktualisierung der »Gedenkliste«, in: Klinische Monatsblätter für Augenheilkunde 229 (2012), S. 1235-1237;

Rohrbach, Jens Martin/D. Süsskind/U. Hennighausen, Jüdische *Augenärzte* im Nationalsozialismus. Eine Gedenkliste, in: Klinische Monatsblätter für Augenheilkunde 228 (2011), S. 70-83;

Rohrbach, Jens Martin/C. Thies, Zum *75. Jahrestag* des Approbationsentzugs und der »Reichspogromnacht« – jüdische Augenärzte im Nationalsozialismus, in: Klinische Monatsblätter für Augenheilkunde 230 (2013), S. 939-941;

Roick, Christiane, *Heilen*, Verwahren, Vernichten. Die Geschichte der sächsischen Landesanstalt Leipzig-Dösen im Dritten Reich, med. Diss. Leipzig 1997;

Roll-Hansen, Niels, Wishful *Science*: The Persistence of T.D. Lysenko's Agrobiology in the Politics of Science, in: Michael D. Gordin/Karl Hall/Alexei Kojevnikov (Hg.), Intelligentsia Science: The Russian Century, 1860-1960, Chicago 2008, S. 166-188;

Rost, Karl Ludwig, *Sterilisation* und Euthanasie im Film des »Dritten Reiches«. Nationalsozialistische Propaganda in ihrer Beziehung zu rassenhygienischen Maßnahmen des NS-Staates, Husum 1987;

Roth, G., *Martin Pappenheim*, in: Österreichisches Biographisches Lexikon 1815-1950, Wien 1978, S. 323;

Roth, Karl-Heinz, »Erbbiologische *Bestandsaufnahme*« – ein Aspekt »ausmerzender« Erfassung vor der Entfesselung des Zweiten Weltkrieges, in: ders. (Hg.), Erfassung zur Vernichtung. Von der Sozialhygiene zum »Gesetz über Sterbehilfe«, Berlin 1984, S. 57-100;

Roth, Karl-Heinz, *Filmpropaganda* für die Vernichtung der Geisteskranken und Behinderten im »Dritten Reich«, in: Beiträge zur nationalsozialistischen Gesundheits- und Sozialpolitik 2 (1985), S. 125-193;

Roth, Karl-Heinz, *Heydrichs Professor*. Historiographie des »Volkstums« und der Massenvernichtungen. Der Fall Hans Joachim Beyer, in: Peter Schöttler (Hg.), Geschichtsschreibung als Legitimationswissenschaft 1918-1945, Frankfurt/Main 1998, S. 262-342;

Roth, Karl-Heinz/Götz Aly, Das »*Gesetz* über die Sterbehilfe bei unheilbar Kranken«. Protokolle der Diskussion über die Legalisierung der nationalsozialistischen Anstaltsmorde in den Jahren 1938-1941, in: Karl-Heinz Roth (Hg.), Erfassung zur Vernichtung. Von der Sozialhygiene zum »Gesetz über Sterbehilfe«, Berlin 1984, S. 101-179;

Rotzoll, Maike/Gerrit Hohendorf, Krankenmord im Dienst des Fortschritts? Der Heidelberger Psychiater Carl Schneider als Gehirnforscher und »therapeutischer Idealist«, in: Der Nervenarzt 83 (2012), S. 311-320;

Rotzoll, Maike/Gerrit Hohendorf, Die Psychiatrisch-Neurologische *Klinik*, in: Wolfgang U. Eckart/Volker Sellin/Eike Wolgast (Hg.), Die Universität Heidelberg im Nationalsozialismus, Heidelberg 2006, S. 909-939;

Rotzoll, Maike/Gerrit Hohendorf, *Krankenmord* im Dienst des Fortschritts? Der Heidelberger Psychiater Carl Schneider als Gehirnforscher und »therapeutischer Idealist«, in: Der Nervenarzt 83 (2012), S. 311-320;

Ruch, Martin, 700 *Jahre* Geschichte der Juden in Gengenbach, 1308-2008, Norderstedt 2008;

Rudloff, Wilfried, *Politikberatung* als Gegenstand historischer Betrachtung. Forschungsstand, neue Befunde, übergreifende Fragestellungen, in: Stefan Fisch/Wilfried Rudloff (Hg.), Experten und Politik. Wissenschaftliche Politikberatung in historischer Perspektive, Berlin 2004, S. 13-57;

Rüing, Torsten, Pawlow und der neue Mensch. Diskurse über Disziplinierung im Sowjetrussland, München 2002;

Rueß, Susanne, Stuttgarter Ärzte während des Nationalsozialismus, Würzburg 2009;

Rüther, E./R[icarda] Stobäus, Gottfried Ewald (1888-1963), in: Hans Schliack/Hanns Hippius (Hg.), *Nervenärzte*. Biographien, Stuttgart/New York 1998, S. 86-91;

Rzesnitzek, Lara, »*Schocktherapien*« im nationalsozialistischen Deutschland am Beispiel der Berliner Psychiatrie, in: Der Nervenarzt 85 (2014), S. 1175-1181;

Sachs, Michael/Heinz-Peter Schmiedebach/Rebecca Schwoch/Hans-Ulrich Steinau/H. Bauer (Hg.), *Deutsche Gesellschaft für Chirurgie* 1933-1945. Die Präsidenten, Heidelberg 2011;

Sachse, Carola, *Apology*, Responsibility, Memory. Coming to Terms with Nazi Medical Crimes: The Example of the Max Planck Society, in: European Archives of Psychiatry and Clinical Neuroscience 261 (2011) Suppl. 2, S. 202-206;

Sachse, Carola, Grundlagenforschung. Zur Historisierung eines wissenschaftspolitischen Ordnungsprinzips am Beispiel der Max-Planck-Gesellschaft (1945-1970), in: Dieter Hoffmann/Birgit Kolboske/Jürgen Renn (Hg.), Dimensionen einer Geschichte der Kaiser-Wilhelm/Max-Planck-Gesellschaft, Berlin 2014, S. 215-235;

Sachse, Carola, »*Persilscheinkultur*«. Zum Umgang mit der NS-Vergangenheit in der Kaiser-Wilhelm/Max-Planck-Gesellschaft, in: Bernd Weisbrod (Hg.), Akademische Vergangenheitspolitik. Beiträge zur Wissenschaftskultur der Nachkriegszeit, Göttingen 2002, S. 223-252;

Sachse, Carola, »*Whitewash Culture*«: How the Kaiser Wilhelm/Max Planck Society Dealt with the Nazi Past, in: Susanne Heim/Carola Sachse/Mark Walker (Hg.), The Kaiser Wilhelm Society under National Socialism, Cambridge 2009, S. 373-399;

Sack, M., *Viktor von Weizsäcker* (1886-1957), in: Hans Schliack/Hanns Hippius (Hg.), Nervenärzte. Biographien, Stuttgart/New York 1998, S. 164-171;

Sandner, Peter, Auf der *Suche* nach dem Zukunftsprojekt. Die NS-Leitwissenschaft Psychiatrie und ihre Legitimationskrise, in: Heiner Fangerau/Karen Nolte (Hg.), »Moderne« Anstaltspsychiatrie im 19. Jahrhundert. Legitimation und Kritik, Stuttgart 2006, S. 117-142;

Sarasin, Philipp, *Michel Foucault* zur Einführung, Hamburg 2006;

Saretzki, Thomas, *Reichsgesundheitsrat* und Preußischer Landesgesundheitsrat in der Weimarer Republik, Berlin 2000;

Sarkowski, Heinz, Der *Springer-Verlag*. Stationen seiner Geschichte, Teil I: 1842-1945, Berlin 1992;

Sassin, Horst, Überleben im Untergrund. Die Kinderärztin Dr. Erna Rüppel (1895-1970), in: Die Heimat N. F. 26 (2010/11), S. 4-37;

Satzinger, Helga, Die *Geschichte* der genetisch orientierten Hirnforschung von Cécile und Oskar Vogt (1875-1962, 1870-1959) in der Zeit von 1895 bis ca. 1927, Stuttgart 1998;

Satzinger, Helga/Annette Vogt, *Elena Aleksandrovna Timoféeff-Ressovsky* (1898-1973) und Nikolaj Vladimirovic Timoféeff-Ressovsky (1900-1981), in: Ilse Jahn/Michael Schmitt (Hg.), Darwin & Co. Eine Geschichte der Biologie in Portraits, Bd. II, München 2001, S. 442-470;

Schabow, Dietrich, Zur *Geschichte* der Juden in Bendorf, Bendorf 1979;

Schäfer, Wolfram, »Bis endlich der langersehnte *Umschwung* kam ...« – Anmerkungen zur Rolle des Marburger Psychiaters Werner Villinger in der NS- und Nachkriegszeit, in: Fachschaft Medizin der Philipps-Universität Marburg (Hg.), »Bis endlich der langersehnte Umschwung kam ...«. Von der Verantwortung der Medizin unter dem Nationalsozialismus, Marburg 1991, S. 178-283;

Schagen, Udo, *Wer wurde vertrieben?* Wie wenig wissen wir? Die Vertreibungen aus der Berliner Medizinischen Fakultät 1933. Ein Überblick, in: Sabine Schleiermacher/Udo Schagen (Hg.), Die Charité im Dritten Reich. Zur Dienstbarkeit medizinischer Wissenschaft im Nationalsozialismus, Paderborn u.a. 2008, S. 51-65;

Schappacher, Norbert/Sigrid Oehler-Klein, *Siegfried Koller* und die neuen Herausforderungen der Statistik im National-sozialismus, in: Sigrid Oehler-Klein (Hg.), Die Medizinische *Fakultät* der Universität Gießen im Nationalsozialismus und in der Nachkriegszeit: Personen und Institutionen, Umbrüche und Kontinuitäten, Stuttgart 2007, S. 247-262;

Schepker, Renate/Klaus Schmeck/Michael Kölch/Klaus Schepker, Eine frühe Gen-Umwelt-Theorie der Störungen des Sozialverhaltens versus »Anethischer Psychopathie«, in: Praxis der Kinderpsychologie und Kinderpsychiatrie 64 (2015), S. 290-307;

Scherer, Karl/Otfried Linde/Roland Paul, Die *Heil- und Pflegeanstalt Klingenmünster* 1933-1945, 3. Aufl., Kaiserlautern 2003;

Schilter, Thomas, Unmenschliches *Ermessen*. Die nationalsozialistische »Euthanasie«-Tötungsanstalt Pirna-Sonnenstein 1940/41, Leipzig 1999;

Schimmelpenning, G.W., *Alfred Erich Hoche* (1865-1943), in: Hans Schliack/Hanns Hippius (Hg.), Nervenärzte. Biographien, Stuttgart/New York 1998, S. 21-29;

Schindler, Thomas-Peter, *Psychiatrie* im Wilhelminischen Deutschland im Spiegel der Verhandlungen des »Vereins der deutschen Irrenärzte« (ab 1903: »Deutscher Verein für Psychiatrie«) von 1891-1914, med. Diss. Berlin 1990;

Schleiermacher, Sabine, *Sozialethik* im Spannungsfeld von Sozial- und Rassenhygiene. Der Mediziner Hans Harmsen im Centralausschuss für Innere Mission, Husum 1998;

Schleiermacher, Sabine/Udo Schagen, Medizinische *Forschung* als Pseudowissenschaft. Selbstreinigungsrituale der Medizin nach dem Nürnberger Ärzteprozess, in: Veronika Lipphardt/Dirk Rupnow/Jens Thiel u.a. (Hg.), Pseudowissenschaft. Konzeptionen von Nicht-Wissenschaftlichkeit in der Wissenschaftsgeschichte, Frankfurt/Main 2008, S. 251-278;

Schliack, Hans/Hanns Hippius (Hg.), *Nervenärzte*. Biographien, Stuttgart/New York 1998;

Schmidt, Gerhard, *Selektion* in der Heilanstalt 1939-1945. Neuausgabe mit ergänzenden Texten, hg. v. Frank Schneider, Berlin u.a. 2012;

Schmidt, Reinhard, Die *Entwicklung* der Anstaltspsychiatrie im Deutschen Reich (1871-1914), med. Diss. Köln 1988;

Schmidt, Ulf, *Hitlers Begleitarzt* Karl Brandt. Medizin und Macht im Dritten Reich, Berlin 2009;

Schmidt, Ulf, *Justice* at Nuremberg. Leo Alexander and the Nazi Doctor's Trial, New York 2004;

Schmidt, Ulf, *Medical Films*, Ethics and Euthanasia in Nazi Germany. The History of Medical Research and Teaching Films of the Reich Office for Educational Films/Reich Institute for Films in Science and Education, 1933-1945, Husum 2002;

Schmiedebach, Heinz-Peter, The *Reputation* of Psychiatry in the First Half of the Twentieth Century, in: European Archives of Psychiatry and Clinical Neuroscience 261 (2011), Suppl. 2, S. 192-196;

Schmuhl, Hans-Walter, *Ärzte in* der Anstalt *Bethel* 1870-1945, Bielefeld 1998;

Schmuhl, Hans-Walter, *Ärzte in* der Westfälischen Diakonissenanstalt *Sarepta* 1890-1970, Bielefeld 2001;

Schmuhl, Hans-Walter, Erbgesundheitswissenschaftliches »*Briefing*« der Juristen: Die Rolle des Kaiser-Wilhelm-Instituts für Anthropologie, menschliche Erblehre und Eugenik, in: Juristische Zeitgeschichte Nordrhein-Westfalen 17 (2008), S. 83-92;

Schmuhl, Hans-Walter, *Eckardtsheim* und der Nationalsozialismus (1931-1941), in: Matthias Benad/Hans-Walter Schmuhl (Hg.), Bethel – Eckardtsheim. Von der Gründung der ersten deutschen Arbeiterkolonie bis zur Auflösung als Teilanstalt (1882-2001), Stuttgart 2006, S. 455-489;

Schmuhl, Hans-Walter, Die biopolitische *Entwicklungsdiktatur* des Nationalsozialismus und der »Reichsgesundheitsführer« Dr. Leonardo Conti, in: Klaus-Dietmar Henke (Hg.), Tödliche Medizin im Nationalsozialismus. Von der Rassenhygiene zum Massenmord, Köln u.a. 2008, S. 101-117;

Schmuhl, Hans-Walter, *Eugenik* und Rassenanthropologie, in: Robert Jütte/Wolfgang U. Eckart/Hans-Walter Schmuhl/Winfried Süß, Medizin und Nationalsozialismus. Bilanz und Perspektiven der Forschung, 2. Aufl. Göttingen 2011, S. 24-38;

Schmuhl, Hans-Walter, *Feindbewegungen*. Das Kaiser-Wilhelm-Institut für Anthropologie, menschliche Erblehre und Eugenik und seine Auseinandersetzung mit Franz Boas, 1927-1942, in: ders. (Hg.), Kulturrelativismus und Antirassismus. Der Anthropologe Franz Boas (1858-1942), Bielefeld 2009, S. 187-209;

Schmuhl, Hans-Walter, Zwischen vorauseilendem *Gehorsam* und halbherziger Verweigerung. Werner Villinger und die nationalsozialistischen Medizinverbrechen, in: Der Nervenarzt 73. 2002, S. 1058-1063;

Schmuhl, Hans-Walter, *Gilead* im Nationalsozialismus, in: Kerstin Stockhecke/Hans-Walter Schmuhl (Hg.), Von Anfang an evangelisch. Geschichte des Krankenhauses Gilead in Bielefeld, 2. Aufl., Bielefeld 2014, S. 311-333;

Schmuhl, Hans-Walter, *Grenzüberschreitungen*. Das Kaiser-Wilhelm-Institut für Anthropologie, menschliche Erblehre und Eugenik, 1927-1945, Göttingen 2005;

Schmuhl, Hans-Walter, *Hirnforschung* und Krankenmord. Das Kaiser-Wilhelm-Institut für Hirnforschung 1937-1945, in: Vierteljahrshefte für Zeitgeschichte 50. 2002, S. 559-609;

Schmuhl, Hans-Walter, *Istanbul* – Berlin – Ankara. Senıha Tunakan und der Wissenstransfer auf dem Gebiet der physischen Anthropologie und Humangenetik, in: Claus Schönig/Ramazan Çalık/Hatice Bayraktar (Hg.), Türkisch-Deutsche Beziehungen. Perspektiven aus Vergangenheit und Gegenwart, Berlin 2012, S. 271-282;

Schmuhl, Hans-Walter, Konfessionell gebundene *Krankenversorgung*, in: Robert Jütte/Wolfgang U. Eckart/Hans-Walter Schmuhl/Winfried Süß, Medizin und Nationalsozialismus. Bilanz und Perspektiven der Forschung, 2. Aufl. Göttingen 2011, S. 63-74;

Schmuhl, Hans-Walter, *Philipp Bouhler* – ein Vorreiter des Massenmordes, in: Ronald Smelser/Enrico Syring/Rainer Zitelmann (Hg.), Die braune Elite II. 21 weitere biographische Skizzen, 2. Aufl., Darmstadt 1999, S. 39-50;

Schmuhl, Hans-Walter, *Psychiatrie* und Politik. Die Gesellschaft Deutscher Neurologen und Psychiater im Nationalsozialismus, in: Brigitte Lohff/Christine Wolters/Christoph Beyer (Hg.), Abweichung und Normalität: Psychiatrie in Deutschland vom Kaiserreich bis zur Deutschen Einheit, Münster 2012, S. 137-157;

Schmuhl, Hans-Walter, *Psychiatrie in Bethel*, 1886-1979, in: Kerstin Stockhecke/Hans-Walter Schmuhl (Hg.), Von Anfang an evangelisch. Geschichte des Krankenhauses Gilead in Bielefeld, 2. Aufl., Bielefeld 2014, S. 335-354;

Schmuhl, Hans-Walter, *Rasse*, Rassenforschung, Rassenpolitik. Annäherungen an das Thema, in: ders. (Hg.), Rassenforschung an Kaiser-Wilhelm-Instituten vor und nach 1933., Göttingen 2003, S. 7-37;

Schmuhl, Hans-Walter, *Rassenhygiene*, Nationalsozialismus, Euthanasie. Von der Verhütung zur Vernichtung »lebensunwerten Lebens«, 1890-1945, 2. Aufl., Göttingen 1992;

Schmuhl, Hans-Walter, *»Resources* for each other«: The Society of German Neurologists and Psychiatrists and the Nazi »Health Leadership«, in: European Archives of Psychiatry and Clinical Neuroscience 261 (2011), Suppl. 2, S. 197-201;

Schmuhl, Hans-Walter, Die *Tücken* der Reformpsychiatrie. Das Beispiel Westfalen, 1920-1960, in: Michael Prinz (Hg.), Gesellschaftlicher Wandel im Jahrhundert der Politik. Nordwestdeutschland im internationalen Vergleich 1920-1960, Paderborn 2007, S. 261-286;

Schmuhl, Hans-Walter, *Walter Creutz und die NS-»Euthanasie«*. Kritik und kritische Antikritik, in: Arbeitskreis zur Erforschung der nationalsozialistischen »Euthanasie« und Zwangssterilisation (Hg.), Schatten und Schattierungen – Perspektiven der Psychiatriegeschichte im Rheinland, Münster 2013, S. 23-56 (Kurzfassung: ders., *Walter Creutz* und die »Euthanasie« in der Rheinprovinz. Zwischen Resistenz und Kollaboration, in: Der Nervenarzt 84, 2013, S. 1069-1074);

Schmuhl, Hans-Walter, *Zwangssterilisation*, in: Robert Jütte/Wolfgang U. Eckart/Hans-Walter Schmuhl/Winfried Süß, Medizin und Nationalsozialismus. Bilanz und Perspektiven der Forschung, 2. Aufl. Göttingen 2011, S. 201-213;

Schmuhl, Hans-Walter/Volker Roelcke (Hg.), »Heroische *Therapien*«. Die deutsche Psychiatrie im internationalen Vergleich 1918-1945, Göttingen 2013;

Schmuhl, Hans-Walter/Ulrike Winkler, Vom *Frauenasyl* zur Arbeit für Menschen mit geistiger Behinderung. 130 Jahre Diakonie Himmelsthür (1884-2014), Bielefeld 2014;

Schmuhl, Hans-Walter/Ulrike Winkler, »Der das *Schreien* der jungen Raben nicht überhört.« Der Wittekindshof – eine Einrichtung für Menschen mit geistiger Behinderung, 1887 bis 2012, Bielefeld 2012;

Schneider, Frank, *Psychiatrie* im Nationalsozialismus: Gedenken und Verantwortung, in: ders./Petra Lutz, erfasst, verfolgt, vernichtet. Kranke und behinderte Menschen im Nationalsozialismus. Ausstellungskatalog/Registered, persecuted, annihilated: The Sick and the Disabled under National Socialism. Exhibition Catalogue, Berlin u.a. 2014, S. 203-212;

Schneider, Frank (Hg.), *Psychiatrie* im Nationalsozialismus. Erinnerung und Verantwortung. Gedenkveranstaltung 26. November 2010/Psychiatry under National Socialism: Remembrance and Responsibility. Commemorative Event, Berlin u.a. 2011;

Schneider, Frank/Petra Lutz, *erfasst, verfolgt, vernichtet*. Kranke und behinderte Menschen im Nationalsozialismus. Ausstellungskatalog/Registered, persecuted, annihilated. The Sick and the Disabled under National Socialism: Exhibition Catalogue, Berlin u.a. 2014;

Schneider, Frank/Volker Roelcke, *Psychiatrie* im Nationalsozialismus, in: Der Nervenarzt 84 (2013), S. 1041 f.;

Scholz, Albrecht, *Rainer Fetscher* (1895-1945), in: Volkmar Sigusch/Günter Grau (Hg.), Personenlexikon der Sexualforschung, Frankfurt/Main / New York 2009, S. 160-165;

Schröder, Christina, Der *Fachstreit* um das Seelenheil. Psychotherapiegeschichte zwischen 1880 und 1932, Frankfurt/Main u.a. 1995;

Schröder, Christina, Die berufspolitischen Auseinandersetzungen von Psychiatern, Psychotherapeuten und Psychologen zwischen 1938 und 1945, in: Zeitschrift für medizinische Psychologie 2 (1993), S. 132-142;

Schröder, Christina, *Programm* und Wirksamkeit der »neuen Deutschen Seelenheilkunde«, in: Achim Thom/Genadij Ivanovič Caregorodcev (Hg.), Medizin unterm Hakenkreuz, Berlin 1989, S. 283-305;

Schultze-Seemann, Fritz, *Geschichte* der Deutschen Gesellschaft für Urologie, Berlin u.a. 1986;

Schulz, Alexander, Für die *Einheit* der Inneren Medizin. 125 Jahre Deutsche Gesellschaft für Innere Medizin e.V., Wiesbaden o.J. [2007];

Schulze, Dietmar, »*Euthanasie*« in Bernburg. Die Landes-Heil- und Pflegeanstalt/Anhaltische Nervenklinik in der Zeit des Nationalsozialismus, Essen 1999;

Schuster, Andrea, *Heinrich Boening* (1895-1960). Gießens letzter Ordinarius für Neurologie und Psychiatrie, Gießen 1999;

Schwartz, Michael, *Bernhard Bavink*. Völkische Weltanschauung – Rassenhygiene – »Vernichtung lebensunwerten Lebens«, Bielefeld 1993;

Schwartz, Michael, Sozialistische *Eugenik*. Eugenische Sozialtechnologien in Debatten und Politik der deutschen Sozialdemokratie 1890-1933, Bonn 1995;

Schwerin, Alexander v., *Experimentalisierung* des Menschen. Der Genetiker Hans Nachtsheim und die vergleichende Erbpathologie, 1920-1945, Göttingen 2004;

Seidel, Ralf, *Werner Leibbrand* als psychiatrischer Gegner des Nationalsozialismus, in: Der Nervenarzt 84 (2013), S. 1043-1048;

Seidel, Ralf/Thorsten Sueße, Werkzeuge der Vernichtung. Zum Verhalten von Verwaltungsbeamten und Ärzten bei der »Euthanasie«, in: Norbert Frei (Hg.), Medizin und Gesundheitspolitik in der NS-Zeit, München 1991, S. 253-264;

Seidler, Eduard, Jüdische *Kinderärzte* 1933-1945. Entrechtet – geflohen – ermordet, erweiterte Neuauflage, Basel u.a. 2007;

Seipolt, Harry, »… kann der *Gnadentod* gewährt werden. Zwangssterilisation und NS-»Euthanasie« in der Region Aachen, Aachen 1995;

Seipolt, Harry, *Veronika A.* zum Beispiel. Eine Gangelter Psychiatrie-Patientin im Strudel der »Vernichtung lebensunwerten Lebens«, in: Ralf Seidel/Wolfgang Franz Werner (Hg.), Psychiatrie im Abgrund. Spurensuche und Standortbestimmung nach den NS-Psychiatrie-Verbrechen, Köln 1991, S. 53-73;

Shorter, Edward, *Geschichte* der Psychiatrie, Berlin 1999;

Siebenhüner, Gerda, *Frieda Fromm-Reichmann*. Pionierin der analytisch orientierten Psychotherapie von Psychosen, Gießen 2005;

Siemen, Hans Ludwig, *Menschen* blieben auf der Strecke … Psychiatrie zwischen Reform und Nationalsozialismus, Gütersloh 1987;

Sigusch, Volkmar, *Franz Günther Ritter von Stockert* (1899-1967), in: ders./Günter Grau (Hg.), Personenlexikon der Sexualforschung, Frankfurt/Main / New York 2009, S. 678-680;

Sigusch, Volkmar/Günter Grau (Hg.), *Personenlexikon* der Sexualforschung, Frankfurt/Main / New York 2009;

Silberzahn-Jandt, Gudrun/Hans-Walter Schmuhl, *Friedrich Mauz* – T4-Gutachter und Militärpsychiater, in: Der Nervenarzt 83 (2012), S. 321-328;

Spring, Claudia Andrea, Zwischen *Krieg* und Euthanasie. Zwangssterilisationen in Wien, 1940-1945, Wien u.a. 2009;

Steller, Thomas, *Volksbildungsinstitut* und Museumskonzern. Das Deutsche Hygiene-Museum 1912-1930, phil. Diss. Bielefeld 2014;

Stephan, Ludwig, Das Dresdner *Hygiene-Museum* in der Zeit des deutschen Faschismus (1933-1945), med. Diss. Dresden 1986;

Stingelin, Martin (Hg.), *Biopolitik* und Rassismus, Frankfurt/Main 2003;

Stobäus, Ricarda, »*Euthanasie*« im Nationalsozialismus. Gottfried Ewald und der Protest gegen die »Aktion T4«, in: Andreas Frewer/Clemens Eickhoff (Hg.), »Euthanasie« und die aktuelle Sterbehilfe-Debatte. Die historischen Hintergründe medizinischer Ethik, Frankfurt/Main 2000, S. 177-192;

Stockhecke, Kerstin/Hans-Walter Schmuhl (Hg.), *Von Anfang an evangelisch*. Geschichte des Krankenhauses Gilead in Bielefeld, 2. Aufl., Bielefeld 2014;

Straube, Manfred, *Gynäkologie* im Nationalsozialismus, in: Archiv für Gynäkologie 257 (1995), S. 751-771;

Süß, Winfried, Der beinahe unaufhaltsame *Aufstieg* des Karl Brandt. Zur Stellung des »Reichskommissars für das Sanitäts- und Gesundheitswesen« im Herrschaftsgefüge des »Dritten Reiches«, in: Wolfgang Woelk/Jörg Vögele (Hg.), Geschichte der Gesundheitspolitik in Deutschland. Von der Weimarer Republik bis in die Frühgeschichte der »doppelten Staatsgründung«, Berlin 2002, S. 197-224;

Süß, Winfried, Der »*Volkskörper*« im Krieg. Gesundheitspolitik, Gesundheitsverhältnisse und Krankenmord im nationalsozialistischen Deutschland 1939-1945, München 2003;

Sueße, Thorsten/Heinrich Meyer, *Abtransport* der »Lebensunwerten«. Die Konfrontation niedersächsischer Anstalten mit der NS-»Euthanasie«, Hannover 1988;

Sueße, Thorsten, Hilflose Empörung angesichts des Unfassbaren. Die Konfrontation der Landes-Heil- und Pflegeanstalt Hildesheim mit den nationalsozialistischen Vernichtungsmaßnahmen, in: 175 Jahre Niedersächsisches Landeskrankenhaus Hildesheim (1827-2002), Hildesheim 2002, S. 37-46;

Szabó, Anikó, *Vertreibung*, Rückkehr, Wiedergutmachung. Göttinger Hochschullehrer im Schatten des Nationalsozialismus, Göttingen 2000;

Teller, Christine, *Carl Schneider*. Zur Biographie eines deutschen Wissenschaftlers, in: Geschichte und Gesellschaft 16 (1990), S. 464-478;

Teller, Christine, »Ich muss wirken, solange es *Tag* ist«. Biographische Anmerkungen zu Hermann Simon, in: Hermann Simon, *Aktivere Krankenbehandlung* in der Irrenanstalt (1929), ND Bonn 1986, Anhang;

Teller, Christine, Hier brennt doch die *Welt*. 70. Todestag des Nervenarztes Dr. John Rittmeister, in: Der Nervenarzt 84 (2013), S. 1056-1063;

Thieme, Volker, *Gedemütigt*, entwürdigt, verstümmelt – die »rassenhygienische Ausmerze« der Lippen-Kiefer-Gaumen-Spalten. Studie zur Situation der Betroffenen und zur Position der Ärzte im Dritten Reich; Teil I und II, in: Der MKG-Chirurg 5 (2012), S. 52-61, 62-69;

Thierfelder, Jörg, *Karsten Jaspersens Kampf* gegen die NS-Krankenmorde, in: ders./Theodor Strohm (Hg.), Diakonie im »Dritten Reich«. Neuere Ergebnisse zeitgeschichtlicher Forschung, Heidelberg 1990, S. 226-239;

Thomä, Helmut, Die *Neo-Psychoanalyse* Schultz-Henckes. Eine historische und kritische Betrachtung, in: Psyche XVII (1963/64), S. 44-128;

Thomann, Klaus-Dieter/M. Rauschmann, *Orthopäden* und Patienten unter der nationalsozialistischen Diktatur, in: Der Orthopäde 30 (2001), S. 696-711;

Thomann, Klaus-Dieter/M. Rauschmann/M.C. Heine, Die *Deutsche Orthopädische Gesellschaft* von 1918-1932. Entwicklungen und Strömungen, in: Der Orthopäde 30 (2001), S. 685-695;

Thomson, Mathew, *Mental Hygiene* as an International Movement, in: Paul Weindling (Hg.), International Health Organisations and Movements: 1918-1939, Cambridge u.a. 2007, S. 283-304;

Thüsing, Carina, *Leben* und wissenschaftliches Werk des Psychiaters Paul Schröder unter besonderer Berücksichtigung seines Wirkens an der Psychiatrischen und Nervenklinik der Universität Leipzig, Diss. Leipzig 1999;

Tölle, Rainer, *Ferdinand Adalbert Kehrer* (1883-1966), in: Hanns Hippius u.a. (Hg.), Nervenärzte, Bd. 2, Stuttgart 2006, S. 107-114;

Tölle, Rainer, *Ferdinand Kehrers* (1883-1966) Beiträge zur Psychiatrie und Psychotherapie, in: Schriftenreihe der Deutschen Gesellschaft für Geschichte der Nervenheilkunde, Bd. 6, Würzburg 2000, S. 291-301;

Tönnies, Ferdinand, *Gemeinschaft* und Gesellschaft. Grundbegriffe der reinen Soziologie, Darmstadt 2005;

Tönnis, Wilhelm, *Jahre* der Entwicklung der Neurochirurgie in Deutschland. Erinnerungen von Wilhelm Tönnis 1898-1978, bearbeitet und ergänzt von Klaus-Joachim Zülch, Berlin u.a. 1984;

Tönnis, Wilhelm/Johannes Seiler, Erfahrungen in der Versorgung und Nachbehandlung von Schädel-Hirn-Verletzungen des Zweiten Weltkriegs, Stuttgart/New York 1980;

Topp, Sascha, Der »*Reichsausschuss* zur wissenschaftlichen Erfassung erb- und anlagebedingter schwerer Leiden«. Zur Ermordung minderjähriger Kranker im Nationalsozialismus 1939-1945, in: Thomas Beddies/Kristina Hübener (Hg.), Kinder in der NS-Psychiatrie, Berlin 2004, S. 17-54;

Topp, Sascha/Jürgen Peiffer, Das *MPI für Hirnforschung* in Gießen: Institutskrise nach 1945, die Hypothek der NS-»Euthanasie« und das Schweigen der Fakultät, in: Sigrid Oehler-Klein (Hg.), Die Medizinische Fakultät der Universität Gießen im Nationalsozialismus und in der Nachkriegszeit, Stuttgart 2007, S. 539-607;

Totgeschwiegen 1933-1945. Zur Geschichte der Wittenauer Heilstätten, seit 1957 Karl-Bonhoeffer-Nervenklinik, hg. v. Arbeitsgruppe zur Erforschung der Geschichte der Karl-Bonhoeffer-Nervenklinik, 2. Aufl., Berlin 1989;

Tümmers, Henning, Anerkennungskämpfe. Die Nachgeschichte der nationalsozialistischen Zwangssterilisationen in der Bundesrepublik, Göttingen 2011;

Valentin, Rolf, Die *Sonderlazarette* des Heeres, in: Ekkehart Guth (Hg.), Sanitätswesen im Zweiten Weltkrieg, Herford u.a. 1990;

van den Bussche, Hendrik, u.a. (Hg.), Die *Medizinische Fakultät* der Hamburger Universität und das Universitätskrankenhaus, in: Eckart Krause u.a. (Hg.), Hochschulalltag im »Dritten Reich«. Die Hamburger Universität 1933-1945, Teil III, Hamburg 1991, S. 1259-1384;

van den Bussche, Hendrik (Hg.), Medizinische *Wissenschaft* im »Dritten Reich«. Kontinuität, Anpassung und Opposition an der Hamburger Medizinischen Fakultät, Berlin/Hamburg 1989;

van den Daele, Wolfgang (Hg.), *Biopolitik*, Wiesbaden 2005;

van Norden, Jörg, Das *Strafgefangenenlager* Oberems bei Gütersloh, in: 96. Jahresbericht des Historischen Vereins für die Grafschaft Ravensberg, Bielefeld 2011, S. 99-128;

Vidal, Fernando, Piaget before Piaget, London 1994;

Viehberg, Maud Antonia, *Restriktionen* gegen Greifswalder Hochschullehrer im Nationalsozialismus, in: Werner Buchholz (Hg.), Die Universität Greifswald und die deutsche Hochschullandschaft im 19. und 20. Jahrhundert, Stuttgart 2004, S. 271-307;

Vormbaum, Thomas (Hg.), »*Euthanasie*« vor Gericht. Die Anklageschrift des Generalstaatsanwalts beim OLG Frankfurt/M. gegen Dr. Werner Heyde u.a. vom 22. Mai 1962, Berlin 2005;

Voswinckel, Peter *Erinnerungsort* Krebsbaracke. Klarstellungen um das erste interdisziplinäre Krebsforschungsinstitut in Deutschland (Berlin, Charité), Berlin 2014;

Voswinckel, Peter, 1937 – 2012. Die *Geschichte* der Deutschen Gesellschaft für Hämatologie und Onkologie im Spiegel ihrer Ehrenmitglieder/«Verweigerte Ehre«. Dokumentation zu Hans Hirschfeld, Berlin 2012;

Voswinckel, Peter, 50 *Jahre* Deutsche Gesellschaft für Hämatologie und Onkologie, Herzogenrath 1987;

Waibel, Annette, Die *Anfänge* der Kinder- und Jugendpsychiatrie in Bonn. Otto Löwenstein und die Provinzial-Kinderanstalt, 1926-1933, Köln 2000;

Walk, Joseph (Hg.), *Kurzbiographien* zur Geschichte der Juden 1918-1945, München 1988;

Walker, Mark (Hg.), *Science* and Ideology: A Comparative History, New York 2003;

Walter, Bernd, *Psychiatrie* und Gesellschaft in der Moderne. Geisteskrankenfürsorge in der Provinz Westfalen zwischen Kaiserreich und NS-Regime, Paderborn 1996;

Walther, Therese, Die »*Insulin-Koma-Behandlung*«. Erfindung und Einführung des ersten modernen psychiatrischen Schockverfahrens, München 2004;

Weber, Matthias M., *Ernst Rüdin*. Eine kritische Biographie, Berlin u.a. 1993;

Weber, Matthias M., Rassenhygienische und genetische *Forschungen* an der Deutschen Forschungsanstalt für Psychiatrie/ Kaiser-Wilhelm-Institut in München vor und nach 1933, in: Doris Kaufmann (Hg.), Die Kaiser-Wilhelm-Gesellschaft im Nationalsozialismus, Bd. 1, Göttingen 2000, S. 95-111;

Weber, Matthias M., »Ein *Forschungsinstitut* für Psychiatrie …«. Die Entwicklung der Deutschen Forschungsanstalt für Psychiatrie in München zwischen 1917 und 1945, in: Sudhoffs Archiv 75 (1991), S. 74-89;

Weber, Matthias M., *Harnack-Prinzip* oder Führerprinzip? Erbbiologie unter Ernst Rüdin an der Deutschen Forschungsanstalt für Psychiatrie in München, in: Bernhard vom Brocke/Hubert Laitko (Hg.), Die Kaiser-Wilhelm-/Max-Planck-Gesellschaft und ihre Institute. Studien zu ihrer Geschichte: Das Harnack-Prinzip, Berlin 1996, S. 411-422;

Weber, Matthias M., *Psychiatrie* als Rassenhygiene. Ernst Rüdin und die Deutsche Forschungsanstalt für Psychiatrie in München, in: Medizin, Gesellschaft und Geschichte 10 (1991), S. 149-169;

Weber, Matthias M./Wolfgang Burgmair, Das *Max-Planck-Institut für Psychiatrie*/Deutsche Forschungsanstalt für Psychiatrie, in: Peter Gruss/Reinhard Rürup (Hg.), Denkorte. Max-Planck-Gesellschaft und Kaiser-Wilhelm-Gesellschaft 1911-2011, Dresden 2011, S. 166-173;

Weber, Max, Die drei reinen *Typen* der legitimen Herrschaft, in: ders., Gesammelte Aufsätze zur Wissenschaftslehre, hg. v. Johannes Winkelmann, Tübingen 1982, S. 582-613;

Weber-Jasper, Elisabeth, *Wilhelm Weygandt* (1870-1939). Psychiatrie zwischen erkenntnistheoretischem Idealismus und Rassenhygiene, Husum 1996;

Weindling, Paul J., *Health*, Race and German Politics between National Unification and Nazism, 1870-1945, Cambridge u.a. 1989;

Weindling, Paul J., »Jeder *Mensch* hat einen Namen«: Psychiatric Victims of Human Experiments under National Socialism, in: Die Psychiatrie 7 (2010), S. 255-60;

Weindling, Paul J., *Menschenversuche* und »Euthanasie«. Das Zitieren von Namen, historische Aufarbeitung und Gedenken, in: Arbeitskreis zur Erforschung der nationalsozialistischen »Euthanasie« und Zwangssterilisation (Hg.), Den Opfern ihre Namen geben. NS-»Euthanasie«-Verbrechen, historisch-politische Verantwortung und Erinnerungskultur, Bad Irsee 2011, S. 115-132;

Weindling, Paul J., Die *Opfer* von Menschenversuchen und gewaltsamer Forschung im Nationalsozialismus mit Fokus auf Geschlecht und Rasse. Ergebnisse eines Forschungsprojekts, in: Insa Eschebach/Astrid Ley (Hg.), Geschlecht und »Rasse« in der NS-Medizin, Berlin 2012, S. 81-99;

Weindling, Paul J., *Victims* and Survivors of Nazi Human Experiments. Science and Suffering in the Holocaust, London u.a. 2015, S. 35-41;

Weingart, Peter, *Stunde* der Wahrheit. Zum Verhältnis der Wissenschaft zu Politik, Wirtschaft und Medien in der Wissensgesellschaft, Weilerswist 2001;

Weingart, Peter, *Verwissenschaftlichung* der Gesellschaft – Politisierung der Wissenschaft, in: Zeitschrift für Soziologie 12 (1983), S. 225-241;

Weingart, Peter/Jürgen Kroll/Kurt Bayertz, *Rasse*, Blut und Gene. Geschichte der Eugenik und Rassenhygiene in Deutschland, Frankfurt/Main 1988;

Weingart, Peter/Justus Lentsch, *Wissen* – Beraten – Entscheiden. Form und Funktion wissenschaftlicher Politikberatung in Deutschland, Weilerswist 2008;

Weiss, Sheila Faith, The *Nazi Symbiosis*: Human Genetics and Politics in the Third Reich, Chicago/London 2010;

Weitbrecht, Hans Jörg, *Psychiatrie* in der Zeit des Nationalsozialismus, Bonn 1968;

Werner, Wolfgang Franz, Die *Morde* an rheinischen Psychiatriepatienten und die Haltung des Gesundheitsdezernenten des Provinzialverbandes, Walter Creutz, in: Frühjahrstagung 1996 des Arbeitskreises zur Erforschung der Geschichte der »Euthanasie« und Zwangssterilisation vom 10.–12. Mai 1996 in Bedburg-Hau, o.O. o.J., S. 75-90;

Werner, Wolfgang Franz, *Walter Creutz* – Widerstandskämpfer?, in: Folgen der Ausgrenzung. Studien zur Geschichte der NS-Psychiatrie in der Rheinprovinz, bearbeitet v. Wolfgang Schaffer, Köln 1995, S. 173-195;

Westermann, Stefanie, Verschwiegenes *Leid*. Der Umgang mit den NS-Zwangssterilisationen in der Bundesrepublik Deutschland, Köln/Weimar/Wien 2010;

Wetzell, Richard F., Kriminalbiologische *Forschung* an der Deutschen Forschungsanstalt für Psychiatrie in der Weimarer Republik und im Nationalsozialismus, in: Hans-Walter Schmuhl (Hg.), Rassenforschung an Kaiser-Wilhelm-Instituten vor und nach 1933, Göttingen 2003, S. 68-98;

Wetzell, Richard F., *Inventing* the Criminal. A History of German Criminology, 1880-1945, Chapel Hill/London 2000;

Wiedemann, Ute/Wolfgang Burgmair/Matthias M. Weber, Die *Höchstbegabtenstudie* von Adele Juda 1927-1955. Höhepunkt und Ende der psychiatrischen Genialenforschung in Deutschland, in: Sudhoffs Archiv 91 (2007), S. 20-37;

Windorfer, Adolf/Rolf Schlenk, Die *Deutsche Gesellschaft für Kinderheilkunde*. Ihre Entstehung und historische Entwicklung, Berlin u.a. 1978;

Winkelmann, Andreas, The *Anatomische Gesellschaft* and National Socialism. A Preliminary Analysis Based on the Society Proceedings, in: Annals of Anatomy 194 (2012), H. 3, S. 243-250;

Wolf, Maria, Eugenische *Vernunft*. Eingriffe in die reproduktive Kultur durch die Medizin, 1900-2000, Wien u.a. 2008;

Wunder, Michael, *Euthanasie* in den letzten Kriegsjahren. Die Jahre 1944 und 1945 in der Heil- und Pflegeanstalt Hamburg-Langenhorn, Husum 1992;

Yanikdağ, Yücel, *Healing* the Nation. Prisoners of War, Medicine and Nationalism in Turkey, 1914-1939, Edinburgh 2013;

Yanikdağ, Yücel, Ottoman Psychiatry in the Great War, in: Olaf Farschid/Manfred Kropp/Stephan Dähne (Hg.), The First World War as Remembered in the Countries of the Eastern Mediterranean, Beirut 2006, S. 163-178;

Zabel, Marco Die brandenburgischen *Landesanstalten* Lübben und Potsdam in der NS-Zeit, in: Kristina Hübener (Hg.), Brandenburgische Heil- und Pflegeanstalten in der NS-Zeit, Berlin 2002, S. 105-128;

Zalashik, Rakefet, *Psychiater* als Flüchtlinge in Palästina (1933 bis 1945), in: Der Nervenarzt 84 (2013), S. 869-873;

Zalashik, Rakefet, Das unselige *Erbe*. Die Geschichte der Psychiatrie in Palästina, 1920-1960, Frankfurt/Main 2012;

Zechert, Christian, *Krankenakten* der psychiatrischen Frauenklinik Magdala (1934-1945) als Quelle der Anstaltsgeschichte, in: Matthias Benad (Hg.), Friedrich v. Bodelschwingh d. J. und die Betheler Anstalten. Frömmigkeit und Weltgestaltung, Stuttgart u.a. 1997, S. 230-236;

Zeller, Uwe, Psychotherapie in der Weimarer Zeit. Die Gründung der »Allgemeinen Ärztlichen Gesellschaft für Psychotherapie«, Tübingen 2001;

Zielke, Roland, *Sterilisation* per Gesetz. Die Gesetzesinitiativen zur Unfruchtbarmachung in den Akten der Bundesministerialverwaltung (1949-1976), Berlin 2006;

Zomack, Michael, Die faschistische *Hochschulberufungspolitik* und deren Auswirkungen im Bereich der Psychiatrie, in: Achim Thom/Horst Spaar, Medizin im Faschismus. Symposium über das Schicksal der Medizin in der Zeit des Faschismus in Deutschland 1933–1945, Berlin 1983, S. 96-105.

Personenregister

Printed in the United States
By Bookmasters